U0317488

国家出版基金项目
NATIONAL PUBLICATION FOUNDATION

国际针灸学

主　　编　刘保延　黄龙祥

执行主编　关　玲　杜元灏

编　　委　（按姓氏笔画排序）

　　　　　王　昊　刘保延　关　玲

　　　　　杜元灏　李　英　赵京生

　　　　　赵　琛　黄龙祥　韩　锺

绘　　图　张海湃　黄宗跃

　　　　　西安维萨里数字科技有限责任公司

求真出版社

图书在版编目（CIP）数据

国际针灸学 / 刘保延，黄龙祥主编 . —北京：求真出版社，2023.8

ISBN 978-7-80258-303-0

Ⅰ . ①国⋯　Ⅱ . ①刘⋯ ②黄⋯　Ⅲ . ①针灸学　Ⅳ . ① R245

中国国家版本馆 CIP 数据核字（2023）第 153169 号

国际针灸学

主　　编：刘保延　黄龙祥

执行主编：关　玲　杜元灏

责任编辑：亢　淼

出版发行：求真出版社

社　　址：北京市西城区太平街甲 6 号

邮政编码：100050

印　　刷：三河市新科印务有限公司

经　　销：新华书店

开　　本：889mm×1194mm　1/16

字　　数：1052 千字

印　　张：50.5

版　　次：2024 年 4 月第 1 版　2024 年 4 月第 1 次印刷

书　　号：ISBN 978-7-80258-303-0/R · 92

定　　价：368.00 元

服务热线：（010）83190520

版权所有　侵权必究　　　　　　　　　　　　　　　印装错误可随时退换

序

　　针灸发源于中国，是中医的重要组成部分，早在公元 5 世纪就开始走向其他国家。2010 年 11 月，联合国教科文组织将"中医针灸"列入《人类非物质文化遗产代表作名录》，中国针灸已成为世界针灸。目前，针灸已经在 196 个国家和地区得到了传播应用。世界卫生组织（WHO）的资料显示，针灸是世界上使用最为广泛的传统医学。随着针灸在世界各地的广泛应用，人们对针灸相关的经络、穴位、刺灸方法的认识越来越深刻。在《黄帝内经》《针灸甲乙经》等典籍中，有关人体解剖以及根据人体解剖而形成的经筋病症、经脉"内属脏腑、外络支节"等认识，已经在引入现代解剖学、神经学等基础上，被广泛应用到针灸临床实践和科学研究之中，如 20 世纪 30 年代承淡安先生在《中国针灸治疗学》《中国针灸学讲义》等专著中提到，"无论是针灸基础知识还是病症描述，已经大大融汇了现代医学的新知，受众亦远远超出了中医学界"；20 世纪 50 年代朱琏的《新针灸学》则用人体神经系统来解释针灸作用，指导针灸临床实践。人体解剖学、神经学的主要内容已经成为针灸不可或缺的基础，所以 2021 年世界卫生组织发布的《针刺培训质量保障规范》（*WHO Benchmarks for the Training of Acupuncture*）中已经将人体解剖学的学习列为针灸教育的基础课程内容。这些更加详细、清晰的知识在针灸中的应用，已经使"阿是穴"等的理解和应用，发生了质的变化，更加"精确"的针灸已经在许多病症治疗中被应用。尽管，针灸，无论是临床应用还是机制的解释，已经有了长足的发展，穴位定位、刺灸方法等有了许多新的认识，但是"万变不离其宗"，针灸的"根本"并没有发生质的改变。传承精华、守正创新，站在国际视野，将针灸源流中被大家广泛应用的方法、被普遍接受的理念整理并传授出去，是我们的历史使命。

　　早在 2002 年，世界针灸学会联合会根据国际针灸学术界关于组织编纂规范权威针灸学教材的迫切需求，组织专家编写了《国际针灸学教程》，为国际针灸培训中心以及世界各地针灸教育机构提供了相关的教学材料。本次《国际针灸学》对近年来针灸学术界的发展进行了再次总结梳理，不仅系统地介绍了针灸的理论、技术和临床应用，还对基于传统针灸理论、现代解剖结构特征的现代表述等内容进行了尝试性的编写。希望通过此书能够将传统的、现代的相关知识，在前人基础上进一步整合入针灸学中，为学习和实践针灸的医生和学生提供可靠而实用的参考，同时也为具有现代医学知识而对针灸感兴趣的读者提供一本可以读懂的针灸书。本书的编写不仅是对针灸学术界的一次总结和回顾，更是为了推动针灸学科的繁荣和进步而做的一次传统与现代相融合的尝试。我们希望本书，能够成为世界各地针灸学术交流与合作的桥梁，成为中西医结合促进针灸医学发展和应用的有力推手。

最后，要感谢所有参与本书编写的专家和学者们，以及所有支持和关注针灸学科发展的人们。希望未来在国际上有更多的人能够了解针灸、体验针灸、选择针灸，让针灸为维护人类健康做出更大的贡献！衷心期待各位医务工作者和针灸的实践者们能够将临床实践中的新认识和新的方法技术，不断地充实和完善在此书中，让《国际针灸学》成为一本不断注入新鲜生命力的"活书"。

世界针灸学会联合会主席　刘保延

目 录

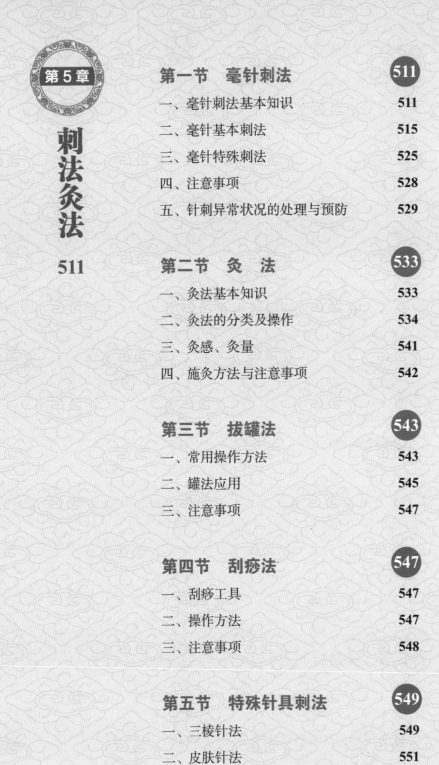

第1章 绪 论

我们说针灸很古老，因为它有数千年的历史。我们说针灸很现代，因为声、光、电、磁、热等物理学最新技术总是不断与针灸结合而赋予它新的功能。我们说针灸很简单，因为针灸治病就是靠一根小小的银针，并不向机体输入药物和能量，只是给机体以一定程度、一定时间的机械刺激。我们说针灸很复杂，因为：第一，世界上不知有多少个国家和地区的多少个实验室都对针灸进行了多年的研究，至今仍未阐明针灸的作用机理；第二，针灸的配穴方法与操作手法变化多端，令人难以捉摸；第三，针灸疗法还在发展中，相关的新疗法不断问世；第四，在针灸走向世界的过程中，由于理解不同而产生了各种不同的学术流派，由此也给针灸冠以了种种不同的名称，例如 Traditional acupuncture, Dry needling, Western acupuncture, Scientific acupuncture, Medical acupuncture, Biomedical acupuncture, Structure-based Medical acupuncture……那么，究竟什么才是针灸的本真呢？让我们先来感受一下近半个世纪以来针灸给现代医学带来了哪些深刻的变化。

一、针灸带给我们什么——以疼痛学的进步为例

长于处理器质性病变的现代医学长期以来对软组织损伤疼痛的诊疗一直没有很有效的办法，这与现代医学在其他领域飞速发展的局面形成了鲜明的对比。然而，自20世纪以来，这一状况有了很大改观，特别是20世纪后50年，不仅出现了疼痛专科——疼痛科，而且还形成了一门专门的学科——疼痛学。大量疼痛学学术专著与研究论文的发表，表明对疼痛的研究正成为现代医学研究最活跃的领域之一。那么，对疼痛的诊疗有着数千年经验的针灸学对疼痛学的进步做出了哪些突出的贡献呢？

1. 从已痛止痛到预先镇痛

对疼痛的治疗，从来都是当疼痛发生时才开始镇痛，但在20世纪50年代末针刺麻醉取得成功之后，现代医学对疼痛的认识与调制渐渐发生了变化，"预先镇痛"的理念开始在西方主流医学中被提出，然而在具体临床实施的过程中却碰到了许多难题。殊不知，针灸是一种非常安全而有效的解决方法，目前已经在预防分娩痛、术后痛等方面进行了初步探索，并获得了越来越广泛的应用。

2. 从"以痛为输"到"左痛治右"

从"以痛为输"到"左痛取右，右痛取左"是一个认识上的飞跃。早在数千年前，中国针灸医家就注意到这样一种现象：有些病痛，在病痛局部取穴无效，但在对侧异位取穴疗效显著。这种独特的刺法被称作"缪刺""巨刺"，且其形成了一套完整的诊断与治疗法则。早在针刺麻醉的实践中，我们就发现，针刺身体一侧的穴位，可以引起对侧痛阈的提高。

然而，建立在大体解剖学基础之上的现代医学对这一现象难以理解，因而一直没能进入这个研究领域。随着镜像痛（Mirror-image pain）现象的被确认，特别是幻肢痛现象的大量发现，引发了人们新的思考。而针灸恰好为研究幻肢痛提供了一种非常实用的工具，针灸的"缪刺"法也成为治疗幻肢痛的有力武器。随着研究镜像痛和痛敏的外周或中枢神经机制模型开始建立，电刺激对侧镇痛实验也为几千年前的中国针灸实践经验提供了有力的科学依据。

这个实例告诉我们：一方面，中国古代针灸医家的宝贵实践经验还有许多没有被现代人所认识；另一方面，现代医学对疼痛的认识还有许多空白区。

3. 从心绞痛看牵涉痛

心绞痛患者常伴有左上肢尺侧疼痛的现象已为人们所熟知，但医学界对这一牵涉痛的机制还没有完全阐明。值得注意的是，这一牵涉痛的路线与手少阴心经的循行路线相合。我们知道，在某一点上的相合不能排除巧合的可能性，但文献研究的最新成果有力地排除了这种可能性。文献研究表明，手少阴心经、手太阴肺经的循行路线及其病候的总结正是中国古代医家基于对心绞痛临床症状的细密观察与直观解释的产物。这说明：中医、西医在不同时间、不同地点都发现了心绞痛的牵涉痛现象。所不同的是，在西医学上，这一发现仅仅用于辅助临床诊断，没有更多的实际应用；而在针灸学上，它不仅用于临床诊断，还用于指导治疗。

心绞痛对西医学的触动还不仅限于此。众多的流行病学调查都证实，牙周病与冠心病之间存在着相关性。面对这个调查结果，针灸医生与西医医生的反应非常不同。针灸医生对此会格外敏感的原因在于：第一，1000多年前的中国古籍文献中已经明确记载了牙痛与心痛的关系，并记有具体的治疗方案；第二，近代日本名医和中国针灸医生都在临床实践中重新发现了中国古人的这一发现，并提出上齿与心之间有密切的关系。但西医医生对这一现象的最初反应是视而不见，或见而不以为然，继之是困惑不解——只因为在重结构分析的西医学理论中，心与牙风马牛不相及，于是将心绞痛误诊为牙病成为心绞痛误诊中最常见的现象，这使得人们更加关注牙与心相关性机制的研究。细心的读者会发现，在新出版的心脏病学类图书中，心绞痛的临床表现中已见"牙痛"一症！

除了人们比较熟悉的心绞痛伴有左上肢尺侧痛的牵涉痛外，在临床上还可以见到很多西医不熟悉的疼痛类型，如沿身体纵向走行呈线状或带状的疼痛（与经络循行路线相似）。由于用目前的现代医学理论框架难以解释这些疼痛，所以西医在临床上很难诊断和治疗这些疼痛。但对中国针灸医生而言，这类现象太容易理解了，按照经络学说取穴治疗，多能收到很好的疗效。

4. 从神经阻滞到神经刺激

基于现代医学的认识，疼痛是伤害性刺激经感觉神经传入高级神经中枢而被感知的。因此，通过阻断感觉神经上行传导通路上的任一环节或多个环节来达到止痛的目的就成为现代医学顺理成章的选择。一直到今天，神经阻滞依然是西医治疗疼痛的一个重要手段。然而神经阻滞疗法最大的缺点是它只考虑通过阻断神经传导通路来切断机体对疼痛的感知，而完全忽略了机体对疼痛的调制潜能，切断了机体对伤害性疼痛的自我调节路径。而最新的研究成果越来越清楚地向人们展示了高级神经中枢的下行抑制在调节疼痛方面的重大作用。

中医基于阴阳对立统一的理念，认为生命运动的平衡是由既相互对立又相辅相成的系统共同维持的，痛觉也不例外。神经系统不仅有痛觉的传入、感知系统，同时也存在着调制痛觉的神经网络。因此，针灸治痛不是从机体感觉痛的路径入手，而是从机体调制痛的路径入手，在治疗上不仅不阻滞神经，还不干扰机体正常的生理功能，相反它刺激神经，以激发机体内疼痛抑制系统的功能来达到治痛的目的。换言之，正常的神经传导功能是针灸治疗疼痛的前提。

神经阻滞镇痛的疗效被认为是麻醉药阻断了神经的传导功能，然而下面的实验却令西医困惑：用没有物理作用的生理盐水代替麻醉药也能产生同样的镇痛效果，甚至不用任何液体，只用针刺也有效。那么其中的机制是什么？是什么在起作用？通过什么途径起作用？这些事实提示：疼痛的控制存在着多条通道（热疗与冷冻疗法皆用于镇痛，已经说明了这一点），减少或阻断感觉传入只是其中的一条路，而且很可能还不是最佳路径，增加感觉传入是另一条路。从某种程度上来说，针刺部位与针刺方法的意义有时比药物本身更重要。

如果说针刺穴位或神经刺激只是像神经阻滞一样止痛，那可能并不会引起现代医学的特别关注，但它除了用于镇痛之外，还能有效地治疗麻痹性病症，甚至可以治疗疼痛与麻木并见的病症；除了能用于手术麻醉外，还能用于维持术中重要生命活动的稳定，并有助于术后促醒。这就不能不引起现代医学的思考：经过亿万年进化形成的机体固有的调节功能比我们更智慧、更周密、更有效。如果我们只是基于简单的直线思维，采用限制甚至关闭机体固有控制系统的方式来缓解病痛的话，往往是得不偿失的。

"闸门学说"的诞生有力地推动了神经刺激疗法的产生与临床应用。另外，以针做电极，将电刺激引入疼痛的调制，无疑对后来现代医学各种类型的神经电刺激器的研发产生了重要的启示。如今，除了经皮神经电刺激疗法（transcutaneous electrical nerve stimulation，TENS）外，临床常用的神经刺激疗法还有：周围神经电刺激疗法（peripheral nerve stimulation，PNS）、脑深部电刺激疗法（deep brain stimulation，DBS）、脊髓电刺激疗法（spinal cord stimulation，SCS）、经皮脊髓电刺激疗法（transcutaneous spinal elec-troanalgesia，TSE）和运动皮层电刺激疗法（motor cortex stimulation，MCS），形成了从周围神经到中枢神经、从体表到深层的一系列各具特点的神经电刺激疗法，开辟了神经电刺激治疗的新时代。

5. 从感觉调制到运动调制

在运动皮层电刺激疗法发明之前，现代医学对于疼痛的调节只从感觉传入考虑，虽有几篇关于运动皮层对疼痛影响的实验报道，但这几篇报道就如几滴水被大海淹没了一般，连一朵小小的浪花都没掀起，自然没能引起任何人的注意。直到有一天，现代医学意外发现刺激脑运动皮层（而不是感觉皮层）可以治疗顽固性疼痛，这时人们似乎才理解了针灸运动治痛的实践经验意义。

发现刺激脑运动皮层可以治疗疼痛的重要意义绝不只是为神经源性疼痛，特别是丘脑痛的治疗提供了一种安全、有效的新方法，还在于它为中国针灸的"运动针法"提供了强有力的科学证明。更重要的是，它使习惯于孤立、静止的现代医学开始反思以往将感觉与运动割裂开来研究的思路，开始以一种联系的眼光和整体思维的意识重新观察、认识人体调节系统的整体性与复杂性。

由于文化的同根性，中国的西医医生们受针灸的启发有着更多的新发现，甚至还发明了不少针刺新疗法，如针刺麻醉、腕踝针、头皮针、耳针、枝川疗法等。事实上，迄今为止有关针刺镇痛的研究成果和临床事实已经猛烈地冲击了生理学、免疫学、神经内分泌学、分子生物学等医学领域。人们突然发现，现代医学对疼痛这个最常见、最熟悉病症了解得还太少，还有太多的谜团有待破解，而中国针灸可以为此提供极有价值的线索、研究素材及工具。

因为疼痛，现代医学认识了针灸，同时因为针刺镇痛的深刻印象，或者说第一印象，给现代医学带来了一种误解：针灸只有镇痛这一技之长。事实上，中国针灸能够为现代医学贡献的远不限于镇痛这一个方面。

另一方面，西医学对神经电刺激疗法机制的研究也有力地促进了中医针刺作用机制的研究。中、西医学正是在相互借鉴、不断提高的过程中，共同推动了疼痛生理学的不断进步，使得针灸学与神经科学都发生了很大的变化。在这种你中有我、我中有你的互动共进发展中，世界各地的人们越来越多地感受到了针灸的无穷魅力。

二、什么是针灸

针灸学是研究人体对刺激的反应和调节部位的规律，诊察机体状态，并以刺灸、意守为主的调节方式调节身心平衡，以养生、防治疾病的一门学科。其基本理念是人体内脏与体表，以及体表的不同部位之间存在着一定的联系，由于这种联系的存在，体内的病变可以反应于体表，或者某一部位的体表病变可以反应于另一远隔的体表部位。因此，在体表反应点给予一定强度、一定时间的适宜刺激可以治疗局部病变以及相关联远隔部位的病变。而针灸疗法是指通过特定工具刺激身体的一定部位来预防和治疗疾病的一种方法，包括但不限于针刺、灸疗、针刀、耳穴刺激、拔罐、刮痧、穴位贴敷、穴位电磁刺激等。

中国针灸学以"气血不和"为百病的总病机，以"调气血令和"为治疗疾病的总原则，是一种通过调节人体内在的气血状态治疗疾病的策略。故从根本上说，针灸学是一门诊察、调节机体内环境以防病治病的学科。

针灸属于物理疗法，但它有两个与其他物理疗法非常不同的特点：一是针刺和艾灸作用于体表时接触面积很小；二是常在病变局部的远隔部位取穴治疗。这两个特点之间有内在的联系。

针灸学的独特性与科学价值不在于针、灸等刺激方法，而在于其将人体不同部位间相关联系的规律系统化的思维方法。还没有哪个医疗体系像针灸这样对这些联系进行如此细密的观察与智慧的应用。

针灸学的最终目标是：一是阐明人体体表不同部位之间、体表与内脏之间、不同内脏之间相关联系的规律；二是阐明相关联系产生的条件、方式、路径及其生物学过程；三是阐明调控相关联系最有效、最安全的方法与手段；四是阐明调控相关联系在医疗保健、康复以及疾病预防与治疗中的具体应用。

应当看到，目前针灸学离这个目标还有很长的路要走。它的发展还很不平衡，特别是对针灸作用机制以及针灸诊疗理论的研究还很薄弱。只有努力加强这方面的研究，才能满足针灸学整体发展和不断提高的需要。作为一名合格的针灸医生，不仅要掌握针灸治疗的技术与方法，还要精通针灸学的基础理论。

关于针灸的范畴，从古代到现代，有一个由宽到窄、再由窄到宽的演变过程。在中国的汉代以前，针灸几乎包含当时所有的外治法。所有的外治法工具也都归属于针刺工具的范畴。后来，一部分工具归入了外科学与兽医学。而后随着现代"新九针"以及针刀类针具的发明，针灸的范畴被不断拓宽，又开始呈现出一种由窄变宽的发展趋势。

针灸医学是个大家庭，而留在人们印象中的大多只是以治疗经脉病症为主的毫针刺法。因此试图与传统针灸疗法"划清界限"的所谓的"现代针灸""科学针灸"却不知自己其实是传统针灸大家庭中的一员。以目前风头正劲、被称作"科学针灸"的干针疗法为例，它其实只是中国传统针灸中"解结针法"中的一种。

古代针灸对于软组织硬结、肿块的治疗，大多采用"贯刺"解结刺法，甚至在中国明代的太医院已明确记有这种刺法的操作规范。现代中国针刺疗法对运动性软组织损伤中压痛点的消除也常用毫针捣刺、多针同刺或粗针在压痛点上透针刺。

英国针灸管理工作组 2003 年的报告中对"干针疗法"的定义比较尊重历史和事实：Dry needling is one of a number of needle techniques employed by Acupuncturists or Doctors of Traditional Chinese Medicine to acupoints or tender（Ashi）points（干针是针灸医师或中医医师针对穴位或阿是穴所采用的针刺技术之一）。可以说，干针疗法是对中国古今一脉相承的软组织损伤针灸治疗的重新发现，而不能说它是一种与中国传统针灸完全不同的现代西医疗法。

1. 针灸调节机体稳态防病治病

人的整个机体具有极其精细完善的自稳性，以保持人体内环境的稳定以及人体内环境与外界环境之间的动态平衡。在有害因素的作用下，机体的自稳调节能力会被削弱或发生功能障碍，而针灸作为一种良性刺激，可以增强机体的自稳调节能力，恢复和保持内环境的稳定，以达到预防和治疗疾病的目的。

针灸学通过外在脉象之虚实，症状之寒热痛痹对气血内环境状态宏观、动态把握，并以"脉平"为主要评价指标，总结出调和气血简单、有效、安全的"诊－疗－评"一体化的诊疗模式。

不论内在的血气的成分、分布和运行的机制多么复杂，只要外在的脉调平了，则内在的血气内环境也就平衡了；不论什么原因导致血气不和，都可以将其从总体分为"虚""实"两种状态，所谓"百病之生，皆有虚实"，将虚实调平，则气血调和，百病得愈。故立针灸治疗大法曰"实则泻之，虚则补之，必先去其血脉而后调之，无问其病，以平为期"。

2. 针灸针也是一把微型手术刀

虽然针灸主要通过机体的固有调节机能发挥间接的治疗作用，但也具有消除病灶的直接作用。在中国汉代以后，随着毫针的应用越来越广，具有穿刺、切割功能的针具多被用于外科或兽医学。而近几十年来，小针刀、松针、钩针等针具的研发，使得针刺治疗中"刀"的作用再次凸显。

针灸疗法中这类直接在病灶局部针灸以治疗疾病的针灸法，与之相对应的有一类特制针灸针，如火针、小针刀（长圆针、刃针、铍针）、圆利针、锋钩针等，具有挑、拨、穿刺、牵拉、切割、剥离等类似手术刀的功能。

采用这些特制的针具，应用专门的手法，以针尖直刺病所。如对经筋病的囊肿采用围刺、齐刺、火针法；对陈旧性软组织损伤采用焠刺法；治疗网球肘用现代锋钩针，还有小针疗法等。这些技术无一不是在"针至病所"这一理论基础上发展起来的。

3. 针灸是一支多功能探针

针灸针具有刚柔相济的特性，对人体组织损伤很小，既是治疗工具，又是一种安全、方便的诊断工具。其基本的诊断应用如下。

（1）用于检查周围神经功能，作为周围神经损伤预后判断的重要指标。

（2）对触诊不能准确定位的深部痛，可以用针刺的方法准确定位痛点。在治疗肌筋膜炎等痛症时，通过肌肉对针刺的特殊反应可以判断触发点的位置。

（3）对于中枢神经系统弥漫性损害、躯体慢性局限性病变的患者，根据针刺时针感的性质及终止部位，可以判断病变的部位与性质。

（4）通过艾条在体表的熏灸，可以探查到某些特殊的热敏点。在这些热敏点艾灸时，热感及酸、胀、重等特殊感觉可以被深部的病变感知，这样一方面可以有效地治疗疾病，另一方面也可以提示隐匿的病变部位。

（5）用细线香在手足井穴熏灸，根据左右相关穴位对热敏感程度的显著差异，可以判断经脉的失衡状态。

（6）针灸还是一种重要而实用的诊断性治疗方法。

因此，针灸针是探针、是雷达。对于这一点，不仅现代医学没有足够的认识，针灸医生自身也没有意识到。

4. 针灸的最大优势与先天不足

针灸的最大优势是其对机体内在调节系统的调节作用，因此它具有适应证广、安全性高的优势；先天不足是它明显依赖于机体内在调节系统，因为针灸是通过激发和增强机体内在调节系统的功能来达到防病治病的目的，而机体内在调节系统因人而异，所以它在取得临床疗效一致性上存在一定的不足和局限。

针灸的确定性不及神经阻滞和神经刺激；针灸的舒适度不及按摩及其他非侵入性的物理疗法；针灸的诊疗理论及操作也远比其他物理疗法复杂，可是为什么在医学发展日新月异的今天，针灸非但没有被其他疗法取代，反而不断地成为其他疗法的创新源泉，展现出更加旺盛的生命力呢？

针灸属于物理疗法。但它为什么能在整个物理疗法的大家庭中显得那么特别呢？因为它与其他物理疗法存在很大的不同，最大不同在于：第一，针刺或艾灸时与体表的接触面积很小；第二，其刺激部位常常远离病灶或压痛点。这两个特征相互影响。施于体表局限部位的刺激使我们更容易发现机体特定部位间更多的反射和关联，而这些关联规律则使针灸有更多的路径、更多的方法、更多的配合，以满足不同患者、不同病症的不同需求。此外，针灸诊断、治疗、预防三位一体的特点也是它的突出优势。

虽然针灸具有如此突出的优势，但它也表现出了先天的劣势——有效性有限。如果人体功能衰竭，或人体的功能在受到外界或人为的干预后被抑制，这时针灸就难以发挥良好的治疗作用。只有在针灸前补充能量，或用其他方法激发机体的功能（如先用灸法等），才能取得令人满意的疗效。

三、什么是穴位

穴位是指体表那些能够反应疾病和治疗疾病的敏感部位。针灸学归根到底是一门关于穴位的学科。可以这样说，针灸学研究的重点在于发现穴位的分布规律、主治规律，以及穴位调控的量 – 效规律和机制。

穴位概念的澄清与现代表达是实现中西医互惠对话的前提；腧穴实体结构的实证则是针灸学有效引入高新技术，实现规范化快速发展的基石。基于这一认识，中国显微解剖专家与针灸专家合作，于 2022 年 7 月开展了五输穴实体结构的解剖学研究；一年之后，美国 NCCIH（National Center for Complementary and Integrative Health）也启动了构建输穴解剖生理数据库和知识库的国际合作项目。

1. 穴位是针灸诊断和治疗的敏感部位

诊 – 疗一体是针灸的一大鲜明特点，在古代用于诊断的脉诊部位后来也演变成了针灸治疗的重要部位——穴位，因此现行针灸中的穴位往往是疾病在体表最常出现的反应点。

一般而言，当疾病发生时，在患者体表大多能发现压痛点、结节、凹陷、热敏点及热不敏点等反应点，这些反应点大多出现在穴位或穴位附近。这些疾病的反应点是针灸治疗选穴的依据，尤其是耳针，它是根据疾病在耳部的反应点来进行选穴治疗的。同时，通过指压的方式往往还能发现另一类点，它们能够使体表的阳性反应点消失或显著减轻。这类点被称作"阴性点"或"反阿是穴"，这些点也是针灸治疗的重要部位。

2. 穴位结构的特征

穴位的结构特征有三：虚空之所、脉动之处；脉络出入之会；外"关"内"机"的立体结构。

"虚空之所""脉动之处"，为穴位最明显的外在特征。汉代第一部针灸穴位经典《黄帝明堂经》所载 349 穴，其体表定位描述两个最突出的特征即"陷者中"（又作"陷中""宛宛中""陷容指"等）和"动脉应手"（又作"动脉""脉中"等）。元代针灸大家窦汉卿将穴位的这两个外在特征概括为"在阳部筋骨之侧，陷下为真；在阴分郄腘之间，动脉相应"。

有脉所发、所过是穴位的内在根据。脉俞多有大脉所过，气穴有孙络所行。总之，虚空之所、有脉所过始能为穴位。

另需说明的是，穴位是一个立体结构。在今人眼中，"气穴"是一个没有固定结构无法触摸的抽象概念；而在古人看来，气穴是外有口，内有底，四壁有界可以触摸感知的立体结构，刺气穴一定要在其确定的结构内刺到"位"而又不能越"位"。

"气穴"开口在肤表之凹陷中，其边界即肉间狭小之气道（又曰刺道），其"底"即皮、肉之"分"（相当于肌外膜处），过分及肉，即刺破了气穴。而那些开口在肤表之凹陷，其下为两肉之分的气穴，其"底"则在两肉之下的深层肌肉表面或骨面。可见，刺气穴当循刺道，可分浅、中、深三层及至肉肓谷气至而止，不可过"分"。

有"关"有"机"，是说穴位不是点状结构，而是一个内有"机"，外有"关"的点、面相关的立体结构。"关"相当于穴位体表位置的轮廓，在这个范围内有通向触发"气至"而获最佳疗效的点，曰"机"。

如用今人更熟悉的现代医学神经阻滞的体表和内部定位关系来说明穴位的"关""机"立体结构，则理解起来会更容易。穴位的"关"类似于神经阻滞点的体表定位（无需精确定位），"机"类似于神经阻滞需要刺中的神经点——神经干、神经丛、神经节等（需精准定位）。

二者有所不同的是，神经阻滞对于如何刺中内在神经点的操作路径描述非常详细，而古典针灸对于针刺如何触"机"的操作几乎没有描述。这主要是因为针刺触"机"操作的复杂性和精准度要求比神经阻滞更高，难以言表。特别是大俞要穴，一穴之中可有多个"机"，每一个"机"位又需根据不同的病症，精准调节手下的力度和针尖方向，以引出不同性质和不同传导方向的针感，才能获得最快、最佳的疗效。故《黄帝针经》曰："机之动，不离其空，空中之机，清静而微，其来不可逢，其往不可追。知机之道者，不可挂以发，不知机道，叩之不发"。

有研究者从现代解剖学的角度总结穴位结构的解剖学特征，早期有从神经解剖学总结出 10 个特征，依次为：

（1）神经束的粗细；

（2）神经在组织中的深度；

（3）神经干穿过深筋膜处；

（4）神经干穿出骨孔处；

（5）肌门；

（6）神经干和血管束相伴行；

（7）神经干所含的纤维成分；

（8）神经分叉处；

（9）韧带的敏感处；

（10）头骨骨缝处。

10个特征中，前8个说神经的出、入之处或"分叉处"，后2个特征则对应于古人所说穴位的体表特征之一"虚空之处"。至于古人所说穴位的"脉之出入之会""关、机立体结构"特点则没有明确提及。

近又有研究者基于解剖学的最新发现，特别是结合了显微外科"皮穿支"的新概念，重新总结出穴位结构的7个解剖学特征：

（1）神经血管终末穿纤维间隙处；

（2）神经血管束穿纤维孔处；

（3）神经血管束穿肌管或肌门；

（4）神经血管束穿纤维骨管处；

（5）神经血管束穿骨孔处；

（6）神经血管束穿筋膜间隙处；

（7）脑脊神经终末汇聚处。

另将穴位的形态按解剖学特征分为以下三类：孔隙型、隧道型、终末型。

以上关于穴位内部结构的表述吸纳了显微外科的皮穿支血管的新概念，所述7个特征较前一种说法更清晰，也更完整。

关于穴位形态的三种解剖学分类中"孔隙型""隧道型"与古人所说的穴位体表特征之"虚空之处"相合。其于"孔隙型"穴位中，明确提到穴位的内在位点在神经血管的穿出点"穿纤维孔处"和进入点"肌门"，对应于古典针灸所说穴位立体结构的"机"之所在。

可见，这一穴位结构解剖学特征的新表述，与古典针灸描述的穴位结构的相合度也更高。

3. 穴位有"动""常"两态

穴位有诊断和治疗的双重功用，在疾病状态下穴位出现形态、色泽、温度、压痛等与正常状态不同的改变谓之"动"，即穴位的"动态"；而没有应病反应的穴位则谓之"常态"。

处于动态的穴位又谓之"应穴"。

诊察穴位不同状态的意义有二：一用于疾病的诊察——"是动则病"以为诊；二用于针灸治疗的选穴设方——取应动之穴以为俞也。根据古典针灸学"诊 – 疗"一体的原则，选择疾病状态下的"应穴""天应穴"是选穴设方的有效路径之一。

四、什么是经络

需要说明的是，古典针灸学将血管束 / 鞘的所有结构统称为"脉"，不论现代解剖学能分析出多少种不同的结构，皆视为一体，并以肉眼能清晰分辨的结构命名曰"脉"，以主干大脉为"经脉"，以分支小脉为"络脉"，将包裹"经脉"的鞘膜称作"经隧"。换言之，两千年前的针灸人不会切开经隧，专门将其中行血的血管剥离出来单独命名为"脉"，而是将"经隧"之内的所有结构统称为"脉""经脉"。

脉为血气之府，是传输血气之道。论气血出入之会、机体上下表里关联规律的学说曰"经络学说"。

"经络学说"是古人对其所发现的人体特定部位间纵向关联现象的一种直观的解释。所谓"脉"或"络"，就是古人对针灸作用途径，即特定刺激部位与效应部位之间联系路径的基本假设。

经络学说的价值主要取决于其所指向的人体远隔部位关联规律在疾病的诊断与治疗，以及从整体和普遍联系的观点认识和理解人体结构与功能的方法论、认识论意义。

五、历史告诉我们什么

学习针灸学有必要研究或了解针灸学术的发展史吗？或者说研究针灸学术史有价值吗？对于任何一门科学，特别是像针灸学这样一门传统医学，了解其发展历史很重要。通过对其学术史的考察，不仅可以使我们能更好地理解这门科学，同时还能促使我们进一步思考以下的问题：为什么针灸疗法只有在中国才得到了不断发展且一直流传至今？或者说，针灸作为一门学科，为什么最早并且只出现在中国？

针灸在中国有着悠久的历史。中国古代文献中多处提到针刺的早期工具石针。中国考古队也曾在数个考古遗址中发现了这种石针，其出现在距今 8000~4000 年的新石器时代。中国第一部正史《史记》中详细记载了公元前 5 世纪名医扁鹊的针灸实践；在湖南马王堆汉墓（公元前 168 年）出土的古医书中就有两种经络理论专著，即《足臂十一脉灸经》和《阴阳十一脉灸经》（在湖北张家山 M247 汉墓中再次被发现，与其他 4 种古佚书合称为《脉书》），其抄录年代约为公元前 4 世纪末至公元前 3 世纪初，其成书年代或许更早。现存最早的中医经典《黄帝内经》中有关于经络学说、针具与刺法、针灸治疗原则等方面的系统论述和分析；汉代（公元前 206—公元 220 年）出现了第一部针灸腧穴经典《黄帝明堂经》；三国时期（公元 220—280 年）则出现了针灸治疗专书——《枕中灸刺经》《曹氏灸经》（均已失传），至此构成针灸学的基本要素：理论、腧穴、刺灸法、治疗已经全部具备，尽管其尚未形成一门独立的学科。

原始的针刺工具是石器，称为砭石，大约出现于新石器时代。从战国（公元前 475—公元前 221 年）到秦（公元前 221—公元前 206 年）、西汉（公元前 206—公元 24 年），是中国封建社会制度建立与巩固的时期。随着铁器的推广应用，砭石经过了一个同金属医针并用的阶段以后，逐渐地被金属医针所取代。据《灵枢》记载，当时的金属医针有 9 种不同的形状和用途，称为"九针"。1968 年在中国河北满城的西汉刘胜墓（公元前 113 年）中出土了 4 根金针和 5 根残损的银针，为我们提供了古代针具的部分实物。

在数千年的历史发展过程中，随着临床经验的不断积累，理论体系的不断完善，针灸学逐渐成为一门具有丰富学术内容和较大实用价值的专门学科。在中国唐代（公元 618—907 年）开始有了专门的"针师"和"灸师"。唐太医署（相当于现代的卫生部或卫生署）掌管医药教育，分设四个医学专业和一个药学专业。针灸是医学专业之一，设针博士 1 人，针助教 1 人，针师 10 人，针工 20 人，针生 20 人。针博士与针助教、针师负责教授针生经络、腧穴及针灸补泻手法。

宋代天圣四年（公元 1026 年）政府组织修订颁布了针灸腧穴的法典——《铜人腧穴针灸图经》，确定了 354 个穴位的定位、主治病症等，并将所有腧穴按 14 经分类，成为当时针灸教育及针灸临床取穴的新标准，也是世界上第一部针灸腧穴的国家标准，对针灸学的发展起到了巨大的推动作用。宋以后，针灸手法、辨证取穴理论又有了新的发展。

到了明清时期，针灸医家对前代的针灸文献进行了广泛的搜集整理，出现了如徐凤的《针灸大全》、高武的《针灸聚英发挥》、杨继洲在家传著作《卫生针灸玄机秘要》基础上增辑而成的《针灸大成》、吴崑的《针方六集》和张介宾的《类经图翼》等汇总整理历代针灸文献的著作。同时，针刺手法的研究更加深入，在单式手法的基础上形成了 20 多种复式手法。在明代，灸法也从用艾炷的烧灼灸法向用艾卷的温和灸法发展。14 世纪开始出现的艾卷灸法，后来发展为在艾卷中加入药物的"雷火神针""太乙神针"。

近代中国针灸研究取得的成就受到了国际医学界的瞩目，1972 年美国国家卫生署（National Institute of Health，NIH）第一次资助了对针灸疗法的研究，从而掀起了美国及世界其他国家研究针灸的一次高潮。此后，针灸学术团体、研究机构和教学机构在一些国家纷纷成立。为适应世界针灸发展的需求，1987 年 11 月，世界针灸学会联合会成立，总部设在中国北京；进入 20 世纪 90 年代，针灸学进一步地走向世界，并与现代科学相结合，成为世界医学不可分割的组成部分。1997 年，美国国家卫生署举行针灸听证会，同年在北京召开了世界针灸学会联合会成立十周年学术大会。1998 年，世界卫生组织与世界针灸学会联合会建立了非政府性正式工作关系，这表明针灸在世界上的传播与发展已经进入了新的历史阶段，第二次国际针灸研究高潮的序幕已经拉开。

可是当我们翻开中国少数民族医学史和世界医学史，就不难发现：在古代中国其他民族医学及古代其他国家医学（如古印度医学）中，也曾有过类似针灸的疗法，但是为什么都没有形成类似中国的针灸学科或另一种风格的针灸学呢？仔细比较就不难发现，这些疗法主要是以局部刺激治疗局部病症的"头痛医头"的疗法，无需构建专门的理论或学说加以说明，因而难以形成一门独立的学科。中国针灸之所以能自成体系，数千年来不断发展，至今仍显示出很强的生命力，关键就在于它在长期的临床实践经验中总结出了人体特定部位之间的特定联系规律，而对这些规律的解释便形成了针灸学的基础理论——经络学说。该学说体现的是关于人体体表与体表、体表与内脏远隔部位间的特定联系的思想，突出地反映了中国古代以"相对相关性"为中心的思维方法。现代系统论认为：凡是涉及整体与部分关系的地方，离开了朴素联系与相互作用，孤立地考察"部分"，既不能恰当地说明整体，也不能恰当地说明部分本身。正如我们在谈到中医学的特点时，无不强调其整体观，而中医学的整体观主要是由经络学说体现的。

六、本书的目的与范围

学习针灸学的目的和任务就是研究针灸的基本理论、腧穴主治、诊疗技术及诊疗规律，主要包括以下 4 个方面：①经络学说和人体解剖学——针灸的基本理论；②关于针灸刺激部位的定位、主治病症——腧穴；③关于针灸的操作方法——刺法灸法；④关于针灸的临床应用——诊察辨证与针灸治疗。

那么针灸的诊疗规律及过程有什么特点呢？换言之，针灸学区别于相邻学科（如中医学）的特征是什么呢？针灸学的独特性质首先在于其独特的理论——经络学说。该学说在发展过程中虽然与中医的藏象学说有结合，但结合得并不紧密，始终没有形成一个统一的整体。中医学虽然也运用经络学说，但还是以藏象学说为主。针灸学的第二个独特性质表现在辨证模式——强调病变部位及关联症状的鉴别，例如无论在足厥阴肝经的特异部位——少腹部和（或）前阴部出现什么病症，治疗时远端取穴应选择膝关节以下的足厥阴肝经穴。即使采用脏腑辨证，与中医方药的脏腑辨证相比，针灸也有其不同之处。即对相同的病症，针对不同的病因或病性（脏腑、阴阳、寒热、虚实等），主要采用不同的手法来调整，而不是选用不同的腧穴组成不同的处方，也就是说同一个腧穴可以在正负两个不同的方向上调整偏离正常状态的病症（即针灸的"双向调整"作用）。因此，腧穴学中没有与中药学相对应的"药性"及"功能"的描述。也正是由于缺少了这两项，虽然针灸学从中医方药诊疗中移植了"辨证论治"的诊疗规范，但真正用于针灸临床却不能像方药诊疗那样丝丝入扣。由此可见，虽然针灸学与中医学在发展过程中一直处于一种相互渗透的互动，但二者的分界线依然很清楚。由于一些教材在编撰时进行了某些不恰当的处理，使得这一分界线从表面上看来出现了一定程度的模糊。

提到针灸学就不能不说经络学说，这一学说蕴含着先进的科学思想和宝贵的科学发现，然而它的巨大价值还很少被人们所认识，也就是说，中国传统针灸学理论的科学思想还没有成为可供全人类共享的共同财富。我们首先要做的一项非常重要的工作就是用一种大家都能理解的语言和都能接受的方式将隐含于古代经络学说中的科学内涵揭示出来，从而使其与其他医学体系对话成为可能，同时也为经络学说的发展奠定基础。应当说，这是一件极其困难的工作，我们只是做了一次大胆的尝试。

七、本书的特点

总的来说，本书与以往的针灸学教材相比，内容更加全面和现代化，并注重综合性和实用性。本书的编者以临床专家为主，更加强调理论与实践的统一。

1. 重视对传统理论进行现代表述

在理论部分注重对传统针灸理论——经络学说的提炼、概括及现代语言的表述。经络学说的核心理念是阐明人体上、下、内、外之间的联系。传统教科书中的经络学说，例如十二经脉、奇经八脉、十二经别、十五络脉、经筋理论等主要是围绕着人体纵向结构之间的联系阐述。本教材新增了人体横向联系、镜像联系，以及特殊部位的精细解剖。较之以往更加全面、完整，也更容易理解，更方便应用。

2. 核对了腧穴的主治、穴区的解剖，并增加了应用指导

关于腧穴主治，本书以黄龙祥教授对针灸文献的研究成果为基础（详见《针灸腧穴通考》），

采纳其考证结果，纠正了一些典型错误，同时参考国内针灸本科教学的统编教材，根据临床应用增补了穴位应用解读及安全操作的内容，以帮助学生更好地理解穴位的主治和操作方法。

3. 腧穴部分更加注重现代解剖结构的阐述

对于传统经穴，结合以往的经穴解剖教材，我们详细核对了解剖学的描述，并且制作了透视图和剖面图，方便精准取穴，降低操作风险。此外，书中还增加了大量依据解剖结构进行针刺的部位，例如筋膜、肌肉、神经、血管等，这些部位有些和传统的十四经穴重合，有些散见于现代针灸著作中（例如：《浮针疗法》《神经干刺激疗法》《人体骨骼肌劳损的阿是穴治疗与预防》《结构针灸的解剖基础与刺法精要》），本次编撰结合解剖部位重新做了整合，并详细讲述了这些部位的主治和针刺方法。

4. 刺灸部分增加了现代针灸的新方法和新技术

近年来，随着针具的改良和对人体结构的重新认识，中国针灸也出现了很多新方法和新技术，例如刃针、新九针、滞动针、热敏灸等。在本书编撰过程中，我们纳入了一些影响较大、安全性高和操作性强的技术。

5. 治疗部分突出现代临床经验

首先，对病种的选择，我们将大量国内外针灸临床资料的系统分析结果作为重要依据，以反映当代针灸临床的实际，突出本书的"时代性"。所选病种中有些病症尽管在中国的针灸临床上并不多见，但在国外有较多的文献报道，也收入了本书中，以体现其"国际性"。其次，通过本书的编撰，我们力求总结出一套更加符合针灸学自身规律和临床实际的诊疗规范。在这方面我们做了较多的探索，尽管由于自身学术水平和时间的限制，我们所构建的这一诊疗规范可能还不够成熟，但可以在以后的修订版中逐步完善。

6. 语言相对通俗易懂

在传统针灸学理论中，很多的描述是古文形式，给读者理解带来了一定的难度。考虑到本书的使用对象有一些是西医或外国读者，在语言及表述形式上，我们会尽可能地少用中医学特有的术语与习惯表达，尽可能地不引经据典，而是使用一般读者能够理解的语言和能够接受的方式来表达传统的针灸学理论。

（黄龙祥　关玲）

第2章　针灸基础理论

关于针灸的基础理论，在以往的教材中只涉及了经络理论。但是多年以来，无论是理论研究还是实验研究，有越来越多的证据表明，经络理论不是唯一的针灸理论；经络也不是人们以为的一些实体的线性结构，或是能量通道，而是古代的医生在不断的临床实践中发现的人体各个部位之间的联系图。已有研究表明，在经络学说的早期，经脉是对人体的一些脉管性的结构——血管的观察和描述。正是这些脉管性结构的连接，使得古代的医生发现了某一个位置的脉搏变化可以诊断远处的一些相关脏腑或者部位的疾病，同时也发现了在这个脉搏变化的部位进行针灸刺激可以治疗远处的疾病。随着经络学说的发展，又不断地补充了一些新的发现，此时的经脉不仅限于血管，而是逐渐变成了联系人体上、下、内、外的经线，后来又经过历代医家的补充和完善，形成了现在的十二经脉和奇经八脉，以及经脉、络脉、经别、经筋等一套完整的经络系统。

我们应当知道的是，古典针灸学包括：①中国古代医生对人体的观察以及临床实践；②中国古代医生对这种观察和实践的解释。经络学说是后者之一。经脉理论的核心本质是人体上下、内外、左右、前后的联系。这种联系可以用来诊查疾病和治疗疾病，其中以纵向为主，在针灸理论中占据主要地位。但是也有其他类型的联系，例如内外联系（背俞穴、募穴、原穴、下合穴等）、镜像联系（左右同名经、手足同名经、巨刺、缪刺、表里经等）、局部和整体的联系（耳针）等。此外，除了"联系"的思想，我们也不能忽视针灸学中随处可见的依据解剖结构进行诊治的思想，代表性的如"揣穴""阿是穴""骨空刺法"等。以上这些理论和思想始终指导着针灸的临床实践。在当今医学的发展过程中，随着对解剖、生理、病理、生物力学认识的增加，我们对中国古代医家所描述的这些"联系"和"实体"有了更加清晰的认识。例如，现代的肌筋膜经线是经筋学说的实体化和客观化，神经阻滞技术是更加精准的"骨空刺法"，激痛点和干针疗法则是对阿是穴针刺系统的构建和发挥。尤其是随着解剖学的发展，针对穴区的刺激也更加明确并细化到神经刺激、血管刺激、肌肉刺激和筋膜刺激。另外，还有一些针灸医生观察到的经验和总结的规律，例如微针系统、运动针法等，虽然还没有被现代医学所认识和接纳，却也在不断丰富着针灸的理论，推动着针灸学的发展。

第一节　经络学说

古典的经脉理论是对机体远隔部位纵向关联的一种解释。

经络，早期是指人体的血管。经是指大而长、纵行于肢体深层的大血管，称为经脉；络则是指细而较短的分支，行于浅深各处，称为络脉。古代的医家通过观察某一部位血管的形态、颜色、搏动等变化，推断远隔部位脏腑器官的疾病，并且在这些变化的部位采用砭石放血或者刺脉的方法，而对远端疾病起到治疗作用。随着经络学说的发展，经脉除了代表人体血脉的分布及其功能外，逐渐用来说明古人在长期诊疗实践中所发现的关于人体特定部位间相关联系的规律。也就是说，"经络"是古人对人体某些部位之间特定联系的一种直观解释。经络最终形成一种关系图，形象地展示了人体体表与体表、体表与内脏远隔部位之间的相关联系。这种关系能够说明人体的一些生理功能和病理变化，也能够指导临床实践，进而逐渐形成一种理论学说，即经络学说。

一、经络系统的组成

经络系统包括经脉、络脉、经筋、皮部等（图 2-1-1）。经脉包括十二经脉和奇经八脉。其中最主要的是十二经脉，包括手三阴经、手三阳经、足三阳经和足三阴经；奇经八脉，即任脉、督脉、冲脉、带脉、阴跷脉、阳跷脉、阴维脉、阳维脉。十二经脉和任脉、督脉合称"十四经脉"。经脉的分支中，较大的、直接从主干上分支的有循行于体内的经别和分布于体表的十五络脉，其作用主要都是加强表里两经之间的联系。另外，还有浮现于体表的浮络，最为细小的称孙络。此外，肌肉也按十二经脉的分布而被分为 12 个部分，称"十二经筋"，皮肤也被分为 12 个相应区域，称"十二皮部"。

二、经络系统的命名

十二经脉根据分布在上下肢、内外侧，以及所联系的脏腑而命名（表 2-1-1）。凡一端在手的经脉为手经，一端在足的经脉为足经；根据在肢体内侧、外侧的不同分布而有阴经和阳经的区别，凡在肢体内侧的经脉为阴经，在肢体外侧的经脉为阳经。阴经最前方的称为太阴经，中间的称为厥阴经，后方的称为少阴经。阳经中最靠前的称为阳明经，中间的称为少阳经，后部的称为太阳经。经脉在躯体内部虽然不止联系一个器官，但是每条经脉都有一个主要的器官与其相连且功能相关，如手太阴经与肺脏相连且功能相关而称手太阴肺经，足阳明经与胃相连且功能相关而称足阳明胃经等。

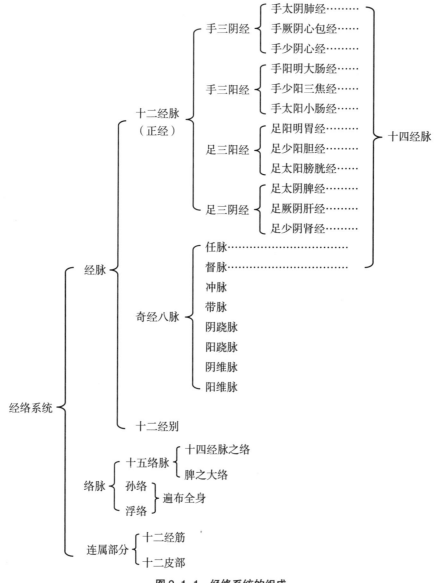

图 2-1-1　经络系统的组成

表 2-1-1　十二经脉的命名

肢体	分布	阴（内侧）	阳（外侧）
手 （上肢）	前	太阴肺经	阳明大肠经
	中	厥阴心包经	少阳三焦经
	后	少阴心经	太阳小肠经
足 （下肢）	前	太阴脾经	阳明胃经
	中	厥阴肝经	少阳胆经
	后	少阴肾经	太阳膀胱经

十二经脉在体表呈左右对称分布，所以每一名称的经脉实际有两条，共 24 条。

从手足的角度看：在体表，手经的一端在手，另一端则在胸（手阴经）、在头（手阳经）；足经的一端在足，另一端则在胸腹（足阴经）、在头（足阳经）。手足阳经都循行至头部，故称"头为诸阳之会"；手足阴经都循行至胸腹。

十二经脉的走行交接规律：手太阴肺经→手阳明大肠经→足阳明胃经→足太阴脾经→手少阴心经→手太阳小肠经→足太阳膀胱经→足少阴肾经→手厥阴心包经→手少阳三焦经→足少阳胆经→足厥阴肝经（→督脉→任脉）→手太阴肺经……

三、十二经脉的循行分布与经脉病候

1. 手太阴肺经

【循行路线】手太阴肺经，起始于中焦，向下联络大肠，返回来沿胃上口，穿过膈肌，隶属于肺脏。从肺脏的连接组织处横向出于腋下，走行于上臂内侧，经过肘中，走行在前臂桡侧，经过桡动脉搏动处，行至大鱼际部，沿其边际，到达拇指的末端。

有一个支脉，从腕后走向示指桡侧，出其末端，接手阳明大肠经（图 2-1-2）。

【联系脏腑】肺、大肠、胃。

【病症表现】本经脉动异常，表现为肺部胀满，费力地喘气，咳，胸骨上窝部痛，甚则两手抱胸，视物模糊。这组症状被称为"臂厥"。

本经能治疗肺相关的疾病，表现为咳、气息向上、喘息，喉中作响，心烦胸闷，上肢内侧前缘剧痛，掌中发热。

经脉气盛有余则肩背疼痛、恶风寒，汗出，小便频数却量少；气虚则肩背痛、寒，气短，尿色异常。

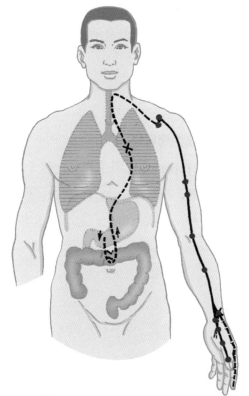

图 2-1-2　手太阴肺经循行示意图

2. 手阳明大肠经

【循行路线】手阳明大肠经，从示指末端起始，沿示指桡侧缘，出第 1、2 掌骨间，进入两筋（拇长伸肌腱与拇短伸肌腱）之间，沿前臂桡侧，进入肘外侧，经上臂外侧前缘上肩，出肩峰前，向上交会于脊柱的大椎穴，再下入锁骨上窝，络于肺，下行通过横膈，属于大肠。

有一个支脉，从锁骨上窝上行至颈旁，穿过面颊，进入下齿，出来夹口旁，交会于人中穴，左边的向右，右边的向左，上夹鼻孔旁，接足阳明胃经（图2-1-3）。

【联系脏腑】大肠、肺。

【病症表现】本经脉动异常，表现为齿痛，颈肿。

本经能治疗和津液有关的疾病，如目黄，口干，衄蛆，喉痹，还能治疗肩前和上臂部疼痛，以及示指疼痛、活动不利。

经脉气盛有余则经脉经过处发热、肿胀；气虚则恶寒战栗。

3. 足阳明胃经

【循行路线】足阳明胃经，起于鼻，交鼻根部，与旁边足太阳经交会，向下沿鼻外侧，进入上齿中，返回出来夹口旁，环绕口唇，向下交会于承浆穴（颏唇沟）；返回来沿下颌出大迎穴部位（面动脉部），再沿下颌角，上耳前，经颧弓上，沿发际，至额颅。

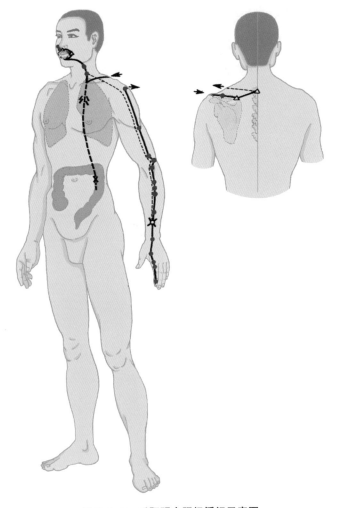

图 2-1-3　手阳明大肠经循行示意图

第1个分支是从大迎穴前向下经人迎部（颈动脉部），沿喉咙，进入锁骨上窝，向下通过横膈，属于胃，联络于脾脏。

第2个分支是其直行的主干，从锁骨上窝向下，经乳房内侧向下夹脐旁，进入腹股沟。

第3个分支是腹内支脉，起于胃下口，沿腹部里面，下至腹股沟与直行的主干会合，由此下行，经髋关节前，到大腿肌肉隆起处，下向膝髌中，再向下沿着胫骨外缘，下行至足背，进入第3趾内侧趾缝。

第4个分支是胫部支脉，从膝下3寸处，向下进入第3趾外侧趾缝。

第 5 个分支是足部支脉，从足背部分出，进入足大趾趾缝间，出大趾末端（图 2-1-4）。

【联系脏腑】胃、脾。

【病症表现】本经脉动异常，表现为寒颤、脊柱后伸，屡屡呵欠，面黑，严重时怕见人和火光，听到木器声就惊恐、心慌，欲关闭门窗而独处，严重者则登高而歌，扔掉衣服乱走，肠鸣腹胀。这一组症状称为"骭厥"。

本经主治与"血"有关的疾病，如躁狂，疟疾，身热，汗出，鼽衄，口喎，嘴唇生疮，颈肿，喉痹，大腹水肿，膝部肿痛，沿胸、乳、腹股沟部、大腿前、小腿外侧、足背部皆痛，第 3 趾活动不利。

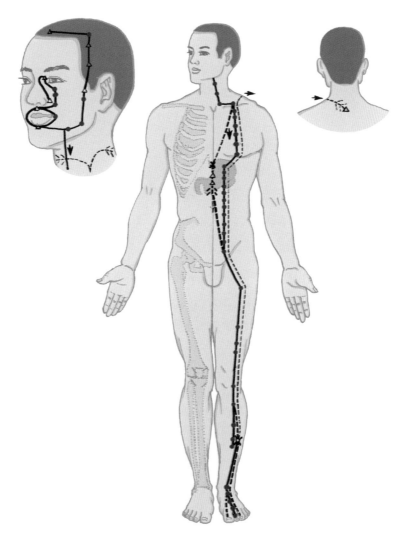

图 2-1-4　足阳明胃经循行示意图

经脉气盛有余则身前皆热，在胃则消谷善饥、尿色黄；气不足则身前皆寒栗、胃胀满。

4. 足太阴脾经

【循行路线】足太阴脾经，从足大趾末端开始，沿大趾内侧，经第 1 跖骨基底粗隆部后方，上行至内踝前，再上到小腿内侧，沿胫骨后上行，交出足厥阴肝经之前，上沿膝部和大腿内侧前缘，进入腹部，属于脾，络于胃，通过膈肌，夹食管旁，连舌根，散布舌下。

其支脉，从胃部分出，向上通过膈肌，流注心中。

脾的大络，名大包，在渊腋下 3 寸发出，分布于胸胁（图 2-1-5）。

【联系脏腑】脾、胃、心。

【病症表现】本经脉动异常，表现为舌根强直或疼痛，食则呕，胃脘痛，常嗳气，腹胀，便后或矢气后即感轻松，全身沉重。

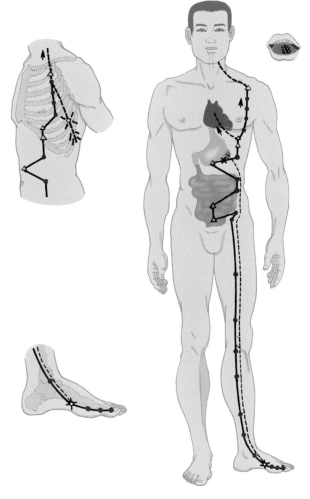

图 2-1-5　足太阴脾经循行示意图

本经可治疗"脾"病，舌根痛，身体沉重，活动受限，吃不下东西，烦心，剑突处急性疼痛，便溏，泄泻，尿闭，黄疸，不能平卧，想打呵欠而气出不畅，大腿、膝部内侧肿胀厥冷，足大趾活动不利。

脾络发病，实证则浑身疼痛；虚证则全身无力。

5. 手少阴心经

【循行路线】手少阴心经，从心中开始，连属心周结缔组织（心系），下过膈肌，络于小肠。

其上行支脉，从心周结缔组织向上，夹咽喉而上，联结眼周结缔组织（目系）。

其直行主干，从心周结缔组织上行至肺，向下出于腋下，沿上臂内侧后缘，走手太阴、手厥阴经之后，下向肘窝，再沿前臂内侧后缘，到掌后豌豆骨部进入掌内后缘，沿小指的桡侧出其末端（图 2-1-6）。

【联系脏腑】心、小肠、肺。

【病症表现】本经脉动异常，表现为咽干，心痛，渴而欲饮，称为"臂厥"。

本经能够治疗"心"的一系列疾病，如目黄，胁痛，上肢内侧后缘疼痛厥冷，掌中热痛。

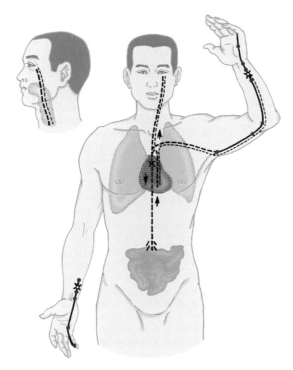

图 2-1-6　手少阴心经循行示意图

6. 手太阳小肠经

【循行路线】手太阳小肠经，从小指末端开始，沿手掌尺侧，上行至腕部，出尺骨小头部，直上沿尺骨下缘，出肘内侧当肱骨内上髁和尺骨鹰嘴之间，向上沿臂外侧后缘，出肩关节，绕肩胛，交会于肩上，进入锁骨上窝，络于心，沿食管，通过膈肌，到胃，属于小肠。

第 1 个支脉，从锁骨上窝上行，沿颈旁上面颊，到外眼角，弯向后，进入耳中。

第 2 个支脉，从面颊部分出，上向颧骨，抵鼻旁，到内眼角（图 2-1-7）。

【联系脏腑】小肠、心、胃。

【病症表现】本经脉动异常，表现为咽痛，颊肿，头部旋转受限，肩部、上臂疼痛如折。

本经能够治疗"液"所生病，如耳聋，目黄，颊肿，颈、颔、肩、臑、肘、臂等外后缘痛。

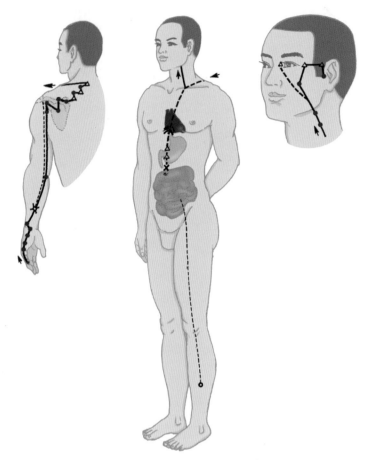

图 2-1-7　手太阳小肠经循行示意图

7. 足太阳膀胱经

【循行路线】足太阳膀胱经，从内眼角开始，上行额部，交会于头顶。

第 1 个支脉，从头顶分出到耳上方。

第 2 个支脉（直行主干），从头顶入颅内络于脑，返回出项部分开下行，沿肩胛内侧，夹脊旁，到达腰中，进入脊旁筋肉，络于肾，属于膀胱。

第 3 个支脉，从腰中分出，夹脊旁，通过臀部，进入腘窝中。

第 4 个支脉，从肩胛内侧分别下行，通过肩胛，夹竖脊肌，经过髋关节，沿大腿外侧后缘下行，会合于腘窝中，由此向下通过腓肠肌，出外踝后方，沿第 5 跖骨粗隆，到足小趾外侧（图 2-1-8）。

【联系脏腑】膀胱、肾。

【病症表现】本经脉动异常，表现为冲头痛，目痛似脱，项、脊背、腰等部剧痛如折，髋关节不能弯曲，腘窝僵硬，小腿疼痛像是要裂开一样，下肢疼痛不能活动，称为"踝厥"。

本经可以治疗与"筋"有关的疾病，如痔疾，疟疾，躁狂，癫痫，头顶及项痛，目黄、泪出、鼽衄，项、背、腰、尻及下肢后侧皆痛，足小趾活动不利。

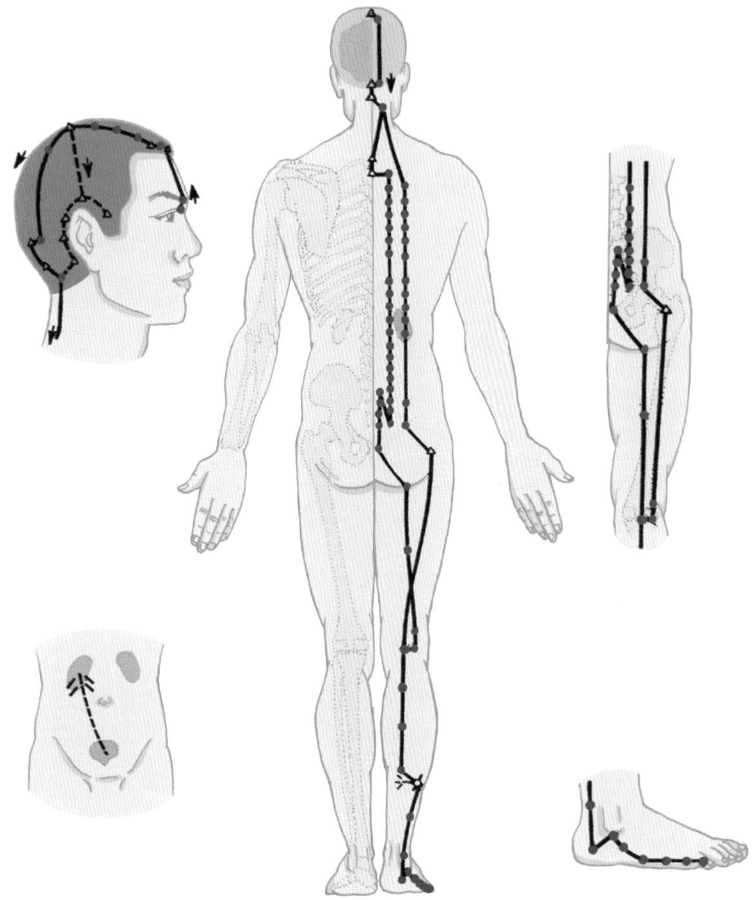

8. 足少阴肾经

【循行路线】足少阴肾经，起始于足小趾之下，斜向足心，出于舟骨粗隆下，沿内踝后方，进入足跟中，上向小腿内侧，出腘窝内侧，上大腿内后侧，通过脊柱，属于肾，络于膀胱。

图 2-1-8 足太阳膀胱经循行示意图

第 1 个支脉，从肾向上，通过肝、膈，进入肺中，沿着喉咙，夹舌根旁。

第 2 个支脉，从肺出来，络于心，流注于胸中（图 2-1-9）。

【联系脏腑】肾、膀胱、肝、肺、心。

【病症表现】本经脉动异常，表现为饥不欲食，面色发黑，咳痰带血，气喘，坐起则感眼前发黑，易惊恐，心脏有悬吊的感觉，就像饿了一样，气不足则容易恐惧、心慌，就像有人要捉拿自己一样，称为"骨厥"。

本经能治疗与肾相关的疾病，如口热、舌干，咽肿，气上逆，咽干而痛，烦心，心痛，黄疸，腹泻，脊柱、大腿内侧后缘痛，下肢痿软、厥冷，嗜卧，足下热而痛。

9. 手厥阴心包经

【循行路线】手厥阴心包经，从胸中开始，浅出属心包络，通过膈肌，经历胸部、上腹和下腹，依次联络上、中、下三焦。

第1个支脉，沿着胸内出胁部，从腋下3寸处出来，向上到达腋下，沿上臂内侧，行于手太阴、手少阴之间，进入肘中，下至前臂，走桡侧腕屈肌腱与掌长肌腱之间，进入掌中，沿中指出其末端。

第2个支脉，从掌中分出，沿无名指出其末端（图2-1-10）。

【联系脏腑】心包、三焦。

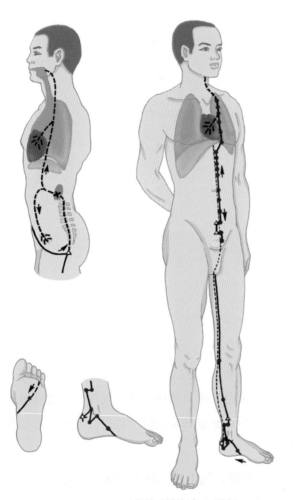

图2-1-9　足少阴肾经循行示意图

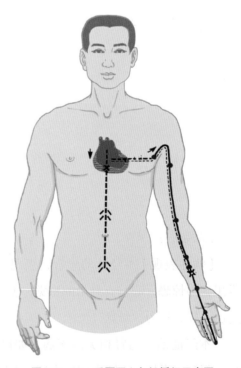

图2-1-10　手厥阴心包经循行示意图

【病症表现】本经脉动异常，表现为手心热，臂肘挛急，腋肿，甚则胸胁胀满，心悸，面赤目黄，嘻笑不休。

本经可以治疗与"脉"有关的疾病，如烦心，心痛，掌中热。

10. 手少阳三焦经

【循行路线】手少阳三焦经，始于无名指末端，上行小指与无名指之间，沿着手背至腕部，出于前臂外侧尺骨、桡骨之间，向上通过肘尖，沿上臂外侧，向上通过肩部，交出足少阳经的后面，进入缺盆，分布于膻中，散络于心包，通过膈肌，遍及上、中、下三焦。

第 1 个支脉，从膻中上行，出锁骨上窝，循项上行，联系耳后，直上出耳上方，弯下行于面颊，至目眶下。

第 2 个支脉，从耳后进入耳中，出走耳前，经过颧弓上方，交面颊，行至外眼角（图 2-1-11）。

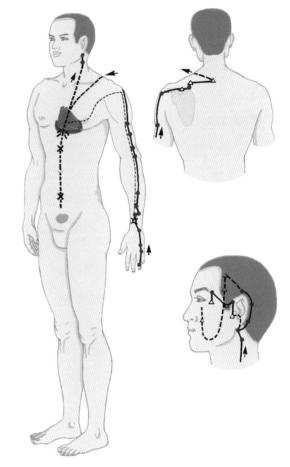

图 2-1-11　手少阳三焦经循行示意图

【联系脏腑】三焦、心包。

【病症表现】本经脉动异常，表现为耳聋，耳鸣，咽肿，喉痹。

本经可以治疗与"气"有关的疾病，如汗出，目外眦痛，颊痛，耳后及肩、上肢外侧痛，无名指活动不利。

11. 足少阳胆经

【循行路线】足少阳胆经，从外眼角开始，上行到额角，下耳后，沿颈侧部，行手少阳三焦经之前，至肩上，交出手少阳三焦经之后，进入缺盆。

第 1 个支脉，从耳后进入耳中，出走耳前，全外眼角后。

第 2 个支脉，从外眼角分出，下向大迎，会合手少阳三焦经，下边经过下颌角，下行颈部，会合于锁骨上窝，由此下向胸中，通过膈肌，络于肝，属于胆，沿胁里，出于腹股沟动脉处，绕阴部毛际，横向进入髋关节部。

第 3 个支脉（直行主干），从锁骨上窝下向腋下，沿侧胸，过季胁，向下会合于髋关节部，由此向下，沿大腿外侧，出膝外侧，下向腓骨小头前，直下到腓骨下段，下出外踝前，沿足背进入第 4 趾外侧。

第 4 个支脉，从足背分出，进入足大趾趾缝间，沿第 1、2 跖骨间，出足大趾端，回转来通过爪甲，出于趾背汗毛部（图 2-1-12）。

【联系脏腑】肝、胆。

【病症表现】本经脉动异常，表现为口苦，好出长气，胸胁痛不能转侧，甚则面如蒙灰，肌肤无光泽，足外侧发热，称为"阳厥"。

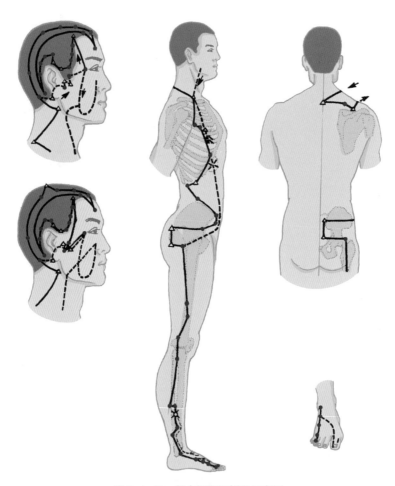

图 2-1-12　足少阳胆经循行示意图

本经能治疗"骨"所生病，如头痛，颔痛，目外眦痛，锁骨上窝中肿痛，颈、腋下生瘰疬，汗出发冷，疟疾，胸胁、肋、髀、膝外至胫骨、腓骨、外踝前及各个关节痛，足第 4 趾活动不利。

12. 足厥阴肝经

【循行路线】足厥阴肝经，从足大趾背毫毛部开始，向上沿着足背内侧，至距内踝 1 寸处，上循小腿内侧，在内踝上 8 寸处交出足太阴脾经之后，上腘窝内侧，沿大腿内侧，进入阴毛中，环绕阴器，至小腹，夹胃旁边，属于肝，络于胆；再向上通过膈肌，分布胁肋部，沿气管之后，向上入鼻咽部，连接眼周结缔组织（目系），上行出额部，与督脉交会于头顶。

第 1 个支脉，从"目系"下向颊里，环绕唇内。

第 2 个支脉，从肝部分出，通过膈肌，向上流注于肺（图 2-1-13）。

【联系脏腑】肝、胆、胃、肺。

【病症表现】本经脉动异常，表现为腰痛不可俯仰，男子疝气，女子少腹肿，甚则咽干、面色晦暗。

本经可以治疗与肝相关的疾病，如胸满，呕逆，飧泄，疝气，遗尿，癃闭。

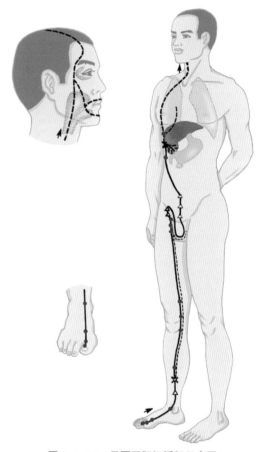

图 2-1-13　足厥阴肝经循行示意图

四、奇经八脉

奇经八脉是相对于十二经脉（正经）的一个概念，由《难经》提出，简称"奇经"。奇经八脉不像十二经脉那样有一定的脏腑配属和表里关系。其中任脉和督脉有属于本经的腧穴，其余六脉的腧穴都位于十二经脉上，而且冲脉、阴跷脉、阳跷脉、阴维脉、阳维脉等五脉的分布实际上是并于十二经脉。也就是说，任脉、督脉两脉更为重要，因而与十二经脉并称为"十四经脉"。奇经八脉作为经脉的一个子系统，不像十二经脉系统那样严密、完整和独立。

1. 任脉

【循行路线】任脉，分布于身体前面的中间，一般认为起于胞中，出于会阴（其体表分布的下端），过前阴，沿腹中向上，经咽喉，至下颌的承浆穴处（图2-1-14）。

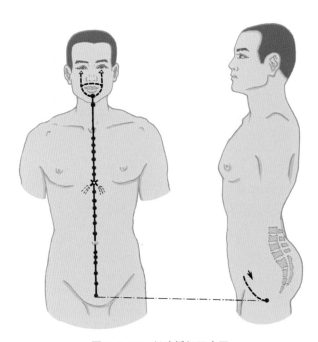

图2-1-14　任脉循行示意图

【主要功能】任脉统领诸阴脉，称为"阴脉之海"。任主胞胎，即女子的月经、胎产都有赖任脉的通调充盛。

【病症表现】疝气、阴部肿痛、带下、不孕、小便不利、遗尿、痞块、积聚、痔疾、咽干等。

2. 督脉

【循行路线】督脉，分布于身体后面的中间，一般认为起于小腹内，出于会阴（其体表分布的下端），从尾骶沿脊内向上，至项部风府穴处入脑，体表分布从头顶正中，经前额、鼻柱下端，至龈交穴处。其分支，上部与足太阳经同行、下部与足少阴经同行，前通任脉（图2-1-15）。

【主要功能】督脉统领诸阳脉，称为"阳脉之海"。任脉和督脉，一为"阴脉之海"，一为"阳脉之海"，督脉又前通任脉，故两经统领阴阳诸经，起着沟通阴阳、调节阴阳经气的重要作用。

【病症表现】腰脊强痛、俯仰不利，头痛、眩晕、耳鸣，癫狂、痫疾，肢体酸软、倦怠嗜卧。

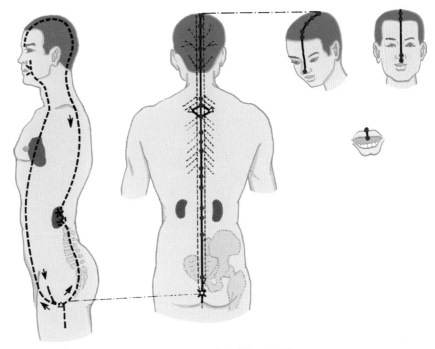

图 2-1-15 督脉循行示意图

3. 冲脉

【循行路线】冲脉循行较为复杂，说法也很不一致。大体分布情况是：腹内起于肾下、胞中，体表向下部分浅出于气街，与足少阴肾经并行，至内踝后入足下，分向足跗上入足大趾间；向上部分于腹部（与足少阴经相并）夹脐上行，至胸中而布散，会于咽喉，再分别至口唇；向后行于脊背之里（图 2-1-16）。

【主要功能】冲脉汇蓄血液、调节十二经脉气血，称为"血海""十二经脉之海"。

【病症表现】少腹痛，气上冲心，胸胁胀闷，疝气，不孕，大小便不利，遗尿，大便失禁，以及月经不调、崩漏、产后病等。

4. 带脉

【循行路线】带脉，在季肋部下方围绕腰腹，有如腰带（图 2-1-17）。

【主要功能】带脉有约束经脉，约束腰腹、下肢的作用。

【病症表现】腰脊酸软或疼痛，下肢痿软，腹胀、腹痛，月经不调，带下，不孕，遗精等。

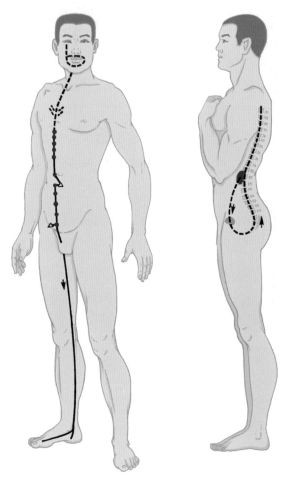

图 2-1-16　冲脉循行示意图

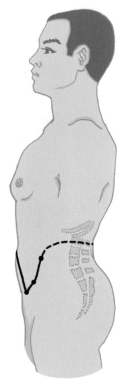

图 2-1-17　带脉循行示意图

5. 阴跷脉、阳跷脉

【循行路线】阴跷脉为足少阴经的支脉，起于足的然骨后，经内踝下的照海穴处，上至目内眦，与阳跷脉会合；阳跷脉为足太阳经的分支，起于足跟中，经外踝下的申脉穴处，上至项部入脑，于目内眦与阴跷脉会合（图 2-1-18）。

【主要功能】阴跷脉、阳跷脉参与卫气运行，有调节睡眠和调节肢体运动的作用。

【病症表现】目疾，失眠或嗜睡，下肢活动不利等。

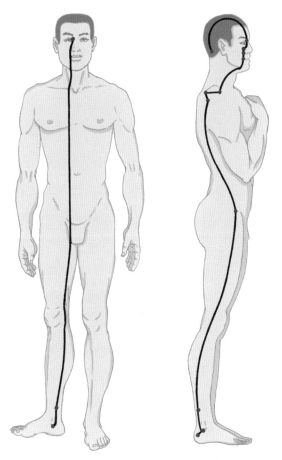

图 2-1-18　阴跷脉、阳跷脉循行示意图

6. 阴维脉、阳维脉

【循行路线】一般认为，阴维脉从小腿内侧筑宾穴处，经下肢内侧、身前，至咽喉部与任脉会合；阳维脉从小腿外侧阳交穴处，经下肢外侧、身侧后，至项部与督脉会合（图 2-1-19）。

【主要功能】阴维脉、阳维脉有加强各经脉之间联络的作用。在分布区域内，阴维脉交会许多阴经而起到联系诸阴经的作用，阳维脉交会许多阳经而起到联系诸阳经的作用。

【病症表现】阴维脉病变主要表现为阴证、里证，如心腹痛、胸腹痛等；阳维脉病变主要表现为阳证、表证，如恶寒发热、头痛、目眩、腰痛等。

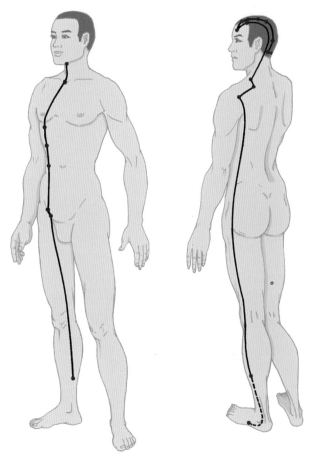

图 2-1-19　阴维脉、阳维脉循行示意图

五、十二经别

经别是说明阴经与头项、阳经与内脏之间有联系，也使阴经与阳经联系起来，阐明人体上下、内外的多途径联系。

一般而言，阴经与内脏联系密切，而阳经与体表和头项部联系密切。但经别则表明，在六阳经中各有一分支向内行于体腔，连接到相应内脏，上至颈项而出头面，与本经会合；六阴经也各有一分支与相应阳经的内行分支连接，并上行颈项而出颜面，连接相应的头项部器官。十二经别进一步说明了阴经与在上的头项部、阳经与在内的脏腑也存在着联系；相对十二经脉而言，经别扩大了经脉的联系范围。这些经别构成的阴、阳经脉的六对联系，称为"六合"。

六、十五络脉

十五络脉指由经脉上的络穴处分出的支脉，包括十二经脉四肢部各一支，任脉、督脉各一支，以及脾之大络一支。其中十二经脉的十二络脉，皆从肘膝以下分出，走向相表里的经脉，沟通、联系表里两经；任脉之络从胸部分出，布散于腹部；督脉之络从尾骶部分出，布散于背、项和头部；脾之大络从侧胸部分出，分布于胸胁。十五络脉各有所主病症，这些病症也是络穴的主治内容，同时也属于络穴所在经脉的主病范围。十五络脉的具体内容如下（表 2-1-2）。

表 2-1-2　十五络脉表

络脉名	循行	络穴	主病		
			气逆	实	虚
手太阴络	从列缺穴处分出，走向手阳明经；与本经并行至掌中，散布于大鱼际	列缺		手掌热	呵欠，小便不禁或频数
手厥阴络	从内关穴处分出，走向手少阳经；与本经并行至心，包络心系	内关		心痛	心烦

（续表）

络脉名	循行	络穴	主病		
			气逆	实	虚
手少阴络	从通里穴处分出，走向手太阳经；与本经并行至心中，连舌本、目系	通里		胸膈胀满	不能言语
手阳明络	从偏历穴处分出，走向手太阴经；与本经并行于臂肩，至下颌角，分布于（下）齿龈；另一支进入耳中，与聚集的诸脉会合	偏历		龋齿，耳聋	齿寒，胸膈闭塞
手少阳络	从外关穴处分出，走向手厥阴经；与本经并行于臂外侧，进入胸中而合于心包	外关		肘关节拘挛	肘关节松弛不能收屈
手太阳络	从支正穴处分出，走向手少阴经；与本经并行，过肘部，连肩髃部	支正		关节弛缓，肘关节萎废不用	皮肤赘生小疣
足太阴络	从公孙穴处分出，走向足阳明经；与本经并行入腹而联络肠胃	公孙	霍乱	腹内绞痛	腹胀
足厥阴络	从蠡沟穴处分出，走向足少阳经；与本经并行，沿下肢内侧上行而连接于外生殖器	蠡沟	突发疝气而睾丸肿胀	阴茎易勃起	阴部剧痒
足少阴络	从大钟穴处分出，走向足太阳经；与本经并行，内至心包，外行穿过腰脊	大钟	烦闷	癃闭	腰痛
足阳明络	从丰隆穴处分出，走向足太阴经；与本经并行，沿胫骨外缘向上，在头项部与诸经之脉气相合，联络咽喉	丰隆	喉痹失音	癫狂	足软不收，小腿肌肉萎缩
足少阳络	从光明穴处分出，走向足厥阴经；与本经并行，联络足背	光明		下肢逆冷	下肢痿软不用，坐不能起
足太阳络	从飞阳穴处分出，走向足少阴经	飞阳		鼻塞不通，头及背部疼痛	鼻流清涕，鼻出血
任脉之络	从鸠尾穴处分出，散布于腹部	鸠尾		腹皮痛	腹皮瘙痒
督脉之络	从长强穴处分出，夹脊旁经项而散布于头；在背部与足太阳经并行	长强		脊柱强直	头重
脾之大络	从足太阴脾经的大包穴处分出，散布于胸胁	大包		浑身酸痛	周身关节松弛软弱

七、十二经筋

筋在字形上的构成为：竹子、肉和力量，字面意思为像竹节一样分布的有力量的肉，所指的是骨骼肌。筋还有一个意思是指肌腱、筋膜一类的结缔组织。经筋分为躯体之筋——"外筋"和内脏肓膜——"内筋"。外筋分布在躯干四肢，内筋则深入内脏。躯体之筋和内脏肓膜是相通的。

就外筋而言，古人发现，人体一些纵向分布的肌肉之间，在结构和功能上都有着密切的联系，损伤疼痛也往往不局限于局部，而是会在纵线的其他部位有所反映，因此借鉴经络概念形成了经筋理论。经筋的分布大体与十二经脉相同，也分为手足三阴三阳，称十二经筋。经筋都起于四肢末端，手足三阳经筋分布于肢体的外侧而上行至头面；手足三阴经筋分布于肢体的内侧，手三阴经筋上行至胸，足三阴经筋上行至前阴、腹部。就功能而言，外筋主要是起着连接、约束、运动骨关节的作用；内筋则连接、约束内脏器官。

外部经筋的病变主要为肢体筋肉疼痛、转筋、活动不利等。《黄帝内经》对经筋病的治疗主要是用火针快刺疼痛的部位，以有效为度。

1. 足太阳经筋

足太阳经筋，起于足小趾外侧，结聚于足外踝，斜向上结聚于膝部，向下沿着足外侧，结聚于足跟部，沿着足跟向上行，结聚于腘窝；一个分支，结聚于小腿外侧，向上到达腘窝的内侧，在腘窝和另一分支并行向上，结聚于臀部，再沿着脊柱两侧上行至颈项部；一个分支，入内结聚于舌根；直行的主干向上结聚于枕骨，上头，沿着面部下行，结聚于鼻；在此处下分出一支，成为上睑，再向下结聚于颧骨；还有一条分支从腋窝后方外侧，结聚于肩部；一条分支进入腋下，从锁骨上窝出来，向上在乳突处结聚；另一支从缺盆分出，斜向上从颧骨出来（图 2-1-20）。

足太阳经筋病症，可见足

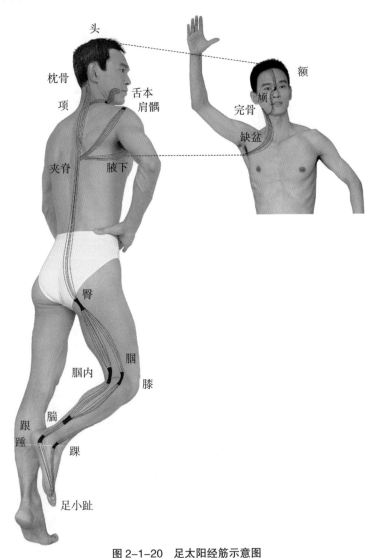

图 2-1-20　足太阳经筋示意图

小趾痛，足跟肿，腘窝部紧张挛缩，脊柱反张，颈后的肌肉紧张，肩不能抬；腋窝紧张，锁骨上窝扭转疼痛，头部不能左右侧倾。

2. 足少阳经筋

足少阳经筋，起于足第 4 趾，向上结于外踝，向上沿着胫骨的外侧，结于膝外侧；一个分支，从腓骨发出，向上走到大腿，前方结聚于大腿前侧伏兔处，后方结聚于尾骶部；直行的主干，向上走到腹部的侧面和肋骨的侧面，向上走在腋窝的前面，连接到胸部乳房，结于锁骨上窝；其直行的主干，从腋窝上方出来，穿过锁骨上窝，出于太阳之前，沿着耳后，上到额头侧面，连接头顶，向下走到面颊部，向上结于颧骨；另有一个分支结于目外眦（图 2-1-21）。

足少阳经筋病症，可见足第 4 趾痉挛扭转感，牵涉到膝的外侧扭转紧张，膝不可屈伸，腘窝里的筋紧张，前方牵涉大腿，后方牵涉骶骨，向上牵涉腹部外侧和肋骨外侧，再向上牵涉锁骨上窝、胸部、颈部，

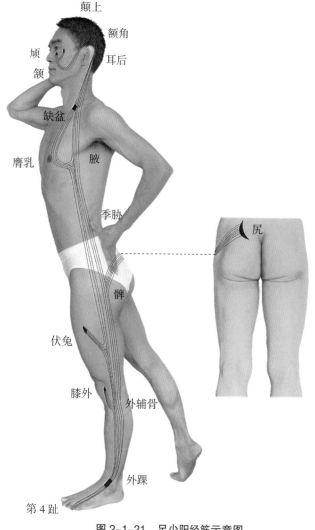

图 2-1-21　足少阳经筋示意图

以及所联系的筋紧张痉挛，如从左侧向右侧的筋拘急，则右眼睛睁不开，经过右侧的额角，与跷脉并行，因为左侧的经筋联系到右侧，所以左侧的额角受伤，会导致右足活动不利，这叫做维筋相交。

3. 足阳明经筋

足阳明经筋，起于中间的 3 个足趾，在足背上结聚；斜向上经过腓骨向上结于膝外侧，再直行向上结聚于股骨大转子，又向上沿着胁部络属于脊柱；其直行的一支，从足背向上沿胫骨，结聚在膝部；此处的支筋，结聚于腓骨，与足少阳的经筋相合；其直行的主干，向上沿着大腿的前方，结于股骨，聚于阴器，向上到腹部而分开，到缺盆再次结聚，上颈，上夹口，合于颧骨，下结于鼻，向上合于太阳经筋，足太阳经筋维系上眼睑，足阳明经筋维系下眼睑；另有一个分支从

面颊结于耳前（图 2-1-22）。

足阳明经筋病症，可见足中趾、胫部痉挛扭转，足部有跳动感并有强直的感觉，大腿前方转筋，髋关节前方肿，疝气，腹部痉挛紧张，牵扯到锁骨上窝和面颊，突然出现口㖞，眼睑不能闭合。如颊部筋有热则筋脉松弛，表现为眼睛不能睁开；颊部筋有寒则会出现拘急，牵引颊部而致口角歪斜。有热时筋是迟缓无力的，所以可见口㖞。

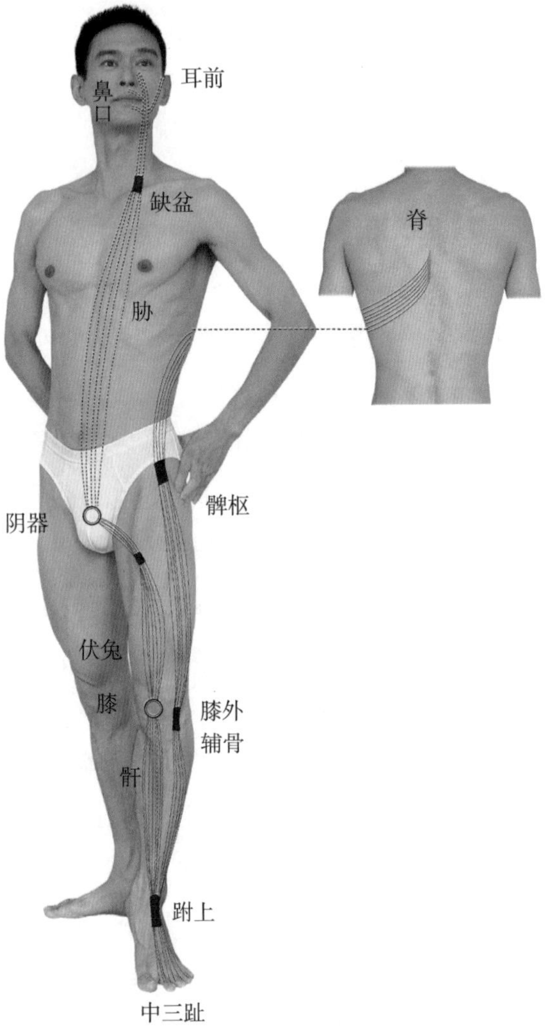

4. 足太阴经筋

足太阴经筋，起于足大趾趾端的内侧，上行结聚于内踝；其直行的主干，向上结聚于膝内侧的骨面，沿股内侧上行，结聚于髋关节，继而结聚在前阴，再上行至腹部，结聚于脐部，沿腹内上行，然后结于两胁，散布于胸中；其行于内部的一支附着于脊柱（图 2-1-23）。

足太阴经筋病症，可见足大趾牵引内踝，扭转疼痛，膝内侧骨面疼痛，股内侧牵引髀部作痛，阴器有扭转样拘紧疼痛，并向上牵扯到脐部及两胁作痛，进而牵引胸及脊内作痛。

5. 足少阴经筋

图 2-1-22　足阳明经筋示意图

足少阴经筋，起于足小趾的下方，和足太阴经筋并行，再斜行向上，至内踝之下，结聚于足跟，与足太阳经筋相合，向上结聚于内辅骨下方，在此与足太阴经筋并行，向上沿大腿根部内侧结聚于阴器，再沿着脊柱内侧夹着脊柱两旁上行至头项，结聚于枕骨，与足太阳经筋相合（图 2-1-24）。

足少阴经筋病症，可见足心发生转筋，且其经筋所经过和所结聚的部位，都有疼痛和转筋的症状出现。足少阴经筋发生的主要病症还有痫证、抽搐和项背反张等。病位在背侧的不能前俯，病在胸腹侧的不能后仰，背为阳，腹为阴，阳病项背部筋急，腰部向后反折，身体不能前俯；阴病腹部筋急，身体向前屈，不能后仰。

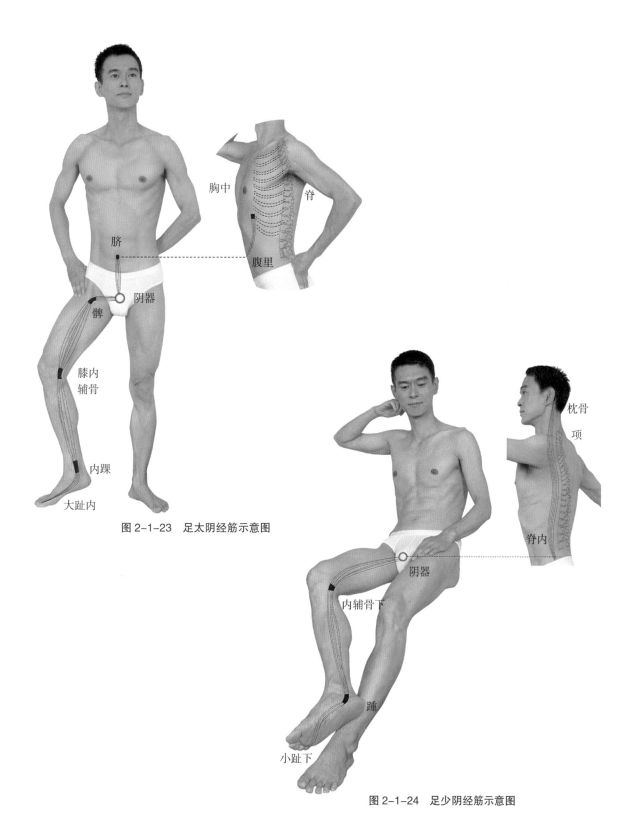

胸中
脊
脐
腹里
阴器
髀
膝内辅骨
内踝
大趾内

图 2-1-23　足太阴经筋示意图

枕骨
项
阴器
脊内
内辅骨下
踵
小趾下

图 2-1-24　足少阴经筋示意图

6. 足厥阴经筋

足厥阴经筋，起于足大趾的上方，上行结聚在内踝之前，再向上沿着胫骨结聚于膝内侧骨面下方，又沿着大腿内侧上行结聚于前阴，并联络足部的经筋（图 2-1-25）。

足厥阴经筋病症，可见足大趾牵引内踝前部疼痛，膝关节内侧骨面疼痛，大腿的内侧疼痛转筋，生殖器功能障碍，内部损伤会出现阳痿。该经筋受寒会发生阴器内缩，受热则出现阴器挺长不收。

7. 手太阳经筋

手太阳经筋，起于手小指，结聚于手腕，沿前臂内侧上行，结聚于肘内高骨的后边，用手指弹之，酸麻的感觉能反应到小指上，再上行入结于腋下；其分支，向后行至腋窝后缘，上绕肩胛，沿颈部行于足太阳经筋的前面，结聚于耳后的乳突；由此又分出一条支筋，进入耳中；它的直行部分，从耳上方出来，向下结聚于腮下，再折上行，联属外眼角（图 2-1-26）。

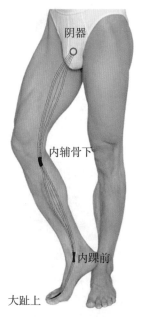

图 2-1-25　足厥阴经筋示意图

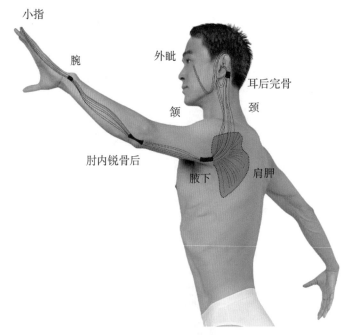

图 2-1-26　手太阳经筋示意图

手太阳经筋病症，可见手小指牵引肘内高骨后缘疼痛，沿手臂内侧至腋下及腋下后侧等处疼痛，环绕肩胛并牵引颈部作痛，耳中鸣响疼痛且牵引颔部使眼睛闭合，须经过较长时间才能看清物体；颈筋拘急时，可发生筋损伤、颈肿等症。

8. 手少阳经筋

手少阳经筋，起于无名指，结聚于腕部，沿手臂上行结聚于肘部，向上绕着大臂的外侧，经过肩部行至颈部，与手太阳经筋相合；分出一支，在下颌角深入于里，联系舌根；另一分支，向上经过牙，沿着耳前，联属外眼角，向上经过额部，最终结聚在额角（图 2-1-27）。

手少阳经筋病症，可见本经经筋循行部位发生掣引、转筋和舌体卷曲的症状。

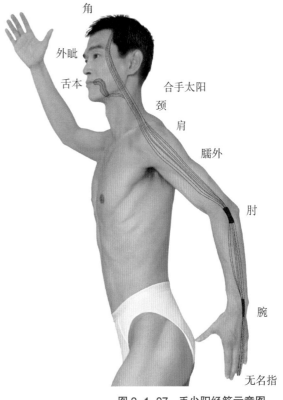

图 2-1-27　手少阳经筋示意图

9. 手阳明经筋

手阳明经筋，起于示指，结聚于腕部，沿着手臂上行，结聚在肘外侧，沿大臂上行，进而结聚于肩外侧；它的分支，绕过肩胛，夹脊柱；它的直行部分，从肩髃上行至颈部；分出的一支，上行至颊部，结聚于颧部；直行的分支，上行出于手太阳经筋的前方，上行至左额角，网络头部，再下行进入右腮部（图 2-1-28）。

手阳明经筋病症，可见本经经筋循行和结聚的部位掣引、转筋、疼痛，肩部不能抬举，颈部不能左右回顾。

10. 手太阴经筋

手太阴经筋，起于拇指，沿拇指上行，结聚于鱼际之后，继续上行至寸口外侧，再沿前臂上行，结聚于肘中，再上行至臂内侧，进入腋下，上出锁骨窝，结聚于肩外侧的前方，再向上结于锁骨窝，向下结于胸内，散布于横膈部，与手厥阴经的经筋合于膈部，继而下行抵达季胁部（图 2-1-29）。

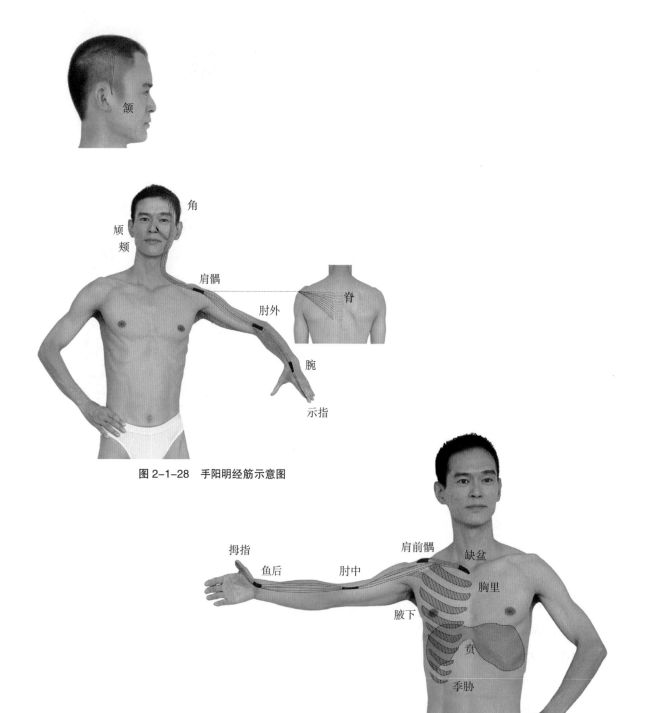

颌

角

顑
颊

肩髃
脊

肘外

腕

示指

图 2-1-28 手阳明经筋示意图

拇指
鱼后
肘中
肩前髃
缺盆
胸里
腋下
贲
季胁

图 2-1-29 手太阴经筋示意图

手太阴经筋病症，可见本经经筋循行和结聚的部位掣引、转筋、疼痛，重者可发展为呼吸急促、气逆上奔的息贲病，或胁下拘急，吐血。

11. 手厥阴经筋

手厥阴经筋，起于中指，与手太阴经筋并行，结聚于肘内侧，向上行经肘的内侧而结聚于腋下，从腋下前后布散，夹两胁分布；它的分支，入于腋下，散布于胸中，结聚于膈部（图2-1-30）。

手厥阴经筋病症，可见本经经筋循行和结聚的部位掣引、转筋，以及胸痛或肺积症。

12. 手少阴经筋

手少阴经筋，起于小指内侧，结聚于掌后小指侧高骨，再向上结聚于肘内侧，继而上行入腋内，与手太阴经筋相交，伏行于乳内侧，结聚于胸中，沿膈下行联系脐部（图2-1-31）。

手少阴经筋病症，可见胸内拘急，心下有积块坚伏，名为伏梁病；或见本经经筋循行和结聚的部位掣引、转筋、疼痛。

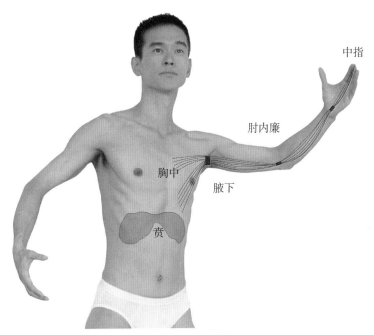

图2-1-30　手厥阴经筋示意图

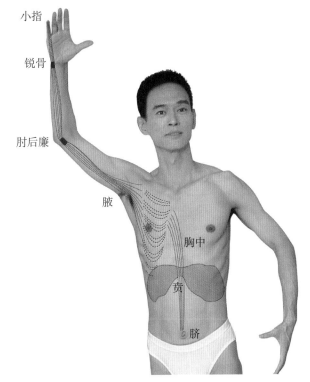

图2-1-31　手少阴经筋示意图

八、十二皮部

人体十二经脉及其络脉按其循行路线在体表各有其相应区域，划分为十二部分，即为十二皮部。皮部依赖十二经脉及其络脉运行的气血濡养。皮部是机体自我保护的屏障，是外邪入侵的突破口，也是脏腑发病时由里及表反映证候的窗口（图 2-1-32）。

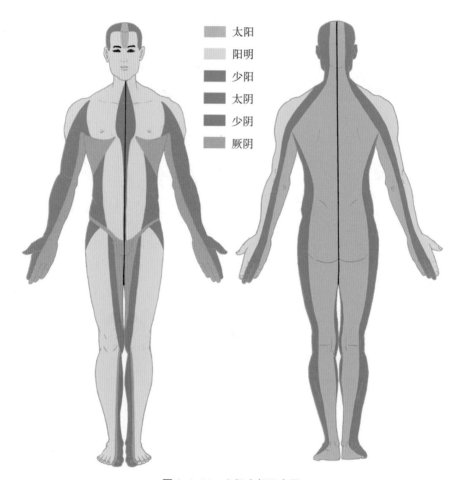

▨	太阳
▧	阳明
▨	少阳
▨	太阴
▨	少阴
▨	厥阴

图 2-1-32　六经皮部示意图

皮部把来自于体外环境的各种信息传递至体内，并针对外界变化进行自身调节和适应，因此应用相当广泛，不仅是针灸、拔罐、刮痧等各种外治法的刺激靶点，还是临床诊断辨证的依据。利用皮部理论进行诊断辨证不限于察络脉、观颜色，还有望皮肤、视形态、查感觉和测电阻等内容。针灸临床随时都要涉及的腧穴定位及其各种刺激性治疗操作，也都离不开皮部。

九、经络学说的科学内涵

经络学说中的诸多理论内容，如十二经脉、奇经八脉、十五络脉，以及经络的循行分布、联系、关系、病候等，这些不同形式的理论，实际上是从不同的角度反映和说明"经络"所表达的针灸临床治疗规律；也就是说，经络学说的科学价值不在于那十二条"线"，而在于这些线所捆绑的经验事实。在研究古代经络学说时，一定要把其中的两种成分——经验事实与对经验事实的解释、推论，严格区别开来。

1. 体表特定远隔部位间存在联系——纵向联系

经脉的主体十二经脉和十五络脉等在体表的分布，都是沿肢体的纵轴方向延伸，一端在四肢，另一端在头或躯干，四肢与头身之间由于"经脉"的连接而有了联系。这种联系并不以解剖的实体或生理的功能表现出来，而是体现于病理情况下的反应和治疗效应。我们可以从经脉分布与病候之间的上下对应关系去体会这种联系（表 2-1-3）。

表 2-1-3　经脉分布与病候的上下对应关系表

脉名	分布			病候（上部）	备注（经别）
		下端	上端		
手阳明	手	拇指	颊口	齿痛、口干	
手少阳	手	无名指	耳 目外眦	耳聋 目外眦痛	
手太阳	手	小指	耳 颧 颈项	耳聋 颊肿 嗌痛、颈项痛、转动不利	
足阳明	足	第2、3趾	面 额	鼽衄，口喎，唇胗 颜黑	
足少阳	足	第4、5趾间	目外眦耳	头痛、颌痛、目外眦痛	
足太阳	足	小趾	目内眦 头顶、项	冲头痛、目似脱，目黄，泪出，头囟项痛	
手太阴	手	拇指	肺（气管）	肺胀满，喘咳，缺盆中痛，肩背痛	上出缺盆，循喉咙
手厥阴	手	中指	心包	胸胁胀满，心悸，心痛，心烦	出循喉咙，出耳后（完骨）
手少阴	手	小指	心（目系）	心痛，嗌干，渴而欲饮，目黄，胁痛	上走喉咙，出于面，合目内眦

（续表）

脉名	分布			病候（上部）	备注（经别）
	下端		上端		
足太阴		大趾	脾（舌本）	食则呕，胃脘痛，腹胀，嗳气，矢气，便溏，泄泻，身重，舌本强或痛	上结于咽，贯舌中
足厥阴	足	大趾	腹 肝（目系）	疝气，妇人少腹肿，腰痛不可俯仰，遗尿，癃闭，胸满、呕逆、飧泄、嗌干、面尘脱色	（足少阳：上夹咽，出颐颌中，散于面，系目系）
足少阴		小趾	肾（舌本）	饥不欲食，面色发黑，咳痰带血，气喘，站起则目发黑，易惊心悸，口热舌干，咽肿，上气，嗌干及痛，心烦心痛，嗜卧，黄疸，腹泻	系舌本，出于项

《黄帝内经》的"根结""标本"理论，专门阐述了四肢与头身的上下联系，以树木作形象的比喻：在下的四肢就像根，在上的头身就像树梢，根与结或本与标，虽然各在一端却是相互关联的，用以说明四肢肘膝关节以下的腧穴对远隔的头、胸腹部病症具有治疗作用。这种上下关联的两个部位属于同一条经脉的分布区域，如上肢内侧中间近腕部关联于心胸部，手合谷穴处对应于面口部，足内踝下缘处关联于咽喉部等。

因此，经脉的特定体表分布联系，表达了体表特定远隔部位间的纵向病理联系和治疗效应联系。

2. 体表与内脏之间存在联系——内外联系

经脉在躯干部进入体腔而联系内脏，特别是阴经，其本经在躯干部只分布于体内，这就将深藏在体内的脏腑与体表联系起来。表达这种内外联系的理论主要有：

◆ 十二经脉分布至本经之脏或腑，又联系相表里的脏或腑；

◆ 十二原穴，包括五脏阴经位于四肢腕踝关节上下的原穴、（任脉）位于胸腹部的膏之原和肓之原；五脏之气及其病变反应于十二原穴，是治疗五脏病症之处；

◆ 下合穴，即位于足阳经膝关节附近的六个腧穴，由支脉内连六腑而主治腑病；

◆ 腹募穴和背俞穴，分别位于腹部和背部，和相应内脏的位置大体对应，是脏腑之气汇聚、出入之处。尽管在穴位归经的时候，这些穴位被归入了纵向的经脉中，但腹募穴和背俞穴理论所表达的却是内脏和其体表投影附近的穴位有联系。我们既可以通过体表的望诊、触诊来判断脏腑疾病的位置和性质，也可以刺激这些反应点来治疗内脏的疾病。

以上这些基于"经络"的理论形式，本质是反映体表与内脏之间存在着联系，而且一定的体表部位与一定的内脏及其病理情况相对应。其实际意义在于，临床上通过在外的特定部位可以察知、治疗一定的内脏病症。

3. 同名经络之间存在联系——镜像联系

相同名称的经络有两种形式，一种是左右名称完全相同，例如双侧都有手太阴肺经，是左右对称的两条经络。左右同名经络的功能主治相同，循行路线相互对称，是以人体纵向中线为轴的一种镜像联系。在治疗方面常常可以交互应用，左病治右，右病治左，称为"巨刺"和"缪刺"。

另一种是手足名称相同的经脉，例如手阳明大肠经和足阳明胃经，它们分别循行在手足阳面的前缘，是一种上下肢的对应关系，甚至经线中的某些穴位也同名，例如手三里和足三里。这种上下的对应关系即为一种以人体的水平中线为轴的镜像联系。在治疗方面常常体现为上病下取、下病上取，例如治疗膝关节疾病可以选用肘关节附近的穴位，治疗踝关节疾病可以选用腕部相应的穴位。

十、经络学说的理论价值

人体是一个有机的整体，在生理上相互联系，在病理上也相互影响。经络学说最重要的理论意义，是用以表达人体复杂的联系。联系周身、环行气血，二者都需要"无处不到"的通路，这两种功能统一于经络系统，以十二经脉的环形连接形式体现出来。

十二经脉由手太阴肺经至足厥阴肝经环形连接，为一个气血循环，其间：

◆ 经脉经过体内所有脏腑、体外头身手足，以及组织器官；

◆ 从手阴经到手阳经、再从足阳经到足阴经为一个小循环，这四条经脉为两对表里经脉，行经胸、手、头、腹、足之一身，并完成由阴到阳、再由阳到阴的阴阳转化，如此往复的三个小循环构成十二经脉气血运行的一个大循环；

◆ 按经脉连接的顺序，气血在经脉中的运行方向为阴经的气血向上行，阳经的气血向下行（手三阴经由胸至手，手三阳经由手至头，足三阳经由头至足，足三阴经由足至腹胸），即阴升阳降，为阴阳相济的（气机）和调的状态（取双手上举的站立体位可以更清楚地看出这一特点）；

◆ 十二经脉始于肺经，其脉起于中焦（脾胃），并下接胃脾二脉，肺主呼吸天之清气，脾胃主吸收地之水谷精气，说明了气血来源及人与天地的密切关系。

由此可以看出，十二经脉系统本身已经构成循环通路。在十二经脉系统以外，督脉和任脉与十二经脉连接，形成更大范围的一个环形经脉通路，即手太阴肺经→……→足厥阴肝经→督脉→任脉→手太阴肺经→……

如此严密完善的一个系统，几乎可用以说明所有的人体生理活动现象，体现天地、阴阳、气血、脏腑、气机、身形等中医的主要概念和思维方式。

基于经络的生理功能，在病理情况下，经络也是病邪由外侵入、脏腑病变相互影响（传变）的一种途径。经络气血的运行失常是产生病变的重要病理机制。

因此，经络学说已经成为中医说明人体生理、病理情况的不可或缺的概念和理论内容。它的本质意义和价值所在，不仅仅是那些具体的线段和部位，还在于它构建了一个网络框架，将人体各个部位的结构、功能联系起来，并且能够有效地指导临床实践。

十一、经络学说的临床应用

经络学说对针灸临床实践具有指导意义，主要体现在以下两个方面。

1. 指导临床诊断

经络的分布部位、联系的脏腑器官，以及所主病症，是临床上判断病症所在经脉的主要依据。由于各经脉在体表有特定的分布区域，在体内有相应的脏腑联系，《灵枢·经脉》还载有各经脉病候，据此可以分析辨别患者表现的症状和体征属于哪条经脉的病变，这种方法称"经脉辨证"或"辨证归经"。如足太阳经分布于下肢后侧，下肢后侧疼痛即病在足太阳经；心烦失眠，在脏腑属心的病症，手少阴经联系于心，所以属手少阴经的病变；小腹、前阴肿痛，见于足厥阴经病候，所以病在足厥阴经。在某条经脉的分布区域内有明显的压痛或结节或皮肤颜色、形态异常等，也有助于对所病经脉进行诊断。

2. 指导治疗方法

在上述经络辨证的基础上，不但可以选取病变局部的腧穴进行治疗，还可以选取病变相关经脉的其他腧穴进行针灸治疗，这种选穴方法叫作"循经取穴"。例如腰背部疼痛，与行经于此的足太阳经有关，可循经远取足太阳经在腘窝处的委中穴；口喝、面痛、牙痛等，可循经远取手阳明经的合谷穴等。还可以视病情所需，根据经脉的表里关系、阴经阳经各自在分布部位上的共性等，选取几条相关经脉的腧穴配合治疗。此外，对特定穴的选择应用、刺络出血、浅刺皮肤等多方面的针灸治疗方法，也都是在经络理论的指导下进行的。

经络学说所揭示的人体某些特殊联系规律，不但有效地指导着中医临床治疗的实践，而且为现代深入认识人类自身机制提供了新角度、新启迪和丰富的资料。经络学说的核心内容形成于约两千年前，我们在本章节学习的经络学说的主体内容，是古代一定时期内对临床现象和治疗规律的理论说明，观察的范围也只是一定地区的一部分患者，尚不能完全概括和说明后世发现、积累的治疗经验，如腧穴的新主治、新的腧穴与治疗部位、一些刺激手段的效应等。此外，经络学说在形成过程中由于受多种因素的影响，其理论内容中还存在非临床客观规律的成分，如一些经脉与脏腑的配属、一些经络的分布走行、一些腧穴的归经等。从上述方面考虑，经络学说有其一定的应用范围，在说明临床现象、指导临床应用上有其局限性，试图以其说明所有的临床现象、指导一切针灸治疗方法，是不切实际的。只有正确认识经络学说，才能更好地用以指导临床实践，并且在其启迪下去不断研究发现、总结阐明此类的联系规律，才能发展经络学说，丰富人类防治疾病的思想理论和方法。

（赵京生　关玲）

第二节　针灸理论的现代发展

随着时代的发展和医学的进步，针灸和其他专业不断地交流、融汇，使得针灸理论也有了很大的发展。特别是 20 世纪六七十年代，在国家"西医学习中医"政策的引领下，有一批西医专家加入到针灸队伍中来，使针灸在技术、工具、理论等方面都有了较大的发展，例如出现了穴位埋线、穴位注射、腕踝针、耳针神经干刺激疗法、蝶腭神经节针刺法、阿是穴长针斜刺法等新的方法，在随后的几十年中，又涌现出了针刀、浮针、滞动针等许多新型针刺工具和相应的针刺方法。

针灸技术和工具的发展，带来了针灸理论的更新。有的专家根据新技术和新工具提出了新的理论，例如从小针刀发展出了针刀理论，从阿是穴长针斜刺法发展了阿是穴新理论，从长圆针发展出了现代经筋理论。即使是毫针，也有人主张结合现代医学阐释其刺激部位和刺激机制。例如，早在 20 世纪 50 年代，朱琏先生就提出了"新针灸学"，重视的是针灸和神经的关系。近年来，国内有专家提出"基于解剖结构的针灸"（以下简称结构针灸），提倡从解剖、生理、病理、运动医学等角度重新阐释针灸刺激部位、刺激方式及其刺激作用。国外的西医也提出了基于循证医学的"西医针灸"（Western medical acupuncture）。本书选择了理论比较成熟、接受度较广的做一简要介绍。

一、结构针灸

中国针灸从古代就有针对特定解剖结构的针刺。其中，有些被纳入了经络理论，以传统穴位的形式保留下来，例如 8 个骶后孔中的"上髎""次髎""中髎""下髎"；有些一直没有被纳入经络理论，其中有固定部位的常被称为经外奇穴，例如"球后"，没有固定部位的被统称为"阿是穴"或者"天应穴"。古典针灸虽然没有明确穴位下方的具体结构，但是我们逐渐认识到这类穴位和神经血管束有着密切关系，而有些阿是穴则是肌肉上的痛性结节。随着医学的发展，逐渐产生了更多以解剖、生理、病理、生物力学等为基础进行针灸诊治的方法。现代称其为"基于解剖结构的针灸"（简称结构针灸）。例如，肌肉针灸是在肌肉起止点和肌腹部的硬结进行针灸，擅长治疗与肌肉劳损有关的肌肉、骨关节疾病和内脏疾病；神经针灸则是通过对神经触激，或解除神经通路上的卡压来治疗神经相关疾病；血管针灸主要是通过诊脉、刺脉来治疗相关疾病；脏腑针灸是直接在脏腑附近进行针灸，进而调节脏腑功能。本书中将对神经、肌肉针灸予以重点介绍。

二、耳针

耳针是指通过对耳穴的观察和刺激进行诊治疾病的一种方法。耳针理论认为，人体各部之间存在着一定的生理联系。耳郭形状类似一个倒置的胎儿，因此通过这种对应关系可以对疾病的诊断和治疗提供帮助。望耳的形态、色泽可以辅助诊断疾病，刺激耳部穴位可以防治疾病。本书将在刺法灸法部分予以介绍。

三、头针

头针是指在头部进行针刺以治疗各种疾病的一种方法。头针理论有多种，有的是依据脏腑相关理论，有的是根据大脑皮质的功能定位，在头皮上划分出相应的刺激区进行针刺。本书将在刺法灸法部分对后者做一介绍。

四、腕踝针

腕踝针是指在腕部或踝部特定部位针刺以治疗全身疾病的一种方法。它是在经络学说中皮部理论的启示下逐步形成和发展起来的。本疗法是把病症表现的部位归纳在身体两侧的 6 个纵区，在两侧的腕部和踝部各定 6 个进针点，以横膈为界，按区选点进行治疗。本书将在刺法灸法部分予以介绍。

但是，目前还没有严谨的对照实验能够证明这些局部刺激点的特异性。由于它们在临床上比较常用，也有一定的疗效，因此本书选择几种流传比较广泛的进行介绍。

（关玲）

第3章 传统腧穴

第一节 概　论

传统理论认为，腧穴是人体脏腑经络之气血输注出入于体表的部位。现在我们可以把它看作疾病在身体各个层次的反应点，它既可以用来诊断疾病，也可以用来治疗疾病。

一、腧穴命名

古人对腧穴的命名，涉及的知识十分广泛，包括天文、地理、物象、人体等，结合腧穴的分布特点、作用、主治等内容，赋予腧穴一定的名称。了解腧穴的命名不仅有其医学意义，也反映出中国的古代文化。腧穴的命名方法，归纳起来大致分为以下几类：

◆以日月星辰命名，如日月、上星；

◆以地理名称命名，如承山、商丘、太溪、水沟、小海；

◆以动、植物名称命名，如鱼际、鸠尾、攒竹；

◆以建筑物名称命名，如天井、库房、天窗；

◆以物品名称命名，如颊车、缺盆、悬钟；

◆以人体解剖部位命名，如腕骨、曲骨、心俞、肝俞；

◆以人体生理功能命名，如听会、气海、血海、神堂；

◆以治疗作用命名，如光明、迎香、牵正；

◆以阴阳命名，如阳陵泉（外）、阴陵泉（内）。

在经外奇穴的命名中，依据解剖部位和主治作用命名的居多。

二、腧穴分类

广义地讲，凡是具有治疗作用的部位都可以算作腧穴。人体的腧穴很多，常可以分为3类：十四经穴、经外奇穴和阿是穴。

1. 十四经穴

凡归属于十二经脉、任脉、督脉的腧穴，称为"十四经穴"，简称"经穴"。这些腧穴由于分布在十四经循行路线上，与经脉脏腑关系密切，不仅具有主治本经病症的作用，而且能反映相关经脉及所属脏腑的病症。经穴的发展经历了一个由少到多的过程。自《黄帝内经》记载的约 160 个经穴始，经过历代医家的不断发现、归纳、整理，至清代已达 361 个经穴，并一直沿用至今。

2. 经外奇穴

凡未归属于十四经脉，但是多年来已经在临床上广泛应用，且具有相对固定的名称、位置和主治的腧穴，称为经外奇穴，简称"奇穴"。经外奇穴的分布较为分散，不像经穴那样有一定的规律，多不在十四经循行路线上。有的奇穴名称是指多个部位相似的一类穴，如十宣、夹脊等。

3. 阿是穴

阿是穴，又名不定穴、天应穴、压痛点，无固定的位置和名称，常以病痛局部或与病痛有关的压痛或缓解点为腧穴。这类穴位一般都随病而定，多位于病变的附近，也可在与其距离较远的部位。它的取穴方法就是以痛为腧，即人们常说的"有痛便是穴"。临床上医生根据按压时病人有酸、麻、胀、痛、重等感觉和皮肤变化而予以临时认定。

三、腧穴主治规律

全身的腧穴有很多，主治范围也比较广泛，同一腧穴可以治疗多种病症，多个腧穴又可以治疗同一种病症。但是腧穴的主治还是有其一定规律的。这主要取决于腧穴所在的部位，归属的经脉及其特殊作用。本书总结十四经腧穴、经外奇穴和结构性腧穴的主治规律如下。

1. 近治作用

每个腧穴首先能治疗它所在部位的病症，包括深层及邻近组织、器官的病症，例如头顶部的百会、四神聪、前顶等穴均可治疗头顶疼痛，以及头晕、神志昏迷等病症；上腹部的中脘、建里、梁门等穴均能治疗胃痛、呕吐等胃腑病症。

2. 远治作用

腧穴能够治疗它所属经脉循行所过的脏腑、组织、器官及局部的病症，例如尺泽、太渊、列缺、鱼际均属于手太阴肺经穴，因此可以治疗肺脏、气管、咽喉部的疾病，以及手太阴肺经循行所过部位的病症，如上肢内侧前缘部位的疼痛、麻木、厥冷等；又如手阳明经原穴合谷可以治疗牙痛、口歪；足少阳经合穴阳陵泉可以治疗胁肋疼痛等。

腧穴还能够治疗同名经、表里经的有关病症，例如左侧肘部外侧的腧穴可以治疗右肘外侧的疼痛（左右同名经，左右镜像）、左膝外侧的疼痛（手足同名经，上下镜像）、左肘内侧的疼痛（表里经，内外镜像）等。这体现在刺灸中被称为巨刺法、缪刺法。

3. 特殊作用

腧穴还具有双向调整、整体调整和相对的特异治疗作用。不少腧穴具有双向调整作用，如泄泻时针刺天枢穴能止泻，便秘时针刺则可通便。有些穴位还能调治全身性的病症，如合谷、曲池、大椎可治外感发热；足三里、关元、膏肓俞作为强壮穴，具有提高人体防卫和免疫能力的作用。有些腧穴的治疗作用还具有相对的特异性，如至阴穴可矫正胎位，阑尾穴可治阑尾炎等。

四、腧穴定位方法

腧穴定位，历代医家都非常重视。临床取穴时经常左右与前后互参，力求准确。

中医学对人体部位和方位的描述与现代解剖学不完全相同。对于腧穴位置的描述，是以人自然直立，两手下垂、掌心向内的体位而定的（图3-1-1）。

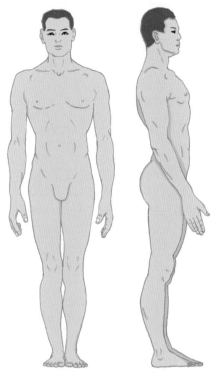

图3-1-1　自然站立姿势

内、外：上肢以掌心一侧为"内侧"，是手三阴经穴分布的部位；以手背一侧为"外侧"，是手三阳经穴分布的部位；下肢以人体上下正中线为准，近正中线的一侧为"内侧"，是足三阴经穴分布的部位；远正中线的一侧为"外侧"。头面躯干部分与此相同。

前、后：胸腹面为"前"，背腰面为"后"。

腧穴的定位方法可分为体表解剖标志定位法、骨度折量定位法、指寸定位法和简便取穴法4种。

1. 体表解剖标志定位法

体表解剖标志定位法是以解剖学的各种体表标志为依据来确定腧穴位置的方法。体表解剖标志可分为固定标志和活动标志两类。

◆ 固定标志

固定标志是指各部由骨骼和肌肉所形成的凸起和凹陷、五官轮廓、头发边际、指（趾）甲、乳头、脐窝等。例如阳陵泉位于腓骨小头前下凹陷处，次髎位于第2骶后孔中，承山位于腓肠肌肌腹下尖角凹陷处，印堂位于两眉之间，膻中位于两乳头连线中点，神阙位于脐中央。

◆ 活动标志

活动标志是指各部的关节、肌肉、肌腱、皮肤随着活动而出现的空隙、凹陷、皱纹、尖端等。例如张口取耳门、听宫、听会，闭口取下关；外展拇指，在拇长、短伸肌腱之间取阳溪等。

全身各部的主要体表解剖标志如下。

头部：前发际、后发际、前发际额部曲角处、颞骨乳突、枕外隆突。

面部：眉毛、瞳孔。

胸部：胸骨切迹、胸剑联合、乳头。

腹部：肚脐、耻骨联合、髂前上棘。

侧胸、侧腹部：腋窝、第 11 肋端。

背、腰、骶部：各个椎体棘突、肩胛冈、肩峰、髂后上棘、骶骨孔。

上肢部：腋窝皱襞前端及后端、肘横纹、肘尖（尺骨鹰嘴）、腕掌侧横纹、腕背侧横纹。

下肢部：股骨大转子、股骨内侧髁、胫骨内侧髁、臀横纹、髌韧带、腘横纹、内踝尖、外踝尖。

2. 骨度折量定位法

骨度折量定位法是以体表骨节为主要标志，设定尺寸，用以确定腧穴位置的方法（图 3-1-2）。

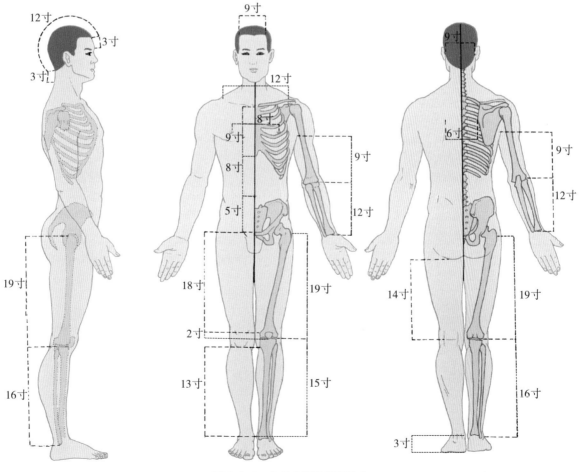

图 3-1-2　全身主要骨度折量寸

即将人体的各个部分分别规定其折量长度，作为量取腧穴的标准，不论男女、老幼、高矮、胖瘦，均可按此标准测量。下面是常用骨度折量寸表（表3-1-1）。

表 3-1-1　常用骨度折量寸表

部位	起止点	折量寸	度量法	说明
头面部	前发际正中→后发际正中	12	直寸	用于确定头部腧穴的纵向距离
	眉间（印堂）→前发际正中	3	直寸	用于确定前发际及其头部腧穴的纵向距离
	第7颈椎棘突下（大椎）→后发际正中	3	直寸	用于确定后发际及其头部腧穴的纵向距离
	两额角发际（头维）之间	9	横寸	用于确定头前部腧穴的横向距离
	耳后两乳突（完骨）之间	9	横寸	用于确定头后部腧穴的横向距离
胸腹胁部	胸骨上窝（天突）→剑突尖	9	直寸	用于确定胸部任脉穴的纵向距离
	剑突尖→脐中	8	直寸	用于确定上腹部腧穴的纵向距离
	脐中→耻骨联合上缘（曲骨）	5	直寸	用于确定下腹部腧穴的纵向距离
	两肩胛骨喙突内侧缘之间	12	横寸	用于确定胸部腧穴的横向距离
	两乳头之间	8	横寸	用于确定胸腹部腧穴的横向距离
背腰部	肩胛骨内侧缘→后正中线	3	横寸	用于确定背腰部腧穴的横向距离
上肢部	腋前纹头→肘横纹（平尺骨鹰嘴）	9	直寸	用于确定上臂前侧及其内侧部腧穴的纵向距离
	腋后纹头→尺骨鹰嘴（平肘横纹）	9	直寸	用于确定上臂外侧及其后侧部腧穴的纵向距离
	肘横纹（平尺骨鹰嘴）→腕掌（背）侧远端横纹	12	直寸	用于确定前臂部腧穴的纵向距离
下肢部	耻骨联合上缘→髌底	18	直寸	用于确定大腿前部及其内侧部腧穴的纵向距离
	髌底→髌尖	2	直寸	
	髌尖（平膝中）→内踝尖（胫骨内侧髁下方阴陵泉→内踝尖为13寸）	15	直寸	用于确定小腿内侧部腧穴的纵向距离
	股骨大转子→腘横纹（平髌尖）	19	直寸	用于确定大腿部前外侧部腧穴的纵向距离
	臀沟→腘横纹	14	直寸	用于确定大腿后部腧穴的纵向距离
	腘横纹（平髌尖）→外踝尖	16	直寸	用于确定小腿外侧部及其后侧部腧穴的纵向
	内踝尖→足底	3	直寸	距离 用于确定足内侧部腧穴的纵向距离

注：前后发际线不明者，依据眉间（印堂）→前发际正中→第7颈椎棘突下（大椎），直寸，18寸，确定头部腧穴的纵向距离 。

3. 指寸定位法

指寸定位法，又称手指同身寸法，是以被取穴者的手指为比量标准，确定腧穴位置的方法。临床上分为以下3种。

◆ 中指同身寸

令患者将拇指与中指屈曲对接，形成环状，伸直其余手指，使中指桡侧面得到充分显露，取其中节上下两横纹头之间的距离作为1寸。适用于四肢部腧穴的纵向比量和背、腰、骶部腧穴的横向定穴（图 3-1-3）。

◆ 拇指同身寸

令患者伸直拇指，以拇指指骨关节横纹两端之间的距离作为 1 寸。可用于四肢部的直寸取穴（图 3-1-4）。

◆ 横指同身寸

横指同身寸，又称"一夫"法。令患者将示指、中指、无名指和小指并拢，以中指中节横纹处为准，四指横宽作为 3 寸。可用于四肢部及腹部取穴（图 3-1-5）。

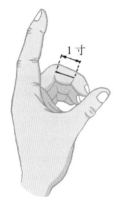
图 3-1-3　中指同身寸

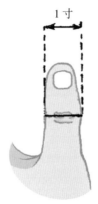
图 3-1-4　拇指同身寸

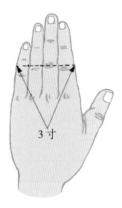
图 3-1-5　横指同身寸

4. 简便取穴法

简便取穴法是临床上常用的一种简便易行的取穴方法。例如列缺，以人左右两手之虎口交叉，一手示指压在另一手腕后高骨的正中上方，当示指尖处有一凹陷就是本穴。

五、特定穴

十四经穴的定位和主治有一定的规律。这种规律性的总结，已经被古人归纳为特定穴。这些腧穴有特殊的治疗作用，也有特定的名称，在十四经穴中占有重要地位。对特定穴的解说，也构成了针灸学基础理论的一部分。特定穴共有 10 类，它们是在四肢肘膝关节以下的五输穴、原穴、络穴、郄穴、八脉交会穴、下合穴，在胸腹背腰部的募穴、背俞穴，在四肢躯干部的八会穴，以及全身经脉的交会穴。

1. 五输穴

十二经脉在四肢肘膝关节以下各有井、荥、输、经、合 5 个腧穴，总称五输穴。

古人把经气运行过程用自然界的水流由小到大、由浅入深的变化来形容，把五输穴按井、荥、输、经、合的顺序，从四肢末端向肘、膝方向依次排列。"井"穴多位于手足之端，喻作水的源头，是经气所出的部位，即"所出为井"。"荥"穴多位于掌指或跖趾关节之前，喻作水流尚微，是经气流行的部位，即"所溜为荥"。"输"穴多位于掌指或跖趾关节之后或腕踝关节处，喻作水流由小而大，由浅注深，是经气渐盛由此注彼的部位，即"所注为输"。"经"穴多位于腕踝关节以上，喻作流水浩荡，畅通无阻，是经气盛行的部位，即"所行为经"。"合"穴多位于肘、膝关节附近，喻作江河水流注入湖海，是经气由此深入、会合于脏腑的部位，即"所入为合"。

五输穴在全身腧穴中占有重要的位置，临床应用十分广泛，但各有侧重。根据《灵枢》中的记载，荥穴、输穴多用于治疗体表病症，而合穴则多用于治疗脏腑的内在病症。具体详见表3-1-2、表3-1-3。

表3-1-2　六阴经五输穴五行配属表

六阴经	井	荥	输	经	合
肺（金）	少商	鱼际	太渊	经渠	尺泽
肾（水）	涌泉	然谷	太溪	复溜	阴谷
肝（木）	大敦	行间	太冲	中封	曲泉
心（火）	少冲	少府	神门	灵道	少海
脾（土）	隐白	大都	太白	商丘	阴陵泉
心包（相火）	中冲	劳宫	大陵	间使	曲泽

表3-1-3　六阳经五输穴五行配属表

六阳经	井	荥	输	经	合
大肠（金）	商阳	二间	三间	阳溪	曲池
膀胱（水）	至阴	足通谷	束骨	昆仑	委中
胆（木）	足窍阴	侠溪	足临泣	阳辅	阳陵泉
小肠（火）	少泽	前谷	后溪	阳谷	小海
胃（土）	厉兑	内庭	陷谷	解溪	足三里
三焦（相火）	关冲	液门	中渚	支沟	天井

2. 原穴

十二经脉在腕、踝关节附近各有一个穴，是脏腑原气经过和留止的腧穴，称为原穴。具体详见表3-1-4。

表3-1-4　十二经原穴表

	经脉	原穴	经脉	原穴	经脉	原穴
手三阴经	肺经	太渊	心经	神门	心包经	大陵
手三阳经	大肠经	合谷	小肠经	腕骨	三焦经	阳池

（续表）

	经脉	原穴	经脉	原穴	经脉	原穴
足三阴经	脾经	太白	肾经	太溪	肝经	太冲
足三阳经	胃经	冲阳	膀胱经	京骨	胆经	丘墟

六阳经之原穴，位于五输穴的"输"穴之后；六阴经之原穴，即是五输穴的"输"穴。另外，《内经》中以太渊、大陵、太冲、太白、太溪 5 穴（左右计 10 穴）为五脏的原穴，加膈之原鸠尾、肓之原气海，称"十二原"。

原穴与五脏六腑关系十分密切。脏腑病变，往往在相应的原穴处出现反应，因此，由原穴的异常变化可推知五脏的盛衰，常用于诊察脏腑疾病。同时，原穴又是治疗相关脏腑病症的重要腧穴。

3. 络穴

络脉在由经脉分出的部位各有一个腧穴，称为络穴。络穴的名称与本经络脉的名称相同。

十二经脉各有一个络穴，均分布在肘、膝关节以下，加上分布于躯干的任脉络穴、督脉络穴及脾之大络，总称十五络穴（表 3-1-5）。

表 3-1-5　十五络穴表

本经	络穴	联系经脉（部位）	主病	
			实	虚
手太阴肺经	列缺	别走阳明	手锐掌热	欠㰦，小便遗数
手阳明大肠经	偏历	别走太阴	龋聋	齿寒痹膈
足阳明胃经	丰隆	别走太阴	狂癫	足不收，胫枯
足太阴脾经	公孙	别走阳明	腹中切痛	臌胀
手少阴心经	通里	别走太阳	支膈	不能言
手太阳小肠经	支正	内注少阴	节弛肘废	生疣，小者如痂疥
足太阳膀胱经	飞扬	别走少阴	鼽窒，头背痛	鼽衄
足少阴肾经	大钟	别走太阳	癃闭	腰痛
手厥阴心包经	内关	别走少阳，系于心包，络心系	心痛	烦心
手少阳三焦经	外关	注胸中，合心主	肘挛	（肘）不收
足少阳胆经	光明	别走厥阴	厥	痿躄，坐不能起
足厥阴肝经	蠡沟	别走少阳	（阴）挺长	暴痒
督脉	长强	散头上	脊强	头重
任脉	鸠尾	散于腹	腹皮痛	瘙痒
脾之大络	大包	布胸胁	身尽痛	百节皆纵

　　络穴既可单独应用，又常与相表里经脉的原穴配合应用，称为"原络配穴"。相表里的脏腑经脉同病，先病者为主，取本经原穴（主穴）；后病者为客，取相表里经脉的络穴（客穴），故又称"主客原络配穴"（表3-1-6）。

表3-1-6　主客原络穴表

主	客	原穴	络穴
肺经	大肠经	太渊	偏历
大肠经	肺经	合谷	列缺
胃经	脾经	冲阳	公孙
脾经	胃经	太白	丰隆
心经	小肠经	神门	支正
小肠经	心经	腕骨	通里
膀胱经	肾经	京骨	大钟
肾经	膀胱经	太溪	飞扬
心包经	三焦经	大陵	外关
三焦经	心包经	阳池	内关
胆经	肝经	丘墟	蠡沟
肝经	胆经	太冲	光明

4. 郄穴

　　"郄"有孔隙之意，郄穴是气血注入较深的部位。十二经脉和阴跷脉、阳跷脉、阴维脉、阳维脉各有一个郄穴，合称十六郄穴（表3-1-7）。郄穴多分布在四肢肘、膝关节以下。

表3-1-7　十六郄穴表

阴经	郄穴	主治	阳经	郄穴	主治
手太阴肺经	孔最	咳血，咳嗽，气喘；咽喉肿痛；热病汗不出；痔疮出血；肘臂疼痛	手阳明大肠经	温溜	急性腹痛，肠鸣，肩背酸痛；面瘫，面肿
手厥阴心包经	郄门	心痛，心悸；呕血，咳血，疔疮；癫痫	手少阳三焦经	会宗	耳聋；癫痫；上肢痹痛
手少阴心经	阴郄	心痛，惊悸；骨蒸盗汗；吐血，衄血，暴喑	手太阳小肠经	养老	目视不明；肩背肘臂酸痛；急性腰痛
足太阴脾经	地机	腹痛，泄泻；月经不调，痛经，遗精，阳痿	足阳明胃经	梁丘	急性胃痛；乳痈；膝关节肿痛，下肢不遂
足厥阴肝经	中都	胁痛，腹胀，腹痛，泄泻；恶露不尽；疝气	足少阳胆经	外丘	下肢痿痹；胸胁胀痛；狂犬伤，毒不出

（续表）

阴经	郄穴	主治	阳经	郄穴	主治
足少阴肾经	水泉	月经不调，痛经，经闭，阴挺；小便不利	足太阳膀胱经	金门	癫，狂，痫，小儿惊风；头痛；腰痛，下肢痿痹，外踝痛
阴维脉	筑宾	癫狂；疝气；小腿疼痛	阳维脉	阳交	下肢痿痹，胸胁胀满
阴跷脉	交信	月经不调，崩漏，阴挺；疝气；泄泻，便秘	阳跷脉	附阳	头痛，头重；腰腿疼痛，下肢痿痹，外踝肿痛

按压郄穴可以协助诊断相应经脉及脏腑病症，在临床上多用于治疗本经及所属脏腑的急症、重症、顽症。阴、阳经郄穴的主治又各有侧重。阴经的郄穴常用来治疗血证，如孔最治疗咯血、中都治疗崩漏等；阳经的郄穴多用来治疗痛证，如梁丘治疗急性胃痛、养老治疗急性腰扭伤等。

5. 背俞穴

脏腑之气输注于背腰部的腧穴，称为背俞穴。背俞穴以相应的脏腑命名，共 12 穴，分布在足太阳经的第一侧线上，大体按脏腑所处位置的高低自上而下依次排列（表 3-1-8）。

表 3-1-8　十二背俞穴表

六脏	背俞	位置	六腑	背俞	位置
肺	肺俞	平第 3 胸椎棘突下	胆	胆俞	平第 10 椎
心包	厥阴俞	平第 4 胸椎棘突下	胃	胃俞	平第 12 椎
心	心俞	平第 5 胸椎棘突下	三焦	三焦俞	平第 13 椎
肝	肝俞	平第 9 胸椎棘突下	大肠	大肠俞	平第 16 椎
脾	脾俞	平第 11 胸椎棘突下	小肠	小肠俞	平第 18 椎
肾	肾俞	平第 2 腰椎棘突下	膀胱	膀胱俞	平第 19 椎

背俞穴与脏腑的关系十分密切。背俞穴接近内脏，故能反映脏腑的情况。因此，当脏腑功能异常、发生病变时，在相应的背俞穴处常常会出现压痛、敏感、出血点、丘疹、结节、陷下、条索及温度或电阻变化现象，以此可协助诊断脏腑病症。背俞穴是治疗脏腑病症的主要腧穴之一，如肺俞可以治疗咳嗽、喘息、发热；胃俞可以治疗胃脘痛、呕吐等。此外，背俞穴还常用于治疗与脏腑相应的五体、五官的病症，如肝主筋，开窍于目，肝俞可以治疗筋挛瘫痪、目视不明；肾主骨，开窍于耳，肾俞可以治疗骨痿、耳聋、耳鸣等。

6. 募穴

脏腑之气结聚于胸腹部的腧穴，称为募穴，共 12 个（表 3-1-9）。募穴都分布在胸腹部，其位置大体与相应的脏腑对应。有的募穴位于本经，有的则在他经。

表 3-1-9　十二募穴表

脏腑	募穴	脏腑	募穴
肺	中府	心包	膻中
肝	期门	心	巨阙
胆	日月	胃	中脘
脾	章门	三焦	石门
肾	京门	小肠	关元
大肠	天枢	膀胱	中极

由于募穴位置临近脏腑，因此，无论是脏腑功能失调，还是外邪侵犯，均可在相应的募穴上出现压痛、酸胀、过敏等异常反应，以此可协助诊断脏腑病症。募穴可以治疗相应脏腑诸疾，如胃病取中脘，肺病取中府等。募穴除单独应用之外，还常与背俞穴配合使用，即"俞募配穴"（表3-1-10），用于治疗相应脏腑的病症，有加强功效的作用，如寒热、胸痛、咳喘等，可中府配肺俞，一前一后，一阴一阳，两穴同用可治疗深部的肺部疾病。俞募配穴还可治疗邻近部位的扭伤、闪腰、岔气等。

表 3-1-10　脏腑俞募穴表

经脉	背俞穴	脏腑	募穴	经脉
足太阳膀胱经	肺俞	肺	中府	手太阴肺经
	厥阴俞	心包	膻中	任脉
	心俞	心	巨阙	任脉
	肝俞	肝	期门	足厥阴肝经
	胆俞	胆	日月	足少阳胆经
	脾俞	脾	章门	足厥阴肝经
	胃俞	胃	中脘	任脉
	三焦俞	三焦	石门	任脉
	肾俞	肾	京门	足少阳胆经
	大肠俞	大肠	天枢	足阳明胃经
	小肠俞	小肠	关元	任脉
	膀胱俞	膀胱	中极	任脉

7. 八会穴

脏、腑、气、血、筋、脉、骨、髓八者精气会聚的腧穴，称为八会穴，共8穴，分布于躯干与四肢（表3-1-11）。

表 3-1-11　八会穴表

八会	穴名	主治	附注
脏会	章门	脏病	脾募穴
腑会	中脘	腑病	胃募穴
气会	膻中	气病	心包募穴
血会	膈俞	血病	膀胱经腧穴
脉会	太渊	脉病	肺经原穴、输穴
筋会	阳陵泉	筋病	胆经合穴
骨会	大杼	骨病	膀胱经腧穴
髓会	悬钟（绝骨）	髓病	胆经腧穴

　　八会穴除了原有的功能主治之外，还主治所属之脏、腑、筋、脉、气、血、骨、髓的病变。如血病取膈俞，气病取膻中等。此外，这 8 穴还可以用来治疗某些热病，特别是由脏腑、经脉、气血、骨髓病变引起的内热。

8. 下合穴

　　六腑之气下合于下肢足三阳经的腧穴，称下合穴（表 3-1-12）。下合穴，共 6 穴，均位于膝关节以下。其中胃、胆、膀胱三腑的下合穴，即本经五输穴中的合穴，而大肠、小肠、三焦在下肢另有下合穴。因为"大肠、小肠皆属于胃"，故大肠、小肠的下合穴同在足阳明胃经上。三焦为水道，膀胱为水腑，二者均有调节水液代谢的作用，因此三焦的下合穴在足太阳膀胱经上。

表 3-1-12　下合穴表

六腑	下合穴	所属经脉	主治
小肠	下巨虚	足阳明胃经	腹痛、泄泻等小肠诸疾
大肠	上巨虚	足阳明胃经	肠痈、痢疾、便秘等大肠诸疾
三焦	委阳	足太阳膀胱经	腹胀、水肿等三焦诸疾
膀胱	委中	足太阳膀胱经	小便不利、遗尿等膀胱诸疾
胃	足三里	足阳明胃经	胃痛、呕吐等胃腑诸疾
胆	阳陵泉	足少阳胆经	黄疸、胆道蛔虫症等胆部诸疾

　　六腑病症，以取下合穴为主。例如胃痛、食饮不下、吞酸等取足三里；肠鸣切痛、痢疾、肠痈等取上巨虚；腹痛、泄泻等取下巨虚；胆囊炎、胆道蛔虫、口苦等取阳陵泉；小腹满、小便不利、癃闭等取委阳或委中。

9. 八脉交会穴

十二经脉与奇经八脉脉气相通的 8 个腧穴，称为八脉交会穴。此 8 穴均位于四肢肘、膝关节以下。其交通途径和会合部位如下（表 3-1-13）。

表 3-1-13 八脉交会穴表

八穴	经属	通八脉	会合部位	主治病症
公孙	足太阴	冲脉	胃、心、胸	胃痛、脘胀、呕吐；心烦、心痛、心悸；胸痛
内关	手厥阴	阴维脉		
外关	手少阳	阳维脉	目外眦、颊、颈、耳后、肩	偏头痛、目眩、目外眦痛、耳聋耳鸣、胁痛、肩背痛；往来寒热、疟疾
足临泣	足少阳	带脉		
后溪	手太阳	督脉	目内眦、项、耳、肩胛	后头痛、项强、目眩、目翳、眦烂、目内眦痛；肩胛痛；癫狂、痫证；恶寒发热
申脉	足太阳	阳跷脉		
列缺	手太阴	任脉	肺、胸膈、喉咙	咽干、咽喉痛；胸痛、气短、咳嗽、喘息；阴虚内热
照海	足少阴	阴跷脉		

由于奇经与正经的经气在这 8 穴相通，因此，这 8 穴单独应用时，既可治疗正经的病症，也可治疗奇经的病症，例如项强、惊痫、腰脊强痛等督脉病症，可取通于督脉的后溪穴。临床上还常采用上下相应的配穴法，例如公孙配内关治疗胃、心、胸部病症；后溪配申脉治疗内眼角、耳、项、肩胛部位的病症及发热恶寒等表证；外关配足临泣治疗外眼角、耳、面颊、肩部病症及寒热往来、疟疾等；列缺配照海治疗咽喉、胸膈、肺部病症及阴虚内热等。

10. 交会穴

两经或数经相交会的腧穴，称为交会穴。交会穴的分布以头身为主，一般阳经多与阳经相交会，阴经多与阴经相交会。其中腧穴所归属的经脉称为本经，相交会的经脉称为他经。据文献记载，交会穴有 100 个左右，现将常用交会穴列表如下（表 3-1-14）。

表 3-1-14 常用交会穴主治表

穴名	经属	交会经脉	主治
中府	手太阴	手足太阴之会	胸肺疾患
肩髃	手阳明	手阳明、跷脉之会	上肢不遂，肩痛不举；瘰疬，风疹
迎香		手足阳明之会	鼻塞，鼻衄；口眼㖞斜，面痛
下关	足阳明	足阳明、足少阳之会	耳聋，耳鸣，聤耳；牙痛，鼻塞；口眼歪斜，张口困难，面痛
三阴交	足太阴	足太阴、足厥阴、足少阴之会	肝、脾、肾诸疾

（续表）

穴名	经属	交会经脉	主治
听宫	手太阳	手足少阳、手太阳之会	耳疾
睛明	足太阳	手足太阳、足阳明之会	目疾；急性腰痛
大杼		足太阳、手太阳之会	各种骨病；发热，咳嗽，头痛，鼻塞
风门		督脉、足太阳之会	伤风，咳嗽，发热，头痛，项强，肩背痛
翳风	手少阳	手足少阳之会	耳鸣，耳聋；口眼㖞斜，颊肿；牙痛；瘰疬
风池	足少阳	足少阳、阳维之会	感冒，中风，癫痫，五官诸疾
肩井		手足少阳、阳维之会	颈项强痛，肩背痛；瘰疬，难产，乳痈，乳汁不下
环跳		足少阳、足太阳脉之会	腰痛，下肢痿痹
带脉		足少阳、带脉之会	带下，腹痛，经闭，月经不调；疝气，腰胁痛
章门	足厥阴	足厥阴、足少阳之会	腹胀，泄泻；胁痛，痞块
期门		足太阴、足厥阴、阴维之会	乳痈，郁症；胸胁胀痛；腹胀，呃逆，吞酸
中极	任脉	足三阴、任脉之会	小溲诸疾，生殖系统疾病
关元		足三阴、任脉之会	虚劳赢瘦，泌尿生殖系统疾病
中脘		手太阳、手少阳、足阳明、任脉之会	胃脘痛，呕吐，呃逆，吞酸；腹胀，泄泻，饮食不化；咳喘痰多，黄疸；失眠
膻中		足太阴、足少阴、手太阳、手少阳、任脉之会	气喘，胸痛，胸闷；心痛，心悸；乳汁少，呃逆，噎膈
承浆		足阳明、任脉之会	口㖞，牙龈肿痛，流涎；癫狂；遗尿
大椎	督脉	手足三阳、督脉之会	热病，疟疾，骨蒸盗汗；周身畏寒，感冒，目赤肿痛，头项强痛；癫痫；咳喘
哑门		督脉、阳维之会	情志变化引起的精神障碍、乏力；聋哑；中风，舌强不语，暴喑；癫、狂、痫，后头痛，项强；鼻衄
风府		督脉、阳维之会	中风不语，半身不遂，癫狂；头痛项强，眩晕，咽痛
百会		督脉、足太阳之会	眩晕，头痛；昏厥，中风偏瘫，不语；脱肛，阴挺；癫狂，不寐
水沟		督脉、手足阳明之会	晕厥，中暑、中风昏迷时的急救要穴；癫痫；急性腰痛；口㖞面肿；胃痛不止

从交会穴的分布特点来看，其多位于十二经的"结""标"部位，反映了十二经脉根于四肢，结干头身的联系规律。这些交会穴多为头身部的要穴，弥补了其他特定穴分布之不足。交会穴增加了各条经脉之间气血的输通，更加强了奇经八脉与十二经之间的联系。交会穴不仅能治疗本经及所属脏腑的病症，还能兼治所交会经脉及所属脏腑的病症。

第二节 十四经腧穴

一、手太阴肺经腧穴

本经腧穴分布在胸部的外上方，上肢的掌面桡侧和手掌及拇指的桡侧，起于中府，止于少商。左右各11穴（图3-2-1）。

联系脏腑：肺、大肠、胃。

通过器官：喉咙。

主治概要：胸肺疾病、咽喉病，热病及经脉循行部位的其他病症。

1. 中府 Zhōngfǔ（LU1）肺之募穴；手、足太阴经交会穴

【定位与取穴】正坐位或仰卧位，在胸前壁的外上方，横平第1肋间隙，前正中线旁开6寸（图3-2-2、图3-2-3）。

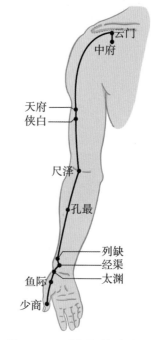

图3-2-1 手太阴肺经经穴总图

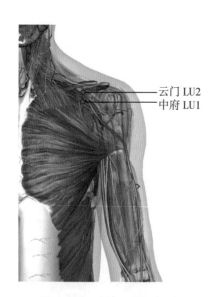

图3-2-2 中府、云门穴透视图

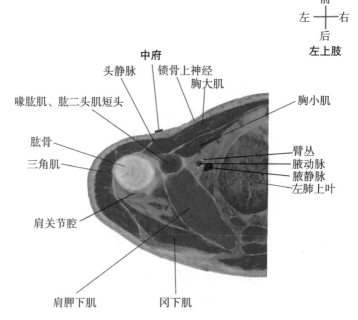

图3-2-3 中府穴剖面图

【穴区层次解剖】

❖ 皮肤：有锁骨上神经和第 1 肋间神经外侧皮支分布。

❖ 皮下组织：内有上述神经分支。

❖ 肌肉及筋膜：三角肌、胸大肌、胸小肌、肩胛下肌、喙肱肌、肱二头肌、胸锁筋膜、喙锁韧带、喙锁筋膜。

❖ 血管：浅层有头静脉；深层有腋动脉和腋静脉。

❖ 神经：浅层有锁骨上神经和第 1 肋间神经外侧皮支分布；深层有臂丛神经。

❖ 其他毗邻结构：①内侧为第 1 肋骨、第 2 肋骨组成的胸廓，外上方为喙突，上方为锁骨；②内侧深处有肺脏。

【主治病症】咳嗽、气喘、胸闷、胸痛。

【刺法操作】直刺 0.5~0.8 寸，向外斜刺或平刺可达 1.5 寸。

【危险提示】不可向内深刺，以免伤及胸膜和肺脏。此穴处的血管、神经较多，不宜过度提插，避免损伤。

【应用解读】

＊《针灸甲乙经》中描述本穴的特点是"动脉应手"。本穴下方为腋动脉，这也是本穴取穴的标志。

＊ 本穴在胸大肌和三角肌交界处，斜刺以上两个肌肉，可以治疗其劳损导致的肩部疼痛、功能受限。

＊穴区下方还有臂丛神经，针尖稍向外倾斜可刺激到臂丛神经，治疗臂丛神经功能障碍。

＊和云门穴相比，中府更侧重于治疗胸、肺部疾病。

2. 云门　Yúnmén（LU2）

【定位与取穴】前正中线旁开 6 寸，锁骨下窝凹陷中，喙突内侧（图 3-2-2、图 3-2-4）。

【穴区层次解剖】

❖ 皮肤：有锁骨上神经和第 1 肋间神经外侧皮支分布。

❖ 皮下组织：内有上述神经分支。

❖ 肌肉及筋膜：三角肌、胸锁筋膜、喙锁韧带。

❖ 血管：浅层有头静脉通过；深层有腋动脉和腋静脉通过。

❖ 神经：浅层有锁骨上神经和第 1 肋间神经外侧皮支分布；深层有臂丛神经通过。

❖ 其他毗邻结构：①内侧为第 1 肋骨、第 2 肋骨组成的胸廓，外侧为喙突，上方为锁骨；

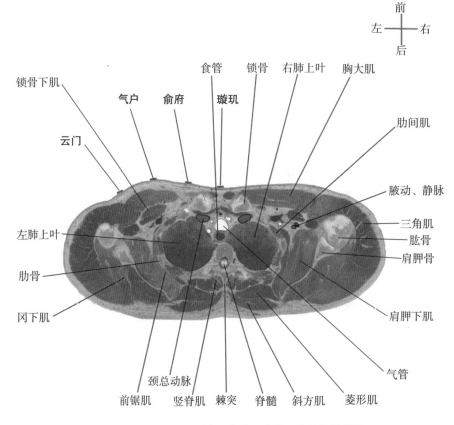

图 3-2-4　云门、气户、俞府、璇玑穴剖面图

②内侧深处有肺脏。

【主治病症】咳嗽、气喘、胸满、胸痛。

【刺法操作】直刺或向外斜刺 0.5~0.8 寸。

【危险提示】不可向内深刺，以免伤及胸膜和肺脏。此穴处的血管、神经较多，不宜过度提插，避免损伤。

【应用解读】本穴区外侧为喙突，向喙突方向针刺能治疗喙突滑囊炎，以及喙突上附着的喙肱肌、肱二头肌短头、胸小肌、喙锁韧带、喙肩韧带等导致的疼痛和功能障碍。其余同中府穴的【应用解读】。

3. 天府　Tiānfǔ（LU3）

【定位与取穴】腋前纹头下 3 寸，肱二头肌桡侧缘处（图 3-2-5、图 3-2-6）。

【穴区层次解剖】

❖皮肤：有臂外侧皮神经分布。

❖ 皮下组织：内有上述神经分支和头静脉。

❖ 肌肉及筋膜：肱肌、肱二头肌、臂外侧肌间隔。

❖ 血管：浅层有头静脉；深层有肱动、静脉的肌支。

❖ 神经：浅层有臂外侧皮神经分布；深层有肌皮神经的分支。

❖ 其他毗邻结构：肱骨。

【主治病症】①鼻衄、咳嗽、气喘；②肩、臂、肘疼痛。

【刺法操作】直刺 0.5~1 寸，斜刺或平刺可达 1.5 寸。

【应用解读】在中国古代早期文献中，本穴在肱二头肌的内侧缘，取穴特点是"动脉应手"，是手太阴的标脉，用于诊脉也用于治疗，其主治以心脏和血管疾病为主，如鼻出血。后世（宋代以后）本穴的位置移动到了肱二头肌的外侧，因此其主治疾病和原来有了很大的不同。但是在

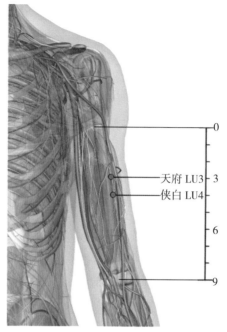

图 3-2-5 天府、侠白穴透视图

前
外 ━━┼━━ 内
后
左上肢

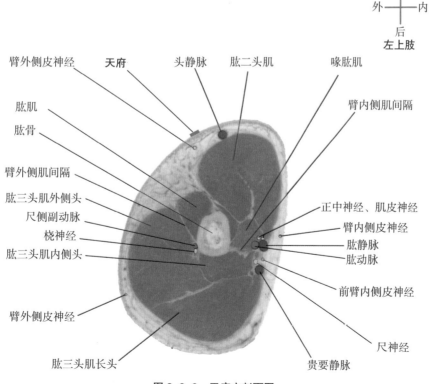

图 3-2-6 天府穴剖面图

很多书中，并没有因为位置的变化而改写穴位主治，对此读书时应注意。

4. 侠白　Xiábái（LU4）

【定位与取穴】在臂前区，腋前纹头下4寸，肱二头肌桡侧缘处（图3-2-5、图3-2-7）。

【穴区层次解剖】

❖ 皮肤：有臂外侧皮神经分布。

❖ 皮下组织：内有上述神经分支。

❖ 肌肉及筋膜：肱肌、肱二头肌、臂外侧肌间隔。

❖ 血管：浅层有头静脉；深层有肱动、静脉的肌支。

❖ 神经：浅层有臂外侧皮神经分布；深层有肌皮神经分分支。

❖ 其他毗邻结构：肱骨。

【主治病症】①胸痛、心痛、干呕、烦满、咳嗽、气喘；②肩、臂、肘疼痛。

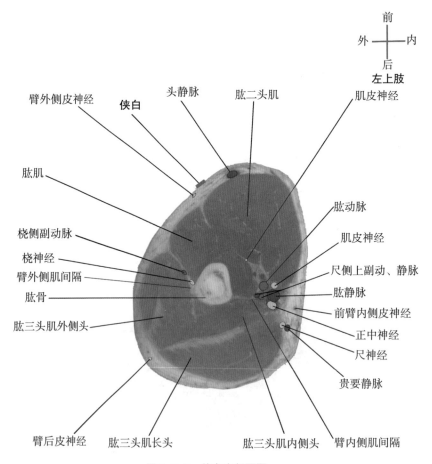

图3-2-7　侠白穴剖面图

【刺法操作】直刺 0.5~1 寸，斜刺或平刺可达 1.5 寸。

【应用解读】

＊在中国古代早期文献中，本穴在天府穴下 1 寸，在肱二头肌的内侧缘，取穴特点是"动脉应手"，主治多为胸痹、心痛，表现为心痛、干呕、烦满，类似心脏病急性发作。后世（宋代以后）本穴的位置移动到了肱二头肌的外侧，因此主治和原来有了很大的不同。

5. 尺泽　Chǐzé（LU5）合穴

【定位与取穴】仰掌，曲肘，在肘横纹中，肱二头肌腱桡侧缘凹陷处（图 3-2-8、图 3-2-9）。

【穴区层次解剖】

❖ 皮肤：有前臂外侧皮神经分布。

❖ 皮下组织：内有上述神经分支。

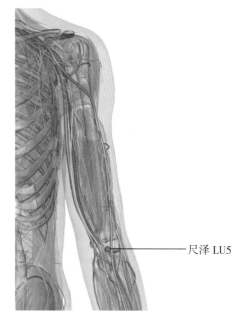

尺泽 LU5

图 3-2-8　尺泽穴透视图

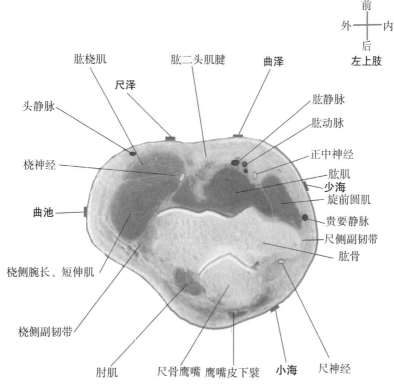

前
外　内
后
左上肢

肱桡肌　肱二头肌腱　曲泽
尺泽
头静脉
肱静脉
肱动脉
桡神经
正中神经
肱肌
少海
旋前圆肌
曲池
贵要静脉
尺侧副韧带
肱骨
桡侧腕长、短伸肌
桡侧副韧带
肘肌　尺骨鹰嘴　鹰嘴皮下囊　小海　尺神经

图 3-2-9　尺泽、曲池、少海、小海、曲泽穴剖面图

❖肌肉及筋膜：肱二头肌及其肌腱、肱肌、肱桡肌、桡侧腕长短伸肌、肘关节囊。

❖血管：浅层有肘正中静脉（头静脉的分支）；深层有桡侧副动、静脉前支和桡侧返动、静脉。

❖神经：浅层有前臂外侧皮神经分布；深层有桡神经。

❖其他毗邻结构：肱骨、桡骨、尺骨。

【主治病症】①咳嗽、气喘、咯血、胸部胀满、咽喉肿痛；②小儿惊风；③干吐、泄泻；④肘臂挛痛。

【刺法操作】直刺 0.5~0.8 寸，或点刺出血。

【应用解读】

* 在中国古代早期文献中，本穴定位为"肘中动脉"，是以肱动脉为取穴标志的，而肱动脉位于肱二头肌腱的尺侧，直接刺激肱动脉，能够治疗动脉供血不足引起的胸闷、胸痛、手凉。治疗小儿惊风、吐泻，古代文献记载中是用直接灸，因本穴在关节活动处，所以现在不多用灸。后世（北宋时期）将本穴移到了肱二头肌的外侧，多用于治疗肱二头肌、肱肌、肱桡肌损伤引起的功能障碍及肘关节疼痛。

* 穴位处静脉表浅，常用于放血治疗，能够治疗头昏、头痛。

6. 孔最 kǒngzuì（LU6）郄穴

【定位与取穴】在前臂掌面桡侧，当尺泽与太渊连线上，腕掌侧远端横纹上 7 寸（图 3-2-10、图 3-2-11）。

【穴区层次解剖】

❖皮肤：有前臂外侧皮神经分布。

❖皮下组织：内有上述神经分支。

❖肌肉及筋膜：肱桡肌、桡侧腕屈肌、指浅屈肌、旋前圆肌、拇长屈肌。

❖血管：浅层有头静脉；深层有桡动脉、桡静脉。

❖神经：浅层有前臂外侧皮神经分布；深层有桡神经浅支。

❖其他毗邻结构：桡骨。

【主治病症】①咯血、咳嗽、气喘、咽喉肿痛；②发热无汗；③手、肘、臂疼痛、麻木。

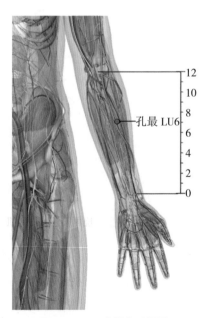

孔最 LU6

图 3-2-10 孔最穴透视图

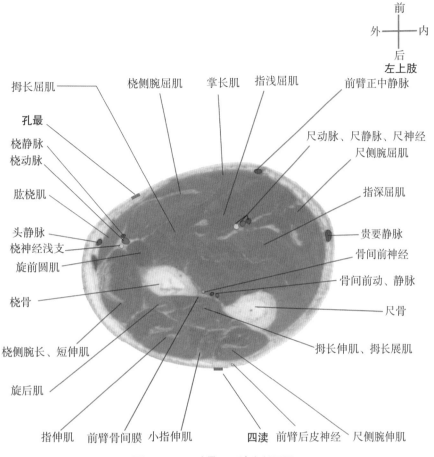

前
外 ┼ 内
后
左上肢

拇长屈肌　桡侧腕屈肌　掌长肌　指浅屈肌　前臂正中静脉

孔最

桡静脉
桡动脉

肱桡肌

头静脉
桡神经浅支
旋前圆肌

桡骨

桡侧腕长、短伸肌

旋后肌

尺动脉、尺静脉、尺神经
尺侧腕屈肌

指深屈肌

贵要静脉

骨间前神经

骨间前动、静脉

尺骨

拇长伸肌、拇长展肌

指伸肌　前臂骨间膜　小指伸肌　四渎　前臂后皮神经　尺侧腕伸肌

图 3-2-11　孔最、四渎穴剖面图

【刺法操作】直刺 0.5~1 寸，斜刺或平刺可达 1.5 寸。

在皮下筋膜浅刺，可治疗肘和手腕的疼痛。针刺肌肉时，先触诊查找相关肌肉损伤、僵硬处，用针斜刺。针刺的深度为穿入目标肌肉的劳损点，但不穿透肌肉。一般情况下，针刺深度不超过手臂厚度的 1/2。

【应用解读】

＊在古代文献中，本穴的治疗特点是退热发汗。

＊本穴临近前臂的屈肌群和肱桡肌，因此能够治疗这些肌肉损伤引起的肘和腕的疼痛，如桡骨茎突狭窄性腱鞘炎，拇指和手指屈肌的腱鞘炎。

＊穴区下方的肱桡肌下有一筋膜间隙，内有桡神经浅支穿过，因此本穴能够治疗其功能障碍引起的手指麻木。

7. 列缺　Lièquē（LU7）络穴；八脉交会穴（通任脉）

【定位与取穴】侧掌，手腕微尺偏取穴。在桡骨茎突的上方，腕掌侧远端横纹上 1.5 寸，拇短伸肌腱与拇长展肌腱之间，拇长展肌腱沟的凹陷中（图 3-2-12、图 3-2-13）。简便取穴法：两虎口交叉，一手示指压在另一只手的桡骨茎突上，当示指尖下就是该穴。

【穴区层次解剖】

❖ 皮肤：有前臂外侧皮神经、桡神经浅支分布。

❖ 皮下组织：内有上述神经分支和头静脉。

❖ 肌肉及筋膜：拇长展肌腱、拇短伸肌腱、肱桡肌腱、旋前方肌。

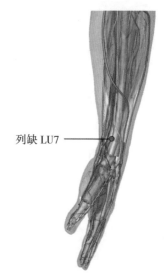

列缺 LU7

图 3-2-12　列缺穴透视图

左上肢

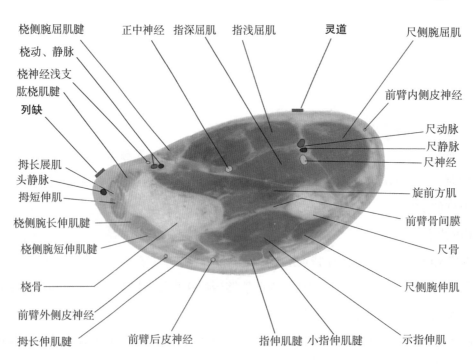

图 3-2-13　列缺、灵道穴剖面图

❖ 血管：浅层有头静脉；深层有桡动、静脉。

❖ 神经：浅层有前臂外侧皮神经、桡神经浅支通过。

❖ 其他毗邻结构：桡骨。

【主治病症】①头痛、项强、咳嗽；②气喘、咽喉痛、牙痛；③口眼㖞斜、半身不遂；④手腕手肘疼痛、无力。

【刺法操作】直刺 0.3~0.5 寸，或向肘侧或腕侧平刺。

【应用解读】

＊拇长展肌腱和拇短伸肌腱位于同一个滑膜鞘内，劳损时会造成桡骨茎突狭窄性腱鞘炎，可在本穴处治疗。

＊针刺此处的肱桡肌附着点，还能治疗肱桡肌损伤引起的肘痛、腕痛。

＊穴区下方有桡神经浅支通过，因此本穴可以治疗桡神经卡压引起的手麻手痛。

8. 经渠　Jīngqú（LU8）经穴

【定位与取穴】仰掌取穴。在腕掌侧远端横纹上 1 寸，桡骨茎突与桡动脉之间（图 3-2-14、图 3-2-15）。

❖ 皮肤：有前臂外侧皮神经、桡神经浅支分布。

❖ 皮下组织：内有上述神经分支。

❖ 肌肉及筋膜：桡侧腕屈肌腱、拇长展肌腱、肱桡肌腱附着点、旋前方肌。

❖ 血管：桡动脉、桡静脉。

❖ 神经：浅层有前臂外侧皮神经、桡神经浅支分布。

❖ 其他毗邻结构：桡骨。

【主治病症】①咳嗽、气喘、胸痛、咽喉肿痛；②手腕痛。

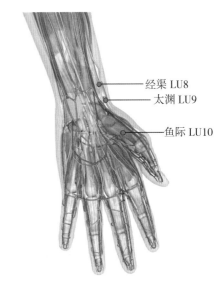

经渠 LU8
太渊 LU9
鱼际 LU10

图 3-2-14　经渠、太渊、鱼际穴透视图

【刺法操作】避开桡动脉，直刺 0.3~0.5 寸，平刺可达 1.5 寸。针刺时可用左手拇指将桡动脉推开，行指切进针法，也可以平刺皮下。

【应用解读】

＊经渠和太渊二穴同出于手太阴的脉口，本是一穴，古代名为手太阴，在古代文献中，其主治病症为手太阴脉的是动病——①咳、喘，类似哮喘、慢性支气管炎的急性发作；②心痛、呕吐伴上肢内侧痛，这是心绞痛发作时的症状。

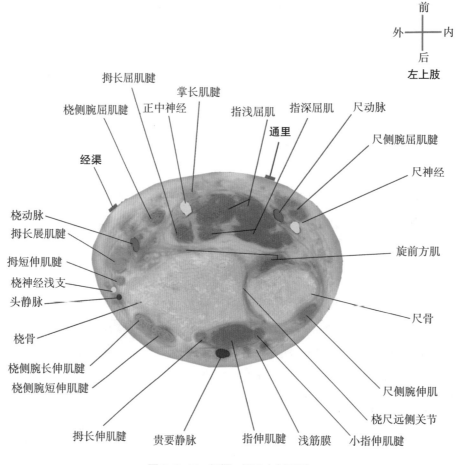

图 3-2-15　经渠、通里穴剖面图

*针刺肱桡肌、旋前方肌附着点，可以治疗肱桡肌、旋前方肌损伤引起的肘痛、腕痛。

9. 太渊　Tàiyuān（LU9）输穴；肺之原穴；八会穴（脉会）

【定位与取穴】在腕掌侧横纹桡侧，桡骨茎突和腕舟状骨之间，拇长展肌腱尺侧凹陷中（图 3-2-14、图 3-2-16）。

【穴区层次解剖】

❖皮肤：有前臂外侧皮神经、桡神经浅支分布。

❖皮下组织：内有上述神经分支和桡动脉掌浅支。

❖肌肉及筋膜：桡侧腕屈肌腱、拇长展肌腱、桡腕掌侧韧带。

❖血管：浅层有桡动脉掌浅支等分布；深层有桡动、静脉通过。

❖神经：浅层有前臂外侧皮神经、桡神经浅支分布。

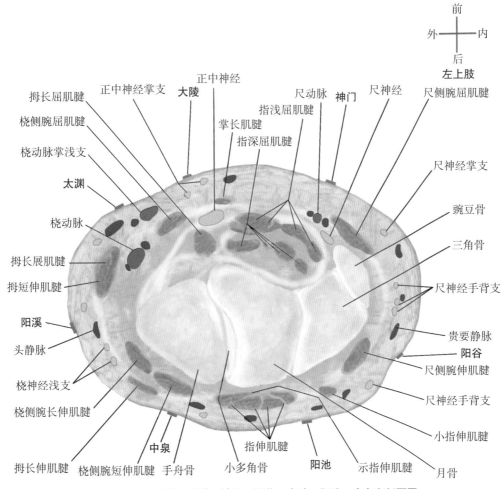

图 3-2-16　太渊、阳溪、神门、阳谷、大陵、阳池、中泉穴剖面图

❖ 其他毗邻结构：桡骨、手舟骨。

【主治病症】①咳嗽、气喘、咯血、咽喉肿痛；②无脉症；③腕痛无力。

【刺法操作】直刺 0.3~0.5 寸。

【应用解读】桡动脉在此处已经越过桡骨的下端，从拇长展肌和拇短伸肌腱的深面穿过，向手背的方向走行，但是针刺过深会刺到桡动脉。桡动脉到达手背拇长伸肌腱和拇短伸肌腱之间的鼻烟窝后，继续走向合谷穴。

10. 鱼际　Yújì（LU10）荥穴

【定位与取穴】侧腕，自然半握拳。在第 1 掌骨桡侧中点赤白肉际处（图 3-2-14、图 3-2-17）。

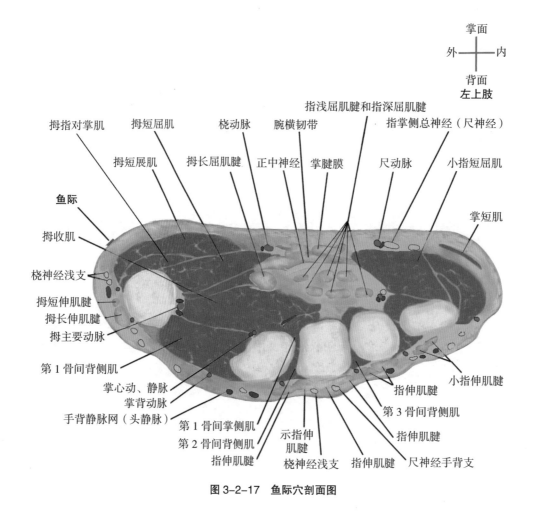

图 3-2-17　鱼际穴剖面图

【穴区层次解剖】

❖皮肤：有正中神经掌皮支及桡神经浅支分布。

❖皮下组织：内有上述神经分支。

❖肌肉及筋膜：拇短展肌、拇对掌肌、拇短屈肌。

❖神经：浅层有正中神经掌皮支及桡神经浅支等分布；深层有正中神经肌支和尺神经肌支分布。

❖其他毗邻结构：第1掌骨。

【主治病症】①咳嗽、咯血、咽干、咽喉肿痛；②发热、头痛；③拇指疼痛无力。

【刺法操作】直刺 0.5~1 寸。

【应用解读】

*明代以前的文献中鱼际多是指大鱼际部位的血管，叫做散脉。在古代文献中用此处的表浅静脉来做诊断，同时也用于放血治疗。

*古人用直接灸鱼际治疗乳腺炎、牙疼、眼痛、身体疼痛等。现代可以用麦粒灸轻度刺激，但不要留疤痕。行放血治疗时，找最充盈的血管来放血，不一定要局限于一点。

*穴区有拇短展肌、拇对掌肌、拇短屈肌，针刺这些肌肉，可治疗拇指疼痛无力。

11. 少商 Shàoshāng（LU11）井穴

【定位与取穴】拇指末节桡侧，指甲根角侧上方0.1寸。（图 3-2-18、图 3-2-19）。

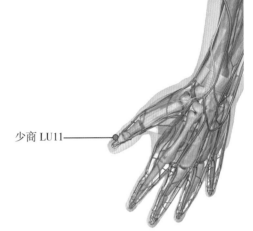

图 3-2-18 少商穴透视图

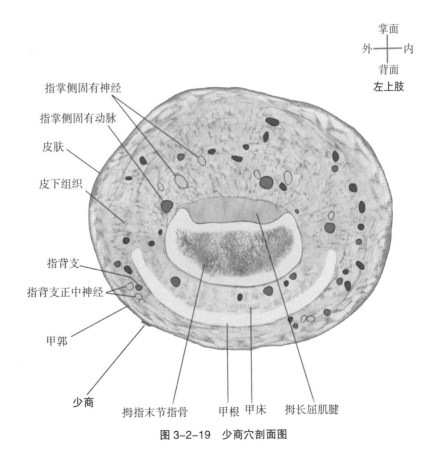

图 3-2-19 少商穴剖面图

【穴区层次解剖】

❖ 皮肤：有正中神经的指掌侧固有神经的指背支分布。

❖ 皮下组织：内有上述神经分支。

❖ 血管：拇主要动静脉与第1掌背动、静脉分支所形所的动、静脉网。

❖ 神经：有正中神经的指掌侧固有神经的指背支分布。

【主治病症】①咽喉肿痛、咳嗽、气喘、鼻衄；②高热神昏、小儿惊痫、癫狂；③手指挛痛麻木。

【刺法操作】浅刺0.1寸，或用三棱针、一次性注射器针头点刺出血。

【应用解读】

*此穴处末梢血管丰富，适合放血治疗，主要用于治疗咽喉痛、发热等人体头面部充血的症状，如治疗高热、咽喉肿痛时，宜用放血疗法，出血7~10滴，也可以挤压出血到颜色改变或者不出血为止。一般情况下，出血量大效果好。

*此穴处穴末梢神经丰富，比较敏感，可用于针刺急救，适用于中风昏迷、癫狂等。

*古今临床，少商治疗最多的是咽喉肿痛，其次是小儿惊痫。

二、手阳明大肠经腧穴

本经腧穴分布在上肢外侧面的前缘、颈部、头面部，起于商阳，止于迎香。左右各20穴（图3-2-20）。

联系脏腑：大肠、肺。

通过器官：鼻、下齿、口唇。

主治概要：头、面、目、鼻、齿、咽喉病，胃肠疾病，神志病，皮肤病，发热病及经脉循行部位的其他病症。

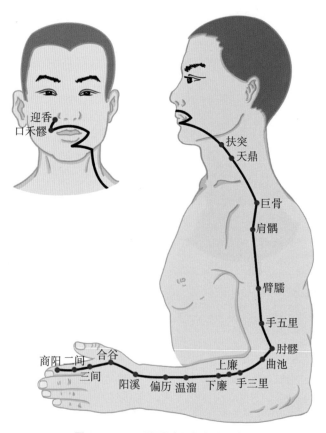

图3-2-20 手阳明大肠经经穴总图

1. 商阳 Shāngyáng（LI1）井穴

【定位与取穴】示指末节桡侧，指甲根角侧上方 0.1 寸（图 3-2-21、图 3-2-22）。

【穴区层次解剖】

❖ 皮肤：有正中神经的指掌侧固有神经的指背支分布。

❖ 皮下组织：内有上述神经分支。

❖ 血管：示指桡侧动、静脉与第 1 掌背动、静脉分支所形成的动、静脉网。

❖ 神经：有正中神经的指掌侧固有神经的指背支分布。

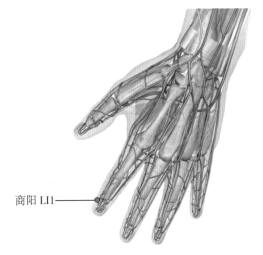

图 3-2-21　商阳穴透视图

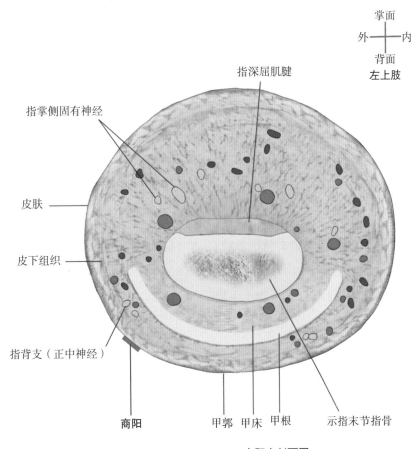

图 3-2-22　商阳穴剖面图

❖ 其他毗邻结构：示指远端指骨。

【主治病症】①咽喉肿痛、颊肿、牙痛、耳聋、耳鸣；②发热无汗、神昏；③手指麻木、肿痛。

【刺法操作】浅刺 0.1 寸，或用三棱针、一次性注射器针头点刺出血。

【应用解读】

*此穴处末梢血管丰富，适合放血治疗，主要用于治疗咽喉痛、发热等，出血 7~10 滴，也可以挤压出血到颜色改变或者不出血为止。一般情况下，出血量大效果好。

*此穴处末梢神经丰富，比较敏感，可用于针刺急救，适用于热病昏迷等。

*据《素问·缪刺论》记载，邪气客于手阳明的络脉，令人耳聋，时不闻音，点刺这个穴位，立闻，可见本穴擅长治疗感冒后的耳聋，推测其与咽鼓管水肿有关。

*《窦太师针经》中有一种刺法是刺入一分，沿皮向后进入三分，然后进行补泻，现不多用。

2. 二间 Èrjiān（LI2）荥穴

【定位与取穴】第 2 掌指关节桡侧远端赤白肉际处（图 3-2-23、图 3-2-24）。

【穴区层次解剖】

❖ 皮肤：有桡神经的指背神经和正中神经的指掌侧固有神经双重分布。

❖ 皮下组织：内有上述神经分支。

❖ 肌肉及筋膜：指背腱膜（由指伸肌腱、示指伸肌腱、第 1 骨间背侧肌腱、第 1 蚓状肌腱合并组成）。

❖ 血管：有第 1 掌背动、静脉和示指桡侧动、静脉的分支或属支。

❖ 神经：浅层有桡神经的指背神经和正中神经的指掌侧固有神经双重分布。

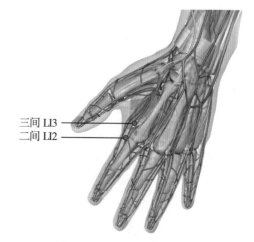

三间 LI3
二间 LI2

图 3-2-23　二间、三间穴透视图

❖ 其他毗邻结构：示指近节指骨基底部。

【主治病症】①咽喉肿痛、牙痛、目痛、鼻衄；②热病；③示指关节肿痛。

【刺法操作】直刺 0.2~0.3 寸。

【应用解读】临床应用主要集中在目疾和齿疾。

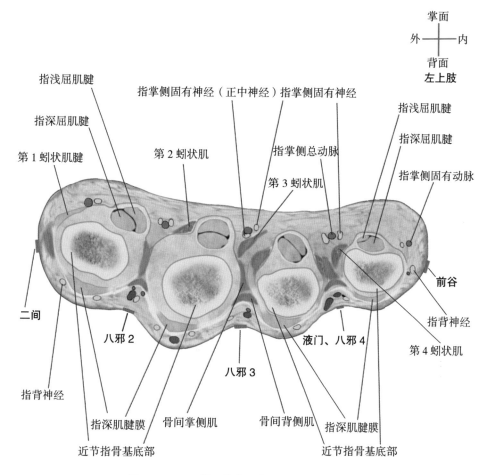

图 3-2-24　二间、前谷、液门、八邪穴剖面图

3. 三间　Sānjiān（LI3）输穴

【定位与取穴】侧掌。第 2 掌指关节桡侧近端凹陷中（图 3-2-23、图 3-2-25）。

【穴区层次解剖】

❖ 皮肤：有桡神经的指背神经和正中神经的指掌侧固有神经双重分布。

❖ 皮下组织：内有上述神经分支和示指桡侧动、静脉。

❖ 肌肉及筋膜：第 1 骨间背则肌、第 1 蚓状肌、示指指浅屈肌腱、示指指深屈肌腱、第 1 骨间掌侧肌。

❖ 血管：浅层有手背静脉网，示指桡侧动、静脉的分支或属支；深层有第 1 掌背动、静脉。

❖ 神经：浅层有桡神经的指背神经和正中神经的指掌侧固有神经双重分布；深层有正中神经

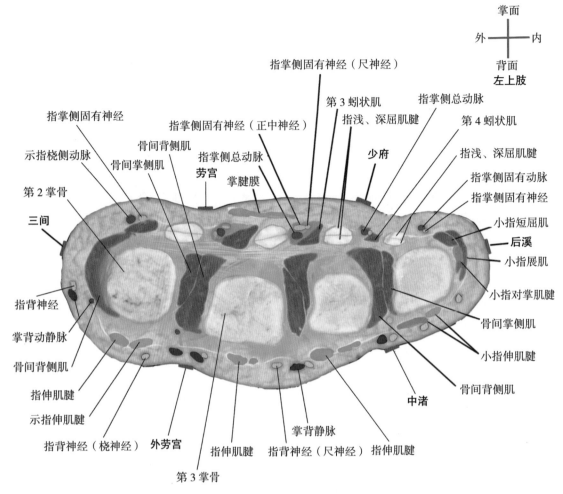

图 3-2-25　三间、少府、后溪、劳宫、中渚、外劳宫剖面图

的肌支、尺神经深支。

❖ 其他毗邻结构：第 2 掌骨。

【主治病症】①目痛、牙痛、咽喉肿痛；②肩、肘、手痛；③发热、气喘、胸闷。

【刺法操作】直刺 0.5~1 寸。

【应用解读】本穴在古今临床应用的重点是齿、肺和大肠的病症、肩部的病症，亦为拔牙时的针刺麻醉用穴。在治疗颈痛、肩痛、上肢痛、胸痛时，用手在本穴位的上下寻找高张力点，针刺到高张力点上，再配合疼痛部位的适当运动，效果更好。

4. 合谷　Hégǔ（LI4）原穴

【定位与取穴】第 2 掌骨桡侧的中点处（图 3-2-26、图 3-2-27）。

【穴区层次解剖】

❖ 皮肤：有桡神经浅支分布。

❖ 皮下组织：内有上述神经分支和手背静脉网分布。

❖ 肌肉及筋膜：第 1 骨间背侧肌、拇收肌。

❖ 血管：浅层有手背静脉网；深层有第 1 掌背动、静脉的分支或属支。

❖ 神经：浅层有桡神经浅支分布；深层有尺神经深支分布。

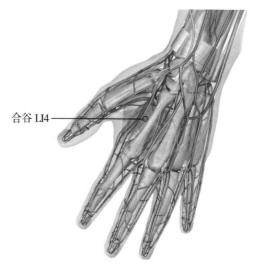

图 3-2-26　合谷穴透视图

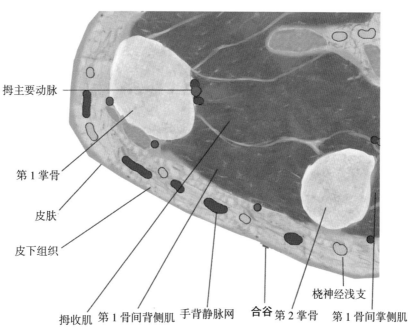

图 3-2-27　合谷穴剖面图

❖ 其他毗邻结构：第2掌骨。

【主治病症】①头痛、目赤肿痛、鼻衄、牙痛、口噤、耳聋、面瘫等；②恶寒发热、无汗或汗出不止；③痛经、经闭、滞产；④半身不遂、指挛臂痛。

【刺法操作】①直刺0.5~1寸；②垂直深刺2~3寸透向劳宫或后溪；③针尖向上（阳溪方向）或向下（三间方向）斜刺1~1.5寸。孕妇慎用。

【应用解读】

＊在古典文献中，合谷穴在拇指和示指并拢时出现的夹缝纹头处，其下有"动脉应手"。它和阳溪穴都可以触诊到动脉搏动，两个穴并称为"手阳明"。虽然现在的国际标准把它移到了第2掌骨桡侧的中点，但是临床上还是有很多医生按照古法来取穴，即在第1、2掌骨之间的肌肉上，而不是在第2掌骨的旁边。读者应当注意。

＊合谷穴是四总穴之一，主治范围非常广，应用最多的是面部、口部和咽喉部的疾病，同时也是拔牙、甲状腺手术等多种颜面五官和颈部手术针刺麻醉的常用穴，治疗颞下颌关节紊乱效果良好。中风患者有手指拘挛症状时，常用针刺合谷来放松指屈肌。

在足部相同位置与合谷相对应的是太冲，其作用与合谷相近，两穴经常配合使用，统称为"开四关"。

5. 阳溪　Yángxī（LI5）经穴

【定位与取穴】在腕区，腕背侧远端横纹桡侧，桡骨茎突远端，解剖学"鼻烟窝"凹陷中。手拇指充分外展和后伸时，手背外侧部拇短伸肌腱与拇长伸肌腱之间形成一明显的凹陷，即"鼻烟窝"，其最凹陷处即本穴（图3-2-16、图3-2-28）。

【穴区层次解剖】

❖ 皮肤：有桡神经浅支分布。

❖ 皮下组织：内有上述神经分支和头静脉。

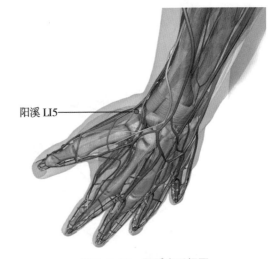

图3-2-28　阳溪穴透视图

❖ 肌肉及筋膜：拇长伸肌腱、拇短伸肌腱、桡侧腕长伸肌腱。

❖ 血管：浅层有头静脉；深层有桡动、静脉。

❖ 神经：浅层有桡神经浅支分布。

❖ 其他毗邻结构：手舟骨、桡骨、第 1 掌骨。

【主治病症】①前头痛、目赤肿痛、牙痛、咽喉痛；②手腕肿痛无力。

【刺法操作】直刺 0.5~0.8 寸。注意不要损伤桡动脉。

【应用解读】宋代以前文献所记载的古穴名"手阳明"是指本穴，是手阳明的脉诊穴位。本穴在手腕上，所以能够治疗手腕的疼痛。因为阳明经循行到头面部，所以本穴还能治疗鼻部、齿部和面部的疾病。

6. 偏历　Piānlì（LI6）络穴

【定位与取穴】腕背侧远端横纹上 3 寸，阳溪与曲池连线上（图 3-2-29、图 3-2-30）。

【穴区层次解剖】

❖ 皮肤：有前臂外侧皮神经和桡神经浅支分布。

❖ 皮下组织：内有上述神经分支和头静脉。

❖ 肌肉及筋膜：拇短伸肌、拇长展肌腱、桡侧腕长伸肌腱。

❖ 血管：浅层有头静脉。

❖ 神经：浅层有前臂外侧皮神经、桡神经浅支；深层有桡神经的骨间后神经分支。

❖ 其他毗邻结构：桡骨。

【主治病症】①牙痛、耳鸣、耳聋、鼻衄、喉痛；②水肿、小便不利；③手臂酸痛麻木或无力。

【刺法操作】直刺 0.5~0.8 寸，斜刺或平刺可达 1.5 寸。

【应用解读】

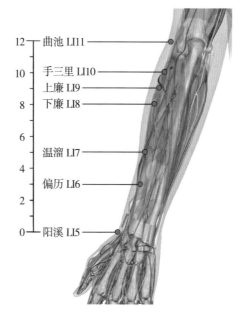

图 3-2-29　偏历、温溜、下廉、上廉、手三里、曲池穴透视图

* 在古典文献中，"络脉"和"络穴"在早期是统一的，而在后世腧穴标准化的过程中两者逐渐有了差异。络脉是相对动态的，而络穴是固定的。络脉的特点是，血满的时候可以看到，血虚的时候就看不到，而且比较表浅。早期治疗络脉的方法主要是刺血。在古典针灸文献中，偏历的治疗方法以放血为主，主要治疗一些头部瘀热导致的疾病，表现为目赤、耳聋、鼻出血、咽喉痛等。

* 穴位下方肌肉肌腱损伤导致的手腕手指疼痛，可以针刺本穴治疗。

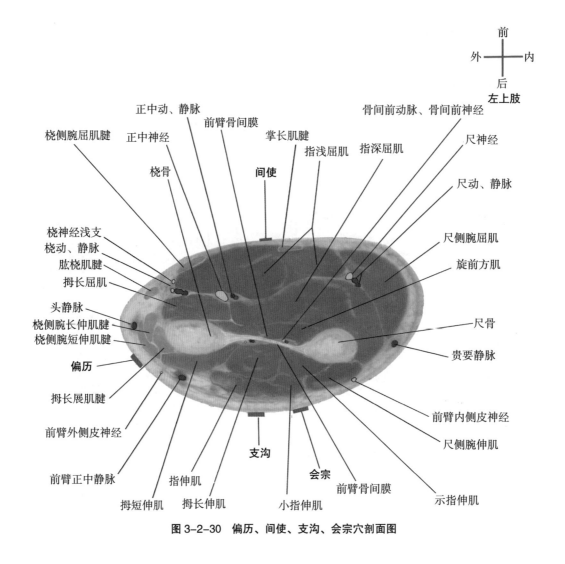

前
外 ┼ 内
后
左上肢

骨间前动脉、骨间前神经
尺神经
尺动、静脉
尺侧腕屈肌
旋前方肌
尺骨
贵要静脉
前臂内侧皮神经
尺侧腕伸肌
示指伸肌

正中动、静脉
前臂骨间膜
掌长肌腱
指浅屈肌
指深屈肌
间使

桡侧腕屈肌腱
正中神经
桡骨

桡神经浅支
桡动、静脉
肱桡肌腱
拇长屈肌
头静脉
桡侧腕长伸肌腱
桡侧腕短伸肌腱
偏历
拇长展肌腱
前臂外侧皮神经
前臂正中静脉
拇短伸肌
指伸肌
拇长伸肌
支沟
会宗
小指伸肌
前臂骨间膜

图 3-2-30　偏历、间使、支沟、会宗穴剖面图

*本穴附近为前臂桡神经浅支卡压点，神经被卡压后的常见症状为手后外侧特别是拇指区域出现感觉异常。针刺本穴可缓解神经卡压的症状。

7. 温溜　Wēnliū（LI7）郄穴

【定位与取穴】腕背侧远端横纹上 5 寸，阳溪与曲池连线上（图 3-2-29、图 3-2-31）。

【穴区层次解剖】

❖ 皮肤：有前臂外侧皮神经分布。

❖ 皮下组织：内有上述神经和头静脉。

❖ 肌肉及筋膜：桡侧腕长伸肌腱、桡侧腕短伸肌、肱桡肌。

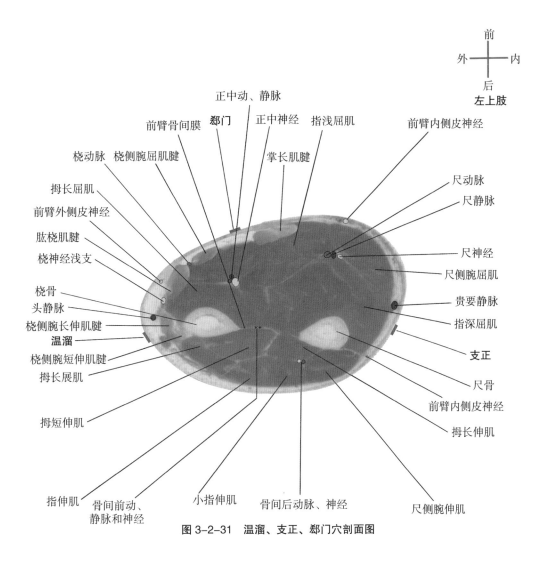

前
外 —— 内
后
左上肢

正中动、静脉
前臂骨间膜　　**郄门**　　正中神经　指浅屈肌　　　前臂内侧皮神经
桡动脉　桡侧腕屈肌腱　　　　掌长肌腱
拇长屈肌　　　　　　　　　　　　　　　　　　　　　　　尺动脉
前臂外侧皮神经　　　　　　　　　　　　　　　　　　　　尺静脉
肱桡肌腱　　　　　　　　　　　　　　　　　　　　　　　尺神经
桡神经浅支　　　　　　　　　　　　　　　　　　　　　　尺侧腕屈肌
桡骨　　　　　　　　　　　　　　　　　　　　　　　　　贵要静脉
头静脉　　　　　　　　　　　　　　　　　　　　　　　　指深屈肌
桡侧腕长伸肌腱
温溜　　　　　　　　　　　　　　　　　　　　　　　　**支正**
桡侧腕短伸肌腱
拇长展肌　　　　　　　　　　　　　　　　　　　　　　　尺骨
　　　　　　　　　　　　　　　　　　　　　　　　　　　前臂内侧皮神经
拇短伸肌　　　　　　　　　　　　　　　　　　　　　　　拇长伸肌

指伸肌　　　小指伸肌　　骨间后动脉、神经　　尺侧腕伸肌
　　骨间前动、
　　静脉和神经

图 3-2-31　温溜、支正、郄门穴剖面图

❖ 血管：浅层有头静脉。

❖ 神经：浅层有前臂外侧皮神经分布；深层有桡神经浅支。

❖ 其他毗邻结构：桡骨。

【主治病症】①头痛、面肿、咽喉肿痛；②肠鸣腹痛；③肩、肘、手疼痛及功能障碍。

【刺法操作】直刺 0.5~1 寸，斜刺或平刺可达 1.5 寸。

【应用解读】本穴在古典文献中有两种说法，一种是距离腕横纹 5 寸，另　种是 6 寸，还有一种是在五六寸之间。其实它是以肌性标志来定穴的，当手腕抗阻背伸的时候，肱桡肌可以显现出来，此处正是肌腱和肌肉移行的部位，形状像蛇头，故本穴还有个别名叫"蛇头"。肱桡肌损伤后的功能障碍主要是抗阻屈肘状态下的内旋外旋疼痛，可以针刺本穴治疗。

8. 下廉　Xiàlián（LI8）

【定位与取穴】肘横纹下 4 寸，阳溪与曲池连线上（图 3-2-29、图 3-2-32）。

【穴区层次解剖】

❖ 皮肤：有前臂外侧皮神经分布。

❖ 皮下组织：内有上述神经分支。

❖ 肌肉及筋膜：肱桡肌、桡侧腕长伸肌腱、桡侧腕短伸肌、旋后肌。

❖ 血管：浅层有头静脉；深层肱桡肌下方有桡动脉通过。

❖ 神经：浅层有前臂外侧皮神经分布；深层肱桡肌下方有桡神经浅支通过。

❖ 其他毗邻结构：桡骨。

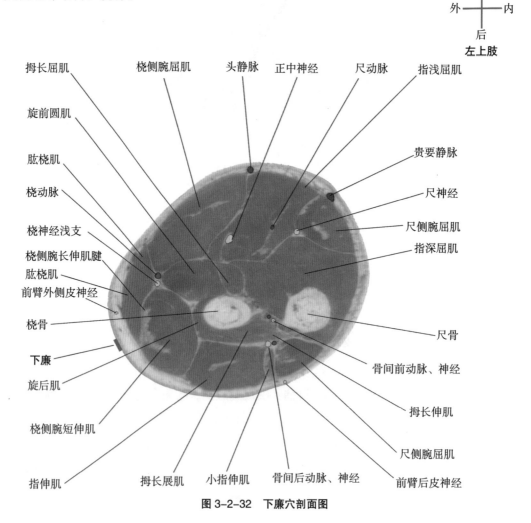

图 3-2-32　下廉穴剖面图

【主治病症】①肘臂痛；②眩晕、目痛。

【刺法操作】直刺 0.5~1 寸，斜刺或平刺可达 1.5 寸。

【应用解读】《黄帝明堂经》云："辅辅齐锐肉，其分外斜"，意思是前臂桡侧有一个肌肉隆起，这个穴位在隆起的肌肉外侧。相当于肱桡肌隆起的外侧，在桡侧腕长伸肌和肱桡肌之间。由于其和足阳明经的下廉穴名称相同，所以有些文献把腿部下廉穴的主治混入了本穴，或者是把腿部上廉穴的主治录入了下廉穴，如腹泻、腹痛、便血等，在临床应用时应该注意。本穴处常见的疾病是前臂桡神经浅支卡压。桡神经浅支从桡神经主干分出后，一直在肱桡肌深层下行，如遇卡压，会出现合谷穴区域的麻木、拇指外侧疼痛，甚至肱骨外上髁疼痛，此时可在此处针刺治疗。

9. 上廉　Shànglián（LI9）

【定位与取穴】肘横纹下 3 寸，阳溪与曲池连线上（图 3-2-29、图 3-2-33）。

【穴区层次解剖】

❖ 皮肤：有前臂外侧皮神经、前臂后皮神经分布。

❖ 皮下组织：内有上述神经分支。

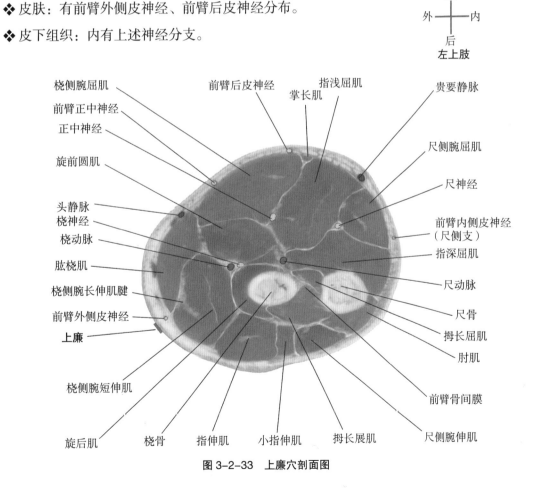

图 3-2-33　上廉穴剖面图

❖ 肌肉及筋膜：肱桡肌、桡侧腕长伸肌腱、桡侧腕短伸肌、旋后肌、指伸肌。

❖ 神经：浅层有前臂外侧皮神经、前臂后皮神经分布；深层有桡神经深支通过。

❖ 其他毗邻结构：桡骨。

【主治病症】①肩臂痛或麻木；②头痛。

【刺法操作】直刺 0.5~1 寸，斜刺或平刺可达 1.5 寸。

【应用解读】后世文献有将足阳明经上廉穴的主治混入本穴，如肠鸣腹痛、半身不遂等。本穴主治局部病症，如穴区桡侧腕短伸肌和旋后肌劳损导致的"网球肘"，表现为肱骨外上髁疼痛，在手腕背屈、旋后时疼痛加重。针对这两个肌肉进行针刺可以缓解疼痛。

10. 手三里　Shǒusānlǐ（LI10）

【定位与取穴】肘横纹下 2 寸，阳溪与曲池连线上（图 3-2-29、图 3-2-34）。

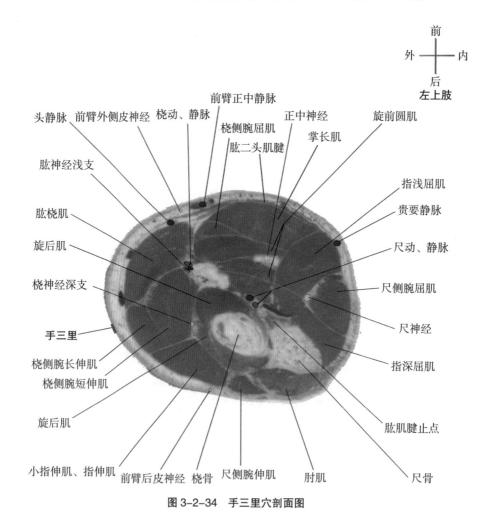

图 3-2-34　手三里穴剖面图

【穴区层次解剖】

❖ 皮肤：有前臂外侧皮神经、前臂后皮神经分布。

❖ 皮下组织：内有上述神经分支。

❖ 肌肉及筋膜：肱桡肌、桡侧腕长伸肌、桡侧腕短伸肌、旋后肌、指伸肌。

❖ 神经：浅层有前臂外侧皮神经、前臂后皮神经分布；深层有桡神经深支通过。

❖ 其他毗邻结构：桡骨。

【主治病症】①手臂麻痛、上肢不遂；②牙痛、颊肿；③腰痛。

【刺法操作】直刺 0.8~1.2 寸，斜刺或平刺可达 1.5 寸。

【应用解读】《黄帝明堂经》记载本穴在："在曲池下两寸，按之肉起，兑肉之端"。即在前臂外侧，桡侧腕伸肌在手腕背伸时有一个明显的隆起，隆起的近端凹陷处就是本穴，所以本穴是按照肌肉标志取穴的。在古代文献中，有的把足三里的主治混作本穴的主治。本穴古今临床应用集中于局部病症，其次是齿病。其下方有桡神经深支通过，按压时会有强烈的酸痛感。

11. 曲池　Qūchí（LI11）合穴

【定位与取穴】在肘区，尺泽与肱骨外上髁连线的中点处。极度屈肘时，在肘横纹桡侧端的凹陷中（图 3-2-9、图 3-2-29）。

【穴区层次解剖】

❖ 皮肤：有前臂后皮神经分布。

❖ 皮下组织：内有上述神经分支和头静脉。

❖ 肌肉及筋膜：肱桡肌、桡侧腕长伸肌、桡侧腕短伸肌、肱肌。

❖ 血管：浅层有头静脉；深层有桡侧返动、静脉和桡侧副动、静脉间的吻合支。

❖ 神经：浅层有前臂后皮神经分布；深层有桡神经。

❖ 其他毗邻结构：肱骨。

【主治病症】①上肢不遂、手臂肿痛；②瘾疹、湿疹、瘰疬；③咽喉肿痛、牙痛、目赤痛、头痛、眩晕；④热病、狂、痫、癫狂。

【刺法操作】直刺或斜刺 0.8~1.5 寸。

【应用解读】

＊本穴下方有桡神经通过，针刺时应该注意，不要过度刺激损伤神经。

＊本穴下方是肱骨外上髁，是网球肘的常见痛点。针对劳损肌腱的附着点针刺可以在此处入针。

12. 肘髎 Zhǒuliáo（LI12）

【定位与取穴】屈肘取穴。在肱骨外上髁上缘，髁上嵴的前缘（图 3-2-35、图 3-2-36）。

【穴区层次解剖】

❖ 皮肤：有前臂后皮神经分布。

❖ 皮下组织：内有上述神经分支。

❖ 肌肉及筋膜：肱桡肌、肱肌、肱二头肌、臂外侧肌间隔。

❖ 血管：深层有桡侧副动、静脉的分支或属支。

❖ 神经：浅层有前臂后皮神经分布；深层有桡神经通过。

❖ 其他毗邻结构：桡骨。

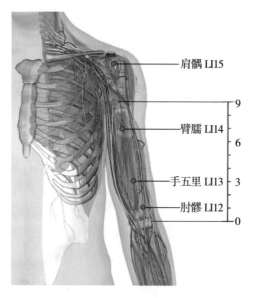

图 3-2-35　肘髎、手五里、臂臑、肩髃穴透视图

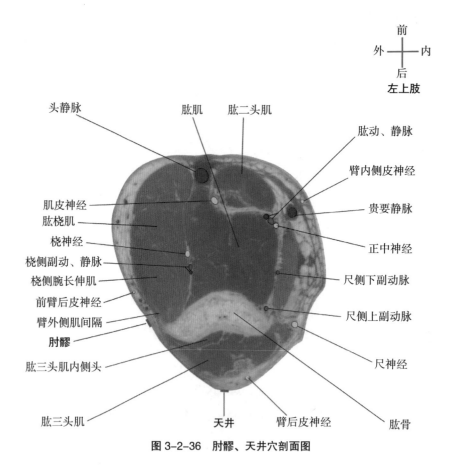

图 3-2-36　肘髎、天井穴剖面图

【主治病症】肘臂酸痛、麻木、挛急。

【刺法操作】直刺 0.5~1 寸，斜刺或平刺可达 1.5 寸。

【应用解读】本穴定位于髁上嵴的前缘，临近肱桡肌和桡侧腕长伸肌的起点，同时也是肘关节屈伸肌群的交界处，位于臂外侧肌间隔上，故本穴能够治疗以上肌肉损伤引起的疼痛和功能受限。向前内侧针刺可以触及桡神经的主干。

13. 手五里 Shǒuwǔlǐ（LI13）

【定位与取穴】肘横纹上 3 寸，曲池与肩髃连线上（图 3-2-35、图 3-2-37）。

【穴区层次解剖】

❖ 皮肤：有臂外侧下皮神经和前臂后皮神经分布。

❖ 皮下组织：内有上述神经分支。

❖ 肌肉及筋膜：肱肌、肱二头肌。

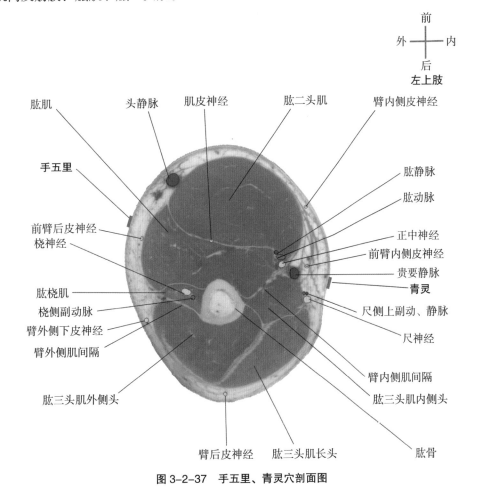

图 3-2-37 手五里、青灵穴剖面图

❖ 血管：深层有桡侧副动、静脉。

❖ 神经：浅层有臂外侧下皮神经和前臂后皮神经分布；深层有桡神经。

❖ 其他毗邻结构：肱骨。

【主治病症】①肘臂挛痛；②瘰疬。

【刺法操作】直刺 0.5~1 寸，斜刺或平刺可达 1.5 寸。

【应用解读】《黄帝明堂经》中记载本穴在"肘上三寸，行向里大脉中央"，即本穴位于肱动脉上，因此从古到今，皆有主张将本穴归入手太阴肺经。《黄帝内经》中也有"五里脉"的论述，行于手太阴肺经的循行部位，动脉应手，用于触诊五脏之气。现行的针灸国际标准把它定在肘横纹上 3 寸，曲池与肩髃连线上。移动后的手五里穴主治更多的是局部病症。治疗瘰疬时用直接灸（见于《备急千金要方》：一切瘰疬……又灸五里、人迎各三十壮）。

14. 臂臑　Bìnào（LI14）

【定位与取穴】曲池和肩髃的连线上，曲池上 7 寸，三角肌前缘处（图 3-2-35、图 3-2-38）。

【穴区层次解剖】

❖ 皮肤：有臂外侧上、下皮神经分布。

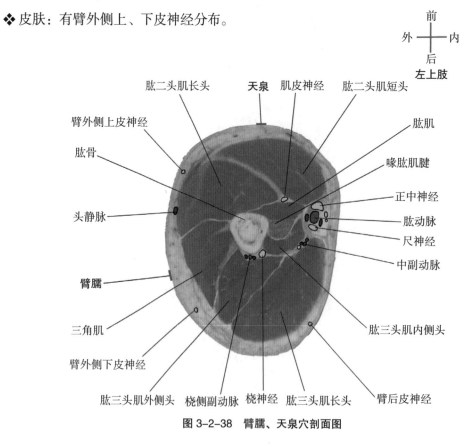

图 3-2-38　臂臑、天泉穴剖面图

❖皮下组织：内有上述神经分支。

❖肌肉及筋膜：三角肌、肱二头肌。

❖血管：浅层有头静脉。

❖神经：浅层有臂外侧上、下皮神经分布；深层有桡神经。

❖其他毗邻结构：肱骨。

【主治病症】①肩臂痛；②瘰疬。

【刺法操作】直刺 0.5~1 寸，斜刺或平刺可达 1.5 寸。

【应用解读】《黄帝明堂经》谓本穴"在肘上七寸，䐃肉端"。本穴的取穴以肌肉标志为准，在三角肌下端。当今的教材把它定为三角肌前下缘，在三角肌、肱二头肌的交界处。用于治疗肩部的疼痛和功能障碍。

15. 肩髃　Jiānyú（LI15）手阳明经、阳跷脉交会穴

【定位与取穴】肩峰外侧缘前端与肱骨大结节两骨间凹陷中（图 3-2-35、图 3-2-39）。屈臂外展，肩峰外侧缘前后端呈现两个凹陷，前一较深凹陷即为本穴，后一凹陷为肩髎穴。

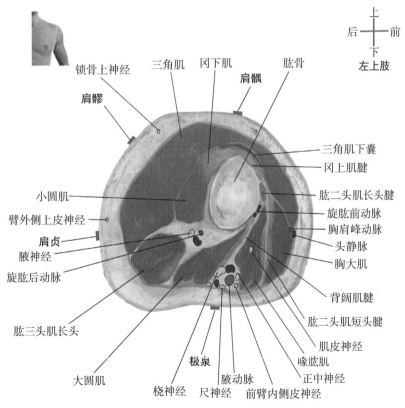

图 3-2-39　肩髃、极泉、肩贞、肩髎穴剖面图

【穴区层次解剖】

❖ 皮肤：有锁骨上神经分布。

❖ 皮下组织：内有上述神经分支。

❖ 肌肉及筋膜：三角肌、三角肌下滑囊、冈上肌腱。

❖ 神经：浅层有锁骨上神经分布。

❖ 其他毗邻结构：肩胛骨的肩峰、肱骨大结节。

【主治病症】①上肢不遂、肩痛不举；②风疹。

【刺法操作】直刺0.5~1寸，斜刺或平刺可达1.5寸。

【应用解读】本穴位于三角肌前束和中束之间，可用于治疗三角肌、冈上肌及肩峰下滑囊病变引起的疼痛和功能障碍。针刺三角肌可以沿肌束斜刺，针刺肩峰下滑囊则从肩峰下平刺，针刺冈上肌腱则直刺。

16. 巨骨　Jùgǔ（LI16）手阳明经、阳跷脉交会穴

【定位与取穴】在肩胛区，锁骨肩峰端与肩胛冈之间凹陷中。在冈上窝外端两骨间凹陷中（图3-2-40、图3-2-41）。

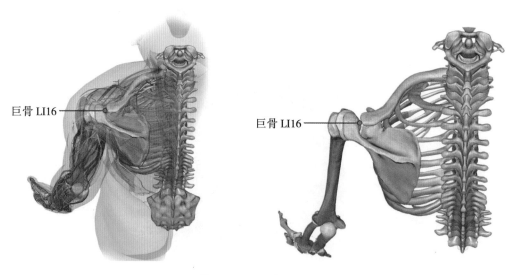

图3-2-40　巨骨穴透视图

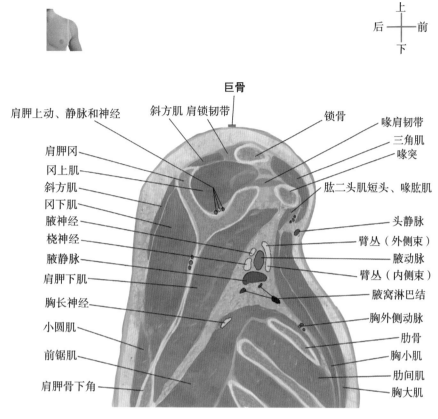

图 3-2-41 巨骨穴剖面图

【穴区层次解剖】

❖ 皮肤：有锁骨上外侧神经分布。

❖ 皮下组织：内有上述神经分支。

❖ 肌肉及筋膜：斜方肌、冈上肌、肩锁韧带。

❖ 神经：浅层有锁骨上神经分布；深层有肩胛上神经通过。

❖ 血管：深层有肩胛上动脉、静脉。

❖ 其他毗邻结构：锁骨肩峰端、肩胛冈。

【主治病症】肩痛，活动受限。

【刺法操作】直刺 0.5~0.7 寸，斜刺或平刺可达 1.5 寸。

【应用解读】直刺本穴可以达到冈上肌，故可治疗冈上肌损伤引起的肩痛，主要表现为外展受限。

17. 天鼎 Tiāndǐng（LI17）

【定位与取穴】在颈部，横平环状软骨，胸锁乳突肌后缘（图 3-2-42、图 3-2-43）。

【穴区层次解剖】

❖ 皮肤：有颈横神经分布。

❖ 皮下组织：内有颈横神经、颈外静脉和颈阔肌。

❖ 肌肉及筋膜：颈阔肌、胸锁乳突肌、前斜角肌、中斜角肌、后斜角肌。

❖ 血管：浅层有颈外静脉；深层有颈内静脉、颈总动脉、椎动脉、椎静脉。

❖ 神经：浅层有颈横神经分布；深层有锁骨

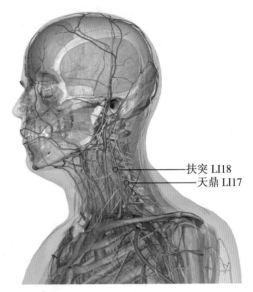

扶突 LI18
天鼎 LI17

图 3-2-42　天鼎、扶突穴透视图

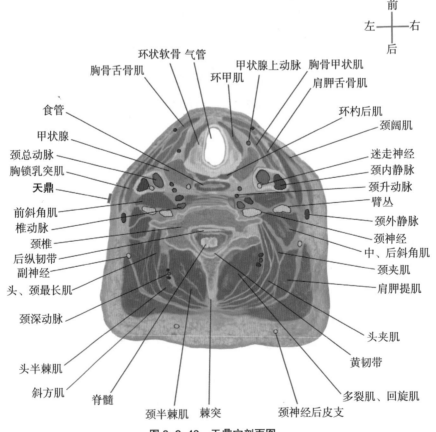

前
左 ＋ 右
后

环状软骨 气管
胸骨舌骨肌　　　　甲状腺上动脉 胸骨甲状肌
环甲肌　　　肩胛舌骨肌
食管　　　　　　　　　环杓后肌
甲状腺　　　　　　　颈阔肌
颈总动脉　　　　　　迷走神经
胸锁乳突肌　　　　　颈内静脉
天鼎　　　　　　　　颈升动脉
前斜角肌　　　　　　臂丛
椎动脉　　　　　　　颈外静脉
颈椎　　　　　　　　颈神经
后纵韧带　　　　　　中、后斜角肌
副神经　　　　　　　颈夹肌
头、颈最长肌　　　　肩胛提肌
颈深动脉　　　　　　头夹肌
　　　　　　　　　　黄韧带
头半棘肌
斜方肌　　　　　　　多裂肌、回旋肌
脊髓　　　　　　颈神经后皮支
颈半棘肌 棘突

图 3-2-43　天鼎穴剖面图

上神经、膈神经、臂丛神经通过，还有交感神经的颈中神经节。

❖ 其他毗邻结构：①第 6 颈椎的椎体和横突；②甲状腺、食道、气管。

【主治病症】①咽喉肿痛、失音；②呃逆。

【刺法操作】直刺 0.3~0.5 寸，平刺可达 1.5 寸。

【应用解读】本穴临近咽喉，所以能够治疗咽喉肿痛；在胸锁乳突肌和前斜角肌之间，有膈神经通过，因此可以治疗呃逆；在前斜角肌和中后斜角肌之间，有臂丛神经通过，故可治疗臂丛神经的疾病。如果水平向对侧直刺，穿过前斜角肌继续深入，可以到达椎动脉、颈长肌和椎前筋膜间隙。椎前筋膜间隙是危险间隙，一旦有感染会向下方扩散，所以针刺不要过深。在胸锁乳突肌的深面有颈总动脉和颈内静脉，针刺时要注意避开。

18. 扶突　Fútū（LI18）

【定位与取穴】横平喉结，胸锁乳突肌前、后缘中间（图 3-2-42、图 3-2-44）。

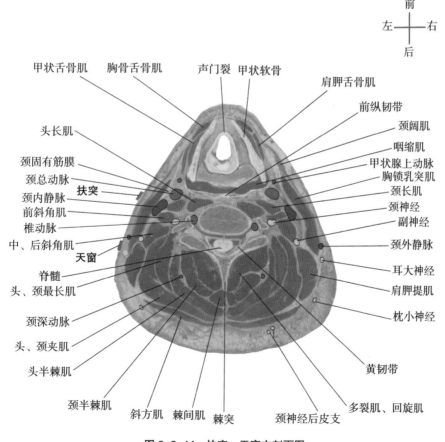

图 3-2-44　扶突、天窗穴剖面图

【穴区层次解剖】

❖ 皮肤：有颈横神经分布。

❖ 皮下组织：内有颈横神经、颈外静脉和颈阔肌。

❖ 肌肉及筋膜：颈阔肌、胸锁乳突肌、前斜角肌、中斜角肌、后斜角肌、颈长肌。

❖ 血管：浅层有颈外静脉；深层有颈内静脉、颈总动脉。

❖ 神经：浅层有颈横神经分布；深层有迷走神经、副神经、舌下神经、膈神经、臂丛神经、交感神经干。

❖ 其他毗邻结构：①第 5 颈椎的椎体；②甲状腺、食道、气管。

【主治病症】①咽喉肿痛、暴喑、瘿瘤、呃逆；②咳嗽、气喘。

【刺法操作】直刺 0.5~0.8 寸，斜刺或平刺可达 1.5 寸。

【应用解读】

★平喉结，在胸锁乳突肌前缘的为人迎穴，后缘的为天窗穴，前后缘中间的为本穴。本穴穿过胸锁乳突肌即为颈总动脉和颈内静脉的血管鞘，针刺时注意不要刺伤。在该血管鞘内偏后侧还有迷走神经，如果直接刺中迷走神经或是出血刺激到迷走神经，会影响呼吸和心跳。

★本穴是颈横神经的经过处，向喉结方向沿皮平刺可以刺激颈横神经；其下方有膈神经通过，刺激膈神经可以治疗呃逆。

★本穴为甲状腺手术的针刺麻醉常用穴。

19. 口禾髎　Kǒuhéliáo（LI19）

【定位与取穴】在面部，横平人中沟上 1/3 与下 2/3 交点，鼻孔外缘直下（图 3-2-45、图 3-2-46）。

【穴区层次解剖】

❖ 皮肤：有上颌神经的分支眶下神经分布。

❖ 皮下组织：内有上述神经分支。

❖ 肌肉及筋膜：口轮匝肌。

❖ 血管：有上唇动、静脉。

❖ 神经：浅层有上颌神经的分支眶下神经分布。

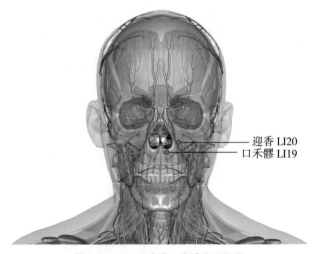

迎香 LI20
口禾髎 LI19

图 3-2-45　口禾髎、迎香穴透视图

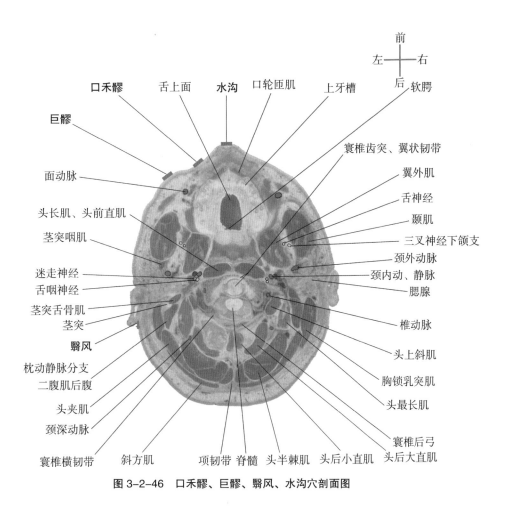

前
左 ┼ 右
后

图 3-2-46　口禾髎、巨髎、翳风、水沟穴剖面图

标签（左侧，自上而下）：

口禾髎　舌上面　水沟　口轮匝肌　上牙槽　软腭

巨髎

面动脉

头长肌、头前直肌

茎突咽肌

迷走神经

舌咽神经

茎突舌骨肌

茎突

翳风

枕动静脉分支

二腹肌后腹

头夹肌

颈深动脉

寰椎横韧带　斜方肌　项韧带　脊髓　头半棘肌　头后小直肌　头后大直肌

标签（右侧，自上而下）：

寰椎齿突、翼状韧带

翼外肌

舌神经

颞肌

三叉神经下颌支

颈外动脉

颈内动、静脉

腮腺

椎动脉

头上斜肌

胸锁乳突肌

头最长肌

寰椎后弓

❖其他毗邻结构：上牙。

【主治病症】①鼻塞、鼻衄；②口喎、口噤。

【刺法操作】平刺或斜刺 0.3~0.5 寸。不宜灸。

20. 迎香　Yíngxiāng（LI20）手、足阳明经交会穴

【定位与取穴】在面部，鼻翼外缘中点旁，鼻唇沟中（图 3-2-45、图 3-2-47）。

【穴区层次解剖】

❖皮肤：有上颌神经的分支眶下神经分布。

❖皮下组织：内有上述神经分支。

❖肌肉及筋膜：提上唇肌、提上唇鼻翼肌、鼻肌。

❖血管：有面动、静脉的分支和属支。

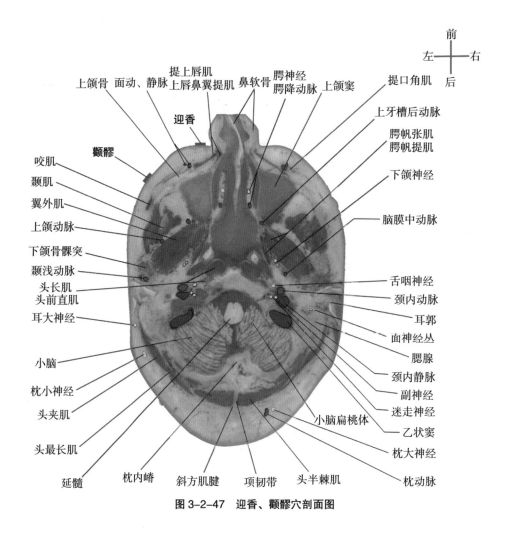

图 3-2-47 迎香、颧髎穴剖面图

❖ 神经：浅层有上颌神经的分支眶下神经分布。

❖ 其他毗邻结构：上颌骨。

【主治病症】①鼻塞、鼻衄；②口㖞、面痒、面肿。

【刺法操作】直刺 0.5~1 寸，斜刺或平刺可达 1.5 寸。

【应用解读】本穴临近鼻部，可以治疗鼻炎和面瘫。鼻唇沟不明显的人可以从鼻翼中点向口角的外侧画一条弧线，相当于鼻唇沟的走行。

三、足阳明胃经腧穴

本经腧穴分布在头面部、颈部、胸腹部、下肢的前外侧面，起于承泣，止于厉兑，左右各 45

穴（图 3-2-48）。

联系脏腑：脾、胃。

通过器官：鼻、上齿龈、口唇、喉咙。

主治概要：胃肠病，头面、目、鼻、口齿病，神志病及经脉循行部位的其他病症。

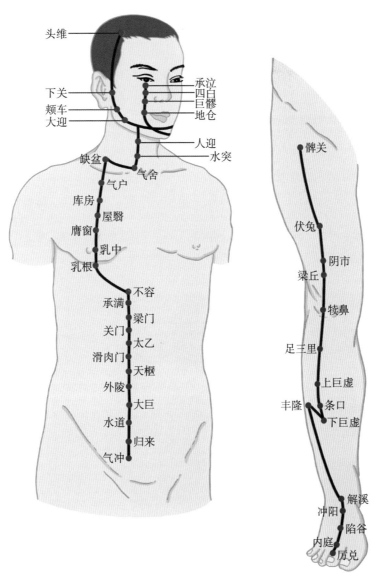

图 3-2-48　足阳明胃经经穴总图

1. 承泣 Chéngqì（ST1）

【定位与取穴】两目平视，瞳孔直下，当眼球与眶下缘之间（图 3-2-49、图 3-2-50）。

【穴区层次解剖】

❖ 皮肤：有上颌神经的分支眶下神经分布。

❖ 皮下组织：内有眶下神经及面神经颧支。

❖ 肌肉及筋膜：眼轮匝肌、下直肌、下斜肌、眶脂体。

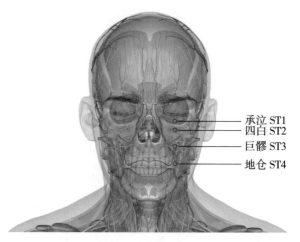

图 3-2-49 承泣、四白、巨髎、地仓穴透视图

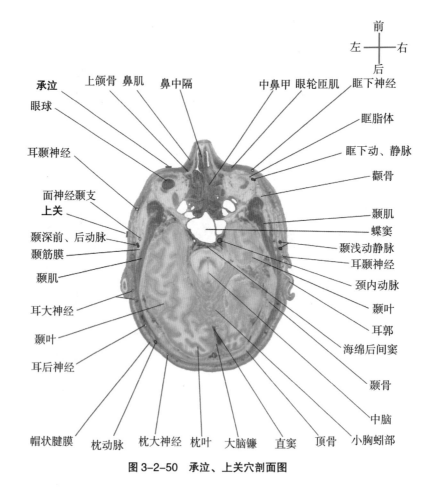

图 3-2-50 承泣、上关穴剖面图

❖ 血管：浅层为眶下动脉（来自上颌动脉）、眶下静脉；深层主要为眼动脉的下肌支，眼静脉则经眶下静脉汇入眼下静脉。

❖ 神经：浅层有眶下神经分布；深层有面神经、动眼神经。

❖ 其他毗邻结构：①眶下壁（眶底），由上颌骨和颧骨构成；②穴位上方有眼球。

【主治病症】①目赤肿痛、迎风流泪、夜盲、近视等目疾；②口眼㖞斜、眼睑瞤动。

【刺法操作】直刺或斜刺 0.3~1 寸。

本穴有 3 种针刺方法。第 1 种是沿眼轮匝肌方向斜刺或者平刺。第 2 种是向眶内直刺，用一手拇指推住眼球下缘，另一手持针紧靠眶下缘缓慢直刺 0.3~1 寸，不宜提插及大幅度捻转，针刺略朝向内上方；出针时应轻轻按压针孔片刻，以防出血。第 3 种是用短针贴着眼眶的骨膜刺入，深度为 0.3 寸。此穴不宜灸。

【危险提示】①不要刺伤眼球：在针刺时先以左手手指轻轻挤入眼球与眶下缘之间，使眼球稍稍升起，再以右手持针刺入穴位，并保持针在眼球下方前进；②不要刺破眶内的动、静脉：针尖朝下或贴近眶下壁进针则有可能刺入眶下沟，伤及眶下动、静脉，产生严重出血。针刺时应缓慢进针，不可提插捻转，以免损伤血管；③不要刺中视神经或刺入颅腔：不宜针刺过深，过深则可能伤及总腱环、视神经、眼动脉等。

2. 四白　Sìbái（ST2）

【定位与取穴】在面部，眶下孔处（图 3-2-49、图 3-2-51）。正坐或者仰卧，双眼平视，在瞳孔直下，眼眶下缘中点下 0.8cm 稍内侧的凹陷处或鼻翼外下缘和外眼角连线的中点。

【穴区层次解剖】

❖ 皮肤：有上颌神经的分支眶下神经分布。

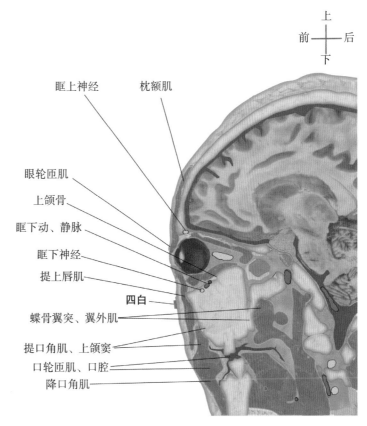

上
前　　后
下

眶上神经　　枕额肌

眼轮匝肌

上颌骨

眶下动、静脉

眶下神经

提上唇肌

四白

蝶骨翼突、翼外肌

提口角肌、上颌窦

口轮匝肌、口腔

降口角肌

图 3-2-51　四白穴剖面图

❖ 皮下组织：内有眶下神经及面神经颧支。

❖ 肌肉及筋膜：眼轮匝肌、提上唇肌。

❖ 血管：有眶下动、静脉。

❖ 神经：浅层有眶下神经分布；深层有面神经的颊支分布。

❖ 其他毗邻结构：上颌骨、眶下孔。

【主治病症】①目翳、目赤肿痛、迎风流泪；②口眼㖞斜、眼睑瞤动、面肌痉挛；③头痛、眩晕。

【刺法操作】针尖略朝向外上方直刺 0.2~0.3 寸，进针宜缓，不宜深刺，勿反复提插捻转，避免损伤血管和神经。斜刺或平刺可达 1.5 寸。

【应用解读】眶下孔从体表可以摸到，开口向前下，稍向内侧偏斜，是眶下管的外口，向内延伸为眶下管、眶下沟。如果直刺进入眶下管、眶下沟，容易刺到眶下动、静脉，造成眼睑下方的皮下瘀血，因此直刺不易过深，以免损伤血管，出针时要缓慢退针，并要按压。眶下孔的神经分布表浅，按之酸痛明显。

3. 巨髎 Jùliáo（ST3）足阳明经、阳跷脉之会

【定位与取穴】在面部，横平鼻翼下缘，瞳孔直下（图 3-2-46、图 3-2-49）。

【穴区层次解剖】

❖ 皮肤：有上颌神经的分支眶下神经分布。

❖ 皮下组织：内有眶下神经及面神经颧支。

❖ 肌肉及筋膜：提上唇肌、提口角肌。

❖ 血管：有面动、静脉和眶下动、静脉的分支或属支的吻合支。

❖ 神经：浅层有眶下神经分布；深层有面神经的颊支分布。

❖ 其他毗邻结构：下颌骨。

【主治病症】①青盲、视物不清、目翳；②眼睑瞤动、口眼㖞斜、面肿。

【刺法操作】直刺 0.5~1 寸，斜刺或平刺可达 1.5 寸。

【应用解读】《经穴解》中说巨髎穴处"细按有小动脉应手"，在现代解剖中，此处为面动脉经过。巨髎穴主治眼睛和面部的疾病。青盲是古代疾病名称，是指眼睛的外形完好但视物不清，可以与现代的白内障、视神经萎缩等相对应。

4. 地仓 Dìcāng（ST4）

【定位与取穴】在面部，口角旁开 0.4 寸（图 3-2-49、图 3-2-52）。

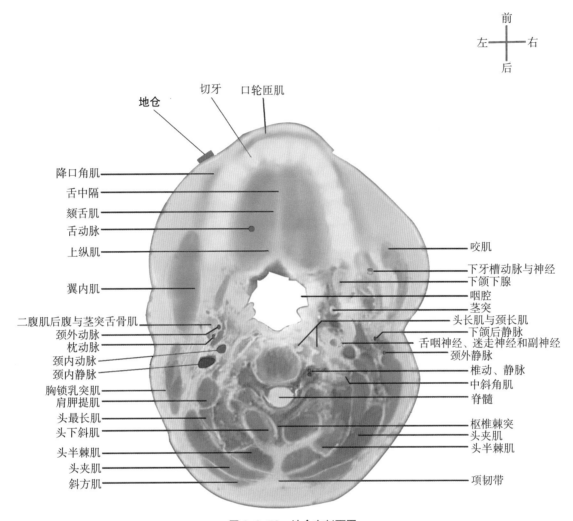

前
左 ╋ 右
后

地仓　切牙　口轮匝肌

降口角肌
舌中隔
颏舌肌
舌动脉
上纵肌
翼内肌
二腹肌后腹与茎突舌骨肌
颈外动脉
枕动脉
颈内动脉
颈内静脉
胸锁乳突肌
肩胛提肌
头最长肌
头下斜肌
头半棘肌
头夹肌
斜方肌

咬肌
下牙槽动脉与神经
下颌下腺
咽腔
茎突
头长肌与颈长肌
下颌后静脉
舌咽神经、迷走神经和副神经
颈外静脉
椎动、静脉
中斜角肌
脊髓
枢椎棘突
头夹肌
头半棘肌
项韧带

图 3-2-52　地仓穴剖面图

【穴区层次解剖】

❖ 皮肤：有三叉神经的颊支和眶下支分布。

❖ 皮下组织：内有上述神经分支。

❖ 肌肉及筋膜：口轮匝肌、降口角肌、笑肌。

❖ 血管：有面动、静脉的分支或属支。

❖ 神经：浅层有三叉神经的颊支和眶下支分布；深层有面神经分布。

【主治病症】口㖞、流涎、语言謇涩。

【刺法操作】直刺 0.3 寸，斜刺或平刺可达 1.5 寸。

【应用解读】本穴定位古今文献均谓"在口角旁四分",至唐代甄权又增加"脉动"的标志。其下为下唇动脉。在距离嘴角游离缘约 0.4 寸稍下方的黏膜面上可摸到下唇动脉的搏动。

5. 大迎 Dàyíng (ST5)

【定位与取穴】下颌角前方,咬肌附着部的前缘凹陷中,面动脉搏动处(图 3-2-53、图 3-2-54)。

【穴区层次解剖】

❖ 皮肤:有下颌神经的分支颊神经分布。

❖ 皮下组织:内有上述神经分支。

❖ 肌肉及筋膜:降口角肌、咬肌、颈阔肌。

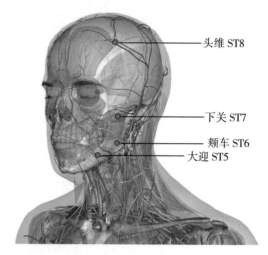

图 3-2-53 大迎、颊车、下关、头维穴剖面图

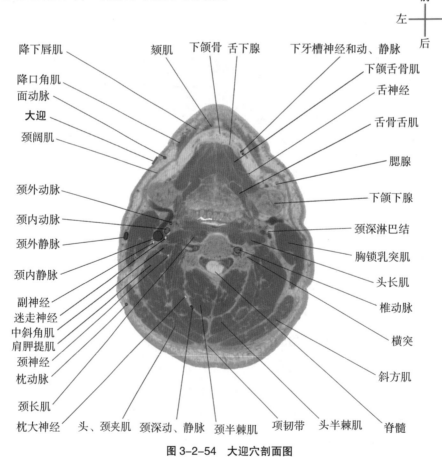

图 3-2-54 大迎穴剖面图

❖ 血管：深层有面动、静脉。

❖ 神经：浅层有颊神经分布；深层有面神经的下颌缘支分布。

❖ 其他毗邻结构：下颌骨。

【主治病症】①口噤、颊肿、牙痛；②口眼㖞斜、面肌痉挛。

【刺法操作】避开动脉，直刺 0.3~0.5 寸，斜刺或平刺可达 1.5 寸。

【应用解读】正坐或仰卧，闭口鼓气时，在下颌角前下方即出现一沟形凹陷，按之有动脉搏动处取穴。此处是面动脉。面动脉触诊方法：面动脉的搏动可在动脉越过下颌骨下缘和咬肌前缘处摸到。针刺大迎穴要避开面动、静脉，以免损伤出血。

6. 颊车 Jiáchē（ST6）

【定位与取穴】在面部，下颌角前上方一横指（中指）。闭口咬紧牙时咬肌隆起，放松时按之有凹陷处（图 3-2-53、图 3-2-55）。

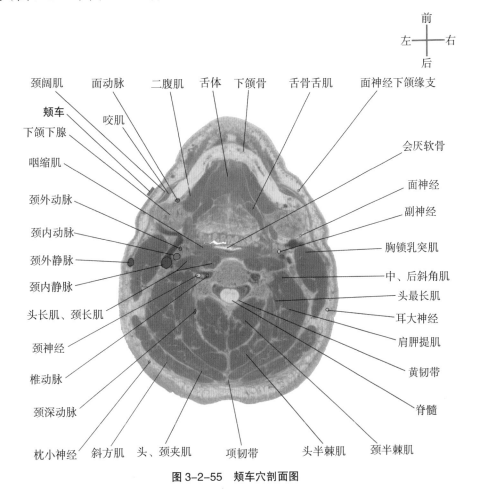

图 3-2-55 颊车穴剖面图

【穴区层次解剖】

❖ 皮肤：有耳大神经分布。

❖ 皮下组织：内有上述神经分支。

❖ 肌肉及筋膜：咬肌。

❖ 血管：浅层有面动脉。

❖ 神经：浅层有耳大神经分布；深层有面神经分下颌缘支。

❖ 其他毗邻结构：①下颌骨；②腮腺。

【主治病症】①牙关开合不利、疼痛，颊肿，牙痛；②口㖞。

【刺法操作】直刺 0.3~0.5 寸，斜刺或平刺可达 1.5 寸。

【应用解读】本穴主治牙齿及面部病症。从古今文献看，其主要治疗作用体现在颞下颌关节紊乱或关节脱位，也可用于面瘫、牙痛等的治疗。

7. 下关　Xiàguān（ST7）足阳明、少阳经交会穴

【定位与取穴】颧弓下缘中央与下颌切迹之间凹陷中（图 3-2-53、图 3-2-56）。闭口取穴。

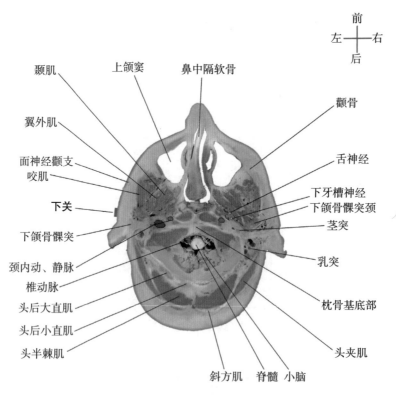

图 3-2-56　下关穴剖面图

【穴区层次解剖】

❖ 皮肤：有耳颞神经分布。

❖ 皮下组织：内有耳颞神经的分支、面神经的颧支和面横动、静脉等。

❖ 肌肉及筋膜：咬肌、翼外肌、翼内肌、颞肌。

❖ 血管：浅层有面横动、静脉；深层有上颌动、静脉，脑膜中动脉和翼丛。

❖ 神经：浅层有耳颞神经、面神经的颧支分布；深层有舌神经、下牙槽神经、翼腭神经分布。

❖ 其他毗邻结构：①下颌骨；②腮腺。

【主治病症】①牙痛、口㖞、面痛、下颌关节脱位；②耳聋、耳鸣；③鼻炎、流涕。

【刺法操作】直刺或斜刺 0.5~1.2 寸。

【应用解读】①治疗咬肌和翼外肌引起的牙痛、面痛、耳鸣等可直刺；②治疗三叉神经痛时，针尖略向前深刺 1.5 寸；③治疗下颌关节炎和耳病时，可向后斜方刺；④治疗鼻炎时，针尖向对侧的额角斜刺，刺入 5.5cm 左右可以抵达翼腭窝，其内有翼腭神经节，主管泪腺、鼻腔黏膜腺的分泌，因此可治疗流涕、过敏性鼻炎等。

【安全提示】在针刺下关穴时还要注意以下 3 点。①方向：针刺方向不宜朝同侧眼底，以免刺入眶下裂，针刺翼内肌、翼外肌时要直刺，针刺翼腭神经节时可向对侧额角斜刺但角度不要过大；②深度：不宜过深，特别是面颅骨较小的患者，针刺太深，方向向前，针尖会通过眶下裂进入眼眶，而对应的眼球部位正当眼球赤道部，是整个眼球壁最薄弱的地方，若进针速度太快，极易刺破眼球，引起严重后果；③手法：当针刺深度超过 0.5 寸时，要少提插，因为这里正是面颊部翼静脉丛的位置，反复提插会刺破翼静脉丛，引起出血，虽然外观上可能不明显，但局部会有胀痛或咀嚼困难等不适感。

8. 头维　Tóuwéi（ST8）足阳明经、足少阳经、阳维脉交会穴

【定位与取穴】在头部，额角发际直上 0.5 寸，头正中线旁开 4.5 寸（图 3-2-53、图 3-2-57）。

【穴区层次解剖】

❖ 皮肤：有耳颞神经分布。

❖ 皮下组织：内有上述神经分支。

❖ 肌肉及筋膜：颞肌、帽状腱膜、帽状腱膜下疏松结缔组织。

❖ 血管：有颞浅动、静脉的额支。

❖ 神经：浅层有颧颞神经分布；深层有面神经。

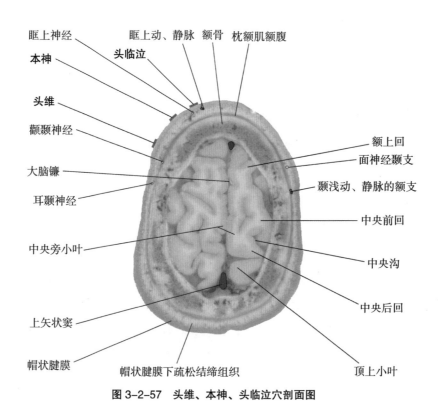

图 3-2-57　头维、本神、头临泣穴剖面图

图中标注文字：

眶上神经　眶上动、静脉　额骨　枕额肌额腹
本神　头临泣
头维
颧颞神经　　　　　　　　　额上回
　　　　　　　　　　　　　面神经颞支
大脑镰　　　　　　　　　　颞浅动、静脉的额支
耳颞神经
　　　　　　　　　　　　　中央前回
中央旁小叶
　　　　　　　　　　　　　中央沟
　　　　　　　　　　　　　中央后回
上矢状窦
帽状腱膜　　　　顶上小叶
　　　帽状腱膜下疏松结缔组织

❖ 其他毗邻结构：颅骨。

【主治病症】①头痛；②目痛、迎风流泪、眼睑瞤动。

【刺法操作】直刺 0.5~1 寸，斜刺或平刺可达 1.5 寸。

9. 人迎　Rényíng（ST9）足阳明、少阳经交会穴

【定位与取穴】在颈部，横平喉结，在胸锁乳突肌前缘，颈总动脉搏动处（图 3-2-58、图 3-2-59）。

【穴区层次解剖】

❖ 皮肤：有颈横神经分布。

❖ 皮下组织：内有颈横神经、面神经的颈支和颈阔肌。

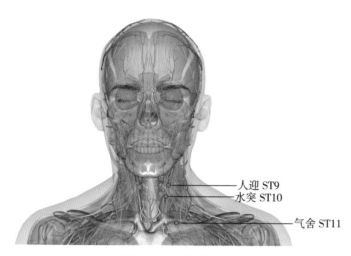

❖ 肌肉及筋膜：颈阔肌、胸锁乳突肌、胸骨舌骨肌、肩胛舌骨肌、甲状舌骨肌、咽缩肌、颈固有筋膜。

❖ 血管：深层有颈总动脉、颈内静脉，另有甲状腺上动脉、静脉及其分支或属支。

❖ 神经：浅层有颈横神经、面神经的颈支分布；深层有舌下神经袢、迷走神经。

图 3-2-58　人迎、水突、气舍穴透视图

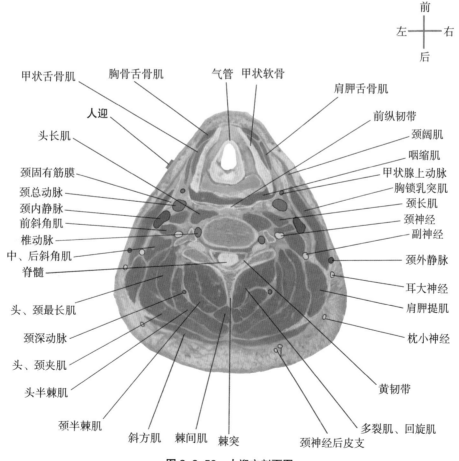

图 3-2-59　人迎穴剖面图

❖ 其他毗邻结构：①内侧为甲状软骨，上面有舌骨，下方为第5颈椎椎体；②在颈内动脉的起始部有颈动脉窦；在颈动脉鞘的深部有交感干、颈深部肌和椎动脉。

【主治病症】①头痛、眩晕；②咽喉肿痛、胸满喘息；③瘰疬、瘿瘤。

【刺法操作】避开动脉，直刺0.3~0.8寸。慎灸。

【应用解读】本穴在喉结旁，甲状腺附近，因而可以治疗甲状腺肿大类的疾病——瘿气。胸锁乳突肌紧张会引起头痛、眩晕等病症，针刺此肌可缓解。针刺人迎穴时，应以一手手指在穴位上摸到动脉搏动并将其轻压向外，然后沿搏动处内侧向后进针，但不宜针刺太深，以免伤及迷走神经、交感干等深部组织。

【危险提示】本穴下有一重要结构，即颈动脉窦。刺中颈动脉窦会引起血压异常波动。穴下还有颈动脉鞘，内有颈动脉、颈静脉、迷走神经，针刺时若不推开颈总动脉，深度超过0.5寸，即可刺中颈总动、静脉，进而引起出血，或因出血刺激迷走神经，进而影响心率。若已经避开颈总动脉，但针刺深度达0.6~0.8寸，则极易刺中迷走神经，如刺中迷走神经则可能影响心律；超过1寸，则易刺中交感干，会影响心血管系统功能。颈总动脉平甲状软骨上缘分为颈内动脉和颈外动脉。由颈外动脉根部发出甲状腺上动脉，向前内下方分布于甲状腺和喉。与甲状腺上动脉并行的有甲状腺上静脉，向外侧注入颈内静脉。为避免刺中甲状腺上静脉，针刺时针要贴近颈总动脉内侧缘，而且向上不要超过喉结的上缘。

10. 水突 Shuǐtū（ST10）

【定位与取穴】在颈部，横平环状软骨，胸锁乳突肌前缘（图3-2-58、图3-2-60）。

【穴区层次解剖】

❖ 皮肤：有颈横神经分布。

❖ 皮下组织：内有颈横神经和颈阔肌。

❖ 肌肉及筋膜：颈阔肌、胸锁乳突肌、胸骨舌骨肌、肩胛舌骨肌、颈固有筋膜。

❖ 血管：深层有颈总动脉、颈内静脉。

❖ 神经：浅层有颈横神经、面神经的颈支分布；深层有舌下神经袢、迷走神经。

❖ 其他毗邻结构：内侧为环状软骨。

【主治病症】①咳嗽、哮喘；②咽喉肿痛、瘿瘤、瘰疬。

【刺法操作】直刺0.3~0.5寸，不宜向内深刺。

【应用解读】本穴较人迎低，但是也在甲状腺附近，因而可治疗甲状腺肿大类的疾病（瘿瘤）。本穴下方临近星状神经节，针刺可以调节血管的舒张和收缩，但不宜手法过重，以免

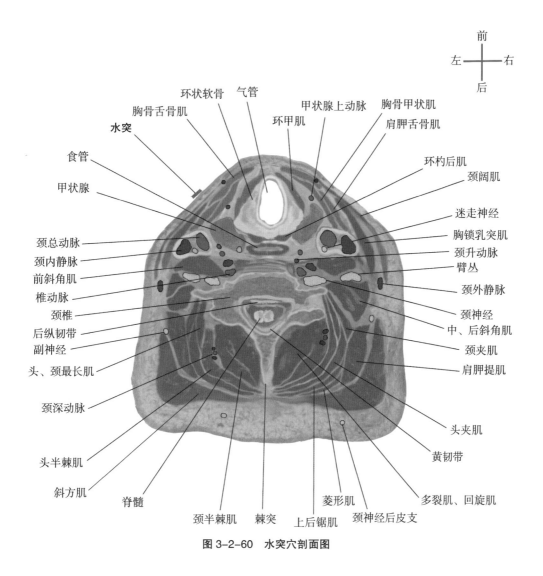

图 3-2-60　水突穴剖面图

刺激过度。

【危险提示】本穴较人迎低，距离颈动脉窦相对远，但是针刺方向如果斜向上，仍有可能刺到颈动脉窦。穴下还有颈动脉鞘，其内有颈动脉、颈静脉和迷走神经。针刺时应以一手手指在穴位上摸到动脉搏动并将其轻压向外，然后沿搏动处内侧向后进针，不宜针刺太深，以免伤及迷走神经、交感干等深部组织。

11. 气舍　Qìshè（ST11）

【定位与取穴】在锁骨内侧上缘，胸锁乳突肌的胸骨头与锁骨头之间的凹陷中（图 3-2-58、图 3-2-61）。

颈内静脉　颈总动脉　胸骨甲状肌　胸骨舌骨肌　气管　胸锁乳突肌　食管

锁骨

颈外静脉　　**缺盆**　　**气舍**　　胸大肌

锁骨下肌　　　　　　　　　　　椎动、静脉

三角肌　　　　　　　　　　　　第1、2胸椎椎间盘

臂丛　　　　　　　　　　　　　右肺尖

左肺尖　　　　　　　　　　　　前锯肌

斜角肌　　　　　　　　　　　　脊髓

第1肋　　　　　　　　　　　　黄韧带

　　　　　　　　　　　　　　　肩胛下肌

第2肋　　　　　　　　　　　　上后锯肌

　　　　　　　　　　　　　　　冈下肌

　　　　　　　　　　　　　　　竖脊肌

肋间后动、静脉背侧支　　　　　菱形肌

第1胸神经后内侧支　椎外（后）静脉丛　棘上韧带　棘间韧带　斜方肌

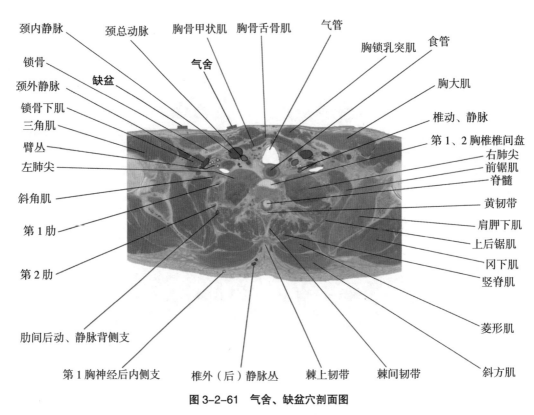

图 3-2-61　气舍、缺盆穴剖面图

【穴区层次解剖】

❖ 皮肤：有锁骨上神经内侧支分布。

❖ 皮下组织：内有颈横神经和锁骨上神经的分支及颈阔肌。

❖ 肌肉及筋膜：颈阔肌、胸锁乳突肌。

❖ 血管：深面有颈前静脉弓，继续深入有颈总动脉、锁骨下动脉、锁骨下静脉。

❖ 神经：浅层有锁骨上神经、面神经的颈支分布；深层有舌下神经袢分支、迷走神经分布。

❖ 其他毗邻结构：①下方为锁骨，内侧为胸骨；②肺上叶。

【主治病症】①咳嗽、气喘；②咽喉肿痛、瘿瘤、瘰疬；③颈痛。

【刺法操作】直刺 0.3~0.5 寸。不宜深刺、强刺激。

【应用解读】本穴临近甲状腺，故可治疗甲状腺肿大类疾病（瘿瘤）；临近咽喉，故可治疗咽喉肿痛、淋巴结核（瘰疬）；临近气管，故可治疗气喘类疾病。针刺胸锁乳突肌，可以治疗以旋转疼痛受限为主要表现的颈痛。

【危险提示】在肌层的深面有静脉角，其由颈内静脉与锁骨下静脉汇合而成，汇合后的静脉为头臂静脉。左静脉角有胸导管进入，右静脉角有右淋巴导管进入。针刺气舍穴，如穿过肌层可能会刺中静脉角。如稍上，可能刺中颈内静脉末端；稍下，可能刺中头臂静脉始端，也可能刺中锁骨下静脉、胸导管（右淋巴导管）或颈外浅静脉的末端。这些情况均可能引起出血或淋巴外溢。针刺如再向后深入，有可能刺中胸膜顶和肺尖，引起血、气胸。因此，在气舍穴处针刺，宜直刺至肌层为止，不宜穿过肌层向后深进。

12. 缺盆　Quēpén（ST12）

【定位与取穴】在颈前部，锁骨上窝中，锁骨上缘凹陷中，前正中线旁开 4 寸（图 3-2-61、图 3-2-62）。

【穴区层次解剖】

❖ 皮肤：有锁骨上神经内侧支分布。

❖ 皮下组织：内有上述神经分支及颈阔肌。

❖ 肌肉及筋膜：颈阔肌、胸锁乳突肌、肩胛舌骨肌、斜方肌、前斜角肌、中斜角肌、后斜角肌。

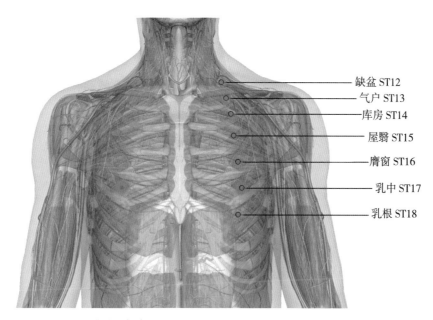

缺盆 ST12
气户 ST13
库房 ST14
屋翳 ST15
膺窗 ST16
乳中 ST17
乳根 ST18

图 3-2-62　缺盆、气户、库房、屋翳、膺窗、乳中、乳根穴透视图

❖ 血管：内侧有颈总动脉、颈内静脉、甲状腺下动脉；深层有颈外静脉，肩胛上动、静脉，锁骨下动脉。

❖ 神经：浅层有锁骨上神经内侧支分布；深层有臂丛神经。

❖ 其他毗邻结构：①锁骨；②胸膜顶和肺尖。

【主治病症】①咳嗽、哮喘；②缺盆中痛、咽喉肿痛、瘰疬。

【刺法操作】直刺 0.3~0.5 寸。不可深刺，以防刺伤胸膜引起气胸。

【应用解读】本穴临近气管和肺尖，穴区的斜角肌连及胸膜顶和肋骨，因此可治疗咳嗽、气喘等肺脏疾病，也能治疗局部病症及上肢的疼痛、麻木。

【危险提示】针刺缺盆穴时，要避开颈外浅静脉。为此，让患者稍屏住呼吸，使该静脉鼓起，待看清后再从旁刺入。如针向后下，可经肩胛舌骨肌下腹旁，或穿过该下腹；再向后，可能刺中臂丛神经及颈横动、静脉。胸膜顶和肺尖突出于锁骨内 1/3 段以上 2~3cm，因此，针刺缺盆穴时，绝不应刺向内下方，否则可能刺破胸膜顶和肺尖，引起血、气胸。穴的内下方还有锁骨下动脉，深刺易造成出血而危及生命。

13. 气户　Qìhù（ST13）

【定位与取穴】在锁骨下缘，前正中线旁开 4 寸（图 3-2-4、图 3-2-62）。

【穴区层次解剖】

❖ 皮肤：有锁骨上神经分布。

❖ 皮下组织：内有上述神经分支。

❖ 肌肉及筋膜：胸大肌、锁骨下肌。

❖ 血管：深面偏外侧是锁骨下动脉和腋动脉的移行处，以及腋动脉的分支胸肩峰动脉。

❖ 神经：浅层有锁骨上神经分布；深层有臂丛神经。

❖ 其他毗邻结构：上方为锁骨，深面为第 1 肋骨。

【主治病症】①咳嗽、哮喘；②胸痛、胸胁胀满。

【刺法操作】斜刺或平刺 0.5~0.8 寸。

【危险提示】锁骨下静脉与第 1 肋骨骨膜及附近肌肉表面的筋膜结合紧密，使其位置固定，且管腔较大，是临床做静脉穿刺的部位，易被刺中。若针直刺过深，可刺中锁骨下静脉、腋动脉和胸肩峰动脉，可引起动脉损伤、出血，再继续深刺，可刺伤肺上叶，造成气胸。

14. 库房　Kùfáng（ST14）

【定位与取穴】第 1 肋间隙，前正中线旁开 4 寸（图 3-2-62、图 3-2-63）。

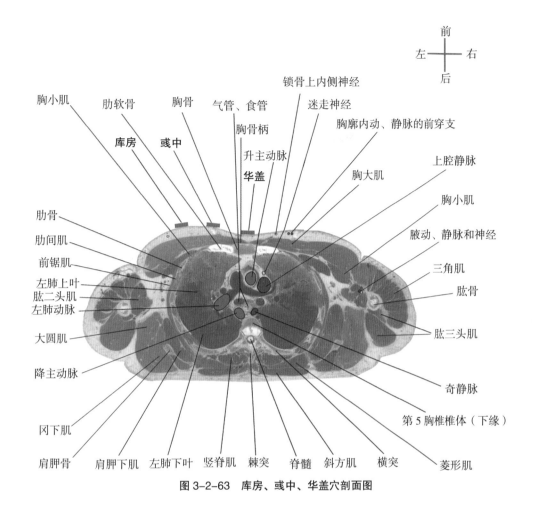

前
左 ＋ 右
后

锁骨上内侧神经
胸小肌　　肋软骨　　胸骨　　气管、食管　　迷走神经
胸骨柄　　　　　　　胸廓内动、静脉的前穿支
库房　或中　　　　升主动脉
华盖　　　　　　　胸大肌　　　上腔静脉
胸小肌
肋骨　　　　　　　　　　　　　　　　腋动、静脉和神经
肋间肌
前锯肌　　　　　　　　　　　　　三角肌
左肺上叶　　　　　　　　　　　　肱骨
肱二头肌
左肺动脉
大圆肌　　　　　　　　　　　　　肱三头肌
降主动脉
奇静脉
第 5 胸椎椎体（下缘）
冈下肌
肩胛骨　肩胛下肌　左肺下叶　竖脊肌　棘突　脊髓　斜方肌　横突　菱形肌

图 3-2-63　库房、或中、华盖穴剖面图

【穴区层次解剖】

❖ 皮肤：有锁骨上神经和第 1 胸神经皮支分布。

❖ 皮下组织：内有上述神经分支。

❖ 肌肉及筋膜：胸大肌、胸小肌、肋间肌。

❖ 血管：深层有肩峰动、静脉的分支或属支。

❖ 神经：浅层有锁骨上神经和第 1 胸神经皮支分布；深层有胸前内、外侧神经和第 1 肋间神经分布。

❖ 其他毗邻结构：①上方为第 1 肋骨，下方为第 2 肋骨；②深处有肺脏。

【主治病症】①咳嗽、哮喘、咳唾脓血；②胸胁胀痛。

【刺法操作】斜刺或平刺 0.5~0.8 寸。禁止直刺、深刺，以免造成气胸。

【应用解读】本穴在胸前，深面有胸大肌、胸小肌、肋间肌，可以治疗这些肌肉损伤引起的胸痛；临近肺脏，可以治疗咳嗽、气喘、胸胁胀痛等。

【危险提示】若针刺过深，针尖可透过肋间肌、壁胸膜、胸膜腔、脏胸膜而刺伤肺，引起气胸。

15. 屋翳　Wūyì（ST15）

【定位与取穴】第 2 肋间隙，前正中线旁开 4 寸（图 3-2-62、图 3-2-64）。

【穴区层次解剖】

❖ 皮肤：有第 2 胸神经前支的外侧皮支分布。

❖ 皮下组织：内有上述神经分支。

❖ 肌肉及筋膜：胸大肌、胸小肌、肋间肌。

❖ 血管：深层有胸肩峰动、静脉分分支或属支。

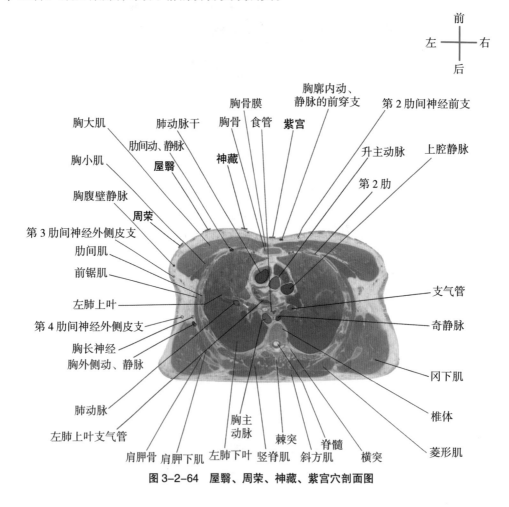

图 3-2-64　屋翳、周荣、神藏、紫宫穴剖面图

❖ 神经：浅层有第 2 胸神经前支的外侧皮支分布；深层有胸前内、外侧神经的分支和第 2 肋间神经。

❖ 其他毗邻结构：①上方为第 2 肋骨，下方为第 3 肋骨；②深处有肺脏。

【主治病症】①咳嗽、气喘、胸胁胀满；②乳痈。

【刺法操作】斜刺或平刺 0.5~0.8 寸。

【应用解读】本穴在胸前，深面有胸大肌、胸小肌、肋间肌，可以治疗这些肌肉损伤引起的胸痛；临近肺脏，可以治疗咳嗽、气喘、胸胁胀痛等；临近乳腺，可以治疗乳腺疾病。

【危险提示】若针刺过深，针尖可透过肋间肌、壁胸膜、胸膜腔、脏胸膜而刺伤肺，引起气胸。

16. 膺窗　Yīngchuāng（ST16）

【定位与取穴】第 3 肋间隙，前正中线旁开 4 寸（图 3-2-62、图 3-2-65）。

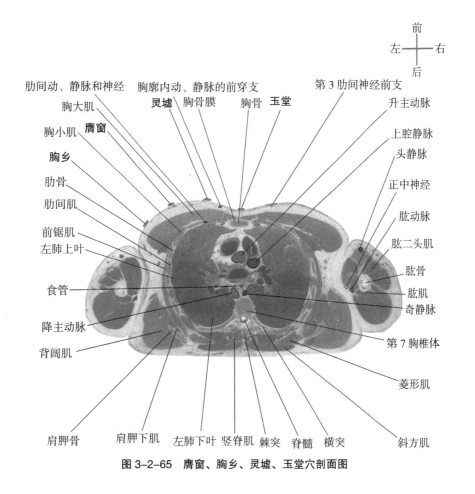

图 3-2-65　膺窗、胸乡、灵墟、玉堂穴剖面图

【穴区层次解剖】

❖皮肤：有第 3 胸神经前支的前皮支分布。

❖皮下组织：内有上述神经分支和胸壁浅静脉。

＊乳腺（女性）：位于皮下。

❖肌肉及筋膜：胸大肌、胸小肌、胸间肌（肋间内肌、肋间外肌、肋间最内肌）。

❖血管：浅层有胸壁浅静脉的属支；深层有胸肩峰动、静脉的分支或属支。

❖神经：浅层有第 3 胸神经前支的外侧皮支和前皮支分布；深层有胸前内、外侧神经的分支和第 3 肋间神经。

❖其他毗邻结构：①上方为第 3 肋骨，下方为第 4 肋骨；②深处有肺脏。

【主治】①咳嗽、哮喘；②胸肋胀痛、乳痈。

【操作】斜刺或平刺 0.5~0.8 寸。

【应用解读】本穴在胸前，深面有胸大肌、胸小肌、肋间肌，可以治疗这些肌肉损伤引起的胸痛；临近肺脏，可以治疗咳嗽、气喘、胸胁胀痛等；临近乳腺，可以治疗乳腺疾病。

【危险提示】若针刺过深，针尖可透过肋间肌、壁胸膜、胸膜腔、脏胸膜而刺伤肺，引起气胸。

17. 乳中 Rǔzhōng（ST 17）

【定位与取穴】在胸部，乳头中央（图 3-2-62、图 3-2-66）。

【穴区层次解剖】

❖皮肤：有第 4 胸神经前支的外侧皮支分布。

❖皮下组织：内有上述神经分支及胸壁浅静脉。

＊乳腺（女性）：位于皮下。

❖肌肉及筋膜：胸大肌、胸小肌、肋间肌。

❖血管：浅层有胸壁浅静脉的属支；深层有胸外侧动、静脉的分支或属支。

❖神经：浅层有第 4 胸神经前支的外侧皮支分布；深层有胸前内、外侧神经和第 4 肋间神经。

❖其他毗邻结构：①上方为第 4 肋骨，下方为第 5 肋骨；②深处有肺脏。

【应用解读】乳中多用作胸腹部穴位的定位标志，一般不作刺灸。

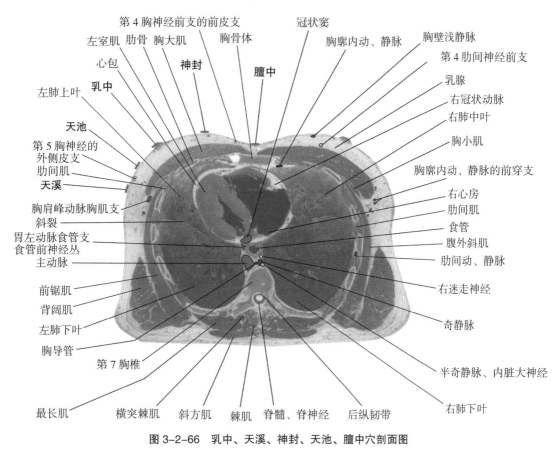

图 3-2-66　乳中、天溪、神封、天池、膻中穴剖面图

18. 乳根　Rǔgēn（ST18）

【定位与取穴】在胸部，第 5 肋间隙，前正中线旁开 4 寸（图 3-2-62、图 3-2-67）。

【穴区层次解剖】

❖ 皮肤：有第 5 胸神经前支的外侧皮支和前皮支分布。

❖ 皮下组织：内有上述神经分支和胸壁浅静脉。

*乳腺（女性）：位于皮下。

❖ 肌肉及筋膜：胸大肌、肋间肌。

❖ 血管：浅层有胸壁浅静脉的属支；深层有胸外侧动、静脉的分支或属支。

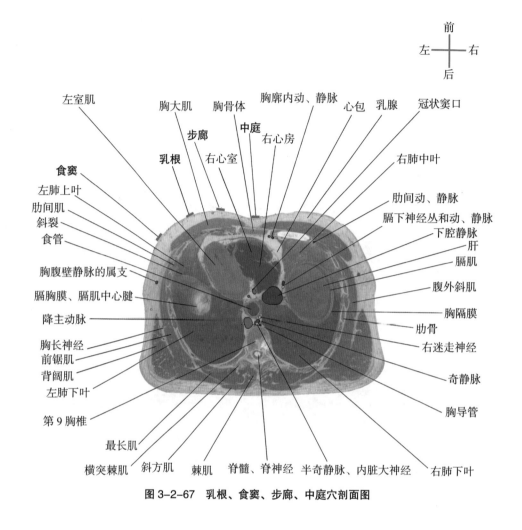

前
左 ┼ 右
后

左室肌　胸大肌　胸骨体　胸廓内动、静脉　心包　乳腺　冠状窦口

步廊　中庭

乳根　右心室　右心房　右肺中叶

食窦

左肺上叶
肋间肌
斜裂
食管

胸腹壁静脉的属支
膈胸膜、膈肌中心腱

降主动脉

胸长神经
前锯肌
背阔肌
左肺下叶

第9胸椎

最长肌

横突棘肌　斜方肌　棘肌　脊髓、脊神经　半奇静脉、内脏大神经　右肺下叶

肋间动、静脉
膈下神经丛和动、静脉
下腔静脉
肝
膈肌
腹外斜肌
胸隔膜
肋骨
右迷走神经
奇静脉
胸导管

图 3-2-67　乳根、食窦、步廊、中庭穴剖面图

❖ 神经：浅层有第 5 胸神经前支的外侧皮支分布；深层有胸内、外侧神经和第 5 肋间神经。

❖ 其他毗邻结构：①上方为第 5 肋骨，下方为第 6 肋骨；②深处有肺脏。

【主治】①乳痈、乳汁少；②咳嗽、哮喘、胸闷、胸痛。

【刺法操作】斜刺或平刺 0.5~0.8 寸。

【应用解读】本穴在胸前，深面有胸大肌、胸小肌、肋间肌，可以治疗这些肌肉损伤引起的胸痛；临近肺脏，可以治疗咳嗽、气喘、胸胁胀痛等；临近乳腺，可以治疗乳腺疾病。

【危险提示】若针刺过深，针尖可透过肋间肌、壁胸膜、胸膜腔、脏胸膜而刺伤肺，引起气胸。

19. 不容　Bùróng（ST19）

【定位与取穴】脐中上 6 寸，前正中线旁开 2 寸（图 3-2-68、图 3-2-69）。

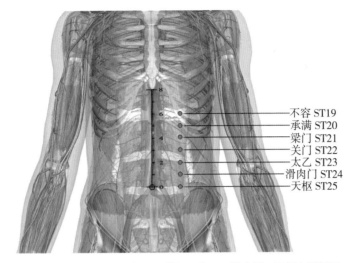

图 3-2-68　不容、承满、梁门、关门、太乙、滑肉门、天枢穴透视图

不容 ST19
承满 ST20
梁门 ST21
关门 ST22
太乙 ST23
滑肉门 ST24
天枢 ST25

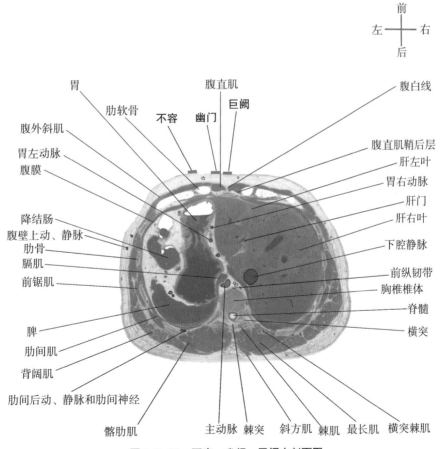

图 3-2-69　不容、幽门、巨阙穴剖面图

【穴区层次解剖】

❖ 皮肤：有第 6~8 胸神经前支的外侧皮支和前皮支分布。

❖ 皮下组织：内有上述神经分支和腹壁浅静脉。

❖ 肌肉及筋膜：腹直肌及其鞘。

❖ 血管：浅层有腹壁浅静脉，深层有腹壁上动、静脉的分支或属支。

❖ 神经：浅层有第 6~8 胸神经前支的外侧皮支和前皮支分布；深层有第 6、7 胸神经前支的肌支。

❖ 其他毗邻结构：①肋软骨、肋弓；②深入腹腔，在左穴区下有胃、肝左叶、横结肠，右穴区下有肝。

【主治病症】①胸痛引背；②腹满、胁下痛、呕吐、食欲不振。

【刺法操作】直刺 0.5~0.8 寸。不宜深刺，以免损伤胃、肝或横结肠。肋弓角狭小的人，此穴下可能正当肋骨，针刺时可采用向外斜刺法。

【应用解读】本穴在腹部，针刺腹直肌、腹部各层筋膜可对腹部器官（主要是肝、胃、结肠等消化器官）的功能产生调节作用，因而可以治疗呕吐、胃痛、腹胀、食欲不振等。

【危险提示】若针刺过深，可刺破腹内筋膜、腹膜外脂肪、壁腹膜而进入腹膜腔。针刺进至壁腹膜前，有 3 个阻抗较大处，即皮肤、腹直肌鞘前层和腹直肌鞘后层。深刺右侧不容穴时，因肝质柔软而脆，随呼吸上下运动，针尖易刺伤肝脏，导致出血。深刺左侧不容穴时，针尖有可能刺伤胃或横结肠。

20. 承满　Chéngmǎn（ST20）

【定位与取穴】脐中上 5 寸，前正中线旁开 2 寸（图 3-2-68、图 3-2-70）。

【穴区层次解剖】

❖ 皮肤：有第 6~8 胸神经前支的外侧皮支和前皮支分布。

❖ 皮下组织：内有上述神经分支和腹壁浅静脉。

❖ 肌肉及筋膜：腹直肌及其鞘。

❖ 血管：浅层有腹壁浅静脉；深层有腹壁上动、静脉的分支或属支。

❖ 神经：浅层有第 6~8 胸神经前支的外侧皮支和前皮支分布；深层有第 6~8 胸神经前支的肌支分布。

❖ 其他毗邻结构：①肋软骨、肋弓；②深入腹腔，在左穴区下有胃、横结肠，右穴区下有肝。

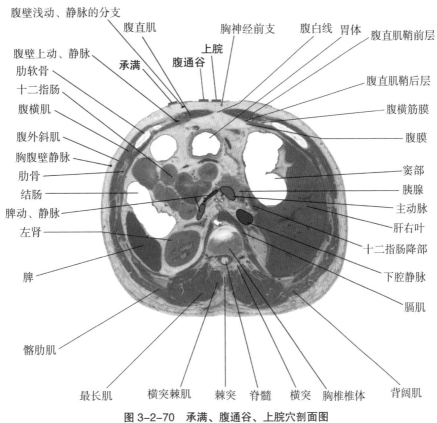

图 3-2-70 承满、腹通谷、上脘穴剖面图

【主治病症】①肠鸣、腹痛、腹胀、噎膈；②吐血。

【刺法操作】直刺 0.8~1 寸。不宜深刺，以免损伤胃、肝或横结肠。

【应用解读】左侧穴区下方为胃、横结肠，因此可以治疗胃肠疾病。右侧穴区临近胆囊的体表投影，相当于右侧腹直肌外缘和肋弓的交点部位。当急性胆囊炎发作时，右上腹有明显的压痛点。

【危险提示】若针刺过深，可刺破腹内筋膜、腹膜外脂肪、壁腹膜而进入腹膜腔。针刺进至壁腹膜前，有 3 个阻抗较大处，即皮肤、腹直肌鞘前层和腹直肌鞘后层。深刺时有可能刺伤胃、肝或横结肠。肝质柔软而脆，随呼吸上下运动，针刺入肝，易导致出血。

21. 梁门 Liángmén（ST21）

【定位与取穴】脐中上 4 寸，前正中线旁开 2 寸（图 3-2-68、图 3-2-71）。

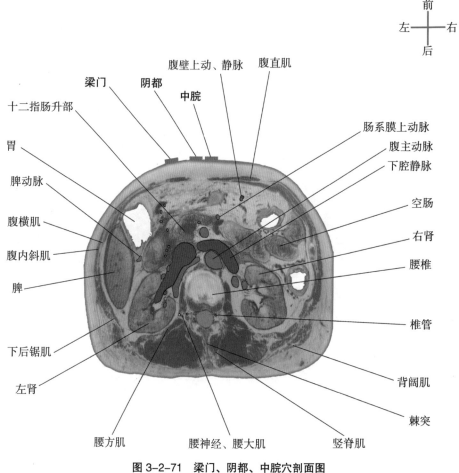

图 3-2-71 梁门、阴都、中脘穴剖面图

【穴区层次解剖】

❖ 皮肤：有第 7~9 胸神经前支的外侧皮支和前皮支分布。

❖ 皮下组织：内有上述神经分支和腹壁浅静脉。

❖ 肌肉及筋膜：腹直肌及其鞘。

❖ 血管：浅层有腹壁浅静脉；深层有腹壁上动、静脉的分支或属支。

❖ 神经：浅层有第 7~9 胸神经前支的外侧皮支和前皮支分布；深层有第 7~9 胸神经前支的肌支分布。

❖ 其他毗邻结构：①肋软骨、肋弓；②深入腹腔，在左穴区下有胃、横结肠，右穴区下有肝。

【主治病症】胃痛、呕吐、食欲不振、腹胀、泄泻。

【刺法操作】直刺 0.8~1 寸。不宜深刺，以免损伤胃、肝或横结肠。

【应用解读】若本穴区在腹部，下方为胃、横结肠，因此可以治疗胃肠疾病。

【危险提示】针刺过深，可刺破腹内筋膜、腹膜外脂肪、壁腹膜而进入腹膜腔。针刺进至壁腹膜前，有 3 个阻抗较大处，即皮肤、腹直肌鞘前层和腹直肌鞘后层。深刺时有可能刺伤胃、肝或横结肠。肝质柔软而脆，随呼吸上下运动，针刺入肝，易导致出血。

22. 关门 Guānmén（ST22）

【定位与取穴】脐中上 3 寸，前正中线旁开 2 寸（图 3-2-68、图 3-2-72）。

【穴区层次解剖】

❖ 皮肤：有第 7~9 胸神经前支的外侧皮支和前皮支分布。

❖ 皮下组织：内有上述神经分支和腹壁浅静脉。

❖ 肌肉及筋膜：腹直肌及其鞘。

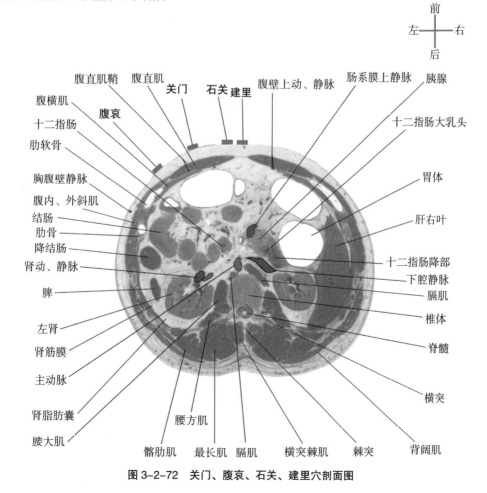

图 3-2-72 关门、腹哀、石关、建里穴剖面图

❖ 血管：浅层有腹壁浅静脉；深层有腹壁上动、静脉的分支或属支。

❖ 神经：浅层有第 7~9 胸神经前支的外侧皮支和前皮支分布；深层有第 7~9 胸神经前支的肌支分布。

❖ 其他毗邻结构：深入腹腔，在穴区下有大网膜、胃下缘、横结肠、空肠。

【主治病症】①腹胀、腹痛、肠鸣、泄泻；②水肿、遗尿。

【刺法操作】直刺 0.8~1 寸。不宜深刺，以免损伤胃、横结肠或空肠。

【应用解读】本穴在腹部，下方为胃下缘、空肠，因此可以治疗胃肠疾病。

【危险提示】若针刺过深，可刺破腹内筋膜、腹膜外脂肪、壁腹膜而进入腹膜腔。针刺进至壁腹膜前，有 3 个阻抗较大处，即皮肤、腹直肌鞘前层和腹直肌鞘后层。深刺时有可能刺伤胃或空肠。针刺进入腹腔后，可以刺中大网膜和小肠。

23. 太乙 Tàiyǐ（ST23）

【定位与取穴】脐中上 2 寸，前正中线旁开 2 寸（图 3-2-68、图 3-2-73）。

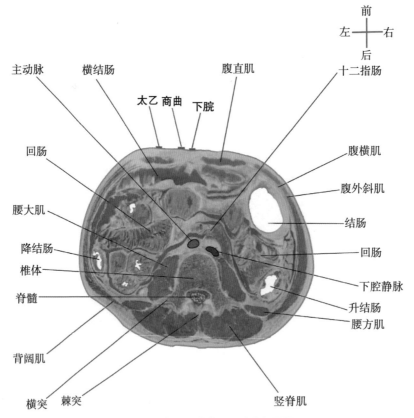

图 3-2-73 太乙、商曲、下脘穴剖面图

【穴区层次解剖】

❖ 皮肤：有第 8~10 胸神经前支的外侧皮支和前皮支分布。

❖ 皮下组织：内有上述神经分支和腹壁浅静脉。

❖ 肌肉及筋膜：腹直肌及其鞘。

❖ 血管：浅层有腹壁浅静脉；深层有腹壁上动、静脉的分支或属支。

❖ 神经：浅层有第 8~10 胸神经前支的外侧皮支和前皮支分布；深层有第 8~10 胸神经前支的肌支分布。

❖ 其他毗邻结构：深入腹腔，在左侧穴区深面外侧有降结肠，正下方有横结肠、空肠；右侧穴区深面外侧有升结肠，正下方有横结肠、空肠。

【主治病症】①腹痛、腹胀、呕吐；②癫痫、吐舌。

【刺法操作】直刺 0.8~1.2 寸。

【应用解读】本穴在腹部，下方为结肠、空肠，因此可以治疗胃肠疾病。

【危险提示】若针刺过深，可刺破腹内筋膜、腹膜外脂肪、壁腹膜而进入腹膜腔。针刺进至壁腹膜前，有 3 个阻抗较大处，即皮肤、腹直肌鞘前层和腹直肌鞘后层。深刺时有可能刺伤结肠或空肠。针刺进入腹腔后，可以刺中大网膜和小肠。

24. 滑肉门　Huáròumén（ST24）

【定位与取穴】脐中上 1 寸，前正中线旁开 2 寸（图 3-2-68、图 3-2-74）。

【穴区层次解剖】

❖ 皮肤：有第 8~10 胸神经前支的外侧皮支和前皮支分布。

❖ 皮下组织：内有上述神经分支和肚周静脉网。

❖ 肌肉及筋膜：腹直肌及其鞘。

❖ 血管：浅层有腹壁浅静脉；深层有腹壁上动、静脉的分支或属支。

❖ 神经：浅层有第 8~10 胸神经前支的外侧皮支和前皮支分布；深层有第 8~10 胸神经前支的肌支分布。

❖ 其他毗邻结构：深入腹腔，在左侧穴区深面外侧有降结肠，正下方有横结肠、小肠；右侧穴区深面外侧有升结肠，正下方有横结肠、小肠。

【主治病症】①腹痛、腹胀、呕吐；②癫痫、吐舌。

【刺法操作】直刺 0.8~1.2 寸，斜刺或平刺可达 1.5 寸。

【应用解读】本穴在腹部，下方为结肠、小肠，因此可以治疗胃肠疾病。

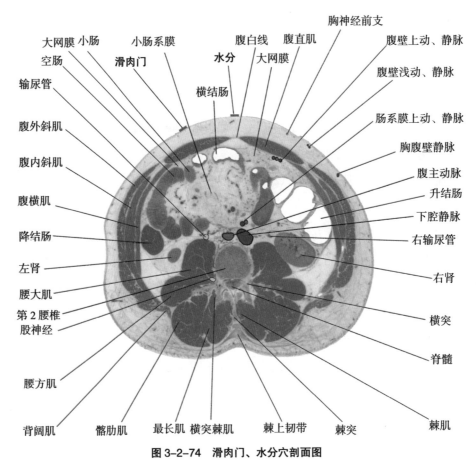

图 3-2-74　滑肉门、水分穴剖面图

【危险提示】若针刺过深，可刺破腹内筋膜、腹膜外脂肪、壁腹膜而进入腹膜腔。针刺进至壁腹膜前，有 3 个阻抗较大处，即皮肤、腹直肌鞘前层和腹直肌鞘后层。深刺时有可能刺伤结肠或小肠。针刺进入腹腔后，可以刺中大网膜和小肠。

25. 天枢　Tiānshū（ST25）大肠募穴

【定位与取穴】横平脐中，前正中线旁开 2 寸（图 3-2-68、图 3-2-75）。

【穴区层次解剖】

❖ 皮肤：有第 9~11 胸神经前支的外侧皮支和前皮支分布。

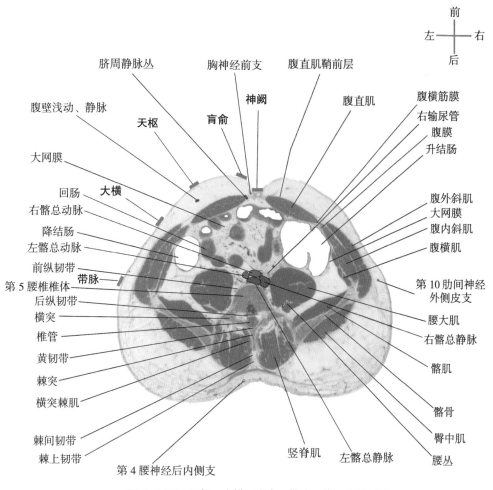

图 3-2-75　天枢、大横、盲俞、带脉、神阙穴剖面图

❖ 皮下组织：内有上述神经分支和脐周静脉网。

❖ 肌肉及筋膜：腹直肌及其鞘。

❖ 血管：浅层有腹壁浅静脉；深层有腹壁上、下动、静脉的分支或属支。

❖ 神经：浅层有第 9~11 胸神经前支的外侧皮支和前皮支分布；深层有第 9~11 胸神经前支的肌支分布。

❖ 其他毗邻结构：深入腹腔，在左侧穴区深面外侧有降结肠，下方有横结肠、小肠；右侧穴区深面外侧有升结肠，下方有横结肠、小肠。

【主治病症】①腹痛、腹胀、肠鸣、泄泻、便秘；②月经不调、痛经。灸治小儿慢性消化系统疾病。

【刺法操作】直刺 0.8~1.2 寸，斜刺或平刺可达 1.5 寸。

【应用解读】本穴下方为小肠，外侧有结肠，是治疗腹痛、腹胀、腹泻和便秘的主要穴位；临近盆腔，对月经病和痛经也有疗效。

【危险提示】若针刺过深，可刺破腹内筋膜、腹膜外脂肪、壁腹膜而进入腹膜腔。深刺时有可能刺伤结肠或空肠。针刺进入腹腔后，可以刺中大网膜和小肠。

26. 外陵 Wàilíng（ST26）

【定位与取穴】在下腹部，脐中下 1 寸，前正中线旁开 2 寸（图 3-2-76、图 3-2-77）。

【穴区层次解剖】

❖ 皮肤：有第 10~12 胸神经前支的外侧皮支和前皮支分布。

❖ 皮下组织：内有上述神经分支和腹壁浅动、静脉。

❖ 肌肉及筋膜：腹直肌及其鞘。

❖ 血管：浅层有腹壁浅静脉；深层有腹壁下动、静脉的分支或属支。

❖ 神经：浅层有第 10~12 胸神经前支的外侧皮支和前皮支分布；深层有第 10~12 胸神经前支的肌支分布。

❖ 其他毗邻结构：下方有小肠。

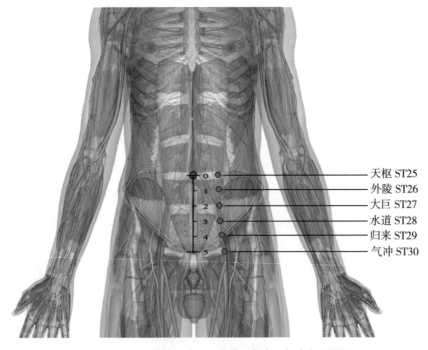

天枢 ST25
外陵 ST26
大巨 ST27
水道 ST28
归来 ST29
气冲 ST30

图 3-2-76　外陵、大巨、水道、归来、气冲穴透视图

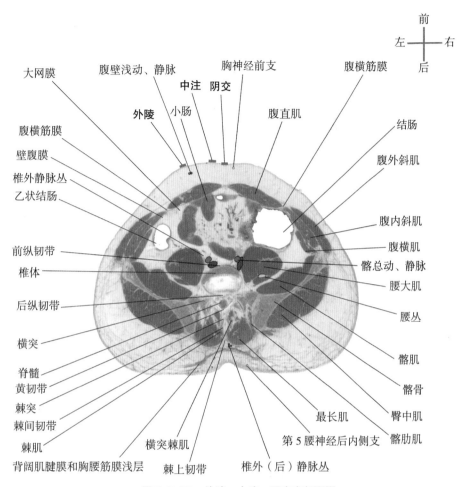

图 3-2-77　外陵、中注、阴交穴剖面图

【主治病症】腹痛、腹胀。

【刺法操作】直刺或斜刺 1~1.5 寸。

【应用解读】本穴下方为小肠，因此可以治疗腹痛、腹胀。

【危险提示】针刺外陵穴进至壁腹膜前，有 3 个阻抗较大处，即皮肤、腹直肌鞘前层和腹直肌鞘后层。针刺进入腹膜腔后，有可能刺伤小肠，故进入腹腔后速度宜慢，不宜大幅度捻转。

27. 大巨　Dàjù（ST27）

【定位与取穴】在下腹部，脐中下 2 寸，前正中线旁开 2 寸（图 3 2 76、图 3-2-78）。

【穴区层次解剖】

❖ 皮肤：有第 10~12 胸神经前支的外侧皮支和前皮支分布。

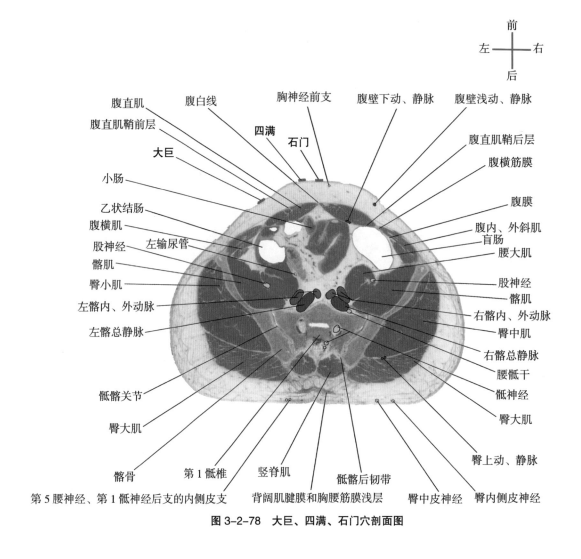

前
左 ┼ 右
后

腹直肌　腹白线　胸神经前支　腹壁下动、静脉　腹壁浅动、静脉
腹直肌鞘前层
四满
石门
腹直肌鞘后层
大巨
腹横筋膜
小肠
腹膜
乙状结肠
腹内、外斜肌
腹横肌
盲肠
股神经
左输尿管
腰大肌
髂肌
臀小肌
股神经
左髂内、外动脉
髂肌
左髂总静脉
右髂内、外动脉
臀中肌
右髂总静脉
腰骶干
骶神经
骶髂关节
臀大肌
臀大肌
髂骨　第1骶椎　竖脊肌　骶髂后韧带
臀上动、静脉
第5腰神经、第1骶神经后支的内侧皮支　背阔肌腱膜和胸腰筋膜浅层　臀中皮神经　臀内侧皮神经

图 3-2-78　大巨、四满、石门穴剖面图

❖ 皮下组织：内有上述神经分支和腹壁浅动、静脉。

❖ 肌肉及筋膜：腹直肌及其鞘。

❖ 血管：浅层有腹壁浅静脉；深层有腹壁下动、静脉的分支或属支。

❖ 神经：浅层有第 10~12 胸神经前支的外侧皮支和前皮支分布；深层有第 10~12 胸神经前支的肌支分布。

❖ 其他毗邻结构：下方有小肠，右侧临近盲肠，左侧临近乙状结肠。

【主治病症】①腹胀、腹痛；②小便不利；③疝气、遗精。

【刺法操作】直刺 0.7~1.2 寸，斜刺或平刺可达 2 寸。

【应用解读】本穴在小腹部，临近盆腔，故可以治疗腹胀和泌尿生殖器官疾病。弓状线位于脐至耻骨联合上缘连线的中、上 1/3 交界处，与大巨穴接近。

【危险提示】本穴处已无腹直肌鞘后层，所以腹壁略薄，阻抗的层次减少 1 处。针刺进至壁腹膜前，有 2 个阻抗较大处，即皮肤、腹直肌鞘前层。针刺进入腹膜腔后，有可能刺伤小肠，故进入腹腔后速度宜慢，不宜大幅度捻转。

28. 水道　Shuǐdào（ST28）

【定位与取穴】在下腹部，脐中下 3 寸，前正中线旁开 2 寸（图 3-2-76、图 3-2-79）。

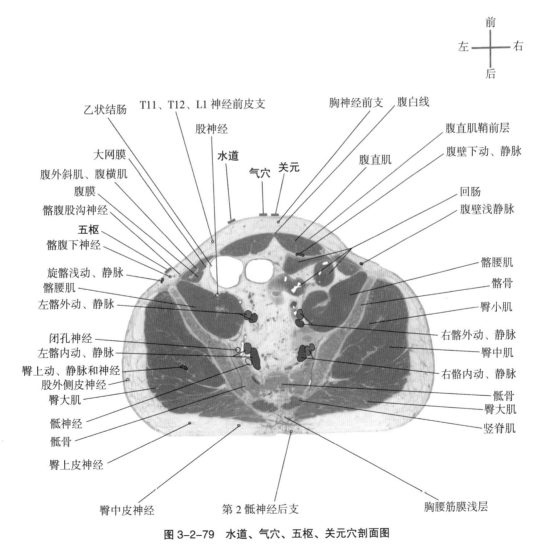

图 3-2-79　水道、气穴、五枢、关元穴剖面图

【穴区层次解剖】

❖ 皮肤：有第 11、12 胸神经前支、第 1 腰神经前支的外侧皮支和前皮支分布。

❖ 皮下组织：内有上述神经分支和腹壁浅动、静脉。

❖ 肌肉及筋膜：腹直肌及其鞘。

❖ 血管：浅层有腹壁浅静脉；深层有腹壁下动、静脉的分支或属支。

❖ 神经：浅层有第 11、12 胸神经前支、第 1 腰神经前支的外侧皮支和前皮支分布；深层有第 11、12 胸神经前支的肌支。

❖ 其他毗邻结构：下方有小肠，右侧临近盲肠，左侧临近乙状结肠。

【主治病症】①小便不利、小腹胀满；②痛经、不孕、疝气。

【刺法操作】直刺 0.8~1.2 寸，斜刺或平刺可达 2 寸。

【应用解读】本穴深部有小肠、髂外动脉、输尿管，距离泌尿生殖器官比较近，所以可以治疗泌尿生殖器官疾病。

【危险提示】腹横筋膜深面有腹壁下动、静脉干。其体表投影与腹壁浅动、静脉干的体表线相同。水道穴在此体表投影线稍内侧，腹腔深部有髂外动脉，针刺时应注意勿刺伤血管。针刺右侧水道穴，可能会刺伤回肠；针刺左侧水道穴，可能会刺伤降结肠，故针刺勿过快、过深。

29. 归来 Guīlái（ST29）

【定位与取穴】在下腹部，脐中下 4 寸，前正中线旁开 2 寸（图 3-2-76、图 3-2-80）。

【穴区层次解剖】

❖ 皮肤：有第 11、12 胸神经前支、第 1 腰神经前支的外侧皮支和前皮支分布。

❖ 皮下组织：内有上述神经分支和腹壁浅动、静脉。

❖ 肌肉及筋膜：腹直肌及其鞘。

❖ 血管：浅层有腹壁浅静脉；深层有腹壁下动、静脉的分支或属支。

❖ 神经：浅层有第 11、12 胸神经前支、第 1 腰神经前支的外侧皮支和前皮支分布；深层有第 11~12 胸神经前支的肌支和髂腹下神经的肌支分布。

❖ 其他毗邻结构：下方有小肠，右侧临近盲肠，左侧临近乙状结肠。

【主治病症】①少腹痛、疝气；②月经不调、妇人阴冷、肿痛。

【刺法操作】直刺 0.8~1.2 寸。不宜刺透壁腹膜，不宜向腹中线方向斜刺。孕妇禁针灸。

【应用解读】本穴深部有小肠、髂外动脉，距离泌尿生殖器官比较近，所以可以治疗泌尿生殖器官疾病。

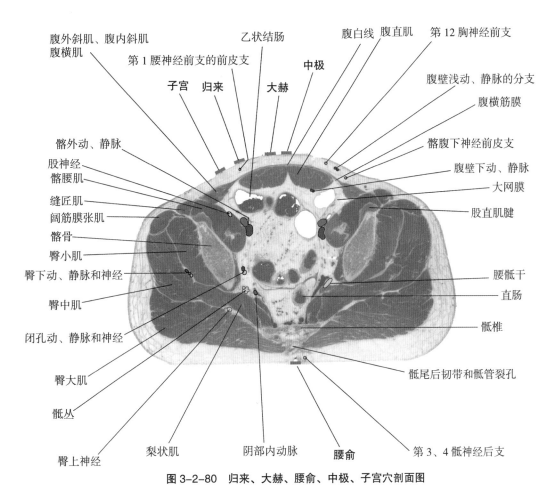

图 3-2-80　归来、大赫、腰俞、中极、子宫穴剖面图

【危险提示】若垂直深刺，有可能刺伤小肠或盲肠（右侧）、乙状结肠（左侧）。如果膀胱充盈，可高出耻骨联合，上升到中极穴和归来穴的水平面，在女性，伏在膀胱上方的子宫，此时也会被推顶向上升起，故针刺归来穴时同针刺腹前壁上其他穴位一样，勿过深、过快，以免伤及前述脏器。

30. 气冲　Qìchōng（ST30）

【定位与取穴】在腹股沟区，耻骨联合上缘，前正中线旁开 2 寸，动脉搏动处（图 3-2-76、

图 3-2-81)。

【穴区层次解剖】

❖ 皮肤：有第 12 胸神经前支、第 1 腰神经前支的外侧皮支和前皮支分布。

❖ 皮下组织：内有上述神经分支和腹壁浅动、静脉。

❖ 肌肉及筋膜：腹外斜肌、腹内斜肌、腹横肌、耻骨肌。

❖ 血管：浅层有腹壁浅动、静脉；深层有腹壁下动、静脉；外侧有髂外动、静脉。

❖ 神经：浅层有第 12 胸神经前支、第 1 腰神经前支的外侧皮支和前皮支分布；深层有第 11、12 胸神经前支的肌支、髂腹下神经的前皮支、髂腹股沟神经、生殖股神经生殖支。

❖ 其他毗邻结构：①腹沟股淋巴结，有浅、深之分，浅群淋巴结位于腹股沟部皮下，以及卵圆窝及大隐静脉近侧端的附近，深群淋巴结位于股静脉附近；②腹股沟管，内有精索（或子宫圆韧带）；③下方有小肠，右侧临近盲肠，左侧临近乙状结肠。

【主治病症】①疝气；②月经不调、不孕。

【刺法操作】直刺 0.5~1 寸。

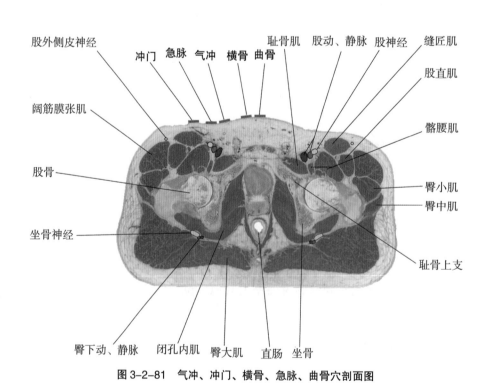

图 3-2-81　气冲、冲门、横骨、急脉、曲骨穴剖面图

【应用解读】腹外斜肌腱膜后方的腹股沟管内，男性有精索，女性有子宫圆韧带，两者皆伴有髂腹股沟神经。气冲穴正位于腹股沟管的前侧，在其皮下环（浅环）的外上方，因此可以治疗疝气和子宫病。腹股沟管的深处，即为腹腔。本穴区的腹腔内，左侧有乙状结肠，右侧有盲肠等。膀胱充盈时，也可高突到本穴高度。

【危险提示】在气冲穴针刺，要注意以下 3 点。

（1）要避开腹壁浅动、静脉和腹壁下动、静脉。为此，针刺时要在血管体表线内侧的穴区刺入，勿刺在体表线上。

（2）要避免刺入腹腔、损害脏器。为此，如非必要，针刺不要刺透壁腹膜入腹腔。根据本穴区的解剖结构，针刺时可会有 2 个阻抗较大处，即皮肤、腹外斜肌腱膜。第 2 个阻抗过后，再不要深进。

（3）要避免刺中精索。为此，针刺时要紧靠腹股沟韧带向后直刺，不宜远离韧带或向上方刺入。

31. 髀关　Bìguān（ST31）

【定位与取穴】在股前区，髂前上棘、髌底外侧端连线与耻骨联合下缘水平线的交点处，股直肌近端、缝匠肌与阔筋膜张肌 3 条肌肉之间凹陷中（图 3-2-82、图 3-2-83）。

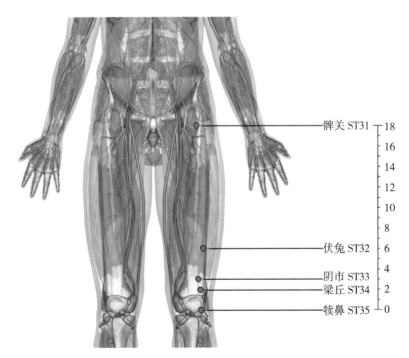

图 3-2-82　髀关、伏兔、阴市、梁丘、犊鼻穴透视图

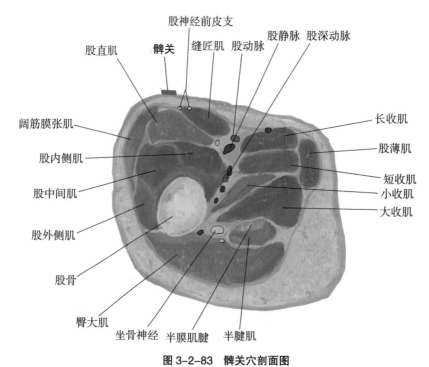

图 3-2-83　髀关穴剖面图

取穴：跷足，稍屈膝，大腿稍外展外旋，绷紧肌肉，在股直肌近端显现出 2 条相交叉的肌肉（斜向内侧为缝匠肌，外侧为阔筋膜张肌），3 条肌肉围成一个三角形凹陷，其三角形顶角下凹陷中即为本穴。

【穴区层次解剖】

❖ 皮肤：有股外侧皮神经分布。

❖ 皮下组织：内有上述神经分支。

❖ 肌肉及筋膜：股直肌、股外侧肌。

❖ 血管：有旋股外侧动、静脉。

❖ 神经：浅层有股外侧皮神经分布；深层有股神经的肌支。

❖ 其他毗邻结构：股骨。

【主治病症】下肢痿痹、屈伸不利。

【刺法操作】直刺 0.5~1 寸，斜刺或平刺可达 1.5 寸。

【应用解读】本穴临近腰大肌的附着点，针刺本穴，可以放松腰大肌，进而治疗下肢的各种病症。

32. 伏兔　Fútù（ST32）

【定位与取穴】在髌底上 6 寸，髂前上棘与髌底外侧端的连线上（图 3-2-82、图 3-2-84）。

【穴区层次解剖】

❖ 皮肤：有股神经的前皮支及股外侧皮神经分布。

❖ 皮下组织：内有上述神经分支。

❖ 肌肉及筋膜：股直肌、股中间肌。

❖ 血管：浅层有大隐静脉的属支股外侧静脉；深层有旋股外侧动、静脉。旋股外侧动脉是股深动脉的分支，旋股外侧静脉是股深静脉的属支。

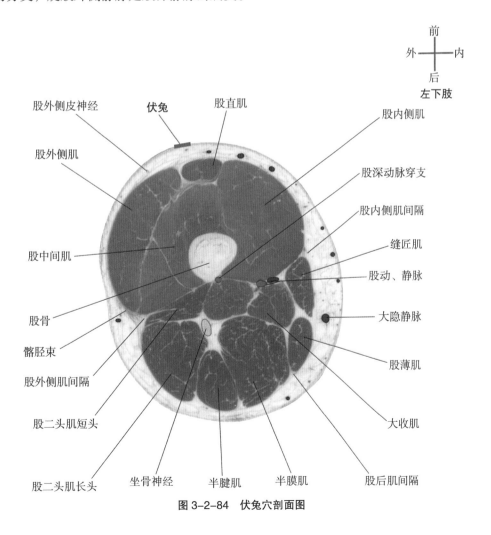

图 3-2-84　伏兔穴剖面图

❖ 神经：浅层有股神经的前皮支、股外侧皮神经分布；深层有股神经的肌支。

❖ 其他毗邻结构：股骨。

【主治病症】①下肢痿痹；②膝冷。

【刺法操作】直刺或斜刺 1~2 寸。

【应用解读】本穴可以缓解股四头肌紧张引起的膝关节疼痛。

33. 阴市　Yīnshì（ST33）

【定位与取穴】在髌底上 3 寸，髂前上棘与髌底外侧端的连线上，当股直肌腱外侧缘（图 3-2-82、图 3-2-85）。

【穴区层次解剖】

❖ 皮肤：有股神经的前皮支及股外侧皮神经分布。

❖ 皮下组织：内有上述神经分支。

❖ 肌肉及筋膜：股直肌腱、股中间肌、股外侧肌。

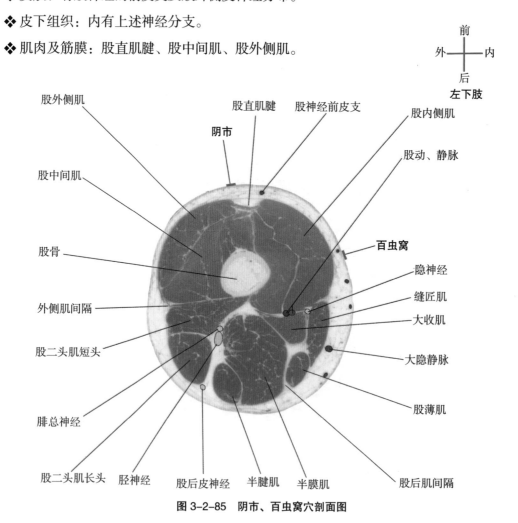

图 3-2-85　阴市、百虫窝穴剖面图

❖ 血管：浅层有大隐静脉的属支；深层有旋股外侧动、静脉。

❖ 神经：浅层有股神经的前皮支、股外侧皮神经分布；深层内侧有股神经的肌支。

❖ 其他毗邻结构：股骨。

【主治病症】腰痛引膝，下肢痿痹、屈伸不利。

【刺法操作】直刺或斜刺 1~2 寸。

【应用解读】本穴可以缓解股四头肌紧张引起的膝关节疼痛。

34. 梁丘　Liángqiū（ST34）郄穴

【定位与取穴】在髌底上 2 寸，髂前上棘与髌底外侧端的连线上，当股外侧肌与股直肌腱之间（图 3-2-82、图 3-2-86）。

【穴区层次解剖】

❖ 皮肤：有股神经的前皮支及股外侧皮神经分布。

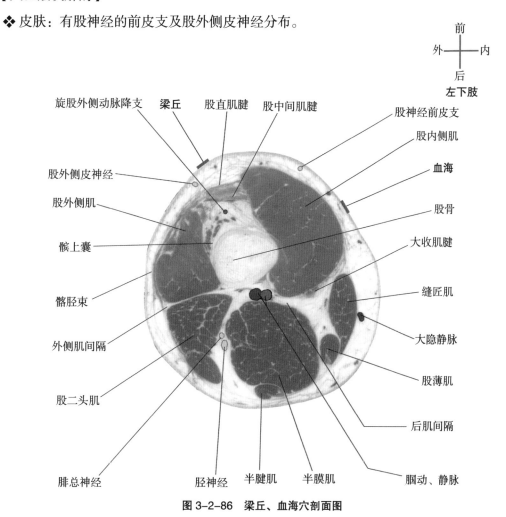

图 3-2-86　梁丘、血海穴剖面图

❖皮下组织：内有上述神经分支。

❖肌肉及筋膜：股直肌腱、股中间肌腱、股外侧肌。

❖血管：浅层有大隐静脉的属支；深层有旋股外侧动、静脉。

❖神经：浅层有股神经的前皮支、股外侧皮神经分布；深层有股神经的肌支。

❖其他毗邻结构：股骨。

【主治病症】①急性胃痛；②乳痈、乳痛；③膝肿痛、下肢不遂。

【刺法操作】直刺 1~1.5 寸，斜刺或平刺可达 2 寸。

【应用解读】本穴为胃经郄穴，可以治疗急性胃痛。

35.犊鼻　Dúbí（ST35）

【定位与取穴】在髌韧带外侧凹陷中（图 3-2-82、图 3-2-87）。屈膝取穴。

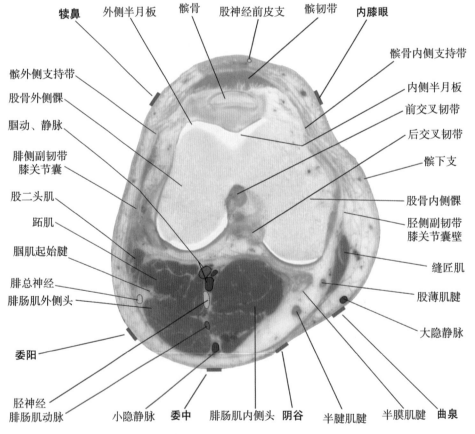

图 3-2-87　犊鼻、委阳、委中、阴谷、曲泉、内膝眼穴剖面图

【穴区层次解剖】

❖ 皮肤：有腓肠外侧皮神经及股神经的前皮支分布。

❖ 皮下组织：内有上述神经分支。

❖ 肌肉及筋膜：髌韧带、髌外侧支持带、膝关节囊、翼状皱襞。

❖ 血管：膝关节动、静脉网。膝部的血供来源于腘动脉的膝关节分支、股动脉的膝降支和胫前动脉的前返支，并有少量源自股内侧肌和大腿后侧肌群的肌支。静脉与同名动脉伴行。

❖ 神经：隐神经髌下支。在膝关节近端，隐神经髌下支与股内侧、中间、外侧皮神经的分支吻合。在膝关节远端，隐神经髌下支与隐神经其他分支吻合。

❖ 其他毗邻结构：股骨、胫骨、腓骨、髌骨。

【主治病症】膝肿痛、屈伸不利。

【刺法操作】屈膝，向后内斜刺 1~1.5 寸。

【应用解读】本穴临近膝关节，因此可以治疗膝关节痛，尤其是髌下脂肪垫炎导致的膝痛。根据《黄帝明堂经》中的描述，本穴位于髌韧带之中，而不是外侧，阅读文献时应注意。本穴主要治疗跪位起立困难，并伴有膝关节疼痛。

【危险提示】若要刺入关节腔，应严格消毒，以防关节腔内感染。

36. 足三里　Zúsānlǐ（ST36）

合穴

【定位与取穴】在犊鼻下 3 寸，犊鼻与解溪连线上（图 3-2-88、图 3-2-89）。

【穴区层次解剖】

❖ 皮肤：有腓肠外侧皮神经分布。

❖ 皮下组织：内有上述神经分支。

❖ 肌肉及筋膜：胫骨前肌、小腿骨间膜、胫骨后肌。

❖ 血管：浅层有小隐静脉；深层有胫前动、静脉的分支或属支。

❖ 神经：浅层有腓肠外侧皮神经分布；深层有腓深神经通过。

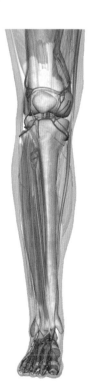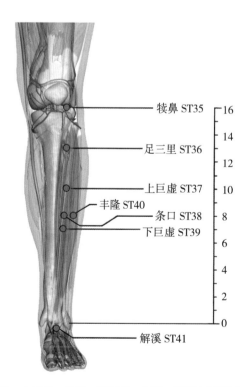

图 3-2-88　足三里、上巨虚、条口、下巨虚、丰隆、解溪穴透视图

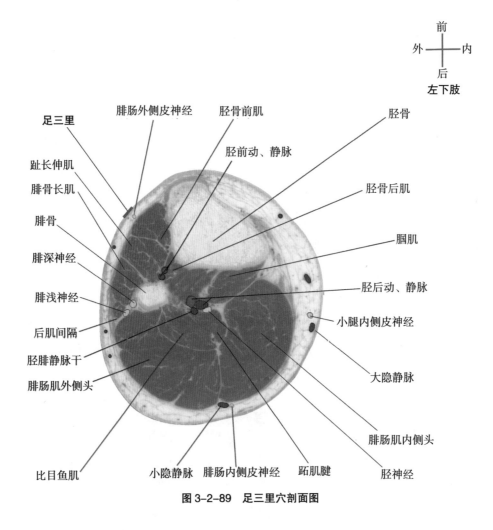

前
外 ── 内
后
左下肢

足三里　腓肠外侧皮神经　胫骨前肌　胫骨
趾长伸肌　胫前动、静脉
腓骨长肌　胫骨后肌
腓骨　腘肌
腓深神经　胫后动、静脉
腓浅神经　小腿内侧皮神经
后肌间隔　大隐静脉
胫腓静脉干
腓肠肌外侧头　腓肠肌内侧头
比目鱼肌　小隐静脉　腓肠内侧皮神经　跖肌腱　胫神经

图 3-2-89　足三里穴剖面图

❖其他毗邻结构：胫骨、腓骨。

【主治病症】①胃痛、呕吐、腹胀、腹痛、肠鸣、消化不良、泄泻、便秘；②发热、癫狂；③乳痈；④虚劳羸瘦；⑤膝足肿痛。

【刺法操作】直刺 1~2 寸。

【应用解读】本穴为强壮保健要穴，常用于保健灸。本穴还是胃大部切除术、胆囊切除术、阑尾切除术等腹部手术的针刺麻醉用穴。本穴在胫骨前肌上，可以治疗胫骨前肌劳损引起的腿痛、踝痛。古人观察到，用力按压足三里，足背动脉的搏动可以停止，说明其下是一条动脉。现代解剖学证明其下有胫前动脉及其返支。

37. 上巨虚　Shàngjùxū（ST37）大肠下合穴

【定位与取穴】在犊鼻下 6 寸，犊鼻与解溪连线上（图 3-2-88、图 3-2-90）。

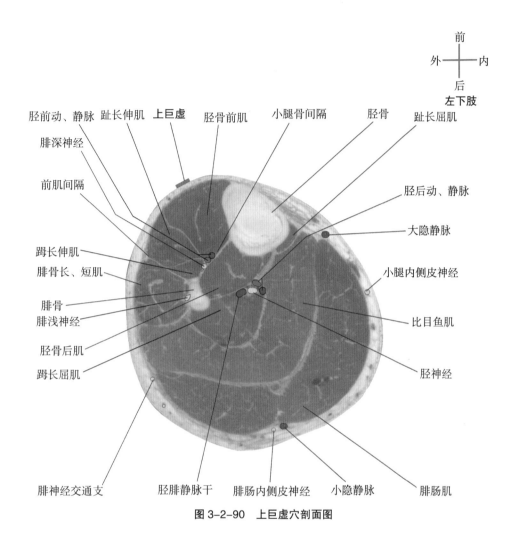

图 3-2-90　上巨虚穴剖面图

【穴区层次解剖】

❖ 皮肤：有腓肠外侧皮神经分布。

❖ 皮下组织：内有上述神经分支。

❖ 肌肉及筋膜：胫骨前肌、小腿骨间膜、胫骨后肌。

❖ 血管：有胫前动、静脉的分支或属支。

❖ 神经：浅层有腓肠外侧皮神经分布；深层有腓深神经通过。

❖ 其他毗邻结构：胫骨、腓骨。

【主治病症】①肠鸣、腹痛、肠痈、便秘、泄泻；②下肢痿痹、膝肿。

【刺法操作】直刺或斜刺 1~2 寸。

【应用解读】本穴在胫骨前肌上，可以治疗胫骨前肌劳损引起的腿痛、踝痛。本穴为大肠经下合穴，可以主治胃肠疾病。本穴还是胃大部切除术的针刺麻醉用穴。

38. 条口　Tiáokǒu（ST38）

【定位与取穴】在犊鼻下8寸，犊鼻与解溪连线上。在胫骨前肌上取穴，横平丰隆（图3-2-88、图3-2-91）。

【穴区层次解剖】

❖ 皮肤：有腓肠外侧皮神经分布。

❖ 皮下组织：内有上述神经分支。

❖ 肌肉及筋膜：胫骨前肌、小腿骨间膜、胫骨后肌。

❖ 血管：穴位深处有胫前动、静脉。

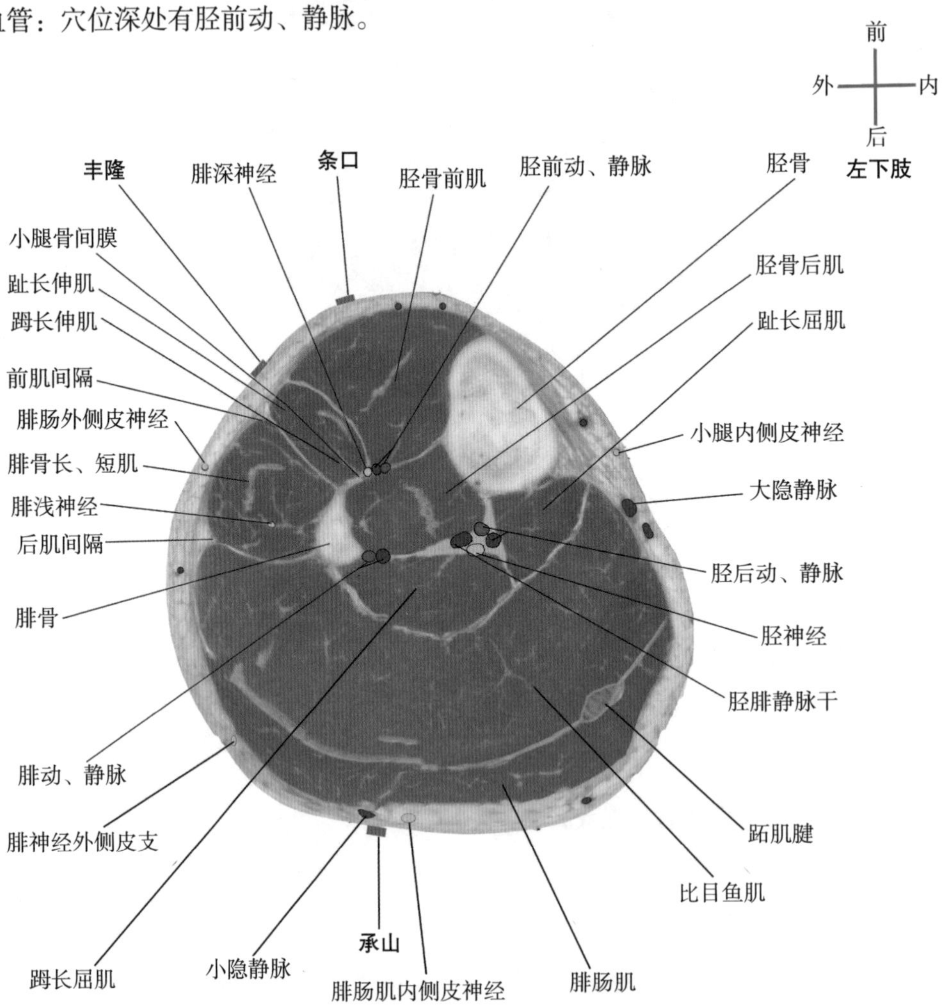

图3-2-91　条口、丰隆、承山剖面图

❖ 神经：浅层有腓肠外侧皮神经分布；深层有腓深神经通过。

❖ 其他毗邻结构：胫骨、腓骨。

【主治病症】下肢痿痹。

【刺法操作】直刺、斜刺或平刺 1~2 寸，可透承山。

【应用解读】现代文献中有用本穴治疗肩周炎的，但经过考证并不具有特异性。本穴位于胫骨前肌上，外侧有蹈长屈肌和趾长屈肌，因此能够治疗这些肌肉损伤引起的小腿疼痛和踝关节疼痛，以及足趾疼痛。

39. 下巨虚 Xiàjùxū（ST39）小肠下合穴

【定位与取穴】在犊鼻下 9 寸，犊鼻与解溪连线上。在胫骨前肌上取穴，横平外丘、阳交（图 3-2-88、图 3-2-92）。

【穴区层次解剖】

❖ 皮肤：有腓肠外侧皮神经分布。

前
外 ┼ 内
后

左下肢

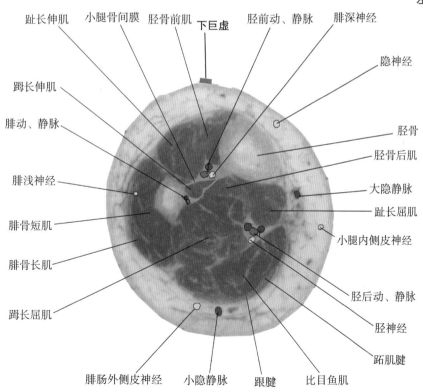

图 3-2-92 下巨虚穴剖面图

❖ 皮下组织：内有上述神经分支。

❖ 肌肉及筋膜：胫骨前肌、小腿骨间膜、胫骨后肌。

❖ 血管：穴位深处有胫前动、静脉。

❖ 神经：浅层有腓肠外侧皮神经分布；深层有腓深神经。

❖ 其他毗邻结构：胫骨、腓骨。

【主治病症】①前阴痛、少腹痛、腰痛；②乳痈；③下肢痿痹。

【刺法操作】直刺、斜刺或平刺 1~1.5 寸。

【应用解读】本穴是小肠经的下合穴，因此可以治疗小肠病，其病症为小腹痛、腰脊控睾而痛，还可以主治阳明经的病候，如乳痈。本穴位于胫骨前肌上，外侧有踇长屈肌和趾长屈肌，因此能够治疗这些肌肉损伤引起的小腿疼痛和踝关节疼痛，以及足趾疼痛。本穴还是剖宫产手术的针刺麻醉用穴。

40. 丰隆　Fēnglóng（ST 40）络穴

【定位与取穴】在外踝尖上 8 寸，犊鼻与解溪连线的中点条口外一横指处，当胫骨前肌的外缘，趾长伸肌上（图 3-2-88、图 3-2-91）。

【穴区层次解剖】

❖ 皮肤：有腓肠外侧皮神经分布。

❖ 皮下组织：内有上述皮神经分支。

❖ 肌肉及筋膜：趾长伸肌、踇长伸肌、小腿骨间膜、胫骨后肌。

❖ 血管：穴位深处有胫前动、静脉。

❖ 神经：浅层有腓肠外侧皮神经分布；深层有腓深神经。

❖ 其他毗邻结构：胫骨、腓骨。

【主治病症】①腹痛、腹胀、便秘；②咳嗽、气喘、痰多、胸痛、咽喉肿痛；③头痛、眩晕、癫狂；④下肢痿痹。

【刺法操作】直刺、斜刺或平刺 1~1.5 寸。

【应用解读】本穴既是穴位名称，也是络脉名称。在《黄帝明堂经》中，从膝中到外踝折作十七寸，而《灵枢·骨度》则折作十六寸。因此，古书中记载的丰隆穴排列在下巨虚下方。由于分寸的差异，近代把它放在下巨虚外一横指。本穴为化痰要穴，能治疗与痰湿有关的症状，如咳嗽、气喘、头痛、眩晕、癫狂。本穴属于胃经，所以能够治疗腹痛、腹胀；位于趾长伸肌上，下方还有踇长伸肌，内侧有胫骨前肌，因此能够治疗这些肌肉损伤引起的小腿疼痛和踝关节疼痛，以及足趾疼痛。

41. 解溪　Jiěxī（ST41）经穴

【定位与取穴】在踝关节前面中央凹陷中，跗长伸肌腱与趾长伸肌腱之间（图 3-2-88、图 3-2-93）。令足趾上跷，显现足背部两肌腱，穴在两腱之间，相当于内、外踝尖连线的中点处。

【穴区层次解剖】

❖ 皮肤：有足背内侧皮神经分布。

❖ 皮下组织：内有上述神经分支及足背皮下静脉。

❖ 肌肉及筋膜：跗长伸肌腱、趾长伸肌腱。

❖ 血管：浅层有足背皮下静脉；深层有胫前动、静脉。

❖ 神经：浅层有足背内侧皮神经分布；深层有腓深神经。

❖ 其他毗邻结构：深面为距骨。

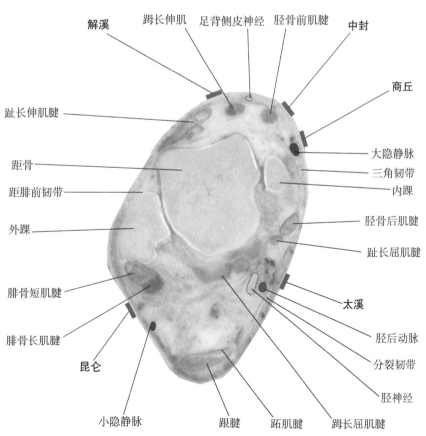

图 3-2-93　解溪、商丘、昆仑、太溪、中封穴剖面图

【主治病症】①头痛、眩晕、癫狂；②腹胀、便秘；③下肢痿痹、足踝肿痛。

【刺法操作】直刺 0.5~1 寸。

【应用解读】本穴临近足踝，可以治疗足踝部疾病；按循经关系，还可以治疗头部和腹部疾病。

42. 冲阳 Chōngyáng（ST42）原穴

【定位与取穴】在足背动脉最高处，足背动脉搏动处。当蹈长伸肌腱与趾长伸肌腱之间，第 2 跖骨基底部与中间楔状骨关节处（图 3-2-94、图 3-2-95）。

【穴区层次解剖】

❖ 皮肤：有足背内侧皮神经分布。

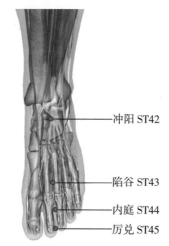

图 3-2-94 冲阳、陷谷、内庭、厉兑穴透视图

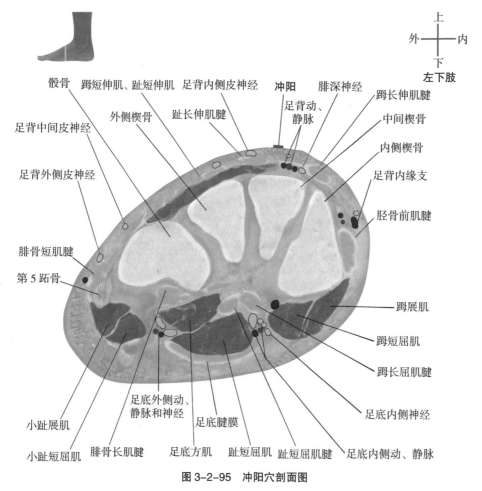

图 3-2-95 冲阳穴剖面图

❖ 皮下组织：内有上述神经分支及足背静脉网。

❖ 肌肉及筋膜：踇长伸肌腱、趾长伸肌腱、踇短伸肌。

❖ 血管：浅层有足背静脉网；深层内侧是足背动、静脉。

❖ 神经：浅层有足背内侧皮神经分布；深层有腓深神经。

❖ 其他毗邻结构：深面是中间楔骨、第 2 跖骨。

【主治病症】①口喎、牙痛、面肿；②胃痛、腹胀；③癫狂；④足背肿痛、足痿无力。

【刺法操作】避开动脉，直刺 0.5~1 寸。

【应用解读】冲阳乃足阳明经原穴，位于足阳明诊脉处，称"冲阳脉"；因其在足背部，又称"跌阳脉"。本穴古称"足阳明"，宋以前文献载针灸方中"足阳明"者，即相当于本穴。

【危险提示】本穴在足背动脉外侧，针具过粗或刺中动脉会导致出血。

43. 陷谷　Xiàngǔ（ST43）输穴

【定位与取穴】在足背，第 2、3 跖骨间，第 2 跖趾关节近端凹陷中（图 3-2-94、图 3-2-96）。

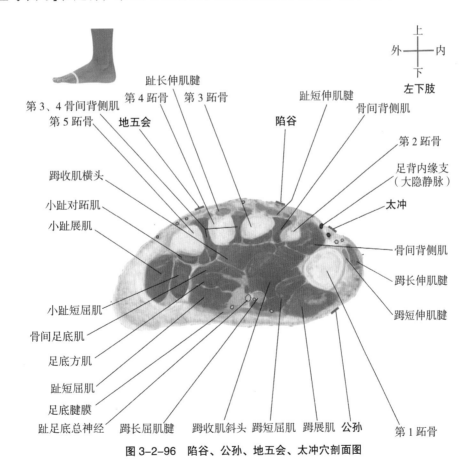

图 3-2-96　陷谷、公孙、地五会、太冲穴剖面图

【穴区层次解剖】

❖ 皮肤：有足背内侧皮神经分布。

❖ 皮下组织：内有上述神经分支和足背静脉网。

❖ 肌肉及筋膜：趾长伸肌腱、趾短伸肌腱、第2骨间背侧肌、踇收肌斜头。

❖ 血管：浅层有足背静脉网；深层有第2趾背动、静脉。

❖ 神经：浅层有足背内侧皮神经分布；深层有足底外侧神经分布。

❖ 其他毗邻结构：第2、3跖骨。

【主治病症】①面肿、水肿；②肠鸣、腹痛；③足背肿痛、足痿无力。

【刺法操作】直刺0.3~0.5寸，或刺血。

【应用解读】本穴主治循经所过的头面部、胃肠病症和局部病症。

44. 内庭　Nèitíng（ST44）荥穴

【定位与取穴】在足背，第2、3趾间，趾蹼缘后方赤白肉际处（图3-2-94、图3-2-97）。当第2跖趾关节前外方凹陷中取穴。

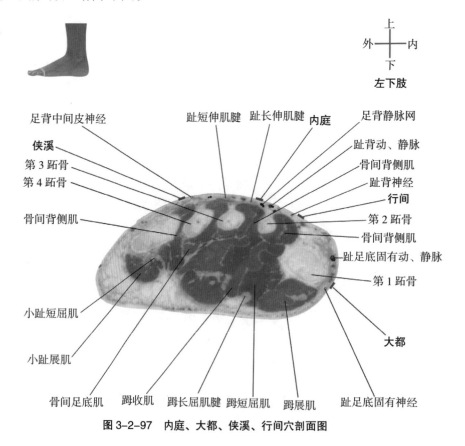

图3-2-97　内庭、大都、侠溪、行间穴剖面图

【穴区层次解剖】

❖ 皮肤：有足背内侧皮神经的趾背神经分布。

❖ 皮下组织：内有上述神经分支。

❖ 肌肉及筋膜：趾长伸肌腱、趾短伸肌腱。

❖ 血管：浅层有足背静脉网；深层有第 2 趾背动、静脉。

❖ 神经：有足背内侧皮神经的趾背神经分布。

❖ 其他毗邻结构：第 2、3 跖骨。

【主治病症】①牙痛、咽喉肿痛、口眼㖞斜、鼻衄；②腹痛、腹胀、便秘、痢疾；③足背肿痛；④发热。

【刺法操作】直刺或向上斜刺 0.5~1 寸。

【应用解读】本穴主治头面部、胃肠病症。

45. 厉兑　Lìduì（ST45）井穴

【定位与取穴】在第 2 趾末节外侧，趾甲根角侧后方 0.1 寸（图 3-2-94、图 3-2-98）。相当于沿爪甲外侧画一直线与爪甲基底缘水平线交点处取穴。

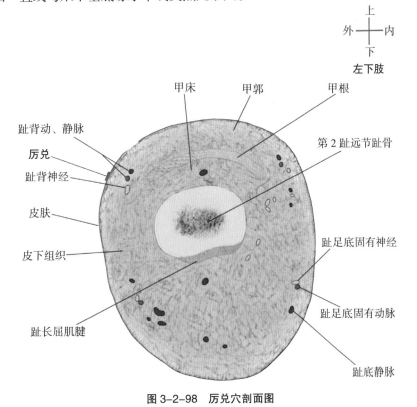

图 3-2-98　厉兑穴剖面图

【穴区层次解剖】

❖ 皮肤：有足背内侧皮神经的趾背神经分布。

❖ 皮下组织：内有上述神经分支和趾背动、静脉。

❖ 血管：趾背动、静脉网。

❖ 神经：有足背内侧皮神经的趾背神经分布。

❖ 其他毗邻结构：第 2 趾骨、甲根。

【主治病症】①牙痛、口眼㖞斜、咽喉肿痛、鼻衄；②热病、癫狂、多梦、易惊；③足背肿痛。

【刺法操作】浅刺 0.1 寸，或点刺出血。

【应用解读】本穴主治头面部病症；因穴位处末梢神经感受器丰富，因此能开窍醒神。

四、足太阴脾经腧穴

本经腧穴分布在足大趾、内踝、下肢内侧、腹胸部第三侧线，起于隐白，止于大包。左右各 21 穴（图 3-2-99）。

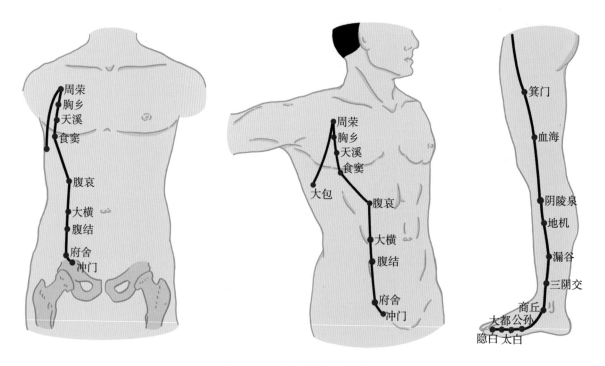

图 3-2-99　足太阴脾经经穴总图

联系脏腑：心、脾、胃。

通过器官：舌根、舌下、咽。

主治概要：脾胃病、妇科前阴病及经脉循行部位的其他病症。

1. 隐白　Yǐnbái（SP1）井穴

【定位与取穴】在大趾末节内侧，趾甲根角侧后方 0.1 寸（图 3-2-100、图 3-1-101）。相当于沿爪甲内侧画一直线与爪甲基底缘水平线交点处取穴。

【穴区层次解剖】

❖ 皮肤：有足背内侧皮神经的趾背神经分布。

❖ 皮下组织：内有上述神经分支和趾背动、静脉。

❖ 甲根：位于甲郭的深面。

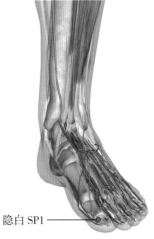

隐白 SP1

图 3-2-100　隐白穴透视图

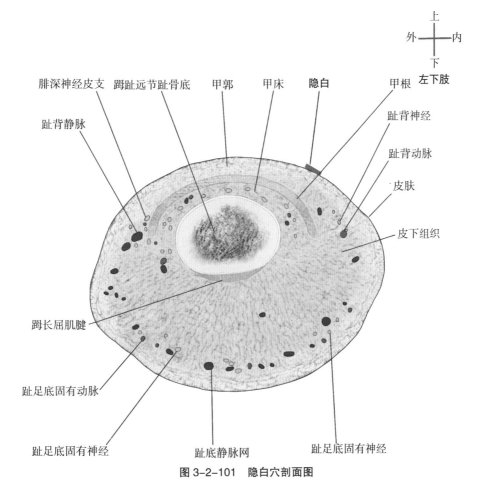

图 3-2-101　隐白穴剖面图

【主治病症】①腹胀、泄泻、呕吐；②月经过多、崩漏、便血、尿血、鼻衄；③神昏。

【刺法操作】浅刺 0.1 寸，或三棱针点刺出血。

【应用解读】本穴常用于治疗神志病和崩漏。元代《窦太师针经》将两手大指爪甲本名曰"手鬼眼"，相当"十三鬼穴"中之"鬼信"穴；两足大指爪甲本名曰"足鬼眼"，相当"十三鬼穴"中之"鬼垒"穴，合称"鬼眼四穴"。

2. 大都　Dàdū（SP2）荥穴

【定位与取穴】在足趾，第 1 跖趾关节远端赤白肉际凹陷中（图 3-2-97、图 3-2-102）。

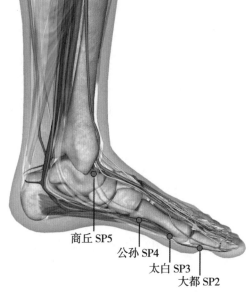

商丘 SP5
公孙 SP4
太白 SP3
大都 SP2

图 3-2-102　大都、太白、公孙、商丘穴透视图

【穴区层次解剖】

❖ 皮肤：有足底内侧神经的分支趾足底固有神经分布。

❖ 皮下组织：内有上述神经分支和趾足底内侧动、静脉的分支或属支。

❖ 肌肉及筋膜：踇展肌腱。

❖ 血管：有足底内侧动脉的分支。

❖ 神经：有趾足底固有神经分布。

【主治病症】①腹胀、胃痛、呕吐、泄泻、便秘；②发热无汗。

【刺法操作】直刺 0.3~0.5 寸。

【应用解读】本穴的临床应用集中在脾经的病候和热病，可以发汗或者止汗；局部近治手足逆冷。本穴位于踇展肌腱附着点，因此对踇指的内翻和外翻也有调节作用。

3. 太白　Tàibái（SP3）输穴；原穴

【定位与取穴】在足内侧，第 1 跖趾关节近端赤白肉际凹陷中（图 3-2-102、图 3-2-103）。

【穴区层次解剖】

❖ 皮肤：有隐神经的足背内缘支分布。

❖ 皮下组织：内有上述神经分支和浅静脉网。

❖ 肌肉及筋膜：踇展肌、踇短屈肌。

❖ 血管：浅层有浅静脉网；深层有足底内侧动、静脉的分支或属支。

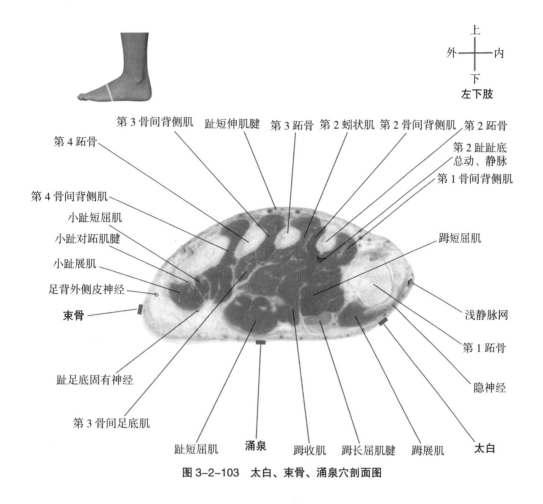

上
外　内
下
左下肢

第 3 骨间背侧肌　趾短伸肌腱　第 3 跖骨　第 2 蚓状肌　第 2 骨间背侧肌　第 2 跖骨

第 4 跖骨

第 2 趾趾底
总动、静脉

第 1 骨间背侧肌

第 4 骨间背侧肌

小趾短屈肌

小趾对跖肌腱

小趾展肌

足背外侧皮神经

束骨

𧿹短屈肌

浅静脉网

第 1 跖骨

隐神经

趾足底固有神经

第 3 骨间足底肌

趾短屈肌　涌泉　𧿹收肌　𧿹长屈肌腱　𧿹展肌　太白

图 3-2-103　太白、束骨、涌泉穴剖面图

❖ 神经：浅层有隐神经分布；深层有足底内侧神经的分支。

❖ 其他毗邻结构：第 1 跖骨。

【主治病症】①胃脘痛、腹胀、肠鸣、泄泻、便秘；②身重、关节疼痛。

【刺法操作】直刺 0.5~1 寸。

4. 公孙　Gōngsūn（SP4）络穴；八脉交会穴（通冲脉）

【定位与取穴】在足内侧，第 1 跖骨底的前下缘赤白肉际处（图 3-2-96、图 3-2-102）。

【穴区层次解剖】

❖ 皮肤：有隐神经的足内缘支分布。

❖ 皮下组织：内有上述神经分支和足背静脉弓的属支。

❖ 肌肉及筋膜：𧿹展肌、𧿹短屈肌、𧿹长屈肌腱。

❖ 血管：浅层有足背静脉弓的属支；深层有足底内侧动、静脉的分支或属支。

❖ 神经：浅层有隐神经的足内缘支分布；深层有足底内侧神经的分支。

❖ 其他毗邻结构：第1跖骨。

【主治病症】①胃脘痛、腹痛、腹胀、呕吐、泄泻；②心烦。

【刺法操作】直刺0.5~1寸。

【应用解读】在《黄帝内经》《黄帝明堂经》等文献中，大都、公孙、太白三穴的位置关系是：大都在前、公孙居中、太白在后，公孙在大都和太白之间，在第1跖趾关节后方，相当于现今太白的位置。本穴区有浅表静脉丛，针刺时应避开；还是上、下颌骨手术、颞颌关节手术的针刺麻醉用穴。

5. 商丘 Shāngqiū（SP5）经穴

【定位与取穴】在内踝前下方，舟骨粗隆与内踝尖连线中点凹陷中（图3-2-93、图3-2-102）。于内踝前缘直线与内踝下缘横线的交点处取穴。

【穴区层次解剖】

❖ 皮肤：有隐神经的小腿内侧皮支分布。

❖ 皮下组织：内有上述神经分支及大隐静脉。

❖ 肌肉及筋膜：三角韧带。

❖ 血管：浅层有大隐静脉；深层有内踝前动、静脉的分支或属支。

❖ 神经：浅层有隐神经分布。

❖ 其他毗邻结构：胫骨内踝。

【主治病症】①腹胀、泄泻、便秘、痔疮；②足踝痛、膝股内侧痛。

【刺法操作】直刺0.3~0.5寸。

【应用解读】本穴位于三角韧带上，故可治疗踝关节损伤。

【危险提示】针刺商丘穴主要应防止损伤大隐静脉。为此，在针刺前，可以用一手攥住小腿下段，阻止大隐静脉回流，使其鼓起，来识别。在未明确针尖已避开大隐静脉的情况下，勿反复提插捻转。

6. 三阴交 Sānyīnjiāo（SP6）足太阴、少阴、厥阴经交会穴

【定位与取穴】在小腿内侧，内踝尖上3寸，胫骨内侧缘后际（图3-2-104、图3-2-105）。

【穴区层次解剖】

❖ 皮肤：有隐神经的小腿内侧皮支分布。

❖ 皮下组织：内有上述神经分支和大隐静脉的属支。

❖ 肌肉及筋膜：趾长屈肌、胫骨后肌、踇长屈肌。

❖ 血管：浅层有大隐静脉的属支；深层有胫后动、静脉。

❖ 神经：浅层有隐神经的小腿内侧皮支分布；深层有胫神经。

❖ 其他毗邻结构：胫骨。

【主治病症】①月经不调、崩漏、带下、子宫脱垂、难产、不孕；②遗精、阳痿、疝气、小便不利、遗尿；③肠鸣腹胀、泄泻；④下肢痿痹。

【刺法操作】直刺或斜刺 1~1.5 寸。孕妇慎用。

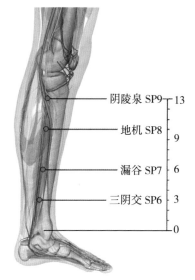

图 3-2-104　三阴交、漏谷、地机、
阴陵泉穴透视图

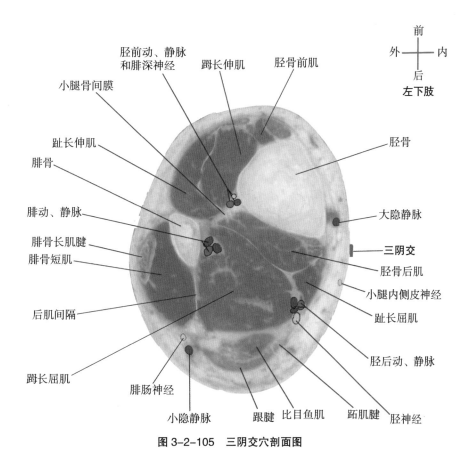

图 3-2-105　三阴交穴剖面图

【应用解读】在《黄帝明堂经》中，三阴交的定位是内踝上 8 寸，主治局部病症；踝上 3 寸处的动脉搏动处为"承命穴"。在隋唐时期的文献中，踝上 3 寸处为"足太阴"穴，又名"三交"。本穴是剖宫产手术、输卵管结扎术、胆囊切除术的针刺麻醉用穴。

7. 漏谷　Lòugǔ（SP7）

【定位与取穴】在小腿内侧，内踝尖上 6 寸，胫骨内侧缘后际（图 3-2-104、图 3-2-106）。

【穴区层次解剖】

❖ 皮肤：有隐神经的小腿内侧皮支分布。

❖ 皮下组织：内有上述神经分支和大隐静脉。

❖ 肌肉及筋膜：小腿三头肌、趾长屈肌、胫骨后肌。

❖ 血管：浅层有大隐静脉；深层有胫后动、静脉。

❖ 神经：浅层有隐神经的小腿内侧皮支分布；深层有胫神经。

左下肢

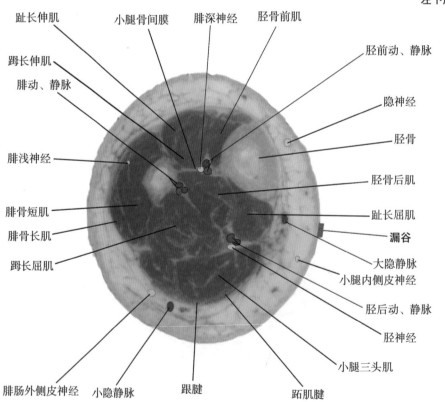

图 3-2-106　漏谷穴剖面图

【主治病症】①腹胀、肠鸣；②小便不利、遗精、疝气；③下肢痿痹。

【刺法操作】直刺或斜刺 1~1.5 寸。

【应用解读】本穴主治脾胃病、前阴病。

8. 地机　Dìjī（SP8）郄穴

【定位与取穴】在小腿内侧，阴陵泉下 3 寸，胫骨内侧缘后际（图 3-2-104、图 3-2-107）。

【穴区层次解剖】

❖ 皮肤：有隐神经的小腿内侧皮支分布。

❖ 皮下组织：内有上述神经分支和大隐静脉。

❖ 肌肉及筋膜：腓肠肌、比目鱼肌、趾长屈肌。

❖ 血管：浅层有大隐静脉；深层有胫后动、静脉。

❖ 神经：浅层有隐神经的小腿内侧皮支分布；深层有胫神经。

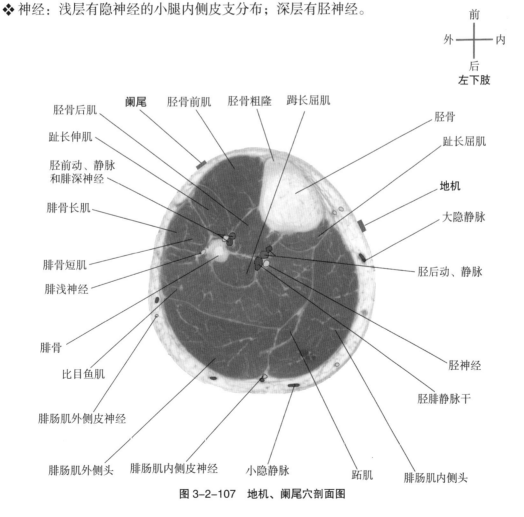

图 3-2-107　地机、阑尾穴剖面图

❖ 其他毗邻结构：胫骨。

【主治病症】①腹痛、泄泻；②月经不调、疝气。

【刺法操作】直刺 1~1.5 寸，斜刺可达 2~3 寸。

【应用解读】本穴主治脾胃病、前阴病。

9. 阴陵泉　Yīnlíngquán（SP9）合穴

【定位与取穴】胫骨内侧髁下缘与胫骨内侧缘之间的凹陷中（图 3-2-104、图 3-2-108）。用手指沿胫骨内缘由下往上推，至手指抵膝关节下时，胫骨向内上弯曲的凹陷中即是本穴。

【穴区层次解剖】

❖ 皮肤：有隐神经的小腿内侧皮支分布。

❖ 皮下组织：内有上述神经分支和大隐静脉及膝降动脉的分支。

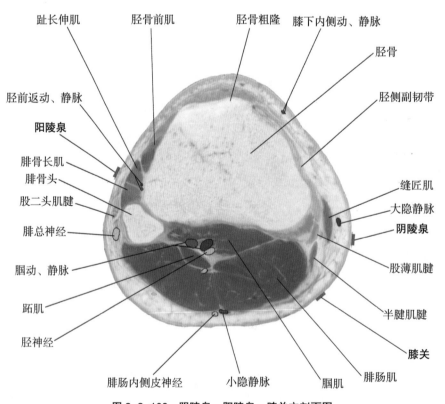

图 3-2-108　阴陵泉、阳陵泉、膝关穴剖面图

❖ 肌肉及筋膜：鹅足（缝匠肌、股薄肌和半腱肌的肌腱末端在胫骨上端内侧互相重叠形成）、腓肠肌内侧头、胫侧副韧带。

❖ 血管：浅层有大隐静脉、膝降动脉的分支；深层有膝下内侧动、静脉，腘动、静脉。

❖ 神经：浅层有隐神经的小腿内侧皮支分布；深层有胫神经。

❖ 其他毗邻结构：胫骨。

【主治病症】①腹痛、腹胀、泄泻、水肿；②妇人阴中痛、痛经、小便不利、遗尿、遗精；③腰痛、膝肿。

【刺法操作】直刺 1~2 寸。

【应用解读】本穴是脾经的重要穴位，主治脾胃病、前阴病，以及盆腔、腹腔病症；局部近治膝关节疼痛。

【危险提示】腘动、静脉位于深面，刺破该血管可导致深部血肿，应注意避免。

10. 血海 Xuèhǎi（SP10）

【定位与取穴】在髌底内侧端上 2 寸，股内侧肌隆起处（图 3-2-86、图 3-2-109）。简便取穴法：屈膝，医者以左手掌心按于患者右膝上缘，二至五指向上伸直，拇指约呈 45° 斜置，拇指尖下即是本穴。对侧取法仿此。

【穴区层次解剖】

❖ 皮肤：有股神经的前皮支分布。

❖ 皮下组织：内有上述神经分支和大隐静脉的属支。

❖ 肌肉及筋膜：股内侧肌。

❖ 血管：浅层有大隐静脉的属支；深层有股动、静脉的肌支。

❖ 神经：浅层有股神经的前皮支分布；深层有股神经的肌支。

❖ 其他毗邻结构：股骨。

【主治病症】①月经不调、痛经、崩漏、经闭；②风疹、湿疹；③膝痛。

【刺法操作】直刺 1~1.5 寸。

【应用解读】在《黄帝明堂经》中，血海

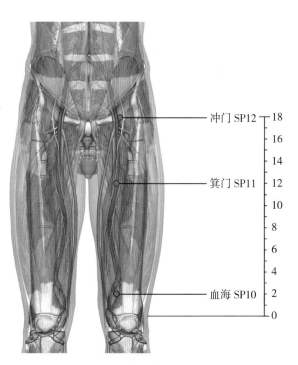

图 3-2-109　血海、箕门、冲门穴透视图

穴的定位为"膝上二寸中",意思是大约在膝上 2 寸,说明它本来不是一个精确固定的点。也有文献记载它在 2 寸半的位置,还有文献显示它和膝上 3 寸处的百虫窝是一个穴,但在实际临床应用中,不必过度拘泥。让患者收缩股四头肌,可以看到股内侧肌有一个明显的隆起,隆起的最高点处就是本穴。血海主治妇科、皮肤科病症,也治疗股四头肌张力不平衡,尤其是股内侧肌劳损引起的膝关节痛。

11. 箕门 Jīmén (SP11)

【定位与取穴】在股前区内侧,髌底内侧端与冲门穴连线的上 1/3 与下 2/3 交点,长收肌和缝匠肌交角的动脉搏动处(图 3-2-109、图 3-2-110)。如果肌肉发达,能够在体表清楚确定股三角者,直接在股三角的尖角处取穴;如果只能在体表显示缝匠肌者,则于髂前上棘至股骨内侧髁连线的上 1/3 与下 2/3 交点处,缝匠肌内侧取穴;如果一条肌肉也不能触诊到,则于髌底内侧端与

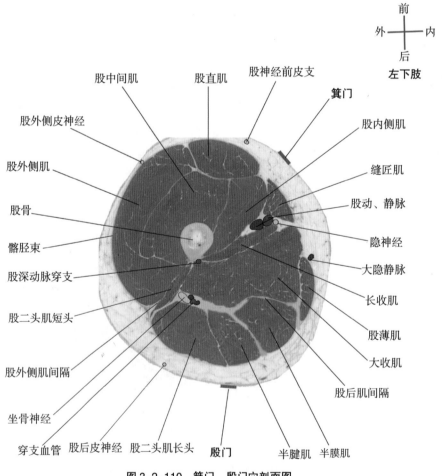

图 3-2-110 箕门、殷门穴剖面图

冲门连线的上 1/3 与下 2/3 交点的稍内侧取穴。

【穴区层次解剖】

❖ 皮肤：有股神经的前皮支分布。

❖ 皮下组织：内有上述神经分支和大隐静脉的属支。

❖ 肌肉及筋膜：股内侧肌、缝匠肌、长收肌。

❖ 血管：浅层有大隐静脉；深层有股动、静脉。

❖ 神经：浅层有股神经的前皮支分布；深层有隐神经和闭孔神经。

❖ 其他毗邻结构：股骨。

【主治病症】①小便不利、遗尿；②腹股沟肿痛。

【刺法操作】避开动脉，直刺 0.5~1 寸，斜刺可达 2 寸。

【应用解读】本穴定位，《黄帝明堂经》曰"在鱼腹上越筋间，动脉应手，阴市内"，此处的"鱼腹"是指大腿呈扁平鱼腹状的股内侧肌群，"越筋"则是指斜跨股内侧肌群的缝匠肌。缝匠肌从髂前上棘自外上向内下方斜行，约于上 1/3 与下 2/3 交界处与自内而外的长收肌交叉。这两条肌肉的两条边与底边腹股沟韧带形成一个三角形地带，称作"股三角"。股动脉正从此三角形地带下通行，在此区域的体表可触及股动脉搏动（越往上越明显），而一旦通过股三角的尖，由于缝匠肌的遮蔽，则难以在体表触及股动脉搏动。可见，股三角的尖角处（越筋间）恰好是从体表触按股动脉的分界点，箕门正位于此处，故从体表可感知"动脉应手"。此处临近腹股沟，通过内收肌群和盆底肌筋膜相连，因此本穴能够治疗泌尿系统疾病及腹股沟的疼痛。

【危险提示】针刺时勿伤及股动脉。

12. 冲门　Chōngmén（SP12）足太阴、厥阴经交会穴

【定位与取穴】在腹股沟区，腹股沟斜纹中，髂外动脉搏动处的外侧（图 3-2-81、图 3-2-109）。横平曲骨、府舍穴，稍内下方取穴。

【穴区层次解剖】

❖ 皮肤：有髂腹股沟神经分布，其来自第 1 腰神经的前支。

❖ 皮下组织：内有上述神经分支和腹壁浅动、静脉的分支或属支。

❖ 肌肉及筋膜：髂腰肌、缝匠肌、股直肌、髂骨韧带、髋关节囊。

❖ 血管：浅层有大隐静脉的属支和腹壁浅动、静脉，旋髂浅动、静脉的分支或属支；深层有股动、静脉。

❖ 神经：浅层有髂腹股沟神经分布；深层有髂腹股沟神经、生殖股神经和股神经。

❖其他毗邻结构：①髂骨、股骨；②腹股沟淋巴结，有浅、深之分，浅群淋巴结位于腹股沟部皮下，以及卵圆窝及大隐静脉近侧端的附近，深群淋巴结位于股静脉附近；③右侧临近盲肠，左侧临近乙状结肠。

【主治病症】①腹满、积聚疼痛；②疝气、癃闭；③难产。

【刺法操作】直刺 0.5~1 寸。

【危险提示】由壁腹膜再向深层，即为腹腔髂窝的最下部，盲肠（右）和乙状结肠（左）可能坠至此处。针刺时勿损伤股动脉，勿透过壁腹膜入腹腔。

13. 府舍　Fǔshè（SP13）足太阴经、足厥阴经、阴维脉交会穴

【定位与取穴】在下腹部，脐中下 4.3 寸，前正中线旁开 4 寸（图 3-2-111、图 3-2-112）。

【穴区层次解剖】

❖皮肤：有第 11、12 胸神经前支、第 1 腰神经前支的外侧皮支分布。

❖皮下组织：内有上述神经分支和腹壁浅动、静脉，旋髂浅动、静脉的分支或属支。

❖肌肉及筋膜：髂腰肌、缝匠肌、股直肌、髂骨韧带、髋关节囊。

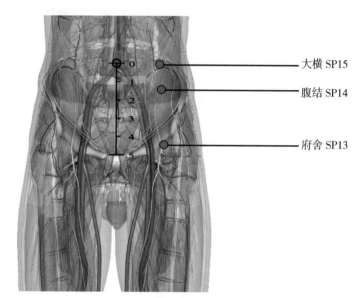

图 3-2-111　府舍、腹结、大横穴透视图

大横 SP15
腹结 SP14
府舍 SP13

❖血管：浅层有腹壁浅动、静脉，旋髂浅动、静脉的分支或属支；深层有旋髂深动、静脉。

❖神经：浅层有第 11、12 胸神经前支、第 1 腰神经前支的外侧皮支分布；深层有第 11、12 胸神经前支的肌支、髂腹股沟神经、生殖股神经和股神经。

❖其他毗邻结构：髂骨、股骨。

【主治病症】①疝气；②腹痛、积聚。

【刺法操作】直刺 1~1.5 寸。

【危险提示】由壁腹膜再向深层，即为腹腔髂窝部，内有盲肠（右）和乙状结肠（左）。小肠也可进至此处。针刺时应视腹壁厚薄，掌握进针深度，避免刺中腹腔内脏。

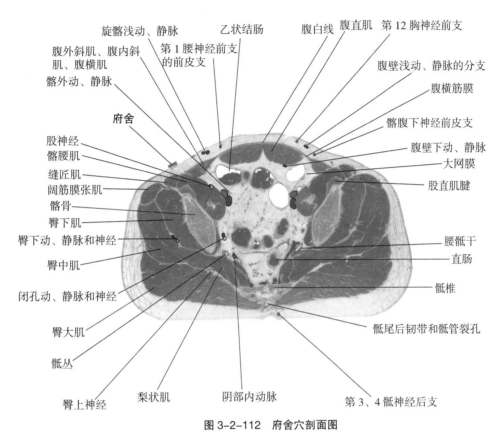

图 3-2-112　府舍穴剖面图

14. 腹结　Fùjié（SP14）

【定位与取穴】在下腹部，脐中下 1.3 寸，前正中线旁开 4 寸（图 3-2-111、图 3-2-113）。

【穴区层次解剖】

❖ 皮肤：有第 10~12 胸神经前支的外侧皮支分布。

❖ 皮下组织：内有上述神经分支和腹壁浅动、静脉。

❖ 肌肉及筋膜：腹外斜肌、腹内斜肌、腹横肌。

❖ 血管：浅层有腹壁浅动、静脉。

❖ 神经：浅层有第 10~12 胸神经前支的外侧皮支分布；深层有第 10~12 胸神经前支的肌支分布。

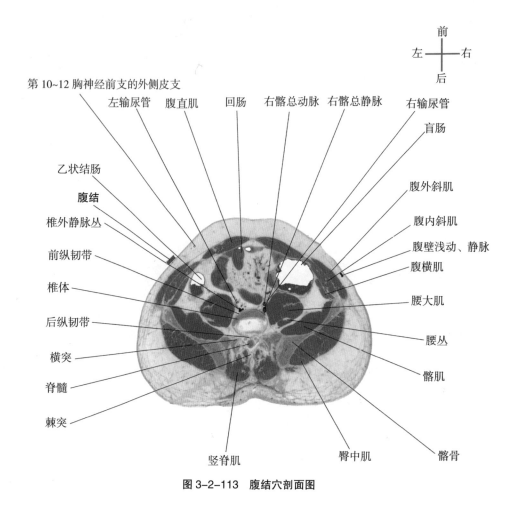

前
左 ┼ 右
后

第10~12胸神经前支的外侧皮支　　左输尿管　腹直肌　　回肠　右髂总动脉　右髂总静脉　右输尿管

盲肠

乙状结肠

腹外斜肌

腹结

腹内斜肌

椎外静脉丛

腹壁浅动、静脉

前纵韧带

腹横肌

椎体

腰大肌

后纵韧带

腰丛

横突

髂肌

脊髓

棘突

髂骨

竖脊肌　　　臀中肌

图3-2-113　腹结穴剖面图

❖其他毗邻结构：腹腔内为升结肠（左）或降结肠（右）。

【主治病症】腹痛、便秘、泄泻。

【刺法操作】直刺或斜刺1~1.5寸。

【应用解读】本穴下方为结肠所在，故能治疗腹泻、便秘。

【危险提示】针刺时应视腹壁厚薄，掌握进针深度，避免刺中腹腔内脏。针尖刺入腹膜腔，可刺到结肠，不宜采用过重的提插、捻转。

15. 大横　Dàhéng（SP15）足太阴经、阴维脉交会穴

【定位与取穴】脐中旁开4寸（图3-2-75、图3-2-111）。

【穴区层次解剖】

❖皮肤：有第9~11胸神经前支的外侧皮支和前皮支分布。

❖ 皮下组织：内有上述神经分支和腹壁浅动、静脉。

❖ 肌肉及筋膜：腹外斜肌、腹内斜肌、腹横肌。

❖ 血管：浅层有腹壁浅动、静脉和胸腹壁静脉。

❖ 神经：浅层有第 9~11 胸神经前支的外侧皮支和前皮支分布；深层有第 10~11 胸神经前支的肌支分布。

❖ 其他毗邻结构：下方有大网膜、小肠、升结肠（右）或降结肠（左）。

【主治病症】腹痛、泄泻、便秘。

【刺法操作】直刺 1~2 寸。

【应用解读】本穴临近升结肠（右）及降结肠（左），因此可以治疗便秘、泄泻。

【危险提示】针刺时应视腹壁厚薄，掌握进针深度，避免刺中腹腔内脏。针尖进入腹膜腔，可刺到大网膜、小肠或升结肠（右）及降结肠（左），不宜采用过重的提插、捻转。

16. 腹哀　Fùāi（SP16）足太阴经、阴维脉交会穴

【定位与取穴】在上腹部，脐中上 3 寸，前正中线旁开 4 寸（图 3-2-72、图 3-2-114）。

【穴区层次解剖】

❖ 皮肤：有第 7~9 胸神经前支的外侧皮支分布。

❖ 皮下组织：内有上述神经分支和胸腹壁静脉。

❖ 肌肉及筋膜：腹外斜肌、腹内斜肌、腹横肌。

❖ 血管：浅层有胸腹壁静脉；深层有肋间动脉的穿支。

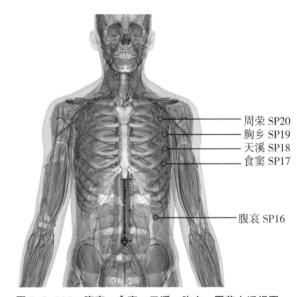

图 3-2-114　腹哀、食窦、天溪、胸乡、周荣穴透视图

❖ 神经：浅层有第 7~9 胸神经前支的外侧皮支分布；深层有第 7~9 胸神经前支的肌支分布。

❖ 其他毗邻结构：穴区右侧有升结肠及肝下缘，左侧有降结肠、小肠、横结肠。

【主治病症】①下痢脓血、腹痛、便秘；②消化不良。

【刺法操作】直刺或斜刺 1~1.5 寸。

【危险提示】针刺时应视腹壁厚薄，掌握进针深度，避免刺中腹腔内脏。针尖进入腹膜腔，可刺到结肠、肝脏。刺破结肠，可能会引起腹腔感染；刺破肝脏，可能会引起出血。

17. 食窦 Shídòu（SP17）

【定位与取穴】在胸部，第5肋间隙，前正中线旁开6寸（图3-2-67、图3-2-114）。

【穴区层次解剖】

❖ 皮肤：有第5胸神经前支的外侧皮支分布。

❖ 皮下组织：内有上述神经分支和胸腹壁静脉。

*乳腺（女性）：位于皮下。

❖ 肌肉及筋膜：前锯肌、胸大肌、肋间肌。

❖ 血管：浅层有胸腹壁静脉的属支；深层有胸外侧动、静脉的分支或属支；肋间隙内有肋间动、静脉。

❖ 神经：浅层有第5胸神经前支的外侧皮支分布；深层有胸长神经，胸前内、外侧神经和第5肋间神经分布。

❖ 其他毗邻结构：①上方为第5肋骨，下方为第6肋骨；②深处有肺脏。

【主治病症】胸满、胁痛。

【刺法操作】斜刺或向外平刺0.5~0.8寸。勿直刺过深，以免刺入胸腔损伤肺脏。

【危险提示】第5肋间隙穴区内，有第5肋间神经和第5肋间后动、静脉。从壁胸膜再向深层，即入胸腔，内有肺脏，因此针刺时宜循肋骨长轴方向，勿与长轴垂直刺入。不可刺穿肋间内肌进入胸腔，伤及壁胸膜和肺脏。

18. 天溪 Tiānxī（SP18）

【定位与取穴】在胸外侧部，第4肋间隙，前正中线旁开6寸（图3-2-66、图3-2-114）。

【穴区层次解剖】

❖ 皮肤：有第4胸神经前支的外侧皮支分布。

❖ 皮下组织：内有上述神经分支和胸腹壁静脉的属支。

❖ 肌肉及筋膜：胸大肌、胸小肌、肋间肌。

❖ 血管：浅层有胸腹壁静脉的属支；深层有胸肩峰动、静脉的胸肌支和胸外侧动、静脉的分支或属支；肋间隙内有肋间动、静脉。

❖ 神经：浅层有第4胸神经前支的外侧皮支分布；深层有胸前内、外侧神经和第4肋间神经。

❖ 其他毗邻结构：①上方为第4肋骨，下方为第5肋骨；②乳腺、肺脏。

【主治病症】①胸痛、咳嗽、气喘；②乳痛。

【刺法操作】斜刺或平刺 0.5~0.8 寸。

【应用解读】本穴在胸前，深面有胸大肌、胸小肌、肋间肌，可以治疗这些肌肉损伤引起的胸痛；临近肺脏，可以治疗咳嗽、气喘、胸胁胀痛等；临近乳腺，可以治疗乳腺疾病。

【危险提示】本穴宜浅刺，不宜深刺和直刺，以免刺伤肺脏引起气胸。如深刺再加提插、捻转，气胸会更加严重。

19. 胸乡　Xiōngxiāng（SP19）

【定位与取穴】在第 3 肋间隙，前正中线旁开 6 寸（图 3-2-65、图 3-2-114）。

【穴区层次解剖】

❖ 皮肤：有第 3 胸神经前支的外侧皮支分布。

❖ 皮下组织：内有上述神经分支和胸腹壁静脉的属支。

❖ 肌肉及筋膜：胸大肌、胸小肌、肋间肌。

❖ 血管：浅层有胸腹壁静脉的属支；深层有胸肩峰动、静脉的胸肌支和胸外侧动、静脉的分支或属支；肋间隙内有肋间动、静脉。

❖ 神经：浅层有第 3 胸神经前支的外侧皮支分布；深层有胸前内、外侧神经和第 3 肋间神经。

❖ 其他毗邻结构：①上方为第 3 肋骨，下方为第 4 肋骨；②乳腺、肺脏。

【主治病症】胸胁胀痛牵涉背部。

【刺法操作】斜刺或平刺 0.5~0.8 寸。

【危险提示】本穴不宜深刺和直刺，以免造成气胸。

20. 周荣　Zhōuróng（SP20）

【定位与取穴】在第 2 肋间隙，前正中线旁开 6 寸（图 3-2-64、图 3-2-114）。

【穴区层次解剖】

❖ 皮肤：有第 2 肋间神经的外侧皮支分布。

❖ 皮下组织：内有上述神经分支和胸腹壁静脉的属支。

❖ 肌肉及筋膜：胸大肌、胸小肌、肋间肌。

❖ 血管：浅层有胸腹壁静脉的属支；深层有胸肩峰动、静脉的胸肌支的分支或属支。

❖ 神经：浅层有第 2 肋间神经的外侧皮支分布；深层有胸前内、外侧神经。

❖ 其他毗邻结构：①第 2、3 肋骨；②深处有肺脏。

【主治病症】胸满、气喘、咳唾脓血。

【刺法操作】斜刺或平刺 0.5~0.8 寸。

【应用解读】本穴在胸前，深面有胸大肌、胸小肌、肋间肌，因此治疗局部疼痛和肺部疾病。

【危险提示】本穴不宜深刺和直刺，以免刺伤心、肺。

21. 大包　Dàbāo（SP21）脾之大络

【定位与取穴】在侧胸部，第 6 肋间隙，当腋中线上（图 3-2-115、图 3-2-116）。

【穴区层次解剖】

❖ 皮肤：有第 6 胸神经前支的外侧皮支分布。

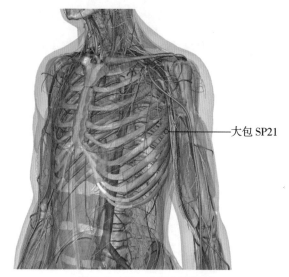

图 3-2-115　大包穴透视图

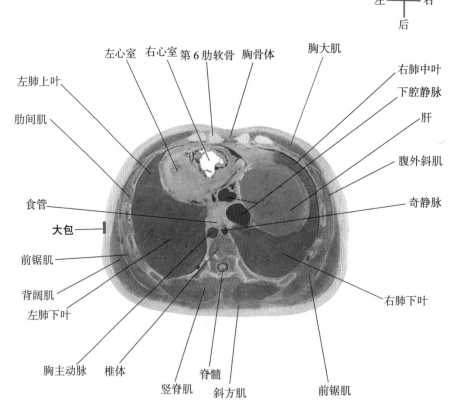

图 3-2-116　大包穴剖面图

❖ 皮下组织：内有上述神经分支和胸壁静脉的属支。

❖ 肌肉及筋膜：前锯肌、肋间肌。

❖ 血管：浅层有胸腹壁静脉的属支；深层有胸背动、静脉的分支或属支；肋间隙内有肋间动、静脉。

❖ 神经：浅层有第 6 胸神经前支的外侧皮支分布；深层有胸长神经的分支和第 6 肋间神经。

❖ 其他毗邻结构：①第 6、7 肋骨；②肺脏。

【主治病症】①胁痛；②身痛、四肢倦怠。

【刺法操作】斜刺或平刺 0.5~0.8 寸。

【应用解读】本穴在渊腋下 3 寸。渊腋有两种说法，一是指腋窝，二是指渊腋穴（在腋窝下 3 寸）。因此本穴的穴位定位也就出现了两种，一是在腋下 3 寸，一是在腋下 6 寸。国际标准取穴采用的是后者。大包原是脉名，此处有胸腹壁浅静脉。

【危险提示】针刺时，应视胸壁厚薄，掌握进针深度，应循肋骨长轴方向，勿与长轴垂直刺入，以免刺破壁胸膜和肺脏。

五、手少阴心经腧穴

本经腧穴分布在腋下、上肢掌侧面的尺侧缘和小指的桡侧端，起于极泉，止于少冲。左右各 9 穴（图 3-2-117）。

联系脏腑：心、小肠。

通过器官：眼、咽。

主治概要：心、胸、神志病，以及经脉循行部位的其他病症。

1. 极泉　Jíquán（HT1）

【定位与取穴】在腋区，腋窝中央，腋动脉搏动处（图 3-2-39、图 3-2-118）。

【穴区层次解剖】

❖ 皮肤：有肋间臂神经分布。

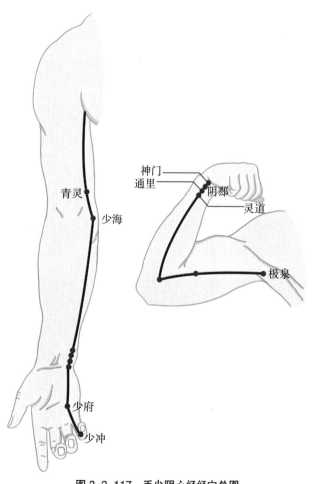

图 3-2-117　手少阴心经经穴总图

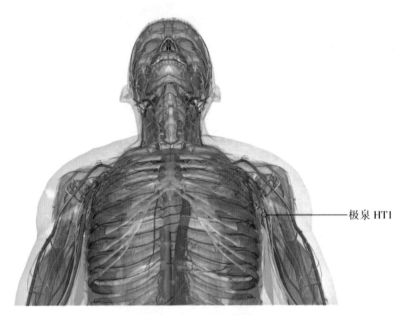

极泉 HT1

图 3-2-118　极泉穴透视图

❖ 皮下组织：内有上述神经分支。

❖ 肌肉及筋膜：背阔肌腱、大圆肌。

❖ 血管：深面有腋动脉、腋静脉。

❖ 神经：浅层有肋间臂神经分布；深层有臂丛神经通过。臂丛神经分支有桡神经、尺神经、正中神经、前臂内侧皮神经、臂内侧皮神经、腋神经。

❖ 其他毗邻结构：肱骨。

【主治病症】①心痹，表现为心痛、干呕、咽干烦躁；②胁痛；③肩臂痛；④瘰疬。

【刺法操作】上臂外展，充分暴露腋窝，避开腋动脉，直刺 0.5~0.8 寸。不宜向腋窝内侧的胸壁方向进针，以免刺伤胸肺。

【应用解读】本穴下方是臂丛神经，因此能够治疗肩臂痛；同时有腋窝淋巴结，因此能够治疗瘰疬；还可以通过刺激腋动脉治疗心脏疾病，如心痹。在古典文献中，心痹是指一组典型的症状，表现为心痛、干呕、咽干烦躁。

【危险提示】针刺极泉穴时，上肢需外展，此时腋静脉在前方，臂丛在后方，腋动脉居中间。为了不伤及这三者，针刺时常以一手指摸到搏动的腋动脉，并将血管轻向一旁拨开，另一手持针贴压指侧刺入。

2. 青灵 Qīnglíng（HT2）

【定位与取穴】在臂前区，肘横纹上 3 寸，肱二头肌的内侧沟中（图 3-2-37、图 3-2-119）。

【穴区层次解剖】

❖ 皮肤：有臂内侧皮神经、前臂内侧皮神经分布。

❖ 皮下组织：内有上述神经分支和贵要静脉。

❖ 肌肉及筋膜：肱肌、肱二头肌、肱三头肌、臂内侧肌间隔。

❖ 血管：浅层有贵要静脉，其是肱静脉的属支；深层有肱动、静脉，尺侧上副动、静脉。

❖ 神经：浅层有臂内侧皮神经、前臂内侧皮神经分布；深层有正中神经、尺神经、肌皮神经分布。

❖ 其他毗邻结构：肱骨。

【主治病症】①肩臂肿痛、腋痛；②瘰疬。

【刺法操作】直刺 0.5~1 寸。

【应用解读】本穴主治局部病症。在历史上，本穴和清冷渊是一个穴，宋代以后才另列为青灵穴，并归入心经。

【危险提示】针刺青灵穴时应避免刺中血管和神经。为此，针刺时，可先以一手指摸到搏动的肱动脉，并将血管神经束轻向一旁拨开，另一手持针贴压指侧刺入。

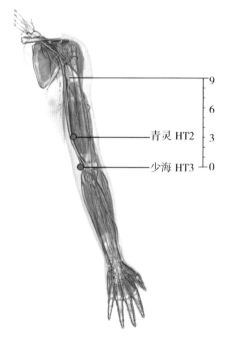

图 3-2-119 青灵、少海穴透视图

青灵 HT2
少海 HT3

3. 少海 Shàohǎi（HT3）合穴

【定位与取穴】在肘前区，横平肘横纹，肱骨内上髁前缘（图 3-2-9、图 3-2-119）。屈肘，在肘横纹内侧端与肱骨内上髁连线的中点处取穴。

【穴区层次解剖】

❖ 皮肤：有前臂内侧皮神经分布。

❖ 皮下组织：内有上述神经分支和贵要静脉。

❖ 肌肉及筋膜：肱肌、旋前圆肌。

❖ 血管：浅层有贵要静脉；深层有尺侧返动、静脉和尺侧下副动、静脉的吻合支。

❖ 神经：浅层有前臂内侧皮神经分布；深层有正中神经分布。

❖ 其他毗邻结构：肱骨、尺骨。

【主治病症】①心痛、呕吐；②胁痛、腋痛、上肢痹痛；③瘰疬。

【刺法操作】直刺 0.3~1 寸。

4. 灵道 Língdào（HT4）经穴

【定位与取穴】在腕掌侧远端横纹上 1.5 寸，尺侧腕屈肌腱的桡侧缘（图 3-2-13、图 3-2-120）。

【穴区层次解剖】

❖ 皮肤：有前臂内侧皮神经分布。

❖ 皮下组织：内有上述神经分支和贵要静脉的属支。

❖ 肌肉及筋膜：尺侧腕屈肌、指浅屈肌、指深屈肌、旋前方肌。

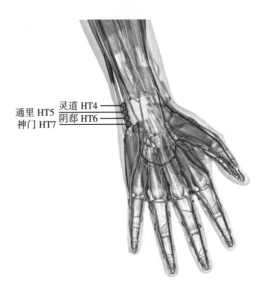

图 3-2-120 灵道、通里、阴郄、神门穴透视图

❖ 血管：浅层有贵要静脉的属支；深层有尺动、静脉。

❖ 神经：浅层有前臂内侧皮神经分布；深层有尺神经。

❖ 其他毗邻结构：尺骨。

【主治病症】①心痹，表现为心痛、悲恐、失音；②肘臂挛痛，手指麻木。

【刺法操作】直刺 0.3~0.5 寸。

【应用解读】心痛、悲恐及咽喉部症状，常常作为一组症状见于《黄帝内经》所述的心痹、心痛，和现代的心 - 咽综合征类似，指冠心病患者心痛、恐惧、有濒死感，同时可见声哑，甚至咽喉痛等症状。本穴局部为尺神经所过，所以能够治疗手指麻木及手臂的疼痛。

5. 通里 Tōnglǐ（HT5）络穴

【定位与取穴】在腕掌侧远端横纹上 1 寸，尺侧腕屈肌腱的桡侧缘（图 3-2-15、图 3-2-120）。

【穴区层次解剖】

❖ 皮肤：有前臂内侧皮神经分布。

❖ 皮下组织：内有上述神经分支和贵要静脉的属支。

❖ 肌肉及筋膜：尺侧腕屈肌、指浅屈肌、指深屈肌、旋前方肌。

❖ 血管：浅层有贵要静脉的属支；深层有尺动、静脉。

❖ 神经：浅层有前臂内侧皮神经分布；深层有尺神经。

❖ 其他毗邻结构：尺骨。

【主治病症】①心悸、心痛、面赤无汗；②咽喉肿痛、失音；③肘臂痛。

【刺法操作】直刺 0.3~0.5 寸。

【应用解读】《黄帝明堂经》中记载本穴主治包括了《黄帝内经》所述的"心热病"，其表现为发热、心悸、心痛、面赤无汗等一组症状，以及手少阴络脉的病候，其表现为"实则支膈，虚则不能言"。

6. 阴郄　Yīnxì（HT6）郄穴

【定位与取穴】在腕掌侧远端横纹上 0.5 寸，尺侧腕屈肌腱的桡侧缘（图 3-2-120、图 3-2-121）。如果腕横纹不明显，可用腕尺侧的豌豆骨与桡侧的手舟骨结节连线作标志。

【穴区层次解剖】

❖ 皮肤：有前臂内侧皮神经分布。

❖ 皮下组织：内有上述神经分支和贵要静脉的属支。

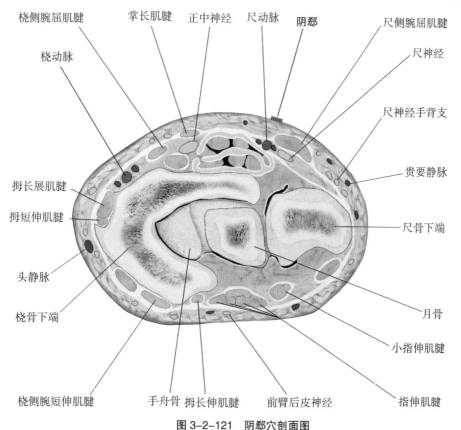

图 3-2-121　阴郄穴剖面图

❖ 肌肉及筋膜：尺侧腕屈肌腱。

❖ 血管：浅层有贵要静脉的属支；深层有尺动、静脉。

❖ 神经：浅层有前臂内侧皮神经分布；深层有尺神经。

❖ 其他毗邻结构：尺骨。

【主治病症】①心痛、心悸；②咯血、骨蒸、盗汗、鼻衄。

【刺法操作】避开尺动、静脉，直刺0.3~0.5寸。

【应用解读】本穴和神门穴都是尺动脉搏动处，统称为"手少阴脉"。尺动脉的搏动比较微弱，没有桡动脉容易触摸，在妊娠时，尺动脉搏动会明显增强，这和古典文献的记载完全吻合。本穴位于血管附近，所以能够治疗心血管疾病，如心悸、心痛；还能治疗一些血证，如咯血、鼻衄。

7. 神门 Shénmén（HT7）输穴；原穴

【定位与取穴】在腕掌侧远端横纹尺侧端，尺侧腕屈肌腱的桡侧缘（图3-2-16、图3-2-120）。

【穴区层次解剖】

❖ 皮肤：有前臂内侧皮神经分布。

❖ 皮下组织：内有上述神经分支和贵要静脉的属支。

❖ 肌肉及筋膜：尺侧腕屈肌腱。

❖ 血管：浅层有贵要静脉的属支；深层有尺动、静脉。

❖ 神经：浅层有前臂内侧皮神经分布；深层有尺神经分布。

❖ 其他毗邻结构：尺骨。

【主治病症】①心痛、心烦、惊悸；②痴呆、健忘、失眠、癫、狂、痫。

【刺法操作】避开尺动、静脉，直刺0.3~0.5寸。

【应用解读】本穴位于血管附近，所以能够治疗心血管疾病，如心痛、心烦、惊悸；还能治疗神志病，如痴呆、健忘、失眠、癫、狂、痫。

8. 少府 Shàofǔ（HT8）荥穴

【定位与取穴】在手掌，横平第5掌指关节近端，第4、5掌骨之间（图3-2-25、图3-2-122）。在第4、5掌骨之间，握拳时，小指尖所指处，横平劳宫。

【穴区层次解剖】

❖ 皮肤：有尺神经掌支分布。

❖ 皮下组织：内有上述神经分支和从掌腱膜到皮肤的纤维束。

❖ 肌肉及筋膜：掌腱膜、指浅屈肌腱、指深屈肌腱、第 4 蚓状肌、第 4 骨间掌侧肌、第 4 骨间背侧肌。

❖ 血管：深层有指掌侧总动、静脉。

❖ 神经：浅层有尺神经掌支分布；深层有尺神经的指掌侧固有神经分布。

❖ 其他毗邻结构：第 4、5 掌骨。

【主治病症】①心悸、心烦、胸痛；②肘臂痛、掌中热、手指拘挛。

【刺法操作】直刺 0.3~0.5 寸。

【应用解读】本穴属心经，因此可以治疗心悸、心烦、胸痛；下方还有骨间肌、指浅屈肌等，因此还能够治疗手掌和手指的疼痛拘挛。

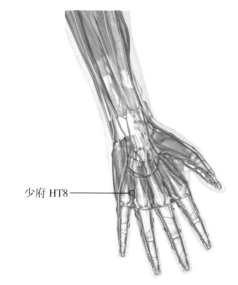

图 3-2-122　少府穴透视图

9. 少冲　Shàochōng（HT9）井穴

【定位与取穴】在小指末节桡侧，指甲根角侧上方 0.1 寸（图 3-2-123、图 3-2-124）。相当于沿爪甲桡侧画一直线与爪甲基底缘水平线交点处。

【穴区层次解剖】

❖ 皮肤：有尺神经指掌侧固有神经的指背支分布。

❖ 皮下组织：内有上述神经分支和指掌侧固有动、静脉指背支形成的动、静脉网。

❖ 肌肉及筋膜：骨间韧带。

❖ 血管：指掌侧固有动、静脉指背支形成的动、静脉网。

❖ 神经：有尺神经的指掌侧固有神经指背支。

❖ 其他毗邻结构：小指远端指骨。

【主治病症】①心痛、心悸、心烦；②热病、昏迷、癫狂；③胸胁痛。

【刺法操作】浅刺 0.1~0.2 寸，或点刺出血。

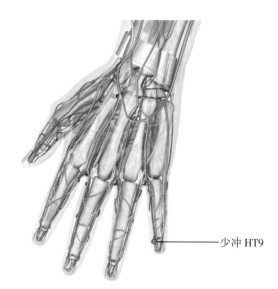

图 3-2-123　少冲穴透视图

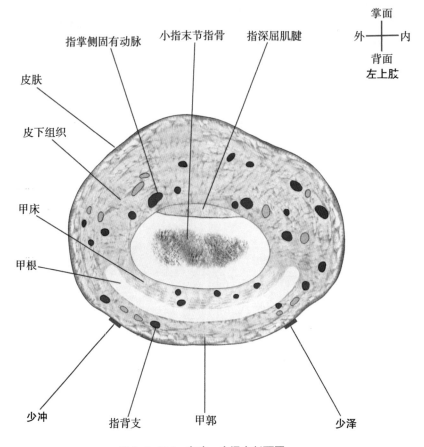

图 3-2-124　少冲、少泽穴剖面图

【应用解读】本穴处末梢血管丰富，因此适合放血治疗；末梢神经丰富，比较敏感，可用于针刺急救，适用于热病昏迷等。《窦太师针经》中有一种刺法是刺入一分，沿皮向后进入三分，然后进行补泻，现不多用。

六、手太阳小肠经腧穴

本经腧穴分布在指、掌尺侧，上肢背侧面的尺侧缘，肩胛及面部，起于少泽，止于听宫。左右各 19 穴（图 3-2-125）。

联系脏腑：心、小肠、胃。

通过器官：眼、耳。

主治概要：头、项、耳、目、咽喉病，热病，神志病，以及经脉循行部位的其他病症。

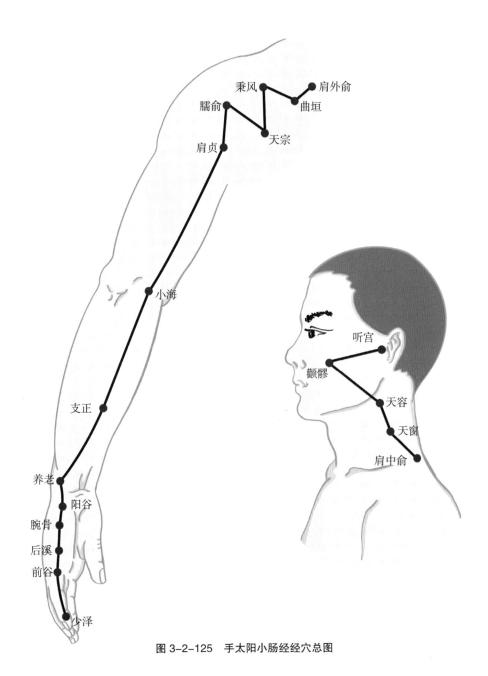

图 3-2-125　手太阳小肠经经穴总图

1. 少泽　Shàozé（SI1）井穴

【定位与取穴】在手小指末节尺侧，指甲根角侧上方 0.1 寸（图 3-2-124、图 3-2-126）。相当于沿爪甲尺侧画一直线与爪甲基底缘水平线交点处取穴。

【穴区层次解剖】

❖ 皮肤：有尺神经指掌侧固有神经的指背支分布。

❖ 皮下组织：内有上述神经分支。

❖ 血管：小指尺掌侧动、静脉的指背支形成的动、静脉网。

❖ 神经：尺神经的指掌侧固有神经指背支。

❖ 其他毗邻结构：小指远端指骨。

【主治病症】①乳痈、产后缺乳；②头痛、颈项强痛、目翳、咽喉肿痛；③发热、昏迷。

【刺法操作】浅刺0.1~0.2寸，或点刺出血。

【应用解读】本穴处末梢血管丰富，因此适合放血治疗，常用于治疗中暑、热病、小儿惊风等头面部病症，一般情况下，出血量大效果更好；末梢神经丰富，比较敏感，可用于针刺急救，适用于热病昏迷等。本穴的特殊作用是可以治疗乳房病症。

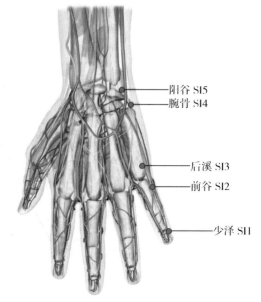

图3-2-126　少泽、前谷、后溪、腕骨、阳谷穴透视图

2. 前谷　Qiángǔ（SI2）荥穴

【定位与取穴】在手指，第5掌指关节尺侧远端赤白肉际凹陷中（图3-2-24、图3-2-126）。

【穴区层次解剖】

❖ 皮肤：有尺神经的指背固有神经和指掌侧固有神经双重分布。

❖ 皮下组织：内有上述神经分支。

❖ 肌肉及筋膜：指浅屈肌腱、指伸屈肌腱。

❖ 血管：小指尺掌侧动、静脉指背支形成的动、静脉网。

❖ 神经：有尺神经的指背固有神经、指掌侧固有神经。

❖ 其他毗邻结构：小指近节指骨基底部。

【主治病症】①头痛、颈项强痛、目痛、耳鸣、咽喉肿痛；②发热、癫狂；③手指肿痛。

【刺法操作】直刺0.3~0.5寸。

【应用解读】本穴位于少泽和后溪之间，故古代文献所记载的主治兼有少泽和后溪穴的主治。

3. 后溪　Hòuxī（SI3）输穴；八脉交会穴（通督脉）

【定位与取穴】在手背，第5掌指关节尺侧近端赤白肉际凹陷中（图3-2-25、图3-2-126）。半握拳，掌远侧横纹头（尺侧）赤白肉际处。

【穴区层次解剖】

❖ 皮肤：有尺神经的手背支和掌支分布。

❖ 皮下组织：内有上述神经分支和皮下浅静脉。

❖ 肌肉及筋膜：小指展肌、小指对掌肌、小指短屈肌。

❖ 血管：有小指尺掌侧动、静脉。

❖ 神经：有尺神经的指掌侧固有神经。

❖ 其他毗邻结构：第 5 掌骨。

【主治病症】①头痛、颈项强痛、耳聋、目赤、鼻衄；②癫、狂、痫；③疟疾；④肘臂痛。

【刺法操作】直刺 0.5~1 寸。

4. 腕骨　Wàngǔ（SI4）原穴

【定位与取穴】在腕区，第 5 掌骨底与三角骨之间的赤白肉际凹陷中（图 3-2-126、图 3-2-127）。

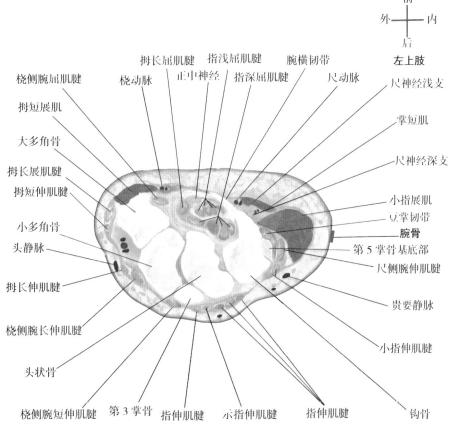

图 3-2-127　腕骨穴剖面图

【穴区层次解剖】

❖ 皮肤：有前臂内侧皮神经、尺神经掌支和手背支共同分布。

❖ 皮下组织：内有上述神经分支和浅静脉。

❖ 肌肉及筋膜：小指展肌、豆掌韧带。

❖ 血管：尺动、静脉的分支或属支。

❖ 神经：有前臂内侧皮神经、尺神经分布。

❖ 其他毗邻结构：第5掌骨、钩骨、头状骨、豌豆骨。

【主治病症】①头痛、颈项强痛、目翳、耳鸣；②黄疸、发热、惊风、抽搐、疟疾；③肩、臂腕、指痛。

【刺法操作】直刺 0.3~0.5 寸。

5. 阳谷 Yánggǔ（SI5）经穴

【定位与取穴】在尺骨茎突与三角骨之间的凹陷中（图 3-2-16、图 3-2-126）。

【穴区层次解剖】

❖ 皮肤：有尺神经手背支分布。

❖ 皮下组织：内有上述神经分支及贵要静脉（肱静脉的属支）。

❖ 肌肉及筋膜：尺侧腕伸肌腱。

❖ 血管：浅层有贵要静脉；深层有尺动脉的腕背支。

❖ 神经：浅层有尺神经手背支分布。

❖ 其他毗邻结构：尺骨、三角骨、豌豆骨。

【主治病症】①头痛、眩晕、耳鸣、耳聋、颈肿、颊肿；②发热、癫、狂、痫、抽搐；③臂外侧痛、腕痛。

【刺法操作】直刺 0.3~0.5 寸。

6. 养老 Yǎnglǎo（SI6）郄穴

【定位与取穴】在腕背横纹上 1 寸，尺骨头桡侧凹陷中（图 3-2-128、图 3-2-129）。掌心向下，用一手指按在尺骨头的最高点上，然后手掌旋后，当手指滑入的骨缝中取穴。

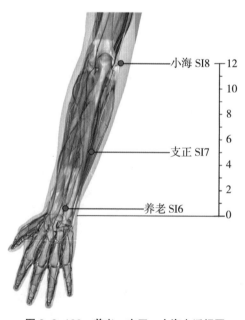

图 3-2-128 养老、支正、小海穴透视图

左上肢

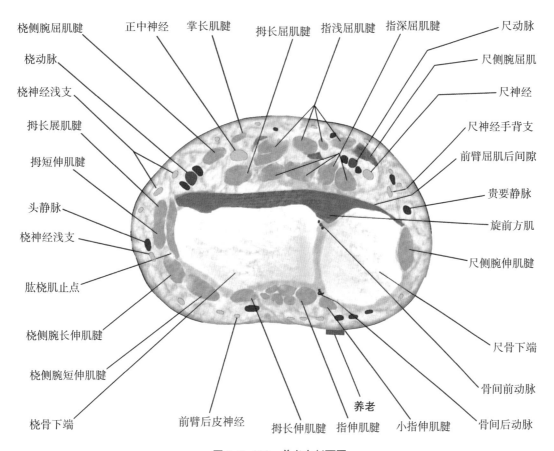

图 3-2-129 养老穴剖面图

【穴区层次解剖】

❖ 皮肤：有前臂内侧皮神经、前臂后皮神经、尺神经手背支分布。

❖ 皮下组织：内有上述神经分支和贵要静脉的属支。

❖ 肌肉及筋膜：伸肌支持带、指伸肌腱、小指伸肌腱、桡腕背侧韧带、尺桡韧带。

❖ 血管：浅层有贵要静脉的属支；深层有腕背动、静脉网。

❖ 神经：浅层有前臂内侧皮神经、前臂后皮神经、尺神经手背支分布。

❖ 其他毗邻结构：桡骨、尺骨。

【主治病症】①肩臂痛，活动受限；②视物不清。

【刺法操作】直刺 0.5~0.8 寸。

【应用解读】宋代以前的文献，关于本穴的主治仅限于肩臂的局部疼痛；宋代以后开始出现治疗"目视不明"的记载且影响深远，即成为养老穴的特殊主治病症。

7. 支正　Zhīzhèng（SI7）络穴

【定位与取穴】在腕背侧远端横纹上 5 寸，尺骨尺侧与尺侧腕屈肌之间（图 3-2-31、图 3-2-128）。

【穴区层次解剖】

❖ 皮肤：有前臂内侧皮神经分布。

❖ 皮下组织：内有上述神经分支和贵要静脉的属支。

❖ 肌肉及筋膜：尺侧腕屈肌、指深屈肌、前臂骨间膜。

❖ 血管：浅层有贵要静脉的属支；深层有尺动、静脉。

❖ 神经：浅层有前臂内侧皮神经分布；深层有尺神经。

❖ 其他毗邻结构：桡骨、尺骨。

【主治病症】①头痛、颈项强痛、肘臂痛；②发热、癫狂。

【刺法操作】直刺 0.3~0.5 寸。

8. 小海　Xiǎohǎi（SI8）合穴

【定位与取穴】在尺骨鹰嘴与肱骨内上髁之间凹陷中（图 3-2-9、图 3-2-128）。

【穴区层次解剖】

❖ 皮肤：有前臂内侧皮神经、臂内侧皮神经支配。

❖ 皮下组织：内有上述神经分支和贵要静脉的属支。

❖ 血管：浅层有贵要静脉的属支；深层有来自肱动、静脉的尺侧上副动、静脉与来自尺动、静脉的尺侧返动、静脉后支吻合成的动、静脉网。

❖ 神经：浅层有前臂内侧皮神经、臂内侧皮神经分布；深层有尺神经。

❖ 其他毗邻结构：尺骨鹰嘴、肱骨内上髁。

【主治病症】①头痛、颈项强痛、肘臂痛；②癫痫。

【刺法操作】直刺 0.3~0.5 寸。

【应用解读】本穴在尺神经沟的凹陷中，可以治疗神经沟周围组织对此神经的卡压。

【危险提示】针刺时应避免刺伤尺神经，在神经旁侧进针。万一刺中神经，不要提插捻转。如尺神经损伤过重，会导致小鱼际萎缩和小指感觉障碍。

9. 肩贞 Jiānzhēn（SI9）

【定位与取穴】在肩胛区，肩关节后下方，腋后纹头直上 1 寸（图 3-2-39、图 3-2-130）。

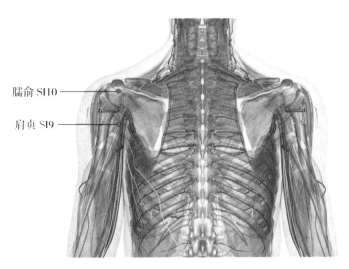

图 3-2-130 肩贞、臑俞穴透视图

【穴区层次解剖】

❖ 皮肤：有第 2 肋间神经前支的外侧皮支和臂外侧上皮神经分布。

❖ 皮下组织：内有上述神经分支。

❖ 肌肉及筋膜：三角肌后束、肱三头肌长头、大圆肌、冈下肌、背阔肌。

❖ 血管：深层有旋肱后动、静脉。

❖ 神经：浅层有第 2 肋间神经前支的外侧皮支和臂外侧上皮神经分布；深层有腋神经、桡神经。

❖ 其他毗邻结构：肱骨。

【主治病症】①肩痛、上肢不遂；②瘰疬。

【刺法操作】直刺或向外斜刺 1~1.5 寸。

【应用解读】穴位下方为四边孔，是腋神经穿过的位置。放松四边孔有助于治疗腋神经卡压导致的肩痛。

10. 臑俞 Nàoshu（SI10）手太阳经、足太阳经、阳维脉、阳跷脉交会穴

【定位与取穴】在肩胛区，腋后纹头直上，肩胛冈下缘凹陷中（图 3-2-130、图 3-2-131）。

国际针灸学

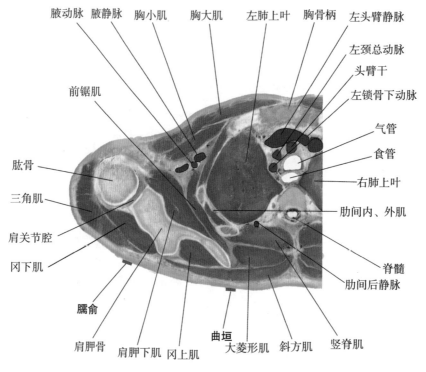

图 3-2-131　臑俞、曲垣穴剖面图

【穴区层次解剖】

❖ 皮肤：有锁骨上外侧神经分布。

❖ 皮下组织：内有上述神经分支。

❖ 肌肉及筋膜：三角肌、冈下肌、肩关节囊。

❖ 血管：深层有肩胛上动、静脉的分支或属支，旋肱后动、静脉的分支或属支。

❖ 神经：浅层有锁骨上外侧神经分布；深层有肩胛上神经、腋神经的肌支。

❖ 其他毗邻结构：肱骨头、肩胛骨关节盂、肩胛冈。

【主治病症】肩痛、臂痛。

【刺法操作】直刺 0.8~1.2 寸。

【应用解读】穴位下方为冈下肌滑囊和肩关节囊，针刺本穴可用于滑囊减压。

11. 天宗　Tiānzōng（SI11）

【定位与取穴】在肩胛冈中点与肩胛骨下角连线上 1/3 与下 2/3 交点凹陷中（图 3-2-132、图 3-3-133）。

【穴区层次解剖】

❖ 皮肤：有第 3~5 胸神经后支的皮支重叠分布。

❖ 皮下组织：内有上述神经分支。

❖ 肌肉及筋膜：斜方肌、冈下肌。

❖ 血管：深层有旋肩胛动、静脉的分支或属支。

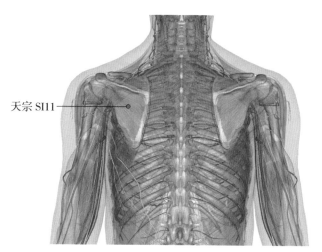

天宗 SI11

图 3-2-132　天宗穴透视图

前
左 ＋ 右
后

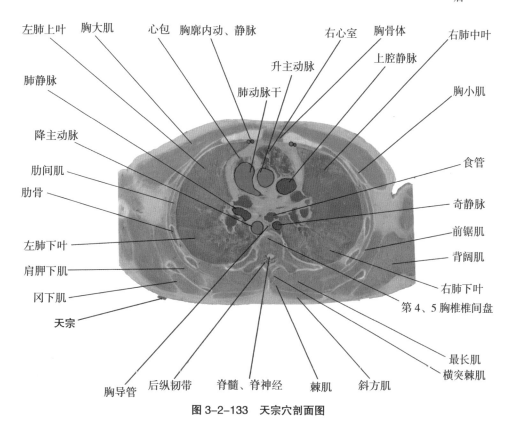

左肺上叶　胸大肌　心包　胸廓内动、静脉　右心室　胸骨体　右肺中叶

肺静脉　升主动脉　上腔静脉

肺动脉干　胸小肌

降主动脉

肋间肌　食管

肋骨　奇静脉

左肺下叶　前锯肌

肩胛下肌　背阔肌

冈下肌　右肺下叶

天宗　第 4、5 胸椎椎间盘

胸导管　后纵韧带　脊髓、脊神经　棘肌　斜方肌　最长肌　横突棘肌

图 3-2-133　天宗穴剖面图

❖ 神经：浅层有第 3~5 胸神经后支的皮支重叠分布；深层有肩胛上神经的肌支。

❖ 其他毗邻结构：肩胛骨。

【主治病症】肩痛，活动受限。

【刺法操作】直刺或向四周斜刺 0.5~1 寸。

【应用解读】穴位深部为冈下肌，冈下肌的痉挛会导致肩关节的内旋受限、外旋疼痛。针刺冈下肌能够缓解肩关节疼痛和活动受限。

12. 秉风　Bǐngfēng（SI12）手三阳经与足少阳经交会穴

【定位与取穴】在肩胛冈中点上方冈上窝中（图 3-2-134、图 3-2-135）。

【穴区层次解剖】

❖ 皮肤：有第 1~3 胸神经后支的皮支重叠分布。

❖ 皮下组织：内有上述神经分支。

❖ 肌肉及筋膜：斜方肌、冈上肌。

❖ 血管：深层有肩胛上动、静脉的分支或属支。

❖ 神经：浅层有第 1~3 胸神经后支的皮支重叠分布；深层有肩胛上神经的肌支。

❖ 其他毗邻结构：肩胛骨冈上窝。

【主治病症】肩痛，活动受限。

【刺法操作】直刺 0.5~0.8 寸。

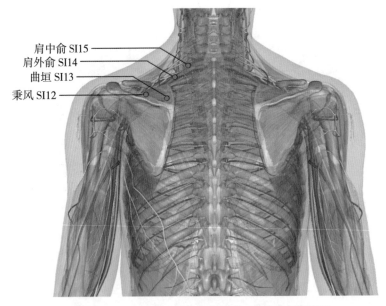

肩中俞 SI15
肩外俞 SI14
曲垣 SI13
秉风 SI12

图 3-2-134　秉风、曲垣、肩外俞、肩中俞穴透视图

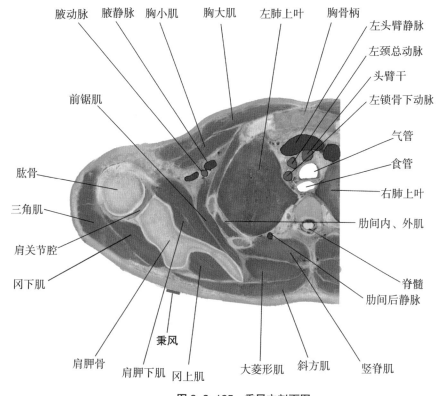

图 3-2-135 秉风穴剖面图

【应用解读】穴位下有肩胛上神经，所以可以治疗其支配的冈上肌、冈下肌损伤引起的功能障碍。

13. 曲垣 Qūyuán（SI13）

【定位与取穴】在肩胛冈内侧端上缘凹陷中（图 3-2-131、图 3-2-134）。相当于臑俞与第 2 胸椎棘突连线的中点处。

【穴区层次解剖】

❖ 皮肤：有第 1~3 胸神经后支的皮支重叠分布。

❖ 皮下组织：内有上述神经分支。

❖ 肌肉及筋膜：斜方肌、冈上肌。

❖ 血管：深层有肩胛上动、静脉的分支或属支，肩胛背动、静脉的分支或属支。

❖ 神经：浅层有第 1~3 胸神经后支的皮支重叠分布；深层有肩胛上神经的肌支。

❖ 其他毗邻结构：肩胛骨冈上窝。

【主治病症】肩痛。

【刺法操作】直刺或向外下方斜刺 0.5~0.8 寸。

【应用解读】本穴主治冈上肌损伤引起的肩痛，多表现为外展疼痛、受限。

14. 肩外俞 Jiānwàishū（SI14）

【定位与取穴】在脊柱区，第 1 胸椎棘突下，后正中线旁开 3 寸（图 3-2-134、图 3-2-136）。相当于肩胛骨脊柱缘的垂线与第 1 胸椎棘突下的水平线相交处。

【穴区层次解剖】

❖ 皮肤：有第 1、2 胸神经后支的皮支重叠分布。

❖ 皮下组织：内有上述神经分支。

❖ 肌肉及筋膜：斜方肌、菱形肌、肩胛提肌。

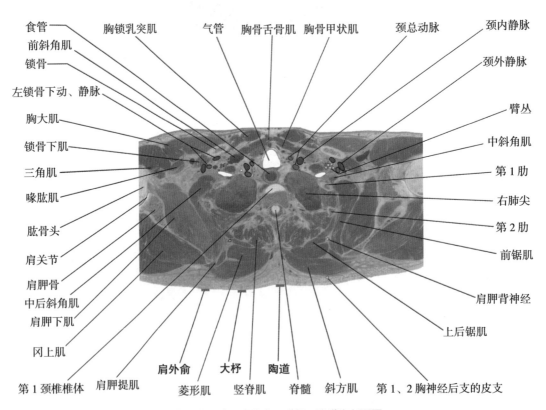

图 3-2-136 肩外俞、大杼、陶道穴剖面图

❖ 血管：深层有颈横动、静脉的分支或属支。

❖ 神经：浅层有第 1、2 胸神经后支的皮支重叠分布；深层有肩胛背神经的肌支。

❖ 其他毗邻结构：①肩胛骨；②肺脏。

【主治病症】肩背痛、项强。

【刺法操作】向外斜刺 0.5~0.8 寸。

【应用解读】穴位下方为肩胛提肌，可以主治肩胛提肌劳损引起的颈痛。

【危险提示】针刺肩外俞时宜循肋骨长轴方向，勿与长轴垂直刺入。不可刺透肋间隙，伤及壁胸膜和肺脏。

15. 肩中俞　Jiānzhōngshū（SI15）

【定位与取穴】在第 7 颈椎棘突下，后正中线旁开 2 寸（图 3-2-134、图 3-2-137）。

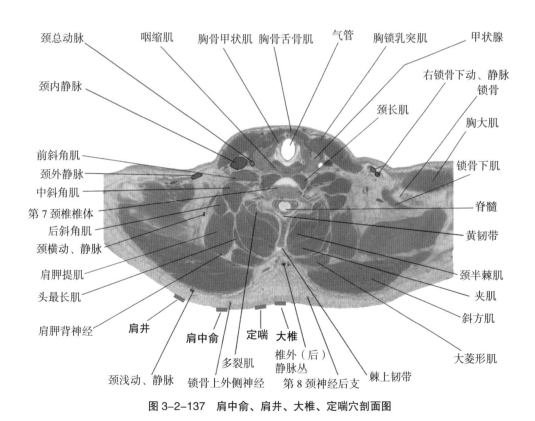

图 3-2-137　肩中俞、肩井、大椎、定喘穴剖面图

【穴区层次解剖】

❖ 皮肤：有第 8 颈神经的后支和第 1 胸神经的后支重叠分布。

❖ 皮下组织：内有上述神经分支。

❖ 肌肉及筋膜：斜方肌、菱形肌、肩胛提肌、竖脊肌。

❖ 血管：深层有颈横动、静脉。

❖ 神经：浅层有 C8 脊神经后支和第 1 胸神经脊神经后支重叠分布；深层有副神经、肩胛背神经分布。

【主治病症】①恶寒发热、咳嗽、气喘；②肩背痛；③视物不清。

【刺法操作】直刺或向外斜刺 0.5~0.8 寸。

【应用解读】本穴主治和相邻陶道穴的主治相近，以寒热厥、目疾为主，可以互参。

【危险提示】不宜深刺，以免刺中肺脏。

16. 天窗　Tiānchuāng（SI16）

【定位与取穴】在颈部，横平喉结，胸锁乳突肌的后缘（图 3-2-44、图 3-2-138）。本穴与人迎、扶突均横平喉结，三者的位置关系为：胸锁乳突肌前缘处为人迎，后缘处为天窗，前后缘中间为扶突。

【穴区层次解剖】

❖ 皮肤：有耳大神经、枕小神经分布。

❖ 皮下组织：内有上述神经分支和颈外静脉。

❖ 肌肉及筋膜：颈阔肌、胸锁乳突肌、肩胛提肌、前斜角肌、中斜角肌。

❖ 血管：浅层有颈外静脉；深层有颈升动、静脉的分支或属支。

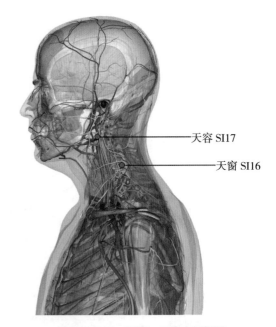

图 3-2-138　天窗、天容穴透视图

❖ 神经：浅层有耳大神经、枕小神经分布；深层有副神经、第 3~5 颈神经的前支和后支。

❖ 其他毗邻结构：颈椎横突。

【主治病症】①耳聋、耳鸣；②咽喉肿痛、失音；③瘰疬、颈项强痛。

【刺法操作】直刺或向下斜刺 0.5~1 寸。

【应用解读】本穴在胸锁乳突肌后缘，临近颈丛神经的刺激点和副神经的刺激点，因此能够治疗颈丛神经支配区域的病症，如耳聋、耳鸣、咽喉疼痛等；临近咽喉淋巴结，所以能够治疗淋巴结核（瘰疬）。

【危险提示】因为胸锁乳突肌深面有颈总动脉和颈内静脉，所以针刺时要注意针尖方向，不要向前深刺。

17. 天容　Tiānróng（SI17）

【定位与取穴】在颈部，下颌角后方，胸锁乳突肌的前缘凹陷中（图 3-2-138、图 3-2-139）。

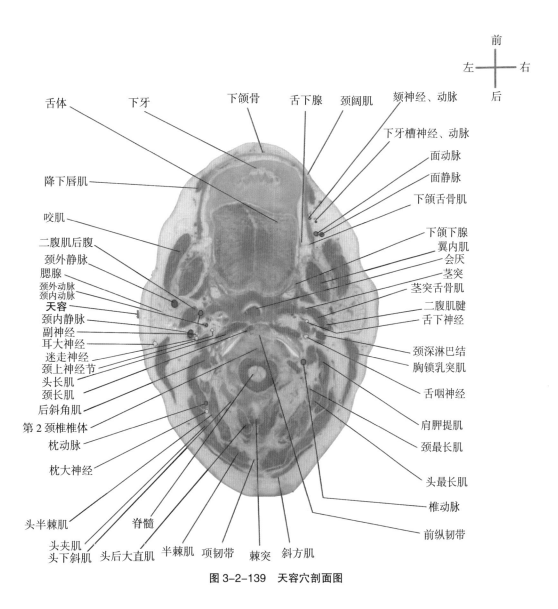

图 3-2-139　天容穴剖面图

【穴区层次解剖】

❖ 皮肤：由耳大神经分布。

❖ 皮下组织：内有上述神经分支及颈外静脉。

❖ 肌肉及筋膜：颈阔肌、二腹肌、茎突舌骨肌、胸锁乳突肌。

❖ 血管：浅层有颈外静脉；深层有面动、静脉，颈内静脉。

❖ 神经：浅层有耳大神经分布；深层有副神经、迷走神经、舌下神经、颈上神经节。

❖ 其他毗邻结构：①下颌骨、茎突；②腮腺。

【主治病症】①胸痛、气喘；②耳聋；③咽喉肿痛、瘿瘤、颈项强痛。

【刺法操作】直刺 0.5~1 寸。

【应用解读】在《针灸甲乙经》中，本穴归属于手少阳经；在《黄帝内经》中，本穴则属于足少阳脉。宋代以后，本穴被归入手太阳小肠经。在《灵枢》和《黄帝明堂经》中，本穴的主治突出了气逆胸中的症状，如胸痛、气喘。

【危险提示】针刺的深面是颈外动脉，故针刺不宜过深。

18. 颧髎　Quánliáo（SI18）手少阳、太阳经交会穴

【定位与取穴】在面部，颧骨下缘，目外眦直下凹陷中（图 3-2-47、图 3-2-140）。

【穴区层次解剖】

❖ 皮肤：有上颌神经的分支眶下神经分布。

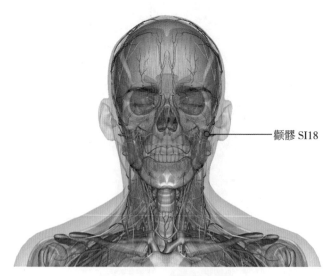

图 3-2-140　颧髎穴透视图

❖ 皮下组织：内有上述神经分支及面横动、静脉的分支或属支。

❖ 肌肉及筋膜：颧肌、咬肌、颞肌。

❖ 血管：有面横动、静脉的分支或属支。

❖ 神经：浅层有眶下神经和面神经的颧支、颊支分布；深层有下颌神经的分支。

❖ 其他毗邻结构：下颌骨、颧骨。

【主治病症】①口眼㖞斜、眼睑瞤动；②目赤、目黄；③牙痛、颊肿。

【刺法操作】直刺 0.3~0.5 寸。

【应用解读】本穴为颅脑外科手术（前颅窝）、上颌窦手术、牙拔除术的针刺麻醉用穴。

19. 听宫　Tīnggōng（SI19）手少阳经、足少阳经、手太阳经交会穴

【定位与取穴】在耳屏正中与下颌骨髁突之间的凹陷中（图 3-2-141、图 3-2-142）。微张口，耳屏正中前缘凹陷中，在耳门与听会之间取穴。

【穴区层次解剖】

❖ 皮肤：有耳颞神经分布。

❖ 皮下组织：内有上述神经分支。

❖ 血管：有颞浅动、静脉耳前支的分支或属支。

❖ 神经：有耳颞神经分布。

❖ 其他毗邻结构：外耳道软骨。

【主治病症】①耳鸣、耳聋、聤耳；②癫、狂、痫。

【刺法操作】直刺 1~1.5 寸，不宜深刺。

【应用解读】在《黄帝内经》中，本穴位于耳内鼓膜处。后世改为耳外。

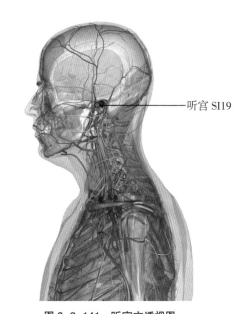

听宫 SI19

图 3-2-141　听宫穴透视图

【危险提示】针刺时应避免刺中外耳道软骨、颞浅血管（特别是颞浅静脉），以及刺入下颌关节。为此，可让患者张口，待下颌头连同关节囊前移，局部出现凹窝后，顺应外耳道软骨的方向，避开动脉搏动处，紧贴外耳道前侧向前内刺入。

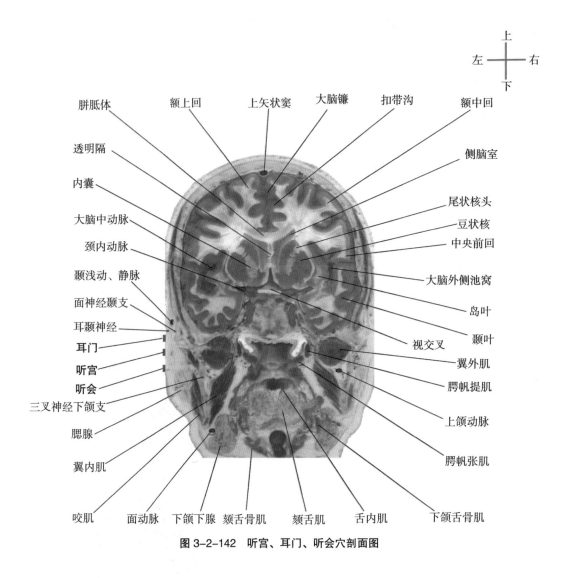

上
左 　 右
下

胼胝体　　　额上回　　　上矢状窦　　大脑镰　　扣带沟　　　额中回

透明隔　　　　　　　　　　　　　　　　　　　　　　　　　侧脑室

内囊　　　　　　　　　　　　　　　　　　　　　　　　　　尾状核头

大脑中动脉　　　　　　　　　　　　　　　　　　　　　　　豆状核

颈内动脉　　　　　　　　　　　　　　　　　　　　　　　　中央前回

颞浅动、静脉　　　　　　　　　　　　　　　　　　　　　　大脑外侧池窝

面神经颞支　　　　　　　　　　　　　　　　　　　　　　　岛叶

耳颞神经　　　　　　　　　　　　　　　　　　　　　　　　颞叶

耳门　　　　　　　　　　　　　　　　　　　　　　　　视交叉

听宫　　　　　　　　　　　　　　　　　　　　　　　　翼外肌

听会　　　　　　　　　　　　　　　　　　　　　　　　腭帆提肌

三叉神经下颌支　　　　　　　　　　　　　　　　　　　　　上颌动脉

腮腺

翼内肌　　　　　　　　　　　　　　　　　　　　　　　　　腭帆张肌

咬肌　　　面动脉　　下颌下腺　颏舌骨肌　　颏舌肌　　舌内肌　　下颌舌骨肌

图 3-2-142　听宫、耳门、听会穴剖面图

七、足太阳膀胱经腧穴

本经腧穴分布在眼眶、头、项、背腰部的脊柱两侧，下肢后外侧及小趾末端，起于睛明，止于至阴。左右各 67 穴（图 3-2-143）。

联系脏腑：膀胱、肾。

通过器官：眼、耳、脑。

主治概要：脏腑病，头项、目、背、腰、下肢部位病症及神志病。

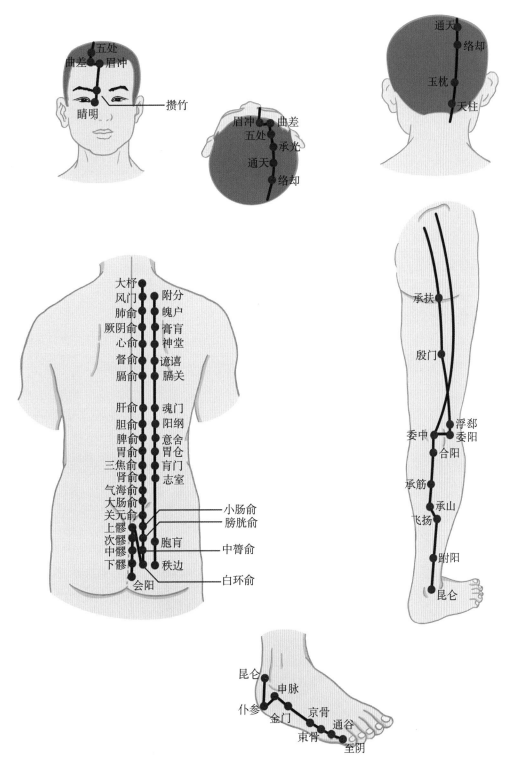

图 3-2-143 足太阳膀胱经经穴总图

1. 睛明 Jīngmíng（BL1）手太阳经、足太阳经、足阳明经、阴跷脉、阳跷脉交会穴

【定位与取穴】目内眦内上方的眶内侧壁凹陷中（图 3-2-144、图 3-2-145）。闭目，在目内眦内上方 0.1 寸的凹陷中。

【穴区层次解剖】

❖ 皮肤：有额神经的滑车上神经分布。额神经为三叉神经第 1 支眼神经的分支。

❖ 皮下组织：内有上述神经分支及内眦动、静脉的分支或属支。

❖ 肌肉及筋膜：眼轮匝肌、睑内侧韧带、眶脂体、内直肌。

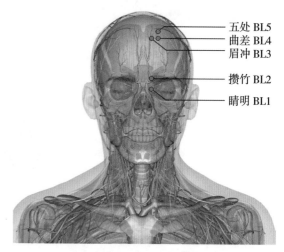

图 3-2-144 睛明、攒竹、眉冲、曲差、五处穴透视图

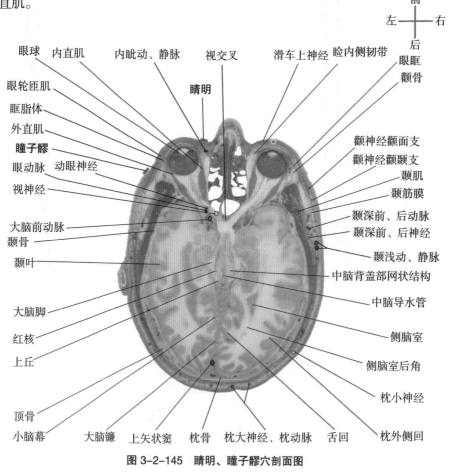

图 3-2-145 睛明、瞳子髎穴剖面图

❖ 血管：浅层有内眦动、静脉的分支或属支；深层有眼动、静脉的分支或属支。

❖ 神经：浅层有滑车上神经分布；深层有眼神经和动眼神经的分支。

❖ 其他毗邻结构：眼眶。

【主治病症】①目赤肿痛、流泪、目翳、视物不清、夜盲；②眩晕。

【刺法操作】嘱患者闭目，医者押手轻轻固定眼球，刺手持针，于眶内侧壁和眼球之间，靠近但勿紧贴眶内侧壁，缓慢直刺 0.3~1 寸，不宜提插捻转，以防刺破血管引起血肿。本穴不宜灸。

【应用解读】本穴临近内直肌和视神经，因此能够治疗眼肌和视神经病变引起的眼部病症。

【危险提示】针刺时，为避免刺破眶内的静脉，针应稍偏于外侧，轻缓前进，不可反复提插捻转。为避免刺中视神经，针刺也不宜过深。

2. 攒竹　Cuánzhú（BL2）

【定位与取穴】在面部，眉头凹陷中，额切迹处（图 3-2-144、图 3-2-146）。

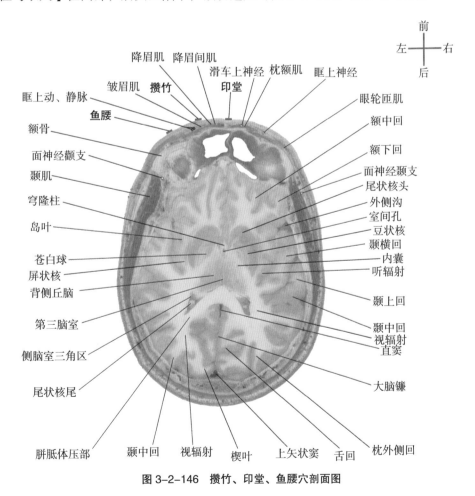

图 3-2-146　攒竹、印堂、鱼腰穴剖面图

【穴区层次解剖】

❖ 皮肤：有额神经的滑车上神经分布。额神经为三叉神经第一支眼神经的分支。

❖ 皮下组织：内有上述神经分支及眶上动、静脉的分支或属支。

❖ 肌肉及筋膜：眼轮匝肌、降眉肌、降眉间肌、皱眉肌。

❖ 血管：有眶上动、静脉的分支或属支，内眦动、静脉的分支或属支。

❖ 神经：浅层有滑车上神经分布；深层有面神经的颞支和颧支。

❖ 其他毗邻结构：额骨。

【主治病症】①头痛、眉头痛；②眼睑眴动、眼睑下垂、口眼㖞斜、视物不清、流泪、目赤肿痛。

【刺法操作】直刺 0.1~0.3 寸。

【应用解读】在眼眶上缘内侧有两个小孔，其中靠近正中线的多为切迹，称为额切迹或滑车上切迹，内有滑车上动、静脉和滑车上神经通过；外侧的为眶上孔，内有眶上动、静脉和眶上神经通过。鉴别眼眶神经孔和切迹的方法：如果是切迹，压迫时可以引起明显的疼痛；如果是孔，压迫时不出现明显的疼痛。

本穴位于眼周多块肌肉交汇处，是治疗眼病的要穴。不论治疗什么病，只要有明显的眼部症状，都可以选取本穴。不同的刺灸法，有不同的主治特点，如三棱针放血可以泄热；沿皮透刺鱼腰可以治疗眉棱骨痛，直接调整眼轮匝肌；透刺睛明穴可以治疗各种眼疾。

3. 眉冲　Méichōng（BL3）

【定位与取穴】在头部，额切迹直上入发际 0.5 寸（图 3-2-144、图 3-2-147）。在神庭与曲差中点处取穴。

【穴区层次解剖】

❖ 皮肤：有额神经的滑车上神经分布。

❖ 皮下组织：内有上述神经分支和滑车上动、静脉。

❖ 肌肉及筋膜：枕额肌额腹。

❖ 血管：有滑车上动、静脉。

❖ 神经：有滑车上神经分布。

❖ 其他毗邻结构：颅骨。

【主治病症】①头痛、目眩、鼻塞；②癫痫。

【刺法操作】平刺 0.3~0.5 寸。

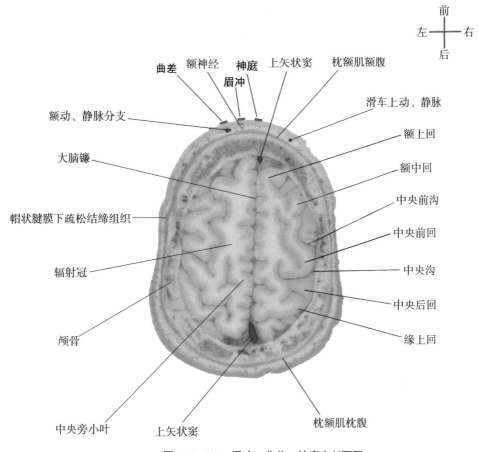

图 3-2-147 眉冲、曲差、神庭穴剖面图

4. 曲差 Qūchā (BL4)

【定位与取穴】前发际正中直上 0.5 寸, 旁开 1.5 寸 (图 3-2-144、图 3-2-147)。神庭与头维连线的内 1/3 与外 2/3 的交点处取穴。

【穴区层次解剖】

❖ 皮肤: 有额神经的滑车上神经分布。

❖ 皮下组织: 内有上述神经分支和滑车上动、静脉。

❖ 肌肉及筋膜: 枕额肌额腹、帽状腱膜下疏松结缔组织。

❖ 血管: 有滑车上动、静脉。

❖ 神经: 有滑车上神经分布。

❖ 其他毗邻结构: 颅骨。

【主治病症】①头痛、鼻塞; ②视物不清。

【刺法操作】平刺 0.5~0.8 寸。

【应用解读】穴区的筋膜和眼部、鼻部的筋膜相连接，所以本穴可以主治头、目、鼻的病症。

5. 五处　Wǔchù（BL5）

【定位与取穴】前发际正中直上 1 寸，旁开 1.5 寸（图 3-2-144、图 3-2-148）。横平上星穴。

【穴区层次解剖】

❖ 皮肤：有额神经的滑车上神经分布。

❖ 皮下组织：内有上述神经分支和滑车上动、静脉。

❖ 肌肉及筋膜：枕额肌额腹、帽状腱膜下疏松结缔组织。

❖ 血管：有滑车上动、静脉。

❖ 神经：有滑车上神经分布。

❖ 其他毗邻结构：颅骨。

【主治病症】①头痛、头重、寒热、有汗；②眩晕；③癫痫、抽搐。

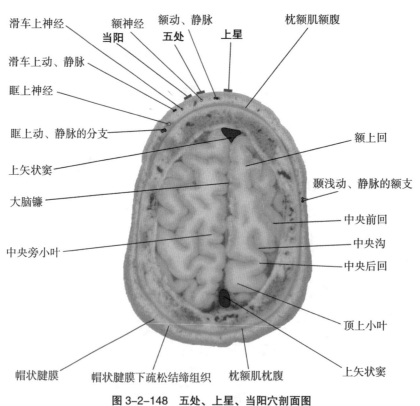

图 3-2-148　五处、上星、当阳穴剖面图

【刺法操作】平刺 0.3~0.5 寸。

【应用解读】本穴穴区的下方为额叶，擅长治疗神志疾病。

6. 承光 Chéngguāng（BL6）

【定位与取穴】前发际正中直上 2.5 寸，旁开 1.5 寸（图 3-2-149、图 3-2-150）。

【穴区层次解剖】

❖ 皮肤：有额神经的眶上神经分布。

❖ 皮下组织：内有上述神经分支和眶上动、静脉。

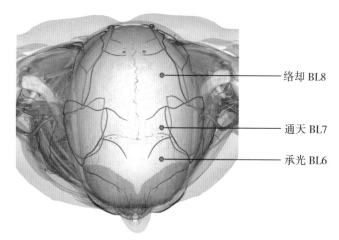

图 3-2-149 承光、通天、络却穴透视图

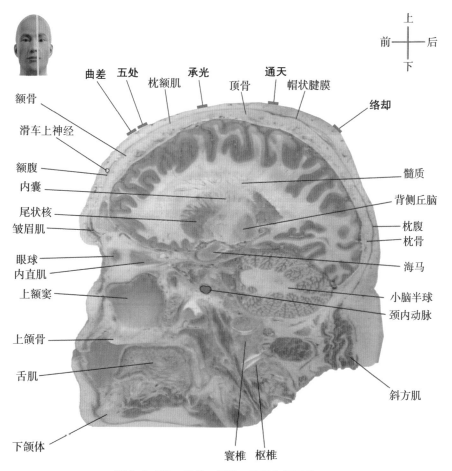

图 3-2-150 承光、通天、络却穴剖面图

❖ 肌肉及筋膜：帽状腱膜、帽状腱膜下疏松结缔组织。

❖ 血管：有眶上动、静脉。

❖ 神经：有眶上神经分布。

❖ 其他毗邻结构：颅骨。

【主治病症】头痛、眩晕、鼻塞。

【刺法操作】平刺 0.3~0.5 寸。

7. 通天 Tōngtiān（BL7）

【定位与取穴】前发际正中直上 4 寸，旁开 1.5 寸（图 3-2-149、图 3-2-150）。

【穴区层次解剖】

❖ 皮肤：有额神经的眶上神经分布。

❖ 皮下组织：内有眶上神经、枕大神经、耳颞神经形成的神经吻合网，眶上动、静脉，枕动、静脉，颞浅动、静脉形成的血管间吻合网。

❖ 肌肉及筋膜：帽状腱膜、帽状腱膜下疏松结缔组织。

❖ 血管：有眶上动、静脉，枕动、静脉，颞浅动、静脉形成的血管间吻合网。

❖ 神经：有眶上神经、枕大神经、耳颞神经形成的神经吻合网。

❖ 其他毗邻结构：颅骨。

【主治病症】①头痛、眩晕；②鼻塞、鼻衄。

【刺法操作】平刺 0.3~0.5 寸。

8. 络却 Luòquè（BL8）

【定位与取穴】前发际正中直上 5.5 寸，旁开 1.5 寸（图 3-2-149、图 3-2-150）。当百会穴后 0.5 寸，旁开 1.5 寸。

【穴区层次解剖】

❖ 皮肤：有枕大神经分布。

❖ 皮下组织：内有上述神经分支和枕动、静脉的分支或属支。

❖ 肌肉及筋膜：帽状腱膜、帽状腱膜下疏松结缔组织。

❖ 血管：有枕动、静脉的分支或属支。

❖ 神经：有枕大神经分布。

❖ 其他毗邻结构：颅骨。

【主治病症】①头痛、眩晕、耳鸣；②癫狂。

【刺法操作】平刺 0.3~0.5 寸。

【应用解读】穴区的筋膜与耳部的筋膜相连接，所以本穴可以主治头、耳的病症。

9. 玉枕　Yùzhěn（BL9）

【定位与取穴】横平枕外隆凸上缘，后发际正中旁开 1.3 寸（图 3-2-151、图 3-2-152）。当斜方肌外侧缘直上与枕外隆凸上缘水平线的交点处，横平脑户穴取穴。

【穴区层次解剖】

❖ 皮肤：有枕大神经分布。

❖ 皮下组织：内有上述神经分支和枕动、静脉。

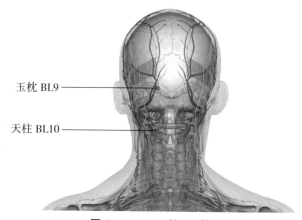

图 3-2-151　玉枕、天柱穴透视图

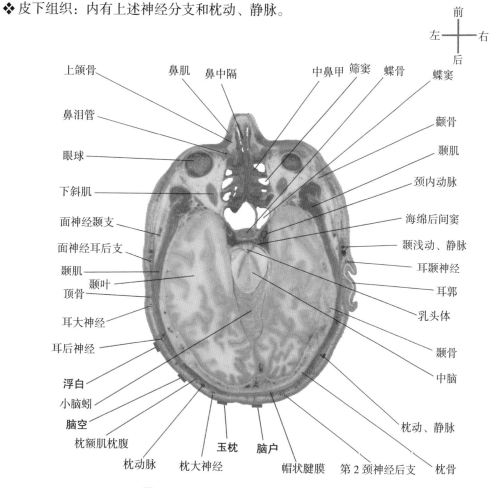

图 3-2-152　玉枕、浮白、脑空、脑户穴剖面图

❖肌肉及筋膜：枕额肌枕腹。

❖血管：有枕动、静脉。

❖神经：有枕大神经分布。

❖其他毗邻结构：颅骨。

【主治病症】①头痛、颈项强痛；②目痛、鼻塞。

【刺法操作】平刺 0.3~0.5 寸。

【应用解读】《黄帝明堂经》记载本穴治疗的症状是目痛牵引到前额痛，在中医传统理论上，以"目系"的联系加以解释。从现代医学的角度看，枕肌通过帽状腱膜和额肌形成一个整体，肌筋膜再向下与眼轮匝肌相连接。枕肌引起的疼痛可以放射到后头部和顶部，并可牵涉到同侧的眼部。

10. 天柱 Tiānzhù（BL10）

【定位与取穴】在颈后区，横平第2颈椎棘突上际，斜方肌外缘的凹陷中（图 3-2-151、图 3-2-153）。

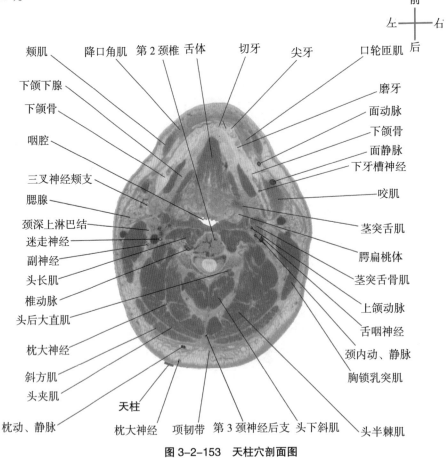

图 3-2-153 天柱穴剖面图

【穴区层次解剖】

❖ 皮肤：有第 3 颈神经后支的内侧支分布。

❖ 皮下组织：内有上述神经分支。

❖ 肌肉及筋膜：斜方肌、头夹肌、头半棘肌、头后大直肌。

❖ 血管：有枕动、静脉。

❖ 神经：有第 3 颈神经的后支分布；深层有枕大神经。

❖ 其他毗邻结构：第 2 颈椎。

【主治病症】①头痛、颈项强痛、眩晕目痛、肩背痛；②癫、狂、痫；③发热。

【刺法操作】直刺 0.5~0.8 寸。

【应用解读】本穴是足太阳的标脉，此处可触及枕动脉搏动。颈部的穴位和眼的关系密切，因此天柱和风池穴都是治疗眼病的要穴，在中医典籍中以"目系"的联系加以解释。

【危险提示】宜直刺向前，切勿向前内方向深进，否则可能刺透寰枕后膜而进入椎管，损伤脊髓。

11. 大杼　Dàzhù（BL11）八会穴之骨会；手、足太阳经交会穴

【定位与取穴】第 1 胸椎棘突下，后正中线旁开 1.5 寸（图 3-2-136、图 3-2-154）。

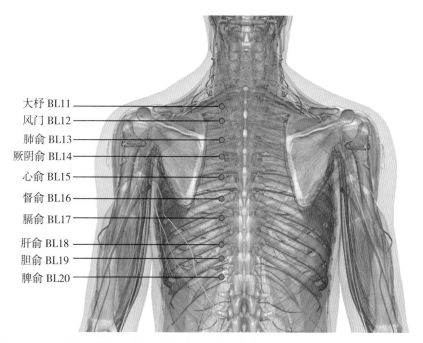

大杼 BL11
风门 BL12
肺俞 BL13
厥阴俞 BL14
心俞 BL15
督俞 BL16
膈俞 BL17
肝俞 BL18
胆俞 BL19
脾俞 BL20

图 3-2-154　大杼、风门、肺俞、厥阴俞、心俞、督俞、膈俞、肝俞、胆俞、脾俞穴透视图

【穴区层次解剖】

❖ 皮肤：有第1、2胸神经后支的内侧皮支分布。

❖ 皮下组织：内有上述神经分支。

❖ 肌肉及筋膜：斜方肌、菱形肌、上后锯肌、颈夹肌、竖脊肌。

❖ 血管：有肋间后动、静脉背侧支。

❖ 神经：浅层有第1、2胸神经后支的内侧皮支分布；深层有第1、2胸神经后支的肌支和肩胛背神经的肌支。

❖ 其他毗邻结构：①第1胸椎；②肺脏。

【主治病症】①咳嗽、发热；②颈项强痛、肩背痛。

【刺法操作】直刺0.5~0.7寸，或向脊椎方向成45°~60°角斜刺0.5~0.8寸。

【应用解读】在古典医籍中，发热是本穴的主治重点之一。

【危险提示】不宜深刺，以免损伤壁胸膜和肺脏引起气胸。

12. 风门　Fēngmén（BL12）足太阳经、督脉交会穴

【定位与取穴】第2胸椎棘突下，后正中线旁开1.5寸（图3-2-154、图3-2-155）。

【穴区层次解剖】

❖ 皮肤：有第2、3胸神经后支的内侧皮支分布。

❖ 皮下组织：内有上述神经分支。

❖ 肌肉及筋膜：斜方肌、菱形肌、上后锯肌、颈夹肌、竖脊肌。

❖ 血管：有肋间后动、静脉背侧支。

❖ 神经：浅层有第2、3胸神经后支的内侧皮支分布；深层有第2、3胸神经后支的肌支和肩胛背神经的肌支。

❖ 其他毗邻结构：①第2胸椎；②肺脏。

【主治病症】①咳嗽发热、头痛、鼻塞、鼻流清涕；②颈项强痛、胸背痛。

【刺法操作】直刺0.5~0.8寸，或向脊椎方向成45°~60°角斜刺0.5~1寸。

【应用解读】本穴临近肺脏，因而可以治疗感冒等上呼吸道病症；位于肩背肌肉上，所以能够治疗肩背痛。

【危险提示】不宜直刺过深，以免损伤壁胸膜和肺脏引起气胸。

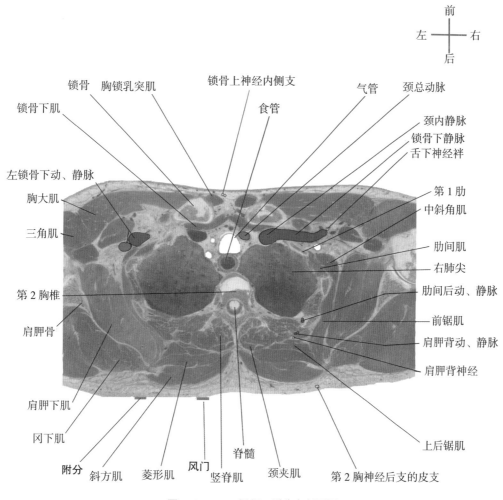

图 3-2-155 风门、附分穴剖面图

13. 肺俞　Fèishū（BL13）背俞穴

【定位与取穴】在脊柱区，第 3 胸椎棘突下，后正中线旁开 1.5 寸（图 3-2-154、图 3-2-156）。

【穴区层次解剖】

❖ 皮肤：有第 3、4 胸神经后支的内侧皮支分布。

❖ 皮下组织：内有上述神经分支。

❖ 肌肉及筋膜：斜方肌、菱形肌、上后锯肌、竖脊肌。

❖ 血管：有肋间后动、静脉背侧支。

❖ 神经：浅层有第 3、4 胸神经后支的内侧皮支分布；深层有第 3、4 胸神经后支的肌支和肩胛背神经的肌支。

前
左 ┼ 右
后

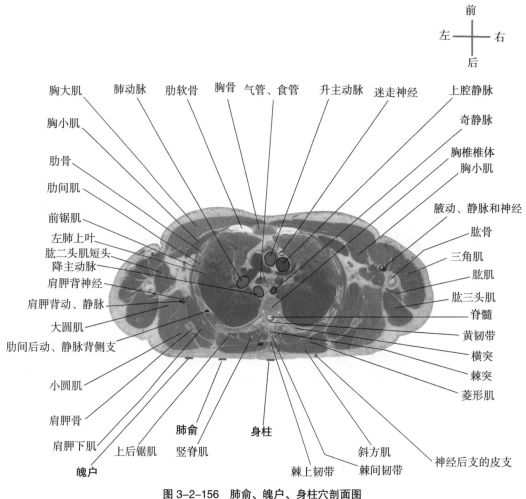

图 3-2-156　肺俞、魄户、身柱穴剖面图

❖其他毗邻结构：①第 3 胸椎；②肺脏。

【主治病症】①咳嗽、气喘、咯血、潮热、盗汗；②小儿龟背。

【刺法操作】直刺 0.5~0.8 寸，或向脊椎方向成 45°~60° 角斜刺 0.5~1 寸。

【危险提示】不宜直刺过深或刺向外侧，以免损伤壁胸膜和肺脏引起气胸。

14. 厥阴俞　Juéyīnshū（BL 14）背俞穴

【定位与取穴】第 4 胸椎棘突下，后正中线旁开 1.5 寸（图 3-2-154、图 3-2-157）。

【穴区层次解剖】

❖皮肤：有第 4、5 胸神经后支的内侧皮支分布。

❖皮下组织：内有上述神经分支。

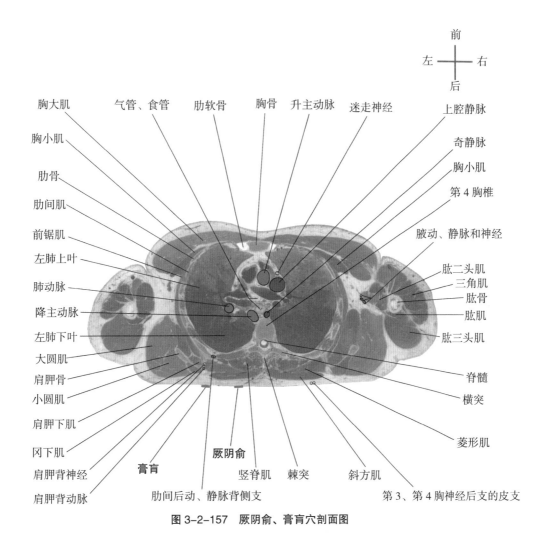

前
左 ╋ 右
后

胸大肌　气管、食管　肋软骨　胸骨　升主动脉　迷走神经　　上腔静脉

胸小肌　　　　　　　　　　　　　　　　　　　　　　　奇静脉

肋骨　　　　　　　　　　　　　　　　　　　　　　　　胸小肌

肋间肌　　　　　　　　　　　　　　　　　　　　　　　第 4 胸椎

前锯肌　　　　　　　　　　　　　　　　　　　腋动、静脉和神经

左肺上叶　　　　　　　　　　　　　　　　　　　　肱二头肌

肺动脉　　　　　　　　　　　　　　　　　　　　　三角肌

降主动脉　　　　　　　　　　　　　　　　　　　　　肱骨

左肺下叶　　　　　　　　　　　　　　　　　　　　肱肌

大圆肌　　　　　　　　　　　　　　　　　　　　肱三头肌

肩胛骨

小圆肌　　　　　　　　　　　　　　　　　　　　　脊髓

肩胛下肌　　　　　　　　　　　　　　　　　　　　横突

冈下肌　　　　　　　　　　　　　　　　　　　　菱形肌

肩胛背神经　　　　**厥阴俞**

肩胛背动脉　　**膏肓**　竖脊肌　棘突　斜方肌

肋间后动、静脉背侧支　　　　　　　第 3、第 4 胸神经后支的皮支

图 3-2-157　厥阴俞、膏肓穴剖面图

❖ 肌肉及筋膜：斜方肌、菱形肌、竖脊肌。

❖ 血管：有肋间后动、静脉背侧支。

❖ 神经：浅层有第 4、5 胸神经后支的内侧皮支分布；深层有第 4、5 胸神经后支的肌支和肩胛背神经的肌支。

❖ 其他毗邻结构：①第 4 胸椎；②肺脏。

【主治病症】①胸闷、心痛；②呕吐；③咳嗽。

【刺法操作】直刺 0.5~0.8 寸，或向脊椎方向成 45°~60° 角斜刺 0.5~1 寸。

【危险提示】不宜直刺过深或刺向外侧，以免损伤壁胸膜和肺脏引起气胸。

15. 心俞 Xīnshū（BL15）背俞穴

【定位与取穴】第5胸椎棘突下，后正中线旁开1.5寸（图3-2-154、图3-2-158）。

【穴区层次解剖】

❖ 皮肤：有第5、6胸神经后支的内侧皮支分布。

❖ 皮下组织：内有上述神经分支。

❖ 肌肉及筋膜：斜方肌、竖脊肌。

❖ 血管：有肋间后动、静脉背侧支。

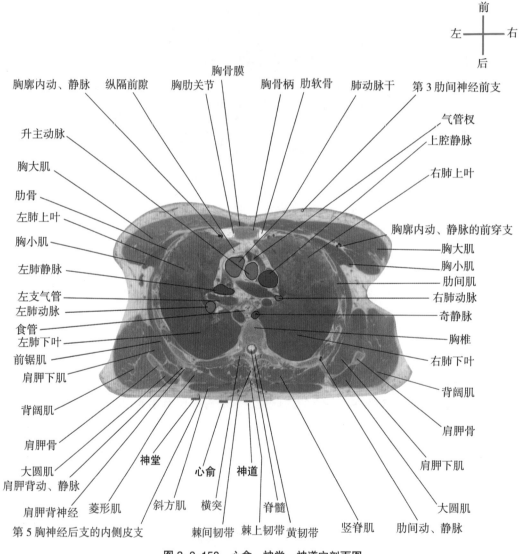

图 3-2-158　心俞、神堂、神道穴剖面图

❖神经：浅层有第 5、6 胸神经后支的内侧皮支分布；深层有第 5、6 胸神经后支的肌支。

❖其他毗邻结构：①第 5 胸椎；②肺脏。

【主治病症】①胸痹心痛、咳嗽、咯血、盗汗；②惊悸、癫痫、失眠、健忘；③梦遗。

【刺法操作】直刺 0.5~0.8 寸，或向脊椎方向成 45°~60° 角斜刺 0.5~1 寸。

【危险提示】不宜直刺过深或刺向外侧，以免损伤壁胸膜和肺脏引起气胸。

16. 督俞　Dūshū（BL16）

【定位与取穴】第 6 胸椎棘突下，后正中线旁开 1.5 寸（图 3-2-154、图 3-2-159）。

【穴区层次解剖】

❖皮肤：有第 6、7 胸神经后支的内侧皮支分布。

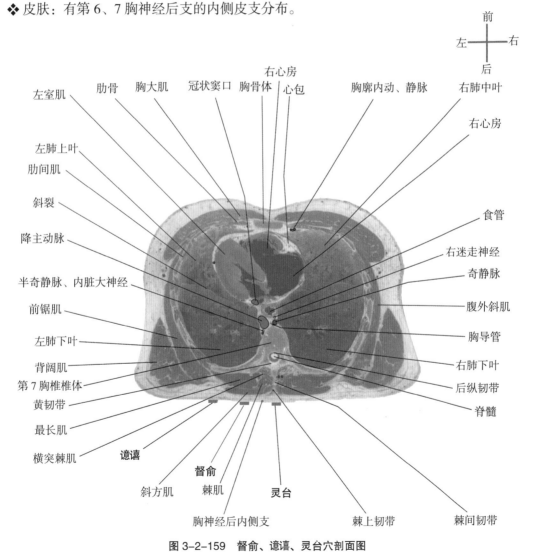

图 3-2-159　督俞、谚谆、灵台穴剖面图

❖ 皮下组织：内有上述神经分支。

❖ 肌肉及筋膜：斜方肌、竖脊肌。

❖ 血管：有肋间后动、静脉背侧支。

❖ 神经：浅层有第 6、7 胸神经后支的内侧皮支分布；深层有第 6、7 胸神经后支的肌支。

❖ 其他毗邻结构：①第 6 胸椎；②肺脏。

【主治病症】①心痛；②腹痛、腹胀、肠鸣、气逆。

【刺法操作】直刺 0.5~0.8 寸，或向脊椎方向成 45°~60° 角斜刺 0.5~1 寸。

【危险提示】不宜直刺过深或刺向外侧，以免损伤壁胸膜和肺脏引起气胸。

17. 膈俞　Géshū（BL17）八会穴之血会

【定位与取穴】第 7 胸椎棘突下，后正中线旁开 1.5 寸（图 3-2-154、图 3-2-160）。

【穴区层次解剖】

❖ 皮肤：有第 7、8 胸神经后支的内侧皮支分布。

❖ 皮下组织：内有上述神经分支。

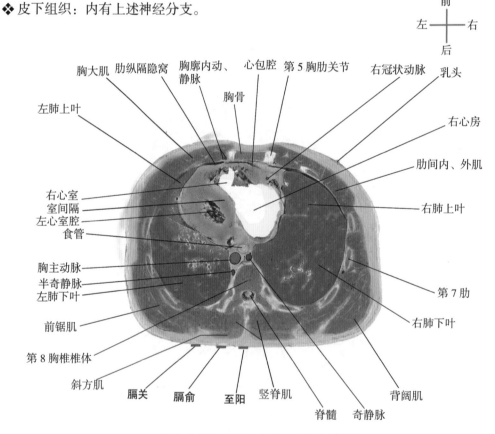

图 3-2-160　膈俞、膈关、至阳穴剖面图

❖ 肌肉及筋膜：斜方肌、背阔肌、竖脊肌。

❖ 血管：有肋间后动、静脉背侧支。

❖ 神经：浅层有第 7、8 胸神经后支的内侧皮支分布；深层有第 7、8 胸神经后支的肌支。

❖ 其他毗邻结构：①第 7 胸椎；②肺脏。

【主治病症】①呕吐、呃逆、吐血；②气喘。

【刺法操作】直刺 0.5~0.8 寸，或向脊椎方向成 45°~60° 角斜刺 0.5~1 寸。

【危险提示】不宜直刺过深或刺向外侧，以免损伤壁胸膜和肺脏引起气胸。

18. 肝俞　Gānshū（BL18）背俞穴

【定位与取穴】第 9 胸椎棘突下，后正中线旁开 1.5 寸（图 3-2-154、图 3-2-161）。

【穴区层次解剖】

❖ 皮肤：有第 9、10 胸神经后支的内侧皮支分布。

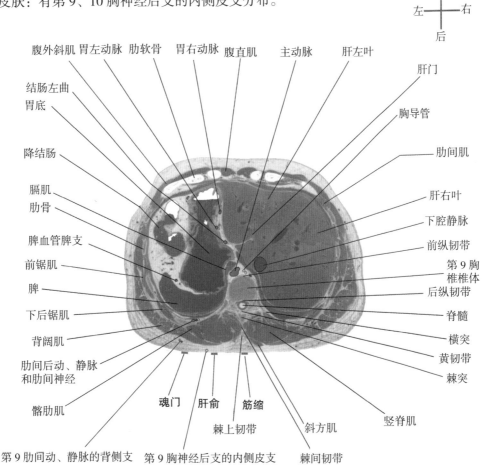

图 3-2-161　肝俞、魂门、筋缩穴剖面图

❖ 皮下组织：内有上述神经分支。

❖ 肌肉及筋膜：斜方肌、背阔肌、竖脊肌。

❖ 血管：有肋间后动、静脉背侧支。

❖ 神经：浅层有第 9、10 胸神经后支的内侧皮支分布；深层有第 9、10 胸神经后支的肌支。

❖ 其他毗邻结构：①第 9 胸椎；②肺脏。

【主治病症】①胁痛、黄疸；②目赤、视物不清、夜盲、流泪；③癫、狂、痫；④吐血。

【刺法操作】直刺 0.5~0.8 寸，或向脊椎方向成 45°~60° 角斜刺 0.5~1 寸。

【危险提示】不宜直刺过深或刺向外侧，以免损伤壁胸膜和肺引起气胸。

19. 胆俞　Dǎnshū（BL 19）背俞穴

【定位与取穴】第 10 胸椎棘突下，后正中线旁开 1.5 寸（图 3-2-154、图 3-2-162）。

【穴区层次解剖】

❖ 皮肤：有第 10、11 胸神经后支的内侧皮支分布。

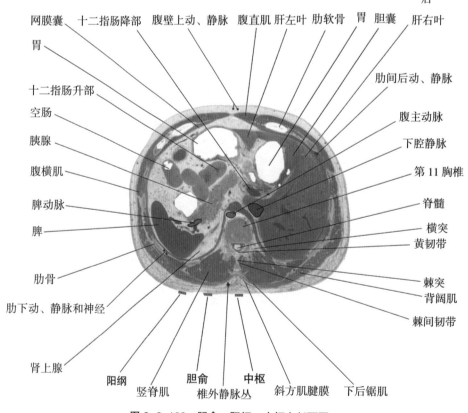

图 3-2-162　胆俞、阳纲、中枢穴剖面图

❖ 皮下组织：内有上述神经分支。

❖ 肌肉及筋膜：斜方肌、背阔肌、竖脊肌。

❖ 血管：有肋间后动、静脉背侧支。

❖ 神经：浅层有第 10、11 胸神经后支的内侧皮支分布；深层有第 10、11 胸神经后支的肌支。

❖ 其他毗邻结构：①第 10 胸椎；②肺脏。

【主治病症】呕吐、口苦、胁痛、黄疸。

【刺法操作】直刺 0.5~0.8 寸，或向脊椎方向成 45°~60° 角斜刺 0.5~1 寸。

【危险提示】不宜直刺过深或刺向外侧，以免损伤壁胸膜和肺引起气胸。

20. 脾俞　Píshū（BL20）背俞穴

【定位与取穴】第 11 胸椎棘突下，后正中线旁开 1.5 寸（图 3-2-154、图 3-2-163）。

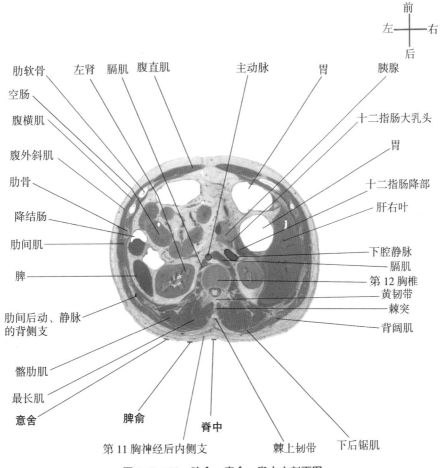

图 3-2-163　脾俞、意舍、脊中穴剖面图

【穴区层次解剖】

❖ 皮肤：有第 11、12 胸神经后支的内侧皮支分布。

❖ 皮下组织：内有上述神经分支。

❖ 肌肉及筋膜：背阔肌、下后锯肌、竖脊肌。

❖ 血管：有肋间后动、静脉背侧支。

❖ 神经：浅层有第 11、12 胸神经后支的内侧皮支分布；深层有第 11、12 胸神经后支的肌支。

❖ 其他毗邻结构：①第 11 胸椎；②肺脏。

【主治病症】①腹胀、呕吐、泄泻、多食善饥、身体消瘦；②水肿、黄疸。

【刺法操作】直刺 0.5~0.8 寸，或向脊椎方向成 45°~60° 角斜刺 0.5~1 寸。

【危险提示】不宜直刺过深。

21. 胃俞　Wèishū（BL21）背俞穴

【定位与取穴】第 12 胸椎棘突下，后正中线旁开 1.5 寸（图 3-2-164、图 3-2-165）。

【穴区层次解剖】

❖ 皮肤：有第 12 胸神经、第 1 腰神经后支的内侧皮支分布。

❖ 皮下组织：内有上述神经分支。

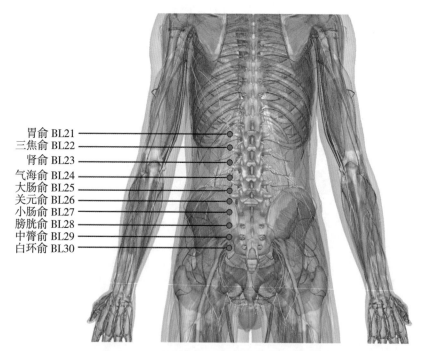

胃俞 BL21
三焦俞 BL22
肾俞 BL23
气海俞 BL24
大肠俞 BL25
关元俞 BL26
小肠俞 BL27
膀胱俞 BL28
中膂俞 BL29
白环俞 BL30

图 3-2-164　胃俞、三焦俞、肾俞、气海俞、大肠俞、关元俞、小肠俞、膀胱俞、中膂俞、白环俞穴透视图

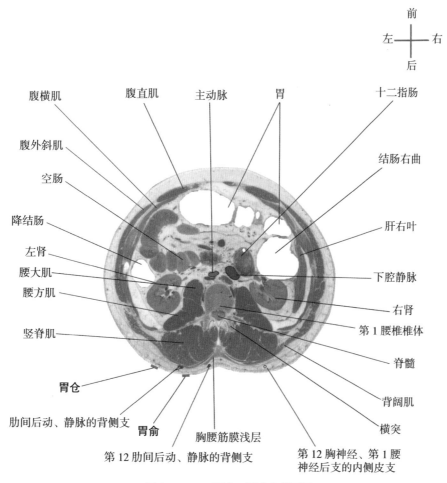

图 3-2-165　胃俞、胃仓穴剖面图

❖ 肌肉及筋膜：背阔肌腱膜、胸腰筋膜浅层、竖脊肌。

❖ 血管：有肋间后动、静脉背侧支的内侧支。

❖ 神经：浅层有第 12 胸神经、第 1 腰神经后支的内侧皮支分布；深层有第 12 胸神经、第 1 腰神经后支的肌支。

❖ 其他毗邻结构：第 12 胸椎。

【主治病症】①胃脘痛、腹胀、呕吐、肠鸣；②多食善饥、身体消瘦。

【刺法操作】直刺 0.5~0.8 寸，或向脊椎方向成 45°~60° 角斜刺 0.5~1 寸。

【危险提示】不宜直刺过深。

22. 三焦俞 Sānjiāoshū（BL22）背俞穴

【定位与取穴】第1腰椎棘突下，后正中线旁开 1.5 寸（图 3-2-164、图 3-2-166）。

【穴区层次解剖】

❖ 皮肤：有第 1、2 腰神经后支的内侧皮支分布。

❖ 皮下组织：内有上述神经分支。

❖ 肌肉及筋膜：背阔肌腱膜、胸腰筋膜浅层、竖脊肌。

❖ 血管：有腰动、静脉背侧支的分支或属支。

❖ 神经：浅层有第 1、2 腰神经后支的内侧皮支分布；深层有第 1、2 腰神经后支的肌支。

❖ 其他毗邻结构：第 1 腰椎。

【主治病症】①腹胀、呕吐、肠鸣、泄泻；②小便不利、水肿；③腰背痛。

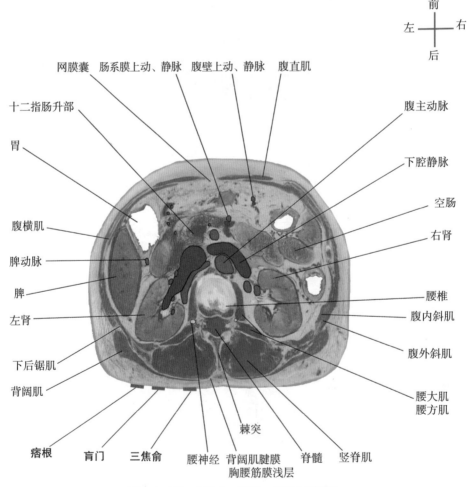

图 3-2-166　三焦俞、肓门、痞根穴剖面图

【刺法操作】直刺 0.5~1 寸，或向脊椎方向成 45°~60° 角斜刺 0.5~1.5 寸。

【应用解读】本穴对应三焦，主治胃肠、水液病症。

【危险提示】针刺时应避免刺中肾脏及其动、静脉及输尿管。在本穴区，由竖脊肌再向深层，依次为胸腰筋膜前层、腰方肌、肾筋膜后层、肾脂肪囊和肾血管等。为避免伤及肾脏及其动、静脉及输尿管，针刺时应向前内侧，同时勿刺透腰方肌。

23. 肾俞　Shènshū（BL23）背俞穴

【定位与取穴】第 2 腰椎棘突下，后正中线旁开 1.5 寸（图 3-2-164、图 3-2-167）。

【穴区层次解剖】

❖ 皮肤：有第 2、3 腰神经后支的内侧皮支分布。

❖ 皮下组织：内有上述神经分支。

❖ 肌肉及筋膜：背阔肌腱膜、胸腰筋膜浅层、竖脊肌。

❖ 血管：有腰动、静脉背侧支的分支或属支。

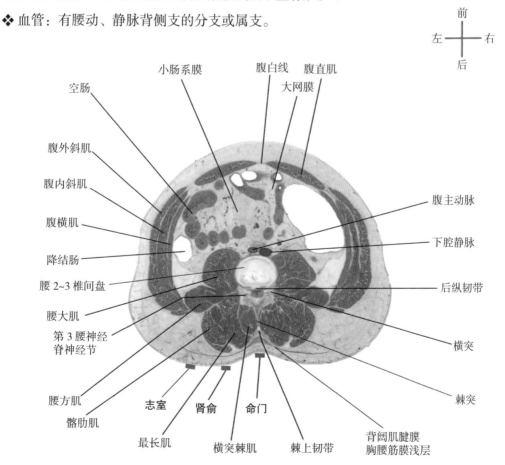

图 3-2-167　肾俞、志室、命门穴剖面图

❖ 神经：浅层有第 2、3 腰神经后支的内侧皮支分布；深层有第 2、3 腰神经后支的肌支。

❖ 其他毗邻结构：第 2 腰椎。

【主治病症】①耳鸣、耳聋；②腰痛、足寒；③遗尿、尿频、遗精、阳痿、早泄；④月经不调、带下、不孕；⑤多食善饥、身体消瘦。

【刺法操作】直刺 0.5~1 寸，不宜向外侧深刺。

【应用解读】本穴主治耳部、肾脏病症。

【危险提示】本穴外侧为肾脏。肾脏组织柔软，因肾筋膜在上方与膈下筋膜相连，呼吸时肾亦有稍许的上下移动，故针刺不可过深，亦不可向外侧（右侧腰部）或上外侧（左侧腰部）刺入。如针尖刺入肾脏，可能划破肾组织，引起局部出血和血尿。

24. 气海俞　Qìhǎishū（BL24）

【定位与取穴】第 3 腰椎棘突下，后正中线旁开 1.5 寸（图 3-2-164、图 3-2-168）。

【穴区层次解剖】

❖ 皮肤：有第 3、4 腰神经后支的内侧皮支分布。

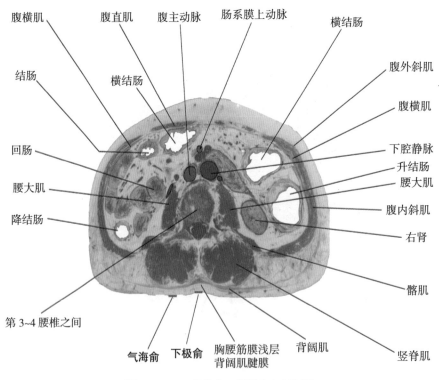

图 3-2-168　气海俞、下极俞穴剖面图

❖ 皮下组织：内有上述神经分支。

❖ 肌肉及筋膜：背阔肌腱膜、胸腰筋膜浅层、竖脊肌。

❖ 血管：相应节段腰动、静脉背侧支分支或属支。

❖ 神经：浅层有第 3、4 腰神经后支的内侧皮支分布；深层有第 3、4 腰神经后支的肌支。

❖ 其他毗邻结构：第 3 腰椎。

【主治病症】①腰痛；②痔疮。

【刺法操作】直刺 0.5~1 寸。

【应用解读】本穴临近第 3 腰椎横突，是一个常见的应力点，多用于治疗腰痛。

25. 大肠俞 Dàchángshū（BL25）背俞穴

【定位与取穴】第 4 腰椎棘突下，后正中线旁开 1.5 寸（图 3-2-164、图 3-2-169）。

【穴区层次解剖】

❖ 皮肤：有第 4、5 腰神经后支的内侧皮支分布。

❖ 皮下组织：内有上述神经分支。

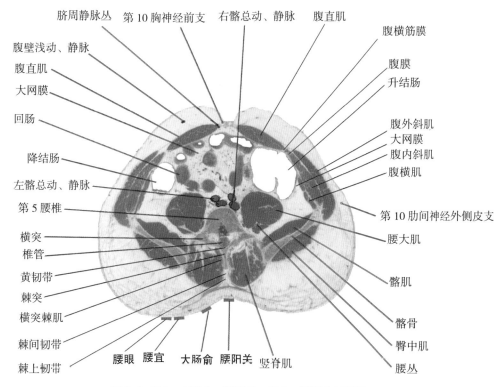

图 3-2-169　大肠俞、腰阳关、腰宜、腰眼穴剖面图

❖ 肌肉及筋膜：背阔肌腱膜、胸腰筋膜浅层、竖脊肌。

❖ 血管：有腰动、静脉背侧支的分支或属支。

❖ 神经：浅层有第 4、5 腰神经后支的内侧皮支分布；深层有第 4、5 腰神经后支的肌支。

❖ 其他毗邻结构：第 4 腰椎横突。

【主治病症】①腹胀、腹痛、肠鸣、泄泻、便秘；②腰痛。

【刺法操作】直刺 0.8~1.2 寸。

26. 关元俞　Guānyuánshū（BL 26）

【定位与取穴】第 5 腰椎棘突下，后正中线旁开 1.5 寸（图 3-2-164、图 3-2-170）。

【穴区层次解剖】

❖ 皮肤：有第 5 腰神经、第 1 骶神经后支的内侧皮支分布。

❖ 皮下组织：内有上述神经分支。

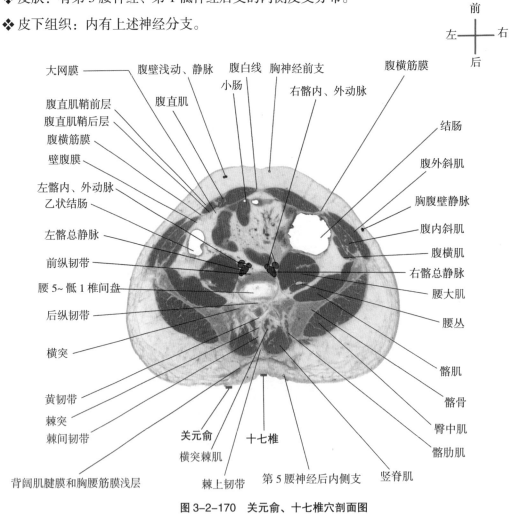

图 3-2-170　关元俞、十七椎穴剖面图

❖ 肌肉及筋膜：背阔肌腱膜、胸腰筋膜浅层、竖脊肌。

❖ 血管：有腰动、静脉背侧支的分支或属支。

❖ 神经：浅层有第 5 腰神经、第 1 骶神经后支的内侧皮支分布；深层有第 5 腰神经、第 1 骶神经后支的肌支。

❖ 其他毗邻结构：第 5 腰椎横突。

【主治病症】①腹胀、泄泻、小便频数或不利、遗尿；②腰骶痛。

【刺法操作】直刺 0.8~1.2 寸。

【应用解读】本穴主治局部病症，如腰腹部、前阴部病症。

27. 小肠俞　Xiǎochángshū（BL27）背俞穴

【定位与取穴】横平第 1 骶后孔，骶正中嵴旁开 1.5 寸（图 3-2-164、图 3-2-171）。

【穴区层次解剖】

❖ 皮肤：有第 5 腰神经和第 1 骶神经后支的内侧皮支分布。

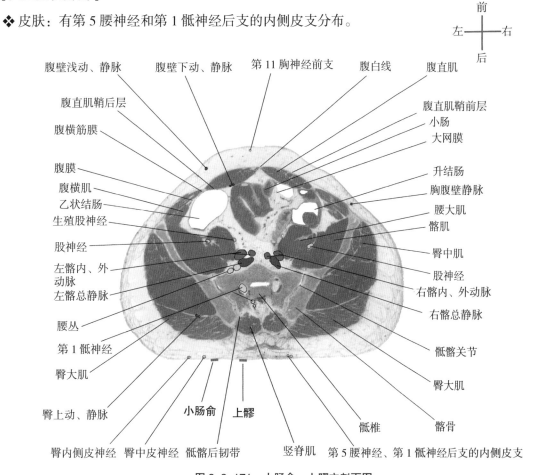

图 3-2-171　小肠俞、上髎穴剖面图

❖ 皮下组织：内有上述神经分支。

❖ 肌肉及筋膜：背阔肌腱膜、胸腰筋膜浅层、竖脊肌、臀大肌、骶髂后韧带。

❖ 神经：浅层有第 5 腰神经和第 1 骶神经后支的内侧皮支分布；深层有臀下神经的肌支和相应脊神经后支的肌支。

❖ 其他毗邻结构：骶骨、髂骨、骶髂关节。

【主治病症】①遗精、遗尿、尿血、小便痛、疝气、带下；②泄泻；③腰骶痛。

【刺法操作】直刺 0.8~1.2 寸。

28. 膀胱俞　Pángguāngshū（BL28）背俞穴

【定位与取穴】横平第 2 骶后孔，骶正中嵴旁开 1.5 寸（图 3-2-164、图 3-2-172）。

【穴区层次解剖】

❖ 皮肤：有臀中皮神经分布。

❖ 皮下组织：内有上述神经分支。

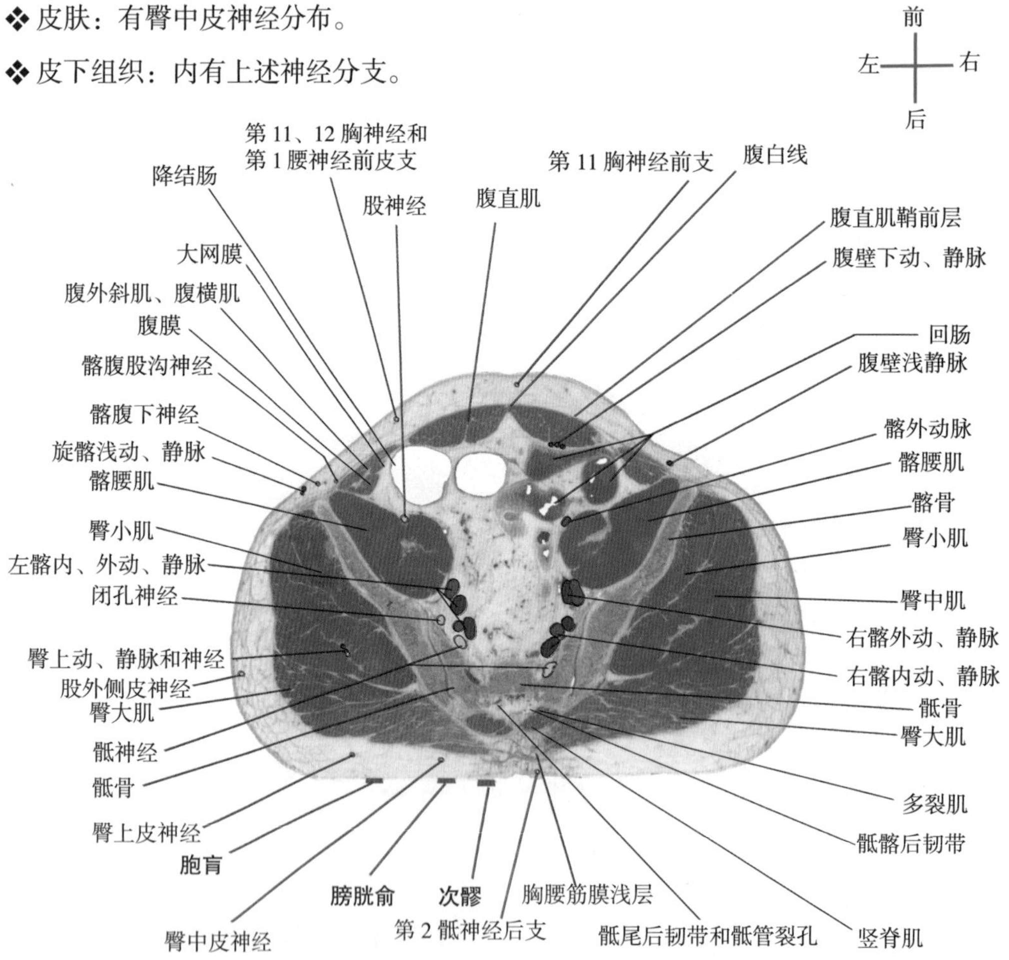

图 3-2-172　膀胱俞、次髎、胞肓穴剖面图

❖ 肌肉及筋膜：竖脊肌、臀大肌、骶髂后韧带。

❖ 神经：浅层有臀内侧皮神经分布；深层有臀下神经的肌支和相应脊神经后支的肌支。

❖ 其他毗邻结构：骶骨、髂骨、骶髂关节。

【主治病症】①小便不利、遗尿、泄泻、便秘；②腰骶痛。

【刺法操作】直刺 0.8~1.2 寸。

29. 中膂俞　*Zhōnglǚshū*（BL29）

【定位与取穴】横平第 3 骶后孔，骶正中嵴旁开 1.5 寸（图 3-2-164、图 3-2-173）。

【穴区层次解剖】

❖ 皮肤：有臀中皮神经分布。

❖ 皮下组织：内有上述神经分支。

❖ 肌肉及筋膜：臀大肌、骶结节韧带、梨状肌。

❖ 血管：深层有臀上下动、静脉的分支或属支。

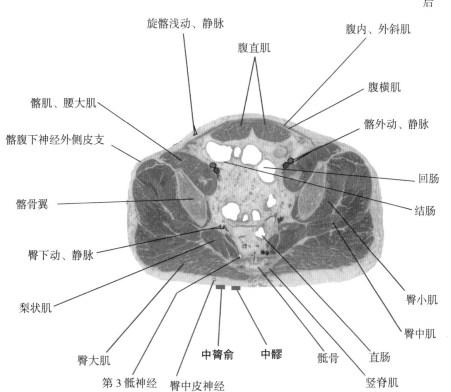

图 3-2-173　中膂俞、中髎穴剖面图

❖ 神经：浅层有臀中皮神经分布；深层有臀下神经和相应脊神经后支的肌支。

❖ 其他毗邻结构：髂骨。

【主治病症】①腰骶痛；②腹胀、泄泻、痢疾。

【刺法操作】直刺 0.8~1.2 寸。

30. 白环俞　Báihuánshū（BL30）

【定位与取穴】横平第 4 骶后孔，骶正中嵴旁开 1.5 寸（图 3-2-164、图 3-2-174）。

【穴区层次解剖】

❖ 皮肤：有臀中和臀下皮神经分布。

❖ 皮下组织：内有上述神经分支。

❖ 肌肉及筋膜：臀大肌、骶结节韧带、梨状肌。

❖ 血管：深层有臀上下动、静脉的分支或属支和骶静脉丛。

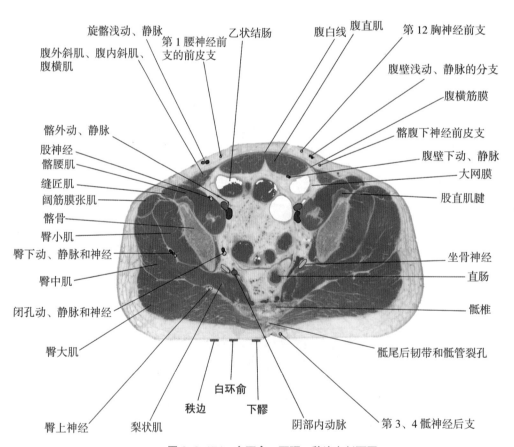

图 3-2-174　白环俞、下髎、秩边穴剖面图

❖ 神经：浅层有臀中和臀下皮神经分布；深层有臀下神经和相应脊神经后支的肌支。

❖ 其他毗邻结构：髂骨。

【主治病症】①腰骶痛；②遗尿、遗精、白浊；③月经不调，带下。

【刺法操作】直刺 0.8~1.2 寸。

【应用解读】本穴主治局部的前阴部病症及妇科病症。

31. 上髎　Shàngliáo（BL31）

【定位与取穴】在骶区，正对第 1 骶后孔中（图 3-2-171、图 3-2-175）。取穴：髂后上棘所在处的表面有一深的凹陷，肉眼即可识别，凹陷不可见者，可用手指按压寻找，上髎穴位于该凹陷（髂后上棘）内上方约 1 cm 处。

【穴区层次解剖】

❖ 皮肤：有臀中皮神经分布。

❖ 皮下组织：内有上述神经分支。

❖ 肌肉及筋膜：胸腰筋膜浅层、竖脊肌。

❖ 血管：有髂外侧动、静脉后支。

❖ 神经：浅层有臀中皮神经分布；深层有第 1 骶神经后支的肌支、第 1 骶神经的本干。

❖ 其他毗邻结构：骶骨。

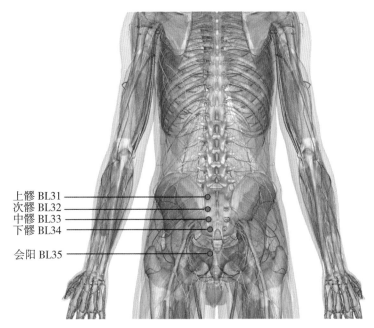

图 3-2-175　上髎、次髎、中髎、下髎、会阳穴透视图

【主治病症】①前阴、腰骶部引痛；②月经不调、带下、子宫脱垂；③阴疝。

【刺法操作】直刺 1~1.5 寸。

【应用解读】本穴临近骶神经，因此可以治疗局部的盆腔疾病及妇科病症。

【危险提示】第 1 骶后孔中有第 1 骶神经后支及骶外侧动、静脉的分支出入。如直刺过深，深达 1.5 寸时，针尖可从第 1 骶后孔刺中第 1 骶神经后支和第 1 骶神经本干。如刺中上述神经，有向下肢放射的强烈触电感。第 1 骶后孔正对第 1 骶前孔。在骶骨前方，有乙状结肠及其下续的直肠。如果针刺过深，针体可能透过第 1 骶前孔伤及乙状结肠，引起局部感染。为此，针刺时不宜透过第 1 骶前孔。

32. 次髎 Cìliáo（BL32）

【定位与取穴】在骶区，正对第 2 骶后孔中（图 3-2-172、图 3-2-175）。取穴：用手触摸到骶正中嵴的最高点，即为第 2 骶骨的棘突，次髎与第 2 骶骨棘突下相平，在第 2 骶骨棘突下旁开约 2cm 处，再用指尖仔细探找凹陷即可。若骶正中嵴最高点不明显，可先确定髂后上棘与骶管裂孔的最高点，其连线的中点即为次髎穴；或可于髂后上棘内下方约 1 cm 处揣按定穴，以上三种方法可相互配合使用。

【穴区层次解剖】

❖ 皮肤：有臀中皮神经分布。

❖ 皮下组织：内有上述神经分支。

❖ 肌肉及筋膜：竖脊肌。

❖ 血管：有髂外侧动、静脉后支。

❖ 神经：浅层有臀中皮神经分布；深层有第 2 骶神经后支的肌支、第 2 骶神经的本干。

❖ 其他毗邻结构：骶骨。

【主治病症】①前阴、腰骶部引痛，下肢痿痹；②疝气、小便不利、遗精；③月经不调、痛经、带下。

【刺法操作】直刺 1~1.5 寸。

【应用解读】本穴临近骶神经，因此可以主治盆腔疾病及妇科、男科病症。本穴还是全子宫切除术、输卵管结扎术、剖宫产手术针刺麻醉用穴。

【危险提示】第 2 骶后孔中有第 2 骶神经后支及骶外侧动、静脉的分支出入。如直刺过深，深达 1.5 寸时，针尖可刺中第 2 骶后孔、第 2 骶神经后支和第 2 骶神经本干。如刺中上述神经，有向下肢放射的强烈触电感。第 2 骶后孔正对第 2 骶前孔。在骶骨前方，有乙状结肠及其下续的直肠。如果针刺过深，针体可能透过第 2 骶前孔伤及乙状结肠，引起局部感染。为此，针刺时不宜透过骶前孔。

33. 中髎　Zhōngliáo（BL33）

【定位与取穴】在骶区，正对第 3 骶后孔中（图 3-2-173、图 3-2-175）。取穴：骶髂关节在体表较易触及，中髎穴常可于骶髂关节内下方触及。

【穴区层次解剖】

❖ 皮肤：有臀中皮神经分布。

❖ 皮下组织：内有上述神经分支。

❖ 肌肉及筋膜：胸腰筋膜浅层、臀大肌、竖脊肌起始部。

❖ 血管：髂外侧动、静脉后支。

❖ 神经：浅层有臀中皮神经分布；深层有第 3 骶神经后支的肌支、第 3 骶神经的本干。

❖ 其他毗邻结构：骶骨。

【主治病症】①腰骶痛；②便秘、泄泻、小便不利；③月经不调、带下。

【刺法操作】直刺 1~1.5 寸。

【应用解读】本穴临近骶神经，因此可以主治局部的前、后阴疾病及妇科病症。

【危险提示】第 3 骶后孔中有第 3 骶神经后支及骶外侧动、静脉的分支出入。如直刺过深，深达 1.5 寸时，针尖可刺中第 3 骶后孔、第 3 骶神经后支和第 3 骶神经本干。如刺中上述神经，有向下肢放射的强烈触电感。第 3 骶后孔正对第 3 骶前孔。在第 3 骶前孔前方有梨状肌和骶神经丛等，再向前有直肠。如果针刺过深，针体可能透过第 3 骶前孔和梨状肌等伤及直肠。为此，针刺不宜透过骶前孔。

34. 下髎　Xiàliáo（BL34）

【定位与取穴】在骶区，正对第 4 骶后孔中（图 3-2-174、图 3-2-175）。取穴：体表可以看到臀裂的起点，在该点深处，正当骶管裂孔，用指尖向上推即可触及骶角（骶管裂孔两侧的突起），再揣按骶角两侧的凹陷，即为下髎穴。下髎穴常位于骶管裂孔顶点旁约 1 cm 处。

【穴区层次解剖】

❖ 皮肤：有臀中皮神经分布。

❖ 皮下组织：内有上述神经分支。

❖ 肌肉及筋膜：臀大肌内侧缘、竖脊肌起始部。

❖ 血管：有臀上下动、静脉的分支或属支，髂外侧动、静脉后支。

❖ 神经：浅层有臀中皮神经分布；深层有臀下神经、第4骶神经的本干。

❖ 其他毗邻结构：骶骨。

【主治病症】①前阴、小腹、腰骶部引痛；②便秘、便血、小便不利；③带下。

【刺法操作】直刺1~1.5寸。

【应用解读】本穴临近骶神经，因此可以治疗妇科病症和大小便病症。

【危险提示】第4骶后孔中有第4骶神经后支及骶外侧动、静脉的分支出入。如直刺过深，深达1.5寸时，针尖可刺中第4骶后孔、第4骶神经后支和第4骶神经本干。如刺中上述神经，有向下肢放射的强烈触电感。第4骶后孔正对第4骶前孔。在第4骶前孔前方有直肠。如果针刺过深，针体可能透过第4骶前孔伤及直肠。为此，针刺时不宜透过骶前孔。

35. 会阳　Huìyáng（BL35）

【定位与取穴】在骶区，尾骨端旁开0.5寸（图3-2-175、图3-2-176）。俯卧或跪伏位，按取尾骨下端旁软陷处取穴。

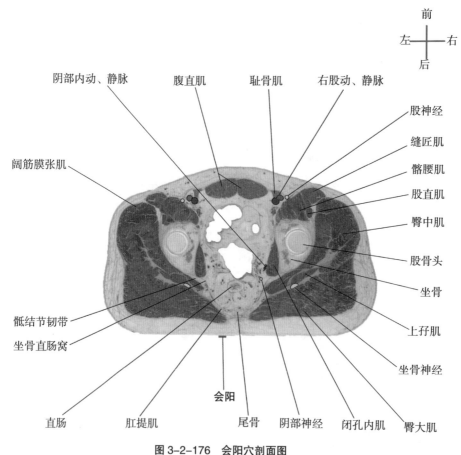

图 3-2-176　会阳穴剖面图

【穴区层次解剖】

❖ 皮肤：有臀中皮神经分布。

❖ 皮下组织：内有上述神经分支。

❖ 肌肉及筋膜：臀大肌内侧缘、肛提肌腱。

❖ 血管：有臀下动、静脉的分支或属支。

❖ 神经：浅层有臀中皮神经分布；深层有臀下神经。

❖ 其他毗邻结构：骶骨、尾骨。

【主治病症】①痔疮、大便脓血；②阳痿、带下。

【刺法操作】直刺 0.5~1 寸。

【危险提示】针刺时应避免刺中直肠肛管部。直肠肛管部顺应尾骨尖形成凸向前的会阴曲，其最凸部，距肛门 3~5cm，故针刺方向应向外上方，勿向内上方。如果刺入肠腔，有可能引起感染。若深刺达 1.2 寸以上，针尖可能会刺破直肠。

36. 承扶 Chéngfú（BL36）

【定位与取穴】在股后区，臀沟的中点（图 3-2-177、图 3-2-178）。

【穴区层次解剖】

❖ 皮肤：有股后皮神经及臀下皮神经分布。

❖ 皮下组织：内有上述神经分支。

❖ 肌肉及筋膜：臀大肌、股二头肌长头、半腱肌。

❖ 血管：深层有臀下动、静脉的分支或属支。

❖ 神经：浅层有股后皮神经及臀下皮神经的分支分布；深层有股后皮神经本干、坐骨神经分布。

❖ 其他毗邻结构：股骨。

【主治病症】①痔疮、脱肛、便秘、小便不利；②腰、骶、臀、股部痛。

【刺法操作】直刺 1~2.5 寸。

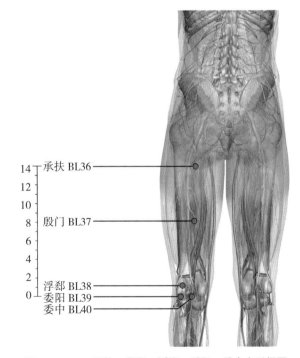

图 3-2-177 承扶、殷门、浮郄、委阳、委中穴透视图

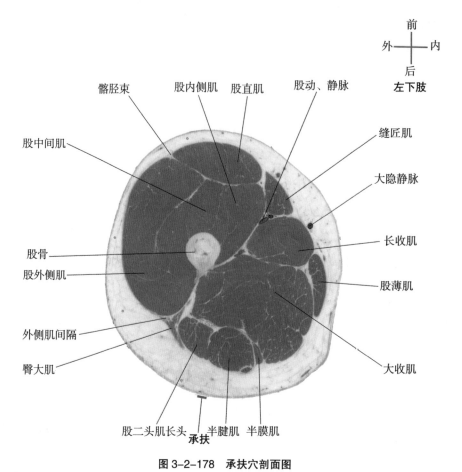

前
外 ┼ 内
后
左下肢

髂胫束　股内侧肌　股直肌　股动、静脉

股中间肌

缝匠肌

大隐静脉

股骨

长收肌

股外侧肌

股薄肌

外侧肌间隔

臀大肌

大收肌

股二头肌长头　半腱肌　半膜肌
承扶

图 3-2-178　承扶穴剖面图

【应用解读】本穴临近盆底，可以治疗前、后阴的病症；穴区下又有坐骨神经，因此能治疗腰腿痛。

37. 殷门　Yīnmén（BL37）

【定位与取穴】臀沟下 6 寸，股二头肌与半腱肌之间（图 3-2-110、图 3-2-177）。于承扶与委中连线的中点上 1 寸处取穴。

【穴区层次解剖】

❖ 皮肤：有股后皮神经分布。

❖ 皮下组织：内有上述神经分支。

❖ 肌肉及筋膜：股二头肌长头、半腱肌。

❖ 血管：深层有坐骨神经的伴行动、静脉的分支或属支，股深动脉穿支等。

❖ 神经：浅层有股后皮神经的分支分布；深层有坐骨神经。

❖ 其他毗邻结构：股骨。

【主治病症】腰痛、下肢痿痹。

【刺法操作】直刺 1~2 寸。

【应用解读】本穴区下有坐骨神经，勿用粗针捣刺。

38. 浮郄　Fúxì（BL38）

【定位与取穴】在膝后区，腘横纹上 1 寸，股二头肌腱的内侧缘（图 3-2-177、图 3-2-179）。

【穴区层次解剖】

❖ 皮肤：有股后皮神经分布。

❖ 皮下组织：内有上述神经分支。

❖ 肌肉及筋膜：股二头肌腱、腓肠肌外侧头。

❖ 血管：有膝上外动、静脉。

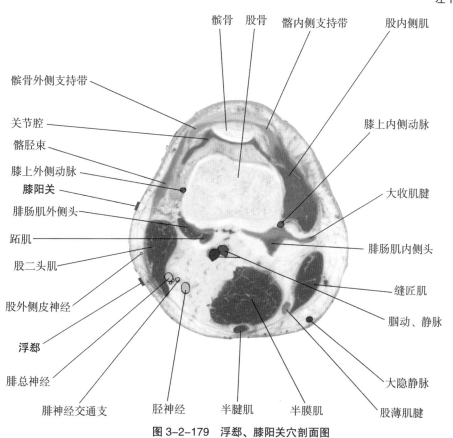

图 3-2-179　浮郄、膝阳关穴剖面图

❖ 神经：浅层有股后皮神经分布；深层有腓总神经、腓肠外侧皮神经。

❖ 其他毗邻结构：股骨。

【主治病症】股腘部疼痛、麻木。

【刺法操作】直刺 1~1.5 寸。

【应用解读】部分古典文献中本穴主治便秘，现不多用。

39. 委阳 Wěiyáng（BL39）三焦下合穴

【定位与取穴】在膝部，腘横纹上，股二头肌腱的内侧缘（图 3-2-87、图 3-2-177）。

【穴区层次解剖】

❖ 皮肤：有股后皮神经分布。

❖ 皮下组织：内有上述神经分支及腓总神经、腓肠外侧皮神经。

❖ 肌肉及筋膜：股二头肌、腓肠肌外侧头、腘肌起始腱、跖肌。

❖ 血管：有膝下外侧动、静脉。

❖ 神经：浅层有股后皮神经分布；皮下有腓总神经、腓肠外侧皮神经。

❖ 其他毗邻结构：股骨、胫骨、腓骨。

【主治病症】①腹满、小便不利；②腰背痛、腿足痛。

【刺法操作】直刺 0.5~1 寸。

【应用解读】本穴主治腰腿、前阴部病症。

40. 委中 Wěizhōng（BL40）合穴；膀胱下合穴

【定位与取穴】腘横纹中点（图 3-2-87、图 3-2-177）。

【穴区层次解剖】

❖ 皮肤：有股后皮神经分布。

❖ 皮下组织：内有上述神经分支和小隐静脉。

❖ 肌肉及筋膜：腓肠肌内、外侧头。

❖ 血管：深层有腘动、静脉和腓肠动脉。

❖ 神经：浅层有股后皮神经分布；深层有胫神经。

❖ 其他毗邻结构：股骨、胫骨、腓骨。

【主治病症】①腰背痛、下肢痿痹；②小腹痛、小便不利、遗尿。

【刺法操作】直刺 1~1.5 寸，或用三棱针点刺局部静脉出血。

【应用解读】本穴主治腰腿、前阴部病症。

【危险提示】本穴区由浅入深，依次为皮肤、浅筋膜、深筋膜和腘窝内脂肪组织。腘窝的神经和血管与针刺委中穴有密切关系者，主要为小隐静脉、胫神经、腘静脉和腘动脉。

小隐静脉是小腿的浅静脉，由下向上走在浅筋膜内，到腘窝处在委中穴的下方穿深筋膜注入腘静脉。

胫神经由坐骨神经分出，在腘窝内几乎走在其正中线上。在胫神经深面有腘静脉。在腘静脉的深面有腘动脉。腘动脉贴于股骨下端及膝关节囊的后面。腘动、静脉共包在一筋膜鞘内。针刺委中穴时，为防止刺中胫神经和腘动、静脉，可先用手指在腘窝中线摸到胫神经，并轻压向内侧，此时胫神经连带腘动、静脉鞘一起移向内侧，然后循神经的外侧缘进针。

从解剖学角度看，针刺委中穴最应注意的是不要刺及腘静脉。腘静脉在腘窝下角由胫前、后静脉汇合而成，管径较粗，一般为 1 条。如果胫前静脉与胫后静脉在腘窝上部汇合，则腘动脉下段或全段可伴有 2 条静脉。如果刺及腘静脉，可能有不同程度的出血，如再提插捻转，出血更多。临床上常用三棱针点刺委中穴出血治病，这并非刺中腘静脉，而是其他小血管。因腘静脉位置较深，非点刺就能刺及的。

41. 附分　Fùfēn（BL41）手、足太阳经交会穴

【定位与取穴】在脊柱区，第 2 胸椎棘突下，后正中线旁开 3 寸（图 3-2-155、图 3-2-180）。

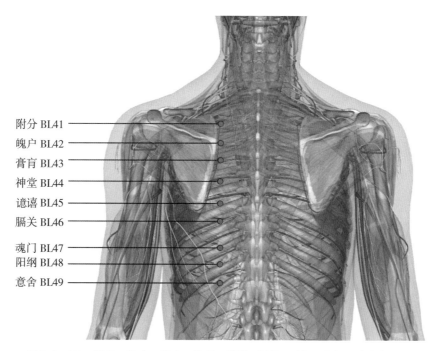

附分 BL41
魄户 BL42
膏肓 BL43
神堂 BL44
譩譆 BL45
膈关 BL46
魂门 BL47
阳纲 BL48
意舍 BL49

图 3-2-180　附分、魄户、膏肓、神堂、譩譆、膈关、魂门、阳纲、意舍穴透视图

【穴区层次解剖】

❖ 皮肤：有第 2、3 胸神经后支的皮支分布。

❖ 皮下组织：内有上述神经分支。

❖ 肌肉及筋膜：斜方肌、菱形肌、上后锯肌、竖脊肌、肋间肌。

❖ 血管：深层有肩胛背动、静脉，肋间后动、静脉背侧支的分支或属支。

❖ 神经：浅层有第 2、3 胸神经后支的皮支分布；深层有第 2、3 胸神经后支的肌支、肩胛背神经。

❖ 其他毗邻结构：①肋骨；②肺脏。

【主治病症】肩背拘急、颈项强痛、肘臂麻木。

【刺法操作】斜刺 0.5~0.8 寸。

【危险提示】针刺时宜循肋骨长轴方向，勿与长轴垂直刺入，并视附分穴处的胸壁厚度，掌握进针深度，勿直刺过深刺伤肺脏引起气胸。

42. 魄户　Pòhù（BL42）

【定位与取穴】第 3 胸椎棘突下，后正中线旁开 3 寸（图 3-2-156、图 3-2-180）。

【穴区层次解剖】

❖ 皮肤：有第 3、4 胸神经后支的皮支分布。

❖ 皮下组织：内有上述神经分支。

❖ 肌肉及筋膜：斜方肌、菱形肌、上后锯肌、竖脊肌、肋间肌。

❖ 血管：深层有肩胛背动、静脉，肋间后动、静脉背侧支的分支或属支。

❖ 神经：浅层有第 3、4 胸神经后支的皮支分布；深层有第 3、4 胸神经后支的肌支、肩胛背神经。

❖ 其他毗邻结构：①肋骨；②肺脏。

【主治病症】①肺痨、咳嗽、气喘；②颈项强痛、肩背痛。

【刺法操作】斜刺 0.5~0.8 寸。

【应用解读】本穴临近肺脏，可以主治肺部病症。

【危险提示】针刺时宜循肋骨长轴方向，勿与长轴垂直刺入。不可刺透肋间内肌进入胸腔，伤及壁胸膜和肺脏。

43. 膏肓　Gāohuāng（BL43）

【定位与取穴】第 4 胸椎棘突下，后正中线旁开 3 寸（图 3-2-157、图 3-2-180）。

【穴区层次解剖】

❖ 皮肤：有第 4、5 胸神经后支的皮支分布。

❖ 皮下组织：内有上述神经分支。

❖ 肌肉及筋膜：斜方肌、菱形肌、竖脊肌、肋间肌。

❖ 血管：深层有肩胛背动、静脉，肋间后动、静脉背侧支的分支或属支。

❖ 神经：浅层有第 4、5 胸神经后支的皮支分布；深层有第 4、5 胸神经后支的肌支、肩胛背神经。

❖ 其他毗邻结构：①肋骨；②肺脏。

【主治病症】①肺痨、咳嗽、气喘、盗汗；②遗精。

【刺法操作】斜刺 0.5~0.8 寸。

【应用解读】本穴为保健灸的常用穴，主治虚劳及肺部病症。

【危险提示】针刺时宜循肋骨长轴方向，勿与长轴垂直刺入。不可刺透肋间内肌进入胸腔，伤及壁胸膜和肺脏。

44. 神堂　Shéntáng（BL44）

【定位与取穴】第 5 胸椎棘突下，后正中线旁开 3 寸（图 3-2-158、图 3-2-180）。

【穴区层次解剖】

❖ 皮肤：有第 5、6 胸神经后支的皮支分布。

❖ 皮下组织：内有上述神经分支。

❖ 肌肉及筋膜：斜方肌、菱形肌、竖脊肌、肋间肌。

❖ 血管：深层有肩胛背动、静脉，肋间后动、静脉背侧支的分支或属支。

❖ 神经：浅层有第 5、6 胸神经后支的皮支分布；深层有第 5、6 胸神经后支的肌支、肩胛背神经。

❖ 其他毗邻结构：①肋骨；②肺脏。

【主治病症】①咳嗽、气喘、胸闷；②腰背痛。

【刺法操作】斜刺 0.5~0.8 寸。

【应用解读】本穴主治胸肺部病症。

【危险提示】针刺时宜循肋骨长轴方向，勿与长轴垂直刺入。不可刺透肋间内肌进入胸腔，伤及壁胸膜和肺脏。

45. 谚谑 Yìxǐ（BL45）

【定位与取穴】第6胸椎棘突下，后正中线旁开3寸（图3-2-159、图3-2-180）。

【穴区层次解剖】

❖ 皮肤：有第6、7胸神经后支的皮支分布。

❖ 皮下组织：内有上述神经分支。

❖ 肌肉及筋膜：斜方肌、菱形肌、竖脊肌、肋间肌。

❖ 血管：深层有肩胛背动、静脉，肋间后动、静脉背侧支的分支或属支。

❖ 神经：浅层有第6、7胸神经后支的皮支分布；深层有第6、7胸神经后支的肌支、肩胛背神经。

❖ 其他毗邻结构：①肋骨；②肺脏。

【主治病症】①肩背拘急引胁；②咳嗽、气喘；③疟疾、热病。

【刺法操作】斜刺0.5~0.8寸。

【应用解读】本穴主治局部的肩背部、肺部病症。

【危险提示】针刺时宜循肋骨长轴方向，勿与长轴垂直刺入。不可刺透肋间内肌进入胸腔，伤及壁胸膜和肺脏。

46. 膈关　Géguān（BL46）

【定位与取穴】第7胸椎棘突下，后正中线旁开3寸（图3-2-160、图3-2-180）。

【穴区层次解剖】

❖ 皮肤：有第7、8胸神经后支的皮支分布。

❖ 皮下组织：内有上述神经分支。

❖ 肌肉及筋膜：斜方肌、菱形肌、竖脊肌、肋间肌。

❖ 血管：深层有肩胛背动、静脉，肋间后动、静脉背侧支的分支或属支。

❖ 神经：浅层有第7、8胸神经后支的皮支分布；深层有第7、8胸神经后支的肌支、肩胛背神经。

❖ 其他毗邻结构：①肋骨；②肺脏。

【主治病症】①胸闷、呕吐、呃逆、嗳气；②腰背痛。

【刺法操作】斜刺0.5~0.8寸。

【应用解读】本穴主治局部的胸部、背部病症。

【危险提示】针刺时宜循肋骨长轴方向，勿与长轴垂直刺入，不可刺透肋间内肌进入胸腔，伤及壁胸膜和肺脏。

47. 魂门　Húnmén（BL47）

【定位与取穴】第 9 胸椎棘突下，后正中线旁开 3 寸（图 3-2-161、图 3-2-180）。

【穴区层次解剖】

❖ 皮肤：有第 9、10 胸神经后支的外侧皮支分布。

❖ 皮下组织：内有上述神经分支。

❖ 肌肉及筋膜：背阔肌、下后锯肌、竖脊肌、肋间肌。

❖ 血管：深层有肋间后动、静脉背侧支的分支或属支。

❖ 神经：浅层有第 9、10 胸神经后支的外侧皮支分布；深层有第 9、10 胸神经后支的肌支。

❖ 其他毗邻结构：①肋骨；②肺脏。

【主治病症】①胁痛、背痛；②呕吐、泄泻。

【刺法操作】斜刺 0.5~0.8 寸。

【危险提示】针刺时宜循肋骨长轴方向，勿与长轴垂直刺入。不可刺透肋间内肌进入胸腔，伤及壁胸膜和肺脏。

48. 阳纲　Yánggāng（BL48）

【定位与取穴】第 10 胸椎棘突下，后正中线旁开 3 寸（图 3-2-162、图 3-2-180）。

【穴区层次解剖】

❖ 皮肤：有第 10、11 胸神经后支的外侧皮支分布。

❖ 皮下组织：内有上述神经分支。

❖ 肌肉及筋膜：背阔肌、下后锯肌、竖脊肌。

❖ 血管：深层有肋间后动、静脉背侧支的分支或属支。

❖ 神经：浅层有第 10、11 胸神经后支的外侧皮支分布；深层有第 10、11 胸神经后支的肌支。

❖ 其他毗邻结构：①肋骨；②肺脏。

【主治病症】①食饮不下、肠鸣、泄泻；②小便黄赤。

【刺法操作】斜刺 0.5~0.8 寸。

【危险提示】针刺时宜循肋骨长轴方向，勿与长轴垂直刺入。不可刺透肋间内肌进入胸腔，伤及壁胸膜和肺脏。

49. 意舍　Yìshè（BL49）

【定位与取穴】第 11 胸椎棘突下，后正中线旁开 3 寸（图 3-2-163、图 3-2-180）。

【穴区层次解剖】

❖ 皮肤：有第 11、12 胸神经后支的外侧皮支分布。

❖ 皮下组织：内有上述神经分支。

❖ 肌肉及筋膜：背阔肌、下后锯肌、竖脊肌。

❖ 血管：深层有肋间后动、静脉背侧支的分支或属支。

❖ 神经：浅层有第 11、12 胸神经后支的外侧皮支分布；深层有第 11、12 胸神经后支的肌支、肩胛背神经。

❖ 其他毗邻结构：①肋骨；②肺脏、肝脏、肾脏。

【主治病症】①腹胀、泄泻、发热、消渴；②目黄。

【刺法操作】斜刺 0.5~0.8 寸。

【应用解读】本穴主治腹部病症。

【危险提示】本穴虽位于肺下缘之下，但在胸膜下缘之上，深吸气肺扩张时其下缘可接近胸膜下缘，所以针刺时仍然须避免刺中壁胸膜和肺脏。为此，针刺时宜循肋骨长轴方向，勿与其长轴垂直刺入。不可刺透肋间内肌进入胸腔，伤及壁胸膜和肺脏。若直刺过深，针尖继经膈胸膜、膈肌、壁腹膜、腹膜腔、脏腹膜会刺伤肝右叶或肾脏。

50. 胃仓　Wèicāng（BL50）

【定位与取穴】第 12 胸椎棘突下，后正中线旁开 3 寸（图 3-2-165、图 3-2-181）。

【穴区层次解剖】

❖ 皮肤：有第 12 胸神经、第 1 腰神经后支的外侧皮支分布。

❖ 皮下组织：内有上述神经分支。

❖ 肌肉及筋膜：背阔肌、竖脊肌、腰方肌。

❖ 血管：深层有肋下和肋间动、静脉的分支或属支。

❖ 神经：浅层有第 12 胸神经、第 1 腰神经后支的外侧皮支分布；深层有第 12 胸神经、第 1 腰神经后支的肌支。

❖ 其他毗邻结构：①肋骨；②肺脏、脾脏、肾脏。

【主治病症】①胃脘痛、腹胀、水肿、小儿食积；②腰背痛。

【刺法操作】斜刺 0.5~0.8 寸。

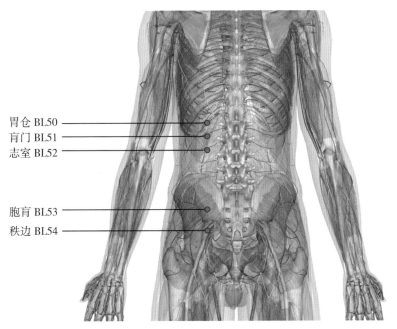

胃仓 BL50

肓门 BL51

志室 BL52

胞肓 BL53

秩边 BL54

图 3-2-181　胃仓、肓门、志室、胞肓、秩边穴透视图

【应用解读】本穴主治腹部病症。

【危险提示】本穴的位置在肋胸膜和膈胸膜返折线稍下方。如果针刺向前上深入，可能刺中壁胸膜。若左侧胃仓穴直刺深达 0.6 寸以上时，针尖可刺入腹膜腔；若向上斜刺深达 1 寸以上时，可刺破脾；若向下斜刺深达 1 寸以上时，如有副脾存在，可能刺伤副脾，引起脾或副脾出血，如再加以提插捻转，后果更为严重。若直刺右侧胃仓穴深度超过 1 寸时，针尖可通过肾筋膜、脂肪囊、肾纤维囊而刺伤右肾，如再加以提插捻转，肾脏损害则更为严重。因此，针刺胃仓穴时不可刺透腰方肌。

51. 肓门　Huāngmén（BL51）

【定位与取穴】第 1 腰椎棘突下，后正中线旁开 3 寸（图 3-2-166、图 3-2-181）。

【穴区层次解剖】

❖ 皮肤：有第 1、2 腰神经后支的外侧皮支分布。

❖ 皮下组织：内有上述神经分支。

❖ 肌肉及筋膜：背阔肌腱膜、胸腰筋膜浅层、竖脊肌、腰方肌。

❖ 血管：深层有第 1 腰背动、静脉背侧支的分支或属支。

❖ 神经：浅层有第 1、2 腰神经后支的外侧皮支分布；深层有第 1、2 腰神经后支的肌支。

❖ 其他毗邻结构：肾脏。

【主治病症】①腹部积聚、腹痛；②产后诸症。

【刺法操作】斜刺 0.5~0.8 寸。

【应用解读】本穴主治腹部病症。

【危险提示】本穴位于肾脏的后方，针刺时应避免刺中肾实质。如果针刺透过竖脊肌再向深进，依次为胸腰筋膜浅层、腰方肌、肾筋膜后层、肾脂肪囊、肾纤维囊，再深就是肾实质。为了不伤及肾实质，针刺时勿刺透腰方肌。

52. 志室　Zhìshì（BL52）

【定位与取穴】第 2 腰椎棘突下，后正中线旁开 3 寸（图 3-2-167、图 3-2-181）。

【穴区层次解剖】

❖ 皮肤：有第 1、2 腰神经后支的外侧皮支分布。

❖ 皮下组织：内有上述神经分支。

❖ 肌肉及筋膜：背阔肌腱膜、胸腰筋膜浅层、竖脊肌、腰方肌。

❖ 血管：深层有第 2 腰背动、静脉背侧支的分支或属支。

❖ 神经：浅层有第 1、2 胸神经后支的外侧皮支分布；深层有第 1、2 腰神经后支的肌支。

❖ 其他毗邻结构：肾脏。

【主治病症】①腰背痛；②遗精、阳痿、小便不利。

【刺法操作】斜刺 0.5~0.8 寸。

【应用解读】本穴主治穴位局部和前阴部病症。

【危险提示】左侧志室穴在左肾下端稍下方，右侧志室穴紧靠右肾下端。为避免伤及肾实质，针刺时勿刺透腰方肌。

53. 胞肓　Bāohuāng（BL53）

【定位与取穴】在骶区，横平第 2 骶后孔，骶正中嵴旁开 3 寸（图 3-2-172、图 3-2-181）。

【穴区层次解剖】

❖ 皮肤：有臀上皮神经和臀中皮神经分布。

❖ 皮下组织：内有上述神经分支。

❖ 肌肉及筋膜：臀大肌、臀中肌。

❖ 血管：深层有臀上下动、静脉。

❖ 神经：浅层有臀上皮神经和臀中皮神经分布；深层有臀上神经分布。

❖ 其他毗邻结构：髋骨。

【主治病症】①腰背痛；②肠鸣、腹胀、便秘、癃闭。

【刺法操作】直刺 0.8~1.2 寸。

【应用解读】本穴主治穴位局部和阴部病症。

54. 秩边　Zhìbiān（BL54）

【定位与取穴】横平第 4 骶后孔，骶正中嵴旁开 3 寸（图 3-2-174、图 3-2-181）。横平骶管裂孔。

【穴区层次解剖】

❖ 皮肤：有臀中皮神经和臀下皮神经分布。

❖ 皮下组织：内有上述神经分支。

❖ 肌肉及筋膜：臀大肌、臀中肌、臀小肌。

❖ 血管：深层有臀上动、静脉。

❖ 神经：浅层有臀上皮神经和臀中皮神经分布；深层有臀上、下神经分布。

❖ 其他毗邻结构：髋骨。

【主治病症】①腰骶痛、下肢痿痹；②小便不利、便秘、痔疮、前阴痛。

【刺法操作】直刺 1.5~3 寸，或斜刺、深刺可达 5 寸。

【应用解读】通过控制针刺的角度与深度，本穴可以治疗腰腿、前阴、后阴等不同部位的病症。本穴与"内秩边""盆神经刺激点""环中"实为一穴，也与注射疗法的"坐骨神经注射点""阴部神经注射点"相近。它们虽然是不同的体表进针点，但却有着相同的刺激部位和治疗效果，因而可以将它们视为同一个穴位或穴区。

55. 合阳　Héyáng（BL55）

【定位与取穴】腘横纹下 2 寸，腓肠肌内、外侧头之间（图 3-2-182、图 3-2-183）。

【穴区层次解剖】

❖ 皮肤：有股后皮神经和小腿内侧皮

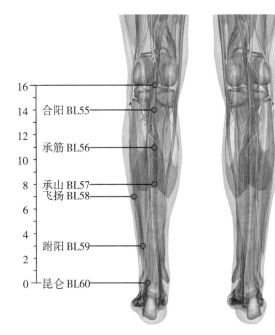

图 3-2-182　合阳、承筋、承山、飞扬、跗阳、昆仑穴透视图

前
外 ┼ 内
后
左上肢

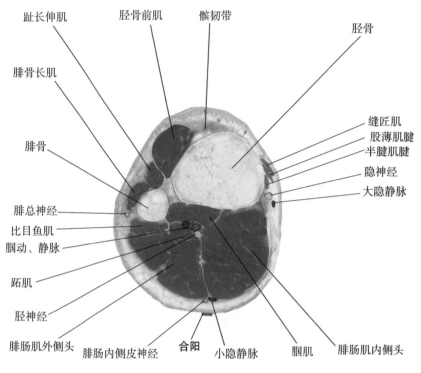

趾长伸肌　　胫骨前肌　　髌韧带　　　　　　　胫骨

腓骨长肌　　　　　　　　　　　　　　　　　　缝匠肌
　　　　　　　　　　　　　　　　　　　　　　股薄肌腱
腓骨　　　　　　　　　　　　　　　　　　　　半腱肌腱
　　　　　　　　　　　　　　　　　　　　　　隐神经
腓总神经　　　　　　　　　　　　　　　　　　大隐静脉
比目鱼肌
腘动、静脉
跖肌
胫神经
腓肠肌外侧头　腓肠内侧皮神经　**合阳**　小隐静脉　腘肌　腓肠肌内侧头

图 3-2-183　合阳穴剖面图

神经分布。

❖ 皮下组织：内有上述神经分支和小隐静脉。

❖ 肌肉及筋膜：腓肠肌、跖肌、腘肌。

❖ 血管：浅层有小隐静脉；深层有胫动、静脉。

❖ 神经：浅层有股后皮神经和小腿内侧皮神经分布；深层有胫神经。

❖ 其他毗邻结构：胫骨、腓骨。

【主治病症】①腰背痛、下肢痿痹；②疝气、崩漏。

【刺法操作】直刺 1~1.5 寸。

56. 承筋　Chéngjīn（BL56）

【定位与取穴】腘横纹下 5 寸，腓肠肌两肌腹之间（图 3-2-182、图 3-2-184）。

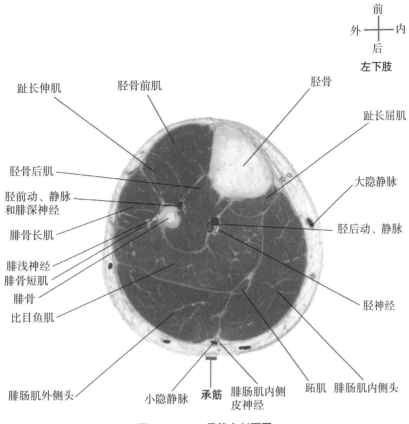

图 3-2-184　承筋穴剖面图

【穴区层次解剖】

❖ 皮肤：有腓肠内侧皮神经分布。

❖ 皮下组织：内有上述神经分支和小隐静脉。

❖ 肌肉及筋膜：腓肠肌、比目鱼肌。

❖ 血管：浅层有小隐静脉；深层有胫后动、静脉，腓动、静脉。

❖ 神经：浅层有腓肠内侧皮神经分布；深层有胫神经。

❖ 其他毗邻结构：胫骨、腓骨。

【主治病症】①腰背痛、小腿挛痛；②痔疮。

【刺法操作】直刺 1~1.5 寸。

57. 承山　Chéngshān（BL57）

【定位与取穴】腓肠肌两肌腹与跟腱交角处（图 3-2-91、图 3-2-182）。伸直小腿或足跟上提时，腓肠肌肌腹下出现尖角凹陷中取穴。

【穴区层次解剖】

❖ 皮肤：有腓肠内侧皮神经分布。

❖ 皮下组织：内有上述神经分支和小隐静脉。

❖ 肌肉及筋膜：腓肠肌、比目鱼肌。

❖ 血管：浅层有小隐静脉；深层有胫后动、静脉。

❖ 神经：浅层有腓肠内侧皮神经分布；深层有胫神经。

❖ 其他毗邻结构：胫骨、腓骨。

【主治病症】①腰背痛、小腿挛痛；②痔疮、便秘。

【刺法操作】直刺 0.8~1.2 寸。

58. 飞扬　Fēiyáng（BL58）络穴

【定位与取穴】昆仑直上 7 寸，腓肠肌外下缘与跟腱移行处（图 3-2-182、图 3-2-185）。承山外侧斜下方 1 寸处，下直昆仑。

【穴区层次解剖】

❖ 皮肤：有腓肠外侧皮神经分布。

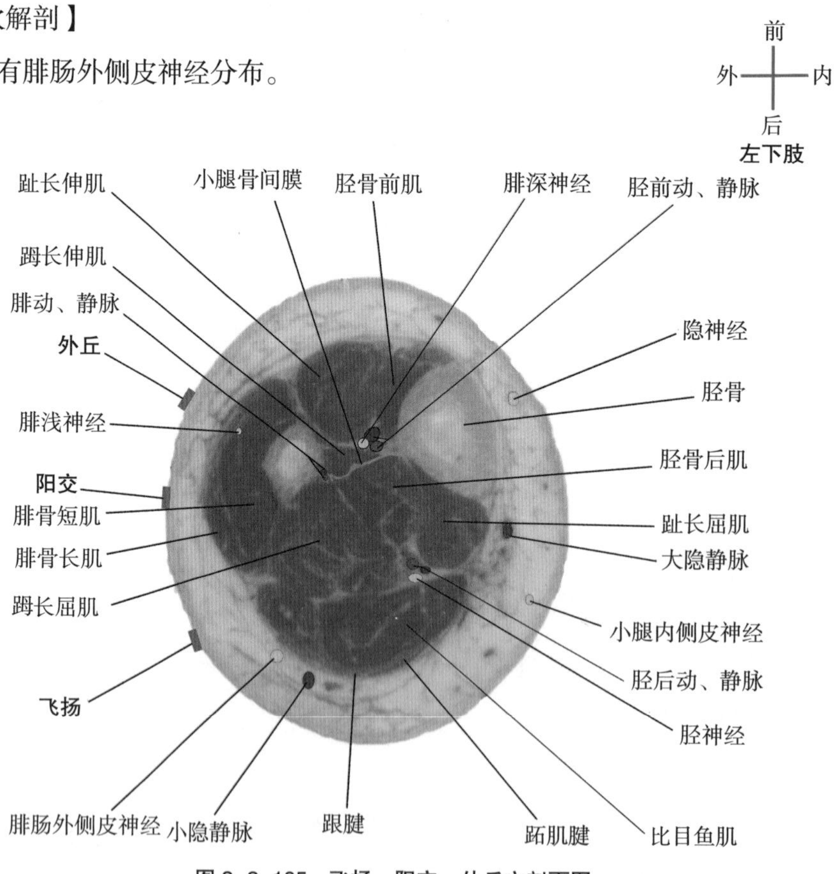

图 3-2-185　飞扬、阳交、外丘穴剖面图

❖ 皮下组织：内有上述神经分支。

❖ 肌肉及筋膜：小腿三头肌、蹈长屈肌。

❖ 血管：深层有胫后动、静脉。

❖ 神经：浅层有腓肠外侧皮神经分布；深层有胫神经。

❖ 其他毗邻结构：腓骨。

【主治病症】①头痛、眩晕、鼻衄；②腰痛、腿软无力；③痔疮。

【刺法操作】直刺 1~1.5 寸。

【应用解读】本穴主治头面部和局部病症。

59. 跗阳　Fūyáng（BL59）阳跷郄穴

【定位与取穴】昆仑直上 3 寸，腓骨与跟腱之间（图 3-2-182、图 3-2-186）。

【穴区层次解剖】

❖ 皮肤：有腓肠神经的分支分布。

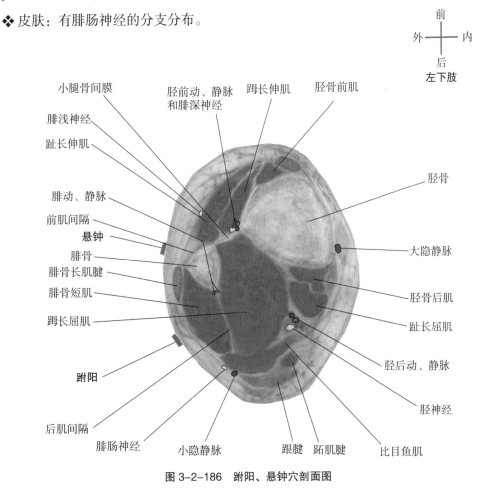

图 3-2-186　跗阳、悬钟穴剖面图

❖ 皮下组织：内有上述神经分支和小隐静脉。

❖ 肌肉及筋膜：腓骨短肌、踇长屈肌。

❖ 血管：深层有胫后动、静脉。

❖ 神经：浅层有腓肠神经分布；深层有胫神经。

❖ 其他毗邻结构：腓骨。

【主治病症】①腰骶痛、下肢痿痹、足踝肿痛；②头痛。

【刺法操作】直刺 0.8~1.2 寸。

60. 昆仑　Kūnlún（BL60）经穴

【定位与取穴】在踝区，外踝尖与跟腱之间的凹陷中（图 3-2-93、图 3-2-182）。

【穴区层次解剖】

❖ 皮肤：有腓肠神经的分支分布。

❖ 皮下组织：内有上述神经分支和小隐静脉。

❖ 肌肉及筋膜：跟腱。

❖ 血管：浅层有小隐静脉；深层有腓动、静脉的分支或属支。

❖ 神经：浅层有腓肠神经分布。

❖ 其他毗邻结构：腓骨、跟骨。

【主治病症】①头痛、目痛、鼻衄；②颈项强痛、腰痛、足踝肿痛；③癫痫；④难产。

【刺法操作】直刺 0.5~0.8 寸。孕妇慎用。

61. 仆参　Púcān（BL61）

【定位与取穴】在跟区，昆仑直下，跟骨外侧，赤白肉际处（图 3-2-187、图 3-2-188）。

【穴区层次解剖】

❖ 皮肤：有腓肠神经的分支分布。

❖ 皮下组织：内有上述神经分支及浅静脉。

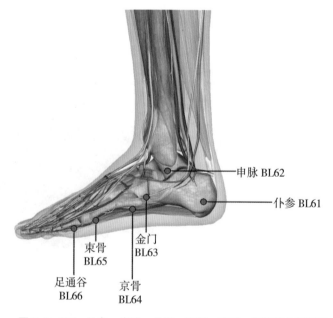

图 3-2-187　仆参、申脉、金门、京骨、束骨、足通谷穴透视图

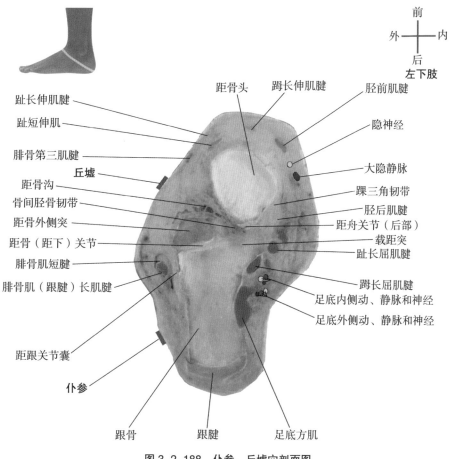

前

外 ─┼─ 内

后

左下肢

趾长伸肌腱

趾短伸肌

腓骨第三肌腱

丘墟

距骨沟

骨间胫骨韧带

距骨外侧突

距骨（距下）关节

腓骨肌短腱

腓骨肌（跟腱）长肌腱

距跟关节囊

仆参

距骨头　　　蹈长伸肌腱　　　胫前肌腱

隐神经

大隐静脉

踝三角韧带

胫后肌腱

距舟关节（后部）

载距突

趾长屈肌腱

蹈长屈肌腱

足底内侧动、静脉和神经

足底外侧动、静脉和神经

跟骨　　　跟腱　　　足底方肌

图 3-2-188　仆参、丘墟穴剖面图

❖ 血管：有小隐静脉的属支，腓动、静脉的跟支。

❖ 神经：有腓肠神经的分支。

❖ 其他毗邻结构：跟骨。

【主治病症】①腰痛、下肢痿痹、腰痛转筋、足跟痛；②癫痫。

【刺法操作】直刺 0.3~0.5 寸。

62. 申脉　Shēnmài（BL62）八脉交会穴（通阳跷脉）

【定位与取穴】在踝区，外踝尖直下，外踝下缘与跟骨之间凹陷中（图 3-2-187、图 3-2-189）。

【穴区层次解剖】

❖ 皮肤：有腓肠神经的分支分布。

❖ 皮下组织：内有上述神经分支及小隐静脉。

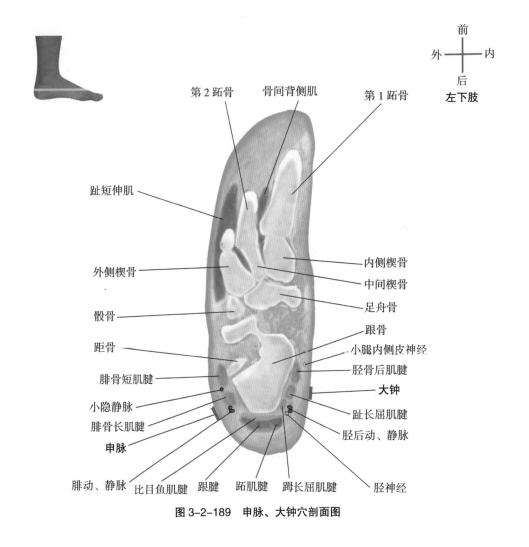

前
外 ——— 内
后
左下肢

第2跖骨　　骨间背侧肌　　第1跖骨

趾短伸肌

外侧楔骨

骰骨

距骨

腓骨短肌腱

小隐静脉

腓骨长肌腱

申脉

内侧楔骨
中间楔骨
足舟骨
跟骨
小腿内侧皮神经
胫骨后肌腱
大钟
趾长屈肌腱
胫后动、静脉

腓动、静脉　　比目鱼肌腱　　跟腱　　跖肌腱　　踇长屈肌腱　　胫神经

图3-2-189　申脉、大钟穴剖面图

❖ 肌肉及筋膜：腓骨长肌腱、腓骨短肌腱、距跟外侧韧带。

❖ 血管：浅层有小隐静脉；深层有外踝前动、静脉。

❖ 神经：有腓肠神经。

❖ 其他毗邻结构：跟骨。

【主治病症】①头痛、眩晕；②癫、狂、痫；③腰腿足痛。

【刺法操作】直刺0.3~0.5寸。

【应用解读】本穴主治头部病症。

63. 金门　Jīnmén（BL63）郄穴

【定位与取穴】在足背，外踝前缘直下，第5跖骨粗隆后方，骰骨下缘凹陷中（图3-2-187、

图 3-2-190)。

【穴区层次解剖】

❖ 皮肤：有足背外侧皮神经分布。

❖ 皮下组织：内有上述神经分支和足背外侧静脉。

❖ 肌肉及筋膜：腓骨长肌腱、小趾展肌。

❖ 血管：有足背外侧静脉。

❖ 神经：有足背外侧皮神经。

❖ 其他毗邻结构：第 5 跖骨、骰骨。

【主治病症】①头痛；②腰痛、下肢痿痹、足踝痛；③小儿惊风。

【刺法操作】直刺 0.3~0.5 寸。

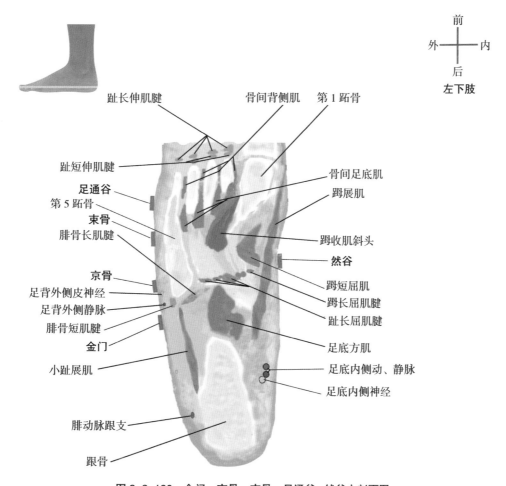

图 3-2-190　金门、京骨、束骨、足通谷、然谷穴剖面图

【应用解读】本穴为颅脑外科手术（前颅窝）、颅脑外科手术（颞顶枕）、肺切除术针刺麻醉用穴。

64. 京骨 Jīnggǔ（BL64）原穴

【定位与取穴】在跖区，第5跖骨粗隆前下方，赤白肉际处（图3-2-187、图3-2-190、图3-2-265）。

【穴区层次解剖】

❖ 皮肤：有足背外侧皮神经分布。

❖ 皮下组织：内有上述神经分支和足外侧缘静脉。

❖ 肌肉及筋膜：小趾展肌。

❖ 血管：有足外侧缘静脉。

❖ 神经：有足背外侧皮神经。

❖ 其他毗邻结构：第5跖骨。

【主治病症】①头痛、颈项强痛、腰腿痛；②癫痫。

【刺法操作】直刺0.3~0.5寸。

【应用解读】本穴主治头部、腰腿部病症。

65. 束骨 Shùgǔ（BL65）输穴

【定位与取穴】在跖区，第5跖趾关节的近端，赤白肉际处（图3-2-103、图3-2-187、图3-2-190）。

【穴区层次解剖】

❖ 皮肤：有足背外侧皮神经分布。

❖ 皮下组织：内有上述神经分支和足背静脉弓的属支。

❖ 肌肉及筋膜：小趾展肌、小趾对跖肌腱、小趾短屈肌。

❖ 血管：浅层有足背静脉弓的属支；深层有趾足底固有动、静脉。

❖ 神经：浅层有足背外侧皮神经分布；深层跖面有趾足底固有神经。

❖ 其他毗邻结构：第5跖骨。

【主治病症】①头痛、恶风、眩晕；②癫狂；③颈项强痛、腰腿痛。

【刺法操作】直刺0.3~0.5寸。

66. 足通谷 Zútōnggǔ（BL66）荥穴

【定位与取穴】在足趾，第5跖趾关节的远端，赤白肉际处（图3-2-187、图3-2-190）。

【穴区层次解剖】

❖ 皮肤：有足背外侧皮神经分布。

❖ 皮下组织：内有上述神经分支和足背静脉弓的外缘支。

❖ 血管：浅层有足背静脉弓的属支；深层有趾足底固有动、静脉。

❖ 神经：浅层有足背外侧皮神经。

❖ 其他毗邻结构：小趾近节趾骨。

【主治病症】①头痛、颈项强痛、鼻衄；②癫狂。

【刺法操作】直刺 0.2~0.3 寸。

67. 至阴　Zhìyīn（BL67）井穴

【定位与取穴】在足趾，小趾末节外侧，趾甲根角侧后方 0.1 寸（图 3-2-191、图 3-2-192）。相当于沿爪甲外侧画一直线与爪甲基底缘水平线交点处取穴。

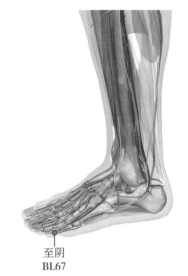

至阴
BL67

图 3-2-191　至阴穴透视图

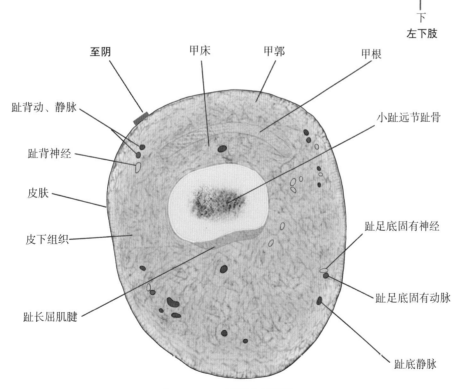

上
外 — 内
下
左下肢

至阴　甲床　甲郭　甲根

趾背动、静脉

趾背神经

皮肤

皮下组织

趾长屈肌腱

小趾远节趾骨

趾足底固有神经

趾足底固有动脉

趾底静脉

图 3-2-192　至阴穴剖面图

【穴区层次解剖】

❖ 皮肤：有足背外侧皮神经的趾背神经分布。

❖ 皮下组织：内有上述神经分支和趾背动、静脉。

❖ 血管：有趾背动、静脉。

❖ 神经：有足背外侧皮神经的趾背神经。

❖ 其他毗邻结构：小趾远节趾骨。

【主治病症】①胎位不正、难产；②头痛、目痛、鼻塞、鼻衄；③足膝肿痛。

【刺法操作】浅刺 0.1~0.5 寸，或点刺出血。胎位不正用灸法。

【应用解读】本穴主治头面部、胎产病症。

八、足少阴肾经腧穴

本经腧穴分布在足心、内踝后、跟腱前缘、下肢内侧后缘、腹部、胸部，起于涌泉，止于俞府。左右各 27 穴（图 3-2-193）。

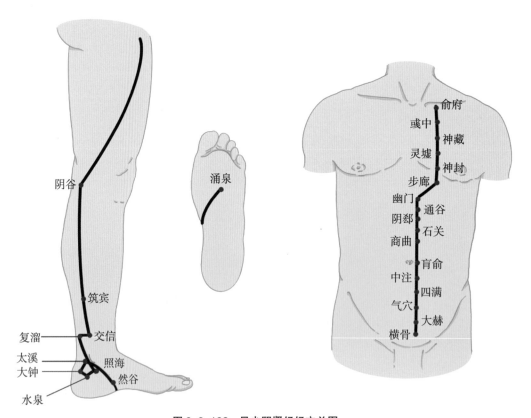

图 3-2-193　足少阴肾经经穴总图

联系脏腑：肾、膀胱、心、肺、肝。

通过器官：喉、舌。

主治概要：妇科、前阴病，肾、肺、咽喉病，以及本经循行部位的其他病症。

1. 涌泉 Yǒngquán（KI1）井穴

【定位与取穴】在足底，屈足卷趾时足心最凹陷中（图 3-2-103、图 3-2-194）。约当足底第 2、3 趾蹼缘与足跟连线的前 1/3 与后 2/3 交点凹陷中取穴。

【穴区层次解剖】

❖ 皮肤：有足底内侧神经分布。

❖ 皮下组织：内有上述神经分支。

❖ 肌肉及筋膜：足底腱膜（跖腱膜）、第 2 蚓状肌。

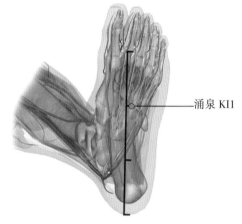

图 3-2-194 涌泉穴透视图

❖ 血管：第 2 趾足底总动、静脉。

❖ 神经：浅层有足底内侧神经分布；深层有第 2 趾足底总神经。

❖ 其他毗邻结构：跖骨。

【主治病症】①发热、心烦、惊风；②咽喉肿痛、咳嗽、气喘；③足心热、腰脊痛；④大便难、小便不利。

【刺法操作】直刺 0.5~1 寸。

【应用解读】本穴主治热病、咽部、腰部及二阴病症。

2. 然谷 Rángǔ（KI2）荥穴

【定位与取穴】在足内侧，足舟骨粗隆下方，赤白肉际处（图 3-2-190、图 3-2-195）。

【穴区层次解剖】

❖ 皮肤：有隐神经的小腿内侧皮支分布。

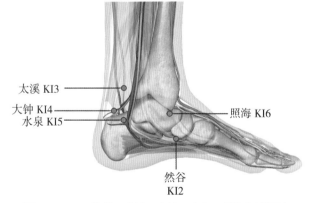

图 3-2-195 然谷、太溪、大钟、水泉、照海穴透视图

❖ 皮下组织：内有上述神经分支和足背静脉网的属支。

❖ 肌肉及筋膜：拇展肌、趾长屈肌腱。

❖ 血管：浅层有足背静脉网的属支；深层有足底内侧动、静脉。

❖ 神经：浅层有隐神经的小腿内侧皮支分布；深层有足底内侧神经。

❖ 其他毗邻结构：足舟骨。

【主治病症】①咯血、咽喉肿痛；②消渴、黄疸、泄泻；③遗精、阳痿、月经不调、阴痒、子宫脱垂；④小儿脐风；⑤足跗肿痛。

【刺法操作】直刺 0.5~1 寸。

【应用解读】本穴主治前阴及咽部病症。

3. 太溪　Tàixī（KI3）原穴；输穴

【定位与取穴】在踝区，内踝尖与跟腱之间的凹陷中（图 3-2-93、图 3-2-195）。

【穴区层次解剖】

❖ 皮肤：有隐神经的小腿内侧皮支分布。

❖ 皮下组织：内有上述神经分支和大隐静脉的属支。

❖ 肌肉及筋膜：胫骨后肌腱、趾长屈肌腱、跟腱、跖肌腱、踇长屈肌。

❖ 血管：浅层有大隐静脉的属支；深层有胫后动、静脉。

❖ 神经：浅层有隐神经的小腿内侧皮支分布；深层有胫神经。

❖ 其他毗邻结构：胫骨。

【主治病症】①遗精、阳痿、月经不调、便秘；②咳嗽、气喘、咯血、咽喉肿痛、胸痛；③消渴；④腰背痛、下肢厥冷。

【刺法操作】直刺 0.3~0.5 寸。

【应用解读】本穴是少阴诊脉处，又名太溪脉，是胫后动脉搏动处；主治二阴、少腹、咽部病症。

4. 大钟　Dàzhōng（KI4）络穴

【定位与取穴】在跟区，内踝后下方，跟骨上缘，跟腱附着部内侧前缘凹陷中（图 3-2-189、图 3-2-195）。

【穴区层次解剖】

❖ 皮肤：有隐神经的小腿内侧皮支分布。

❖ 皮下组织：内有上述神经分支和大隐静脉的属支。

❖ 肌肉及筋膜：跖肌腱、跟腱。

❖ 血管：浅层有大隐静脉的属支；深层有胫后动脉的内踝支和跟支构成的动脉网。

❖ 神经：浅层有隐神经的小腿内侧皮支分布。

❖ 其他毗邻结构：跟骨。

【主治病症】①腰背痛、足跟痛；②癃闭、便秘；③咯血、气喘；④痴呆、嗜卧。

【刺法操作】直刺 0.3~0.5 寸。

5. 水泉　Shuǐquán（KI5）郄穴

【定位与取穴】在跟区，太溪直下 1 寸，跟骨结节内侧凹陷中（图 3-2-195、图 3-2-196）。

【穴区层次解剖】

❖ 皮肤：有隐神经的小腿内侧皮支分布。

❖ 皮下组织：内有上述神经分支和大隐静脉的属支。

❖ 血管：浅层有大隐静脉的属支；深层有胫后动、静脉。

❖ 神经：浅层有隐神经的小腿内侧皮支分布；深层有足底内、外侧神经和跟内侧支（均是胫神经的分支）。

❖ 其他毗邻结构：跟骨内侧面。

【主治病症】①月经不调、痛经、子宫脱垂；②小便不利；③视物不清。

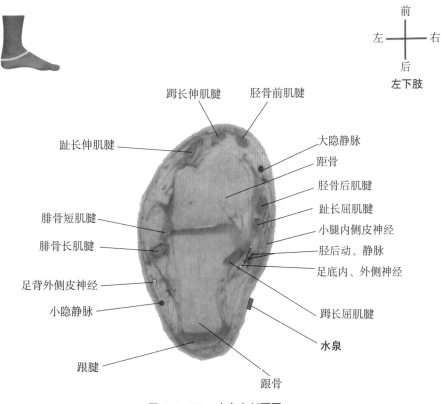

图 3-2-196　水泉穴剖面图

【刺法操作】直刺 0.5~0.8 寸。

6. 照海　Zhàohǎi（KI6）八脉交会穴（通阴跷脉）

【定位与取穴】在踝区，内踝尖下 1 寸，内踝下缘边际凹陷中（图 3-2-195、图 3-2-197）。

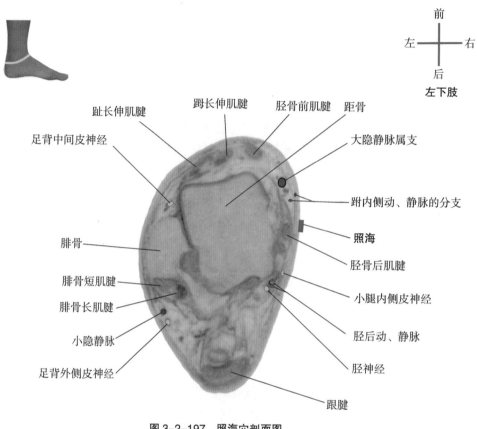

图 3-2-197　照海穴剖面图

【穴区层次解剖】

❖ 皮肤：有隐神经的小腿内侧皮支分布。

❖ 皮下组织：内有上述神经分支和大隐静脉的属支。

❖ 肌肉及筋膜：胫骨后肌腱。

❖ 血管：浅层有大隐静脉的属支；深层有跗内侧动、静脉的分支或属支。

❖ 神经：浅层隐神经的小腿内侧皮支分布。

❖ 其他毗邻结构：距骨。

【主治病症】①目赤肿痛、咽干、咽痛；②月经不调、赤白带下、子宫脱垂、疝气、癃闭；

③癫痫。

【刺法操作】直刺 0.5~0.8 寸。

【应用解读】本穴主治目疾和咽喉、前阴及妇科病症。

7. 复溜　Fùliū（KI7）经穴

【定位与取穴】在小腿内侧，内踝尖上 2 寸，跟腱的前缘（图 3-2-198、图 3-2-199）。

【穴区层次解剖】

❖ 皮肤：有隐神经的小腿内侧皮支分布。

❖ 皮下组织：内有上述神经分支和大隐静脉的属支。

❖ 肌肉及筋膜：跖肌腱、跟腱、跛长屈肌。

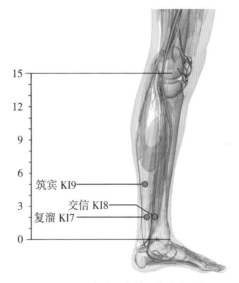

图 3-2-198　复溜、交信、筑宾穴透视图

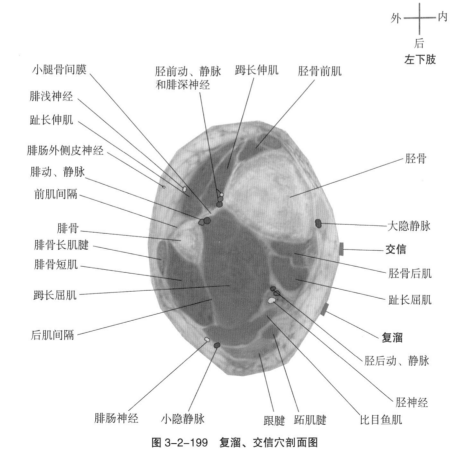

图 3-2-199　复溜、交信穴剖面图

❖ 血管：浅层有大隐静脉的属支；深层有胫后动、静脉。

❖ 神经：浅层有隐神经的小腿内侧皮支分布；深层有胫神经。

❖ 其他毗邻结构：胫骨。

【主治病症】①腹痛、泄泻；②小便不利、水肿、多汗或少汗；③腰背痛、下肢痿痹；④脉微细时止。

【刺法操作】直刺 0.5~1 寸。

【应用解读】本穴又名"昌阳"。昌阳也是脉名。此处有胫后动脉，治疗伤寒无汗，脉微细时止或许与之有关。本穴常和合谷配合，用于治疗汗证。伤寒无汗，补合谷、泻复溜；汗多，泻合谷、补复溜。

8. 交信　Jiāoxìn（KI8）阴跷脉之郄穴

【定位与取穴】在小腿内侧，内踝尖上 2 寸，胫骨内侧缘后际凹陷中（图 3-2-198、图 3-2-199）。

【穴区层次解剖】

❖ 皮肤：有隐神经的小腿内侧皮支分布。

❖ 皮下组织：内有上述神经分支和大隐静脉的属支。

❖ 肌肉及筋膜：趾长屈肌、胫骨后肌、蹈长屈肌、跖肌腱、跟腱。

❖ 血管：浅层有大隐静脉的属支；深层有胫后动、静脉。

❖ 神经：浅层有隐神经的小腿内侧皮支分布；深层有胫神经。

❖ 其他毗邻结构：胫骨。

【主治病症】①癃闭、疝气、前阴急痛引股膝内侧疼痛；②月经不调；③泄泻、便秘。

【刺法操作】直刺 0.8~1.2 寸。

【应用解读】本穴主要治疗前阴及妇科病症。

9. 筑宾　Zhùbīn（KI9）阴维脉之郄穴

【定位与取穴】在小腿内侧，太溪直上 5 寸，比目鱼肌与跟腱之间（图 3-2-198、图 3-2-200）。屈膝，足部抗阻跖屈，胫骨内侧缘后呈现一条明显的纵形肌肉，即比目鱼肌。筑宾穴即在该肌与跟腱之间，内踝尖上 5 寸，横平蠡沟穴。

【穴区层次解剖】

❖ 皮肤：有隐神经的小腿内侧皮支分布。

❖ 皮下组织：内有上述神经分支和大隐静脉的属支。

❖ 肌肉及筋膜：趾长屈肌、小腿三头肌、跖肌腱。

前

外 ┼ 内

后

左下肢

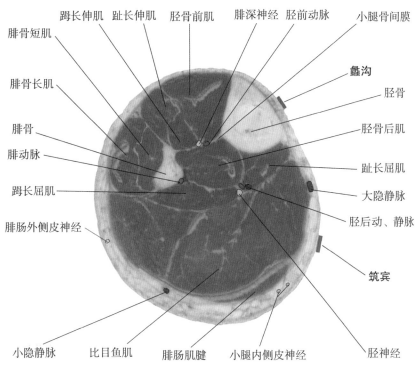

腓骨短肌　　拇长伸肌　趾长伸肌　胫骨前肌　腓深神经　胫前动脉　小腿骨间膜

腓骨长肌

腓骨

腓动脉

拇长屈肌

腓肠外侧皮神经

蠡沟

胫骨

胫骨后肌

趾长屈肌

大隐静脉

胫后动、静脉

筑宾

小隐静脉　　比目鱼肌　　腓肠肌腱　　小腿内侧皮神经　　胫神经

图 3-2-200　筑宾、蠡沟穴剖面图

❖ 血管：浅层有大隐静脉的属支；深层有胫后动、静脉。

❖ 神经：浅层有隐神经的小腿内侧皮支分布；深层有胫神经。

❖ 其他毗邻结构：胫骨。

【主治病症】①癫痫、吐舌；②呕吐；③疝气；④小腿内侧痛。

【刺法操作】直刺 1~1.5 寸。

10. 阴谷　Yīngǔ（KI10）合穴

【定位与取穴】在膝后区，腘横纹上，半腱肌腱外侧缘（图 3-2-87、图 3-2-201）。当腘窝内侧，和委中相平，在半腱肌腱与半膜肌腱之间，屈膝取穴。

【穴区层次解剖】

❖ 皮肤：有股后皮神经分布。

❖ 皮下组织：内有上述神经分支和大隐静脉的属支。

❖ 肌肉及筋膜：半膜肌腱、半腱肌腱、腓肠肌内侧头。

❖ 血管：浅层有大隐静脉的属支；深层有膝上内侧动、静脉的分支或属支。

❖ 神经：浅层有股后皮神经分布。

❖ 其他毗邻结构：股骨、胫骨。

【主治病症】①阳痿、小便不利；②月经不调、崩漏；③腰脊痛，少腹、前阴、膝股内侧引痛；④癫狂。

【刺法操作】直刺 1~1.5 寸。

【应用解读】本穴主治前阴及妇科病症。

11. 横骨 Hénggǔ（KI11）足少阴经、冲脉交会穴

【定位与取穴】在下腹部，脐中下 5 寸，耻骨联合上缘，前正中线旁开 0.5 寸（图 3-2-81、图 3-2-202）。

【穴区层次解剖】

❖ 皮肤：有髂腹下神经分布。髂腹下神经由第 12 胸神经和第 1 腰神经前支的纤维组成。

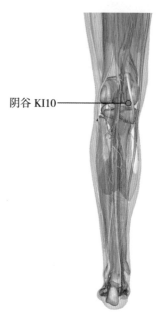

阴谷 KI10

图 3-2-201 阴谷穴透视图

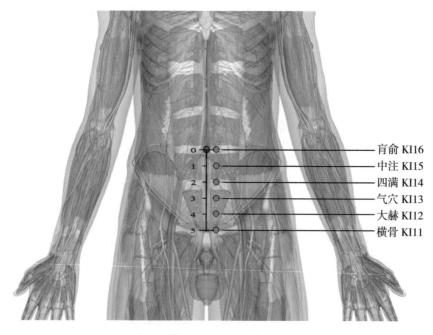

肓俞 KI16
中注 KI15
四满 KI14
气穴 KI13
大赫 KI12
横骨 KI11

图 3-2-202 横骨、大赫、气穴、四满、中注、肓俞穴透视图

❖ 皮下组织：内有上述神经分支和阴部外浅动脉，腹壁浅动、静脉的分支或属支。

❖ 肌肉及筋膜：锥状肌、腹直肌及其鞘。

❖ 血管：浅层有阴部外浅动脉和腹壁浅动、静脉的分支或属支；深层有腹壁下动、静脉的分支或属支。

❖ 神经：浅层有髂腹下神经分布；深层有第 12 胸神经、第 1 腰神经前支的肌支。

❖ 其他毗邻结构：①耻骨；②膀胱、子宫。

【主治病症】①疝气、少腹胀痛；②小便不利、遗精、阳痿。

【刺法操作】直刺 1~1.5 寸。针刺前应排尿。

【应用解读】本穴的主治集中在前阴部和少腹部疾病。古代治疗小便难，现今治疗夜尿多。穴位临近膀胱和腹股沟，因此能够治疗小便不利和疝气。本穴还可以治疗锥状肌紧张引起的膀胱刺激征，表现为尿频、夜尿多。

【危险提示】针刺时宜视穴处腹壁之厚薄，掌握进针深度，勿刺过壁腹膜，避免刺入腹腔，伤及膀胱或其他脏器。如果膀胱充盈，需先排尿再针刺。

12. 大赫　Dàhè（KI12）足少阴经、冲脉交会穴

【定位与取穴】脐中下 4 寸，前正中线旁开 0.5 寸（图 3-2-80、图 3-2-202）。

【穴区层次解剖】

❖ 皮肤：有第 12 胸神经的前支分布。

❖ 皮下组织：内有上述神经分支和腹壁浅动、静脉的分支或属支。

❖ 肌肉及筋膜：腹直肌及其鞘。

❖ 血管：浅层有腹壁浅动、静脉的分支或属支；深层有腹壁下动、静脉。

❖ 神经：浅层有第 12 胸神经的前皮支分布；深层有第 11、12 胸神经前支的肌支。

❖ 其他毗邻结构：膀胱、肠道、子宫。

【主治病症】①遗精、阳痿；②阴囊挛缩；③子宫脱垂、带下。

【刺法操作】直刺 1~1.5 寸。针刺前应排尿。孕妇禁针灸。

【危险提示】针刺时勿透过壁腹膜进入腹腔，以免刺中内脏。

13. 气穴　Qìxué（KI13）足少阴经、冲脉交会穴

【定位与取穴】脐中下 3 寸，前正中线旁开 0.5 寸（图 3-2-79、图 3-2-202）。

【穴区层次解剖】

❖ 皮肤：有第 11、12 胸神经和第 1 腰神经的前皮支分布。

❖ 皮下组织：内有上述神经分支和腹壁浅动、静脉的分支或属支。

❖ 肌肉及筋膜：腹直肌及其鞘。

❖ 血管：浅层有腹浅动、静脉的分支或属支；深层有腹壁下动、静脉的分支或属支。

❖ 神经：浅层有第 11、12 胸神经的前皮支、第 1 腰神经的前皮支分布；深层有第 11、12 胸神经前支的肌支。

❖ 其他毗邻结构：下方有小肠、子宫。

【主治病症】①月经不调、带下、不孕；②腹痛引腰脊。

【刺法操作】直刺 1~1.5 寸。

【危险提示】针刺时勿透过壁腹膜，以免刺中大网膜和腹腔内脏。

14. 四满　Sìmǎn（KI14）足少阴经、冲脉交会穴

【定位与取穴】脐中下 2 寸，前正中线旁开 0.5 寸（图 3-2-78、图 3-2-202）。

【穴区层次解剖】

❖ 皮肤：有第 10~12 胸神经前支和前皮支分布。

❖ 皮下组织：内有上述神经分支和腹壁浅动、静脉的分支或属支。

❖ 肌肉及筋膜：腹直肌及其鞘。

❖ 血管：浅层有腹壁浅动、静脉的分支或属支；深层有腹壁下动、静脉的分支或属支。

❖ 神经：浅层有第 10~12 胸神经前支和前皮支分布；深层有第 10~12 胸神经前支的肌支。

❖ 其他毗邻结构：小肠。

【主治病症】①月经不调、带下、腹中包块；②遗精、遗尿；③泄泻、腹痛、水肿。

【刺法操作】直刺 1~1.5 寸。

【应用解读】古代文献记载本穴主治"瘕"，即妇人腹部的肿瘤（血之积）。

【危险提示】针刺时勿透过穴区下的壁腹膜入腹腔，避免刺中腹腔中的大网膜和小肠等。

15. 中注　Zhōngzhù（KI15）足少阴经、冲脉交会穴

【定位与取穴】脐中下 1 寸，前正中线旁开 0.5 寸（图 3-2-77、图 3-2-202）。

【穴区层次解剖】

❖ 皮肤：有第 10~12 胸神经前支和前皮支分布。

❖ 皮下组织：内有上述神经分支和脐周皮下静脉网。

❖ 肌肉及筋膜：腹直肌及其鞘。

❖ 血管：浅层有脐周皮下静脉网；深层有腹壁下动、静脉的分支或属支。

❖ 神经：浅层有第 10~12 胸神经前支和前皮支分布；深层有第 10~12 胸神经前支的肌支。

❖ 其他毗邻结构：小肠。

【主治病症】便秘、腹痛。

【刺法操作】直刺 0.5~1 寸。针刺不宜过深，以免损伤内脏。

【危险提示】针刺时宜视腹壁之厚薄，掌握进针深度。如非必要，勿透过壁腹膜入腹腔，避免刺中大网膜和小肠等。针刺中注穴至壁腹膜之前有 3 个阻抗较大处，即皮肤、腹直肌鞘前层和腹直肌鞘后层。

16. 肓俞　*Huāngshū*（KI16）足少阴经、冲脉交会穴

【定位与取穴】脐中旁开 0.5 寸（图 3-2-75、图 3-2-202）。

【穴区层次解剖】

❖ 皮肤：有第 9~11 胸神经前支和前皮支分布。

❖ 皮下组织：内有上述神经分支和脐周皮下静脉网。

❖ 肌肉及筋膜：腹直肌及其鞘。

❖ 血管：浅层有脐周皮下静脉网；深层有腹壁下动、静脉的分支或属支。

❖ 神经：浅层有第 9~11 胸神经前支和前皮支分布；深层有第 9~11 胸神经前支的肌支。

❖ 其他毗邻结构：小肠。

【主治病症】腹痛、便秘。

【刺法操作】直刺 1~1.5 寸。

【危险提示】针刺肓俞穴如同针刺腹前壁上其他穴位一样，宜视腹壁之厚薄，掌握进针的深度。如非必要，勿刺透壁腹膜入腹腔，避免刺中大网膜和小肠等。

17. 商曲　*Shāngqū*（KI17）足少阴经、冲脉交会穴

【定位与取穴】在上腹部，脐中上 2 寸，前正中线旁开 0.5 寸（图 3-2-73、图 3-2-203）。

【穴区层次解剖】

❖ 皮肤：有第 8~10 胸神经前支的外侧皮支和前皮支分布。

❖ 皮下组织：内有上述神经分支和腹壁浅静脉。

❖ 肌肉及筋膜：腹直肌及其鞘。

❖ 血管：浅层有腹壁浅静脉；深层有腹壁上动、静脉的分支或属支。

❖ 神经：浅层有第 8~10 胸神经前支和前皮支分布；深层有第 8~10 胸神经前支的肌支。

❖ 其他毗邻结构：小肠。

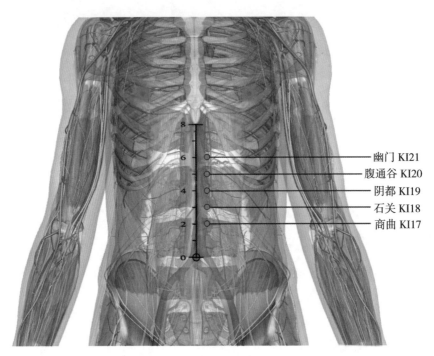

图 3-2-203　商曲、石关、阴都、腹通谷、幽门穴透视图

【主治病症】腹中有包块、腹痛、泄泻、便秘。

【刺法操作】直刺 1~1.5 寸。

【危险提示】针刺商曲穴如同针刺腹前壁上其他穴位一样，宜视腹壁之厚薄，掌握进针的深度。如非必要，勿刺透壁腹膜入腹腔，避免刺中大网膜和小肠等。

18. 石关　Shíguān（KI18）足少阴经、冲脉交会穴

【定位与取穴】脐中上 3 寸，前正中线旁开 0.5 寸（图 3-2-72、图 3-2-203）。

【穴区层次解剖】

❖ 皮肤：有第 7~9 胸神经前支和前皮支分布。

❖ 皮下组织：内有上述神经分支和腹壁浅静脉。

❖ 肌肉及筋膜：腹直肌及其鞘。

❖ 血管：浅层有腹壁浅静脉；深层有腹壁上动、静脉的分支或属支。

❖ 神经：浅层有第 7~9 胸神经前支和前皮支分布；深层有第 7~9 胸神经前支的肌支。

❖ 其他毗邻结构：小肠、肝脏。

【主治病症】①腹痛、便秘；②多唾、嗳气。

【刺法操作】直刺 1~1.5 寸。

【危险提示】针刺石关穴如同针刺腹前壁上其他穴位一样，宜视腹壁之厚薄，掌握进针的深度。如非必要，勿刺透壁腹膜入腹腔，避免刺中大网膜和小肠等。

19. 阴都　Yīndū（KI19）足少阴经、冲脉交会穴

【定位与取穴】脐中上 4 寸，前正中线旁开 0.5 寸（图 3-2-71、图 3-2-203）。

【穴区层次解剖】

❖ 皮肤：有第 7~9 胸神经前支和前皮支分布。

❖ 皮下组织：内有上述神经分支和腹壁浅静脉。

❖ 肌肉及筋膜：腹直肌及其鞘。

❖ 血管：浅层有腹壁浅静脉；深层有腹壁上动、静脉的分支或属支。

❖ 神经：浅层有第 7~9 胸神经前支和前皮支分布；深层有第 7~9 胸神经前支的肌支。

❖ 其他毗邻结构：小肠。

【主治病症】肠鸣、腹痛、腹胀。

【刺法操作】直刺 1~1.5 寸。

【危险提示】针刺阴都穴时也应避免刺中内脏，尤其不应在刺中内脏后又提插捻转。在针刺右侧阴都穴时还应注意肝脏的大小，避免刺破肝脏而出血。

20. 腹通谷　Fùtōnggǔ（KI20）足少阴经、冲脉交会穴

【定位与取穴】脐中上 5 寸，前正中线旁开 0.5 寸（图 3-2-70、图 3-2-203）。

【穴区层次解剖】

❖ 皮肤：有第 6~8 胸神经前支和前皮支分布。

❖ 皮下组织：内有上述神经分支。

❖ 肌肉及筋膜：腹直肌及其鞘。

❖ 血管：浅层有腹壁浅静脉；深层有腹壁上动、静脉的分支或属支。

❖ 神经：浅层有第 6~8 胸神经前支和前皮支分布，深层有第 6~8 胸神经前支的肌支。

❖ 其他毗邻结构：胃、横结肠。

【主治病症】腹中有包块、腹痛、腹胀、呕吐。

【刺法操作】直刺 0.5~1 寸。

【危险提示】如非必要，勿刺透壁腹膜。直刺过深，针尖叮进入腹膜腔，刺伤胃或横结肠，若再加以提插捻转等手法，损伤则更为严重。

21. 幽门　Yōumén（KI21）足少阴经、冲脉交会穴

【定位与取穴】脐中上 6 寸，前正中线旁开 0.5 寸（图 3-2-69、图 3-2-203）。

【穴区层次解剖】

❖ 皮肤：有第 6~8 胸神经前支和前皮支分布。

❖ 皮下组织：内有上述神经分支和腹壁浅静脉。

❖ 肌肉及筋膜：腹直肌及其鞘。

❖ 血管：浅层有腹壁浅静脉；深层有腹壁上动、静脉的分支或属支。

❖ 神经：浅层有第 6~8 胸神经前支和前皮支分布；深层有第 6~8 胸神经前支的肌支。

❖ 其他毗邻结构：胃，右侧有肝脏。

【主治病症】呃逆、呕吐、腹痛、腹胀、泄泻。

【刺法操作】直刺 0.5~1 寸。

【危险提示】如非必要，勿刺透壁腹膜。直刺过深，针尖可进入腹膜腔，刺伤胃或肝，若再加以提插捻转等手法，损伤则更为严重。

22. 步廊　Bùláng（KI22）

【定位与取穴】在胸部，第 5 肋间隙，前正中线旁开 2 寸（图 3-2-67、图 3-2-204）。

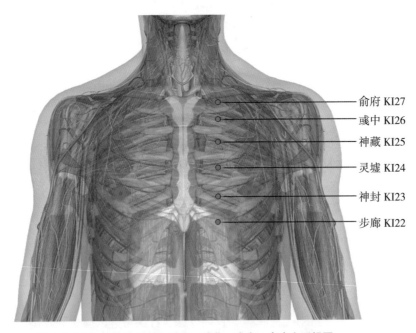

图 3-2-204　步廊、神封、灵墟、神藏、彧中、俞府穴透视图

【穴区层次解剖】

❖ 皮肤：有第 5 胸神经的前皮支分布。

❖ 皮下组织：内有上述神经分支和胸廓内动、静脉的穿支。

* 乳腺（女性）：位于皮下。

❖ 肌肉及筋膜：胸大肌、肋间肌。

❖ 血管：浅层有胸廓内动、静脉的穿支；深层肋间隙内有肋间动、静脉。

❖ 神经：浅层有第 5 胸神经的前皮支分布；深层有胸内、外侧神经和第 5 肋间神经。

❖ 其他毗邻结构：①上方为第 4 肋骨，下方为第 5 肋骨；②深处有肺脏、心脏。

【主治病症】胸胁胀满、咳嗽、气喘。

【刺法操作】斜刺或平刺 0.5~0.8 寸。

【应用解读】本穴在胸前，深面有胸大肌、肋间肌，可以治疗上述肌肉损伤引起的胸痛；临近肺脏，可以治疗咳嗽、气喘、胸胁胀痛等。

【危险提示】针刺时宜循第 5 肋骨长轴方向，勿与长轴垂直刺入。不可刺透肋间内肌进入胸腔，伤及壁胸膜、肺脏和心脏等。

23. 神封　Shénfēng（KI23）

【定位与取穴】第 4 肋间隙，前正中线旁开 2 寸（图 3-2-66、图 3-2-204）。

【穴区层次解剖】

❖ 皮肤：有第 4 胸神经的前皮支分布。

❖ 皮下组织：内有上述神经分支及胸廓内动、静脉的穿支。

* 乳腺（女性）：位于皮下。

❖ 肌肉及筋膜：胸大肌、肋间肌。

❖ 血管：浅层有胸廓内动、静脉的穿支；深层肋间隙内有肋间动、静脉。

❖ 神经：浅层有第 4 胸神经的前皮支分布；深层有胸前内、外侧神经和第 4 肋间神经分布。

❖ 其他毗邻结构：①上方为第 4 肋骨，下方为第 5 肋骨；②深处有肺脏、心脏。

【主治病症】①胸胁胀满、咳嗽、气喘；②呕吐；③乳痈。

【刺法操作】斜刺或平刺 0.5~0.8 寸。

【危险提示】针刺时宜循第 4 肋骨长轴方向，勿与长轴垂直刺入。不可刺透肋间内肌进入胸腔，伤及壁胸膜、肺脏和心脏等。

24. 灵墟　Língxū（KI24）

【定位与取穴】第 3 肋间隙，前正中线旁开 2 寸（图 3-2-65、图 3-2-204）。

【穴区层次解剖】

❖ 皮肤：有第 3 胸神经的前皮支分布。

❖ 皮下组织：内有上述神经分支和胸廓内动、静脉的穿支。

＊乳腺（女性）：位于皮下。

❖ 肌肉及筋膜：胸大肌、肋间肌。

❖ 血管：浅层有胸廓内动、静脉的穿支；深层肋间隙内有肋间动、静脉。

❖ 神经：浅层有第 3 胸神经的前皮支分布；深层有胸前内、外侧神经和第 3 肋间神经。

❖ 其他毗邻结构：①上方为第 3 肋骨，下方为第 4 肋骨；②深处有肺脏、心脏。

【主治病症】①胸胁胀满、咳嗽、气喘；②呕吐、不思饮食。

【刺法操作】斜刺或平刺 0.5~0.8 寸。

【应用解读】本穴在胸前，深面有胸大肌、肋间肌，可以治疗上述肌肉损伤引起的胸痛；临近肺脏，可以治疗咳嗽、气喘、胸胁胀痛等；临近食道，可以治疗呕吐。

【危险提示】针刺时宜循第 3 肋骨长轴方向，勿与长轴垂直刺入。不可刺透肋间内肌进入胸腔，伤及壁胸膜、肺脏和心脏等。

25. 神藏　Shéncáng（KI25）

【定位与取穴】第 2 肋间隙，前正中线旁开 2 寸（图 3-2-64、图 3-2-204）。

【穴区层次解剖】

❖ 皮肤：有第 2 胸神经的前皮支分布。

❖ 皮下组织：内有上述神经分支和胸廓内动、静脉的穿支。

❖ 肌肉及筋膜：胸大肌、肋间肌。

❖ 血管：浅层有胸廓内动、静脉的穿支；深层肋间隙内有肋间动、静脉。

❖ 神经：浅层有第 2 胸神经的前皮支分布；深层有胸前内、外侧神经和第 2 肋间神经。

❖ 其他毗邻结构：①上方为第 2 肋骨，下方为第 3 肋骨；②深处有肺脏。

【主治病症】①胸胁胀满、咳嗽、气喘；②呕吐、不思饮食。

【刺法操作】斜刺或平刺 0.5~0.8 寸。

【应用解读】本穴在胸前，深面有胸大肌、胸小肌、肋间肌，可以治疗上述肌肉损伤引起的胸痛；临近肺脏，可以治疗咳嗽、气喘、胸胁胀痛等；临近食道，可以治疗呕吐。

【危险提示】针刺时宜循第 2 肋骨长轴方向，勿与长轴垂直刺入。不可刺透肋间内肌进入胸腔，伤及壁胸膜和肺脏。

26. 彧中 Yùzhōng（KI26）

【定位与取穴】第 1 肋间隙，前正中线旁开 2 寸（图 3-2-63、图 3-2-204）。

【穴区层次解剖】

❖ 皮肤：有第 1 肋间神经的前皮支和锁骨上内侧神经分布。

❖ 皮下组织：内有上述神经分支和胸廓内动、静脉的穿支。

❖ 肌肉及筋膜：胸大肌、肋间肌。

❖ 血管：浅层有胸廓内动、静脉的穿支；深层肋间隙内有肋间动、静脉。

❖ 神经：浅层有第 1 肋间神经的前皮支和锁骨上内侧神经分布；深层有胸前内、外侧神经和第 1 肋间神经。

❖ 其他毗邻结构：①上方为第 1 肋骨，下方为第 2 肋骨；②深处有肺脏。

【主治病症】胸胁胀满、咳嗽、气喘、痰多。

【刺法操作】斜刺或平刺 0.5~0.8 寸。

【危险提示】针刺时宜循第 1 肋骨长轴方向，勿与长轴垂直刺入。不可刺透肋间内肌进入胸腔，伤及壁胸膜和肺脏。

27. 俞府 Shūfǔ（KI27）

【定位与取穴】锁骨下缘，前正中线旁开 2 寸（图 3-2-4、图 3-2-204）。

【穴区层次解剖】

❖ 皮肤：有锁骨上内侧神经分布。

❖ 皮下组织：内有上述神经分支和胸廓内动、静脉的穿支。

❖ 肌肉及筋膜：胸大肌。

❖ 血管：浅层有胸廓内动、静脉的穿支；深层有胸肩峰动脉的分支和同名并行静脉的属支。

❖ 神经：浅层有锁骨上神经分布；深层有胸内、外侧神经的分支。

❖ 其他毗邻结构：上方为锁骨，深面为第 1 肋骨。

【主治病症】①咳嗽、气喘、胸痛；②呕吐。

【刺法操作】斜刺或平刺 0.5~0.8 寸。

【应用解读】本穴在胸前，深面有胸大肌、胸小肌、肋间肌，可以治疗上述肌肉损伤引起的胸痛；临近肺脏，可以治疗咳嗽、气喘、胸胁胀痛等；临近食道，可以治疗呕吐。

【危险提示】针刺时宜循第 1 肋骨长轴方向，勿与长轴垂直刺入。不可刺透肋间内肌进入胸腔，伤及壁胸膜和肺脏。

九、手厥阴心包经腧穴

本经腧穴分布在乳旁、上肢掌侧面中间及中指末端，起于天池，止于中冲。左右各 9 穴（图 3-2-205）。

联系脏腑：心、三焦。

主治概要：心、胸、胃、神志病，以及经脉循行部位的其他病症。

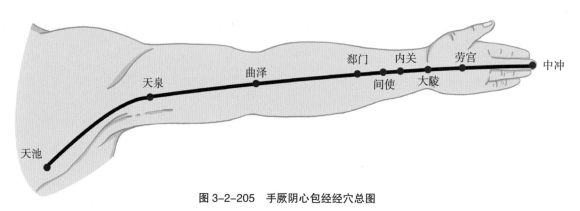

图 3-2-205　手厥阴心包经经穴总图

1. 天池　Tiānchí（PC1）

【定位与取穴】在胸部，第 4 肋间隙，前正中线旁开 5 寸（图 3-2-66、图 3-2-206）。

【穴区层次解剖】

❖ 皮肤：有第 4 胸神经的外侧皮支分布。

❖ 皮下组织：内有上述神经分支及胸腹壁浅静脉的属支。

＊乳腺（女性）：位于皮下。

❖ 肌肉及筋膜：胸大肌、胸小肌、肋间肌。

❖ 血管：内侧有胸廓内动、静脉，外侧有胸肩峰动脉胸肌支（来自腋动脉）；深层肋间隙内有肋间动、静脉。

❖ 神经：浅层有第 4 胸神经的外侧皮支分布；深层有胸前内、外侧神经和第 4 肋间神经。

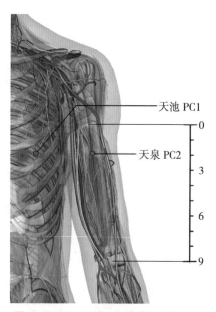

图 3-2-206　天池、天泉穴透视图

❖ 其他毗邻结构：①上方为第 4 肋骨，下方为第 5 肋骨；②深处有肺脏。

【主治病症】①咳嗽、痰多、气喘、胸闷、胸痛；②腋下肿、瘰疬。

【刺法操作】斜刺或平刺 0.5~0.8 寸。

【应用解读】本穴在胸前，深面有胸大肌、胸小肌、肋间肌，可以治疗这些肌肉损伤引起的胸痛；临近肺脏，可以治疗咳嗽、气喘、胸胁胀痛等；临近腋窝，可以治疗腋下肿痛和淋巴结核（瘰疬）。

【危险提示】针刺时宜循肋骨长轴方向，勿与长轴垂直刺入，不可刺透肋间内肌伤及壁胸膜和肺脏。女性在孕期或哺乳期，为保护乳房，此穴亦应慎用。

2. 天泉 Tiānquán（PC2）

【定位与取穴】在臂前区，腋前纹头下 2 寸，肱二头肌的长、短头之间（图 3-2-38、图 3-2-206）。

【穴区层次解剖】

❖ 皮肤：有肋间臂神经和臂内侧皮神经分布。

❖ 皮下组织：内有上述神经分支和贵要静脉。

❖ 肌肉及筋膜：肱二头肌、肱肌、喙肱肌。

❖ 血管：浅层有贵要静脉；深层有肱动、静脉的肌支。

❖ 神经：浅层有肋间臂神经和臂内侧皮神经分布；深层有肌皮神经。

❖ 其他毗邻结构：肱骨。

【主治病症】臂痛。

【刺法操作】直刺 0.5~0.8 寸。

【应用解读】本穴临近肱二头肌和喙肱肌，所以能够治疗上肢和肩关节疼痛。

3. 曲泽 Qūzé（PC3）合穴

【定位与取穴】在肘前区，肘横纹上，肱二头肌腱的尺侧缘凹陷中（图 3-2-9、图 3-2-207）。仰掌，屈肘取穴。

【穴区层次解剖】

❖ 皮肤：有前臂内侧皮神经分布。

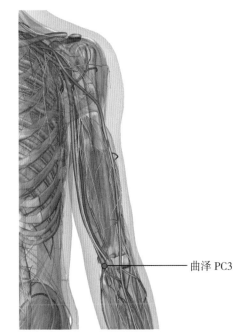

曲泽 PC3

图 3-2-207 曲泽穴透视图

❖ 皮下组织：有上述神经分支及肘正中静脉、贵要静脉。

❖ 肌肉及筋膜：肱二头肌腱、肱肌。

❖ 血管：浅层有肘正中静脉、贵要静脉；深层有肱动、静脉。

❖ 神经：浅层有前臂内侧皮神经分布；深层有正中神经。

❖ 其他毗邻结构：肱骨、桡骨、尺骨。

【主治病症】①心痛、心悸、善惊；②胃脘痛、吐血、呕吐；③发热、口干；④肘臂痛。

【刺法操作】直刺0.8~1寸，或点刺出血。

【应用解读】本穴部位原是手太阴肺经尺泽穴所在，后手太阴肺经肘部、上臂的穴位向桡侧移位，本穴的位置即移至此处。穴位下方可触及动脉搏动。此处静脉表浅，常用于放血治疗，能够治疗发热、头昏、头痛。穴位处有肱二头肌、肱肌肌腱，刺激此处可有效缓解肘臂疼痛。

【危险提示】针刺时不宜反复提插捻转，以免损伤血管、神经，一应防止手法过重损伤肘动、静脉或正中静脉、贵要静脉而引起较多出血，二应避免刺伤正中神经。如果用三棱针在此穴点刺，最好点刺较小的静脉，勿点刺较粗大的肘正中静脉或贵要静脉。

4. 郄门 Xìmén（PC4）郄穴

【定位与取穴】在前臂前区，腕掌侧远端横纹上5寸，掌长肌腱与桡侧腕屈肌腱之间（图3-2-31、图3-2-208）。若两手的一侧或双侧摸不到掌长肌腱，则以桡侧腕屈肌腱尺侧定穴。

【穴区层次解剖】

❖ 皮肤：有前臂外侧皮神经和前臂内侧皮神经分布。

❖ 皮下组织：内有上述神经分支及前臂正中静脉。

❖ 肌肉及筋膜：桡侧腕屈肌腱、掌长肌腱、指浅屈肌、指深屈肌、前臂骨间膜掌侧面。

❖ 血管：浅层有前臂正中静脉；深层有正中动、静脉，骨间前动、静脉。

❖ 神经：浅层有前臂外侧皮神经、前臂内侧皮神经分布；深层有正中神经、骨间前神经。

❖ 其他毗邻结构：桡骨、尺骨。

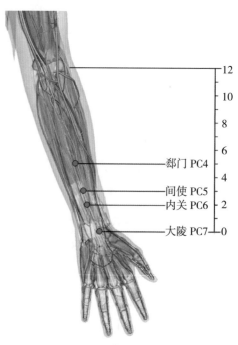

图3-2-208 郄门、间使、内关、大陵穴透视图

【主治病症】①心痛、心悸、心烦、胸痛；②咯血、吐血、衄血。

【刺法操作】直刺 0.5~1 寸。

【应用解读】本穴主治心胸部病症，为心脏手术的针刺麻醉用穴。

【危险提示】针刺时勿刺伤穴位下方的正中神经和正中动、静脉。

5. 间使 Jiānshǐ（PC5）经穴

【定位与取穴】腕掌侧远端横纹上 3 寸，掌长肌腱与桡侧腕屈肌腱之间（图 3-2-30、图 3-2-208）。若两手的一侧或双侧摸不到掌长肌腱，则以桡侧腕屈肌腱尺侧定穴。

【穴区层次解剖】

❖ 皮肤：有前臂外侧皮神经和前臂内侧皮神经分布。

❖ 皮下组织：内有上述神经分支及前臂正中静脉。

❖ 肌肉及筋膜：桡侧腕屈肌腱、掌长肌腱、指浅屈肌、指深屈肌、旋前方肌、前臂骨间膜掌侧面。

❖ 血管：浅层有前臂正中静脉；深层有正中动、静脉，骨间前动、静脉。

❖ 神经：浅层有前臂外侧皮神经、前臂内侧皮神经分布；深层有正中神经、骨间前神经。

❖ 其他毗邻结构：桡骨、尺骨。

【主治病症】①心痛、心悸、心烦；②胃脘痛、呕吐；③癫、狂、痫；④失音；⑤热病、疟疾。

【刺法操作】直刺 0.5~1 寸。

【应用解读】本穴既是穴名，又是脉名。本穴是一个具有一定区间的动态位点，是手厥阴经的本脉所在。

【危险提示】针刺时稍有触电或放射感即略退针换位再刺；勿反复提插捻转，以免损伤正中神经。

6. 内关 Nèiguān（PC6）络穴；八脉交会穴（通阴维脉）

【定位与取穴】腕掌侧远端横纹上 2 寸，掌长肌腱与桡侧腕屈肌腱之间（图 3-2-208、图 3-2-209）。若两手的一侧或双侧摸不到掌长肌腱，则以桡侧腕屈肌腱尺侧定穴。

【穴区层次解剖】

❖ 皮肤：有前臂外侧皮神经和前臂内侧皮神经分布。

❖ 皮下组织：内有上述神经分支及前臂正中静脉。

❖ 肌肉及筋膜：桡侧腕屈肌腱、掌长肌腱、指浅屈肌、指深屈肌、旋前方肌、前臂骨间膜掌侧面。

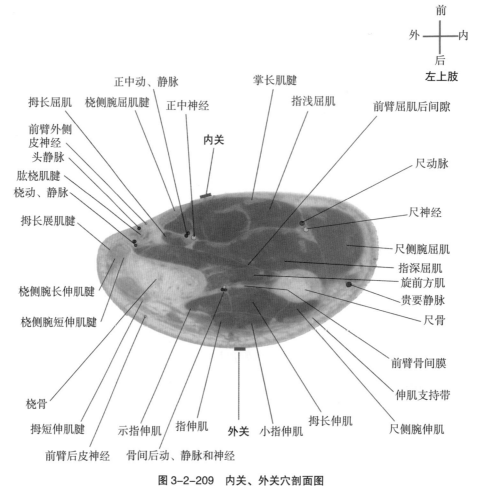

图 3-2-209　内关、外关穴剖面图

❖血管：浅层有前臂正中静脉；深层有正中动、静脉，骨间前动、静脉。

❖神经：浅层有前臂外侧皮神经、前臂内侧皮神经分布；深层有正中神经、骨间前神经。

❖其他毗邻结构：桡骨、尺骨。

【主治病症】①心痛、心悸、胸闷；②胃脘痛、呕吐、呃逆、痞块；③癫、狂、痫；④上肢痹痛。

【刺法操作】直刺 0.5~1 寸。

【应用解读】本穴主治胃、心、胸节段的疾病，还是心脏手术、甲状腺手术、剖宫产手术、胃大部切除术的针刺麻醉用穴。本穴既是穴名，又是络脉名。此处浅表有明显的静脉，为前臂正中静脉。

【危险提示】针刺时稍有触电或放射感即略退针换位再刺；勿反复提插捻转，以免损伤正中神经。

7. 大陵 Dàlíng（PC7）输穴；原穴

【定位与取穴】腕掌侧远端横纹中，掌长肌腱与桡侧腕屈肌腱之间（图 3-2-16、图 3-2-208）。握拳，手外展，微屈腕时，显现两肌腱。本穴在腕掌远侧横纹的中点，两肌腱之间，横平豌豆骨上缘处的神门。若两手的一侧或双侧摸不到掌长肌腱，则以桡侧腕屈肌腱尺侧定穴。如果某些患者腕横纹不明显，可以腕尺侧的豌豆骨与桡侧的手舟骨结节连线为标志。

【穴区层次解剖】

❖ 皮肤：有前臂外侧皮神经、前臂内侧皮神经和正中神经掌支分布。

❖ 皮下组织：内有上述神经分支及腕掌侧静脉网。

❖ 肌肉及筋膜：桡侧腕屈肌腱、掌长肌腱、拇长屈肌腱、指浅屈肌腱、指深屈肌腱。

❖ 血管：浅层有前臂正中静脉、腕掌侧静脉网；深层有正中动、静脉。

❖ 神经：浅层有前臂外侧皮神经、前臂内侧皮神经和正中神经掌支分布；深层有正中神经。

❖ 其他毗邻结构：桡骨、尺骨、手舟骨、月骨。

【主治病症】①心痛、心悸、胸胁痛；②胃脘痛、呕吐、吐血；③悲恐善笑、癫、狂、痫；④上肢痹痛；⑤疮肿。

【刺法操作】直刺 0.3~0.5 寸。

【危险提示】针刺时不宜反复提插捻转，以免损伤正中神经。

8. 劳宫 Láogōng（PC8）荥穴

【定位与取穴】在掌区，横平第 3 掌指关节近端，第 2、3 掌骨之间偏于第 3 掌骨（图 3-2-25、图 3-2-210）。握拳屈指时，中指尖点到处，第 3 掌骨桡侧。

【穴区层次解剖】

❖ 皮肤：有正中神经掌支和手掌侧静脉网分布。

❖ 皮下组织：内有上述神经分支和手掌侧静脉网，以及从掌腱膜到皮肤的纤维束。

❖ 肌肉及筋膜：掌腱膜、指浅屈肌腱、指深屈肌腱、第 2 蚓状肌、第 1 骨间掌侧肌、第 2 骨间背

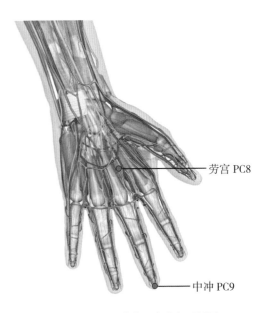

图 3-2-210 劳宫、中冲穴透视图

侧肌。

❖ 血管：浅层有手掌侧静脉网；深层有来自掌浅弓的指掌侧总动脉。

❖ 神经：浅层有正中神经掌支分布；深层有正中神经的指掌侧固有神经。

❖ 其他毗邻结构：第2掌骨、第3掌骨。

【主治病症】①口疮、口臭；②鹅掌风；③癫、狂、痫；④心痛、心烦、呕吐、吐血；⑤热病、口渴。

【刺法操作】直刺0.3~0.5寸。

【应用解读】《黄帝明堂经》中记载本穴治疗热病和血证的效果比较突出。

9. 中冲　Zhōngchōng（PC9）井穴

【定位与取穴】在手指，中指末端最高点（图3-2-210、图3-2-211）。

【穴区层次解剖】

❖ 皮肤：有正中神经的指掌侧固有神经末梢分布。

❖ 皮下组织：内有上述神经分支及指掌侧固有动脉、静脉的动静脉网。

❖ 肌肉及筋膜：富含纤维束。

❖ 血管：有指掌侧动、静脉的动、静脉网。

❖ 神经：有正中神经的指掌侧固有神经末梢。

❖ 其他毗邻结构：中指远端指骨。

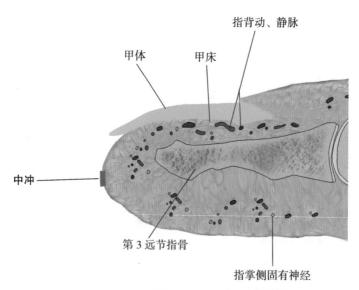

图3-2-211　中冲穴剖面图

【主治病症】①中风、舌强不语；②神昏、心痛、心烦；③中暑、热病、小儿惊风。

【刺法操作】浅刺 0.1 寸，或用三棱针点刺出血。

【应用解读】本穴处末梢血管丰富，因此适合放血治疗，常用于治疗中暑、热病、小儿惊风等症状，一般情况下，出血量大效果好；末梢神经丰富，比较敏感，常用于针刺急救，治疗热病昏迷等。

十、手少阳三焦经腧穴

本经腧穴分布在无名指外侧、手背第 4 指掌指关节尺侧、上肢手背侧面中间、背部、颈部、耳翼后上缘、眉毛外端，起于关冲，止于丝竹空。左右各 23 个穴（图 3-2-212）。

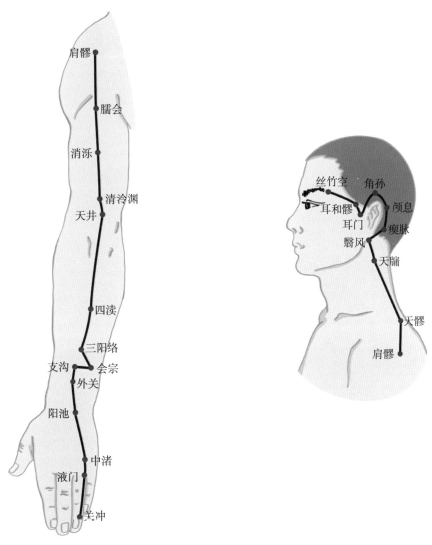

图 3-2-212　手少阳三焦经经穴总图

联系脏腑：三焦、心包。

通过器官：头、耳、目。

主治概要：五官病、头面病、神志病、热病、疟疾及经脉循行部位的其他病症。

1. 关冲　Guānchōng（TE1）井穴

【定位与取穴】在手指，第4指末节尺侧，指甲根角侧上方0.1寸（图3-2-213、图3-2-214）。

【穴区层次解剖】

❖ 皮肤：有尺神经指掌侧固有神经的指背支分布。

❖ 皮下组织：内有上述神经分支及指掌侧固有动、静脉的指背支形成的动、静脉网。

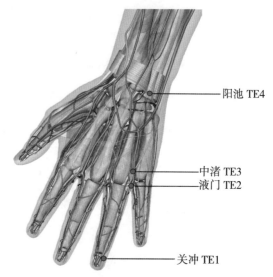

图3-2-213　关冲、液门、中渚、阳池穴透视图

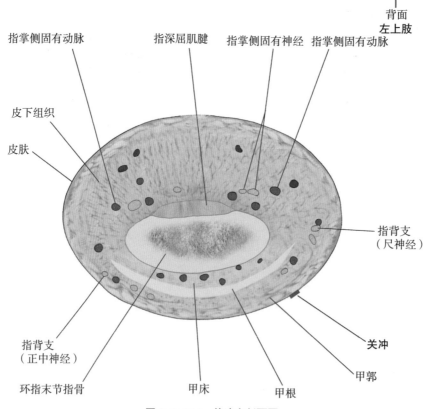

图3-2-214　关冲穴剖面图

❖ 血管：有指掌侧动、静脉的动、静脉网。

❖ 神经：浅层有尺神经的指背神经分布；深层有指掌侧固有神经。

❖ 其他毗邻结构：第 4 指远端指骨。

【主治病症】①头痛、目翳、耳鸣、耳聋、咽喉肿痛；②热病、口渴、唇干。

【刺法操作】浅刺 0.1 寸，或点刺出血。

【应用解读】本穴处末梢血管丰富，因此适合放血治疗，常用于治疗头、目、咽喉等疾病，一般情况下，出血量大效果好；末梢神经丰富，比较敏感，常用于针刺急救，治疗热病昏迷等。

2. 液门　Yèmén（TE2）荥穴

【定位与取穴】在手背，第 4、5 指间，指蹼缘上方赤白肉际凹陷中（图 3-2-24、图 3-2-213）。

【穴区层次解剖】

❖ 皮肤：有尺神经的指背神经分布。

❖ 皮下组织：内有上述神经分布及手背静脉网以及指背动、静脉。

❖ 肌肉及筋膜：第 4 骨间背侧肌、第 3 骨间掌侧肌、第 4 蚓状肌。

❖ 血管：浅层有掌背动、静脉或指背动、静脉；深层有指掌侧总动、静脉或指掌侧固有动、静脉。

❖ 神经：浅层有尺神经的指背神经分布；深层有指掌侧固有神经。

❖ 其他毗邻结构：小指、无名指近节指骨底、第 4 掌骨头、第 5 掌骨头。

【主治病症】①头痛、目赤、耳鸣、耳聋、咽喉肿痛；②疟疾；③手臂肿痛。

【刺法操作】直刺 0.3~0.5 寸。

3. 中渚　Zhōngzhǔ（TE3）输穴

【定位与取穴】第 4、5 掌骨间，第 4 掌指关节近端凹陷中（图 3-2-25、图 3-2-213）。

【穴区层次解剖】

❖ 皮肤：有尺神经的指背神经分布。

❖ 皮下组织：内有上述神经分支及手背静脉网的尺侧部（向上延续为贵要静脉）。

❖ 肌肉及筋膜：第 4 骨间背侧肌、第 3 骨间掌侧肌、第 4 蚓状肌。

❖ 血管：浅层有手背静脉网，掌背动、静脉或指背动、静脉；深层有指掌侧总动、静脉或指掌侧固有动、静脉。

❖ 神经：浅层有尺神经的指背神经分布；深层有指掌侧固有神经。

❖ 其他毗邻结构：第 4 掌骨、第 5 掌骨。

【主治病症】①头痛、目痛、耳聋、耳鸣、咽喉肿痛；②肩背、肘臂痛、手指屈伸不利；

③热病。

【刺法操作】直刺 0.3~0.5 寸。

4. 阳池　Yángchí（TE4）原穴

【定位与取穴】在腕后区，腕背侧远端横纹上，指伸肌腱的尺侧缘凹陷中（图 3-2-16、图 3-2-213）。俯掌，沿第 4、5 掌骨间向上至腕背侧远端横纹处的凹陷中，横平阳溪、阳谷取穴。

【穴区层次解剖】

❖ 皮肤：有尺神经手背支、前臂后皮神经双重分布。

❖ 皮下组织：内有上述神经分支和手背静脉网。

❖ 肌肉及筋膜：伸肌支持带、指伸肌腱、小指伸肌腱。

❖ 血管：浅层有手背静脉网；深层有尺动脉腕背支的分支。

❖ 神经：浅层有尺神经手背支、前臂后皮神经双重分布；深层有桡神经。

❖ 其他毗邻结构：桡骨、尺骨、三角骨、月骨。

【主治病症】①手腕痛、肩臂痛；②疟疾；③口干。

【刺法操作】直刺 0.3~0.5 寸。

【应用解读】有学者主张本穴定位在指伸肌腱的桡侧更为合理。临床可酌情采用。

5. 外关　Wàiguān（TE5）络穴；八脉交会穴（通阳维脉）

【定位与取穴】在前臂后区，腕背侧远端横纹上 2 寸，尺骨与桡骨间隙中点（图 3-2-209、图 3-2-215）。阳池上 2 寸，两骨之间凹陷中，与内关相对取穴。

【穴区层次解剖】

❖ 皮肤：有前臂后皮神经分布。

❖ 皮下组织：内有上述皮神经分支和头静脉、贵要静脉的属支。

❖ 肌肉及筋膜：伸肌支持带、指伸肌、小指伸肌、示指伸肌、拇长伸肌。

❖ 血管：浅层有头静脉、贵要静脉的属支；深层有骨间后动、静脉。

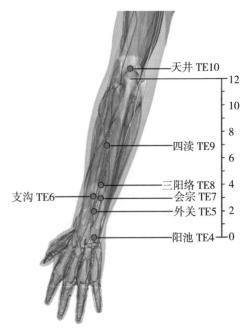

图 3-2-215　外关、支沟、会宗、三阳络、四渎、天井穴透视图

❖ 神经：浅层有前臂后皮神经分布；深层有骨间后神经。

❖ 其他毗邻结构：桡骨、尺骨。

【主治病症】①耳鸣、耳聋；②胸胁痛；③上肢痹痛。

【刺法操作】直刺 0.5~1 寸。

【应用解读】临床上取外关大多采用屈肘旋后位，此时可于两骨间隙的中点处取穴，进针顺畅，不会刺到肌腱上。本穴主治耳部病症，也是颈椎前路手术、颞下颌关节手术等头颈部手术的针刺麻醉用穴。

6. 支沟　Zhīgōu（TE6）经穴

【定位与取穴】腕背侧远端横纹上 3 寸，尺骨与桡骨间隙中点（图 3-2-30、图 3-2-215）。

【穴区层次解剖】

❖ 皮肤：有前臂后皮神经分布。

❖ 皮下组织：内有上述神经分支和头静脉、贵要静脉的属支。

❖ 肌肉及筋膜：指伸肌、小指伸肌、示指伸肌、拇长伸肌、尺侧腕伸肌、前臂骨间膜。

❖ 血管：浅层有头静脉、贵要静脉的属支；深层有骨间后动、静脉。

❖ 神经：浅层有前臂后皮神经分布；深层有骨间后神经。

❖ 其他毗邻结构：桡骨、尺骨。

【主治病症】①耳鸣、耳聋、失音；②瘰疬；③胁肋痛；④呕吐、便秘；⑤热病。

【刺法操作】直刺 0.5~1 寸。

【应用解读】本穴主治耳、咽部病症，也是上颌窦手术、二尖瓣扩张分离术的针刺麻醉用穴。

7. 会宗　Huìzōng（TE7）郄穴

【定位与取穴】腕背侧远端横纹上 3 寸，尺骨的桡侧缘（图 3-2-30、图 3-2-215）。

【穴区层次解剖】

❖ 皮肤：有前臂后皮神经分布。

❖ 皮下组织：内有上述神经分支和头静脉、贵要静脉的属支。

❖ 肌肉及筋膜：指伸肌、小指伸肌、示指伸肌、拇长伸肌、尺侧腕伸肌、前臂骨间膜。

❖ 血管：浅层有头静脉、贵要静脉的属支；深层有骨间后动、静脉。

❖ 神经：浅层有前臂后皮神经分布；深层有骨间后神经。

❖ 其他毗邻结构：桡骨、尺骨。

【主治病症】①耳聋；②癫痫。

【刺法操作】直刺 0.5~1 寸。

8. 三阳络　Sānyángluò（TE8）

【定位与取穴】腕背侧远端横纹上 4 寸，尺骨与桡骨间隙中点（图 3-2-215、图 3-2-216）。
阳池与肘尖连线的上 2/3 与下 1/3 的交点处，两骨之间。

【穴区层次解剖】

❖ 皮肤：有前臂后皮神经分布。

❖ 皮下组织：内有上述神经分支和头静脉、贵要静脉的属支。

❖ 肌肉及筋膜：指伸肌、拇长伸肌、拇长展肌、拇短伸肌、前臂骨间膜背面。

❖ 血管：浅层有头静脉、贵要静脉的属支；深层有骨间后动、静脉。

❖ 神经：浅层有前臂后皮神经分布；深层有骨间后神经。

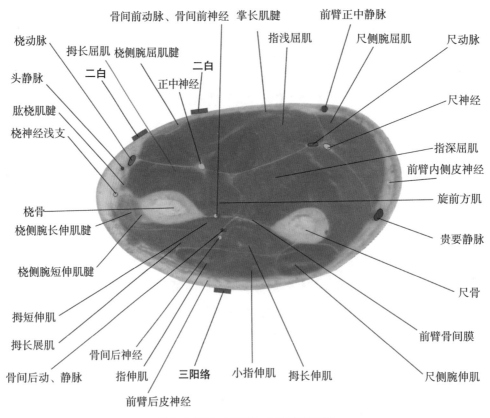

图 3-2-216　三阳络、二白穴剖面图

❖ 其他毗邻结构：桡骨、尺骨。

【主治病症】①腰胁痛；②上肢痹痛。

【刺法操作】直刺 0.5~1 寸。

【应用解读】本穴是肺切除术、心脏手术的针刺麻醉用穴。

9. 四渎　Sìdú（TE9）

【定位与取穴】肘尖下 5 寸，尺骨与桡骨间隙中点（图 3-2-11、图 3-2-215）。

【穴区层次解剖】

❖ 皮肤：有前臂后皮神经分布。

❖ 皮下组织：内有上述皮神经分布和头静脉、贵要静脉的属支。

❖ 肌肉及筋膜：指伸肌、小指伸肌、拇长伸肌、拇长展肌、尺侧腕伸肌、前臂骨间膜背面。

❖ 血管：浅层有头静脉、贵要静脉的属支；深层有骨间后动、静脉。

❖ 神经：浅层有前臂后皮神经分布；深层有骨间后神经。

❖ 其他毗邻结构：桡骨、尺骨。

【主治病症】①耳聋、牙痛；②上肢痹痛。

【刺法操作】直刺 0.5~1 寸。

10. 天井　Tiānjǐng（TE10）合穴

【定位与取穴】在肘后区，肘尖上 1 寸凹陷中（图 3-2-36、图 3-2-215）。屈肘 90° 时，鹰嘴窝中取穴。

【穴区层次解剖】

❖ 皮肤：有前臂后皮神经分布。

❖ 皮下组织：内有上述神经分支和肘关节动、静脉网。

❖ 肌肉及筋膜：肱三头肌。

❖ 血管：浅层有肘关节动、静脉网。

❖ 神经：浅层有前臂后皮神经分布；深层有桡神经肌支。

❖ 其他毗邻结构：尺骨、肱骨。

【主治病症】①癫痫；②胸胁痛；③瘰疬、瘿气；④肩臂痛。

【刺法操作】直刺 0.5~1 寸。

11. 清泠渊　Qīnglíngyuān（TE11）

【定位与取穴】在臂后区，肘尖与肩峰角连线上，肘尖上 2 寸（图 3-2-217、图 3-2-218）。

【穴区层次解剖】

❖ 皮肤：有前臂后皮神经分布。

❖ 皮下组织：内有上述神经分支。

❖ 肌肉及筋膜：肱三头肌。

❖ 血管：深层有中副动、静脉。

❖ 神经：浅层有前臂后皮神经分布；深层有桡神经肌支。

❖ 其他毗邻结构：肱骨。

【主治病症】①头痛；②上肢痹痛。

【刺法操作】直刺 0.5~1 寸。

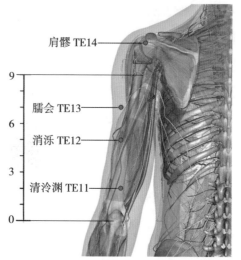

图 3-2-217　清泠渊、消泺、臑会、肩髎穴透视图

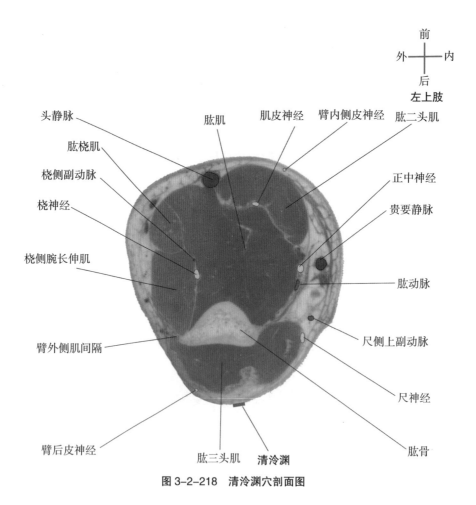

图 3-2-218　清泠渊穴剖面图

12. 消泺　Xiāoluò（TE12）

【定位与取穴】肘尖与肩峰角连线上，肘尖上 5 寸（图 3-2-217、图 3-2-219）。

【穴区层次解剖】

❖ 皮肤：有前臂后皮神经分布。

❖ 皮下组织：内有上述神经分支。

❖ 肌肉及筋膜：肱三头肌。

❖ 血管：深层有中副动、静脉。

❖ 神经：浅层有前臂后皮神经分布；深层有桡神经肌支。

❖ 其他毗邻结构：肱骨。

【主治病症】头痛、颈项强痛、肩背痛。

【刺法操作】直刺 1~1.5 寸。

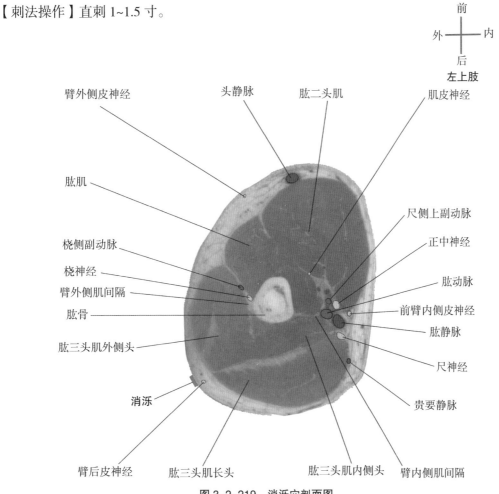

图 3-2-219　消泺穴剖面图

13. 臑会　Nàohuì（TE13）

【定位与取穴】在臂后区，肩峰角下 3 寸，三角肌的后下缘（图 3-2-217、图 3-2-220）。

【穴区层次解剖】

❖ 皮肤：有前臂后皮神经分布。

❖ 皮下组织：内有上述神经分支。

❖ 肌肉及筋膜：肱三头肌。

❖ 血管：深层有肱深动、静脉。

❖ 神经：浅层有前臂后皮神经分布；深层有桡神经。

❖ 其他毗邻结构：肱骨。

【主治病症】①瘿瘤、瘰疬；②上肢痹痛。

【刺法操作】直刺 1~1.5 寸。

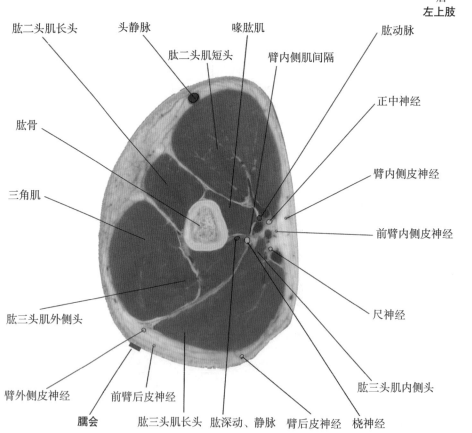

图 3-2-220　臑会穴剖面图

14. 肩髎　Jiānliáo（TE14）

【定位与取穴】在三角肌区，肩峰角与肱骨大结节两骨间凹陷中（图 3-2-39、图 3-2-217）。屈臂外展时，肩峰外侧缘前后端呈现两个凹陷，前一较深凹陷为肩髃，后一凹陷即本穴。垂肩时，在肩髃后约 1 寸处取穴。

【穴区层次解剖】

❖ 皮肤：有锁骨上外侧神经分布。

❖ 皮下组织：内有上述神经分支。

❖ 肌肉及筋膜：肱三头肌、小圆肌、大圆肌、背阔肌腱。

❖ 血管：深层有旋肱后动、静脉。

❖ 神经：浅层有锁骨上外侧神经分布；深层有腋神经。

❖ 其他毗邻结构：肱骨、肩胛骨之肩峰。

【主治病症】肩痛、活动受限。

【刺法操作】直刺 1~1.5 寸。

15. 天髎　Tiānliáo（TE15）手少阳经、阳维脉交会穴

【定位与取穴】在肩胛区，肩胛骨上角骨际凹陷中（图 3-2-221、图 3-2-222）。正坐垂肩，肩井与曲垣连线的中点。

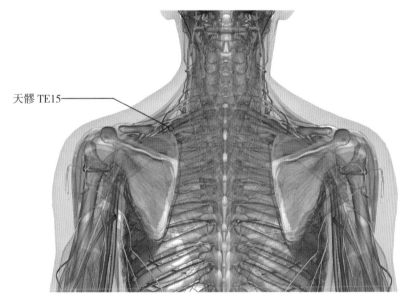

图 3-2-221　天髎穴透视图

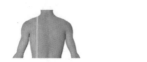

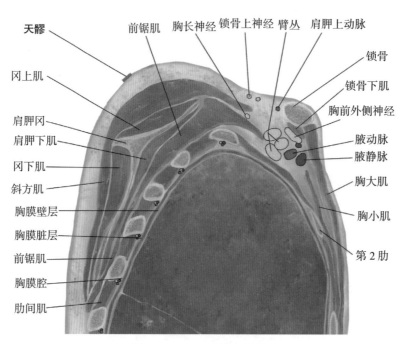

图 3-2-222　天髎穴剖面图

【穴区层次解剖】

❖ 皮肤：有锁骨上神经和第 1 胸神经后支的外侧皮支分布。

❖ 皮下组织：内有上述神经分支。

❖ 肌肉及筋膜：斜方肌、冈上肌、肩胛提肌。

❖ 血管：深层有肩胛背动、静脉的分支或属支。

❖ 神经：浅层有锁骨上神经和第 1 胸神经后支的外侧皮支分布；深层有肩胛上神经。

❖ 其他毗邻结构：肩胛骨。

【主治病症】肩臂痛、颈项强痛。

【刺法操作】直刺 0.5~1 寸。

【危险提示】针刺过深，可能刺入胸腔。

16. 天牖　Tiānyǒu（TE16）

【定位与取穴】在颈部，横平下颌角，胸锁乳突肌的后缘凹陷中（图 3-2-223、图 3-2-224）。

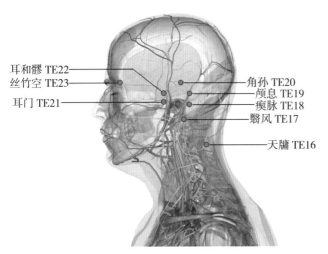

耳和髎 TE22
丝竹空 TE23
耳门 TE21

角孙 TE20
颅息 TE19
瘛脉 TE18
翳风 TE17

天牖 TE16

图 3-2-223　天牖、翳风、瘛脉、颅息、角孙、耳门、耳和髎、
丝竹空穴透视图

【穴区层次解剖】

❖ 皮肤：有耳大神经和枕小神经双重分布。

❖ 皮下组织：内有上述神经分支和经外静脉的属支。

❖ 肌肉及筋膜：胸锁乳突肌、斜方肌、头颈夹肌、头颈半棘肌、肩胛提肌、斜角肌、头颈最长肌。

❖ 血管：浅层有颈外静脉的属支；深层有枕动、静脉的分支或属支，颈深动、静脉升支，椎动、静脉。

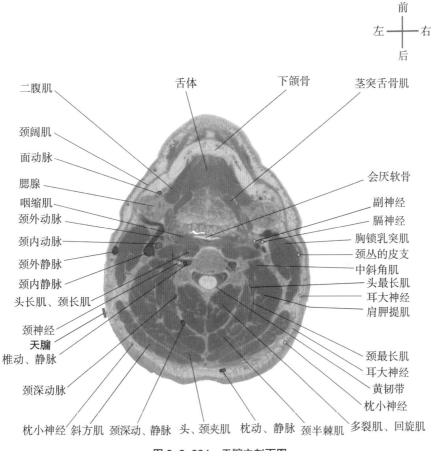

前
左 ——┼—— 右
后

二腹肌

颈阔肌

面动脉

腮腺

咽缩肌

颈外动脉

颈内动脉

颈外静脉

颈内静脉

头长肌、颈长肌

颈神经

天牖

椎动、静脉

颈深动脉

舌体

下颌骨

茎突舌骨肌

会厌软骨

副神经

膈神经

胸锁乳突肌

颈丛的皮支

中斜角肌

头最长肌

耳大神经

肩胛提肌

颈最长肌

耳大神经

黄韧带

枕小神经

多裂肌、回旋肌

枕小神经　斜方肌　颈深动、静脉　头、颈夹肌　枕动、静脉　颈半棘肌

图 3-2-224　天牖穴剖面图

❖ 神经：浅层有耳大神经和枕小神经分布；深层有膈神经、臂丛神经，还有交感神经的神经节。

❖ 其他毗邻结构：第 2 颈椎的横突。

【主治病症】①头痛、眩晕、颈项强痛、视物不清、耳聋、咽喉肿痛；②瘰疬。

【刺法操作】直刺 0.5~1 寸。

【危险提示】不宜深刺，以免误伤血管。

17. 翳风 Yìfēng（TE17）手、足少阳经交会穴

【定位与取穴】耳垂后方，乳突下端前方凹陷中（图 3-2-46、图 3-2-223）。

【穴区层次解剖】

❖ 皮肤：有耳大神经分布。

❖ 皮下组织：内有上述神经分支和颈外静脉的属支。

❖ 肌肉及筋膜：胸锁乳突肌、二腹肌后腹、茎突舌骨肌。

❖ 血管：浅层有颈外静脉的属支；深层有枕动、静脉的分支或属支，耳后动、静脉的分支或属支，颈内静脉。

❖ 神经：浅层有耳大神经分布；深层有面神经、迷走神经等。

❖ 其他毗邻结构：①第 1 颈椎的横突、茎突；②腮腺，包在腮腺咬肌筋膜内。

【主治病症】①耳鸣、耳聋；②口眼㖞斜、口噤；③颊肿、瘰疬。

【刺法操作】直刺 0.5~1 寸。

【应用解读】本穴临近面神经管，因此可以治疗面瘫。

【危险提示】本穴区血管、神经较多，不宜深刺。

18. 瘈脉 Chìmài（TE18）

【定位与取穴】在头部，角孙与翳风沿耳轮弧形连线的上 2/3 与下 1/3 的交点处（图 3-2-223、图 3-2-225）。在耳孔之直对耳翼后面，乳突之中央骨边际取穴。

【穴区层次解剖】

❖ 皮肤：有耳大神经、枕小神经、面神经的耳后支分布。

❖ 皮下组织：内有上述神经分支及耳后动、静脉。

❖ 肌肉及筋膜：耳后肌。

❖ 血管：浅层有耳后动、静脉。

❖ 神经：浅层有耳大神经、枕小神经、面神经的耳后支分布。

前
左 ┼ 右
后

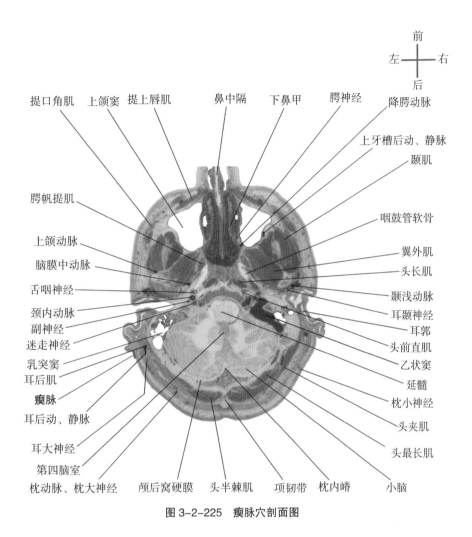

提口角肌　上颌窦　提上唇肌　　鼻中隔　　下鼻甲　　腭神经　　降腭动脉

上牙槽后动、静脉

颞肌

腭帆提肌

咽鼓管软骨

上颌动脉

翼外肌

脑膜中动脉

头长肌

舌咽神经

颞浅动脉

颈内动脉

耳颞神经

副神经

耳郭

迷走神经

头前直肌

乳突窦

乙状窦

耳后肌

延髓

瘈脉

枕小神经

耳后动、静脉

头夹肌

耳大神经

头最长肌

第四脑室

枕内嵴

枕动脉、枕大神经　　颅后窝硬膜　　头半棘肌　　项韧带　　　　小脑

图 3-2-225　瘈脉穴剖面图

❖ 其他毗邻结构：颞骨乳突。

【主治病症】小儿惊痫。

【刺法操作】点刺出血，或平刺 0.3~0.5 寸。

【应用解读】本穴和颅息均源于耳后青脉。耳后青脉在成人中不明显，在小儿比较常见，在古代是小儿惊痫的诊脉之处，后演变成腧穴，主要用于小儿惊痫的诊断和治疗，因而曾经直接以体表标志定位，针刺方法也以点刺出血为主。

19. 颅息　Lúxī（TE19）

【定位与取穴】在头部，角孙与翳风沿耳轮弧形连线的上 1/3 与下 2/3 的交点处（图 3-2-223、图 3-2-226）。

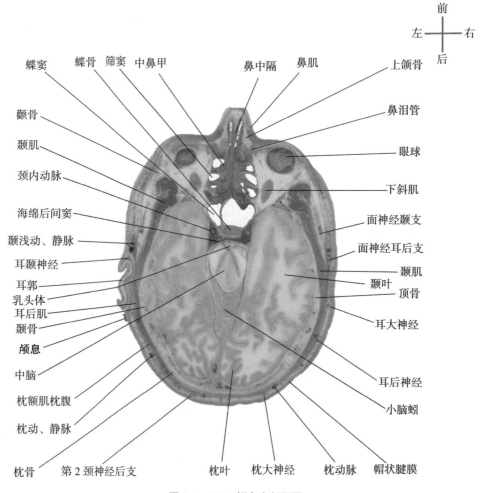

前
左 ┼ 右
后

蝶窦　蝶骨　筛窦　中鼻甲　　鼻中隔　鼻肌　　上颌骨

颧骨　　　　　　　　　　　　　　　　　　鼻泪管

颞肌　　　　　　　　　　　　　　　　　　眼球

颈内动脉　　　　　　　　　　　　　　　　下斜肌

海绵后间窦　　　　　　　　　　　　　　　面神经颞支

颞浅动、静脉　　　　　　　　　　　　　　面神经耳后支

耳颞神经　　　　　　　　　　　　　　　　颞肌

耳郭　　　　　　　　　　　　　　　　　　颞叶

乳头体　　　　　　　　　　　　　　　　　顶骨

耳后肌　　　　　　　　　　　　　　　　　耳大神经

颞骨

颅息

中脑

枕额肌枕腹　　　　　　　　　　　　　　　耳后神经

枕动、静脉　　　　　　　　　　　　　　　小脑蚓

枕骨　　第 2 颈神经后支　　　枕叶　枕大神经　枕动脉　帽状腱膜

图 3-2-226　颅息穴剖面图

【穴区层次解剖】

❖ 皮肤：有耳大神经、枕小神经、面神经的耳后支分布。

❖ 皮下组织：内有上述神经分支及耳后动、静脉。

❖ 肌肉及筋膜：耳后肌。

❖ 血管：浅层有耳后动、静脉。

❖ 神经：浅层有耳大神经、枕小神经、面神经的耳后支分布。

❖ 其他毗邻结构：颞骨。

【主治病症】①小儿惊风；②耳鸣。

【刺法操作】平刺 0.3~0.5 寸，或点刺出血。

【应用解读】本穴和瘈脉均源于耳后青脉，主要用于治疗小儿惊痫，刺法主要是点刺出血。

20. 角孙　Jiǎosūn（TE20）手少阳、足少阳、手阳明经交会穴

【定位与取穴】在头部，耳尖正对发际处（图 3-2-223、图 3-2-227）。以耳翼向前方折曲，当耳翼尖所着之处取穴。

【穴区层次解剖】

❖ 皮肤：有耳颞神经分布。

❖ 皮下组织：内有上述神经分支及颞浅动、静脉的耳前支。

❖ 肌肉及筋膜：耳上肌、颞筋膜浅层及颞肌。

❖ 血管：浅层有颞浅动、静脉的耳前支。

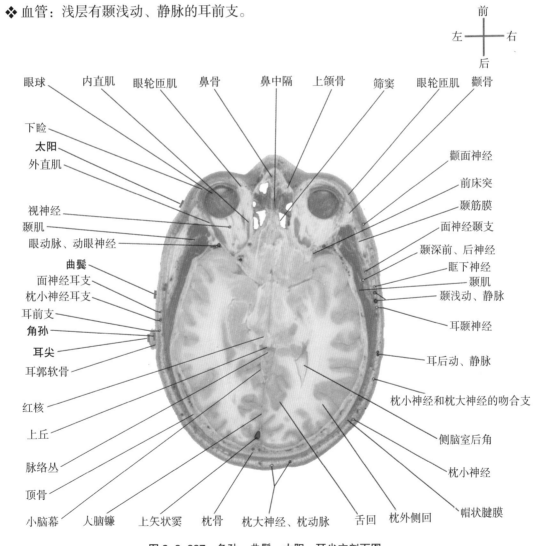

图 3-2-227　角孙、曲鬓、太阳、耳尖穴剖面图

❖ 神经：浅层有耳大神经、枕小神经分布。

❖ 其他毗邻结构：颧骨。

【主治病症】牙痛、颊肿、目翳。

【刺法操作】平刺 0.3~0.5 寸。小儿腮腺炎宜用灯火灸。

21. 耳门　Ěrmén（TE21）

【定位与取穴】在耳区，耳屏上切迹与下颌骨髁突之间的凹陷中（图 3-2-142、图 3-2-223）。微张口，耳屏上切迹前的凹陷中，听宫直上处取穴。

【穴区层次解剖】

❖ 皮肤：有耳颞神经分布。

❖ 皮下组织：内有上述神经分支及颞浅动、静脉耳前支的分支或属支。

❖ 血管：有颞浅动、静脉的耳前支。

❖ 神经：有耳颞神经、面神经的颞支分布。

❖ 其他毗邻结构：外耳道。

【主治病症】耳鸣、耳聋、牙痛、颊肿痛。

【刺法操作】张口，直刺 0.5~1 寸。

【应用解读】本穴主治耳、齿部病症。张口闭口时，可感觉到下颌骨髁状突前后移动。张口时前移，后方可以暴露一个较大空隙，方便进针。

22. 耳和髎　Ěrhéliáo（TE22）手少阳、足少阳、手太阳经交会穴

【定位与取穴】在头部，鬓发后缘，耳郭根的前方，颞浅动脉的后缘（图 3-2-223、图 3-2-228）。

【穴区层次解剖】

❖ 皮肤：有耳颞神经分布。

❖ 皮下组织：内有上述神经分支及颞浅动、静脉的分支。

❖ 肌肉及筋膜：颞筋膜及颞肌。

❖ 血管：浅层有颞浅动、静脉的分支或属支；深层有颞深后动脉、颞深静脉。

❖ 神经：浅层有耳颞神经、面神经的颞支分布；深层有颞深前、后神经分布。

【主治病症】①头痛、耳鸣；②口噤。

【刺法操作】避开动脉，斜刺或平刺 0.3~0.5 寸。

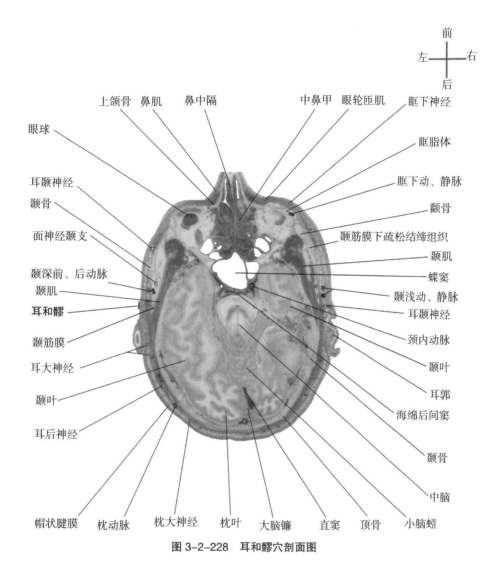

上颌骨　鼻肌　鼻中隔　中鼻甲　眼轮匝肌　眶下神经

眼球

耳颞神经
颞骨
面神经颞支
颞深前、后动脉
颞肌
耳和髎
颞筋膜
耳大神经
颞叶
耳后神经

眶脂体
眶下动、静脉
颧骨
颞筋膜下疏松结缔组织
颞肌
蝶窦
颞浅动、静脉
耳颞神经
颈内动脉
颞叶
耳郭
海绵后间窦
颞骨
中脑

帽状腱膜　枕动脉　枕大神经　枕叶　大脑镰　直窦　顶骨　小脑蚓

图 3-2-228　耳和髎穴剖面图

23. 丝竹空　Sīzhúkōng（TE23）

【定位与取穴】眉梢凹陷中（图 3-2-223、图 3-2-229）。

【穴区层次解剖】

❖ 皮肤：有额神经的眶上神经和颧面神经分布。

❖ 皮下组织：内有上述神经分支及颞浅动、静脉的额支。

❖ 肌肉及筋膜：眼轮匝肌。

❖ 血管：有颞浅动、静脉的额支。

❖ 神经：有眶上神经、颧面神经、面神经的颞支和额支分布。

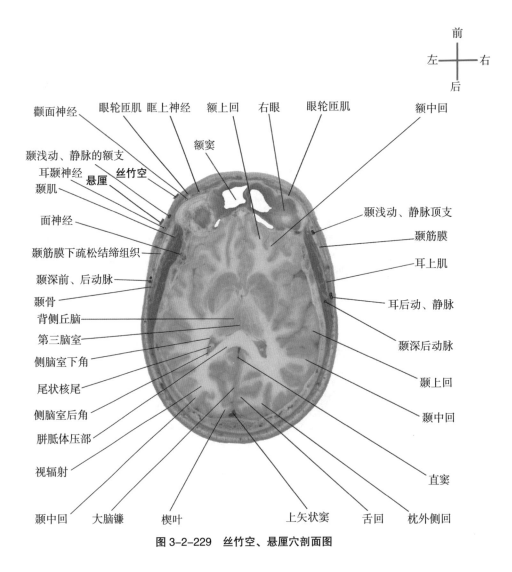

前
左 ┼ 右
后

颞面神经　眼轮匝肌　眶上神经　额上回　右眼　眼轮匝肌　额中回
额窦
颞浅动、静脉的额支
耳颞神经　丝竹空
悬厘
颞肌
面神经
颞筋膜下疏松结缔组织
颞深前、后动脉
颞骨
背侧丘脑
第三脑室
侧脑室下角
尾状核尾
侧脑室后角
胼胝体压部
视辐射
颞中回　大脑镰　楔叶　上矢状窦　舌回　枕外侧回

颞浅动、静脉顶支
颞筋膜
耳上肌
耳后动、静脉
颞深后动脉
颞上回
颞中回
直窦

图 3-2-229　丝竹空、悬厘穴剖面图

❖其他毗邻结构：眶骨。

【主治病症】①头痛、眩晕、目赤肿痛、眼睑瞤动；②癫痫、目上视。

【刺法操作】平刺 0.5~1 寸。

十一、足少阳胆经腧穴

本经腧穴主要分布在目外眦、颞部、耳后、肩部、胁肋、下肢外侧、膝外侧、外踝的前下方、足第 4 趾端等部位，起于瞳子髎，止于足窍阴。左右各 44 穴（图 3-2-230）。

联系脏腑：胆、肝。

通过器官：耳、目。

主治概要：侧头、目、耳、咽喉病，神志病，热病及经脉循行部位的其他病症。

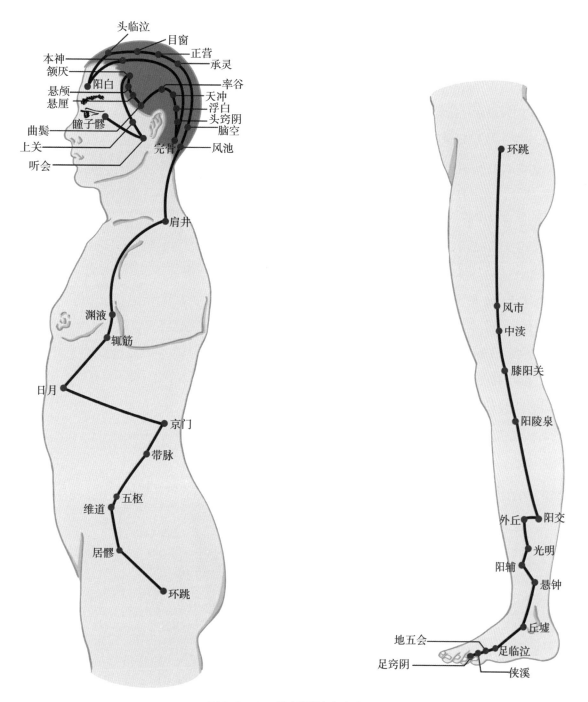

图 3-2-230　足少阳胆经经穴总图

1. 瞳子髎　Tóngzǐliáo（GB1）手少阳、足少阳、手太阳经交会穴

【定位与取穴】目外眦外侧 0.5 寸凹陷中（图 3-2-145、图 3-2-231）。

【穴区层次解剖】

❖ 皮肤：有颧神经的颧面支与颧颞支分布。

❖ 皮下组织：内有上述神经分支。

❖ 肌肉及筋膜：眼轮匝肌、颞筋膜、颞肌。

❖ 血管：浅层有颞浅动、静脉的额支；深层有颞深前、后动脉的分支。

❖ 神经：浅层有颧神经的颧面支与颧颞支分布；深层有颞深前、后神经。

❖ 其他毗邻结构：颧骨。

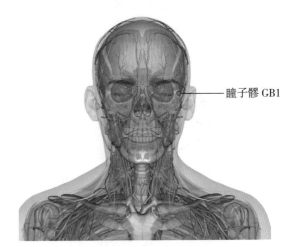

瞳子髎 GB1

图 3-2-231　瞳子髎穴透视图

【主治病症】①头痛；②目赤肿痛、白内障、青盲、目翳、流泪。

【刺法操作】平刺 0.3~0.5 寸，或点刺出血。

【应用解读】本穴可缓解颞肌紧张引起的头痛、目痛。

2. 听会　Tīnghuì（GB2）

【定位与取穴】耳屏间切迹与下颌骨髁突之间的凹陷中（图 3-2-142、图 3-2-232）。微张口，耳屏间切迹前方的凹陷处取穴，听宫直下。

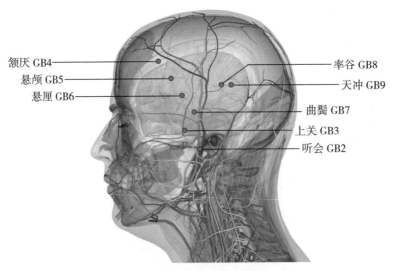

颔厌 GB4　　悬颅 GB5　　悬厘 GB6　　率谷 GB8　　天冲 GB9　　曲鬓 GB7　　上关 GB3　　听会 GB2

图 3-2-232　听会、上关、颔厌、悬颅、悬厘、曲鬓、率谷、天冲穴透视图

【穴区层次解剖】

❖ 皮肤：有耳颞神经和耳大神经分布。

❖ 皮下组织：内有上述神经分支。

❖ 肌肉及筋膜：腮腺囊及腮腺。

❖ 血管：浅层有颞浅动、静脉。

❖ 神经：浅层有耳颞神经和耳大神经分布；深层有面神经丛等。

❖ 其他毗邻结构：外耳道。

【主治病症】①耳鸣、耳聋；②牙痛；③下颌关节脱位；④口眼㖞斜。

【刺法操作】张口，直刺 0.5~1 寸。

【应用解读】本穴直刺主要治疗耳部病症，向前斜刺还对下颌关节炎、下颌关节脱位有良好效果。

3. 上关　Shàngguān（GB3）手少阳、足少阳、足阳明经交会穴

【定位与取穴】在面部，颧弓上缘中央凹陷中（图 3-2-50、图 3-2-232）。

【穴区层次解剖】

❖ 皮肤：有耳颞神经分布。

❖ 皮下组织：内有耳颞神经、面神经的颞支和颞浅动、静脉。

❖ 肌肉及筋膜：颞筋膜、颞肌。

❖ 血管：浅层有颞浅动、静脉；深层有颞深前、后动脉。

❖ 神经：浅层有耳颞神经、面神经颞支分布；深层有颞深神经的分支。

❖ 其他毗邻结构：颞骨、颧弓。

【主治病症】①耳鸣、耳聋、耵耳；②牙痛；③口眼㖞斜；④张口困难、张口时有弹响。

【刺法操作】直刺 0.5~1 寸。

4. 颔厌　Hànyàn（GB4）手少阳、足少阳、足阳明经交会穴

【定位与取穴】在头部，从头维至曲鬓的弧形连线（其弧度与鬓发弧度相应）的上 1/4 与下 3/4 的交点处（图 3-2-232、图 3-2-233）。试作咀嚼食物状，其处随咀嚼而微动。

【穴区层次解剖】

❖ 皮肤：有耳颞神经分布。

❖ 皮下组织：内有上述神经分支和颞浅动、静脉顶支。

❖ 肌肉及筋膜：耳上肌、颞筋膜、颞肌。

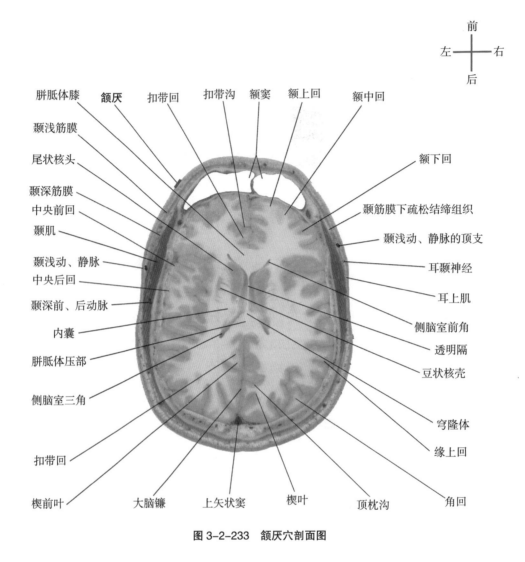

前
左 　 右
后

胼胝体膝　　额厌　　扣带回　　扣带沟　额窦　额上回　　额中回

颞浅筋膜

尾状核头

颞深筋膜

中央前回

颞肌

颞浅动、静脉

中央后回

颞深前、后动脉

内囊

胼胝体压部

侧脑室三角

扣带回

楔前叶　　　大脑镰　　上矢状窦　　楔叶　　顶枕沟

额下回

颞筋膜下疏松结缔组织

颞浅动、静脉的顶支

耳颞神经

耳上肌

侧脑室前角

透明隔

豆状核壳

穹隆体

缘上回

角回

图 3-2-233　额厌穴剖面图

❖ 血管：浅层有颞浅动、静脉顶支；深层有颞深前、后动脉。

❖ 神经：浅层有耳颞神经分布；深层有颞深神经的分支。

❖ 其他毗邻结构：颞骨。

【主治病症】①偏头痛、目外眦痛、眩晕；②耳鸣。

【刺法操作】平刺 0.5~0.8 寸。

5. 悬颅　Xuánlú（GB5）

【定位与取穴】从头维至曲鬓的弧形连线（其弧度与鬓发弧度相应）的中点处（图 3-2-232、图 3-2-234）。

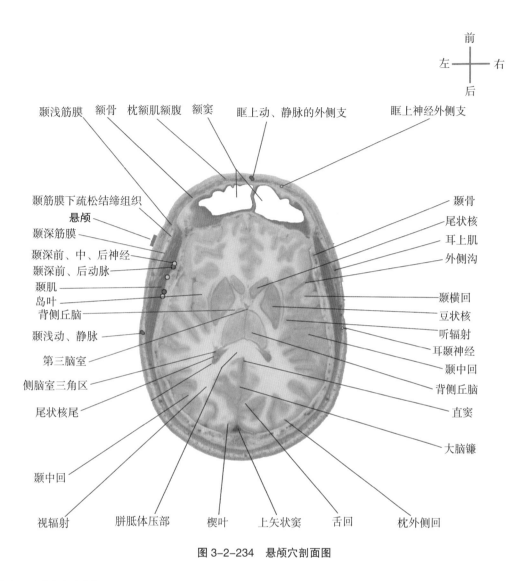

前
左　右
后

颞浅筋膜　额骨　枕额肌额腹　额窦　眶上动、静脉的外侧支　眶上神经外侧支

颞筋膜下疏松结缔组织
悬颅
颞深筋膜
颞深前、中、后神经
颞深前、后动脉
颞肌
岛叶
背侧丘脑
颞浅动、静脉
第三脑室
侧脑室三角区
尾状核尾

颞中回
视辐射　胼胝体压部　楔叶　上矢状窦　舌回　枕外侧回

颞骨
尾状核
耳上肌
外侧沟
颞横回
豆状核
听辐射
耳颞神经
颞中回
背侧丘脑
直窦
大脑镰

图 3-2-234　悬颅穴剖面图

【穴区层次解剖】

❖ 皮肤：有耳颞神经分布。

❖ 皮下组织：内有上述神经分支和颞浅动、静脉顶支。

❖ 肌肉及筋膜：耳上肌、颞筋膜、颞肌。

❖ 血管：浅层有颞浅动、静脉顶支；深层有颞深前、后动脉。

❖ 神经：浅层有耳颞神经分布；深层有颞深神经的分支。

❖ 其他毗邻结构：颞骨。

【主治病症】①热病；②偏头痛引目、额、牙痛。

【刺法操作】平刺 0.5~0.8 寸。

6. 悬厘　Xuánlí（GB6）手少阳、足少阳、足阳明经交会穴

【定位与取穴】从头维至曲鬓的弧形连线（其弧度与鬓发弧度相应）的上 3/4 与下 1/4 的交点处（图 3-2-229、图 3-2-232）。

【穴区层次解剖】

❖ 皮肤：有耳颞神经分布。

❖ 皮下组织：内有上述神经分支和颞浅动、静脉顶支。

❖ 肌肉及筋膜：耳上肌、颞筋膜、颞肌。

❖ 血管：浅层有颞浅动、静脉顶支；深层有颞深前、后动脉。

❖ 神经：浅层有耳颞神经分布；深层有颞深神经的分支分布。

❖ 其他毗邻结构：颞骨。

【主治病症】①偏头痛、目外眦痛；②热病。

【刺法操作】平刺 0.5~0.8 寸。

【应用解读】"热病头痛"是悬颅、悬厘主治病症的共有特征。

7. 曲鬓　Qūbìn（GB7）足少阳、足太阳经交会穴

【定位与取穴】耳前鬓角发际后缘与耳尖水平线的交点处（图 3-2-227、图 3-2-232）。

【穴区层次解剖】

❖ 皮肤：有耳颞神经分布。

❖ 皮下组织：内有上述神经分支和颞浅动、静脉顶支。

❖ 肌肉及筋膜：耳上肌、颞筋膜、颞肌。

❖ 血管：浅层有颞浅动、静脉顶支；深层有颞深前、后动脉。

❖ 神经：浅层有耳颞神经分布；深层有颞深神经的分支。

❖ 其他毗邻结构：颞骨。

【主治病症】①头痛、牙痛；②颊肿、口噤。

【刺法操作】平刺 0.5~0.8 寸。

8. 率谷　Shuàigǔ（GB8）足少阳、足太阳经交会穴

【定位与取穴】耳尖直上入发际 1.5 寸（图 3-2-232、图 3-2-235）。

【穴区层次解剖】

❖ 皮肤：有耳颞神经和枕大神经会合支分布。

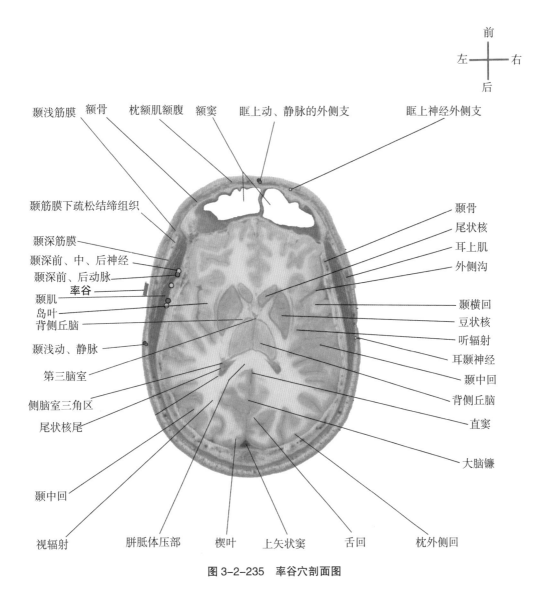

前
左 ┼ 右
后

颞浅筋膜　额骨　枕额肌额腹　额窦　眶上动、静脉的外侧支　　眶上神经外侧支

颞筋膜下疏松结缔组织

颞深筋膜
颞深前、中、后神经
颞深前、后动脉
率谷
颞肌
岛叶
背侧丘脑
颞浅动、静脉
第三脑室
侧脑室三角区
尾状核尾

颞中回

视辐射　　胼胝体压部　　楔叶　　上矢状窦　　舌回　　枕外侧回

颞骨
尾状核
耳上肌
外侧沟

颞横回
豆状核
听辐射
耳颞神经
颞中回
背侧丘脑
直窦

大脑镰

图 3-2-235　率谷穴剖面图

❖ 皮下组织：内有上述神经分支和颞浅动、静脉顶支。

❖ 肌肉及筋膜：耳上肌、颞筋膜、颞肌。

❖ 血管：浅层有颞浅动、静脉顶支；深层有颞深后动脉。

❖ 神经：浅层有耳颞神经和枕大神经会合支分布；深层有颞深神经的分支。

❖ 其他毗邻结构：颞骨。

【主治病症】①偏头痛、眩晕、呕吐；②小儿惊风。

【刺法操作】平刺 0.5~0.8 寸。

9. 天冲 Tiānchōng（GB9）足少阳、足太阳经交会穴

【定位与取穴】耳根后缘直上，入发际2寸（图3-2-232、图3-2-236）。

【穴区层次解剖】

❖ 皮肤：有耳颞神经、枕小神经及枕大神经的会合支分布。

❖ 皮下组织：内有上述神经分支和颞浅动、静脉顶支及耳后动、静脉。

❖ 肌肉及筋膜：耳上肌、颞筋膜、颞肌。

❖ 血管：浅层有颞浅动、静脉顶支和耳后动、静脉；深层有颞深后动脉。

❖ 神经：浅层有耳颞神经、枕小神经及枕大神经的会合支分布；深层有颞深神经的分支。

❖ 其他毗邻结构：颞骨。

【主治病症】头痛、癫痫、牙龈肿痛。

【刺法操作】平刺0.5~0.8寸。

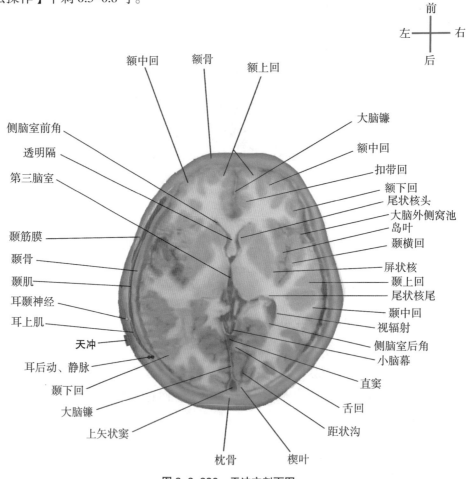

图3-2-236 天冲穴剖面图

10. 浮白　Fúbái（GB10）足少阳、足太阳经交会穴

【定位与取穴】耳后乳突的后上方，从天冲至完骨的弧形连线（其弧度与耳郭弧度相应）的上 1/3 与下 2/3 交点处（图 3-2-152、图 3-2-237）。

【穴区层次解剖】

❖ 皮肤：有枕小神经和枕大神经的吻合支分布。

❖ 皮下组织：内有上述神经分支和耳后动、静脉。

❖ 肌肉及筋膜：帽状腱膜。

❖ 血管：有耳后动、静脉。

❖ 神经：有枕小神经和枕大神经的吻合支分布。

❖ 其他毗邻结构：颞骨。

【主治病症】头痛、目痛、牙痛。

【刺法操作】平刺 0.5~0.8 寸。

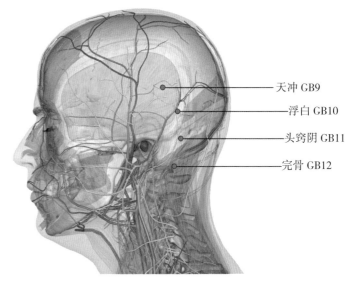

天冲 GB9
浮白 GB10
头窍阴 GB11
完骨 GB12

图 3-2-237　浮白、头窍阴、完骨穴透视图

11. 头窍阴　Tóuqiàoyīn（GB11）足少阳、足太阳经交会穴

【定位与取穴】在头部，耳后乳突的后上方，从天冲到完骨的弧形连线（其弧度与耳郭弧度相应）的上 2/3 与下 1/3 交点处（图 3-2-237、图 3-2-238）。

【穴区层次解剖】

❖ 皮肤：有枕小神经分布。

❖ 皮下组织：内有上述神经分支和耳后动、静脉的分支和属支。

❖ 肌肉及筋膜：帽状腱膜。

❖ 血管：有耳后动、静脉。

❖ 神经：有枕小神经。

❖ 其他毗邻结构：颞骨。

【主治病症】头痛、颈项强痛。

【刺法操作】平刺 0.5~0.8 寸。

【应用解读】本穴临近胸锁乳突肌，位于枕后腱弓上，因此能够治疗枕后腱弓僵硬紧张引起的头痛、颈痛。一般以平刺或针刀松解筋膜。

前
左 十 右
后

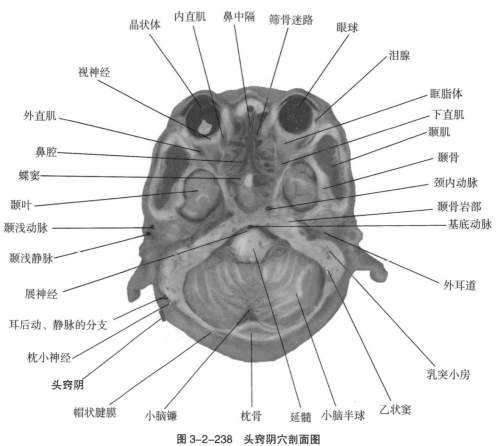

图 3-2-238　头窍阴穴剖面图

12. 完骨　Wángǔ（GB12）足少阳、足太阳经交会穴

【定位与取穴】在头部，耳后乳突的后下方凹陷中（图 3-2-237、图 3-2-239）。

【穴区层次解剖】

❖ 皮肤：有枕小神经分布。

❖ 皮下组织：内有上述神经分支和耳后动、静脉的分支或属支。

❖ 肌肉及筋膜：胸锁乳突肌、头夹肌、头最长肌、头上斜肌。

❖ 血管：浅层有耳后动、静脉的分支或属支；深层有颈深动、静脉和椎动脉。

❖ 神经：浅层有枕小神经分布。

前
左 ━━┿━━ 右
后

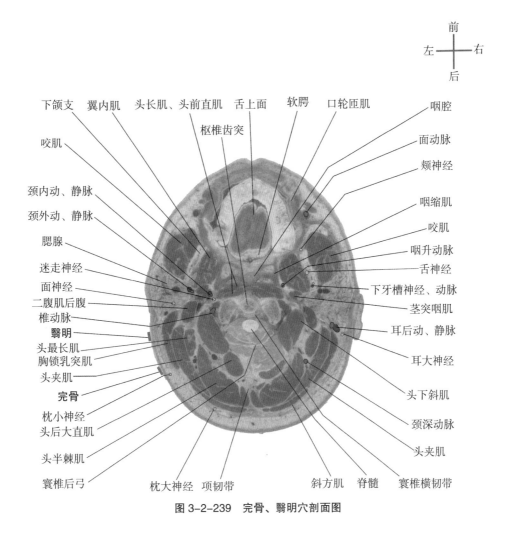

下颌支 翼内肌 头长肌、头前直肌 舌上面 软腭 口轮匝肌 咽腔

枢椎齿突 面动脉

咬肌 颊神经

咽缩肌

颈内动、静脉 咬肌

颈外动、静脉 咽升动脉

腮腺 舌神经

迷走神经 下牙槽神经、动脉

面神经 茎突咽肌

二腹肌后腹 耳后动、静脉

椎动脉

翳明 耳大神经

头最长肌

胸锁乳突肌

头夹肌 头下斜肌

完骨 颈深动脉

枕小神经 头夹肌

头后大直肌

头半棘肌

寰椎后弓 枕大神经 项韧带 斜方肌 脊髓 寰椎横韧带

图 3-2-239 完骨、翳明穴剖面图

❖其他毗邻结构：颞骨。

【主治病症】①头痛、颈项强痛、咽喉肿痛、颊肿、牙痛；②癫狂；③中风、口眼㖞斜。

【刺法操作】直刺 0.5~0.8 寸。

【应用解读】本穴浅层有胸锁乳突肌，下方有头上斜肌，头上斜肌下方有椎动脉，能够治疗胸锁乳突肌紧张痉挛引起的头痛、眼痛，头上斜肌紧张引起的眼部不适，还能够改善椎动脉供血不足导致的脑缺血。

【危险提示】本穴深面有颈深动、静脉，再深面有椎动脉，因此进针时要掌握适宜深度，以免针刺过深引起损伤。

13. 本神　Běnshén（GB13）足少阳经、阳维脉交会穴

【定位与取穴】在头部，前发际上 0.5 寸，头正中线旁开 3 寸（图 3-2-57、图 3-2-240）。神庭与头维弧形连线（其弧度与前发际弧度相应）的内 2/3 与外 1/3 的交点处取穴。

【穴区层次解剖】

❖ 皮肤：有额神经的眶上神经分布。

❖ 皮下组织：内有上述神经分支和眶上动、静脉及颞浅动、静脉额支。

❖ 肌肉及筋膜：枕额肌额腹。

❖ 血管：有眶上动、静脉以及颞浅动、静脉额支。

❖ 神经：有眶上神经分布。

❖ 其他毗邻结构：额骨。

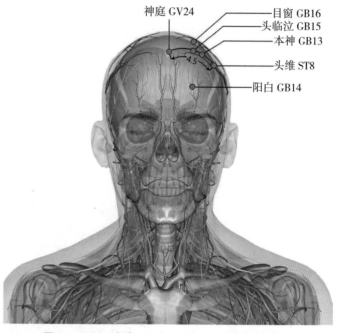

图 3-2-240　本神、阳白、头临泣、目窗穴透视图

【主治病症】①头痛、颈项强痛、眩晕；②小儿惊风、癫痫。

【刺法操作】平刺 0.3~0.5 寸。

【应用解读】本穴位于额肌上，额肌又和帽状腱膜相连，所以能够治疗额肌和帽状腱膜紧张引起的头痛、眩晕。

14. 阳白　Yángbái（GB14）足少阳经、阳维脉交会穴

【定位与取穴】眉上 1 寸，瞳孔直上（图 3-2-240、图 3-2-241）。

【穴区层次解剖】

❖ 皮肤：有眶上神经的外侧支分布。

❖ 皮下组织：内有上述神经分支和眶上动、静脉外侧支。

❖ 肌肉及筋膜：枕额肌额腹。

❖ 血管：有眶上动、静脉外侧支。

❖ 神经：有眶上神经的外侧支分布。

❖ 其他毗邻结构：额骨。

【主治病症】①头痛；②目痛、目痒、目翳。

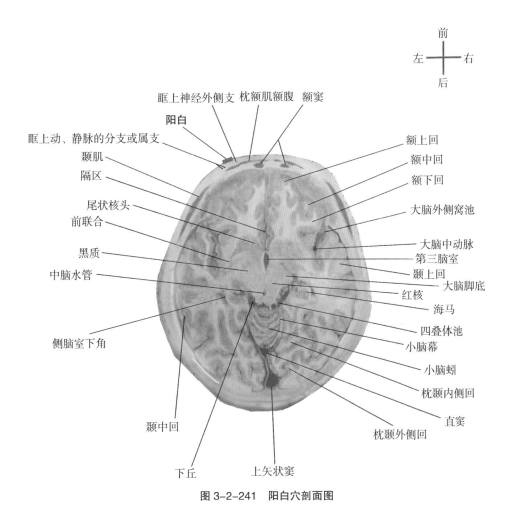

前
左 右
后

眶上神经外侧支　枕额肌额腹　额窦

阳白

眶上动、静脉的分支或属支

颞肌

隔区

尾状核头

前联合

黑质

中脑水管

侧脑室下角

额上回

额中回

额下回

大脑外侧窝池

大脑中动脉

第三脑室

颞上回

大脑脚底

红核

海马

四叠体池

小脑幕

小脑蚓

枕颞内侧回

直窦

颞中回

枕颞外侧回

下丘　　上矢状窦

图 3-2-241　阳白穴剖面图

【刺法操作】平刺 0.3~0.5 寸。

【应用解读】本穴位于额肌上，额肌又和帽状腱膜相连，所以能够治疗额肌和帽状腱膜紧张引起的头痛、眩晕；与眼睛临近，所以还能够治疗眼部不适；亦是斜视矫正术、青光眼手术的针刺麻醉用穴。

15. 头临泣　Tóulínqì（GB15）足少阳经、足太阳经、阳维脉交会穴

【定位与取穴】前发际上 0.5 寸，瞳孔直上（图 3-2-57、图 3-2-240）。两目平视，瞳孔直上，正当神庭与头维弧形连线（其弧度与前发际弧度相应）的中点处取穴。

【穴区层次解剖】

❖ 皮肤：有眶上神经的外侧支分布。

❖ 皮下组织：内有上述神经分支和眶上动、静脉。

❖ 肌肉及筋膜：帽状腱膜。

❖ 血管：有眶上动、静脉。

❖ 神经：有眶上神经分布。

❖ 其他毗邻结构：额骨。

【主治病症】①头痛、眩晕；②目痛、流泪、目翳；③鼻塞、鼻渊；④小儿惊风、目上视。

【刺法操作】平刺 0.3~0.5 寸。

【应用解读】本穴位于帽状腱膜上，所以能够治疗帽状腱膜紧张引起的头痛、眩晕。帽状腱膜和鼻部、眼部的筋膜相连，所以本穴还能够治疗鼻病、眼病。本穴临近脑部，所以能够治疗脑部疾病，如小儿惊风、抽搐、癫痫等。

【危险提示】帽状腱膜富含血管，出针后常见出血，可用干棉球揿压至血止。针刺婴儿时，应避开未闭合的囟门，避免刺伤脑实质。

16. 目窗　Mùchuāng（GB16）足少阳经、阳维脉交会穴

【定位与取穴】前发际上 1.5 寸，瞳孔直上（图 3-2-240、图 3-2-242）。

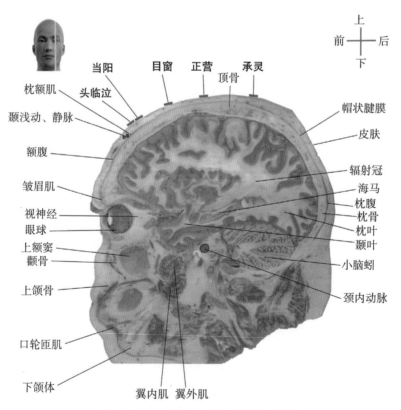

图 3-2-242　目窗、正营、承灵穴剖面图

【穴区层次解剖】

❖ 皮肤：有眶上神经的外侧支分布。

❖ 皮下组织：内有上述神经分支和颞浅动、静脉的额支。

❖ 肌肉及筋膜：帽状腱膜。

❖ 血管：有颞浅动、静脉的额支。

❖ 神经：有眶上神经分布。

❖ 其他毗邻结构：额骨。

【主治病症】①头痛、眩晕；②目痛、近视。

【刺法操作】平刺 0.3~0.5 寸。

【应用解读】本穴位于帽状腱膜上，所以能够治疗帽状腱膜紧张引起的头痛、眩晕。帽状腱膜和眼部的筋膜相连，所以还能够治疗眼病。

【注意事项】帽状腱膜富含血管，出针后常见出血，可用干棉球揿压至血止。

17. 正营　Zhèngyíng（GB17）足少阳经、阳维脉交会穴

【定位与取穴】前发际上 2.5 寸，瞳孔直上（图 3-2-242、图 3-2-243）。

【穴区层次解剖】

❖ 皮肤：有眶上神经和枕大神经的吻合支分布。

❖ 皮下组织：内有上述神经分支及颞浅动、静脉顶支。

❖ 肌肉及筋膜：帽状腱膜。

❖ 血管：有颞浅动、静脉顶支和枕动、静脉的分支。

❖ 神经：有眶上神经和枕大神经的吻合支分布。

❖ 其他毗邻结构：顶骨。

【主治病症】头痛、眩晕、牙痛。

【刺法操作】平刺 0.3~0.5 寸。

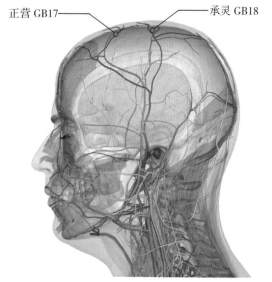

图 3-2-243　正营、承灵穴透视图

【应用解读】本穴位于帽状腱膜上，所以能够治疗帽状腱膜紧张引起的头痛、眩晕。

【注意事项】帽状腱膜富含血管，出针后常见出血，可用干棉球揿压至血止。

18. 承灵 Chénglíng（GB18）足少阳经、阳维脉交会穴

【定位与取穴】前发际上 4 寸，瞳孔直上（图 3-2-242、图 3-2-243）。

【穴区层次解剖】

❖ 皮肤：有枕大神经分布。

❖ 皮下组织：内有上述神经分支及枕动、静脉的分支。

❖ 肌肉及筋膜：帽状腱膜。

❖ 血管：有枕动、静脉的分支。

❖ 神经：有枕大神经分布。

❖ 其他毗邻结构：顶骨。

【主治病症】①头痛、目眩；②鼻衄、鼻塞。

【刺法操作】平刺 0.3~0.5 寸。

【应用解读】本穴位于帽状腱膜上，所以能够治疗帽状腱膜紧张引起的头痛、眩晕。帽状腱膜和鼻部、眼部的筋膜相连，所以还能够治疗鼻病、眼病。

【注意事项】帽状腱膜富含血管，出针后常见出血，可用干棉球揉压至血止。

19. 脑空 Nǎokōng（GB19）足少阳经、阳维脉交会穴

【定位与取穴】横平枕外隆凸的上缘，风池直上（图 3-2-152、图 3-2-244）。

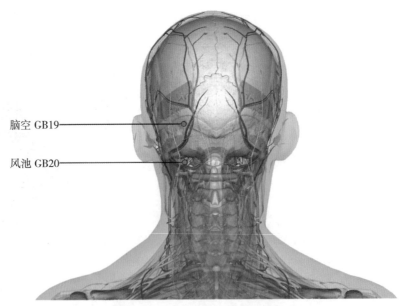

脑空 GB19

风池 GB20

图 3-2-244　脑空、风池穴透视图

【穴区层次解剖】

❖ 皮肤：有枕大神经分布。

❖ 皮下组织：内有上述神经分支及枕动、静脉的分支。

❖ 肌肉及筋膜：枕额肌枕腹。

❖ 血管：有枕动、静脉的分支。

❖ 神经：有枕大神经、面神经耳后支分布。

❖ 其他毗邻结构：枕骨。

【主治病症】①发热、头痛、颈项强痛；②眩晕、目痛、鼻衄、鼻部疮疡、耳聋；③癫、狂、痫。

【刺法操作】平刺 0.3~0.5 寸。

【应用解读】本穴位于枕额肌枕腹上，而枕额肌枕腹又前连帽状腱膜，所以能够治疗帽状腱膜紧张引起的头痛、眩晕。帽状腱膜和鼻部、眼部、耳部的筋膜相连，所以本穴能够治疗鼻病、眼病、耳病。本穴临近脑部，所以能够治疗脑部疾病，如中风、小儿惊风、癫、狂、痫等。

【注意事项】帽状腱膜富含血管，出针后常见出血，可用干棉球揿压至血止。

20. 风池 Fēngchí（GB20）足少阳经、阳维脉交会穴

【定位与取穴】在颈后区，枕骨之下，胸锁乳突肌上端与斜方肌上端之间的凹陷中（图 3-2-244、图 3-2-245）。

【穴区层次解剖】

❖ 皮肤：有枕小神经分布。

❖ 皮下组织：内有上述神经分支。

❖ 肌肉及筋膜：斜方肌、胸锁乳突肌、头夹肌、头半棘肌、头后大直肌、头上斜肌。

❖ 血管：浅层有枕动、静脉的分支或属支；深层有椎动脉。

❖ 神经：浅层有枕小神经分布；深层有枕大神经。

❖ 其他毗邻结构：枕骨、寰椎。

【主治病症】①中风、癫、狂、痫、眩晕；②耳鸣、耳聋、目赤肿痛；③发热、头痛、鼻塞、鼻衄；④颈项强痛。

【刺法操作】向鼻尖方向斜刺 0.8~1.2 寸。

【应用解读】本穴附近由浅到深有诸多肌肉，浅层的肌肉和筋膜中有枕神经穿行，所以能

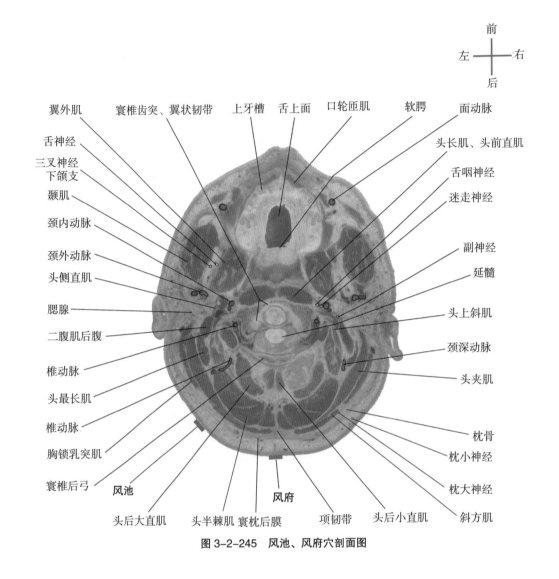

图 3-2-245　风池、风府穴剖面图

够治疗头痛；由于筋膜的连接，还可以治疗眼部、耳部疾病；深处有椎动脉，因此还能够治疗脑缺血引起的中风、眩晕等。古人认为脑和目、鼻是相通的，所以治疗脑病的穴位也能够治疗目和鼻的相关疾病。在现代医学中，能够解释这种关系的，除中枢神经外，还有筋膜的连接。

【危险提示】针尖通过头后大直肌后可以刺到寰枕后膜进入枕骨大孔，损伤椎动脉及延髓，危及生命。体型偏瘦者深刺约 1.5 寸时，针尖即可刺破蛛网膜下腔及血管。若刺中血管、脊髓上端或延髓下端时，轻者有上、下放散的强烈反应，可发生猛烈惊跳，并表现出十分恐慌的状态，重者会出现休克甚至可危及生命。故凡出现以上反应时，应立即起针，注意患者情况。如患者发生头痛、头昏及全身不适时，应采取脑脊液检查或给予止血急救措施。故朝对侧外眼角方向深刺甚不安全，易出医疗事故。

21. 肩井　Jiānjǐng（GB21）手少阳经、足少阳经、足阳明经、阳维脉交会穴

【定位与取穴】第 7 颈椎棘突与肩峰最外侧点连线的中点（图 3-2-137、图 3-2-246）。

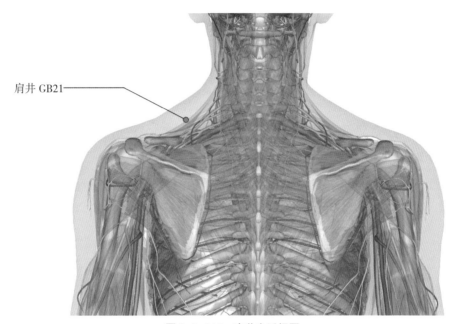

肩井 GB21

图 3-2-246　肩井穴透视图

【穴区层次解剖】

❖ 皮肤：有锁骨上神经分布。

❖ 皮下组织：内有上述神经分支及颈浅动、静脉的分支或属支。

❖ 肌肉及筋膜：斜方肌、肩胛提肌。

❖ 血管：浅层有颈浅动、静脉的分支或属支；深层有颈横动、静脉的分支或属支。

❖ 神经：浅层有锁骨上外侧神经分布；深层有肩胛背神经的分支。

❖ 其他毗邻结构：肩胛骨。

【主治病症】①颈项强痛、肩背痛；②中风、上肢不遂；③瘰疬；④难产、乳痈、产后缺乳。

【刺法操作】向前方直刺 0.5~0.8 寸。

【危险提示】针刺时不可向前下方刺入或直刺过深，以免损伤胸膜顶和肺尖引起气胸。建议用左手钳住斜方肌进行针刺，较为安全。穴位附近有副神经入斜方肌的穿入点，针刺时患者感觉针感较强，不要刺激过重。

22. 渊腋 Yuānyè（GB22）

【定位与取穴】在胸外侧区，第4肋间隙中，在腋中线上（图3-2-247、图3-2-248）。

【穴区层次解剖】

❖ 皮肤：有第3~5胸神经前支的外侧皮支分布。

❖ 皮下组织：内有上述神经分支和胸长神经及胸外侧动、静脉。

❖ 肌肉及筋膜：前锯肌、肋间肌。

❖ 血管：浅层有胸外侧动、静脉；深层有第4肋间后动、静脉。

❖ 神经：浅层有第3~5胸神经前支的外侧皮支、胸长神经分布；深层有第4胸神经的前支。

❖ 其他毗邻结构：①肋骨；②肺脏。

【主治病症】胸胁胀痛、上肢痹痛、腋下肿。

【应用解读】本穴临近前锯肌，除主治局部病症外，还能够治疗前锯肌损伤引起的胸痛、肩痛和上肢痛。

【刺法操作】平刺0.3~0.5寸。

【危险提示】针刺时不宜深刺和直刺，以免损伤壁胸膜和肺脏引起气胸。

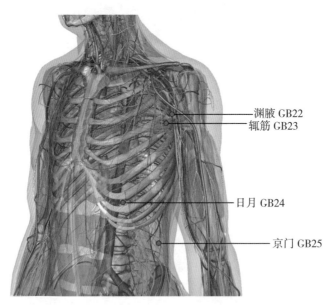

渊腋 GB22
辄筋 GB23

日月 GB24

京门 GB25

图3-2-247 渊腋、辄筋、日月、京门穴透视图

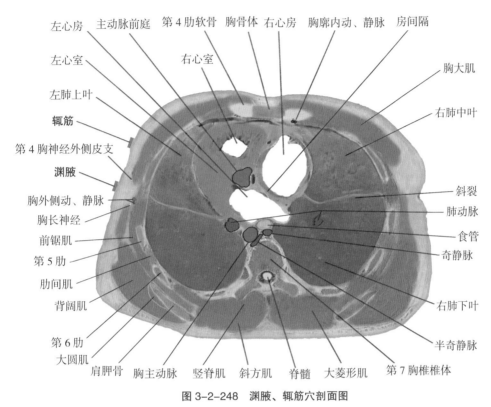

图 3-2-248　渊腋、辄筋穴剖面图

23. 辄筋　Zhéjīn（GB23）

【定位与取穴】在胸外侧区，第 4 肋间隙中，腋中线前 1 寸（图 3-2-247、图 3-2-248）。

【穴区层次解剖】

❖ 皮肤：有第 3~5 胸神经前支的外侧皮支分布。

❖ 皮下组织：内有上述神经分支和胸长神经及胸外侧动、静脉。

❖ 肌肉及筋膜：前锯肌、肋间肌。

❖ 血管：浅层有胸外侧动、静脉；深层有第 4 肋间后动、静脉。

❖ 神经：浅层有第 3~5 胸神经前支的外侧皮支、胸长神经分布。

❖ 其他毗邻结构：①肋骨；②肺脏。

【主治病症】胸胁胀满、气喘、不能平卧。

【刺法操作】平刺 0.3~0.5 寸。

【危险提示】针刺时不宜深刺和直刺，以免损伤壁胸膜和肺脏引起气胸。

24. 日月　Rìyuè（GB24）胆募穴；足少阳、足太阴经交会穴

【定位与取穴】在胸部，第 7 肋间隙中，前正中线旁开 4 寸（图 3-2-247、图 3-2-249）。

【穴区层次解剖】

❖ 皮肤：有第 6~8 胸神经前支的外侧皮支分布。

❖ 皮下组织：内有上述神经分支和胸腹壁静脉。

❖ 肌肉及筋膜：腹外斜肌、肋间肌。

❖ 血管：浅层有肋间动、静脉穿支；深层有第 7 肋间后动、静脉。

❖ 神经：浅层有第 6~8 胸神经前支的外侧皮支分布。

❖ 其他毗邻结构：①肋骨；②肺脏、横结肠。

【主治病症】①胁痛；②多唾、吞酸；③黄疸。

【刺法操作】斜刺或平刺 0.5~0.8 寸。

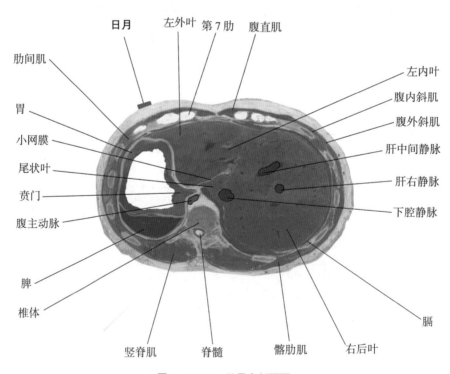

图 3-2-249　日月穴剖面图

【应用解读】本穴临近胆和胃，除主治局部病症外，还能够治疗胆囊和胃的疾病。

【危险提示】针刺时不宜深刺和直刺，以免损伤壁胸膜和内脏。

25. 京门　Jīngmén（GB25）肾募穴

【定位与取穴】第 12 肋骨游离端的下际（图 3-2-247、图 3-2-250）。侧卧举臂，从腋后线的肋弓软骨缘下方向后触及第 12 肋骨游离端，在其下方取穴。

【穴区层次解剖】

❖ 皮肤：有第 10、11 胸神经前支的外侧皮支分布。

❖ 皮下组织：内有上述神经分支和胸腹壁静脉。

❖ 肌肉及筋膜：腹外斜肌、腹内斜肌、腹横肌。

❖ 血管：浅层有胸腹壁静脉；深层有第 10、11 肋间、肋下动、静脉。

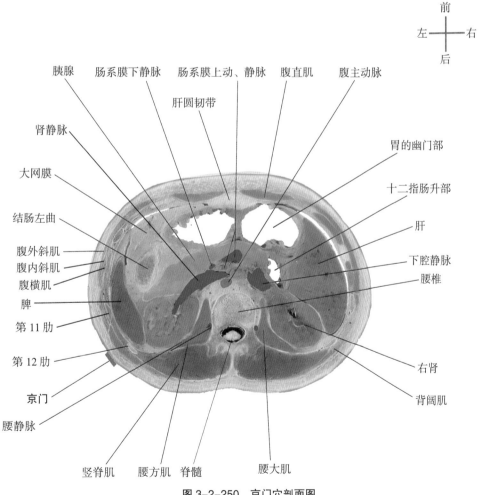

图 3-2-250　京门穴剖面图

❖ 神经：浅层有第10、11胸神经前支的外侧皮支分布；深层有第10、11胸神经前支的肌支。

❖ 其他毗邻结构：①肋骨；②肾脏、结肠。

【主治病症】①腰胁痛；②肠鸣、泄泻、腹胀；③小便不利、水肿。

【刺法操作】直刺0.5~1寸。

【危险提示】本穴处腹腔内除腹膜外，还有肾脏及其前方的结肠右曲或结肠左曲的后面，故针刺京门穴时进针不可太深，以免刺入腹腔。如果刺中肾脏，可能引起血尿；刺入肠腔，可能引起感染等。针刺右侧京门穴时还可能会刺破肝右叶后缘。为此，针刺时宜视穴区腹壁之厚薄，掌握进针深度，如非必要，不可刺透腹横肌层。

26. 带脉　Dàimài（GB26）足少阳经、带脉交会穴

【定位与取穴】在侧腹部，第11肋骨游离端垂线与脐水平线的交点上（图3-2-75、图3-2-251）。

【穴区层次解剖】

❖ 皮肤：有第9~11胸神经前支的外侧皮支分布。

❖ 皮下组织：内有上述神经分支和胸腹壁静脉。

❖ 肌肉及筋膜：腹外斜肌、腹内斜肌、腹横肌。

❖ 血管：浅层有胸腹壁静脉；深层有肋下动、静脉。

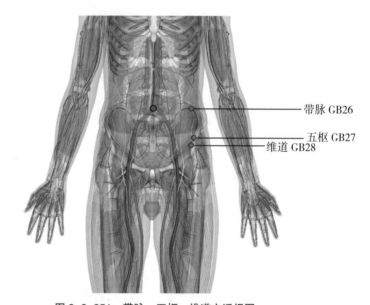

图3-2-251　带脉、五枢、维道穴透视图

❖ 神经：浅层有第9~11胸神经前支的外侧皮支分布；深层有第9~11胸神经前支的肌支。

❖ 其他毗邻结构：结肠。

【主治病症】①月经不调、赤白带下；②少腹疼痛、疝气、腰胁痛。

【刺法操作】直刺0.8~1寸。

【危险提示】针刺时宜视腹壁之厚薄，掌握进针深度，如非必要，不可刺过壁腹膜。如直刺过深，针尖可刺入腹膜腔，左侧可刺破降结肠，右侧可刺破升结肠。

27. 五枢　Wǔshū（GB27）足少阳经、带脉交会穴

【定位与取穴】在下腹部，横平脐下3寸，髂前上棘内侧（图3-2-79、图3-2-251）。

【穴区层次解剖】

❖ 皮肤：有髂腹下神经分布。

❖ 皮下组织：内有上述神经分支。

❖ 肌肉及筋膜：腹外斜肌、腹内斜肌、腹横肌、髂肌。

❖ 血管：浅层有旋髂浅动、静脉的分支；深层有旋髂深动、静脉，髂腰动、静脉。

❖ 神经：浅层有髂腹下神经分布；深层有髂腹股沟神经，第 11、12 胸神经前支的肌支以及股外侧皮神经。

❖ 其他毗邻结构：①髋骨的髂骨翼；②结肠。

【主治病症】①疝气、少腹痛、腰胯痛；②赤白带下、月经不调。

【刺法操作】直刺 1~1.5 寸。

【危险提示】针刺时宜视腹壁之厚薄，掌握进针深度，如非必要，不可刺过壁腹膜，避免刺入腹腔伤及盲肠或乙状结肠。

28. 维道　Wéidào（GB28）足少阳经、带脉交会穴

【定位与取穴】在下腹部，髂前上棘内下 0.5 寸（图 3-2-251、图 3-2-252）。

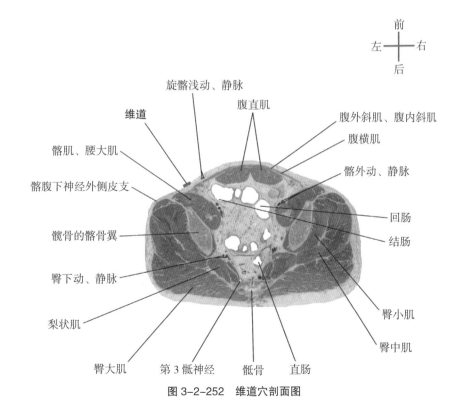

图 3-2-252　维道穴剖面图

【穴区层次解剖】

❖ 皮肤：有髂腹下神经的外侧皮支分布。

❖ 皮下组织：内有上述神经分支和旋髂浅动、静脉。

❖ 肌肉及筋膜：腹外斜肌、腹内斜肌、腹横肌、髂肌。

❖ 血管：浅层有旋髂浅动、静脉的分支；深层有旋髂深动、静脉。

❖ 神经：浅层有髂腹下神经的外侧皮支分布；深层有第 11、12 胸神经和第 1 腰神经前支的肌支、股外侧皮神经、髂腹下神经。

❖ 其他毗邻结构：①髋骨的髂骨翼；②结肠。

【主治病症】①腰腿痛；②呕吐、不思欲食；③水肿。

【刺法操作】直刺 1~1.5 寸。

【应用解读】本穴下方为髂肌，所以可以治疗髂肌损伤引起的腰腿痛；下方腹腔内有小肠和结肠，所以还能够治疗胃肠疾病。

【危险提示】本穴恰在腹前壁内面壁腹膜返折至髂窝之处。盲肠和乙状结肠可分别坠至此穴区的右侧和左侧。因此，针刺时宜视腹壁之厚薄，掌握进针深度，如非必要，不可刺过壁腹膜，避免刺入腹腔伤及盲肠或乙状结肠。

29. 居髎　Jūliáo（GB29）足少阳经、阳跷脉交会穴

【定位与取穴】髂前上棘与股骨大转子最凸点连线的中点处（图 3-2-253、图 3-2-254）。

【穴区层次解剖】

❖ 皮肤：有臀上皮神经和髂腹下神经外侧皮支分布。

❖ 皮下组织：内有上述神经分支。

❖ 肌肉及筋膜：阔筋膜张肌、臀中肌、臀小肌。

❖ 血管：深层臀上动、静脉的分支或属支。

❖ 神经：浅层有臀上皮神经和髂腹下神经外侧皮支分布；深层有臀上神经。

❖ 其他毗邻结构：髋骨。

【主治病症】①疝气、腰痛痛引小腹；②腰腿痛、麻。

【刺法操作】直刺 1~1.5 寸。

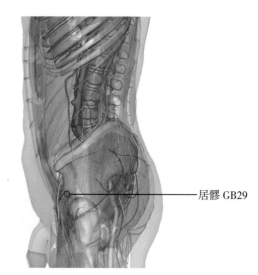

居髎 GB29

图 3-2-253　居髎穴透视图

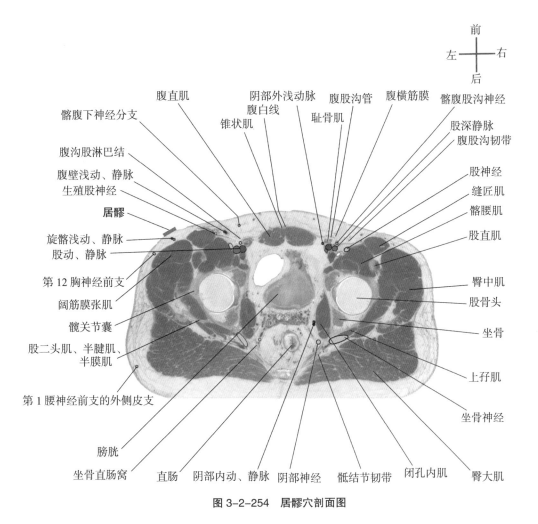

图 3-2-254　居髎穴剖面图

【应用解读】本穴可有效治疗阔筋膜张肌卡压股外侧皮神经导致的大腿外侧麻木和感觉减退。

30. 环跳　Huántiào（GB 30）足少阳、足太阳经交会穴

【定位与取穴】股骨大转子最凸点与骶管裂孔连线的外 1/3 与内 2/3 交点处（图 3-2-255、图 3-2-256）。侧卧，伸下腿，上腿屈髋屈膝取穴。

【穴区层次解剖】

❖ 皮肤：有臀上皮神经分布。

❖ 皮下组织：内有上述神经分支。

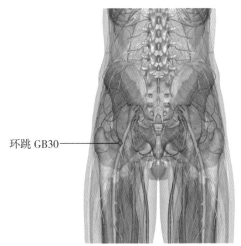

图 3-2-255　环跳穴透视图

环跳 GB30

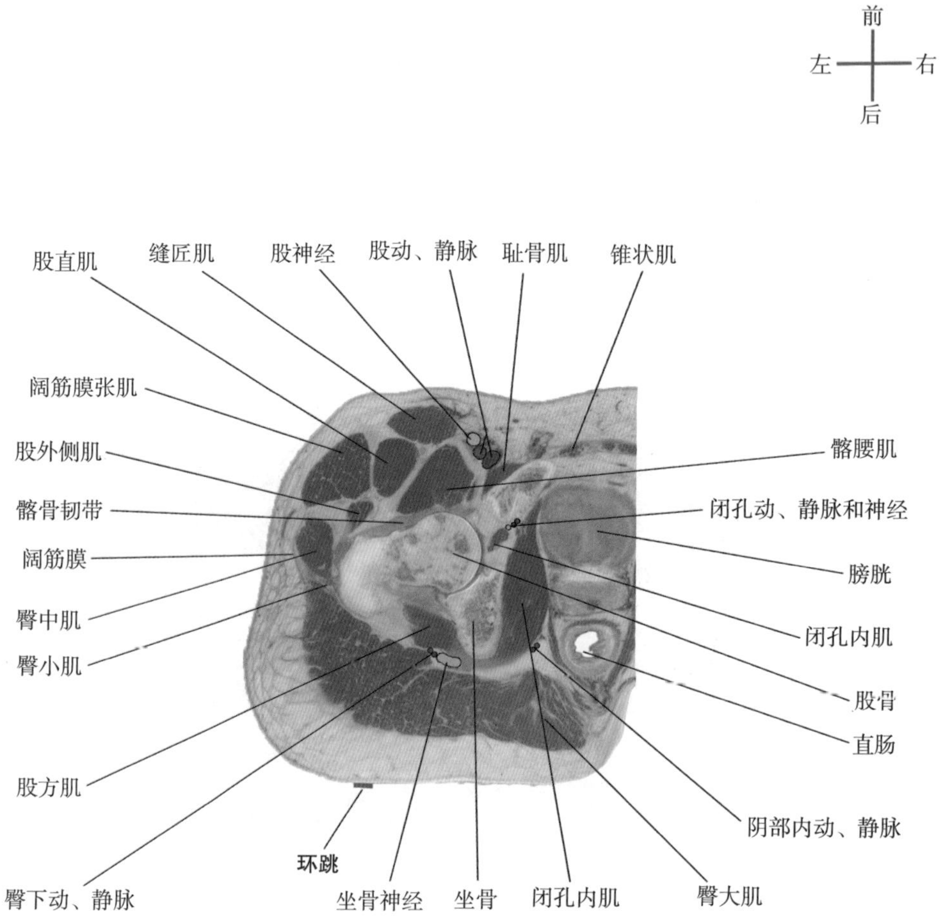

国际针灸学

股直肌　缝匠肌　股神经　股动、静脉　耻骨肌　锥状肌

阔筋膜张肌

股外侧肌

髂骨韧带

阔筋膜

臀中肌

臀小肌

股方肌

髂腰肌

闭孔动、静脉和神经

膀胱

闭孔内肌

股骨

直肠

阴部内动、静脉

环跳

臀下动、静脉　坐骨神经　坐骨　闭孔内肌　臀大肌

图 3-2-256　环跳穴剖面图

❖ 肌肉及筋膜：臀大肌、梨状肌、股方肌。

❖ 血管：深层有臀下动、静脉。

❖ 神经：浅层有臀上皮神经分布；深层有坐骨神经、臀下神经、股后皮神经。

❖ 其他毗邻结构：髋骨。

【主治病症】腰痛、髋痛、下肢痿痹、麻木、半身不遂。

【刺法操作】直刺 1.5~3 寸。

【应用解读】本穴位区域为梨状肌，而梨状肌的上口和下口有多个臀、腿部的神经发出，其内侧也是骶神经所过之处，因此针对梨状肌的操作可以治疗会阴部、臀部和腿部疾病。治疗坐骨神经痛，侧卧位直刺 1.5~3 寸，使针感传导至足，通过针尖的细微调整，可控制针感分别沿大腿外侧、后侧、前外侧传导，以治疗不同部位的疼痛。在这一体位下，针刺的深度与体位密切相关。临床上也可以选择俯卧位针刺。治疗梨状肌紧张导致的坐骨神经痛时，可以分别向梨状肌的起点、肌腹和止点斜刺。若疼痛以阴部为主或治疗其他会阴部病症时，针尖应刺向内下方，使针感传导至前阴部。

【危险提示】如果针刺时触及坐骨神经，患者会有电麻感向下肢放射。此时不宜反复、大幅度用针捣刺坐骨神经干，以免损伤神经。

31. 风市 Fēngshì（GB31）

【定位与取穴】腘横纹上 9 寸，髂胫束后缘（图 3-2-257、图 3-2-258）。直立垂手，掌心贴于大腿时，中指尖所指凹陷中，髂胫束后缘处取穴。

【穴区层次解剖】

❖ 皮肤：有股外侧皮神经分布。

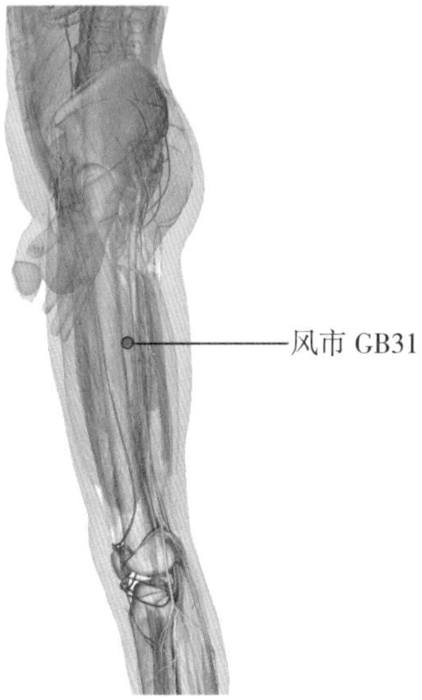

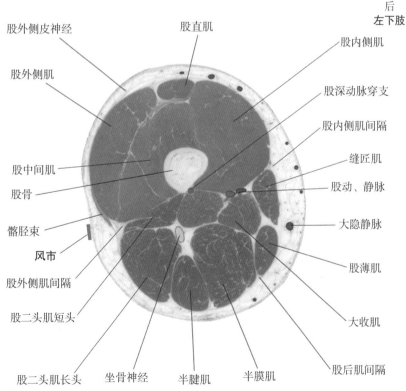

风市 GB31

图 3-2-257 风市穴透视图

前
外 ——┼—— 内
后
左下肢

股外侧皮神经　股直肌　股内侧肌
股外侧肌　股深动脉穿支
股内侧肌间隔
缝匠肌
股中间肌　股动、静脉
股骨
大隐静脉
髂胫束
风市　股薄肌
股外侧肌间隔
股二头肌短头　大收肌
股二头肌长头　坐骨神经　半腱肌　半膜肌　股后肌间隔

图 3-2-258 风市穴剖面图

❖ 皮下组织：内有上述神经分支。

❖ 肌肉及筋膜：髂胫束、股外侧肌、股中间肌。

❖ 血管：深层有旋股外侧动、静脉降支的肌支。

❖ 神经：浅层有股外侧皮神经分布；深层有股神经的肌支。

❖ 其他毗邻结构：股骨。

【主治病症】①半身不遂、腰腿痛、下肢痿痹；②遍身瘙痒。

【刺法操作】直刺 1~1.5 寸。

32. 中渎　Zhōngdú（GB32）

【定位与取穴】在股部，腘横纹上 5 寸，髂胫束后缘（图 3-2-259、图 3-2-260）。

【穴区层次解剖】

❖ 皮肤：有股外侧皮神经分布。

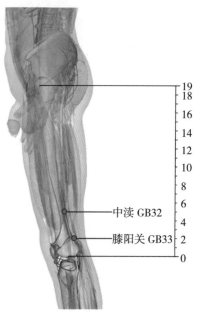

图 3-2-259　中渎、膝阳关穴透视图

左下肢

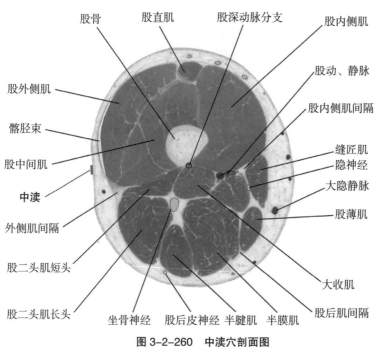

图 3-2-260　中渎穴剖面图

❖ 皮下组织：内有上述神经分支。

❖ 肌肉及筋膜：髂胫束、股外侧肌、股中间肌。

❖ 血管：深层有旋股外侧动、静脉降支的肌支。

❖ 神经：浅层有股外侧皮神经分布；深层有股神经的肌支。

❖ 其他毗邻结构：股骨。

【主治病症】下肢痿痹、半身不遂。

【刺法操作】直刺 1~1.5 寸。

33. 膝阳关　Xīyángguān（GB33）

【定位与取穴】股骨外上髁后上缘，股二头肌腱与髂胫束之间的凹陷中（图 3-2-179、图 3-2-259）。

【穴区层次解剖】

❖ 皮肤：有股外侧皮神经分布。

❖ 皮下组织：内有上述神经分支及浅静脉。

❖ 肌肉及筋膜：髂胫束、腓肠肌外侧头。

❖ 血管：浅层有浅静脉；深层有膝上外侧动、静脉的分支或属支。

❖ 神经：浅层有股外侧皮神经分布；深层有胫神经的肌支。

❖ 其他毗邻结构：股骨、胫骨。

【主治病症】①膝腘肿痛、挛急；②小腿麻木。

【刺法操作】直刺 1~1.5 寸。

34. 阳陵泉　Yánglíngquán（GB34）合穴；八会穴之筋会

【定位与取穴】在小腿外侧，腓骨头前下方凹陷中（图 3-2-108、图 3-2-261）。

【穴区层次解剖】

❖ 皮肤：有腓肠外侧皮神经分布。

❖ 皮下组织：内有上述神经分支和浅静脉。

❖ 肌肉及筋膜：腓骨长肌、趾长伸肌。

❖ 血管：浅层有浅静脉；深层有胫前返动、静脉，膝下外侧动、静脉的分支或属支。

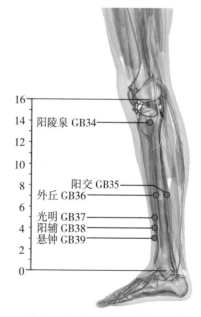

图 3-2-261　阳陵泉、阳交、外丘、光明、阳辅、悬钟穴透视图

❖ 神经：浅层有腓肠外侧皮神经分布；深层有腓总神经。

❖ 其他毗邻结构：胫骨、腓骨。

【主治病症】①胁痛、口苦、呕吐、吞酸；②膝肿痛、下肢痿痹及麻木。

【刺法操作】直刺 1~1.5 寸。

【应用解读】本穴临近腓总神经及其分支，因此除治疗局部病症外，还能治疗腓神经引起的下肢麻痹和麻木。

35. 阳交　Yángjiāo（GB35）阳维脉郄穴

【定位与取穴】外踝尖上 7 寸，腓骨后缘（图 3-2-185、图 3-2-261）。

【穴区层次解剖】

❖ 皮肤：由腓肠外侧皮神经分布。

❖ 皮下组织：内有上述神经分支。

❖ 肌肉及筋膜：小腿三头肌、腓骨长肌、踇长屈肌。

❖ 血管：深层有腓动、静脉，胫后动、静脉。

❖ 神经：浅层有腓肠外侧皮神经分布；深层有腓浅神经、胫神经。

❖ 其他毗邻结构：腓骨。

【主治病症】①胸满、咽喉肿痛；②癫狂、抽搐；③下肢痿痹、转筋。

【刺法操作】直刺 0.5~0.8 寸。

36. 外丘　Wàiqiū（GB36）郄穴

【定位与取穴】外踝尖上 7 寸，腓骨前缘（图 3-2-185、图 3-2-261）。

【穴区层次解剖】

❖ 皮肤：有腓肠外侧皮神经分布。

❖ 皮下组织：内有上述神经分支。

❖ 肌肉及筋膜：腓骨长肌、腓骨短肌、趾长伸肌腱、踇长屈肌。

❖ 血管：深层有胫前动、静脉。

❖ 神经：浅层有腓肠外侧皮神经分布；深层有腓浅神经、腓深神经。

❖ 其他毗邻结构：腓骨。

【主治病症】①胸胁胀满；②下肢痿痹；③癫、狂、痫。

【刺法操作】直刺 0.5~0.8 寸。

37. 光明 Guāngmíng（GB37）络穴

【定位与取穴】外踝尖上 5 寸，腓骨前缘（图 3-2-261、图 3-2-262）。

【穴区层次解剖】

❖ 皮肤：有腓浅神经和腓肠外侧皮神经分布。

❖ 皮下组织：内有上述神经分支。

❖ 肌肉及筋膜：腓骨长肌腱、腓骨短肌、趾长伸肌腱、𧿹长屈肌、胫骨后肌。

❖ 血管：深层有胫前动、静脉。

❖ 神经：浅层有腓浅神经和腓肠外侧皮神经分布；深层有腓深神经。

❖ 其他毗邻结构：腓骨。

【主治病症】①目痛、夜盲、近视、目翳；②下肢痿痹。

【刺法操作】直刺 0.5~0.8 寸。

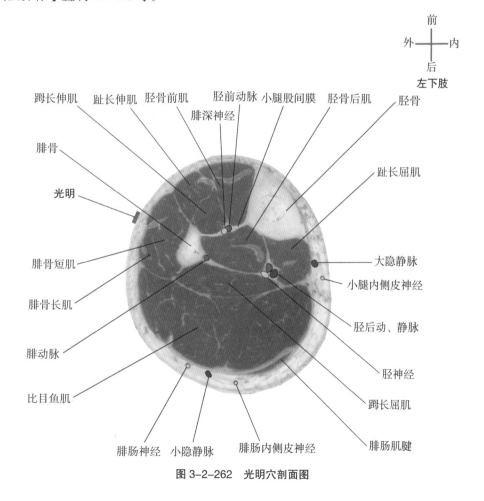

图 3-2-262 光明穴剖面图

38. 阳辅 Yángfǔ（GB38）经穴

【定位与取穴】外踝尖上 4 寸，腓骨前缘（图 3-2-261、图 3-2-263）。

【穴区层次解剖】

❖ 皮肤：有腓浅神经和腓肠外侧皮神经分布。

❖ 皮下组织：内有上述神经分支。

❖ 肌肉及筋膜：腓骨长肌腱、腓骨短肌、趾长伸肌腱、蹞长屈肌、胫骨后肌。

❖ 血管：深层有腓动、静脉。

❖ 神经：浅层有腓浅神经和腓肠外侧皮神经分布；深层有腓深神经。

❖ 其他毗邻结构：腓骨。

【主治病症】①咽喉肿痛；②胸胁胀痛、腋下肿痛、瘰疬；③腰痛、下肢痿痹、麻木、中风瘫痪、筋急拘挛。

【刺法操作】直刺 0.5~0.8 寸。

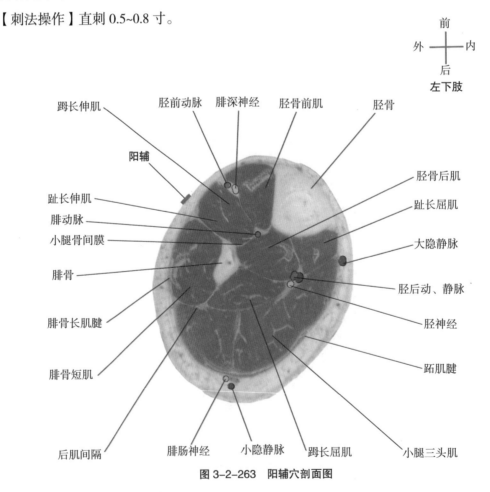

图 3-2-263 阳辅穴剖面图

【应用解读】本穴主治咽喉部、胸胁部病症，也是肺切除术的针刺麻醉常用穴。

39. 悬钟 Xuánzhōng（GB39）八会穴之髓会

【定位与取穴】外踝尖上 3 寸，腓骨前缘（图 3-2-186、图 3-2-261）。

【穴区层次解剖】

❖ 皮肤：有腓肠外侧皮神经分布。

❖ 皮下组织：内有上述神经分支。

❖ 肌肉及筋膜：腓骨长肌腱、腓骨短肌、趾长伸肌腱、踇长屈肌。

❖ 血管：深层有腓动、静脉。

❖ 神经：浅层有腓肠外侧皮神经分布；深层有腓深神经。

❖ 其他毗邻结构：腓骨。

【主治病症】①腹满、不思饮食；②半身不遂、下肢痿痹、足胫挛痛。

【刺法操作】直刺 0.5~0.8 寸。

【应用解读】本穴的定位在隋唐之后大多是基于骨性标志，但在《黄帝明堂经》中，本穴定位是以脉动作为标志，位于胫前动脉上。古人观察到，在悬钟或足三里穴处用力按压，足背动脉的搏动会减弱，说明它们是在同一条动脉上。因此，悬钟穴的主治病症和足三里穴的主治病症相似，主治足阳明胃经的病症。

40. 丘墟 Qiūxū（GB40）原穴

【定位与取穴】在踝区，外踝的前下方，趾长伸肌腱的外侧凹陷中（图 3-2-188、图 3-2-264）。

【穴区层次解剖】

❖ 皮肤：有足背外侧皮神经、足背中间皮神经分布。

❖ 皮下组织：内有上述神经分支。

❖ 肌肉及筋膜：趾长伸肌腱、趾短伸肌、距跟外侧韧带。

❖ 血管：有足背浅静脉，外踝前动、静脉。

❖ 神经：有足背外侧皮神经、足背中间皮神经分布。

❖ 其他毗邻结构：跗骨窦。跗骨窦由跟骨的跟

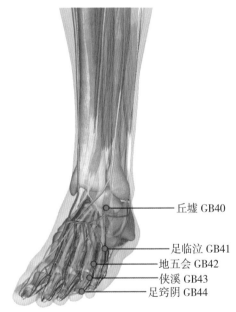

图 3-2-264　丘墟、足临泣、地五会、侠溪、足窍阴穴透视图

丘墟 GB40
足临泣 GB41
地五会 GB42
侠溪 GB43
足窍阴 GB44

骨沟与距骨的距骨沟相合构成。

【主治病症】①胸胁痛、善太息、颈肿、腋下肿；②疟疾；③视物不清、目眵；④小腿酸痛、外踝肿痛、足下垂。

【刺法操作】直刺 0.5~0.8 寸。

【应用解读】本穴可以治疗跗骨窦高压引起的足踝疼痛。针刺时针尖向照海方向刺入跗骨窦。

41. 足临泣　Zúlínqì（GB41）输穴；八脉交会穴（通带脉）

【定位与取穴】在足背，第 4、5 跖骨底结合部的前方，第 5 趾长伸肌腱外侧凹陷中（图 3-2-264、图 3-2-265）。

【穴区层次解剖】

❖ 皮肤：有足背中间皮神经分布。

❖ 皮下组织：内有上述神经分支和足背静脉网。

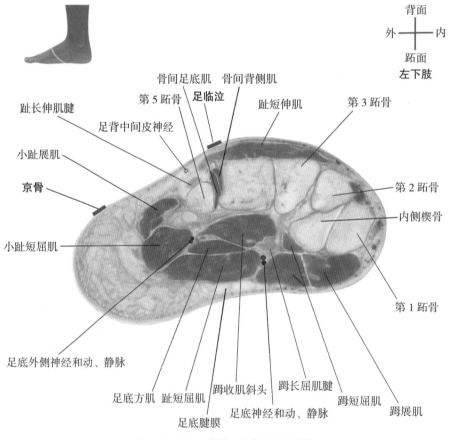

图 3-2-265　京骨、足临泣穴剖面图

❖ 肌肉及筋膜：趾长伸肌腱、趾短伸肌、第 4 骨间背侧肌、第 3 骨间足底肌。

❖ 血管：浅层有足背静脉网，跖背动、静脉；深层有趾底总动、静脉。

❖ 神经：浅层有足背中间皮神经分布；深层有足底外侧神经的分支。

❖ 其他毗邻结构：第 4、5 跖骨。

【主治病症】①偏头痛、眩晕、胁痛、瘰疬；②膝痛、足痛；③疟疾；④月经不调、乳痈。

【应用解读】本穴主治头部、胸胁部病症，是颅脑外科手术的针刺麻醉用穴。主治中的①～③均为足少阳经的典型病候。

42. 地五会　Dìwǔhuì（GB42）

【定位与取穴】在足背，第 4、5 跖骨间，第 4 跖趾关节近端凹陷中（图 3-2-96、图 3-2-264）。

【穴区层次解剖】

❖ 皮肤：有足背中间皮神经分布。

❖ 皮下组织：内有上述神经分支和足背静脉网。

❖ 肌肉及筋膜：趾长伸肌腱、趾短伸肌腱、第 4 骨间背侧肌、第 3 骨间足底肌。

❖ 血管：浅层有足背静脉网，跖背动、静脉；深层有趾底总动、静脉。

❖ 神经：浅层有足背中间皮神经分布；深层有趾足底总神经。

❖ 其他毗邻结构：第 4、5 跖骨。

【主治病症】①目赤肿痛、腋下肿；②足背红肿；③乳痈；④唾血、皮肤不泽。

【刺法操作】直刺 0.5~0.8 寸。

【应用解读】本穴主治目疾、局部病症。"唾血、皮肤不泽"来自《黄帝明堂经》，是足少阳经"是动病"的体现。

43. 侠溪　Xiáxī（GB43）荥穴

【定位与取穴】第 4、5 趾间，趾蹼缘后方赤白肉际处（图 3-2-97、图 3-2-264）。

【穴区层次解剖】

❖ 皮肤：有足背中间皮神经分布。

❖ 皮下组织：内有上述神经分支和足背静脉网。

❖ 肌肉及筋膜：趾长伸肌腱、趾短伸肌腱、骨间背侧肌、骨间足底肌。

❖ 血管：浅层有足背静脉网，跖背动、静脉。

❖ 神经：浅层有足背中间皮神经分布。

❖ 其他毗邻结构：第 4、5 跖骨。

【主治病症】①发热、头痛、眩晕、颊肿；②耳聋、耳鸣、目赤肿痛；③胁痛、膝股痛、足痛；④乳痈。

【刺法操作】直刺 0.3~0.5 寸。

44. 足窍阴　Zúqiàoyīn（GB44）井穴

【定位与取穴】第 4 趾末节外侧，趾甲根角侧后方 0.1 寸（图 3-2-264、图 3-2-266）。

【穴区层次解剖】

❖ 皮肤：有足背外侧皮神经的趾背神经分布。

❖ 皮下组织：内有上述神经分支和趾背动、静脉及趾底固有动、静脉构成的动、静脉网。

❖ 血管：有趾背动、静脉和趾底固有动、静脉构成的动、静脉网。

❖ 神经：有足背外侧皮神经的趾背神经分布。

❖ 其他毗邻结构：第 4 趾远节趾骨。

【主治病症】①头痛、目赤肿痛、胸胁痛；②耳鸣、耳聋；③足痛。

【刺法操作】浅刺 0.1~0.2 寸，或点刺出血。

【应用解读】本穴主治胸胁、耳部疾病。

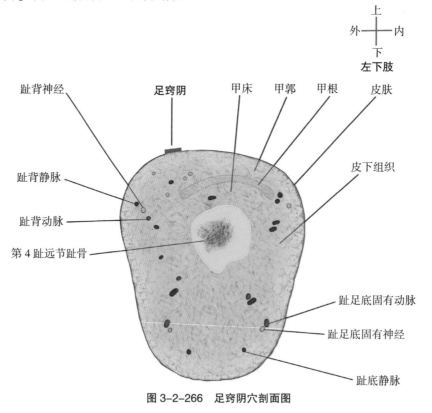

图 3-2-266　足窍阴穴剖面图

十二、足厥阴肝经腧穴

本经腧穴主要分布在下肢内侧及腹胸部，起于大敦，止于期门。左右各 14 个穴位（图 3-2-267）。

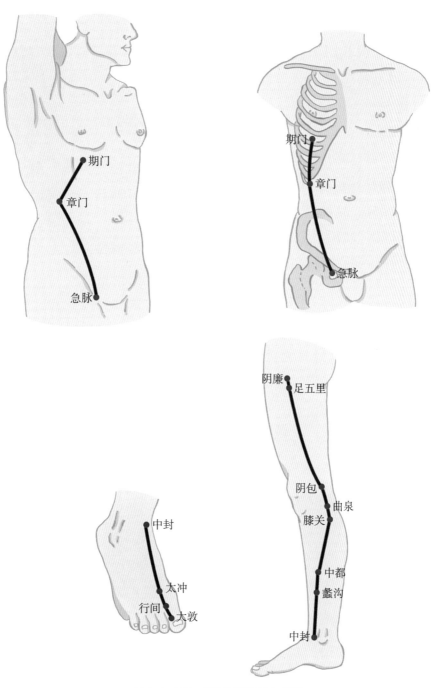

图 3-2-267　足厥阴肝经经穴总图

联系脏腑：肝、胆、肺、胃。

通过器官：喉、目、口唇。

主治概要：肝病，妇科、前阴病及经脉循行部位的其他病症。

1. 大敦 Dàdūn（LR1）井穴

【定位与取穴】在足趾，大趾末节外侧，趾甲根角侧后方 0.1 寸（图 3-2-268、图 3-2-269）。

【穴区层次解剖】

❖ 皮肤：有腓深神经的皮支分布。

❖ 皮下组织：内有上述神经分支和趾背动、静脉。

❖ 血管：有趾背动、静脉。

❖ 神经：有腓深神经的皮支分布。

❖ 其他毗邻结构：蹞趾远节趾骨。

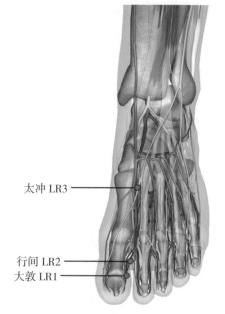

图 3-2-268 大敦、行间、太冲穴透视图

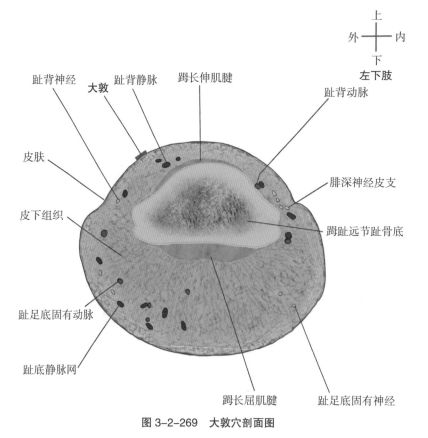

图 3-2-269 大敦穴剖面图

【主治病症】①疝气；②睾丸肿痛、前阴痛、少腹疼痛、遗尿，癃闭；③月经不调、子宫下垂；④小儿惊风、癫痫、神昏。

【刺法操作】浅刺 0.1~0.2 寸，或点刺出血。

2. 行间　Xíngjiān（LR2）荥穴

【定位与取穴】在足背，第 1、2 趾间，趾蹼缘后方赤白肉际处（图 3-2-97、图 3-2-268）。

【穴区层次解剖】

❖ 皮肤：有腓深神经的趾背神经分布。

❖ 皮下组织：内有上述神经分支及足背静脉网。

❖ 血管：浅层有足背静脉网；深层有第 1 趾背动、静脉。

❖ 神经：有腓深神经的皮支分布。

❖ 其他毗邻结构：第 1 趾近节趾骨、第 2 趾近节趾骨。

【主治病症】①疝气、少腹疼痛、前阴痛、遗尿、癃闭、月经不调、带下；②目赤肿痛、口干渴、口㖞；③胁痛、善怒、善太息、癫痫；④脚膝肿痛。

【刺法操作】直刺 0.5~0.8 寸。

3. 太冲　Tàichōng（LR3）输穴；原穴

【定位与取穴】第 1、2 跖骨间，跖骨底结合部前方凹陷中，或触及动脉搏动（图 3-2-96、图 3-2-268）。

【穴区层次解剖】

❖ 皮肤：有腓深神经的趾背神经分布。

❖ 皮下组织：内有上述神经分支及足背静脉网。

❖ 肌肉及筋膜：𧿹长伸肌腱、趾长伸肌腱、𧿹短伸肌腱、骨间背侧肌、𧿹短屈肌、𧿹收肌斜头、蚓状肌。

❖ 血管：浅层有足背静脉网；深层有第 1 趾背动、静脉。

❖ 神经：浅层有足背内侧皮神经分布；深层有腓深神经。

❖ 其他毗邻结构：第 1、2 跖骨。

【主治病症】①阴疝、前阴痛、少腹肿、癃闭、遗尿、月经不调；②黄疸、胁痛、腹胀、呕逆；③小儿惊风；④目赤肿痛、咽干、咽痛；⑤下肢痿痹、足跗肿痛。

【刺法操作】直刺 0.5~0.8 寸。

【应用解读】太冲，既是穴名，也是脉名，主治前阴部、胁下、咽部病症。

4. 中封 Zhōngfēng（LR4）经穴

【定位与取穴】内踝前，胫骨前肌腱的内侧缘凹陷中（图 3-2-93、图 3-2-270）。

【穴区层次解剖】

❖ 皮肤：有足背内侧皮神经分布。

❖ 皮下组织：内有上述神经分支和大隐静脉。

❖ 肌肉及筋膜：胫骨前肌腱。

❖ 血管：有大隐静脉、内踝前动脉。

❖ 神经：有足背内侧皮神经分布。

❖ 其他毗邻结构：距骨、内踝。

【主治病症】①疝气引腰痛、少腹痛；②遗精、小便不利。

【刺法操作】直刺 0.5~0.8 寸。

【应用解读】《千金要方》中记载，本穴位于内踝前 1 寸的斜行小脉上，即大隐静脉上。大隐静脉从内踝前下方走行，行至胫骨前肌附近的凹陷处正是本穴所在。足厥阴肝经的五输穴主治多有妇科病症和咽喉病症。

【危险提示】针刺时要紧靠胫骨前肌腱内缘进针，针尖应该通过大隐静脉的外侧，避免刺中该静脉。

5. 蠡沟 Lígōu（LR5）络穴

【定位与取穴】在小腿内侧，内踝尖上 5 寸，胫骨内侧面的中央（图 3-2-200、图 3-2-271）。髌尖与内踝尖连线的上 2/3 与下 1/3 交点，胫骨内侧面的中央，横平筑宾穴处取穴。

【穴区层次解剖】

❖ 皮肤：有隐神经的小腿内侧皮支分布。

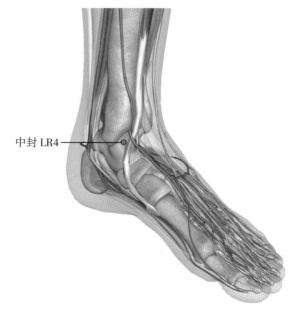

图 3-2-270 中封穴透视图

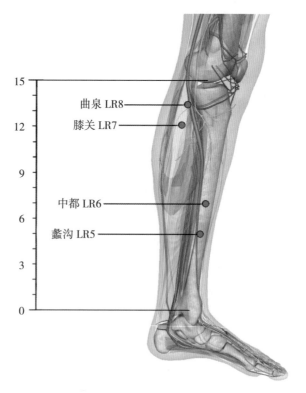

图 3-2-271 蠡沟、中都、膝关、曲泉穴透视图

❖ 皮下组织：内有上述神经分支和大隐静脉。

❖ 血管：浅层有大隐静脉。

❖ 神经：浅层有隐神经的小腿内侧皮支分布。

❖ 其他毗邻结构：胫骨。

【主治病症】①阴疝、睾丸肿痛、小便不利、遗尿；②月经不调、赤白带下、阴痒。

【刺法操作】平刺 0.5 寸。

【应用解读】本穴主治足厥阴络脉的病候。早期络脉病候的诊脉处即相应病候的治疗点，同时也是相应络脉的起点。因此，在《黄帝明堂经》中，蠡沟穴的主治病症包含《灵枢》中足厥阴络脉的全部病症。

6. 中都　Zhōngdū（LR6）郄穴

【定位与取穴】内踝尖上 7 寸，胫骨内侧面的中央（图 3-2-271、图 3-2-272）。髌尖与内踝尖连线中点下 0.5 寸，胫骨内侧面的中央取穴。

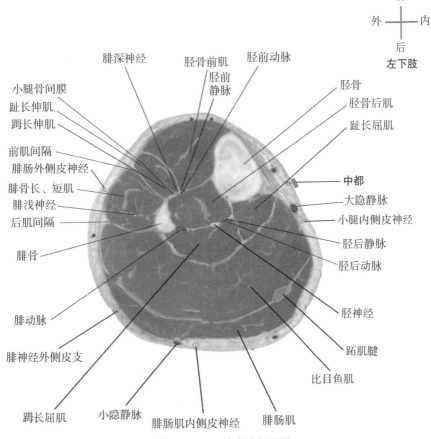

图 3-2-272　中都穴剖面图

【穴区层次解剖】

❖ 皮肤：有隐神经的小腿内侧皮支分布。

❖ 皮下组织：内有上述神经分支和大隐静脉。

❖ 血管：浅层有大隐静脉。

❖ 神经：浅层有隐神经的小腿内侧皮支分布。

❖ 其他毗邻结构：胫骨。

【主治病症】①疝气、少腹痛；②泄泻；③崩漏、恶露不绝。

【刺法操作】平刺 0.5 寸。

7. 膝关　Xīguān（LR 7）

【定位与取穴】胫骨内侧髁的下方，阴陵泉后 1 寸（图 3-2-108、图 3-2-271）。

【穴区层次解剖】

❖ 皮肤：有隐神经的小腿内侧皮支分布。

❖ 皮下组织：内有上述神经分支和大隐静脉的属支。

❖ 肌肉及筋膜：腓肠肌外侧头。

❖ 血管：浅层有大隐静脉的属支；深层有腘动、静脉。

❖ 神经：浅层有隐神经的小腿内侧皮支分布；深层有胫神经。

❖ 其他毗邻结构：胫骨。

【主治病症】①阴疝所致的少腹痛引咽喉、膝内侧痛；②膝部肿痛、下肢痿痹。

【刺法操作】直刺 1~1.5 寸。

8. 曲泉　Qūquán（LR8）合穴

【定位与取穴】在膝部，腘横纹内侧端，半腱肌腱内缘凹陷中（图 3-2-87、图 3-2-271）。屈膝，在膝内侧腘横纹端最明显的肌腱内侧凹陷中取穴。

【穴区层次解剖】

❖ 皮肤：有隐神经髌下支分布。

❖ 皮下组织：内有上述神经分支。

❖ 肌肉及筋膜：缝匠肌、股薄肌腱、半膜肌腱、半腱肌腱、腓肠肌内侧头。

❖ 血管：浅层有大隐静脉；深层有腘动、静脉的分支或属支。

❖ 神经：浅层有隐神经分布。

❖ 其他毗邻结构：股骨、胫骨。

【主治病症】①疝气、前阴痛、少腹痛、小便不利、遗精、阳痿、月经不调、带下、子宫脱垂、阴痒；②惊狂；③膝肿痛、下肢痿痹。

【刺法操作】直刺 1~1.5 寸。

【应用解读】穴位附近为鹅足囊，是一个常见的膝关节损伤部位。

【危险提示】刺中神经时，不可反复提插。

9.阴包　Yīnbāo（LR9）

【定位与取穴】在股前区，髌底上 4 寸，股薄肌与缝匠肌之间（图 3-2-273、图 3-2-274）。下肢稍屈、稍外展，略提起（或坐位，大腿稍外展，用力收缩肌肉），显露出明显的缝匠肌，在其后缘取穴。

【穴区层次解剖】

❖ 皮肤：有闭孔神经的皮支分布。

❖ 皮下组织：内有上述神经分支。

❖ 肌肉及筋膜：缝匠肌、股薄肌腱、半膜肌腱、大收肌。

❖ 血管：浅层有大隐静脉；深层有股动、静脉的分支或属支。

❖ 神经：浅层有闭孔神经的皮支分布；深层有股神经的肌支。

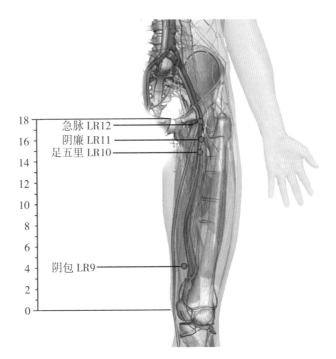

图 3-2-273　阴包、足五里、阴廉、急脉穴透视图

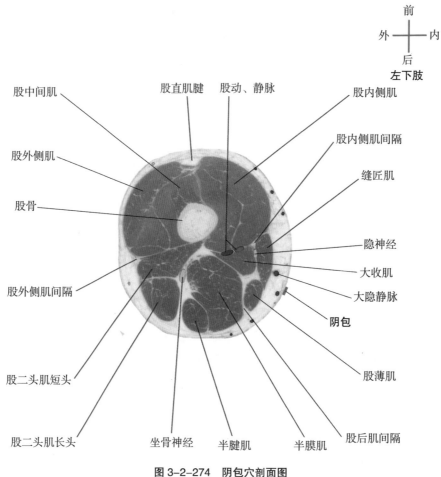

前
外 ┼ 内
后
左下肢

股中间肌
股直肌腱　股动、静脉
股内侧肌
股内侧肌间隔
缝匠肌
股外侧肌
股骨
隐神经
大收肌
大隐静脉
股外侧肌间隔
阴包
股二头肌短头
股薄肌
股二头肌长头　坐骨神经　半腱肌　半膜肌　股后肌间隔

图 3-2-274　阴包穴剖面图

❖其他毗邻结构：股骨。

【主治病症】①腰骶痛引小腹；②月经不调、小便不利、遗尿。

【刺法操作】直刺 0.8~1.5 寸。

10. 足五里　ZúwǔLǐ（LR10）

【定位与取穴】在股前区，气冲直下 3 寸，动脉搏动处（图 3-2-273、图 3-2-275）。

【穴区层次解剖】

❖皮肤：有股神经的前皮支分布。

❖皮下组织：内有上述神经分支和大隐静脉。

❖肌肉及筋膜：长收肌、短收肌、大收肌。

❖血管：浅层有大隐静脉；深层有股深动、静脉的肌支，旋股内侧动、静脉的肌支。

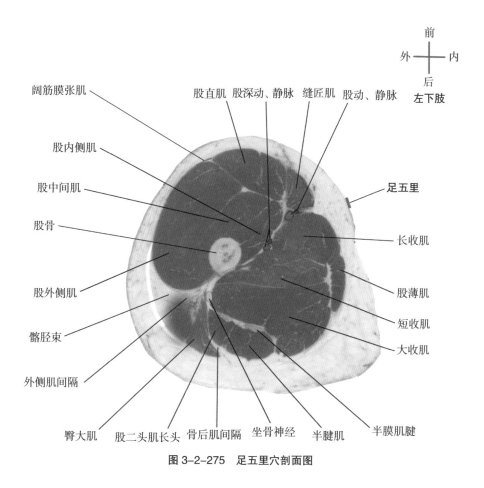

图 3-2-275　足五里穴剖面图

❖ 神经：浅层有股神经的前皮支分布；深层有闭孔神经的前支和后支。

❖ 其他毗邻结构：股骨。

【主治病症】少腹痛、小便不利、子宫脱垂、睾丸肿痛。

【刺法操作】直刺 1~1.5 寸。

【应用解读】本穴位于内收肌群上，所以能够治疗内收肌群紧张导致盆底肌张力异常而出现的泌尿生殖系统疾病。

11. 阴廉　Yīnlián（LR11）

【定位与取穴】气冲直下 2 寸，股动脉搏动处（图 3-2-273、图 3-2-276）。稍屈髋、屈膝、外展，大腿抗阻力内收时显露出长收肌，在其外缘取穴。

【穴区层次解剖】

❖ 皮肤：有股神经的前皮支分布。

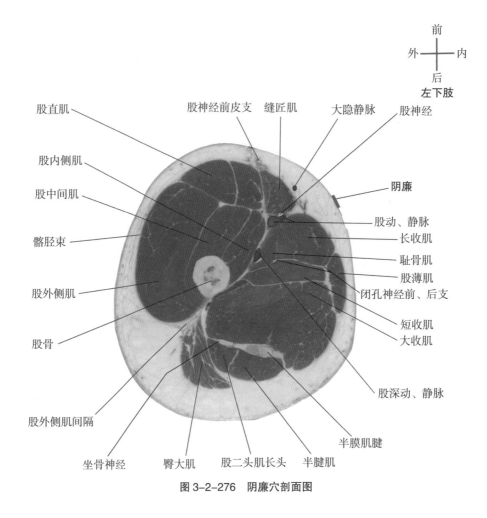

图 3-2-276　阴廉穴剖面图

❖ 皮下组织：内有上述神经分支和大隐静脉及腹股沟浅淋巴结。

❖ 肌肉及筋膜：长收肌、短收肌、大收肌。

❖ 血管：浅层有大隐静脉；深层有旋股内侧动、静脉的肌支。

❖ 神经：浅层有股神经的前皮支分布；深层有闭孔神经的前支和后支。

❖ 其他毗邻结构：股骨。

【主治病症】月经不调、不孕、少腹痛。

【刺法操作】直刺 1~2 寸。

【应用解读】本穴位于股动脉搏动处，下方有内收肌群，通过筋膜连接可以影响到盆腔，所以能够治疗盆腔疾病。

12. 急脉　Jímài（LR12）

【定位与取穴】在腹股沟区，横平耻骨联合上缘，前正中线旁开 2.5 寸（图 3-2-81、图 3-2-273）。当气冲之外下方腹股沟处取穴。

【穴区层次解剖】

❖ 皮肤：有股神经的前皮支分布。

❖ 皮下组织：内有上述神经分支和大隐静脉及腹股沟浅淋巴结。

❖ 肌肉及筋膜：耻骨肌、闭孔外肌。

❖ 血管：浅层有大隐静脉；深层有阴部外动、静脉，旋股内侧动、静脉的分支或属支。

❖ 神经：浅层有股神经的前皮支分布；深层有闭孔神经的前支。

❖ 其他毗邻结构：股骨。

【主治病症】疝气、前阴痛、少腹痛。

【刺法操作】避开动脉，直刺 0.5~1 寸。

13. 章门　Zhāngmén（LR13）八会穴之脏会；脾募穴；足厥阴、足少阳经交会穴

【定位与取穴】在侧腹部，第 11 肋骨游离端的下际（图 3-2-277、图 3-2-278）。

【穴区层次解剖】

❖ 皮肤：有第 10、11 胸神经前支的外侧皮支分布。

❖ 皮下组织：内有上述神经分支和胸腹壁静脉的属支。

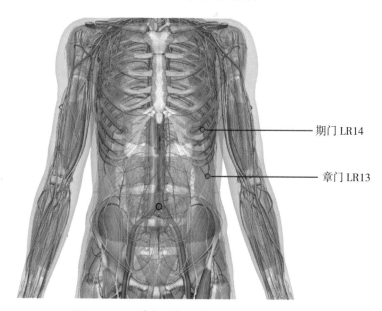

期门 LR14

章门 LR13

图 3-2-277　章门、期门穴透视图

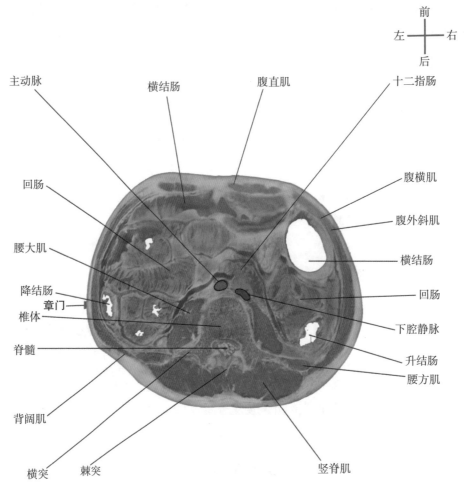

前
左 ╋ 右
后

主动脉　　横结肠　　腹直肌　　十二指肠

回肠

腰大肌

降结肠
章门
椎体

脊髓

背阔肌

横突　棘突

腹横肌

腹外斜肌

横结肠

回肠

下腔静脉

升结肠
腰方肌

竖脊肌

图 3-2-278　章门穴剖面图

❖ 肌肉及筋膜：腹外斜肌、腹内斜肌、腹横肌。

❖ 血管：浅层有胸腹壁浅静脉的属支；深层有第 11 肋间动、静脉的分支或属支。

❖ 神经：浅层有第 10、11 胸神经前支的外侧皮支分布；深层有第 10、11 胸神经的肌支。

❖ 其他毗邻结构：①第 11 肋骨；②肝脏、脾脏、结肠。

【主治病症】①黄疸、胁痛、痞块；②腹痛、腹胀、肠鸣、呕吐。

【刺法操作】直刺 0.8~1 寸。

【危险提示】针刺不宜过深，不宜刺向上方，以防损伤肝脏、脾脏和结肠。

14. 期门　Qīmén（LR14）肝募穴；足厥阴经、足太阴经、阴维脉交会穴

【定位与取穴】在胸部，第 6 肋间隙，前正中线旁开 4 寸（图 3-2-277、图 3-2-279）。

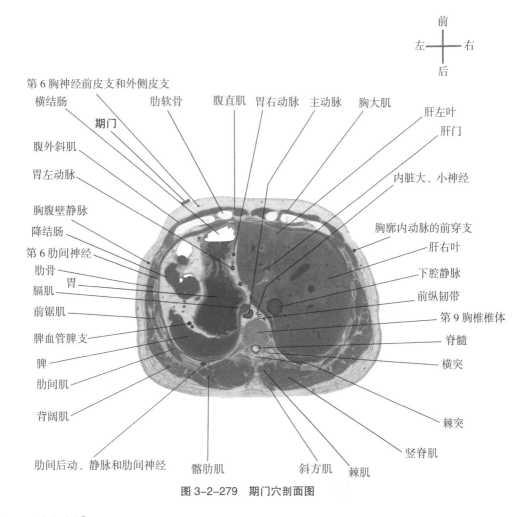

图 3-2-279　期门穴剖面图

【穴区层次解剖】

❖ 皮肤：有第 6 胸神经前支的外侧皮支分布。

❖ 皮下组织：内有上述神经分支和胸腹壁静脉的属支。

❖ 肌肉及筋膜：胸大肌、腹外斜肌、肋间肌。

❖ 血管：浅层有胸腹壁静脉的属支；深层肋间隙内有肋间动、静脉。

❖ 神经：浅层有第 6 胸神经前支的外侧皮支分布；深层有第 6 肋间神经。

❖ 其他毗邻结构：①上方为第 6 肋骨，下方为第 7 肋骨；②深处有肺脏。

【主治病症】①胁下积聚、气喘、呃逆、胸胁胀痛；②呕吐、腹胀、泄泻；③乳痈。

【刺法操作】斜刺或平刺 0.5~0.8 寸。

【危险提示】针刺时宜循肋骨的长轴方向，勿与长轴垂直刺入。不可刺透肋间内肌；不宜深刺和直刺，以免损伤壁胸膜和肺脏引起气胸。

十三、督脉腧穴

本经腧穴分布在会阴、脊、项、后头部、额、鼻柱的正中线上，起于长强，止于龈交，共28穴（图3-2-280）。

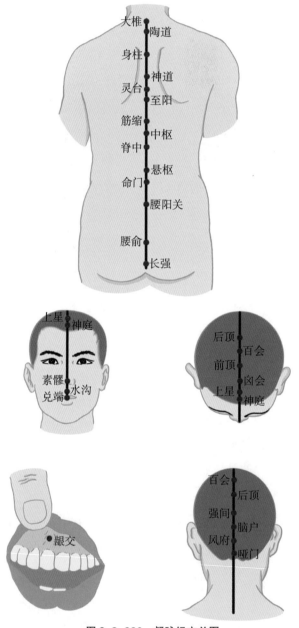

图3-2-280 督脉经穴总图

联系脏腑：胞宫、脑。

通过器官：鼻、口唇。

主治概要：神志病、热病，腰骶、背、头项的局部病症及相应的内脏器官病症。

1. 长强 Chángqiáng（GV 1）络穴；督脉、足少阳经、足少阴经交会穴

【定位与取穴】在会阴区，尾骨下方，尾骨端与肛门连线的中点处（图 3-2-281、图 3-2-282）。

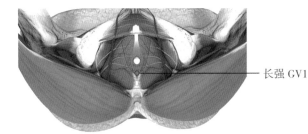

长强 GV1

图 3-2-281 长强穴透视图

【穴区层次解剖】

❖ 皮肤：有尾神经的后支分布。

❖ 皮下组织：内有上述神经分支。

❖ 肌肉及筋膜：肛尾韧带。

❖ 血管：深层有阴部内动、静脉的分支或属支，肛动、静脉。

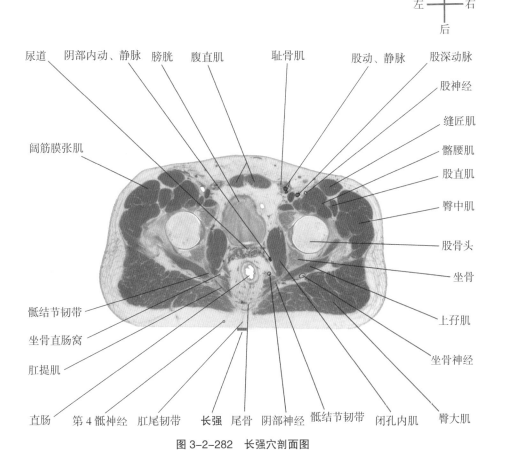

图 3-2-282 长强穴剖面图

❖神经：浅层有尾神经的后支分布；深层有阴部神经的分支肛神经。

❖其他毗邻结构：①尾骨；②直肠。

【主治病症】①泄泻、便秘、便血、痔疮、脱肛；②癫狂、小儿惊风；③腰脊、尾骶部痛。

【刺法操作】紧靠尾骨前面斜刺 0.8~1 寸。

【危险提示】不宜直刺，以免伤及直肠。

2. 腰俞　Yāoshū（GV 2）

【定位与取穴】在骶区，正对骶管裂孔，后正中线上（图 3-2-80、图 3-2-283）。臀裂正上方的小凹陷即骶管裂孔，俯卧取穴。

【穴区层次解剖】

❖皮肤：有第 5 骶神经的后支分布。

❖皮下组织：内有上述神经分支。

❖肌肉及筋膜：骶尾后韧带。

❖神经：浅层有第 5 骶神经的后支分布；深层有尾丛。

❖其他毗邻结构：骶骨、骶管裂孔。

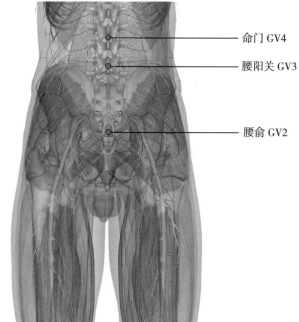

图 3-2-283　腰俞、腰阳关、命门穴透视图

命门 GV4
腰阳关 GV3
腰俞 GV2

【主治病症】①腰背痛；②月经不调；③下肢痿痹。

【刺法操作】向上斜刺 0.5~1 寸。

3. 腰阳关　Yāoyángguān（GV 3）

【定位与取穴】在脊柱区，第 4 腰椎棘突下凹陷中，后正中线上（图 3-2-169、图 3-2-283）。

【穴区层次解剖】

❖皮肤：有第 4 腰神经后内侧支分布。

❖皮下组织：内有上述神经的分支。

❖肌肉及筋膜：棘上韧带、棘间韧带、黄韧带。

❖血管：深层有棘突间的椎外（后）静脉丛，第 4 腰动、静脉背侧支的分支或属支。

❖神经：浅层有第 4 腰神经后支的内侧支分布；深层有第 4 腰神经后支的肌支。

❖其他毗邻结构：①第 4、5 腰椎；②脊髓硬膜囊。

【主治病症】①腰骶痛；②月经不调、遗精、阳痿。

【刺法操作】直刺 0.5~1 寸。

【危险提示】针刺过深，会穿透硬膜囊；针过粗可能导致脑脊液外漏。

4. 命门　Mìngmén（GV 4）

【定位与取穴】第 2 腰椎棘突下凹陷中，后正中线上（图 3-2-167、图 3-2-283）。

【穴区层次解剖】

❖ 皮肤：有第 2 腰神经后支的内侧支分布。

❖ 皮下组织：内有上述神经分支。

❖ 肌肉及筋膜：棘上韧带、棘间韧带、黄韧带。

❖ 血管：深层有棘突间的椎外（后）静脉丛，第 2 腰动、静脉背侧支的分支或属支。

❖ 神经：浅层有第 2 腰神经后支的内侧支分布；深层有第 2 腰神经后支的肌支。

❖ 其他毗邻结构：①第 1、2 腰椎；②脊髓硬膜囊。

【主治病症】①腰痛、少腹痛、脊强、下肢痿痹；②赤白带下、阳痿、遗精、尿频。

【刺法操作】直刺 0.5~1.5 寸。

【危险提示】针刺过深，会穿透硬膜囊；针过粗可能导致脑脊液外漏。儿童脊髓节段低，有可能刺伤脊髓。

5. 悬枢　Xuánshū（GV5）

【定位与取穴】第 1 腰椎棘突下凹陷中，后正中线上（图 3-2-284、图 3-2-285）。

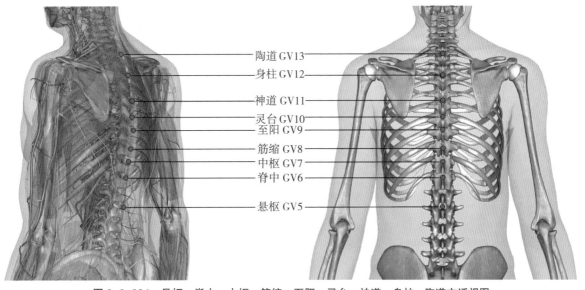

陶道 GV13
身柱 GV12
神道 GV11
灵台 GV10
至阳 GV9
筋缩 GV8
中枢 GV7
脊中 GV6
悬枢 GV5

图 3-2-284　悬枢、脊中、中枢、筋缩、至阳、灵台、神道、身柱、陶道穴透视图

【穴区层次解剖】

❖ 皮肤：有第 1 腰神经后支的内侧支分布。

❖ 皮下组织：内有上述神经分支。

❖ 肌肉及筋膜：棘上韧带、棘间韧带、黄韧带。

❖ 血管：深层有棘突间的椎外（后）静脉丛，第 1 腰动、静脉背侧支的分支或属支。

❖ 神经：浅层有第 1 腰神经后支的内侧支分布；深层有第 1 腰神经后支的肌支。

❖ 其他毗邻结构：①第 12 胸椎、第 1 腰椎；②脊髓圆锥。

【主治病症】①腰脊痛；②腹痛、泄泻。

【刺法操作】直刺 0.5~1 寸。

【危险提示】脊髓圆锥下端以位于第 1 腰椎椎体范围为多。该处如被损伤，可能引起部分下肢肌的瘫痪和感觉障碍，甚至出现二便失禁等症状。为此，在悬枢穴针刺，只可抵至硬脊膜，不可再深入。

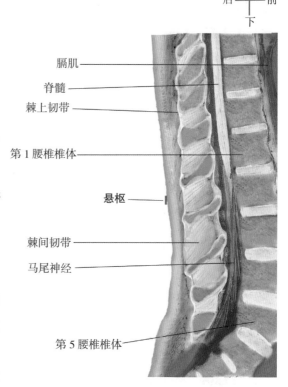

膈肌
脊髓
棘上韧带
第 1 腰椎椎体
悬枢
棘间韧带
马尾神经
第 5 腰椎椎体

图 3-2-285 悬枢穴剖面图

6. 脊中 Jǐzhōng（GV6）

【定位与取穴】第 11 胸椎棘突下凹陷中，后正中线上（图 3-2-163、图 3-2-284）。

【穴区层次解剖】

❖ 皮肤：有第 11 胸神经后支的内侧支分布。

❖ 皮下组织：内有上述神经分支。

❖ 肌肉及筋膜：棘上韧带、棘间韧带、黄韧带。

❖ 血管：深层有棘突间的椎外（后）静脉丛，第 11 肋间动、静脉背侧支的分支或属支。

❖ 神经：浅层有第 11 胸神经后支的内侧支分布；深层有第 11 胸神经后支的肌支。

❖ 其他毗邻结构：①第 10、11 胸椎；②脊髓。

【主治病症】①腰脊痛；②癫痫；③黄疸、泄泻。

【刺法操作】略向上斜刺 0.5~1 寸。

【危险提示】不宜深刺，以免损伤脊髓。

7. 中枢　Zhōngshū（GV7）

【定位与取穴】第 10 胸椎棘突下凹陷中，后正中线上（图 3-2-162、图 3-2-284）。

【穴区层次解剖】

❖ 皮肤：有第 10 胸神经后支的内侧支分布。

❖ 皮下组织：内有上述神经分支。

❖ 肌肉及筋膜：棘上韧带、棘间韧带、黄韧带。

❖ 血管：深层有棘突间的椎外（后）静脉丛，第 10 肋间后动、静脉背侧支的分支或属支。

❖ 神经：浅层主要有第 10 胸神经后支的内侧支分布；深层有第 10 胸神经后支的肌支。

❖ 其他毗邻结构：①第 9、10 胸椎；②脊髓。

【主治病症】腰背痛。

【刺法操作】沿棘突的倾斜角向上斜刺 0.5~1 寸。

【危险提示】不宜深刺，以免损伤脊髓。

8. 筋缩　Jīnsuō（GV 8）

【定位与取穴】第 9 胸椎棘突下凹陷中，后正中线上（图 3-2-161、图 3-2-284）。

【穴区层次解剖】

❖ 皮肤：有第 9 胸神经后支的内侧支分布。

❖ 皮下组织：内有上述神经分支。

❖ 肌肉及筋膜：棘上韧带、棘间韧带、黄韧带。

❖ 血管：深层有棘突间的椎外（后）静脉丛，第 9 肋间后动、静脉背侧支的分支或属支。

❖ 神经：浅层有第 9 胸神经后支的内侧支分布；深层有第 9 胸神经后支的肌支。

❖ 其他毗邻结构：①第 8、9 胸椎；②脊髓。

【主治病症】①小儿惊风、抽搐、目上视、脊强；②癫狂。

【刺法操作】沿棘突的倾斜角向上斜刺 0.5~1 寸。

【危险提示】不宜深刺，以免损伤脊髓。

9. 至阳　Zhìyáng（GV9）

【定位与取穴】在脊柱区，第 7 胸椎棘突下凹陷中，后正中线上（图 3-2-160、图 3-2-284）。

【穴区层次解剖】

❖ 皮肤：有第 7 胸神经后支的内侧支分布。

❖ 皮下组织：内有上述神经分支。

❖ 肌肉及筋膜：棘上韧带、棘间韧带、黄韧带。

❖ 血管：深层有棘突间的椎外（后）静脉丛，第7肋间后动、静脉背侧支的分支或属支。

❖ 神经：浅层有第7胸神经后支的内侧支分布；深层有第7胸神经后支的肌支。

❖ 其他毗邻结构：①第6、7胸椎；②脊髓。

【主治病症】①黄疸；②四肢重痛；③腰背痛。

【刺法操作】沿棘突的倾斜角向上斜刺0.5~1寸。

【危险提示】不宜深刺，以免损伤脊髓。

10. 灵台　Língtái（GV10）

【定位与取穴】第6胸椎棘突下凹陷中，后正中线上（图3-2-159、图3-2-284）。

【穴区层次解剖】

❖ 皮肤：有第6胸神经后支的内侧支分布。

❖ 皮下组织：内有上述神经分支。

❖ 肌肉及筋膜：棘上韧带、棘间韧带、黄韧带。

❖ 血管：深层有棘突间的椎外（后）静脉丛，第6肋间后动、静脉背侧支的分支或属支。

❖ 神经：浅层有第6胸神经后支的内侧支分布；深层有第6胸神经后支的肌支。

❖ 其他毗邻结构：①第5、6胸椎；②脊髓。

【主治病症】①咳嗽、气喘；②脊痛、颈项强痛。

【刺法操作】沿棘突的倾斜角向上斜刺0.5~1寸。

【危险提示】不宜深刺，以免损伤脊髓。

11. 神道　Shéndào（GV11）

【定位与取穴】第5胸椎棘突下凹陷中，后正中线上（图3-2-158、图3-2-284）。

【穴区层次解剖】

❖ 皮肤：有第5胸神经后支的内侧支分布。

❖ 皮下组织：内有上述神经分支。

❖ 肌肉及筋膜：棘上韧带、棘间韧带、黄韧带。

❖ 血管：深层有棘突间的椎外（后）静脉丛，第5肋间后动、静脉背侧支的分支或属支。

❖ 神经：浅层有第5胸神经后支的内侧支分布；深层有第5胸神经后支的肌支。

❖ 其他毗邻结构：①第4、5胸椎；②脊髓。

【主治病症】①多愁善悲、惊悸、健忘；②脊强、脊痛；③小儿惊风。

【刺法操作】沿棘突的倾斜角向上斜刺 0.5~1 寸。

【危险提示】不宜深刺，以免损伤脊髓。

12. 身柱　Shēnzhù（GV12）

【定位与取穴】第 3 胸椎棘突下凹陷中，后正中线上（图 3-2-156、图 3-2-284）。

【穴区层次解剖】

❖ 皮肤：有第 3 胸神经后支的内侧支分布。

❖ 皮下组织：内有上述神经分支。

❖ 肌肉及筋膜：棘上韧带、棘间韧带、黄韧带。

❖ 血管：深层有棘突间的椎外（后）静脉丛，第 3 肋间后动、静脉背侧支的分支或属支。

❖ 神经：浅层有第 3 胸神经后支的内侧支分布；深层有第 3 胸神经后支的肌支。

❖ 其他毗邻结构：①第 3、4 胸椎；②脊髓。

【主治病症】①发热、癫狂、惊风抽搐；②腰背痛；③咳嗽、气喘。

【刺法操作】沿棘突的倾斜角向上斜刺 0.5~1 寸。

【危险提示】不宜深刺，以免损伤脊髓。

13. 陶道　Táodào（GV13）督脉、足太阳经交会穴

【定位与取穴】第 1 胸椎棘突下凹陷中，后正中线上（图 3-2-136、图 3-2-284）。

【穴区层次解剖】

❖ 皮肤：有第 1 胸神经后支的内侧支分布。

❖ 皮下组织：内有上述神经分支。

❖ 肌肉及筋膜：棘上韧带、棘间韧带、黄韧带。

❖ 血管：深层有棘突间的椎外（后）静脉丛，第 1 肋间后动、静脉背侧支的分支或属支。

❖ 神经：浅层有第 1 胸神经后支的内侧支分布；深层有第 1 胸神经后支的肌支。

❖ 其他毗邻结构：①第 1、2 胸椎；②脊髓。

【主治病症】①疟疾；②脊强。

【刺法操作】沿棘突的倾斜角向上斜刺 0.5~1 寸。

【危险提示】不宜深刺，以免损伤脊髓。

14. 大椎　Dàzhuī（GV14）督脉，手、足三阳经交会穴

【定位与取穴】第 7 颈椎棘突下凹陷中，后正中线上（图 3-2-137、图 3-2-286）。

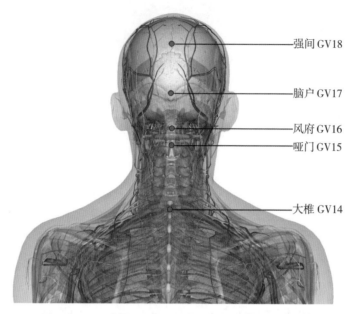

图 3-2-286 大椎、哑门、风府、脑户、强间穴透视图

强间 GV18
脑户 GV17
风府 GV16
哑门 GV15
大椎 GV14

【穴区层次解剖】

❖ 皮肤：有第 8 颈神经后支的内侧支分布。

❖ 皮下组织：内有上述神经分支。

❖ 肌肉及筋膜：棘上韧带、棘间韧带、黄韧带。

❖ 血管：浅层有棘突间皮下静脉丛；深层有棘突间的椎外（后）静脉丛。

❖ 神经：浅层有第 8 颈神经后支的内侧支分布；深层有第 8 颈神经后支的肌支。

❖ 其他毗邻结构：①第 1、2 胸椎；②脊髓。

【主治病症】①热病、疟疾、寒热；②咳嗽、气喘、骨蒸；③颈项强痛、脊痛。

【刺法操作】沿棘突的倾斜角向上斜刺 0.5~1 寸。

【应用解读】本穴为颅脑外科手术的针刺麻醉要穴。

【危险提示】不宜深刺，以免损伤脊髓。

15. 哑门 Yǎmén（GV15）督脉、阳维脉交会穴

【定位与取穴】第 2 颈椎棘突上际凹陷中，后正中线上，相当于后发际正中直上 0.5 寸（图 3-2-286、图 3-2-287）。

【穴区层次解剖】

❖ 皮肤：有第 3 枕神经分布。

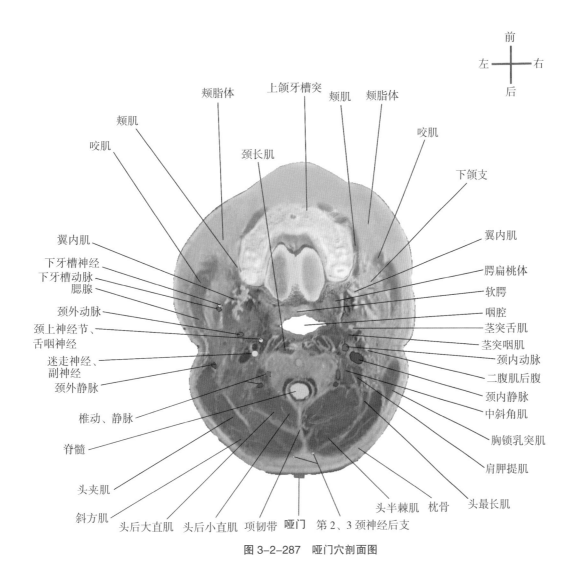

图 3-2-287 哑门穴剖面图

❖ 皮下组织：内有上述神经分支及皮下静脉等。

❖ 肌肉及筋膜：左、右斜方肌之间，项韧带（左、右头夹肌之间，左、右头半棘肌之间）、寰枕后膜。

❖ 血管：有皮下静脉。

❖ 神经：浅层有第 3 枕神经分布；深层有第 2、3 颈神经后支的分支。

❖ 其他毗邻结构：①第 1、2 颈椎，枕骨；②斜方肌、头半棘肌、头后小直肌；③延髓。

【主治病症】①失音、舌缓或舌强不语；②头痛、颈项强痛；③鼻衄。

【刺法操作】针尖朝向耳垂或者下颌方向缓慢刺入 0.5~1 寸。

【应用解读】本穴主要用于多种原因导致的失音，是颅脑外科手术（后颅脑）的针刺麻醉用穴。

【危险提示】针尖切不可向前上方深刺，以免伤及延髓。

16. 风府　Fēngfǔ（GV16）督脉、阳维脉交会穴

【定位与取穴】在颈后区，枕外隆凸直下，两侧斜方肌之间凹陷中（图3-2-245、图3-2-286）。

【穴区层次解剖】

❖ 皮肤：有枕大神经和第3枕神经的分支分布。

❖ 皮下组织：内有上述神经分支。

❖ 肌肉及筋膜：左、右斜方肌腱之间，项韧带（左、右头半棘肌之间），左、右头后大、小直肌之间，寰枕后膜。

❖ 血管：浅层有枕动、静脉的分支或属支。

❖ 神经：浅层有枕大神经和第3枕神经的分支分布；深层有枕下神经的分支分布。

❖ 其他毗邻结构：①枕骨大孔；②斜方肌腱、头半棘肌、头后小直肌、头后大直肌在穴位两侧；③延髓。

【主治病症】①中风不语；②癫狂、头痛、眩晕、颈项强痛；③咽喉肿痛、鼻衄。

【刺法操作】针尖朝向下颌或喉结方向缓慢刺入0.5~1寸。

【危险提示】不可向上深刺，以免损伤延髓，危及生命。针刺时应缓慢进针，严禁提插和大幅度捻转。

17. 脑户　Nǎohù（GV17）督脉、足太阳经交会穴

【定位与取穴】在头部，枕外隆凸的上缘凹陷中（图3-2-152、图3-2-286）。

【穴区层次解剖】

❖ 皮肤：有枕大神经分布。

❖ 皮下组织：内有上述神经分支和枕动、静脉。

❖ 肌肉及筋膜：左、右枕额肌枕腹之间，帽状腱膜下疏松结缔组织。

❖ 血管：枕动、静脉。

❖ 神经：有枕大神经分布。

❖ 其他毗邻结构：颅骨。

【主治病症】①癫、狂、痫；②失音、眩晕；③颈项强痛。

【刺法操作】平刺0.5~1寸。

18. 强间 Qiángjiān（GV18）

【定位与取穴】在头部，后发际正中直上 4 寸（图 3-2-286、图 3-2-288）。

【穴区层次解剖】

❖ 皮肤：有枕大神经分布。

❖ 皮下组织：内有上述神经分支和左、右枕动、静脉的吻合网。

❖ 肌肉及筋膜：帽状腱膜、帽状腱膜下疏松结缔组织。

❖ 血管：有枕动、静脉形成的吻合网。

❖ 神经：有枕大神经分布。

❖ 其他毗邻结构：颅骨。

【主治病症】①癫、狂、痫；②头痛、颈项强痛。

【刺法操作】平刺 0.5~0.8 寸。

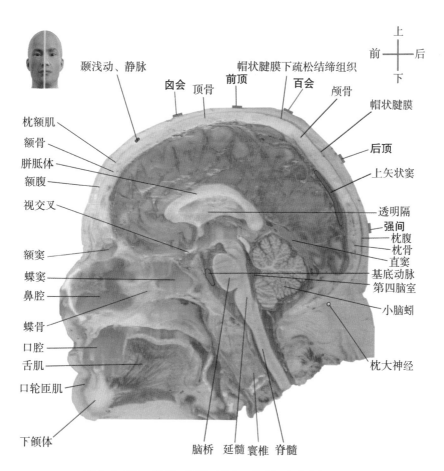

图 3-2-288 强间、后顶、百会、前顶、囟会穴剖面图

19. 后顶 Hòudǐng（GV19）

【定位与取穴】后发际正中直上 5.5 寸，相当于百会穴向后 1.5 寸（图 3-2-288、图 3-2-289）。

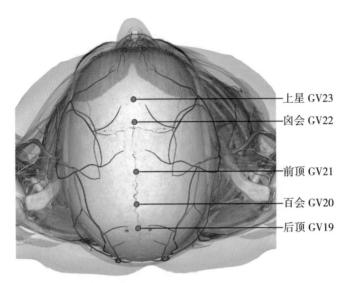

上星 GV23
囟会 GV22
前顶 GV21
百会 GV20
后顶 GV19

图 3-2-289 后顶、百会、前顶、囟会、上星穴透视图

【穴区层次解剖】

❖ 皮肤：有枕大神经分布。

❖ 皮下组织：内有上述神经分支和左、右枕动、静脉及颞浅动、静脉的吻合网。

❖ 肌肉及筋膜：帽状腱膜、帽状腱膜下疏松结缔组织。

❖ 血管：有枕动、静脉和颞浅动、静脉的吻合网。

❖ 神经：有枕大神经分布。

❖ 其他毗邻结构：颅骨。

【主治病症】①头痛、眩晕；②癫、狂、痫；③颈项强痛。

【刺法操作】平刺 0.5~1 寸。

20. 百会 Bǎihuì（GV20）督脉、手太阳经、足太阳经交会穴

【定位与取穴】在头部，前发际正中直上 5 寸（图 3-2-288、图 3-2-289）。在前、后发际正中连线的中点向前 1 寸凹陷中。或折耳，两耳尖向上连线的中点。

【穴区层次解剖】

❖ 皮肤：有枕大神经、额神经的分支分布。

❖ 皮下组织：内有上述神经分支和左、右颞浅动、静脉和枕动、静脉吻合网。

❖ 肌肉及筋膜：帽状腱膜、帽状腱膜下疏松结缔组织。

❖ 血管：有左、右颞浅动、静脉及枕动、静脉吻合网。

❖ 神经：有枕大神经、额神经分布。

❖ 其他毗邻结构：颅骨。

【主治病症】①头痛、目痛、眩晕、耳鸣、鼻塞；②中风、神昏；③癫、狂、痫、小儿惊风、痴呆；④脱肛、子宫脱垂。

【刺法操作】平刺 0.5~1 寸。

21. 前顶 Qiándǐng（GV21）

【定位与取穴】在头部，前发际正中直上 3.5 寸（图 3-2-288、图 3-2-289）。

【穴区层次解剖】

❖ 皮肤：有额神经分布。

❖ 皮下组织：内有上述神经分支和左、右颞浅动、静脉及额动、静脉的吻合网。

❖ 肌肉及筋膜：帽状腱膜、帽状腱膜下疏松结缔组织。

❖ 血管：有左、右颞浅动、静脉和额动、静脉的吻合网。

❖ 神经：有额神经分布。

❖ 其他毗邻结构：颅骨。

【主治病症】①头痛、眩晕；②小儿惊风；③鼻渊、面肿。

【刺法操作】平刺 0.3~0.5 寸。

22. 囟会 Xìnhuì（GV22）

【定位与取穴】在头部，前发际正中直上 2 寸（图 3-2-288、图 3-2-289）。

【穴区层次解剖】

❖ 皮肤：有额神经分布。

❖ 皮下组织：内有上述神经分支和左、右颞浅动、静脉和额动、静脉的吻合网。

❖ 肌肉及筋膜：帽状腱膜、帽状腱膜下疏松结缔组织。

❖ 血管：有左、右颞浅动、静脉和额动、静脉的吻合网。

❖ 神经：有额神经分布。

❖ 其他毗邻结构：颅骨。

【主治病症】①头痛、眩晕；②癫痫、小儿惊风；③鼻塞、鼻衄。

【刺法操作】平刺 0.3~0.5 寸。

【危险提示】3岁以下、囟门未合者禁针刺。

23. 上星 Shàngxīng（GV 23）

【定位与取穴】前发际正中直上1寸（图3-2-148、图3-2-289）。

【穴区层次解剖】

❖ 皮肤：有额神经分布。

❖ 皮下组织：内有上述神经分支和额动、静脉的分支或属支。

❖ 肌肉及筋膜：帽状腱膜、帽状腱膜下疏松结缔组织。

❖ 血管：有额动、静脉的吻合网。

❖ 神经：有额神经分布。

❖ 其他毗邻结构：颅骨。

【主治病症】①鼻渊、鼻衄；②头痛、眩晕、目痛、癫狂；③疟疾、热病。

【刺法操作】平刺0.5~0.8寸。

24. 神庭 Shéntíng（GV24）督脉、足太阳经、足阳明经交会穴

【定位与取穴】前发际正中直上0.5寸。发际不明或变异者，从眉心直上3.5寸处取穴（图3-2-147、图3-2-290）。

【穴区层次解剖】

❖ 皮肤：由额神经分布。

❖ 皮下组织：内有上述神经分支和额动、静脉的分支或属支。

❖ 肌肉及筋膜：枕额肌额腹、帽状腱膜下疏松结缔组织。

❖ 血管：有额动、静脉的吻合网。

❖ 神经：有额神经分布。

❖ 其他毗邻结构：颅骨。

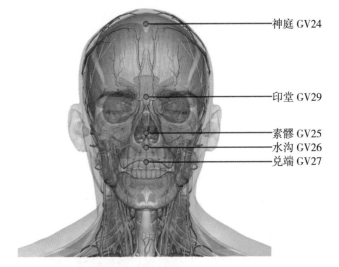

图3-2-290 神庭、印堂、素髎、水沟、兑端穴透视图

【主治病症】①癫、狂、痫；②头痛、眩晕、呕吐；③鼻渊、鼻衄。

【刺法操作】平刺0.3~0.5寸。

25. 印堂 Yìntáng（GV 29，原 EX-HN3）

【定位与取穴】在头部，两眉毛内侧端中间的凹陷中（图3-2-146、图3-2-290）。

【穴区层次解剖】

❖ 皮肤：有额神经的分支滑车上神经分布。

❖ 皮下组织：内有上述神经分支。

❖ 肌肉及筋膜：降眉间肌。

❖ 血管：有滑车上动、静脉和额动脉及伴行的静脉。

❖ 神经：浅层有额神经的分支滑车上神经分布；深层有面神经的颞支和颧支。

❖ 其他毗邻结构：鼻骨。

【主治病症】①小儿惊风；②头痛、眩晕；③鼻渊、鼻衄；④失眠。

【刺法操作】提捏进针，从上向下平刺，或向左、右透刺攒竹、睛明等，深 0.5~1 寸。

26. 素髎　Sùliáo（GV25）

【定位与取穴】在面部，鼻尖的正中央（图 3-2-290、图 3-2-291）。

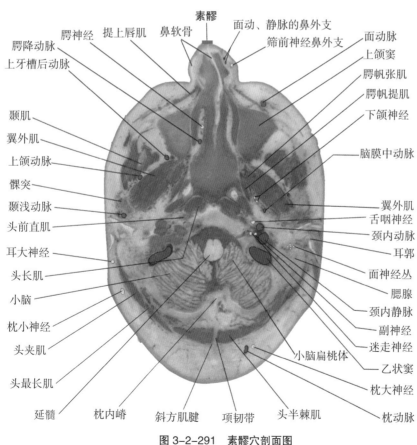

图 3-2-291　素髎穴剖面图

【穴区层次解剖】

❖ 皮肤：有筛前神经鼻外支分布。筛前神经为鼻睫神经的分支。鼻睫神经为三叉神经第 1 支眼神经的分支。

❖ 皮下组织：内有上述神经分支和面动、静脉的鼻背支。

❖ 血管：有面动、静脉的鼻背支。

❖ 神经：有筛前神经鼻外支分布。

❖ 其他毗邻结构：鼻中隔软骨和鼻外侧软骨。

【主治病症】鼻塞、鼻衄、鼻渊、鼻息肉、酒渣鼻。

【刺法操作】直刺或向上斜刺 0.3~0.5 寸。

27. 水沟　Shuǐgōu（GV26）督脉、手阳明经、足阳明经交会穴

【定位与取穴】人中沟的上 1/3 与中 1/3 交点处（图 3-2-46、图 3-2-290）。

【穴区层次解剖】

❖ 皮肤：有上颌神经的分支眶下神经的分支分布。

❖ 皮下组织：内有上述神经分支和面动、静脉的鼻背支。

❖ 肌肉及筋膜：口轮匝肌。

❖ 血管：有上唇动、静脉。

❖ 神经：浅层有眶下神经的分支分布；深层有面神经的肌支。

【主治病症】①一切神昏之急救；②中风、口眼㖞斜、流涎、口噤；③鼻塞、鼻衄；④癫、狂、痫；⑤水肿、消渴；⑥腰脊强痛。

【刺法操作】向上斜刺 0.3~0.5 寸。

28. 兑端　Duìduān（GV27）

【定位与取穴】在面部，上唇结节的中点（图 3-2-290、图 3-2-292）。

【穴区层次解剖】

❖ 皮肤：有上颌神经的分支眶下神经的分支分布。

❖ 皮下组织：内有上述神经分支和上唇动、静脉。

❖ 肌肉及筋膜：口轮匝肌。

❖ 血管：有上唇动、静脉。

❖ 神经：浅层有上颌神经的分支眶下神经的分支分布；深层有面神经的肌支。

【主治病症】①癫痫、呕沫、口噤；②牙痛、口臭。

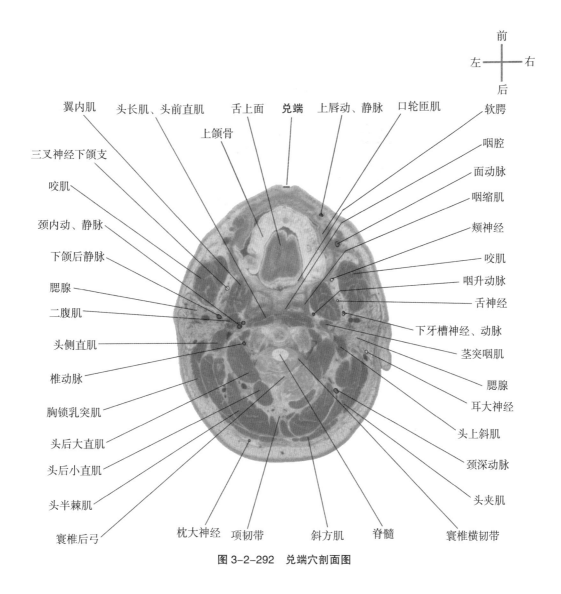

图 3-2-292　兑端穴剖面图

【刺法操作】向上斜刺 0.2~0.3 寸。

29. 龈交　Yínjiāo（GV28）

【定位与取穴】在上唇内，上唇系带与上牙龈的交点（图 3-2-293）。

【穴区层次解剖】

❖ 皮肤：有上颌神经的上唇支及眶下神经与面神经分支交叉形成的眶下丛分布。

❖ 皮下组织：内有上述神经分支和上唇动、静脉。

❖ 肌肉及筋膜：口轮匝肌、上唇系带、口轮匝肌深面与上颌骨牙槽弓之间结缔组织。

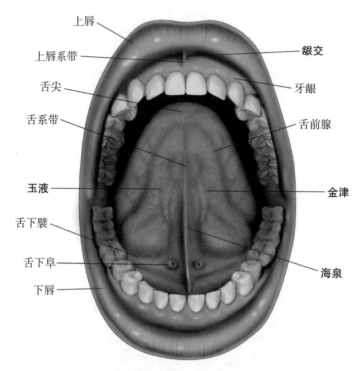

图 3-2-293　龈交、海泉、金津、玉液穴剖面图

❖ 血管：有上唇动、静脉。

❖ 神经：有上颌神经的上唇支及眶下神经与面神经分支交叉形成的眶下丛分布。

【主治病症】①癫狂；②牙龈肿痛或出血、鼻塞、鼻息肉；③小儿面部疮癣。

【刺法操作】向上斜刺 0.1~0.3 寸，或点刺出血。

十四、任脉腧穴

本经腧穴分布在会阴、腹、胸、颈、下颌部的正中线上，起于会阴，止于承浆，共 24 穴（图 3-2-294）。

联系脏腑：胞宫。

通过器官：喉、口唇。

主治概要：腹、胸、颈、头部的局部病症及相应的内脏器官病症。部分腧穴有强身的作用，少数腧穴可治疗神志病。

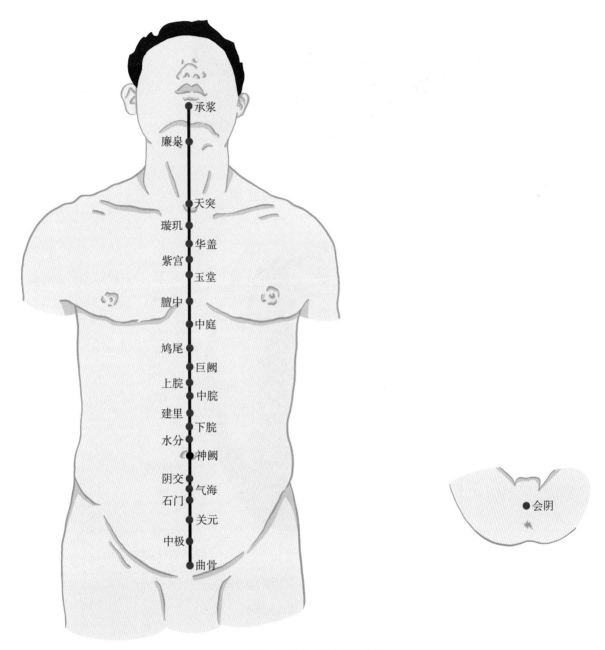

图 3-2-294　任脉经穴总图

1. 会阴　Huìyīn（CV1）

【定位与取穴】在会阴区，男性在阴囊根部与肛门连线的中点，女性在大阴唇后联合与肛门连线的中点（图 3-2-295、图 3-2-296）。胸膝位或侧卧位，在前后二阴中间。

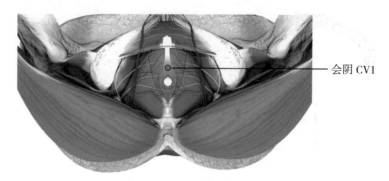

会阴 CV1

图 3-2-295　会阴穴透视图

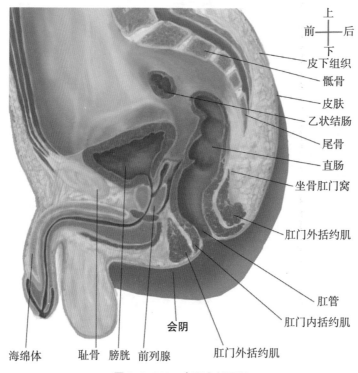

上
前 ┼ 后
下

皮下组织
骶骨
皮肤
乙状结肠
尾骨
直肠
坐骨肛门窝

肛门外括约肌

肛管
肛门内括约肌

海绵体　耻骨　膀胱　前列腺　　肛门外括约肌

会阴

图 3-2-296　会阴穴剖面图

【穴区层次解剖】

❖ 皮肤：有股后皮神经会阴支、阴部神经的会阴神经分支分布。

❖ 皮下组织：内有上述神经分支和肛门周围皮下静脉丛。

❖ 肌肉及筋膜：会阴中心腱。

❖ 血管：深层有阴部内动、静脉的分支或属支。

❖ 神经：浅层有股后皮神经会阴支、阴部神经的会阴神经分支分布；深层有阴部神经的分支。

❖ 其他毗邻结构：生殖器、直肠。

【主治病症】①大小便不利、阴痛、阴痒、阴肿、痔疮、遗精；②月经不调。

【刺法操作】直刺 0.5~1 寸。

【危险提示】针刺不可太深，宜使针走在肛管与尿道球之间（男）或肛管与阴道之间（女）。如针尖偏向前上，在男性可能刺中尿道球或透过尿生殖膈刺中前列腺；在女性可能刺进阴道内，这些都可能引起出血或感染。如针尖过于偏向后上，有可能刺进向前凸的直肠会阴曲内，也可能引起局部感染。

2. 曲骨　Qūgǔ（CV2）任脉、足厥阴经交会穴

【定位与取穴】在下腹部，耻骨联合上缘，前正中线上（图 3-2-81、图 3-2-297）。

【穴区层次解剖】

❖ 皮肤：有髂腹下神经分支分布。

❖ 皮下组织：内有上述神经分支和腹壁浅静脉。

❖ 肌肉及筋膜：腹白线。

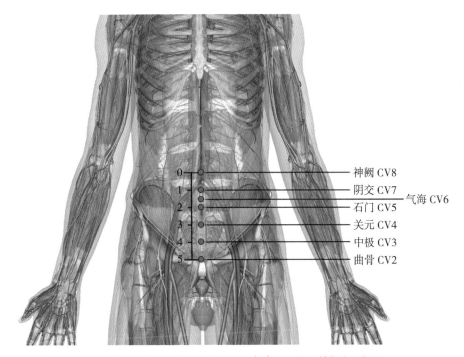

图 3-2-297　曲骨、中极、关元、石门、气海、阴交、神阙穴透视图

❖ 血管：浅层有腹壁浅静脉。

❖ 神经：浅层有髂腹下神经的前皮支分布；深层有髂腹下神经。

❖ 其他毗邻结构：①耻骨联合；②膀胱。

【主治病症】①小便不利、遗尿、阴疝、遗精、阳痿；②月经不调、带下。

【刺法操作】直刺 1~1.5 寸。需在排尿后进行针刺。孕妇禁针。

【危险提示】本穴区下是膀胱。膀胱在空虚时一般不超过耻骨联合上缘，但通常膀胱内因存有不同量的尿液而有不同程度的上升而位于耻骨联合上缘之上。如果此时针刺进针太深，必刺中膀胱。如果膀胱处于空虚状态，腹腔内的大网膜和小肠可能坠贴于膀胱上面，此时针刺太深，也可能刺中大网膜或小肠，引起出血或感染。所以如非必要，不宜深刺入壁腹膜。

3. 中极　Zhōngjí（CV3）膀胱募穴；任脉、足三阴经交会穴

【定位与取穴】脐中下 4 寸，前正中线上（图 3-2-80、图 3-2-297）。

【穴区层次解剖】

❖ 皮肤：有髂腹下神经的前皮支分布。

❖ 皮下组织：内有上述神经分支及腹壁浅静脉。

❖ 肌肉及筋膜：腹白线。

❖ 血管：浅层有腹壁浅静脉。

❖ 神经：浅层有髂腹下神经的前皮支分布；深层有髂腹下神经。

❖ 其他毗邻结构：膀胱、大网膜、小肠、子宫。

【主治病症】①月经不调、崩漏、子宫脱垂、阴痒、不孕、产后恶露不尽、带下；②遗尿、小便不利、阴疝、遗精、阳痿等。

【刺法操作】直刺 1~1.5 寸。针刺前让患者排尿。孕妇慎用。

【危险提示】深刺时，针尖可进入腹腔，如膀胱充盈，可能刺中膀胱；如膀胱空虚，可能刺中大网膜或小肠。女性的子宫俯于膀胱后上方，如针刺过深，也可能刺中子宫。所以如非必要，不宜深刺入壁腹膜。

4. 关元　Guānyuán（CV4）小肠募穴；任脉、足三阴经交会穴

【定位与取穴】脐中下 3 寸，前正中线上（图 3-2-79、图 3-2-297）。

【穴区层次解剖】

❖ 皮肤：有第 11、12 胸神经的前皮支分布。

❖ 皮下组织：内有上述神经分支及腹壁浅静脉。

❖ 肌肉及筋膜：腹白线。

❖ 血管：浅层有腹壁浅静脉。

❖ 神经：浅层有第 11、12 胸神经前支的前皮支分布；深层有第 11、12 胸神经前支的分支。

❖ 其他毗邻结构：大网膜、小肠、子宫。

【主治病症】①疝气、少腹疼痛；②癃闭、尿频、遗精、阳痿；③月经不调、痛经、经闭、崩漏、带下、子宫脱垂、恶露不尽、不孕；④泄泻；⑤虚劳诸疾。

【刺法操作】直刺 1~1.5 寸。针刺前让患者排尿。孕妇慎用。

【应用解读】本穴是保健灸的常用穴。

【危险提示】深刺时，针尖可进入腹腔，如膀胱充盈，可能刺中膀胱；如膀胱空虚，可能刺中大网膜或小肠。女性的子宫俯于膀胱后上方，如针刺过深，也可能刺中子宫。所以如非必要，不宜深刺入壁腹膜。

5. 石门　ShíMén（CV5）三焦募穴

【定位与取穴】脐中下 2 寸，前正中线上（图 3-2-78、图 3-2-297）。

【穴区层次解剖】

❖ 皮肤：有第 11 胸神经的前支分布。

❖ 皮下组织：内有上述神经分支及腹壁浅静脉。

❖ 肌肉及筋膜：腹白线。

❖ 血管：浅层有腹壁浅静脉。

❖ 神经：浅层有第 11 胸神经前支的前皮支分布；深层有第 11 胸神经前支的分支。

❖ 其他毗邻结构：大网膜、小肠。

【主治病症】①疝气、小便不利、遗精、阳痿；②妇人腹中包块、不孕、月经不调、产后恶露不尽；③水肿、泄泻、腹痛。

【刺法操作】直刺 1~1.5 寸。孕妇慎用。

【应用解读】一些针灸古籍中说本穴可以导致绝育，但是在《黄帝明堂经》中记载本穴主治中有"绝子"一症，后世也有类似的应用，所以它对女性生殖的影响还需要临床严格系统的观察。

【危险提示】深刺时，针尖可进入腹腔，可能刺中大网膜或小肠等。所以如非必要，不宜深刺入壁腹膜。

6. 气海　Qìhǎi（CV6）

【定位与取穴】脐中下 1.5 寸，前正中线上（图 3-2-297、图 3-2-298）。

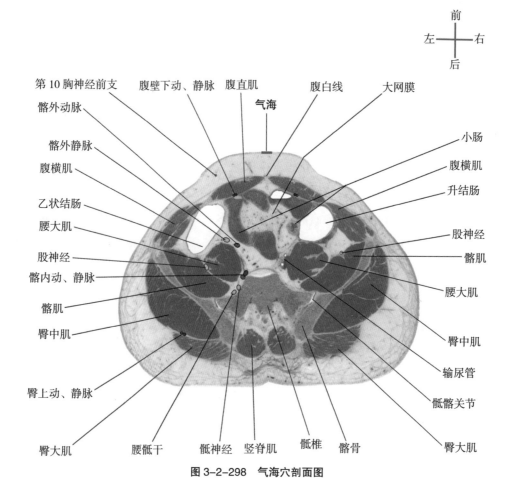

前
左 ┼ 右
后

第 10 胸神经前支　腹壁下动、静脉　腹直肌　　腹白线　　大网膜

髂外动脉

气海

小肠

髂外静脉

腹横肌

腹横肌

升结肠

乙状结肠

腰大肌

股神经

股神经

髂内动、静脉

髂肌

髂肌

臀中肌

腰大肌

臀中肌

臀上动、静脉

输尿管

骶髂关节

臀大肌　　腰骶干　　骶神经　竖脊肌　　骶椎　髂骨　　臀大肌

图 3-2-298　气海穴剖面图

【穴区层次解剖】

❖ 皮肤：有第 11 胸神经的前支分布。

❖ 皮下组织：内有上述神经分支及腹壁浅静脉。

❖ 肌肉及筋膜：腹白线。

❖ 血管：浅层有腹壁浅静脉。

❖ 神经：浅层有第 11 胸神经前支的前皮支分布；深层有第 11 胸神经前支。

❖ 其他毗邻结构：大网膜、小肠。

【主治病症】①虚脱、泄泻、虚劳羸瘦；②疝气、腹痛、小便不利、遗尿、遗精、阳痿；③月经不调、带下、子宫脱垂、恶露不尽。

【刺法操作】直刺 1~1.5 寸。孕妇慎用。

【应用解读】本穴是保健灸的常用穴。

【危险提示】深刺时，针尖可进入腹腔，可能刺中大网膜或小肠等。所以如非必要，不宜深刺入壁腹膜。

7. 阴交 Yīnjiāo（CV7）任脉、冲脉、足少阴经交会穴

【定位与取穴】在下腹部，脐中下 1 寸，前正中线上（图 3-2-77、图 3-2-297）。

【穴区层次解剖】

❖ 皮肤：有第 11 胸神经的前支分布。

❖ 皮下组织：内有上述神经分支及腹壁浅静脉。

❖ 肌肉及筋膜：腹白线。

❖ 血管：浅层有腹壁浅静脉。

❖ 神经：浅层有第 11 胸神经前支的前皮支分布；深层有第 11 胸神经前支。

❖ 其他毗邻结构：大网膜、小肠。

【主治病症】①疝气、腹痛；②月经不调、带下、不孕、产后诸症；③水肿、小便不利。

【刺法操作】直刺 1~1.5 寸。孕妇慎用。

【危险提示】深刺时，针尖可进入腹腔，可能刺中大网膜或小肠等。所以如非必要，不宜深刺入壁腹膜。

8. 神阙 Shénquè（CV8）

【定位与取穴】在脐区，脐中央（图 3-2-75、图 3-2-297）。

【穴区层次解剖】

❖ 皮肤：有第 10 胸神经的前支分布。

❖ 皮下组织：内有上述神经分支。

❖ 肌肉及筋膜：肚脐。

❖ 血管：浅层有脐周静脉丛。

❖ 神经：浅层有第 10 胸神经前支的前皮支分布；深层有第 10 胸神经前支。

❖ 其他毗邻结构：大网膜、小肠。

【主治病症】①脐周痛、腹胀、肠鸣、泄泻；②水肿、小便不利；③中风脱证。

【刺法操作】以肚脐为中心皮下平刺，或用灸法。

【应用解读】本穴下纤维层和肝圆韧带相连，因此可以有效调节内脏张力。

【危险提示】脐环上部组织发育薄弱，不宜直刺。

9. 水分　Shuǐfēn（CV9）

【定位与取穴】在上腹部，脐中上 1 寸，前正中线上（图 3-2-74、图 3-2-299）。

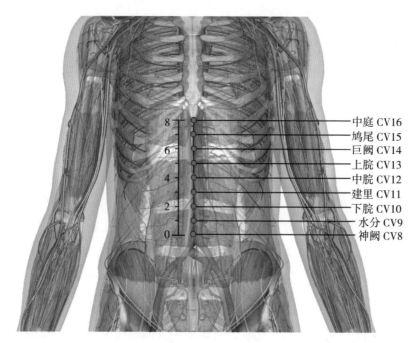

8	中庭 CV16
	鸠尾 CV15
6	巨阙 CV14
	上脘 CV13
4	中脘 CV12
	建里 CV11
2	下脘 CV10
	水分 CV9
0	神阙 CV8

图 3-2-299　水分、下脘、建里、中脘、上脘、巨阙、鸠尾、中庭穴透视图

【穴区层次解剖】

❖ 皮肤：有第 9 胸神经的前支分布。

❖ 皮下组织：内有上述神经分支及腹壁浅静脉。

❖ 肌肉及筋膜：腹白线。

❖ 血管：浅层有腹壁浅静脉。

❖ 神经：浅层有第 9 胸神经前支的前皮支分布；深层有第 9 胸神经前支。

❖ 其他毗邻结构：大网膜、小肠。

【主治病症】①腹痛、胀满坚硬、不思饮食；②水肿、小便不利。

【刺法操作】直刺 1~1.5 寸。

【危险提示】深刺时，针尖可进入腹腔，可能刺中大网膜、小肠或下垂至此处的横结肠。所以如非必要，不宜深刺入壁腹膜。

10. 下脘　Xiàwǎn（CV10）任脉、足太阴经交会穴

【定位与取穴】脐中上 2 寸，前正中线上（图 3-2-73、图 3-2-299）。

【穴区层次解剖】

❖ 皮肤：有第 9 胸神经的前支分布。

❖ 皮下组织：内有上述神经分支及腹壁浅静脉。

❖ 肌肉及筋膜：腹白线。

❖ 血管：浅层有腹壁浅静脉。

❖ 神经：浅层有第 9 胸神经前支的前皮支分布；深层有第 9 胸神经前支。

❖ 其他毗邻结构：大网膜、小肠。

【主治病症】①呕吐、食入即出；②腹满、腹硬、腹中包块、不思饮食、消瘦。

【刺法操作】直刺 0.5~1.5 寸。

【危险提示】深刺时，针尖可进入腹腔，可能刺中大网膜和小肠。瘦长体型人，其胃可能垂至髂嵴水平，因此针对此种体型的人，针刺下脘过深，也有可能刺中胃壁。所以如非必要，不宜深刺入壁腹膜。

11. 建里 Jiànlǐ（CV11）

【定位与取穴】脐中上 3 寸，前正中线上（图 3-2-72、图 3-2-299）。

【穴区层次解剖】

❖ 皮肤：有第 8 胸神经的前支分布。

❖ 皮下组织：内有上述神经分支及腹壁浅静脉。

❖ 肌肉及筋膜：腹白线。

❖ 血管：浅层有腹壁浅静脉。

❖ 神经：浅层有第 8 胸神经前支的前皮支分布；深层有第 8 胸神经前支。

❖ 其他毗邻结构：大网膜、横结肠、胃。

【主治病症】①胃脘痛、呕吐、不思饮食；②腹胀、肠鸣；③身肿。

【刺法操作】直刺 1~1.5 寸。

【危险提示】深刺时，针尖可进入腹腔，可能刺中大网膜及横结肠或胃壁。所以如非必要，不宜深刺入壁腹膜。

12. 中脘 Zhōngwǎn（CV12）胃募穴；八会穴之腑会；任脉、手太阳经、手少阳经、足阳明经交会穴

【定位与取穴】脐中上 4 寸，前正中线上（图 3-2-71、图 3-2-299）。剑胸尖与脐中连线的中点处取穴。

【穴区层次解剖】

❖ 皮肤：有第 8 胸神经的前支分布。

❖ 皮下组织：内有上述神经分支及腹壁浅静脉。

❖ 肌肉及筋膜：腹白线。

❖ 血管：浅层有腹壁浅静脉。

❖ 神经：浅层有第 8 胸神经前支的前皮支分布；深层有第 8 胸神经前支。

❖ 其他毗邻结构：横结肠、胃。

【主治病症】①胃脘痛、腹胀、腹中包块、泄泻、便秘、不思饮食、呕吐；②黄疸。

【刺法操作】直刺 0.5~1.5 寸。

【危险提示】如果针刺透过壁腹膜，可能刺入横结肠或胃内。正常成人，肝脏质地柔软而脆，富有血管，并随呼吸而上下移动，其下缘在正中线上可下延至剑突下 3~5cm。在中脘穴针刺，一般不会刺中肝脏，但如肝较大，或针向右后上方深进，也可能刺伤肝脏。所以在中脘穴针刺之前，应摸清患者肝的大小，掌握其体表投影。

13. 上脘　Shàngwǎn（CV13）任脉、手太阳经、足阳明经交会穴

【定位与取穴】脐中上 5 寸，前正中线上（图 3-2-70、图 3-2-299）。

【穴区层次解剖】

❖ 皮肤：有第 7 胸神经的前支分布。

❖ 皮下组织：内有上述神经分支及腹壁浅静脉。

❖ 肌肉及筋膜：腹白线。

❖ 血管：浅层有腹壁浅静脉。

❖ 神经：浅层有第 7 胸神经前支的前皮支分布；深层有第 7 胸神经前支。

❖ 其他毗邻结构：横结肠、胃。

【主治病症】①胃脘痛、呕吐、呕血、呃逆、不思饮食、腹胀、腹中包块；②癫痫。

【刺法操作】直刺 0.5~1.5 寸。

【危险提示】本穴临近肝前下缘，因此，针尖如向后上方深刺，可刺入肝实质内导致出血；直刺过深也可能刺入胃或横结肠内，使针体污染。所以在针刺上脘穴之前，应摸清患者肝脏的大小，掌握其体表投影。如非必要，不宜深刺入壁腹膜。

14. 巨阙　Jùquè（CV14）心募穴

【定位与取穴】脐中上 6 寸，前正中线上（图 3-2-69、图 3-2-299）。

【穴区层次解剖】

❖ 皮肤：有第 7 胸神经的前支分布。

❖ 皮下组织：内有上述神经分支及腹壁浅静脉。

❖ 肌肉及筋膜：腹白线。

❖ 血管：浅层有腹壁浅静脉。

❖ 神经：浅层有第 7 胸神经前支的前皮支分布；深层有第 7 胸神经前支。

❖ 其他毗邻结构：肝脏、胃。

【主治病症】①胸痛、气喘、心烦、心悸；②腹痛、呕吐、吞酸；③癫、狂、痫。

【刺法操作】直刺 0.5~1 寸。

【危险提示】如直刺过深，针尖进入腹膜腔，可能会刺破肝脏、胃，如再加以提插、捻转等手法，则损伤更为严重。

15. 鸠尾　Jiūwěi（CV15）络穴；膏之原穴

【定位与取穴】剑突尖下 1 寸，前正中线上（图 3-2-299、图 3-2-300）。

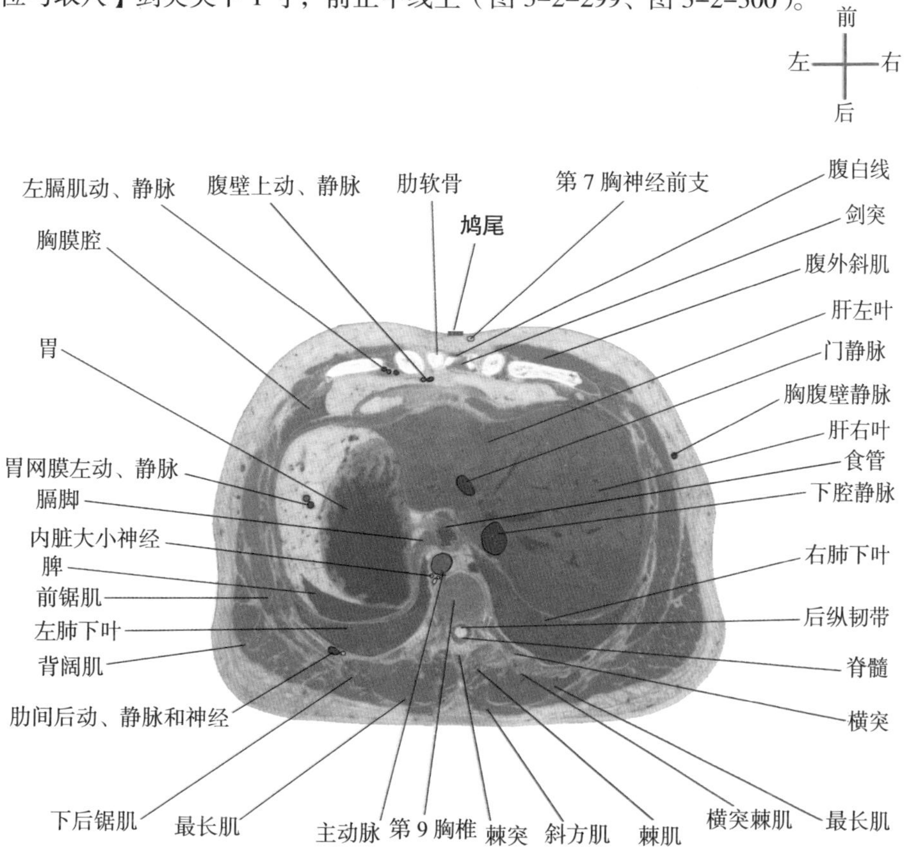

图 3-2-300　鸠尾穴剖面图

❖ 皮肤：有第 7 胸神经的前支分布。

❖ 皮下组织：内有上述神经分支。

❖ 肌肉及筋膜：腹白线。

❖ 血管：浅层有胸廓内动、静脉的前穿支。

❖ 神经：浅层有第 7 胸神经前支的前皮支分布；深层有第 7 胸神经前支。

❖ 其他毗邻结构：①剑突；②肝脏、胃。

【主治病症】①胸痛、气喘；②腹胀、呃逆；③癫、狂、痫。

【刺法操作】向下斜刺 0.5~1 寸。

【危险提示】如直刺过深，针尖进入腹腔，可能会刺中肝脏引起出血。勿直刺或向上斜刺，以免刺伤心脏、肺脏和肝脏。

16. 中庭　Zhōngtíng（CV16）

【定位与取穴】在胸部，剑突尖所在处，前正中线上（图 3-2-67、图 3-2-299）。

【穴区层次解剖】

❖ 皮肤：有第 6 肋间神经的前皮支分布。

❖ 皮下组织：内有上述神经分支及胸廓内动、静脉的前穿支。

❖ 肌肉及筋膜：胸肋辐状韧带、肋剑突韧带。

❖ 血管：有胸廓内动、静脉的穿支。

❖ 神经：有第 6 肋间神经的前皮支分布。

❖ 其他毗邻结构：胸剑结合部。

【主治病症】胸胁胀满、噎膈、呕吐。

【刺法操作】向上或下平刺 1~1.5 寸。

17. 膻中　Dànzhōng（CV17）心包募穴；八会穴之气会；任脉、足太阴经、足少阴经、手太阳经、手少阳经交会穴

【定位与取穴】在胸部，横平第 4 肋间隙，前正中线上（图 3-2-66、图 3-2-301）。

【穴区层次解剖】

❖ 皮肤：有第 4 肋间神经的前皮支分布。

❖ 皮下组织：内有上述神经分支及胸廓内动、静脉的前穿支。

❖ 肌肉及筋膜：胸骨膜。

❖ 血管：有胸廓内动、静脉的穿支。

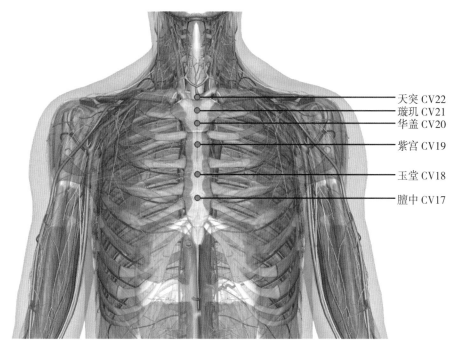

天突 CV22
璇玑 CV21
华盖 CV20

紫宫 CV19

玉堂 CV18

膻中 CV17

图 3-2-301 膻中、玉堂、紫宫、华盖、璇玑、天突穴透视图

❖ 神经：有第 4 肋间神经的前皮支分布。

❖ 其他毗邻结构：胸骨。

【主治病症】①胸闷、心痛；②咳嗽、气喘；③噎膈；④产后缺乳。

【刺法操作】平刺 1~1.5 寸。

18. 玉堂　Yùtáng（CV18）

【定位与取穴】在胸部，横平第 3 肋间隙，前正中线上（图 3-2-65、图 3-2-301）。

【穴区层次解剖】

❖ 皮肤：有第 3 肋间神经的前皮支分布。

❖ 皮下组织：内有上述神经分支及胸廓内动、静脉的前穿支。

❖ 肌肉及筋膜：胸骨膜。

❖ 血管：有胸廓内动、静脉的穿支。

❖ 神经：有第 3 肋间神经的前皮支分布。

❖ 其他毗邻结构：胸骨。

【主治病症】①咳嗽、气喘、胸闷、胸痛、乳房胀痛；②呕吐。

【刺法操作】平刺 1~1.5 寸。

19. 紫宫　Zǐgōng（CV19）

【定位与取穴】在胸部，横平第 2 肋间隙，前正中线上（图 3-2-64、图 3-2-301）。

【穴区层次解剖】

❖ 皮肤：有第 2 肋间神经的前皮支分布。

❖ 皮下组织：内有上述神经分支及胸廓内动、静脉的前穿支。

❖ 肌肉及筋膜：胸骨膜。

❖ 血管：有胸廓内动、静脉的穿支。

❖ 神经：有第 2 肋间神经的前皮支分布。

❖ 其他毗邻结构：胸骨。

【主治病症】胸痛、咳嗽、气喘。

【刺法操作】平刺 1~1.5 寸。

20. 华盖　Huágài（CV20）

【定位与取穴】在胸部，横平第 1 肋间隙，前正中线上（图 3-2-63、图 3-2-301）。

【穴区层次解剖】

❖ 皮肤：有第 1 肋间神经的前皮支分布。

❖ 皮下组织：内有上述神经分支及胸廓内动、静脉的前穿支。

❖ 肌肉及筋膜：胸骨膜。

❖ 血管：有胸廓内动、静脉的穿支。

❖ 神经：有第 1 肋间神经的前皮支分布。

❖ 其他毗邻结构：胸骨角，即胸骨柄和胸骨体的连接处。

【主治病症】胸胁痛、咳嗽、气喘。

【刺法操作】平刺 1~1.5 寸。

21. 璇玑　Xuánjī（CV21）

【定位与取穴】在胸部，胸骨上窝下 1 寸，前正中线上（图 3-2-4、图 3-2-301）。

【穴区层次解剖】

❖ 皮肤：有锁骨上内侧神经分布。

❖ 皮下组织：内有上述神经分支及胸廓内动、静脉的前穿支。

❖ 肌肉及筋膜：胸大肌起始腱。

❖ 血管：浅层有胸廓内动、静脉的前穿支。

❖ 神经：浅层有锁骨上内侧神经分布。

❖ 其他毗邻结构：胸骨柄。

【主治病症】①咳嗽、气喘、胸痛；②咽喉肿痛。

【刺法操作】平刺 1~1.5 寸。

22. 天突　Tiāntū（CV22）

【定位与取穴】在颈前区，胸骨上窝中央，前正中线上（图 3-2-301、图 3-2-302）。

【穴区层次解剖】

❖ 皮肤：有锁骨上内侧神经分布。

❖ 皮下组织：内有上述神经分支和颈静脉弓。

❖ 肌肉及筋膜：颈阔肌，左、右胸锁乳突肌腱，左、右胸骨甲状肌。

❖ 血管：浅层有颈静脉弓；深层有头臂干、左颈总动脉、主动脉弓和头臂静脉。

❖ 神经：浅层有锁骨上内侧神经分布。

❖ 其他毗邻结构：胸骨柄颈静脉切迹。

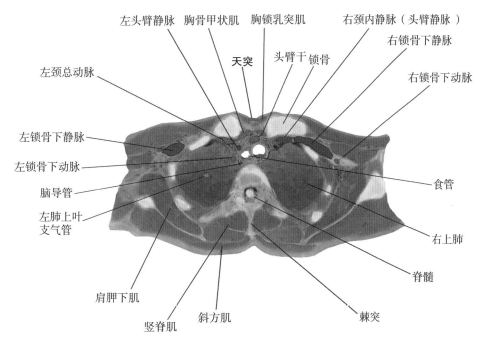

图 3-2-302　天突穴剖面图

【主治病症】①咳嗽、气喘、胸痛、咯血；②咽喉肿痛、失音；③瘿瘤；④噎膈。

【刺法操作】先直刺 0.2 寸，当针尖超过胸骨柄内缘后，将针尖转向下方，紧靠胸骨后面刺入1~1.5 寸。

【危险提示】在胸骨上窝，颈深筋膜浅层内有一横行的静脉弓。如果刺针靠胸骨柄颈静脉切迹刺入，一般不会刺中静脉弓。通过此处后，针尖向下刺入胸骨柄后方的上纵隔内。上纵隔内胸骨柄后方有胸腺。胸腺在 2 岁左右最发达，成年时被脂肪和结缔组织代替。在胸腺两旁及腺外侧部的前方，有胸膜和肺脏的前缘。该两前缘从胸锁关节后方斜向下内方至胸骨角中点后方并拢。胸腺后方有左头臂静脉（左无名静脉），它斜向右侧，与右头臂静脉（右无名静脉）合成上腔静脉。左头臂静脉的后方有主动脉弓及从其上缘发出的 3 条动脉干，从右向左为头臂干（无名动脉）、左颈总动脉和左锁骨下动脉。头臂干与左颈总动脉之间夹有气管。在气管前，通常有 1 支或 2 支甲状腺下静脉向下注入头臂静脉。

针刺天突穴时要注意 3 个不可。

（1）不可刺中血管，尤其不可刺中静脉（头臂静脉、甲状腺下静脉、颈静脉弓等），以免引起出血。为此，刺针要贴胸骨后面缓进且不可过深。

（2）不可刺中胸膜和肺脏，以免引起气胸。为此，刺针要保持在正中线，不可偏向左侧或右侧。

（3）不可刺中气管。为此，刺针进入肌层后不可再向后直刺。如刺中气管壁，针下可有硬而轻度弹性的感觉，患者会出现喉痒欲咳等症状。

23. 廉泉 Liánquán（CV23）任脉、阴维脉交会穴

【定位与取穴】在颈前区，喉结上方，舌骨上缘凹陷中，前正中线上（图 3-2-303、图3-2-304）。

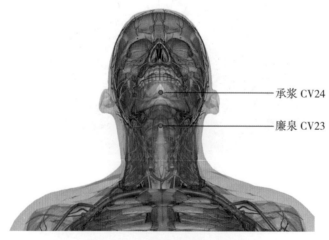

承浆 CV24

廉泉 CV23

图 3-2-303 廉泉、承浆穴透视图

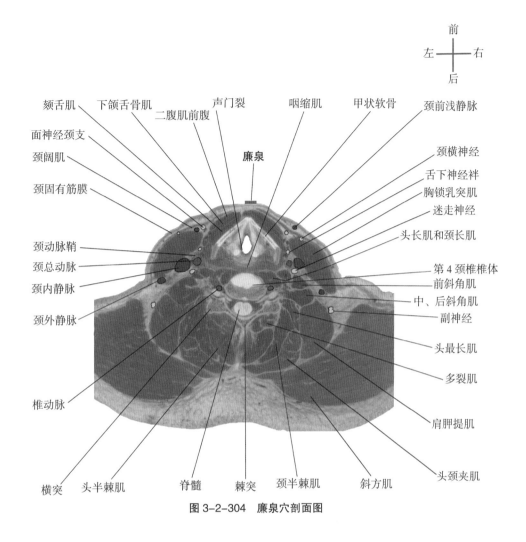

图 3-2-304　廉泉穴剖面图

【穴区层次解剖】

❖ 皮肤：有面神经的颈支和颈横神经的升支分布。

❖ 皮下组织：内有上述神经分支和颈阔肌、颈前浅静脉、颏下淋巴结。

❖ 肌肉及筋膜：颈阔肌，左、右二腹肌前腹，下颌骨肌，颏舌骨肌，颏舌肌。

❖ 血管：浅层有颈前浅静脉；深层有舌动、静脉的分支或属支。

❖ 神经：浅层有面神经的颈支和颈横神经的升支分布；深层有舌下神经的分支。

❖ 其他毗邻结构：舌骨。

【主治病症】①中风失语、吞咽困难、舌缓、流涎；②舌下肿痛、咽喉肿痛。

【刺法操作】向舌根斜刺 0.5~0.8 寸。

【危险提示】不宜过分深刺，如直刺深达 0.8~1 寸，针尖可刺破会厌软骨进入喉前庭，引起强烈咳嗽。

24. 承浆　Chéngjiāng（CV24）任脉、足阳明经交会穴

【定位与取穴】在面部，颏唇沟的正中凹陷处（图 3-2-303、图 3-2-305）。

【穴区层次解剖】

❖ 皮肤：有下牙槽神经的终支颏神经分布。

❖ 皮下组织：内有上述神经分支和颏动、静脉。

❖ 肌肉及筋膜：口轮匝肌、降下唇肌、颏肌。

❖ 血管：有颏动、静脉。

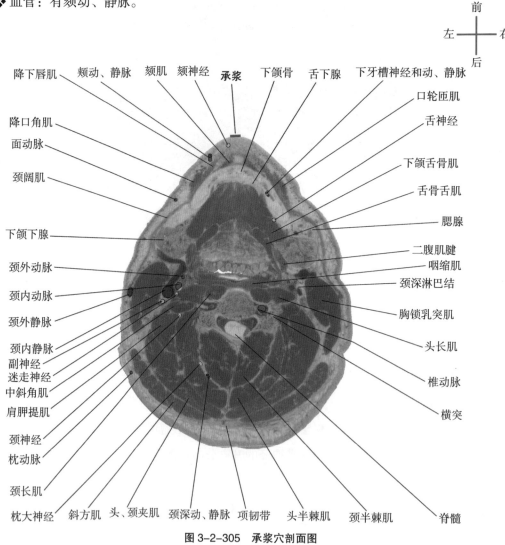

图 3-2-305　承浆穴剖面图

❖ 神经：有下牙槽神经的终支颏神经分布。

❖ 其他毗邻结构：下颌骨、牙齿。

【主治病症】①口眼㖞斜、口噤、齿龈肿痛；②失音；③癫、狂、痫；④消渴多饮；⑤头项僵痛。

【刺法操作】斜刺 0.3~0.5 寸。

【应用解读】本穴主治口部病症，是输卵管结扎术、剖宫产手术、胃大部切除术的针刺麻醉用穴。

第三节　经外奇穴

一、头颈部

1. 四神聪　Sìshéncōng（EX-HN1）

【定位与取穴】在头部，百会穴前后左右各旁开 1 寸，共 4 穴（图 3-3-1）。

【穴区层次解剖】

❖ 皮肤：有眶上神经、耳颞神经和枕大神经分布。

❖ 皮下组织：内有上述神经分支。

❖ 肌肉及筋膜：帽状腱膜、帽状腱膜下疏松结缔组织。

❖ 血管：有颞浅动、静脉的顶支，眶上动、静脉和枕动、静脉形成的吻合网。

❖ 神经：有眶上神经、耳颞神经和枕大神经分布。

❖ 其他毗邻结构：顶骨。

【主治病症】①头痛、眩晕；②失眠、健忘；③癫痫。

【刺法操作】平刺 0.5~0.8 寸。

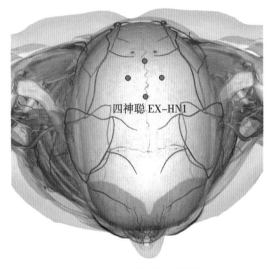

图 3-3-1　四神聪穴透视图

2. 当阳 Dāngyáng（EX-HN2）

【定位与取穴】在头部，瞳孔直上，前发际上1寸（图3-2-148、图3-3-2）。

【穴区层次解剖】

❖ 皮肤：有额神经的眶上神经分布。额神经为三叉神经第1支眼神经的分支。

❖ 皮下组织：内有上述神经分支。

❖ 肌肉及筋膜：枕额肌额腹、帽状腱膜、帽状腱膜下疏松结缔组织。

❖ 血管：有眶上动、静脉的分支或属支。

❖ 神经：有眶上神经分布。

❖ 其他毗邻结构：额骨。

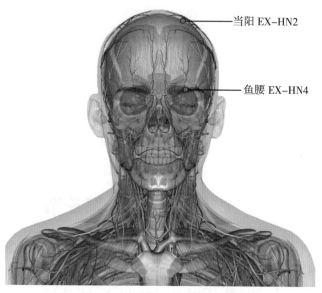

图3-3-2 当阳、鱼腰穴透视图

【主治病症】①偏、正头痛，眩晕；②目赤肿痛。

【刺法操作】沿皮向上刺0.5~0.8寸。

3. 鱼腰 Yúyāo（EX-HN4）

【定位与取穴】在头部，瞳孔直上，眉毛中（图3-2-146、图3-3-2）。

【穴区层次解剖】

❖ 皮肤：有眶上神经的外侧支分布。

❖ 皮下组织：内有上述神经分支。

❖ 肌肉及筋膜：枕额肌额腹、眼轮匝肌。

❖ 血管：有眶上动、静脉。

❖ 神经：浅层有眶上神经分布；深层有面神经的肌支。

❖ 其他毗邻结构：额骨的眉弓。

【主治病症】①目赤肿痛、目翳；②眼睑下垂或瞤动、口眼㖞斜；③眉棱骨痛。

【刺法操作】直刺0.5~1寸，斜刺、平刺可达1.5寸。

4. 太阳 Tàiyáng（EX-HN5）

【定位与取穴】眉梢与目外眦之间，向后约一横指的凹陷处（图3-2-227、图3-3-3）。

【穴区层次解剖】

❖ 皮肤：有颧神经的颧面支分布。颧神经为三叉神经第 2 支上颌神经的分支。

❖ 皮下组织：内有上述神经分支。

❖ 肌肉及筋膜：眼轮匝肌、颞筋膜、颞肌。

❖ 血管：有颞浅动、静脉的分支或属支。

❖ 神经：浅层有颧神经的颧面支分布；深层有面神经的肌支。

❖ 其他毗邻结构：蝶骨大翼。

【主治病症】①头痛；②目疾；③口眼㖞斜。

【刺法操作】直刺或斜刺 0.3~0.5 寸，或用三棱针点刺出血。

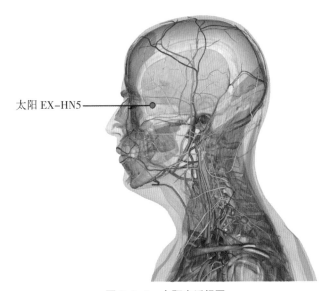

太阳 EX-HN5

图 3-3-3　太阳穴透视图

5. 耳尖　Ěrjiān（EX-HN6）

【定位与取穴】在耳区，在外耳轮的最高点。折耳向前时，耳郭上方的尖端处（图 3-2-227、图 3-3-4）。

【穴区层次解剖】

❖ 皮肤：有耳颞神经的耳前支、枕小神经的耳后支和面神经的耳支分布。

❖ 皮下组织：内有上述神经分布。

❖ 血管：有颞浅动、静脉的耳支和耳后动、静脉的耳后支。

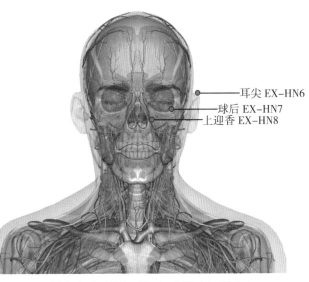

耳尖 EX-HN6
球后 EX-HN7
上迎香 EX-HN8

图 3-3-4　耳尖、球后、上迎香穴透视图

❖ 神经：有耳颞神经的耳前支、枕小神经的耳后支和面神经的耳支分布。

❖ 其他毗邻结构：耳郭软骨。

【主治病症】①目疾；②头痛；③咽喉肿痛；④热病。

【刺法操作】直刺 0.1~0.2 寸，或用三棱针点刺出血。

6. 球后 Qiúhòu（EX-HN7）

【定位与取穴】眶下缘外 1/4 与内 3/4 交界处（图 3-3-4、图 3-3-5）。

【穴区层次解剖】

❖ 皮肤：有上颌神经的眶下神经分布。

❖ 皮下组织：内有上述神经分支和眶下动、静脉的分支或属支。

❖ 肌肉及筋膜：眼轮匝肌、眶脂体、下斜肌。

❖ 血管：浅层为眶下动脉（来自上颌动脉）、眶下静脉；深层主要为眼动脉的下肌支，眼静脉则经眶下静脉汇入眼下静脉。

❖ 神经：浅层有眶下神经分布；深层有面神经和动眼神经的肌支。

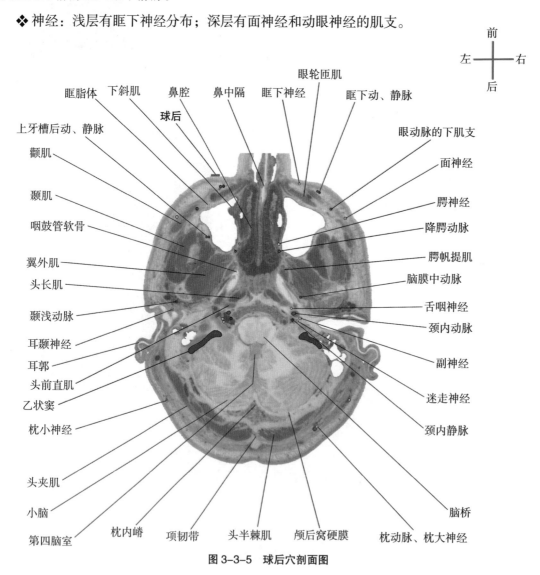

图 3-3-5 球后穴剖面图

❖ 其他毗邻结构：①眶下壁（眶底），由上颌骨和颧骨构成；②眼球。

【主治病症】目疾。

【刺法操作】轻压眼球向上，向眶下缘缓慢直刺 0.5~1 寸，切勿提插捻转。

【危险提示】①不要刺伤眼球：在针刺时先以左手手指轻轻挤入眼球与眶下缘之间，使眼球稍稍升起，再以右手持针刺入穴位，并使刺针在眼球下方前进；②不要刺破眶内的动、静脉：针尖朝下或贴近眶下壁进针，有可能刺入眶下沟，伤及眶下动、静脉，导致严重出血，针刺时应缓慢进针，不可提插捻转，以免损伤血管；③不要刺中视神经或刺入颅腔：不宜针刺过深，过深则可能伤及总腱环、视神经、眼动脉等。

7. 上迎香　Shàngyíngxiāng（EX-HN8）

【定位与取穴】鼻翼软骨与鼻甲的交界处，近鼻翼沟上端处（图 3-3-4、图 3-3-6）。

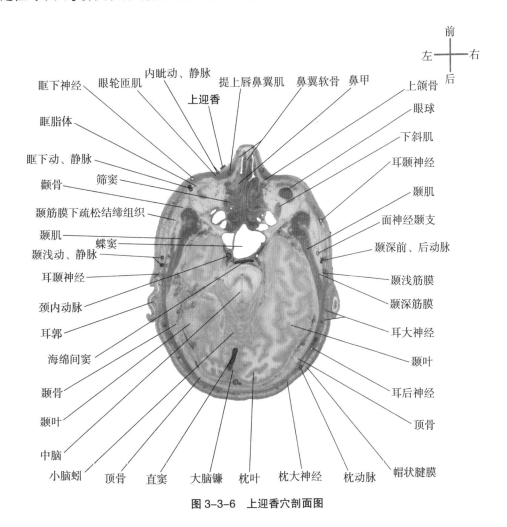

图 3-3-6　上迎香穴剖面图

【穴区层次解剖】

❖ 皮肤：有上颌神经的眶下神经分布。

❖ 皮下组织：内有上述神经分支和内眦动、静脉。

❖ 肌肉及筋膜：提上唇鼻翼肌。

❖ 血管：有内眦动、静脉。

❖ 神经：有眶下神经、滑车下神经、面神经分布。

❖ 其他毗邻结构：鼻翼软骨、鼻甲。

【主治病症】①鼻塞、鼻渊；②目赤肿痛、迎风流泪；③头痛。

【刺法操作】向内上方平刺0.3~0.5寸。

【应用解读】本穴处为鼻软骨和鼻骨交界处，有慢性鼻炎的人可在此处触及筋膜增厚，利用针刺或者手法松解，可以缓解鼻部的症状。

8. 内迎香　Nèiyíngxiāng（EX-HN9）

【定位与取穴】在鼻孔内，鼻翼软骨与鼻甲交界的黏膜处（图3-3-7）。

【穴区层次解剖】

❖ 组织及筋膜：鼻黏膜、黏膜下疏松结缔组织。

❖ 血管：有面动、静脉的鼻外侧动、静脉的鼻翼支。

❖ 神经：有筛前神经的鼻外侧支分布。

❖ 其他毗邻结构：鼻翼软骨、鼻甲。

【主治病症】鼻疾、目赤肿痛。

【刺法操作】三棱针点刺出血。

【应用解读】在古典文献中，本穴主要用于治疗目赤肿痛，采用的方式主要是点刺出血。易出血体质者禁用。

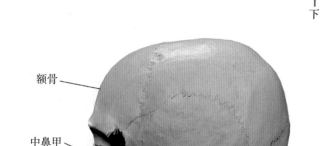

图3-3-7　内迎香穴剖面图

9. 聚泉　jùquán（EX-HN10）

【定位与取穴】在口腔内，舌背正中缝的中点处（图 3-3-8）。

【穴区层次解剖】

❖ 肌肉及筋膜：舌黏膜、黏膜下疏松结缔组织、舌内肌。

❖ 血管：有舌动、静脉的动、静脉网。

❖ 神经：有舌神经、舌下神经和鼓索的神经纤维分布。

【主治病症】①舌强、舌缓、食不知味、消渴；②气喘。

【刺法操作】直刺 0.1~0.2 寸，或用三棱针点刺出血。

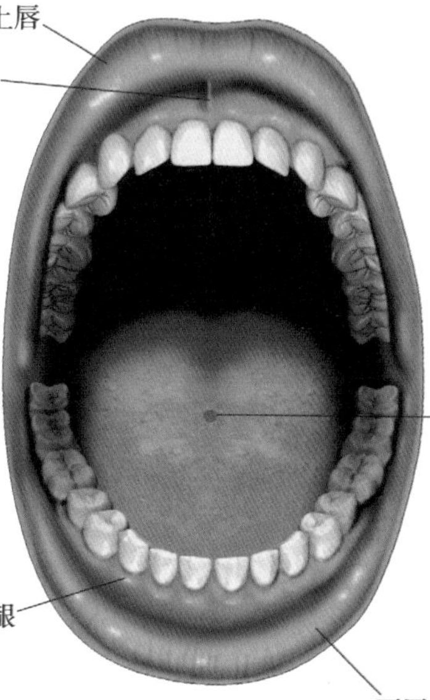

图 3-3-8　聚泉穴剖面图

上唇
上唇系带
聚泉
牙龈
下唇

10. 海泉　Hǎiquán（EX-HN11）

【定位与取穴】在口腔内，舌下系带中点处（图 3-2-293）。

【穴区层次解剖】

❖ 肌肉及筋膜：舌黏膜、舌内肌。

❖ 血管：有舌深动、静脉。

❖ 神经：有舌神经、舌下神经和鼓索的神经纤维分布。

【主治病症】①舌体肿胀、舌缓不收；②口干。

【刺法操作】直刺 0.1~0.5 寸。

11. 金津、玉液　Jīnjīn Yùyè（EX-HN12、EX-HN13）

【定位与取穴】在口腔内，舌下系带两侧的静脉上，左为金津，右为玉液（图 3-2-293）。

【穴区层次解剖】

❖ 肌肉及筋膜：舌黏膜、颏舌肌。

❖ 血管：有舌深动、静脉。

❖ 神经：有舌神经分布。

【主治病症】①舌肿；②口疮、口干；③失语。

【刺法操作】点刺出血。

12. 翳明　Yìmíng（EX-HN14）

【定位与取穴】在项部，翳风后1寸（图3-2-239、图3-3-9）。

【穴区层次解剖】

❖ 皮肤：有耳大神经分布。

❖ 皮下组织：内有上述神经分支。

❖ 肌肉及筋膜：胸锁乳突肌、头夹肌。

❖ 血管：浅层有颈外静脉的属支；深层有颈深动、静脉的分支或属支，再深层还有椎动脉。

❖ 神经：有耳大神经分布。

❖ 其他毗邻结构：①第1颈椎的横突；②包在腮腺咬肌筋膜内的腮腺。在腮腺内，有颈外动脉、面后静脉、面神经和三叉神经的耳颞神经通行，并含有少数淋巴结。

【主治病症】①目疾、耳鸣；②失眠；③头痛。

【刺法操作】直刺0.5~1寸。

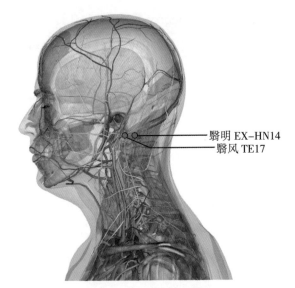

翳明 EX-HN14
翳风 TE17

图3-3-9　翳明穴透视图

13. 颈百劳　Jǐngbǎiláo（EX-HN15）

【定位与取穴】在颈部，第7颈椎棘突直上2寸，后正中线旁开1寸（图3-3-10、图3-3-11）。

【穴区层次解剖】

❖ 皮肤：有第4、5颈神经的后支分布。

❖ 皮下组织：内有上述神经分支。

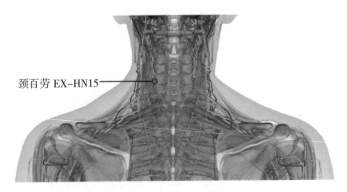

颈百劳 EX-HN15

图3-3-10　颈百劳穴透视图

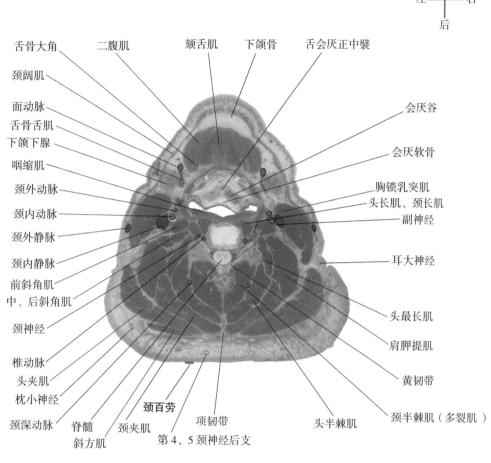

前
左　右
后

舌骨大角　　二腹肌　　　颏舌肌　　下颌骨　　舌会厌正中襞

颈阔肌

面动脉

舌骨舌肌

下颌下腺

咽缩肌

颈外动脉

颈内动脉

颈外静脉

颈内静脉

前斜角肌

中、后斜角肌

颈神经

椎动脉

头夹肌

枕小神经

颈深动脉　　脊髓　　颈夹肌

斜方肌

颈百劳

第4、5颈神经后支

项韧带

头半棘肌

会厌谷

会厌软骨

胸锁乳突肌

头长肌、颈长肌

副神经

耳大神经

头最长肌

肩胛提肌

黄韧带

颈半棘肌（多裂肌）

图 3-3-11　颈百劳穴剖面图

❖ 肌肉及筋膜：斜方肌、头颈夹肌、头颈半棘肌、多裂肌。

❖ 神经：浅层有第 4、5 颈神经的后支分布；深层有第 4、5 颈神经后支的肌支分布。

❖ 其他毗邻结构：颈椎。

【主治病症】①颈项强痛；②咳嗽、气喘、骨蒸潮热、盗汗、瘰疬。

【刺法操作】直刺或向脊柱方向斜刺 0.5~1 寸。不宜向前内侧深刺，以免损伤骨髓。

二、胸腹部

子宫　Zǐgōng（EX-CA1）

【定位与取穴】在下腹部，脐中下 4 寸，前正中线旁开 3 寸（图 3-2-80、图 3-3-12）。

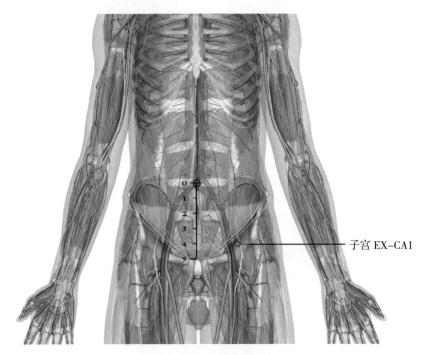

子宫 EX-CA1

图 3-3-12　子宫穴透视图

【穴区层次解剖】

❖ 皮肤：有髂腹下神经的外侧皮支分布。

❖ 皮下组织：内有上述神经分支和腹壁浅动、静脉。

❖ 肌肉及筋膜：腹外斜肌、腹内斜肌、腹横肌、腹横筋膜。

❖ 血管：浅层有腹壁浅静脉；深层有腹壁下动、静脉的分支或属支。

❖ 神经：浅层有髂腹下神经的外侧皮支分布；深层有髂腹下神经的分支。

❖ 其他毗邻结构：下方有小肠，右侧临近盲肠，左侧临近乙状结肠。

【主治病症】月经不调、痛经、崩漏、不孕、子宫脱垂。

【刺法操作】直刺 0.8~1.2 寸。

【应用解读】本穴主治妇科疾病。

三、背部

1. 定喘　Dìngchuǎn（EX-B1）

【定位与取穴】在脊柱区，横平第 7 颈椎棘突下，后正中线旁开 0.5 寸（图 3-2-137、图 3-3-13）。

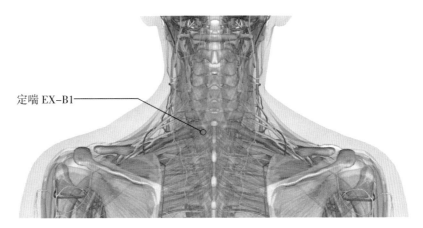

定喘 EX-B1

图 3-3-13　定喘穴透视图

【穴区层次解剖】

❖ 皮肤：有第 8 颈神经后支的内侧支分布。

❖ 皮下组织：内有上述神经分支。

❖ 肌肉及筋膜：斜方肌、菱形肌、上后锯肌、颈夹肌、竖脊肌。

❖ 血管：浅层有颈浅动、静脉；深层有颈横动、静脉及其分支或属支。

❖ 神经：浅层有第 8 颈神经后支的内侧支分布；深层有第 8 颈神经、第 1 胸神经后支的肌支。

❖ 其他毗邻结构：第 7 颈椎、第 1 胸椎。

【主治病症】①气喘、咳嗽；②肩部疼痛、落枕。

【刺法操作】直刺 0.5~1 寸。

【危险提示】在此穴区，如果向前内侧深刺，有可能刺破黄韧带进入椎管而损伤脊髓，故宜直刺。

2. 夹脊　Jiájǐ（EX-B2）

【定位与取穴】在脊柱区，第 1 胸椎至第 5 腰椎棘突下两侧，后正中线旁开 0.5 寸，一侧 17 穴（图 3-3-14、图 3-3-15、图 3-3-16、图 3-3-17）。

【穴区层次解剖】

因各穴位置不同，其肌肉、血管、神经也各不相同。一般的层次结构如下。

❖ 皮肤：有第 1 胸神经至第 5 腰神经后支的皮支分布。

❖ 皮下组织：内有上述神经分支。

❖ 肌肉及筋膜

（1）上胸部（T1~T6）：斜方肌、菱形肌、上后锯肌、颈夹肌、竖脊肌。

（2）下胸部（T7~T12）：斜方肌、背阔肌腱膜、下后锯肌、竖脊肌。

（3）腰部（L1~L5）：背阔肌腱膜、胸腰筋膜浅层、下后锯肌、竖脊肌。

❖ 血管：深层有肋间后动、静脉和腰动、静脉背侧支的分支或属支。

❖ 神经：浅层有第1胸神经至第5腰神经的内侧皮支分布；深层有第1胸神经至第5腰神经后支的肌支。

❖ 其他毗邻结构：椎骨。

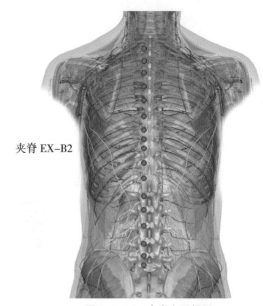

夹脊 EX-B2

图 3-3-14　夹脊穴透视图

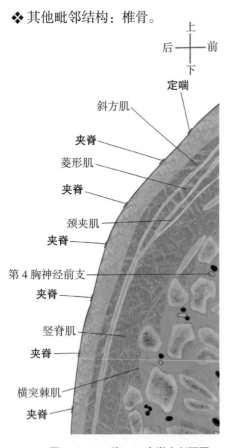

图 3-3-15　胸 1~6 夹脊穴剖面图

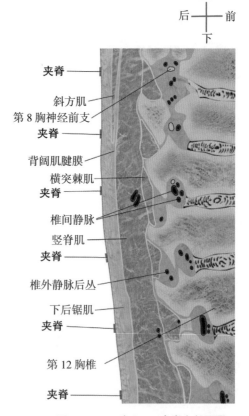

图 3-3-16　胸 7~12 夹脊穴剖面图

【主治病症】上胸部夹脊穴常用于治疗心肺、上肢疾病；下胸部夹脊穴常用于治疗肝、胆、脾、胃肠疾病；腰部夹脊穴常用于治疗腰腹及下肢疾病。

【刺法操作】直刺 0.5~1 寸至骨面较为安全。如针下空虚，一有麻胀感即停止进针，防止损伤脊髓。

【危险提示】如果向前内侧深刺，有可能刺破黄韧带进入椎管而损伤脊髓。

3. 胃脘下俞　Wèiwǎnxiàshū（EX-B3）

【定位与取穴】在脊柱区，横平第 8 胸椎棘突下，后正中线旁开 1.5 寸（图 3-3-18、图 3-3-19）。

【穴区层次解剖】

❖ 皮肤：有第 8 胸神经后支的内侧皮支分布。

❖ 皮下组织：内有上述神经分支和第 8 肋间动、静脉背侧支的内侧支。

❖ 肌肉及筋膜：斜方肌、背阔肌、竖脊肌。

❖ 血管：深层有肋间后动、静脉背侧支。

❖ 神经：浅层有第 8 胸神经后支的内侧皮支分布；深层有第 8、9 胸神经后支的肌支。

❖ 其他毗邻结构：①第 8 胸椎；②肺脏。

【主治病症】①胃脘痛、胸胁痛、腹痛；②消渴、咽干。

【刺法操作】直刺 0.5~0.8 寸或向脊椎方向成 45°~60° 角斜刺 0.5~1 寸。

【危险提示】不宜直刺过深或刺向外侧，以免损伤壁胸膜和肺脏引起气胸。

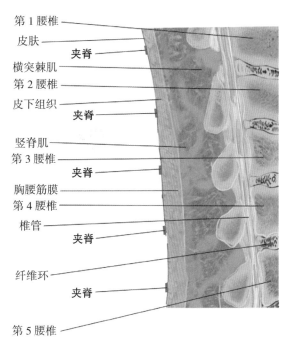

第 1 腰椎
皮肤
夹脊
横突棘肌
第 2 腰椎
皮下组织
夹脊
竖脊肌
第 3 腰椎
夹脊
胸腰筋膜
第 4 腰椎
椎管
夹脊
纤维环
夹脊
第 5 腰椎

图 3-3-17　腰 1~5 夹脊穴剖面图

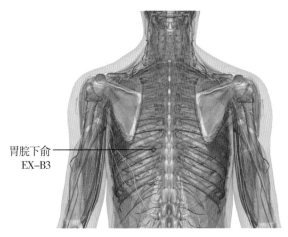

胃脘下俞
EX-B3

图 3-3-18　胃脘下俞穴透视图

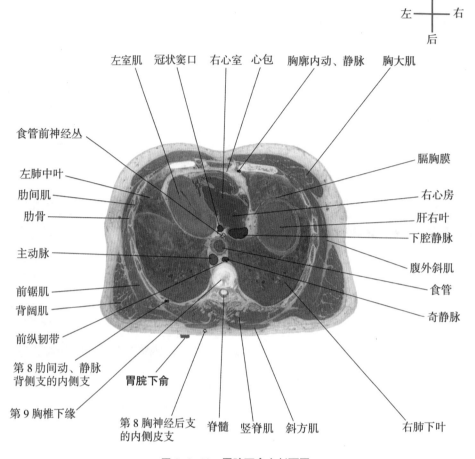

前
左 ┼ 右
后

左室肌　冠状窦口　右心室　心包　胸廓内动、静脉　胸大肌

食管前神经丛

左肺中叶

肋间肌

肋骨

主动脉

前锯肌

背阔肌

前纵韧带

第 8 肋间动、静脉
背侧支的内侧支

第 9 胸椎下缘

膈胸膜

右心房

肝右叶

下腔静脉

腹外斜肌

食管

奇静脉

胃脘下俞

第 8 胸神经后支
的内侧皮支　脊髓　竖脊肌　斜方肌

右肺下叶

图 3-3-19　胃脘下俞穴剖面图

4. 痞根　Pǐgēn（EX-B4）

【定位与取穴】在腰部，横平第 1 腰椎棘突下，后正中线旁开 3.5 寸（图 3-2-166、图 3-3-20）。

【穴区层次解剖】

❖ 皮肤：有第 1 腰神经后支的外侧皮支分布。

❖ 皮下组织：内有上述神经分支。

❖ 肌肉及筋膜：背阔肌、下后锯肌、髂肋肌。

❖ 血管：深层有第 1 腰背动、静脉背侧支的分支或属支。

❖ 神经：浅层有第 1 腰神经后支的外侧皮支分布；深层有第 1 腰神经后支的肌支。

❖ 其他毗邻结构：肾脏。

【主治病症】①痞块、癥瘕；②腰痛。

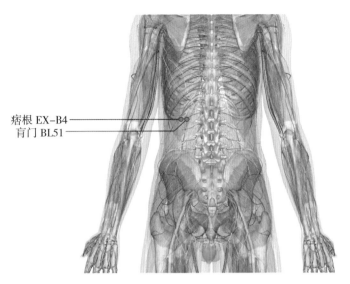

图 3-3-20　痞根穴透视图

【刺法操作】直刺 0.5~1 寸。

5. 下极俞　Xiàjíshū（EX-B5）

【定位与取穴】在腰部，当后正中线上，第 3 腰椎棘突下（图 3-2-168、图 3-3-21）。

【穴区层次解剖】

❖ 皮肤：有第 3 腰神经后支的内侧支分布。

❖ 皮下组织：内有上述神经分支。

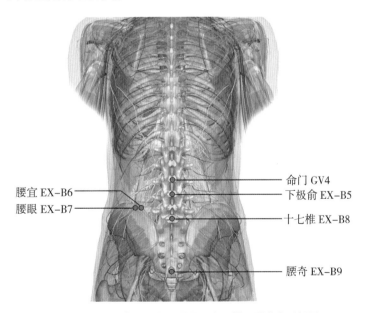

图 3-3-21　下极俞、腰宜、腰眼、十七椎、腰奇穴透视图

❖ 肌肉及筋膜：棘上韧带、棘间韧带、黄韧带。

❖ 血管：深层有棘突间的椎外（后）静脉丛，第4腰动、静脉背侧支的分支或属支。

❖ 神经：浅层主要有第3腰神经后支的内侧支分布；深层有第3腰神经后支的分支。

❖ 其他毗邻结构：①第3、4腰椎；②脊髓硬膜囊。

【主治病症】①腰痛；②小便不利、遗尿。

【刺法操作】直刺 0.5~1 寸。

6. 腰宜 Yāoyí（EX-B6）

【定位与取穴】在腰区，横平第4腰椎棘突下，后正中线旁开3寸（图3-2-169、图3-3-21）。

【穴区层次解剖】

❖ 皮肤：有第4腰神经后支的外侧皮支分布。

❖ 皮下组织：内有上述神经分支。

❖ 肌肉及筋膜：背阔肌腱膜、竖脊肌、腰方肌。

❖ 血管：深层有第4腰背动、静脉背侧支的分支或属支。

❖ 神经：浅层有第4腰神经后支的外侧皮支分布；深层有第4腰神经后支的肌支。

【主治病症】①腰部疼痛；②妇人血崩。

【刺法操作】直刺 1~1.2 寸，或向脊柱斜刺 1.5~2.5 寸。

7. 腰眼 Yāoyǎn（EX-B7）

【定位与取穴】在腰区，横平第4腰椎棘突下，后正中线旁开约3.5寸凹陷中（图3-2-169、图3-3-21）。直立时，约平腰阳关两侧呈现的圆形凹陷中。

【穴区层次解剖】

❖ 皮肤：有第4腰神经后支的外侧皮支分布。

❖ 皮下组织：内有上述神经分支。

❖ 肌肉及筋膜：背阔肌腱膜、竖脊肌、腰方肌。

❖ 血管：深层有第4腰背动、静脉背侧支的分支或属支。

❖ 神经：浅层有第4腰神经后支的外侧皮支分布；深层有第4腰神经后支的肌支。

【主治病症】腰痛。

【刺法操作】直刺 1~1.5 寸。

8. 十七椎 Shíqīzhuī（EX-B8）

【定位与取穴】在腰区，第5腰椎棘突下凹陷中（图3-2-170、图3-3-21）。

【穴区层次解剖】

❖ 皮肤：有第 5 腰神经后支的内侧支分布。

❖ 皮下组织：内有上述神经分支。

❖ 肌肉及筋膜：棘上韧带、棘间韧带、黄韧带。

❖ 血管：深层有棘突间的椎外（后）静脉丛，第 5 腰动、静脉背侧支的分支或属支。

❖ 神经：浅层主要有第 5 腰神经后支的内侧支分布；深层有第 5 腰神经后支的肌支。

❖ 其他毗邻结构：①第 5 腰椎、骶骨；②脊髓硬膜囊。

【主治病症】①腰腿痛；②崩漏、月经不调；③遗尿、小便不利。

【刺法操作】直刺 0.5~1 寸。

9. 腰奇　Yāoqí（EX-B9）

【定位与取穴】在骶区，尾骨端直上 2 寸，骶角之间凹陷中（图 3-3-21、图 3-3-22）。

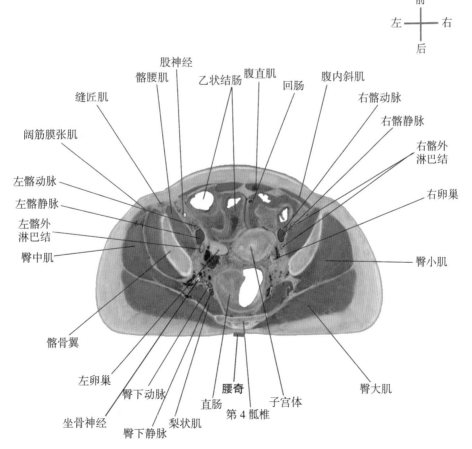

图 3-3-22　腰奇穴剖面图

【穴区层次解剖】

❖ 皮肤：有第 3、4 骶神经的后支分布。

❖ 皮下组织：内有上述神经分支。

❖ 肌肉及筋膜：棘上韧带。

❖ 神经：浅层有第 3、4 骶神经的后支分布；深层有尾丛。

❖ 其他毗邻结构：骶管裂孔。

【主治病症】①癫痫、头痛、失眠；②便秘、痔疮。

【刺法操作】向上平刺 1~1.5 寸。

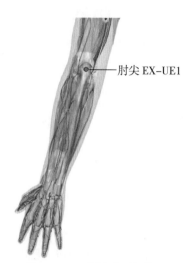

肘尖 EX-UE1

图 3-3-23　肘尖穴透视图

四、上肢部

1. 肘尖　Zhǒujiān（EX-UE1）

【定位与取穴】在肘后，尺骨鹰嘴的尖端（图 3-3-23、图 3-3-24）。

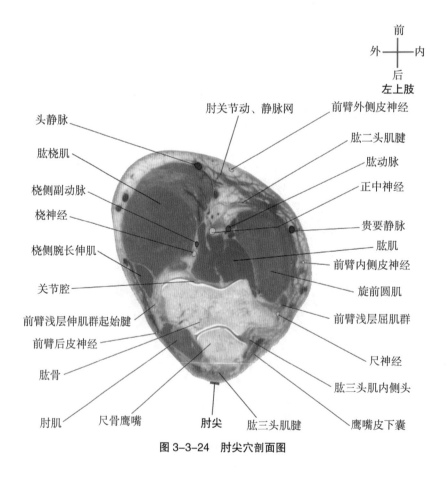

前
外 ——┼—— 内
后
左上肢

头静脉
肱桡肌
桡侧副动脉
桡神经
桡侧腕长伸肌
关节腔
前臂浅层伸肌群起始腱
前臂后皮神经
肱骨
肘肌
尺骨鹰嘴
肘尖
肱三头肌腱

肘关节动、静脉网
前臂外侧皮神经
肱二头肌腱
肱动脉
正中神经
贵要静脉
肱肌
前臂内侧皮神经
旋前圆肌
前臂浅层屈肌群
尺神经
肱三头肌内侧头
鹰嘴皮下囊

图 3-3-24　肘尖穴剖面图

【穴区层次解剖】

❖ 皮肤：有前臂后皮神经分布。

❖ 皮下组织：内有上述神经分支和肘关节动、静脉网。

❖ 肌肉及筋膜：鹰嘴皮下囊、肱三头肌腱。

❖ 血管：有肘关节动、静脉网。

❖ 神经：有前臂后皮神经分布。

❖ 其他毗邻结构：尺骨鹰嘴。

【主治病症】瘰疬、痈疽。

【刺法操作】常用灸法。

2. 二白　Èrbái（EX-UE2）

【定位与取穴】在前臂前区，腕掌侧远端横纹上 4 寸，桡侧腕屈肌腱的两侧，一肢 2 穴（图 3-2-216、图 3-3-25）。伸臂仰掌屈腕，前臂显现两条肌腱，其中一个穴点在手厥阴经间使穴上 1 寸两腱间，另一穴点在桡侧腕屈肌腱的桡侧。

【穴区层次解剖】

（1）内侧穴：在掌长肌腱与桡侧腕屈肌之间进针。

❖ 皮肤：有前臂外侧皮神经分布。

❖ 皮下组织：内有上述神经分支。

❖ 肌肉及筋膜：桡侧腕屈肌腱、掌长肌腱、指浅屈肌、拇长屈肌、指深屈肌、前臂骨间膜。

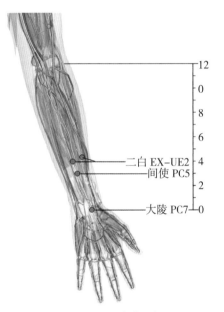

图 3-3-25　二白穴透视图

❖ 血管：浅层有前臂正中静脉的属支；深层有骨间前动脉。

❖ 神经：浅层有前臂外侧皮神经分布；深层有正中神经及其分支骨间前神经。

❖ 其他毗邻结构：桡骨、尺骨。

（2）外侧穴：在桡侧腕屈肌与肱桡肌腱之间进针。

❖ 皮肤：有前臂外侧皮神经分布。

❖ 皮下组织：内有上述神经分支。

❖ 肌肉及筋膜：桡侧腕屈肌腱、肱桡肌腱、指浅屈肌、拇长屈肌。

❖ 血管：浅层有头静脉的属支。

❖ 神经：浅层有前臂外侧皮神经分布；深层有正中神经。

❖ 其他毗邻结构：桡骨。

【主治病症】①痔疮、便血、脱肛；②前臂痛、胸肋痛。

【刺法操作】直刺 0.5~0.8 寸。

3. 中泉　Zhōngquán（EX-UE3）

【定位与取穴】在前臂后侧，腕背侧远端横纹上，指总伸肌腱桡侧的凹陷中（图 3-2-16、图 3-3-26）。相当于阳溪与阳池连线的中点处。

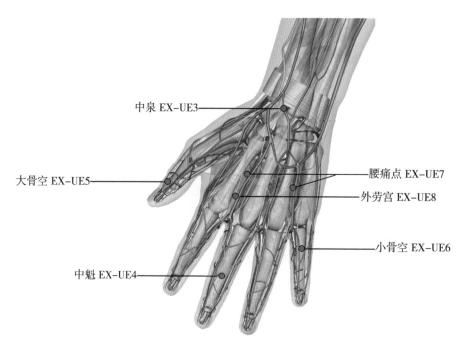

图 3-3-26　中泉、中魁、大骨空、小骨空、腰痛点、外劳宫穴透视图

【穴区层次解剖】

❖ 皮肤：有前臂后皮神经和桡神经指背支分布。

❖ 皮下组织：内有上述神经分支和手背静脉网。

❖ 肌肉及筋膜：指伸肌腱、桡侧腕短伸肌腱。

❖ 血管：有手背静脉网。

❖ 神经：浅层有前臂后皮神经和桡神经指背支分布。

❖ 其他毗邻结构：手舟骨。

【主治病症】①胸胁胀满、腹痛；②手指痉挛、腕部疼痛。

【刺法操作】直刺 0.3~0.5 寸。

4. 中魁　Zhōngkuí（EX–UE4）

【定位与取穴】在手指，中指背面，近侧指间关节的中点处（图 3-3-26、图 3-3-27）。

【穴位层次解剖】

❖ 皮肤：有桡神经和尺神经的指背神经分布。

❖ 皮下组织：内有上述神经分支和指背动、静脉。

❖ 肌肉及筋膜：指背腱膜。

❖ 血管：有掌背动脉的指背动脉和掌背静脉网的属支指背静脉。

❖ 神经：有指背神经分布。

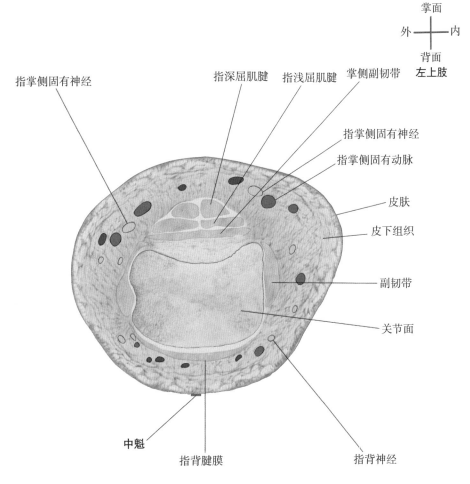

图 3-3-27　中魁穴剖面图

❖其他毗邻结构：中指指骨。

【主治病症】呕吐、呃逆、噎膈。

【刺法操作】针刺 0.2~0.3 寸，多用灸法。

5. 大骨空　Dàgǔkōng（EX-UE5）

【定位与取穴】在手指，拇指背面，掌指关节的中点处（图 3-3-26、图 3-3-28）。

【穴区层次解剖】

❖皮肤：有桡神经的指背神经分布。

❖皮下组织：内有上述神经分支和指背静脉。

❖肌肉及筋膜：拇长伸肌腱。

❖血管：有指背动、静脉。

❖神经：有桡神经的指背神经分布。

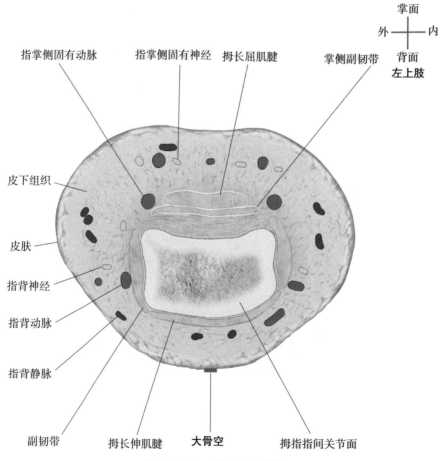

图 3-3-28　大骨空穴剖面图

❖其他毗邻结构：第 1 掌骨、第 1 指骨。

【主治病症】畏光、迎风流泪、睑缘炎。

【刺法操作】多用灸法。

6. 小骨空　Xiǎogǔkōng（EX-UE6）

【定位与取穴】在手指，小指背面，近端指间关节中点处（图 3-3-26、图 3-3-29）。

【穴区层次解剖】

❖皮肤：有尺神经的指背神经分布。

❖皮下组织：内有上述神经分支和指背静脉。

❖肌肉及筋膜：指背腱膜。

❖血管：有指背动、静脉。

❖神经：有尺神经的指背神经分布。

❖其他毗邻结构：第 5 指骨。

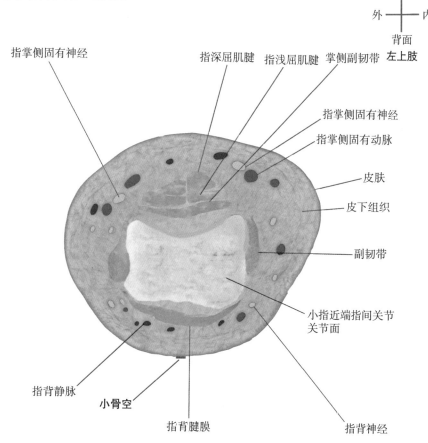

图 3-3-29　小骨空穴剖面图

【主治病症】畏光、迎风流泪、睑缘炎。

【刺法操作】多用灸法。

7. 腰痛点　Yāotòngdiǎn（EX-UE7）

腰痛点有 2 个（图 3-3-26、图 3-3-30）。

第一穴：

【定位与取穴】在手背，第 2、3 掌骨间及第 4、5 掌骨间，腕背侧远端横纹与掌指关节的中点处，一手 2 穴。

【穴区层次解剖】

❖ 皮肤：有桡神经浅支的手背支分布。

❖ 皮下组织：内有上述神经分支和手背静脉网。

❖ 肌肉及筋膜：桡侧腕短伸肌腱、指伸肌腱、小指伸肌腱。

❖ 血管：有掌背动脉和手背静脉网。

❖ 神经：有桡神经浅支的指背支分布。

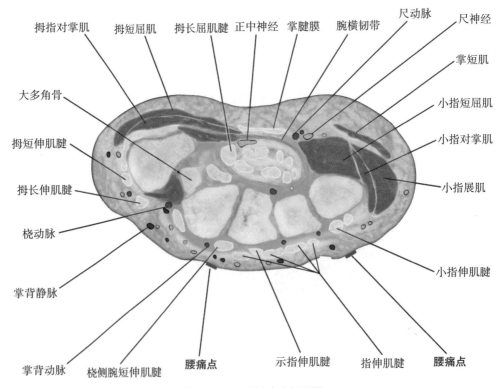

图 3-3-30　腰痛点穴剖面图

第二穴：

【定位与取穴】在手背，第 2、3 掌骨间及第 4、5 掌骨间，腕背侧远端横纹与掌指关节的中点处，一手 2 穴。

【穴区层次解剖】

❖ 皮肤：有尺神经的手背支分布。

❖ 皮下组织：内有上述神经分支和手背静脉网。

❖ 肌肉及筋膜：小指伸肌腱、指伸肌。

❖ 血管：有掌背动脉和手背静脉网。

❖ 神经：有尺神经的手背支分布。

【主治病症】急性腰扭伤。

【刺法操作】直刺 0.3~0.5 寸。

【应用解读】本穴治疗腰痛，一般用强刺激和留针期间配合运动。

8. 外劳宫　Wàiláogōng（EX-UE8）

【定位与取穴】在手背，第 2、3 掌骨间，掌指关节后 0.5 寸（指寸）凹陷中。（图 3-2-25、图 3-3-26）。

【穴区层次解剖】

❖ 皮肤：有桡神经浅支的指背神经分布。

❖ 皮下组织：内有上述神经分支和手背静脉网。

❖ 肌肉及筋膜：骨间背侧肌、骨间掌侧肌。

❖ 血管：有掌背动脉和手背静脉网。

❖ 神经：浅层有桡神经浅支的指背神经分布；深层有尺神经的掌深支。

【主治病症】①落枕；②手指麻木、手指屈伸不利。

【刺法操作】直刺 0.5~0.8 寸。

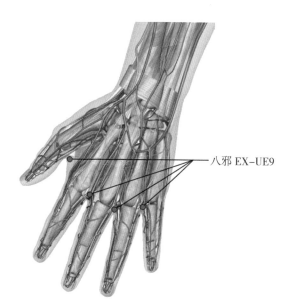

图 3-3-31　八邪穴透视图

9. 八邪　Bāxié（EX-UE9）

【定位与取穴】在手背，第 1~5 指间，指蹼缘后方赤白肉际处，左右共 8 穴（图 3-2-24、图 3-3-31）。微握拳，第 1~5 指间缝纹端凹陷中。其中，第 4、5 指间穴为液门。

【穴区层次解剖】

❖ 皮肤：有指背神经分布。

❖ 皮下组织：内有上述神经分支和掌背动、静脉或指背动、静脉。

❖ 肌肉及筋膜：骨间背侧肌、骨间掌侧肌、蚓状肌。

❖ 血管：浅层有掌背动、静脉或指背动、静脉；深层有指掌侧总动、静脉。

❖ 神经：浅层有指背神经分布；深层有指掌侧固有神经。

【主治病症】①烦热、目痛；②毒蛇咬伤、手背肿痛、手指麻木。

【刺法操作】直刺 0.5~0.8 寸，或点刺出血。

10. 四缝　Sìfèng（EX-UE10）

【定位与取穴】在手指，第 2~5 指掌面的近侧指间关节横纹的中央，一手 4 穴（图 3-3-32、图 3-3-33）。

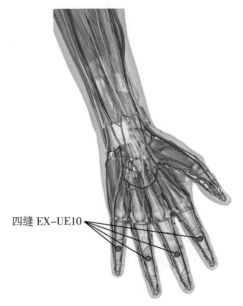

四缝 EX-UE10

图 3-3-32　四缝穴透视图

掌面
外 ——┼—— 内
背面
左上肢

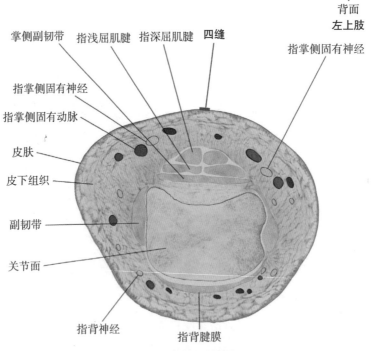

掌侧副韧带　指浅屈肌腱　指深屈肌腱　四缝

指掌侧固有神经

指掌侧固有神经

指掌侧固有动脉

皮肤

皮下组织

副韧带

关节面

指背神经　　指背腱膜

图 3-3-33　四缝穴剖面图

【穴区层次解剖】

❖ 皮肤：有指掌侧固有神经分布。

❖ 皮下组织：内有上述神经、指掌侧固有动脉和皮下静脉。

❖ 肌肉及筋膜：指深屈肌腱。

❖ 血管：有指掌侧固有动、静脉的分支或属支和指皮下静脉。

❖ 神经：浅层有指掌侧固有神经分布；深层有正中神经和尺神经的肌支。

❖ 其他毗邻结构：指骨。

【主治病症】①小儿疳积；②百日咳。

【刺法操作】用三棱针点刺 0.1~0.2 寸，挤出少量黄白色透明样黏液或出血。

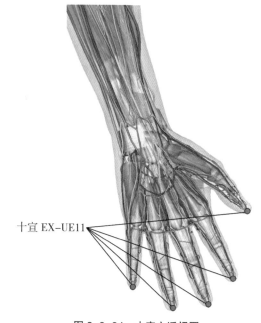

图 3-3-34　十宣穴透视图

11. 十宣　Shíxuān（EX-UE11）

【定位与取穴】在手指，十指尖端，距指甲游离缘 0.1 寸，左右共 10 穴（图 3-3-34、图 3-3-35）。其中，中指尖端穴点即中冲穴。

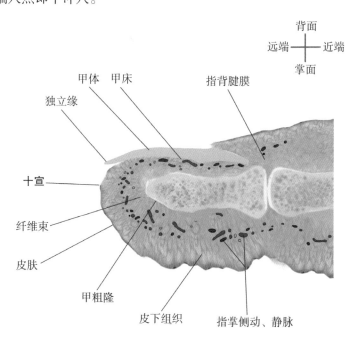

图 3-3-35　十宣穴剖面图

【穴区层次解剖】

❖ 皮肤：拇指到中指的十宣穴有正中神经分布；环指的十宣穴有正中神经和尺神经双重分布；小指的十宣穴有尺神经分布。

❖ 皮下组织：内有上述神经分支及指掌侧固有动脉的指背支。

❖ 血管：有指掌侧动、静脉的动、静脉网。

❖ 其他毗邻结构：远端指骨、指甲。

【主治病症】①高热、神昏、晕厥等急症；②喉痹。

【刺法操作】直刺 0.1~0.2 寸，或用三棱针点刺出血。

五、下肢部

1. 鹤顶 Hèdǐng（EX-LE2）

【定位与取穴】在膝前侧，髌底中点的上方凹陷中（图 3-3-36、图 3-3-37）。

【穴区层次解剖】

❖ 皮肤：有股神经的前皮支分布。

❖ 皮下组织：内有上述神经分支和大隐静脉的属支。

❖ 肌肉及筋膜：股四头肌腱。

❖ 血管：浅层有大隐静脉的属支；深层有膝关节的动、静脉网分布。

❖ 神经：浅层有股神经的前皮支分布；深层有股神经的肌支。

❖ 其他毗邻结构：股骨、髌骨。

【主治病症】膝肿痛、足胫无力。

【刺法操作】直刺 1~1.5 寸，或用三棱针点刺出血。

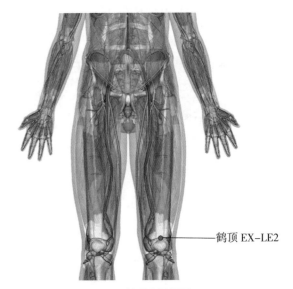

鹤顶 EX-LE2

图 3-3-36　鹤顶穴透视图

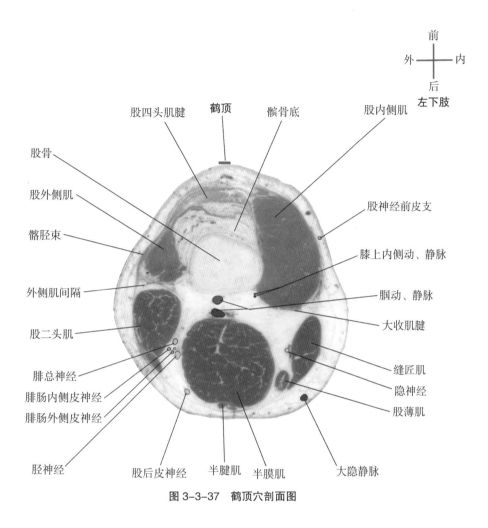

图 3-3-37　鹤顶穴剖面图

2. 百虫窝　Bǎichóngwō（EX-LE3）

【定位与取穴】在股前部，髌底内侧端上 3 寸（图 3-2-85、图 3-3-38）。相当于血海穴上 1 寸处。

【穴区层次解剖】

❖ 皮肤：有股神经的前皮支分布。

❖ 皮下组织：内有上述神经分支。

❖ 肌肉及筋膜：股内侧肌。

❖ 血管：浅层有大隐静脉的属支、膝降动脉的分支；深层有股动、静脉的肌支。

❖ 神经：浅层有股神经的前皮支分布；深层有股神经的肌支。

❖其他毗邻结构：股骨。

【主治病症】①风疹、瘙痒；②蛔虫症。

【刺法操作】直刺 0.5~1 寸。

3. 内膝眼　Nèixīyǎn（EX-LE4）

【定位与取穴】在膝部，髌韧带内侧凹陷处的中央（图 3-2-87、图 3-3-38）。屈膝，穴与犊鼻穴内外相对。

【穴区层次解剖】

❖皮肤：有隐神经的髌下支和股神经的前皮支支配。

❖皮下组织：内有上述神经分支。

❖肌肉及筋膜：髌韧带、髌内侧支持带、膝关节囊、翼状皱襞。

❖血管：浅层有大隐静脉；深层有膝关节周围动、静脉网。

❖神经：有隐神经髌下支和股神经的前皮支。

❖其他毗邻结构：胫骨。

【主治病症】膝部疼痛、肿胀。

【刺法操作】①向膝中斜刺 0.5~2 寸；②透刺对侧犊鼻穴。

4. 胆囊　Dǎnnáng（EX-LE6）

【定位与取穴】在小腿外侧，腓骨小头直下 2 寸（图 3-3-39、图 3-3-40）。于阳陵泉穴直下 2 寸左右之压痛最明显处取穴。

【穴区层次解剖】

❖皮肤：有腓肠外侧皮神经分布。

❖皮下组织：内有上述神经分支和浅静脉。

❖肌肉及筋膜：腓骨长肌、腓骨短肌。

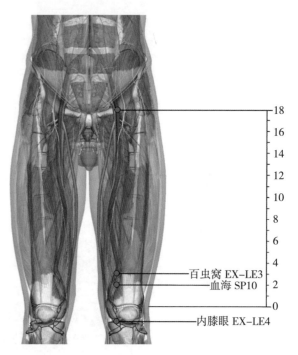

图 3-3-38　百虫窝、内膝眼穴透视图

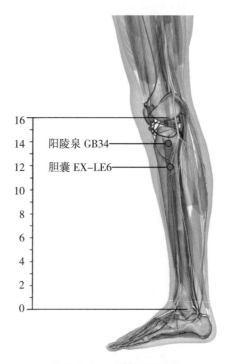

图 3-3-39　胆囊穴透视图

前
外　　内
后
左下肢

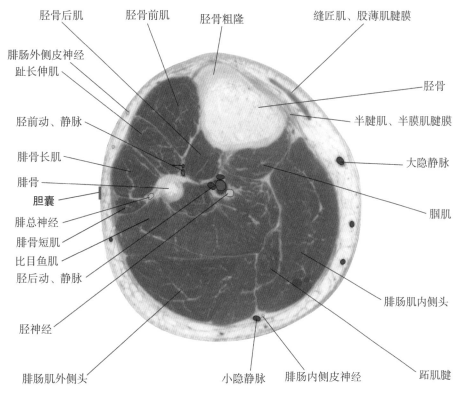

图 3-3-40　胆囊穴剖面图

❖ 血管：浅层有浅静脉；深层有胫前动、静脉。

❖ 神经：浅层有腓肠外侧皮神经分布；深层有腓浅神经、腓深神经。

❖ 其他毗邻结构：胫骨、腓骨。

【主治病症】①急、慢性胆囊炎，胆石症，胆道蛔虫症；②下肢瘫痪或疼痛。

【刺法操作】直刺 1~1.5 寸。

5. 阑尾　Lánwěi（EX-LE7）

【定位与取穴】在小腿外侧，髌韧带外侧凹陷下 5 寸，胫骨前嵴外一横指（中指）（图 3-2-107、图 3-3-41）。正坐位或仰卧屈膝，于足三里与上巨虚两穴之间压痛最明显处取穴。

【穴区层次解剖】

❖ 皮肤：有腓肠外侧皮神经分布。

❖ 皮下组织：内有上述神经分支。

❖ 肌肉及筋膜：胫骨前肌、趾长伸肌、小腿骨间膜、胫骨后肌。

❖ 血管：浅层有小隐静脉；深层有胫前动、静脉的分支或属支。

❖ 神经：浅层有腓肠外侧皮神经分布；深层有腓深神经。

❖ 其他毗邻结构：胫骨、腓骨。

【主治病症】①急、慢性阑尾炎；②下肢瘫痪或疼痛。

【刺法操作】直刺 1~1.5 寸。

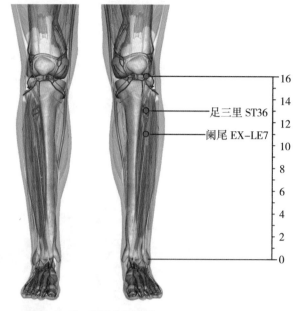

图 3-3-41　阑尾穴透视图

6. 内踝尖　Nèihuáijiān（EX-LE8）

【定位与取穴】在脚踝内侧，内踝的最凸起处（图 3-3-42、图 3-3-43）。

【穴区层次解剖】

❖ 皮肤：有隐神经的小腿内侧皮支分布。

❖ 皮下组织：内有上述神经分支。

❖ 血管：有胫前动脉的内踝网、内踝前动脉的分支和胫后动脉的内踝支。

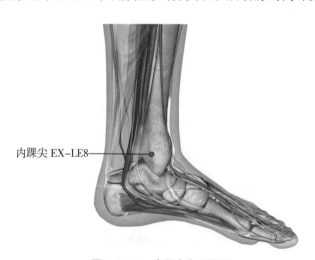

内踝尖 EX-LE8

图 3-3-42　内踝尖穴透视图

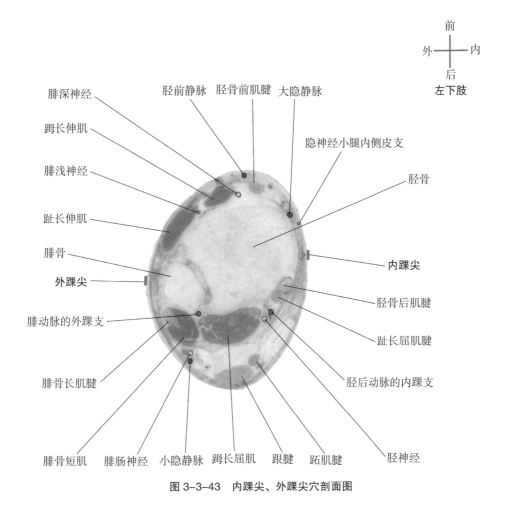

前
外 ┼ 内
后
左下肢

腓深神经　胫前静脉　胫骨前肌腱　大隐静脉

踇长伸肌

腓浅神经　　　　　　　　　　　　隐神经小腿内侧皮支

趾长伸肌　　　　　　　　　　　　　　　　　胫骨

腓骨

外踝尖　　　　　　　　　　　　　　　　　内踝尖

腓动脉的外踝支　　　　　　　　　　　　胫骨后肌腱

　　　　　　　　　　　　　　　　　趾长屈肌腱

腓骨长肌腱　　　　　　　　　　　　胫后动脉的内踝支

腓骨短肌　腓肠神经　小隐静脉　踇长屈肌　跟腱　跖肌腱　胫神经

图 3-3-43　内踝尖、外踝尖穴剖面图

❖ 神经：有隐神经的小腿内侧皮支分布。

❖ 其他毗邻结构：内踝。

【主治病症】①霍乱转筋；②牙痛。

【刺法操作】三棱针点刺出血。

7. 外踝尖　Wàihuáijiān（EX-LE9）

【定位与取穴】在脚踝外侧，外踝的最凸起处（图 3-3-43、图 3-3-44）。

【穴区层次解剖】

❖ 皮肤：有腓肠神经和腓浅神经的分支分布。

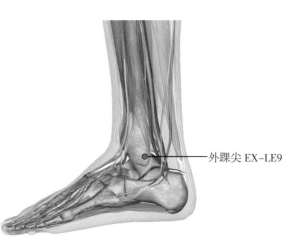

外踝尖 EX-LE9

图 3-3-44　外踝尖穴透视图

❖ 皮下组织：内有上述神经分支。

❖ 血管：有腓动脉的外踝支。

❖ 神经：有腓肠神经及腓浅神经的分支分布。

❖ 其他毗邻结构：外踝。

【主治病症】①转筋、关节疼痛；②牙痛。

【刺法操作】三棱针点刺出血。

8. 八风　Bāfēng（EX-LE10）

【定位与取穴】在足背，第1~5趾间，趾蹼缘后方赤白肉际处，左右共8穴（图3-3-45、图3-3-46）。其中，八风1（1、2趾间）、八风2（2、3趾间），八风4（4、5趾间）即行间、内庭、侠溪穴。在此仅述3、4趾间的穴点——八风3。

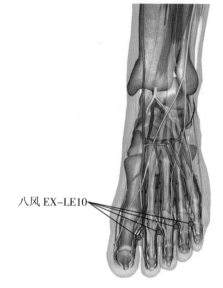

图3-3-45　八风穴透视图

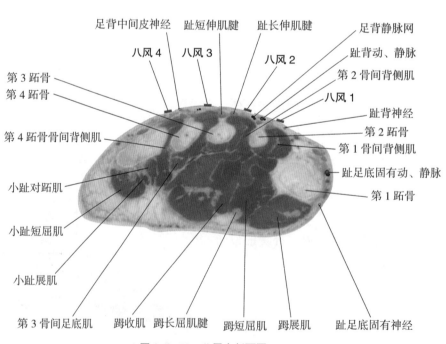

图3-3-46　八风穴剖面图

【穴区层次解剖】

❖ 皮肤：有腓浅神经的足背中间皮神经分布。

❖ 皮下组织：内有上述神经分支和趾背静脉。

❖ 肌肉及筋膜：趾长伸肌腱、趾短伸肌腱。

❖ 血管：浅层有足背静脉网；深层有跖背动脉的分支趾背动脉、跖背静脉的属支趾背静脉。

❖ 神经：有腓浅神经的足背中间皮神经分布。

❖ 其他毗邻结构：第 3 趾近节趾骨底。

【主治病症】足背红肿、脚气。

【刺法操作】向足底斜刺 0.5~0.8 寸，或用三棱针点刺出血。

9. 独阴　Dúyīn（EX-LE11）

【定位与取穴】在足底，第 2 趾的跖侧远端趾间关节横纹中点（图 3-3-47、图 3-3-48）。

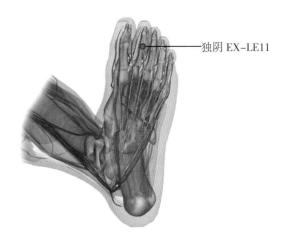

图 3-3-47　独阴穴透视图

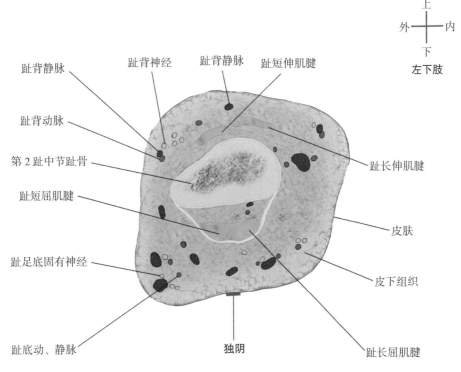

图 3-3-48　独阴穴剖面图

【穴区层次解剖】

❖ 皮肤：有足底内侧神经的趾足底固有神经分布。

❖ 皮下组织：内有上述神经分支。

❖ 肌肉及筋膜：趾长屈肌腱、趾短屈肌腱。

❖ 血管：有趾底固有动、静脉的分支或属支。

❖ 神经：有趾足底固有神经分布。

❖ 其他毗邻结构：第 2 趾中节趾骨。

【主治病症】①难产、胎衣不下、月经不调；②疝气。

【刺法操作】直刺 0.1~0.2 寸。

10. 气端　Qìduān（EX-LE12）

【定位与取穴】在足趾，十趾端的中央，距趾甲游离
缘 0.1 寸（指寸），左右共 10 穴（图 3-3-49、图 3-3-50）。

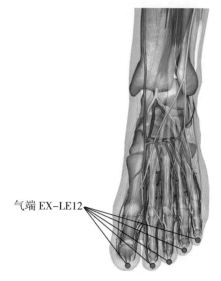

气端 EX-LE12

图 3-3-49　气端穴透视图

背面

前 ── 后

跖面

左下肢

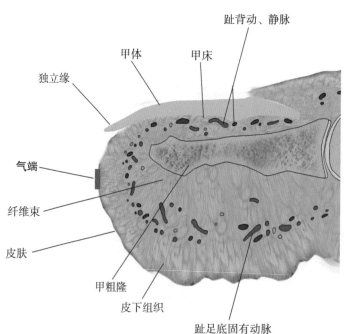

图 3-3-50　气端穴剖面图

【穴区层次解剖】

❖ 皮肤：有腓浅神经的趾背神经、腓深神经的趾背神经、腓肠神经的趾背神经和胫神经的趾底固有神经分布。

❖ 皮下组织：内有上述神经分支。

❖ 血管：有足底内、外动脉的趾足底固有动脉和足背动脉的趾背动脉。

❖ 神经：有趾背神经、趾足底固有神经通过。

【主治病症】①脚气、手足抽搐、足趾疼痛或麻木；②卒中。

【刺法操作】直刺 0.1~0.2 寸。

（关玲　黄龙祥）

第4章 腧穴相关的解剖结构

第一节 肌肉及其筋膜针刺点

肌肉及其附属的筋膜组织（以下称为"肌筋膜"）共同构成了人体的生物力学架构。力学失衡会导致组织器官或者细胞的空间失衡，从而引起功能紊乱。因此，对力学的调节也是调节人体平衡的一个非常重要的途径。肌肉针灸是通过对肌肉进行刺激来调节力学结构来治疗疾病的。

在中国古代，骨骼肌的力学调节理论是以经筋理论为主，其对应了现代的肌筋膜理论。肌肉和筋膜都来源于胚胎的中胚层，因为承担的任务不同，而具有了不同的形式。肌肉以收缩和放松功能为主；而筋膜以包裹、赋型和力学传递为主。近年来的研究还表明，筋膜上有很多感受器，对肢体动作起着组合和协调的作用。

在中国古代的经筋理论中，经筋是深入到内脏的，能调节内脏的功能。而现代研究也证明，内脏筋膜和躯干的肌筋膜也有着密切的联系。因此针对肌肉及其筋膜的治疗，不仅能够治疗躯干四肢的疾病，还能够治疗内脏疾病。

关于肌肉的针灸疗法，中国古代文献中记载的很多。典型代表是阿是穴疗法，这是一种通过触诊敏感点来针刺治疗的方法；还有一种专门治疗疼痛的"解结针法"，它是触摸到肌肉上的硬结，先固定硬结，然后再用针透刺。现代比较常用的肌肉针刺方法有肌肉起止点针刺、劳损肌肉的硬结处针刺（又名阿是穴斜刺法）等。国外有针对肌肉硬结的枝川注射疗法和针对激痛点的干针疗法等。下面对常用的肌肉针刺部位和针刺方法予以介绍。

一、头面部肌肉

1. 枕额肌额腹

【起止点】起点：帽状腱膜；止点：眉部皮肤（图4-1-1）。

【主要作用】提眉。

【相关病症】前额痛、面神经麻痹引起的额肌瘫痪、失眠、抑郁等。

【相关穴位】攒竹、眉冲、曲差、五处、本神、阳白、头临泣、神庭、鱼腰。

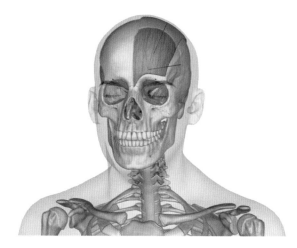

图 4-1-1　枕额肌额腹

【治疗部位】肌肉起止点、肌腹或触诊肌肉硬结处。

【针刺方法】水平方向上横刺；触诊肌肉硬结处贯刺，深度 1~2cm。

【应用经验】针刺本肌肉常用来治疗面瘫、三叉神经痛；因其对应的脑区为额叶，所以也常用来治疗情志异常。额肌的动态收缩是产生额纹的主要因素，因此在针灸美容时比较常用。

2. 枕额肌枕腹

【起止点】起点：上项线；止点：帽状腱膜（图 4-1-2）。

【主要作用】后牵头皮。

【相关病症】后头痛、眼眶的深处痛。

【相关穴位】玉枕、脑空、脑户。

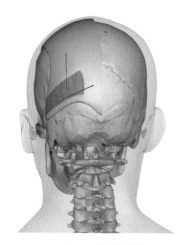

图 4-1-2　枕额肌枕腹

【治疗部位】肌肉起止点、肌腹或触诊肌肉硬结处。

【针刺方法】起止点水平横刺；触诊肌肉硬结处贯刺，深度 1~2cm。

【应用经验】本肌肉紧张会导致头痛、头昏、眼花，患者有时描述症状为"好像头顶戴了一个帽子"。由于枕大神经、枕小神经从其中穿过，所以还会有放射性的头部疼痛。由于肌筋膜的连接，枕腹的紧张，还会引起枕下肌群的紧张，反射性地引起眼眶疼痛。针刺时可采用平刺的方式，从外侧向内侧水平进针。

3. 眼轮匝肌

【起止点】环绕眼裂周围（图 4-1-3）。

【主要作用】闭合眼裂。

【相关病症】眼睑下垂、无力，眼肌痉挛；视力疲劳；鼻子附近轻微的疼痛。

【相关穴位】承泣、四白、睛明、攒竹、丝竹空、瞳子髎、鱼腰、太阳、球后。

【治疗部位】肌肉起止点、肌腹或触诊肌肉硬结处。

【针刺方法】用针沿着眼眶平刺；短针贴着眼眶垂直针刺，进针时要推开眼球，深度 0.5~1cm。

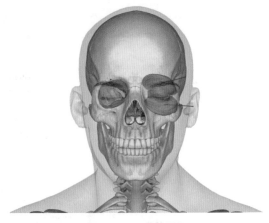

图 4-1-3 眼轮匝肌

4. 口轮匝肌

【起止点】环绕口裂周围（图 4-1-4）。

【主要作用】闭合口裂。

【相关穴位】口禾髎、地仓、承浆、水沟、兑端。

【相关病症】鼓腮漏气、漱口漏水；口角㖞斜、口角痉挛。

【治疗部位】肌肉起止点、肌腹或触诊肌肉硬结处。

【针刺方法】用针沿着口周平刺，深度 1~2cm。

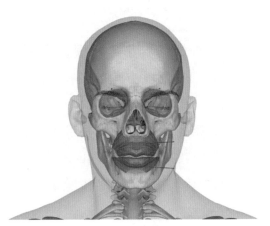

图 4-1-4 口轮匝肌

5. 颧大肌

【起止点】起点：颧骨；止点：口角和上唇皮肤（图 4-1-5）。

【主要作用】向外上方牵拉口角，配合完成微笑等表情。

【相关病症】面肌瘫痪、面肌痉挛、面痛。

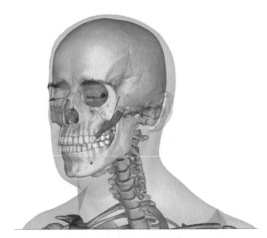

图 4-1-5 颧大肌

【相关穴位】颧髎。

【治疗部位】肌肉起止点、肌腹或触诊肌肉硬结处。

【针刺方法】顺着纤维斜刺；触诊肌肉硬结处贯刺，深度 1~2cm。

6. 咬肌

【起止点】起点：颧弓；止点：咬肌粗隆（图 4-1-6）。

【主要作用】上提下颌（闭口）。

【相关病症】下颌张开受限、疼痛；牙痛、面痛、耳朵深部疼痛不适。

【相关穴位】大迎、颊车、下关、牵正、颧髎。

【治疗部位】肌肉起止点、肌腹或触诊肌肉硬结处。

【针刺方法】直刺、斜刺；触诊肌肉硬结处贯刺，深度 1~2cm。

【应用经验】有些患者咬肌的肌束痉挛，可表现为牙痛，或被误诊为三叉神经痛，针刺本肌肉可以缓解。本肌肉和颞颌关节紊乱有关，是此病常用的治疗部位。

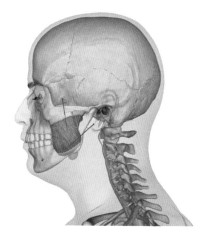

图 4-1-6　咬肌

7. 颞肌

【起止点】起点：颞窝；止点：下颌骨冠突（图 4-1-7）。

【主要作用】上提下颌（闭口）。

【相关病症】侧头部疼痛、上牙痛、颞下颌关节疼痛与活动受限。

【相关穴位】头维、颔厌、悬颅、悬厘、曲鬓、率谷、天冲、角孙、下关、颧髎、瞳子髎、上关、太阳、头维。

【治疗部位】肌肉起止点、肌腹或触诊肌肉硬结处。

【针刺方法】向前平刺、向下斜刺；触诊肌肉硬结处贯刺，深度 1~2cm。

【应用经验】颞下颌关节紊乱、侧头痛，以及耳鸣常与本肌肉有关。

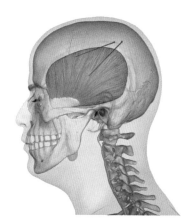

图 4-1-7　颞肌

8. 翼内肌

【起止点】起点：翼突窝；止点：翼肌粗隆（图4-1-8）。

【主要作用】上提下颌骨。

【相关病症】下颌张开受限、疼痛；口咽部、颞下颌关节部、面部、耳朵深部疼痛不适；耳鸣。

【相关穴位】下关。

【治疗部位】下颌角内侧面。

【针刺方法】贴下颌角内侧面向上直刺，深度1~2cm。

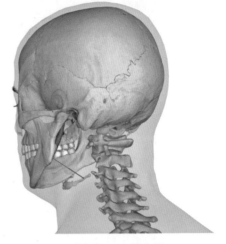

图4-1-8　翼内肌

【应用经验】本肌肉是治疗颞下颌关节紊乱、耳鸣的常用针刺部位。

二、颈部肌肉

1. 胸锁乳突肌

【起止点】起点：胸骨柄、锁骨的内侧端；止点：颞骨乳突（图4-1-9）。

【主要作用】单侧收缩使头向同侧屈，双侧收缩使头后仰。

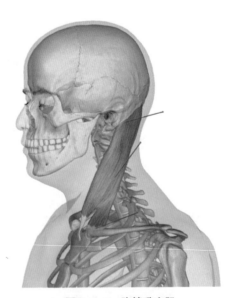

图4-1-9　胸锁乳突肌

【主治病症】头痛、面部疼痛、眼花、眼痛、头昏、耳鸣。

【相关穴位】完骨、翳风、天牖、天容、天窗、扶突、天鼎、水突、气舍、风池、翳明、人迎、缺盆。

【治疗部位】肌肉起止点、肌腹或触诊肌肉硬结处。

【针刺方法】起止点处向前平刺；触诊肌肉硬结处贯刺，深度 1~2cm。

【应用体会】久坐形成的头前移姿势会造成胸锁乳突肌长期短缩，当其失代偿时会出现头颈部的疼痛，特点是低头、仰头时均有疼痛和活动受限。由于胸锁乳突肌的筋膜在枕后延续并连接到对侧，与枕下肌有力学连接，因此会造成帽状腱膜的紧张，患者表现为头部发懵，眼睛不适。此时在胸锁乳突肌的乳突端平刺常常会有很好的效果。

2. 下颌舌骨肌

【起止点】起点：下颌体内面；止点：舌骨体（图 4-1-10）。

【主要作用】上提舌骨。

【相关病症】舌痛、吞咽障碍、语言不利。

【相关穴位】廉泉。

【治疗部位】肌肉起止点、肌腹或触诊肌肉硬结处。

【针刺方法】平刺或斜刺，深度 1~2cm。

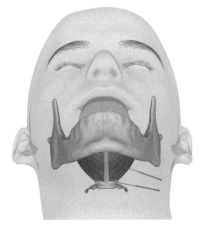

图 4-1-10　下颌舌骨肌

【应用经验】下颌舌骨肌形成口腔底部，悬吊舌骨，针刺本肌肉可以治疗吞咽障碍、语言不利。

3. 前斜角肌

【起止点】起点：颈椎横突；止点：第 1 肋上面（图 4-1-11）。

【主要作用】上提第 1、2 肋，助吸气。

【相关病症】颈痛；手臂发凉、疼痛麻木。

【相关穴位】扶突、天鼎、缺盆、天窗、天牖。

【治疗部位】第 3~6 颈椎横突前结节。

【针刺方法】用押手卡压住颈椎横突前结节，

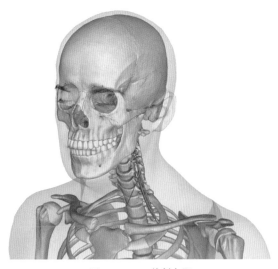

图 4-1-11　前斜角肌

刺手持针直刺到骨面，深度 0.5~1cm。

【应用经验】本肌肉损伤常见的症状是向同侧转头和仰头时疼痛。前、中斜角肌之间的间隙走行臂丛神经和锁骨下动脉，因此本肌肉的劳损和紧张常会造成手麻和上肢发凉，甚至无脉症，严重时患者需要手举过头才能缓解。这时针刺本肌肉常常会有较好的治疗效果，但需注意避开肺尖，避免气胸。

4. 中斜角肌

【起止点】起点：颈椎横突；止点：第 1 肋上面（图 4-1-12）。

【主要作用】上提第 1、2 肋，助吸气。

【相关病症】颈痛；手臂发凉、疼痛麻木。

【相关穴位】扶突、天鼎、缺盆、天窗、天牖。

【治疗部位】下 5 位颈椎横突后结节。

【针刺方法】用押手卡压住颈椎横突后结节，刺手持针从颈部后方直刺到骨面，深度 1~2cm。

【应用经验】本肌肉损伤常见的症状是向对侧侧屈疼痛（牵拉痛），或向同侧侧屈疼痛（运动痛）。前、中斜角肌之间的间隙内走行臂丛神经和锁骨下动脉，因此本肌肉的劳损和紧张常会造成手麻和上肢发凉，甚至无脉症，严重时患者需要手举过头才能缓解。这时针刺本肌肉常常会有较好的治疗效果，但需注意避开肺尖，防止气胸。

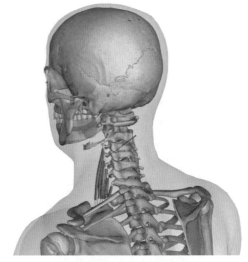

图 4-1-12　中斜角肌

5. 后斜角肌

【起止点】起点：颈椎横突；止点：第 2 肋上面（图 4-1-13）。

【主要作用】上提第 1、2 肋，助吸气。

【相关病症】颈痛；手臂发凉、疼痛麻木。

【相关穴位】扶突、天鼎、缺盆、天窗、天牖。

【治疗部位】第 4~6 颈椎横突的后结节。

【针刺方法】用押手卡压住颈椎横突后结节，刺

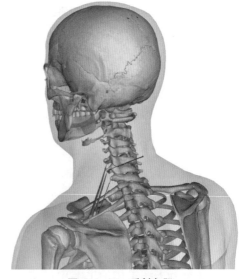

图 4-1-13　后斜角肌

手持针从颈部后方直刺到骨面，深度 1~2cm。

【应用经验】本肌肉损伤常见的症状是向对侧侧屈疼痛（牵拉痛），或向同侧侧屈疼痛（运动痛）。

三、项背部肌肉

1. 枕下肌群

枕下肌群属于横突棘肌群，包括头后小直肌、头后大直肌、头上斜肌和头下斜肌，是附于寰椎、枢椎和枕骨三者间的 4 块小肌（图 4-1-14）。

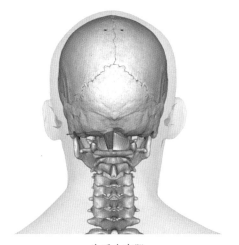
头后小直肌

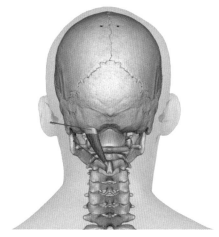
头后大直肌

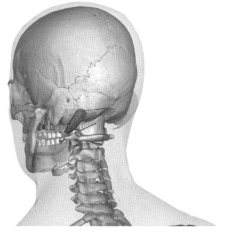
头上斜肌

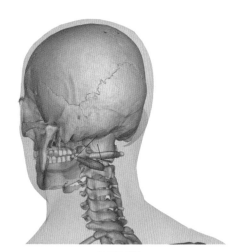
头下斜肌

图 4-1-14　枕下肌群

【起止点】头后小直肌起于寰椎后弓结节，止于枕骨下项线的内侧部；头后大直肌起于枢椎的棘突，止于枕骨下项线的外侧部；头上斜肌起于寰椎横突上面，止点于枕骨上下项线之间；头下斜肌起于枢椎棘突尖，止于寰椎横突的下后部。

【主要作用】使头后仰，向同侧旋转。

【相关病症】头痛、眩晕、耳鸣、眼痛、颈痛。

【相关穴位】头后小直肌：哑门、风府；头后大直肌：风池、风府、天柱；头上斜肌：完骨、风池；头下斜肌：天柱。

【治疗部位】肌肉起止点。

【针刺方法】在枕骨下项线贴骨面横刺 1~2cm；在枢椎棘突两侧直刺到骨面，深度 0.5~1cm；在寰椎横突后部直刺到骨面，深度 0.5~1cm。

【应用经验】

头后小直肌、头上斜肌将颅骨底部在寰椎上向前方拉动，造成伸下颌头前移的姿势。或者说，头前移的姿势会造成头部小直肌的长期短缩，出现短而无力的状态。由于头后小直肌通过寰枕后膜和硬脊膜相连，因此针对头部小直肌的治疗也可以改善大脑后循环以及脊髓的供血。头后小直肌、头上斜肌深部有寰枕后膜，因此不建议直刺，在枕骨下项线针刺较为安全。临床上有些患者先天在寰枕交界处有脊膜膨出，应当小心。

相比之下，头后大直肌收缩时可以将枕骨在寰椎上向后移动，呈现出收下颌的姿势。相反，头前移、下颌前伸的姿势会导致本肌肉被动拉长，处于长而无力的状态。针刺本肌肉有助于矫正头前移的姿势。

头后大直肌和头上斜肌、头下斜肌围成了枕下三角，其中有椎动脉通过。头前移姿势，会使这些肌肉紧张，对椎动脉造成影响，是大脑后循环供血不足的常见原因之一。对这些肌肉进行针刺治疗常常会收到良好的效果。据临床观察，这些肌肉的紧张和眼睛的不适有关。做手法放松或者针刺治疗后，患者会有"眼前一亮"的感觉。因枕下三角深部有椎动脉，故不宜直刺，在起止点处针刺较为安全。注意：椎动脉在头下斜肌的寰椎附着点的上方通过，针刺寰椎横突时要针刺其下后部的骨面，不要越过横突尖。

2. 竖脊肌群

竖脊肌是一组庞大的肌肉肌腱群，它们有序地附着于颅骨、颈椎、胸椎、腰椎、骶椎及髂嵴的相应部位。根据肌肉肌腱的附着点及其跨越的范围可分为 3 块肌肉，每块肌肉又各有 3 个部位（图 4-1-15、表 4-1-1）。

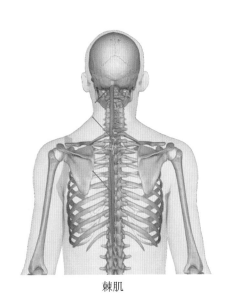
棘肌

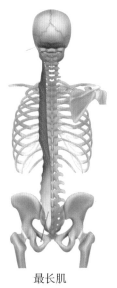
最长肌

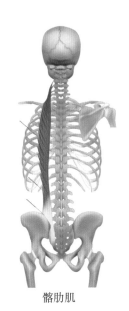
髂肋肌

图 4-1-15　竖脊肌群

表 4-1-1　竖脊肌的构成和分部表

棘肌	最长肌	髂肋肌
头棘肌	头最长肌	颈髂肋肌
颈棘肌	颈最长肌	胸髂肋肌
胸棘肌	胸最长肌	腰髂肋肌

【起止点】起点：骶骨后面及其附近、下位椎骨的棘突、横突及肋骨等；止点：上位椎骨的棘突、横突，肋骨及枕骨。

【主要作用】使脊柱后伸仰头。

【相关病症】腰背痛、骶髂区和臀部痛，有时表现为腹痛、胸痛，以及前方对应的内脏功能失调。头最长肌和颈痛、耳鸣有关。

【相关穴位】膀胱经在背部和骶区的穴位。

【治疗部位】肌肉起止点、肌腹或触诊肌肉硬结处。

【针刺方法】骶骨背面平刺 4~5cm；棘突、横突、肋骨角直刺 1~2cm；触诊肌肉硬结处贯刺 1~2cm。

【应用经验】竖脊肌对应着督脉穴位及膀胱经第 1 侧线和第 2 侧线上的穴位，可以通过神经反射治疗相同节段的内脏功能失调。竖脊肌紧张导致的腰背痛特点是弯腰受限（顺应性降低），治疗时可用长针沿着脊柱旁，在肌肉内贯穿斜刺。其中，头最长肌是附着于乳突的 4 块肌肉之一。头部长期的旋转姿势，有可能造成头最长肌的短缩和痉挛，会导致耳鸣或耳朵及其后下方的疼痛。

3. 夹肌

夹肌属于背深肌群中特殊分化的一部分，依其部位不同分为头夹肌和颈夹肌（图 4-1-16）。

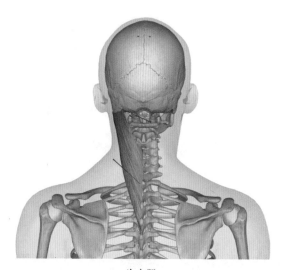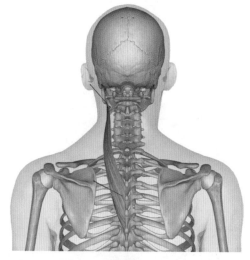

头夹肌　　　　　　　　　　　　　　　　　颈夹肌

图 4-1-16　夹肌

【起止点】起点：项韧带下部、第 7 颈椎和上部胸椎的棘突；止点：颞骨乳突和第 1~3 颈椎横突。

【主要作用】单侧收缩，使头转向同侧；双侧收缩，使头后仰。

【相关病症】头部、枕部、背部疼痛；眼部不适；耳鸣。

【相关穴位】翳明、颈百劳、肩中俞、天窗、天柱、天牖、翳风、完骨、风池、大杼、风门、定喘、夹脊。

【治疗部位】肌肉起止点、肌腹或触诊肌肉硬结处。

【针刺方法】在乳突后方由后向前平刺 1~2cm；在第 7 颈椎至第 6 胸椎椎体棘突外侧向下或向上平刺 1~2cm；触诊沿肌肉硬结处贯刺 1~2cm。

【应用经验】本肌肉紧张会出现头部向对侧旋转疼痛、受限，也是引起耳鸣的常见原因之一。针刺时可以在乳突后方深部平刺，或者沿着棘突向上或者向下平刺。

4. 菱形肌

【起止点】起点：下位颈椎和上位胸椎棘突；止点：肩胛骨内侧缘（图 4-1-17）。

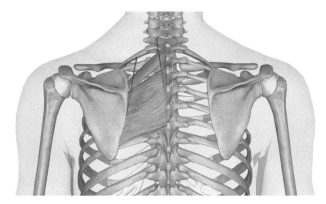

图 4-1-17 菱形肌

【主要作用】上提和内牵肩胛骨。

【相关病症】背痛，多见于肩胛骨脊柱缘的内侧。

【相关穴位】定喘、夹脊、肩中俞、大杼、风门、肺俞、厥阴俞、附分、魄户、膏肓、神堂、谚谚、膈关。

【治疗部位】肌肉起止点或触诊肌肉硬结处。

【针刺方法】触诊肌肉硬结处斜刺 1~2cm，勿直刺，以免伤肺。

【应用经验】本肌肉损伤常见双侧肩胛位置不对等，一侧过度向内或者向外。本肌肉部位的疼痛常与肩胛背神经有关，治疗时除针刺此处的肌肉外，还可针刺肩胛背神经的第 5 颈神经出口处。

5. 斜方肌

【起止点】起点：上项线、枕外隆凸、项韧带、全部胸椎棘突；止点：锁骨外侧 1/3 部、肩峰、肩胛冈（图 4-1-18）。

【主要作用】拉肩胛骨向中线靠拢，上部纤维上提肩胛骨，下部纤维下降肩胛骨。

【相关病症】颈部疼痛、头痛、肩背痛。

【相关穴位】肩井、肩中俞、肩外俞、天柱、大杼、风门、肺俞、厥阴俞、心俞、督俞、膈俞、肝俞、胆俞、天宗、秉风、曲垣、附分、魄户、膏肓、神堂、谚谚、膈关、天髎、天牖、风池、

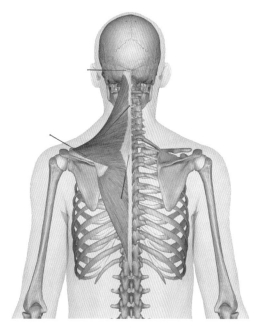

图 4-1-18 斜方肌

至阳、灵台、神道、身柱、大椎、颈百劳、定喘、夹脊、胃脘下俞、巨骨、缺盆、哑门、风府。

【治疗部位】肌肉起止点、肌腹或触诊肌肉硬结处。

【针刺方法】上项线内 1/3 段横刺 1~2cm；第 7 颈椎和全部胸椎的棘突向上或向下平刺 2~3cm；锁骨外 1/3、肩胛冈横刺 1~2cm；触诊肌肉硬结处斜刺 1~2cm。

【应用经验】在常见的圆肩、驼背、头前移的姿势下，本肌肉常常处于离心收缩状态，容易出现疲劳性疼痛，常见症状为同侧旋转时受限、疼痛加重。查体可见肩颈部位有硬结。针刺治疗时，可一手抓握硬结，另一手持针贯刺，有时会出现肌肉抽动，但是不出现抽动也有效。有些用一侧肩膀负重的患者，由于斜方肌筋膜的紧张牵扯到头部的筋膜，进而导致头痛，此时处理斜方肌常可见效。除针刺本肌肉以外，还应该纠正姿势性问题。

6. 背阔肌

【起止点】起点：下 6 个胸椎棘突、全部腰椎棘突、髂嵴；止点：肱骨小结节嵴（图 4-1-19）。

【主要作用】使肩关节后伸、内收及内旋。

【相关病症】胸痛、背痛、肩痛；上臂、前臂和手的尺侧疼痛、力弱。

【相关穴位】极泉、肩贞、膈俞、肝俞、胆俞、脾俞、胃俞、三焦俞、肾俞、气海俞、大肠俞、关元俞、小肠俞、上髎、魂门、阳纲、意舍、胃仓、肓门、志室、肩髎、腰阳关、命门、悬枢、脊中、中枢、筋缩、至阳、夹脊、胃脘下俞、痞根、下极俞、腰宜、腰眼、十七椎。

【治疗部位】肌肉起止点、肌腹或触诊肌肉硬结处。

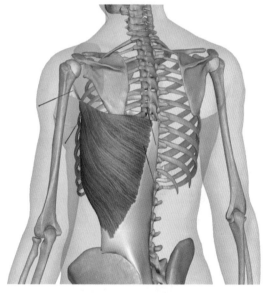

图 4-1-19 背阔肌

【针刺方法】第 6~12 胸椎棘突向上或向下平刺 1~2cm；肱骨小结节嵴直刺 1~2cm；肌腹或肌肉硬结处贯刺 1~2cm。

【应用经验】本肌肉紧张缩短可以造成手臂上举困难，常见患者仰卧时，手臂上举不能落在床面上。圆肩、驼背、头前移的姿势会导致肩胛骨旋前，肱骨随之旋前，背阔肌处于短而无力的状态。常用的针刺方法是从腋后纹头上方直刺。

四、胸部肌肉

1. 胸大肌

【起止点】起点：锁骨内侧半、胸骨、第 1~6
肋软骨；止点：肱骨大结节嵴（图 4-1-20）。

【主要作用】使肩关节屈、内收及内旋。

【相关病症】胸痛；肩痛、手臂痛。

【相关穴位】中府、云门、气户、库房、屋
翳、膺窗、乳中、乳根、食窦、天溪、胸乡、周
荣、步廊、神封、灵墟、神藏、彧中、俞府、天
池、期门、璇玑、华盖、紫宫、玉堂。

【治疗部位】肌肉起止点、肌腹或触诊肌肉
硬结处。

【针刺方法】锁骨内侧半、胸骨、第 1~6
肋软骨沿骨面平刺 2~3cm；肱骨大结节嵴直刺
1~2cm；用押手握住胸大肌，刺手持针在肌腹或
肌肉硬结处贯刺 1~2cm。

【应用经验】本肌肉损伤会出现胸痛、肩痛、
上肢疼痛，由于它和肩关节囊有连接，因此也是
治疗"冻结肩"的重要肌肉。乳腺组织（女性）
附着在胸大肌浅层的筋膜里，因此针刺本肌肉对
乳腺的增生和疼痛也有治疗效果。

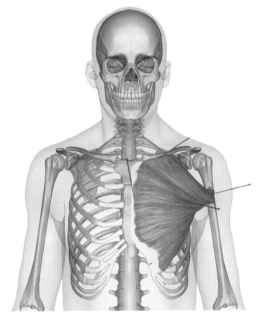

图 4-1-20　胸大肌

2. 胸小肌

【起止点】起点：第 3~5 肋骨；止点：肩胛
骨喙突（图 4-1-21）。

【主要作用】拉肩胛骨向下。

【相关病症】手臂、手部乃至手指凉、麻、痛；心悸、胸痛。

【相关穴位】中府、云门、库房、屋翳、膺窗、乳中、乳根、天溪、胸乡、周荣、步廊、神
封、灵墟、神藏、俞府、天池。

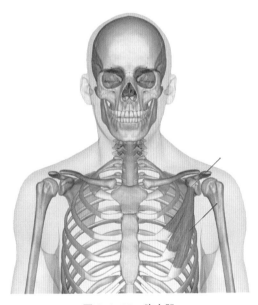

图 4-1-21　胸小肌

【治疗部位】肌肉起止点、肌腹或触诊肌肉硬结处。

【针刺方法】在第3~5肋软骨外侧的肋骨前面，用押手手指固定肋骨面，刺手持针沿骨面平刺1~2cm；肩胛骨喙突内侧缘和表面直刺1~2cm；用押手握住胸小肌，刺手持针在肌腹或肌肉硬结处贯刺1~2cm。

【应用经验】本肌肉紧张常见的姿势为圆肩，肌肉痉挛短缩会出现臂丛神经卡压的症状，如手麻、无力、手臂发凉等；还会引起假性心绞痛的症状，或者心悸、胸闷，针刺胸小肌常可快速缓解。

3. 前锯肌

【起止点】起点：第1~8或9肋骨；止点：肩胛骨内侧缘和下角（图4-1-22）。

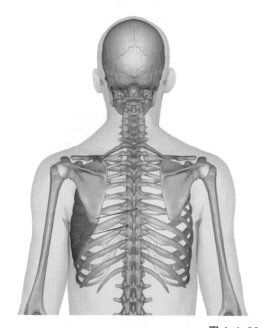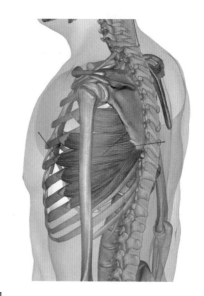

图4-1-22 前锯肌

【主要作用】拉肩胛骨向前。

【相关病症】侧胸部、后胸部疼痛；手臂上举无力、受限。

【相关穴位】食窦、大包、渊腋、辄筋。

【治疗部位】肌肉起止点、肌腹或触诊肌肉硬结处。

【针刺方法】在第1~9肋骨外侧面，用押手手指固定肋骨面，刺手持针沿骨面平刺1~2cm；沿肩胛骨内侧缘向下平刺1~2cm。

【应用经验】前锯肌在俯卧撑运动中容易受到损伤。本肌肉损伤会导致翼状肩胛骨，也可导致手臂前伸受限。

4. 肋间肌

【起止点】肋间外肌起于上位肋骨下缘，止于下位肋骨上缘；肋间内肌和肋间最内肌起于下位肋骨上缘，止于上位肋骨下缘（图4-1-23）。

【主要作用】肋间外肌提肋辅助吸气，肋间内肌和肋间最内肌降肋辅助呼气。

【相关病症】胁肋部疼痛。

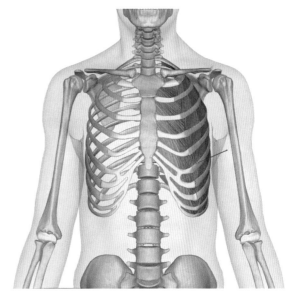

图 4-1-23　肋间肌

【相关穴位】库房、屋翳、膺窗、乳中、乳根、食窦、天溪、胸乡、周荣、大包、附分、魄户、膏肓、神堂、譩譆、膈关、魂门、阳纲、意舍、步廊、神封、灵墟、神藏、彧中、天池、渊腋、辄筋、日月、期门。

【治疗部位】肌肉起止点、肌腹或触诊肌肉硬结处。

【针刺方法】用押手手指固定肋骨面，刺手持针沿肋骨上缘或下缘平刺1~2cm。

【应用经验】本组肌肉损伤导致的疼痛常表现为呼吸疼痛。

五、腹部和盆部肌肉

1. 腹直肌

【起止点】起点：耻骨嵴；止点：胸骨剑突、第5~7肋软骨（图4-1-24）。

【主要作用】使脊柱前屈，增加腹压。

【相关病症】胃痛、腹痛、背痛、痛经、小便不利、呕吐、厌食等。

【相关穴位】不容、承满、梁门、关门、太乙、滑肉门、天枢、外陵、大巨、水道、归来、气冲、横骨、大赫、气穴、四满、中注、肓俞、商曲、石关、阴都、腹通谷、

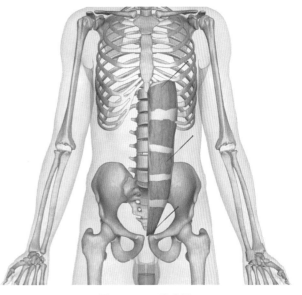

图 4-1-24　腹直肌

幽门。

【治疗部位】肌肉起止点、肌腹或触诊肌肉硬结处。

【针刺方法】第5~7肋软骨前面、胸骨剑突平刺1~2cm；耻骨联合、耻骨嵴平刺1~2cm；腹直肌的肌腹贯刺2~3cm；腹直肌外侧缘的硬结处斜刺2~3cm。

【应用经验】本肌肉损伤导致的内脏功能失调、脾胃疾病和盆腔疾病，可在腹直肌的外侧缘摸到硬结，针刺时可以斜刺贯穿。

2. 腹斜肌

【起止点】腹外斜肌起于下8位肋骨外面，止于白线、髂嵴、腹股沟韧带；腹内斜肌起于胸腰筋膜、髂嵴、腹股沟韧带，止于白线（图4-1-25）。

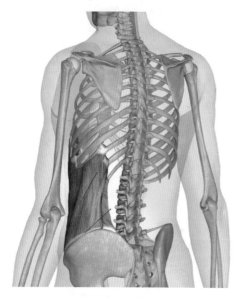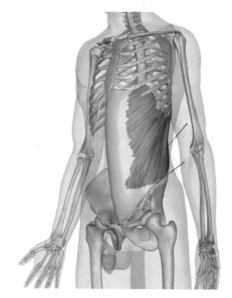

图4-1-25 腹斜肌

【主要作用】增加腹压，使脊柱前屈、侧屈、旋转。

【相关病症】胃痛、腹痛、胁痛、背痛、痛经、小便不利、呕吐、厌食等。

【相关穴位】不容、承满、梁门、关门、太乙、滑肉门、天枢、外陵、大巨、水道、归来、气冲、腹结、大横、腹哀、横骨、大赫、气穴、四满、中注、肓俞、商曲、石关、阴都、腹通谷、幽门、日月、京门、带脉、五枢、维道、章门、期门、子宫。

【治疗部位】肌肉起止点、肌腹或触诊肌肉硬结处。

【针刺方法】第5~12肋骨表面和第10~12肋骨下缘平刺1~2cm；髂嵴斜刺、平刺3~5cm；触诊肌肉硬结处斜刺 2~3cm。

【应用经验】本组肌肉损伤可导致内脏功能失调，多见于急性腰扭伤。

3. 腹横肌

【起止点】起点：下 6 位肋骨内面、胸腰筋膜、腹股沟韧带；止点：白线（图 4-1-26）。

【主要作用】增加腹压。

【相关病症】腹痛、背痛、痛经、小便不利、呕吐、厌食等。

【相关穴位】不容、承满、梁门、关门、太乙、滑肉门、天枢、外陵、大巨、水道、归来、气冲、腹哀、大横、腹结、横骨、大赫、气穴、四满、中注、肓俞、商曲、石关、阴都、腹通谷、幽门、京门、带脉、五枢、维道、章门、关元、石门、气海、阴交、子宫。

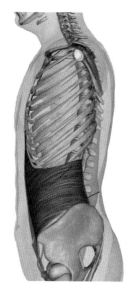

图 4-1-26 腹横肌

【治疗部位】肌肉起止点、肌腹或触诊肌肉硬结处。

【针刺方法】第 5~12 肋骨表面和第 10~12 肋骨下缘平刺 1~2cm；髂嵴平刺 3~5cm；触诊肌肉硬结处斜刺 2~3cm。

【应用经验】腹横肌是参与腹式呼吸的主要肌肉。久坐人群腹横肌松弛无力，针刺可以激活。

4. 腰方肌

【起止点】起点：髂嵴；止点：第 12 肋骨、第 1~4 腰椎横突（图 4-1-27）。

【主要作用】降第 12 肋骨；使脊柱的腰段侧屈。

【相关病症】腰部、臀部疼痛，有时牵涉下腹部、腹股沟及股骨大转子区域疼痛。

【相关穴位】三焦俞、气海俞、肾俞、大肠俞、关元俞、肓门、志室、腰宜、痞根、腰眼。

【治疗部位】肌肉起止点、肌腹或触诊肌肉硬结处。

【针刺方法】在第 12 肋骨沿着骨面平刺 2~3cm；在第 1~4 腰椎横突直刺，针抵骨面，深度 3~5cm；髂嵴后部斜刺 3~5cm；在第 3 腰椎横突水平以下可直刺肌肉硬结处，深度 3~5cm。

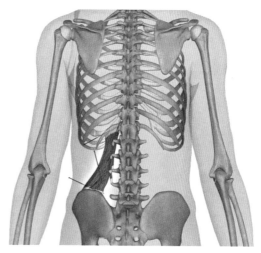

图 4-1-27 腰方肌

【应用经验】腰方肌痉挛会导致同侧的骨盆抬

高或是胸廓降低，引起脊柱侧弯。为避免伤及肾脏，建议在第3腰椎横突水平以下针刺肌腹。

六、上肢带肌

1. 三角肌

【起止点】起点：锁骨外侧 1/3、肩峰、肩胛冈；止点：肱骨三角肌粗隆（图 4-1-28）。

【主要作用】外展、前屈和内旋（前部肌束）、后伸和外旋（后部肌束）肩关节。

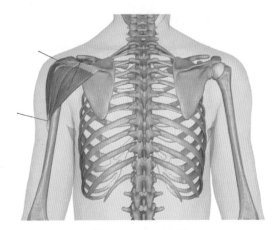

图 4-1-28　三角肌

【相关病症】肩痛。

【相关穴位】中府、云门、天府、侠白、臂臑、肩髃、肩贞、臑俞。

【治疗部位】肌肉起止点、肌腹或触诊肌肉硬结处。

【针刺方法】锁骨外侧 1/3，肩峰、肩胛冈沿骨面平刺 3~5cm；肌肉或触诊肌肉硬结处斜刺 3~5cm。

【应用经验】除针刺肌腹外，还可以针刺三角肌前束、中束之间的筋膜以及中束、后束之间的筋膜。直刺三角肌肌腹时针感较强，患者酸胀感明显，因此手法不宜过重。

2. 冈上肌

【起止点】起点：肩胛骨冈上窝；止点：肱骨大结节的上部（图 4-1-29）。

【主要作用】外展肩关节。

【相关病症】肩痛、肘痛。

【相关穴位】秉风、曲垣、天髎、肩井、肩髃、巨骨。

【治疗部位】肌肉起止点、肌腹或触诊肌肉硬结处。

【针刺方法】肩胛骨冈上窝硬结处斜刺 2~3cm；肩峰下由外向内平刺 2~3cm；肱骨头上方的附着点处直刺 1~2cm。

【应用经验】本肌肉损伤的典型表现是肩关节外展 60°~120° 疼痛，空罐试验阳性。在肩胛冈

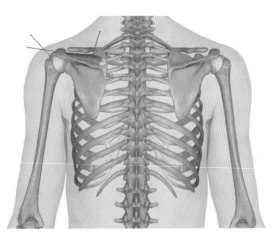

图 4-1-29　冈上肌

上方的肌腹针刺，或从肱骨头上方沿着肩峰下平刺有较好的治疗效果。

3. 冈下肌

【起止点】起点：肩胛骨冈下窝；止点：肱骨大结节的中部（图 4-1-30）。

【主要作用】外旋肩关节。

【相关病症】肩痛、肘痛、手腕桡侧痛；颈痛、背痛。

【相关穴位】肩贞、臑俞、天宗。

【治疗部位】肌肉起止点、肌腹或触诊肌肉硬结处。

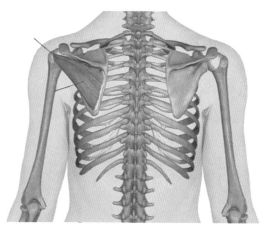

图 4-1-30　冈下肌

【针刺方法】肩胛骨冈下窝硬结处斜刺 2~3cm；肱骨大结节中部附着点平刺 1~2cm。

【应用经验】本肌肉是肩关节的主要外旋肌之一，如产生劳损会导致手臂上举受限、肩关节撞击综合征。针刺本肌肉可以快速缓解上述症状。

4. 小圆肌

【起止点】起点：肩胛骨外侧缘的背面；止点：肱骨大结节的下部（图 4-1-31）。

【主要作用】外旋肩关节。

【相关病症】肩痛、活动受限。

【相关穴位】肩髎。

【治疗部位】肌肉起止点、肌腹或触诊肌肉硬结处。

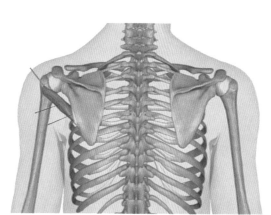

图 4-1-31　小圆肌

【针刺方法】触诊肌肉硬结处斜刺 2~3cm；肩胛骨的外侧缘背面贴骨面平刺 1~2cm；肱骨大结节下部附着点平刺 1~2cm。

【应用经验】本肌肉是肩关节的主要外旋肌之一，如产生劳损会导致手臂上举受限、肩关节撞击综合征。针刺本肌肉可以快速缓解症状。

5. 肩胛下肌

【起止点】起点：肩胛下窝；止点：肱骨小结节（图 4-1-32）。

【主要作用】内收、内旋肩关节。

【相关病症】肩痛、活动受限。

【相关穴位】中府、云门。

【治疗部位】肌肉起止点、肌腹或触诊肌肉硬结处。

【针刺方法】手臂外展上举，一手从腋下触诊肩胛下窝，用手指压住肌肉，用一手持针直刺，针抵骨面，深度2~3cm；沿肩胛骨内侧面平刺3~4cm；肱骨小结节处平刺1~2cm。

【应用经验】本肌肉是肩关节的主要稳定肌之一，也是在"冻结肩"的过程中最容易忽视的肌肉。针刺时常于手臂上举，触诊到肩胛骨的内侧面进针。

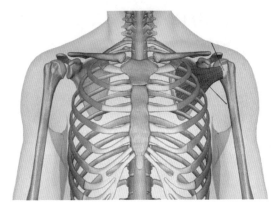

图4-1-32　肩胛下肌

6. 大圆肌

【起止点】起点：肩胛骨下角的背面；止点：肱骨小结节嵴（图4-1-33）。

【主要作用】后伸、内收及内旋肩关节。

【相关病症】肩痛、三角肌后方疼痛。

【相关穴位】肩髎、极泉、肩贞。

【治疗部位】肌肉起止点、肌腹或触诊肌肉硬结处。

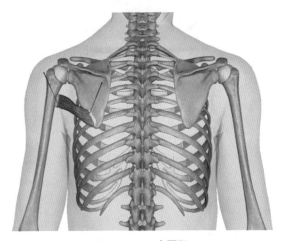

图4-1-33　大圆肌

【针刺方法】肩后方腋纹头的上方直刺2~3cm；触诊硬结处斜刺2~3cm；肩胛下角背面贴骨面平刺1~2cm；肱骨小结节嵴平刺1~2cm。

【应用经验】大圆肌和肩胛下肌可以看作一个功能单位，共同使肱骨内收。大圆肌和背阔肌在一个筋膜平面中，收缩都可使肱骨旋前，因此对于肱骨长期旋前体态的人，可以针刺松解大圆肌。针刺时可以从肩后方腋纹头的上方针刺，也可以从肩胛骨外侧缘的附着点针刺。

七、臂肌

1. 肱二头肌

【起止点】起点：长头起于肩胛骨盂上结节，短头起于肩胛骨喙突；止点：桡骨粗隆（图4-1-34）。

【主要作用】屈肘关节，使前臂旋后。

【相关病症】肩痛、肘痛、手指麻木。

【相关穴位】肘髎、青灵、肩贞、天井、清泠渊、消泺、臑会、肩髎、肘尖。

【治疗部位】肌肉起止点、肌腹或触诊肌肉硬结处。

【针刺方法】肩胛骨喙突处直刺 2~3cm；触诊肌肉硬结处斜刺 2~3cm；桡骨粗隆或肱二头肌腱膜处直刺 2~3cm。

【应用经验】与本肌肉相关的疾病中，比较常见的是肱二头肌长头腱的腱鞘炎及肱二头肌腱膜在小臂附着处的疼痛。肱二头肌腱膜紧张对正中神经造成卡压后，会出现手指的麻木和无力，上述症状可以通过针刺肱二头肌的肌腹来缓解。

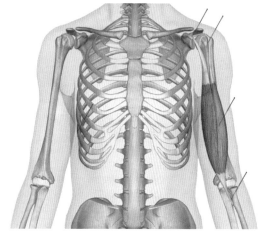

图 4-1-34　肱二头肌

2. 喙肱肌

【起止点】起点：肩胛骨喙突；止点：肱骨中部内侧（图 4-1-35）。

【主要作用】使肩关节屈曲和内收。

【相关病症】肩前痛、活动受限。

【相关穴位】中府、云门、天泉、极泉。

【治疗部位】肌肉起止点、肌腹或触诊肌肉硬结处。

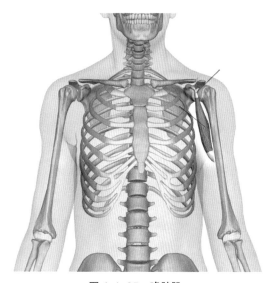

图 4-1-35　喙肱肌

【针刺方法】肩胛骨喙突处直刺 2~3cm；触诊肌肉硬结处斜刺 2~3cm。

【应用经验】本肌肉损伤常见于投掷训练时对此肌肉造成的拉伤，可见手臂外展疼痛、受限，针刺此肌肉对本病有良好的治疗效果。

3. 肱肌

【起止点】起点：肱骨体前面下半部分；止点：尺骨粗隆（图 4-1-36）。

【主要作用】屈肘关节。

【相关病症】上臂痛、肘痛，肘部活动受限。

【相关穴位】天府、侠白、尺泽、曲池、肘髎、手五里、臂臑、青灵、少海、天泉、曲泽。

【治疗部位】肌肉起止点、肌腹或触诊肌肉硬结处。

【针刺方法】尺骨粗隆处直刺 2~3cm；触诊肌肉硬结处斜刺 2~3cm。针刺时注意推开肱二头肌，从肱二头肌的下方进针。

【应用经验】本肌肉是肘关节的主要屈肘肌，紧张挛缩会导致肘关节处于屈曲体位，伸直受限。

4. 肱三头肌

【起止点】起点：长头起于肩胛骨盂下结节，内侧头起于桡神经沟内下方骨面，外侧头起于桡神经沟外上方骨面；止点：尺骨鹰嘴（图 4-1-37）。

【主要作用】伸肘关节；助肩关节后伸及内收。

【相关病症】肩痛、上臂痛、肘痛，疼痛可放射到手背和手指。

【相关穴位】肘髎、青灵、肩贞、天井、清泠渊、消泺、臑会、肩髎、肘尖。

【治疗部位】肌肉起止点、肌腹或触诊肌肉硬结处。

【针刺方法】尺骨鹰嘴贴骨面平刺 2~3cm；触诊肌肉硬结处斜刺 2~3cm。

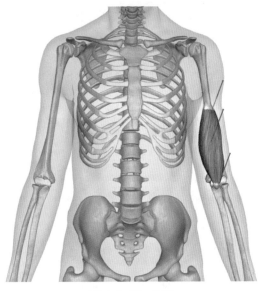

图 4-1-36 肱肌

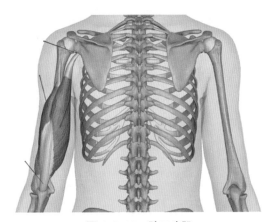

图 4-1-37 肱三头肌

【应用经验】本肌肉是肘关节的主要伸肘肌，过度紧张时会导致屈肘疼痛和活动受限，紧张挛缩还会导致桡神经的卡压，疼痛麻木可放射到手背和手指，上述症状可以通过针刺本肌肉来治疗。

八、前臂肌和手肌

1. 肱桡肌

【起止点】起点：肱骨外上髁上方；止点：桡骨茎突（图 4-1-38）。

【主要作用】屈肘关节。

【相关病症】肱骨外上髁疼痛、手腕痛、拇指背侧疼痛；桡骨茎突狭窄性腱鞘炎。

【相关穴位】尺泽、孔最、列缺、经渠、温溜、手三里、上廉、下廉、曲池、肘髎、二白。

【治疗部位】肌肉起止点、肌腹或触诊肌肉硬结处。

【针刺方法】肱骨外上髁、桡骨茎突外侧处贴骨面平刺 2~3cm；触诊肌肉硬结处斜刺 2~3cm。

【应用经验】本肌肉的痉挛短缩会导致桡骨茎突处疼痛，有时表现为茎突狭窄性腱鞘炎，针刺肌腹常常可以缓解。

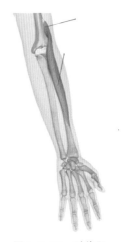

图 4-1-38　肱桡肌

2. 旋前圆肌

【起止点】起点：肱骨内上髁、前臂深筋膜；止点：桡骨中部的外侧面（图 4-1-39）。

【主要作用】屈肘；使前臂旋前。

【相关病症】肘部疼痛，抗阻内旋时疼痛加重；手指麻木、力弱。

【相关穴位】少海、孔最。

【治疗部位】肌肉起止点、肌腹或触诊肌肉硬结处。

【针刺方法】肱骨内上髁、桡骨体外侧面中点处直刺，针抵骨面，深度 2~3cm；触诊肌肉硬结处斜刺 2~3cm。

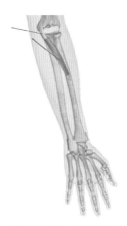

图 4-1-39　旋前圆肌

【应用经验】本肌肉是肘关节的主要旋前肌，损伤后会导致肘关节抗阻旋前时疼痛，以及尺神经、正中神经的卡压。

3. 桡侧腕屈肌

【起止点】起点：肱骨内上髁、前臂深筋膜；止点：第 2 掌骨底掌侧（图 4-1-40）。

【主要作用】屈肘、屈腕，使腕外展。

【相关病症】手腕、手指痛；扳机指。

【相关穴位】孔最、经渠、太渊、郄门、间使、内关、大陵、二白。

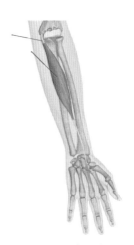

图 4-1-40　桡侧腕屈肌

【治疗部位】肌肉起止点、肌腹或触诊肌肉硬结处。

【针刺方法】肱骨内上髁直刺，针抵骨面，深度 2~3cm；触诊肌肉硬结处斜刺 2~3cm。

【应用经验】本肌肉紧张挛缩会导致肱骨内上髁疼痛，表现为"高尔夫球肘"，也会引起正中神经的卡压。篮球运动、俯卧撑等动作造成的腕关节疼痛、手指麻木多与本肌肉有关。针刺本肌肉对上述病症有较好的治疗效果。

4. 尺侧腕屈肌

【起止点】起点：肱骨内上髁、前臂深筋膜；止点：豌豆骨（图 4-1-41）。

【主要作用】屈腕、内收腕。

【相关病症】手腕、手指麻木、疼痛、力弱。

【相关穴位】灵道、通里、阴郄、神门、支正。

【治疗部位】肌肉起止点、肌腹或触诊肌肉硬结处。

【针刺方法】肱骨内上髁直刺，针抵骨面，深度 2~3cm；触诊肌肉硬结处斜刺 2~3cm。

【应用经验】本肌肉紧张挛缩会导致肱骨内上髁疼痛，表现为"高尔夫球肘"，也会引起尺神经的卡压。

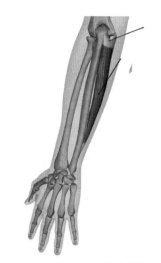

图 4-1-41　尺侧腕屈肌

5. 指浅屈肌

【起止点】起点：肱骨内上髁，尺、桡骨前面；止点：第 2~5 指中节指骨体两侧（图 4-1-42）。

【主要作用】屈肘、屈腕、屈掌指关节和近侧指骨间关节。

【相关病症】手腕、手指痛；扳机指。

【相关穴位】孔最、二间、三间、灵道、通里、阴郄、神门、少府、郄门、间使、内关、大陵、劳宫、二白。

【治疗部位】肌肉起止点、肌腹或触诊肌肉硬结处。

【针刺方法】肱骨内上髁或尺、桡骨的前面直刺，针抵骨面，深度 2~3cm；触诊肌肉硬结处斜刺 2~3cm。

【应用经验】本肌肉是第 2~5 指腱鞘炎和扳机指的责任肌肉之一，故针刺本肌肉常常有效。

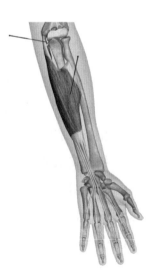

图 4-1-42　指浅屈肌

6. 指深屈肌

【起止点】起点：尺骨及骨间膜前面；止点：第 2~5 指远节指骨底（图 4-1-43）。

【主要作用】屈腕、屈第 2~5 指骨间关节和掌指关节。

【相关病症】手腕、手指痛；扳机指。

【相关穴位】二间、三间、灵道、通里、阴郄、神门、少府、支正、郄门、间使、内关、大陵、二白、四缝。

【治疗部位】肌肉起止点、肌腹或触诊肌肉硬结处。

【针刺方法】尺骨上端前面直刺，针抵骨面，深度 2~3cm；或触诊肌肉硬结处斜刺 2~3cm。

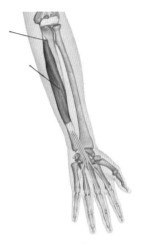

图 4-1-43　指深屈肌

【应用经验】本肌肉是第 2~5 指腱鞘炎和扳机指的责任肌肉之一，故针刺本肌肉常常有效。

7. 拇长屈肌

【起止点】起点：桡骨及骨间膜的前面；止点：拇指远节指骨底（图 4-1-44）。

【主要作用】屈腕、屈拇指的掌指和指骨间关节。

【相关病症】拇指疼痛。

【相关穴位】孔最、二白、大陵、经渠、鱼际。

【治疗部位】肌肉起止点、肌腹或触诊肌肉硬结处。

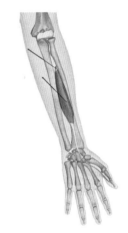

图 4-1-44　拇长屈肌

【针刺方法】桡骨上端前面直刺，针抵骨面，深度 2~3cm；触诊肌肉硬结处斜刺 2~3cm。

【应用经验】本肌肉是拇指腱鞘炎和腱鞘囊肿的责任肌肉之一，故可以针刺本肌肉来治疗。

8. 桡侧腕长伸肌

【起止点】起点：肱骨外上髁；止点：第 2 掌骨底（图 4-1-45）。

【主要作用】伸腕，使腕外展。

【相关病症】肱骨外上髁痛，前臂、手部背面的桡侧疼痛，手部抓握无力、疼痛。

【相关穴位】阳溪、温溜、偏历、下廉、上廉、手三里、曲池、

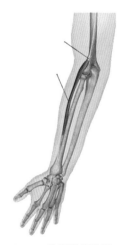

图 4-1-45　桡侧腕长伸肌

中泉、腰痛点。

【治疗部位】肌肉起止点、肌腹或触诊肌肉硬结处。

【针刺方法】肱骨外上髁、第2掌骨底背面直刺，针抵骨面，深度1~3cm；触诊肌肉硬结处斜刺2~3cm。

【应用经验】本肌肉是"网球肘"的责任肌肉之一，故可以针刺本肌肉来治疗。

9. 桡侧腕短伸肌

【起止点】起点：肱骨外上髁；止点：第3掌骨底（图4-1-46）。

【主要作用】伸腕，使腕外展。

【相关病症】肱骨外上髁痛，前臂、手部背面的桡侧疼痛，手部抓握无力、疼痛。

【相关穴位】阳溪、温溜、偏历、下廉、上廉、手三里、曲池、中泉、腰痛点。

【治疗部位】肌肉起止点、肌腹或触诊肌肉硬结处。

【针刺方法】肱骨外上髁、第3掌骨底背面直刺，针抵骨面，深度1~3cm；触诊肌肉硬结处斜刺2~3cm。

【应用经验】本肌肉是"网球肘"的责任肌肉之一，且本肌肉引起"网球肘"比桡侧腕长伸肌引起更为常见，故可以通过针刺本肌肉来治疗。

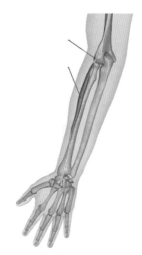

图4-1-46 桡侧腕短伸肌

10. 尺侧腕伸肌

【起止点】起点：肱骨外上髁；止点：第5掌骨底（图4-1-47）。

【主要作用】伸腕、内收腕。

【相关病症】肱骨外上髁痛，前臂、手部背面的疼痛，手腕尺侧疼痛，手部抓握无力。

【相关穴位】腕骨、阳谷、会宗、四渎。

【治疗部位】肌肉起止点、肌腹或触诊肌肉硬结处。

【针刺方法】肱骨外上髁、第5掌骨底背面直刺，针抵骨面，深度1~2cm；触诊肌肉硬结处斜刺2~3cm。

【应用经验】本肌肉是伸腕无力和屈腕疼痛的常见责任肌肉，故可以通过针刺本肌肉来治疗。

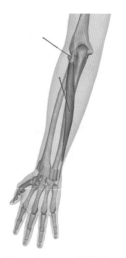

图4-1-47 尺侧腕伸肌

11. 鱼际肌（拇短展肌、拇短屈肌、拇对掌肌、拇收肌）

【起止点】拇短展肌：起自屈肌支持带和舟骨，止于拇指近节指骨底；拇短屈肌：起自屈肌支持带和大多角骨，止于拇指近节指骨底；拇对掌肌：起自屈肌支持带和大多角骨，止于第 1 掌骨；拇收肌：起于屈肌支持带、头状骨和第 2、3 掌骨底，止于拇指近节指骨（图 4-1-48）。

【主要作用】拇短展肌：外展拇指；拇短屈肌：屈拇指近节指骨；拇对掌肌：使拇指对掌；拇收肌：使拇指靠近手掌。

【相关病症】拇指疼痛、无力、活动受限。

【相关穴位】鱼际、合谷。

【治疗部位】肌腹或触诊肌肉硬结处。

【针刺方法】肌腹或触诊肌肉硬结处斜刺 1~2cm。

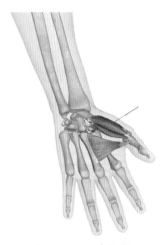

图 4-1-48　鱼际肌

【应用经验】拇指对掌、内收无力，还和正中神经、尺神经卡压有关。本肌群和拇指的腱鞘炎有关，经常使用手机者此处易于劳损，可通过针刺本肌肉群来治疗上述病症。

九、髋肌

1. 髂腰肌

【起止点】起点：第 12 胸椎 ~ 第 5 腰椎椎体侧面和横突、髂窝；止点：股骨小转子（图 4-1-49）。

【主要作用】前屈和外旋髋关节，下肢固定时使躯干和骨盆前屈。

【相关病症】腰背痛、臀痛、大腿前侧和腹股沟痛，腰部后伸时疼痛加重。

【相关穴位】子宫、冲门、府舍、五枢、维道、髀关。

【治疗部位】腹股沟韧带中点的外下 2cm 处，髂腰肌的小转子附着点。

【针刺方法】直刺 3~4cm。

【应用经验】本肌肉损伤引起的腰痛，以腰部后伸受限疼痛为主。由于腰丛、骶丛神经和本肌肉毗

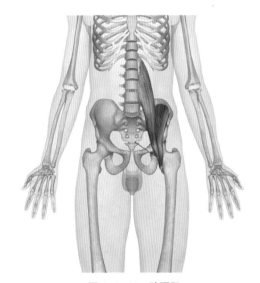

图 4-1-49　髂腰肌

邻，因此也会引起下肢放射性疼痛。腰椎横突之间进针亦可，但小转子附着点处进针更安全。

2. 阔筋膜张肌

【起止点】起点：髂前上棘；止点：经髂胫束至胫骨外侧髁（图 4-1-50）。

【主要作用】紧张阔筋膜和屈髋关节。

【相关病症】髋痛，疼痛可沿大腿向下延伸至膝盖。

【相关穴位】居髎、髀关。

【治疗部位】肌肉起止点、肌腹或触诊肌肉硬结处。

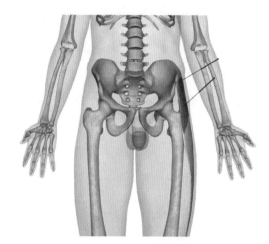

图 4-1-50 阔筋膜张肌

【针刺方法】触诊肌肉硬结处斜刺 2~3cm；髂前上棘、胫骨外侧髁贴骨面平刺 1~2cm。

【应用经验】本肌肉是髋关节的内旋肌，紧张挛缩时，髋关节外旋受限；长期紧张还会导致屈髋体态及膝关节疼痛。

3. 臀大肌

【起止点】起点：髂骨翼外面、骶骨背面；止点：臀肌粗隆及髂胫束（图 4-1-51）。

【主要作用】伸和外旋髋关节。

【相关病症】臀腿痛。

【相关穴位】小肠俞、膀胱俞、中膂俞、白环俞、中髎、下髎、会阳、承扶、胞肓、秩边、环跳。

【治疗部位】触诊肌肉硬结处或肌肉起止点。

【针刺方法】触诊肌肉硬结处贯刺 3~5cm；骶骨背面、臀肌粗隆贴骨面斜刺 3~5cm。

【应用经验】本肌肉是重要的伸髋肌，损伤后表现为臀部疼痛，久坐或屈髋时疼痛加重。查体可见股骨外侧的臀大肌线处有压痛。

4. 臀中肌

【起止点】起点：髂骨翼外面；止点：股骨大

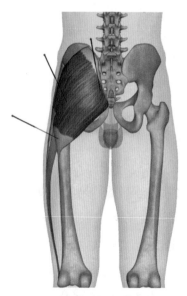

图 4-1-51 臀大肌

转子（图 4-1-52）。

【主要作用】外展、内旋（前部肌束）和外旋（后部肌束）髋关节。

【相关病症】腰背痛、臀痛，疼痛可放射到大腿。

【相关穴位】胞肓、秩边、居髎。

【治疗部位】触诊肌肉硬结处或肌肉起止点。

【针刺方法】触诊肌肉硬结处贯刺 3~5cm；髂骨翼外面、股骨大转子贴骨面斜刺 3~5cm。

【应用经验】本肌肉是髋关节的外展肌，损伤后表现为行走时髋关节外摆较大；也是注射引起臀肌挛缩之处。

5. 臀小肌

【起止点】起点：髂骨翼外面；止点：股骨大转子前缘（图 4-1-53）。

【主要作用】外展、内旋（前部肌束）和外旋（后部肌束）髋关节。

【相关病症】臀部外侧痛，疼痛可向下放射到大腿外侧、膝盖和小腿，甚至延伸至脚踝，称为"假性坐骨神经痛"。

【相关穴位】秩边、居髎。

【治疗部位】触诊肌肉硬结处或肌肉起止点。

【针刺方法】触诊肌肉硬结处贯刺 3~5cm；髂骨翼外面、股骨大转子贴骨面斜刺 3~5cm。

【应用经验】本肌肉是髋关节的外展肌，损伤后表现为行走时髋关节外摆较大。本肌肉位置较深，针刺时需用长针。

6. 梨状肌

【起止点】起点：骶骨前面骶前孔外侧；止点：股骨大转子（图 4-1-54）。

【主要作用】外展、外旋髋关节。

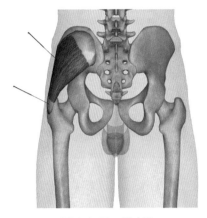

图 4-1-52　臀中肌

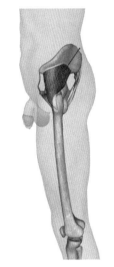

图 4-1-53　臀小肌

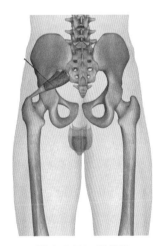

图 4-1-54　梨状肌

【相关病症】臀腿部麻木、疼痛。

【相关穴位】中膂俞、白环俞、中髎、环跳。

【治疗部位】触诊肌肉硬结处。

【针刺方法】触诊肌肉硬结处直刺 4~7cm。

【应用经验】梨状肌的上口有臀上神经发出，其支配臀中肌、臀小肌和阔筋膜张肌，受卡压会导致上述肌肉的疼痛无力；下口有坐骨神经发出，其受卡压会引起下肢的放射性疼痛。

十、大腿肌

1. 股四头肌

【起止点】起点：髂前下棘、股骨粗线内外侧唇、股骨体前面；止点：经髌骨及髌韧带止于胫骨粗隆（图4-1-55）。

【主要作用】屈髋关节、伸膝关节。

【相关病症】大腿痛、膝关节疼痛与无力。

【相关穴位】冲门、府舍、髋骨、髀关、伏兔、阴市、梁丘、风市、中渎、百虫窝、血海、犊鼻、箕门。

【治疗部位】触诊肌肉硬结处。

【针刺方法】触诊肌肉硬结处贯刺 3~5cm。

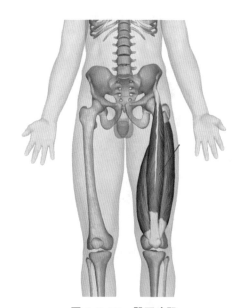

图 4-1-55　股四头肌

【应用经验】本肌肉是膝关节前方疼痛的主要责任肌肉，肌肉紧张会导致髌股关节压力大；内、外侧肌的张力不均衡会导致髌骨移位，日久会形成髌骨软化。

2. 长收肌

【起止点】起点：耻骨支、坐骨支前面；止点：股骨粗线（图4-1-56）。

【主要作用】内收、外旋髋关节。

【相关病症】大腿内侧和腹股沟疼痛、膝痛。

【相关穴位】箕门、足五里、阴廉。

【治疗部位】触诊肌肉硬结处。

【针刺方法】触诊肌肉硬结处贯刺 2~3cm。

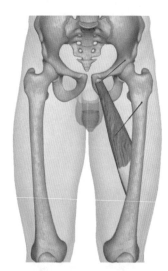

图 4-1-56　长收肌

【应用经验】耻骨肌与长收肌（损伤和痉挛）是腹股沟疼痛的主要责任肌肉。大腿内收肌群（紧张）是盆底肌紧张、压力性尿失禁的主要责任肌肉。查体时，可见 4 字试验阳性。针刺大腿内收肌群的肌肉硬结处可以缓解上述症状。

3. 短收肌

【起止点】起点：耻骨支、坐骨支前面；止点：股骨粗线（图 4-1-57）。

【主要作用】内收、外旋髋关节。

【相关病症】大腿内侧和腹股沟疼痛、膝痛。

【相关穴位】箕门、足五里、阴廉。

【治疗部位】触诊肌肉硬结处。

【针刺方法】触诊肌肉硬结处贯刺 2~3cm。

【应用经验】大腿内收肌群（紧张）是盆底肌紧张、压力性尿失禁的主要责任肌肉。查体时，可见 4 字试验阳性。针刺大腿内收肌群的肌肉硬结处可以缓解上述症状。

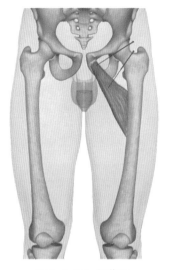

图 4-1-57　短收肌

4. 大收肌

【起止点】起点：耻骨支、坐骨支、坐骨结节；止点：股骨粗线和内上髁的收肌结节（图 4-1-58）。

【主要作用】内收、外旋髋关节。

【相关病症】大腿前内侧疼痛、膝痛、盆腔痛。

【相关穴位】血海、阴包、足五里、阴廉、百虫窝。

【治疗部位】触诊肌肉硬结处或肌肉起止点。

【针刺方法】触诊肌肉硬结处贯刺 2~3cm；在收肌结节直刺 2~3cm。

【应用经验】大腿内收肌群（紧张）是盆底肌紧张、压力性尿失禁的主要责任肌肉。查体时，可见 4 字试验阳性。针刺大腿内收肌群的肌肉硬结处可以缓解上述症状。大收肌裂隙中有神经、血管通过，因此本肌肉的紧张会影响膝关节及下肢的血供。

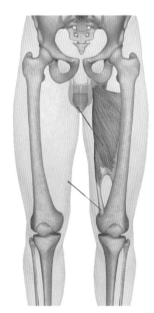

图 4-1-58　大收肌

5. 股薄肌

【起止点】起点：耻骨支、坐骨支前面；止点：胫骨上端内侧面（图 4-1-59）。

【主要作用】内收、外旋髋关节。

【相关病症】大腿内侧的浅表疼痛、鹅足囊炎。

【相关穴位】曲泉、阴包、阴陵泉。

【治疗部位】触诊肌肉硬结处或肌肉止点处。

【针刺方法】触诊肌肉硬结处贯刺 2~3cm；胫骨内侧髁处平刺 2~3cm。

【应用经验】治疗鹅足囊炎除在胫骨内侧髁针刺或拔罐外，还可以针刺本肌肉缓解张力。

6. 股二头肌

【起止点】起点：长头起于坐骨结节，短头起于股骨粗线；止点：腓骨头（图 4-1-60）。

【主要作用】伸髋关节、屈膝关节并微外旋。

【相关病症】坐骨结节痛，膝关节后方痛、外侧痛。

【相关穴位】承扶、殷门、浮郄、委阳。

【治疗部位】触诊肌肉硬结处或肌肉起止点。

【针刺方法】触诊肌肉硬结处贯刺 2~3cm；坐骨结节处直刺 3~6cm；腓骨头处平刺 2~3cm。

【应用经验】腘绳肌群（膝关节后侧的半腱肌、半膜肌及股二头肌）是膝关节的主要屈肌。

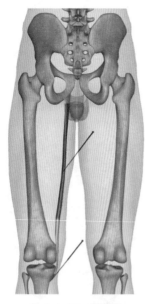

图 4-1-59　股薄肌

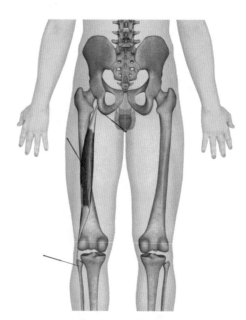

图 4-1-60　股二头肌

肌肉张力不协调时会出现膝关节内旋或外旋，从而导致内侧半月板或者外侧半月板的异常应力和磨损。同时，本肌肉也是导致坐骨结节疼痛的主要肌肉，其下方有坐骨神经，针刺时应注意用针不宜过粗，以免损伤坐骨神经。

7. 半腱肌

【起止点】起点：坐骨结节；止点：胫骨上端的内侧面（图4-1-61）。

【主要作用】伸髋关节、屈膝关节并微内旋。

【相关病症】臀痛、腿痛、膝关节后方痛。

【相关穴位】阴陵泉、承扶、殷门、阴谷、曲泉、阴包。

【治疗部位】触诊肌肉硬结处或肌肉起止点处。

【针刺方法】触诊肌肉硬结处贯刺 2~3cm；坐骨结节处直刺 3~6cm；胫骨上端内侧直刺 2~3cm。

【应用经验】屈膝时，半腱肌使膝关节旋内，因此屈膝时的膝关节旋转运动（如滑雪）有可能损伤本肌肉。同时，本肌肉也是导致鹅足囊处疼痛和坐骨结节疼痛的主要责任肌肉之一。

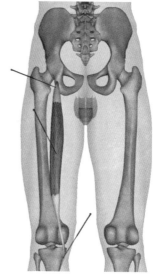

图 4-1-61 半腱肌

8. 半膜肌

【起止点】起点：坐骨结节；止点：胫骨内侧髁的后面（图4-1-62）。

【主要作用】伸髋关节、屈膝关节并微内旋。

【相关病症】臀痛、腿痛、膝关节后方痛、腘窝囊肿、半月板损伤。

【相关穴位】阴谷、曲泉、阴包、阴陵泉。

【治疗部位】触诊肌肉硬结处或肌肉起止点处。

【针刺方法】触诊肌肉硬结处贯刺 2~3cm；坐骨结节处直刺 3~6cm；胫骨内侧髁的后面贴骨面平刺 2~3cm。

【应用经验】半膜肌分支到腘窝筋膜和腘斜韧带，故腘窝囊肿的形成与半膜肌劳损有很大关系。

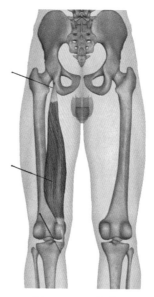

图 4-1-62 半膜肌

十一、小腿肌和足肌

1. 胫骨前肌

【起止点】起点：胫、腓骨上端骨间膜前面；止点：内侧楔骨内面、第1跖骨底（图4-1-63）。

【主要作用】使足背屈、内翻。

【相关病症】足踝前内侧、蹈趾背侧和内侧面疼痛，足下垂。

【相关穴位】足三里、上巨虚、条口、下巨虚、丰隆、公孙、中封、阑尾。

【治疗部位】触诊肌肉硬结处。

【针刺方法】触诊肌肉硬结处贯刺2~3cm。

【应用经验】本肌肉损伤或无力会导致低足弓，从而引起蹈外翻，可针刺本肌肉硬结处进行治疗。

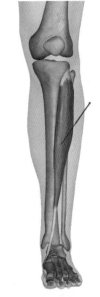

图4-1-63 胫骨前肌

2. 趾长伸肌和第3腓骨肌

【起止点】起点：胫、腓骨上端骨间膜前面；止点：第2~5趾趾背腱膜，止于第5跖骨底者为第3腓骨肌（图4-1-64）。

【主要作用】伸第2~5趾，使足背屈。

【相关病症】足背部疼痛、典型的锤状趾。

【相关穴位】条口、下巨虚、丰隆、解溪、冲阳、陷谷、内庭、阳陵泉、外丘、光明、阳辅、悬钟、丘墟、足临泣、地五会、侠溪、行间、太冲、胆囊、八风。

【治疗部位】触诊肌肉硬结处或肌肉起止点。

【针刺方法】触诊肌肉硬结处贯刺2~3cm。

【应用经验】本肌肉紧张痉挛常见的症状是足部的4趾呈背伸状态，不能落地；同时也是跖骨疲劳性骨折的责任肌肉之一，故针刺本肌肉硬结处可缓解上述病症。

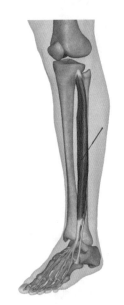

图4-1-64 趾长伸肌和第3腓骨肌

3. 拇长伸肌

【起止点】起点：胫、腓骨上端骨间膜前面；止点：拇趾末节趾骨底（图 4-1-65）。

【主要作用】使足背屈，伸拇趾。

【相关病症】足背部疼痛、拇外翻、典型的锤状趾。

【相关穴位】条口、下巨虚、丰隆、解溪、冲阳、太冲。

【治疗部位】触诊肌肉硬结处。

【针刺方法】触诊肌肉硬结处贯刺 2~3cm。

【应用经验】本肌肉痉挛会导致拇趾呈锤状趾，保持背伸状态，不能落地，针刺本肌肉硬结处可以快速缓解。

4. 腓骨长肌

【起止点】起点：腓骨外侧面；止点：内侧楔骨、第 1 跖骨底（图 4-1-66）。

【主要作用】使足跖屈、外翻。

【相关病症】小腿外侧疼痛、足踝内翻受限；或足外翻无力，呈内翻状态。

【相关穴位】申脉、金门、阳陵泉、阳交、外丘、胆囊。

【治疗部位】触诊肌肉硬结处。

【针刺方法】触诊肌肉硬结处贯刺 2~3cm。

【应用经验】踝扭伤时会拉伤本肌肉，因此治疗踝关节扭伤时，应该重视本肌肉。腓神经损伤表现为足外翻无力，呈内翻状态，此时除了针刺本肌肉，还可针刺腓神经的相关刺激点和卡压点。

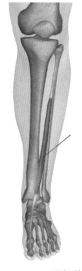

图 4-1-65 拇长伸肌

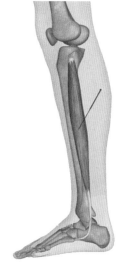

图 4-1-66 腓骨长肌

5. 腓骨短肌

【起止点】起点：腓骨外侧面；止点：第5跖骨粗隆（图4-1-67）。

【主要作用】使足跖屈、外翻。

【相关病症】小腿外侧疼痛、足踝内翻受限。

【相关穴位】跗阳、申脉、外丘、光明、阳辅。

【治疗部位】触诊肌肉硬结处。

【针刺方法】触诊肌肉硬结处贯刺2~3cm。

【应用经验】踝扭伤时会拉伤本肌肉，因此治疗踝关节扭伤时，应该重视本肌肉。腓神经损伤表现为足外翻无力，呈内翻状态，此时除了针刺本肌肉治疗外，还可针刺腓神经的相关刺激点和卡压点。

6. 腓肠肌

【起止点】起点：内侧头起于股骨内上髁，外侧头起于股骨外上髁；止点：跟骨结节（图4-1-68）。

【主要作用】屈膝关节，使足跖屈。

【相关病症】小腿疼痛、痉挛，踝痛、足跟痛、抬踵无力。

【相关穴位】地机、漏谷、阴陵泉、浮郄、委阳、委中、合阳、承筋、承山、飞扬、太溪、大钟、复溜、交信、阴谷、膝阳关、膝关、曲泉。

【治疗部位】触诊肌肉硬结处。

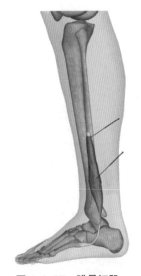

图4-1-67 腓骨短肌

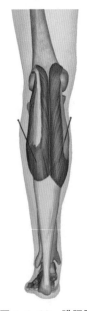

图4-1-68 腓肠肌

· 470 ·

【针刺方法】触诊肌肉硬结处贯刺 2~3cm。

【应用经验】本肌肉是足跟疼痛的主要责任肌肉之一。如果第 1 骶神经受卡压，会出现此肌肉的无力，表现为抬踵无力。

7. 比目鱼肌

【起止点】起点：胫、腓骨上端；止点：跟骨结节（图 4-1-69）。

【主要作用】使足跖屈。

【相关病症】小腿疼痛、痉挛，踝痛、背屈受限，足跟痛。

【相关穴位】地机、漏谷、承筋、承山、太溪、大钟、复溜、交信、筑宾。

【治疗部位】触诊肌肉硬结处。

【针刺方法】触诊肌肉硬结处贯刺 2~3cm。

【应用经验】本肌肉是引起足跟疼痛、踝关节背伸受限、下肢静脉曲张的主要责任肌肉。如果第 1 骶神经受卡压，会出现此肌肉的无力，表现为抬踵无力。针刺本肌肉对下肢静脉曲张也有改善作用。

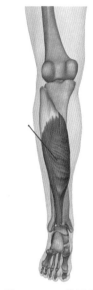

图 4-1-69　比目鱼肌

8. 腘肌

【起止点】起点：股骨外侧髁外侧面上缘；止点：胫骨比目鱼肌线以上骨面（图 4-1-70）。

【主要作用】屈膝关节、内旋小腿。

【相关病症】半月板损伤、腘窝囊肿、膝关节后方疼痛。

【相关穴位】阴陵泉、委阳、合阳。

【治疗部位】触诊肌肉硬结处或肌肉起止点。

【针刺方法】触诊肌肉硬结处贯刺 2~3cm；胫骨上段后方直刺 3~5cm。

【应用经验】本肌肉在膝关节屈伸过程中可以使胫骨内旋，具有解锁膝关节的功能；其与外侧半月板相连，因此是外侧半月板损伤的责任肌肉。针刺肌腹过深有损伤腘动脉和胫神经的风险，因此针刺常用点为胫骨后方的肌肉止点。

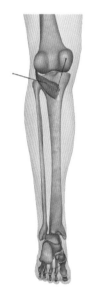

图 4-1-70　腘肌

9. 胫骨后肌

【起止点】起点：小腿骨间膜后面和胫、腓骨；止点：足舟骨粗隆，内侧、中间和外侧楔骨（图 4-1-71）。

【主要作用】屈踝关节，使足内翻。

【相关病症】足跟痛、足底痛。

【相关穴位】足三里、丰隆、上巨虚、条口、下巨虚、丰隆、三阴交、漏谷、地机、太溪、照海、交信、光明、阳辅、阑尾。

【治疗部位】触诊肌肉硬结处或肌肉起止点。

【针刺方法】触诊肌肉硬结处贯刺 2~3cm。

【应用经验】本肌肉大部分被小腿三头肌覆盖，是提升足弓的主要肌肉。内踝上 10cm 左右（三阴交处）为体表可以触及本肌肉的部位。

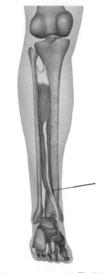

图 4-1-71　胫骨后肌

10. 趾短伸肌和踇短伸肌

【起止点】起点：跟骨前端的上面和外侧面；止点：趾短伸肌止于第 2~4 趾近节趾骨底，踇短伸肌止于踇趾近节趾骨底（图 4-1-72）。

【主要作用】趾短伸肌：伸第 2~4 趾；踇短伸肌：伸踇趾。

【相关病症】足背疼痛、麻木；头晕、头痛；耳鸣。

【相关穴位】趾短伸肌：陷谷、内庭、丘墟、足临泣、地五会、侠溪、八风；踇短伸肌：冲阳、行间、太冲。

【治疗部位】触诊肌肉硬结处。

【针刺方法】触诊肌肉硬结处贯刺 1~2cm。

【应用经验】足背肌肉点常用于治疗局部疼痛，也可用于开窍醒神。

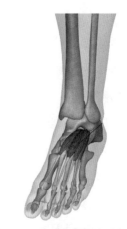

图 4-1-72　趾短伸肌和踇短伸肌

11. 跖方肌

【起止点】起点：跟骨；止点：趾长屈肌腱（图 4-1-73）。

【主要作用】屈第 2~5 趾。

【相关病症】足跟痛。

【治疗部位】触诊肌肉硬结处。

【针刺方法】触诊肌肉硬结处贯刺 1~2cm。

【应用经验】足底皮肤较厚，针刺时较痛，治疗时可用手法或其他工具松解。

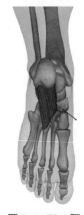

图 4-1-73　跖方肌

第二节　神经针刺点

神经系统负责着人的意识和感知、思想和行为，并且协调、控制着人体各个系统的器官，并使之协作完成统一的生理功能。因此，神经针灸的应用很多，主治范围也很广，通常以神经系统疾病为主，但是由于神经的广泛支配，所以神经针灸对内脏系统、骨骼肌系统、内分泌系统等系统的相关疾病也有非常好的治疗效果。

神经针灸的刺激方式多种多样，如针刺、电针、艾灸等。神经针灸的作用部位有末梢神经、神经干、神经根和中枢神经等。本节对常见的周围神经针刺点进行总结。

一、头面部神经

1. 视神经

【解剖位置】视神经是第Ⅱ对脑神经。视网膜节细胞的轴突在视神经盘处聚集，穿过巩膜筛板后形成视神经。视神经在眶内长 2.5~3cm，行向后内，在眶尖穿过视神经孔入颅中窝，经视交叉、视束入脑。

【相关病症】视神经炎、视神经萎缩、缺血性视盘病变、视乳头水肿等。

【相关穴位】睛明、球后。

【治疗部位】眶下缘外 1/4 和内 3/4 的交界处。

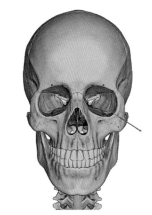

图 4-2-1　视神经及其刺法示意图

【针刺方法】押手推开眼球，刺手持针从眼眶下缘外 1/4 和内 3/4 的交界处进针，进针方向为从外下斜向内上，朝向视神经孔，深度 1~3cm（图 4-2-1）。

【应用经验】出针后应该及时压迫，防止出血。少数患者可能出现眼睑瘀血。用针宜细，少提插、不捻转。

2. 动眼神经

【解剖位置】动眼神经是第Ⅲ对脑神经，分为上、下两支。上支支配上直肌、上睑提肌；下支支配内直肌、下直肌、下斜肌。

【相关病症】动眼神经完全损伤时，除外直肌、上斜肌以外的全部眼肌瘫痪，出现眼睑下垂、瞳孔斜向外下方、瞳孔扩大、瞳孔对光反射消失等症状。不完全性动眼神经麻痹有一项或多项上述症状。

【相关穴位】睛明、承泣、球后。

【治疗部位】眼球上方、内侧、下方、外下方。

【针刺方法】在眼球上方、内侧、下方、外下方选择进针点（图4-2-2）。押手将眼球推开，刺手持针贴着眼眶进针，深度1~3cm。

【应用经验】眼睛周围血管丰富，尽量不做提插捻转，出针后应及时压迫，防止出血。对于眼肌麻痹的患者，往往在眼眶外周针刺有一定效果。

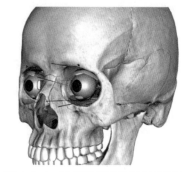

图4-2-2 动眼神经及其刺法示意图

3. 三叉神经

三叉神经为第Ⅴ对脑神经，自脑桥发出，至颞骨岩部尖端附近发出3支。第1支为眼神经，有3个分支：①额神经，其终末支有眶上神经和滑车上神经；②泪腺神经；③鼻睫神经。第2支为上颌神经，主要分支有：①眶下神经；②上牙槽神经；③颧神经；④翼腭神经（或称神经节支）。第3支为下颌神经，主要分支有：①耳颞神经；②舌神经；③下牙槽神经；④颊神经；⑤咀嚼肌神经。

（1）眶上神经

【解剖位置】眶上神经通过眶上切迹（或眶上孔），与眶上动脉伴行，在前额上行，分布于枕额肌额腹深面、额顶、上睑部皮肤。

【相关病症】前头痛。

【相关穴位】鱼腰、承光、通天、丝竹空、本神、阳白、头临泣、目窗、正营、四神聪、当阳。

【治疗部位】眶上孔（切迹）。

【针刺方法】将眶上缘3等分，在中、内1/3

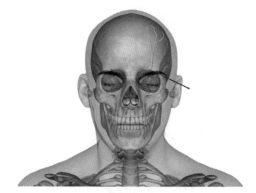

图4-2-3 眶上神经及其刺法示意图

交接处为眶上孔，距离中线的垂直距离约为2.5cm。用拇指在该处按压寻找，可触及一个切迹，此时患者有酸胀感，即为进针点，可在此处斜刺或水平进针约0.5cm（图4-2-3）。

【应用经验】不要针刺过深，勿进入眶上孔，以免损伤眼球。针刺处邻近眶上动脉，出针后应及时压迫，防止出血。

（2）眶下神经

【解剖位置】眶下神经经眶下裂入眶，经眶下沟、眶下管出眶下孔，分布到下眼睑、鼻翼和上唇的皮肤和黏膜。

【相关病症】颜面疼痛。

【相关穴位】四白、口禾髎、迎香、承泣、巨髎、颧髎、水沟、兑端、龈交、球后、上迎香。

【治疗部位】眶下孔。

【针刺方法】在鼻尖和外眼角连线的中点处，用手指按压寻找，可感觉到一凹陷，稍重压之，有酸胀感，即为进针点。直刺进针，深约 0.5cm，刺中神经时有酸胀或麻窜感，有时可放射到上唇（4-2-4）。

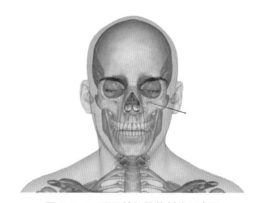

图 4-2-4　眶下神经及其刺法示意图

【应用经验】此孔可通眶内，不宜向外上斜刺过深，避免进入眶下孔损伤眼球。针刺处附近血管丰富，出针后应及时压迫，防止出血。

（3）翼腭神经节

【解剖位置】翼腭神经节也称为蝶腭神经节，位于翼腭窝内，发出 4 大支，即眶支、腭神经、鼻支和咽支，支配泪腺、腭、鼻腔的黏膜及腭扁桃体。

【相关病症】过敏性鼻炎、颜面痛、急性偏头痛、急性丛集性头痛等。

【相关穴位】下关。

【治疗部位】翼腭窝。

【针刺方法】针刺前反复张口，确认下颌切迹。在下颌切迹中触诊凹陷最深处进针，针尖朝向对侧的眼睛，进针深度约 5.5cm，刺中时其分布区有麻窜或者酸胀感（图 4-2-5）。

【应用经验】翼腭窝除有神经外，还有上颌动脉和静脉，针刺时切忌捣针，以免损伤血管。

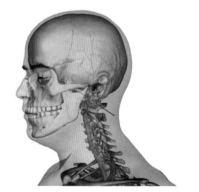

图 4-2-5　翼腭神经节及其刺法示意图

（4）耳颞神经

【解剖位置】耳颞神经与颞浅动脉伴行，分布于颞区、耳屏、外耳道的皮肤，并有分支至腮腺。

【相关病症】偏头痛、耳聋、耳鸣、耳颞神经痛、颞浅动脉炎。

【相关穴位】耳门、听宫、听会、下关、头维、角孙、耳和髎、上关、颔厌、悬颅、悬厘、曲鬓、率谷、天冲、四神聪、耳尖。

【治疗部位】耳屏前方，下颌关节与外耳道之间，颞浅动脉搏动处后方。

【针刺方法】坐位或者仰卧位，头转向健侧，先在耳屏前摸得颞浅动脉跳动处，在其稍后方垂直进针触及骨膜，深约1.5cm，刺中耳颞神经时，耳前、颞部有麻胀感，有时有鼓膜向外鼓胀感（图4-2-6）。

【应用经验】从下颌关节与外耳道之间进针，若偏高、稍深可误入耳道。此处邻近颞浅动、静脉，出针后应及时压迫，防止出血。

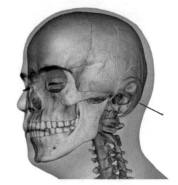

图4-2-6　耳颞神经及其刺法示意图

4. 面神经

【解剖位置】面神经从脑桥沟延髓外侧出脑，经内耳门、内耳道达内耳道底，穿内耳道底进入面神经管，最后从茎乳孔出颅。其出茎乳孔后，进入腮腺深面，分数支经腮腺前缘穿出，支配面部表情肌。

【相关病症】周围性面神经麻痹、面肌痉挛、耳鸣、耳聋。

【相关穴位】翳风、承泣、四白、巨髎、地仓、大迎、颊车、人迎、水突、气舍、耳门、耳和髎、丝竹空、瞳子髎、听会、上关、阳白、承浆、水沟、兑端、龈交、印堂、鱼腰、太阳、耳尖、球后、上迎香、海泉、翳明。

【治疗部位】茎乳孔面神经出口处；下颌骨外侧的腮腺处。

【针刺方法】

（1）茎乳孔：患者取仰卧位，头转向对侧。在下颌角和外耳道底部连线的中点触诊茎突尖。在茎突和乳突前缘之间进针，针尖朝向外耳道底部，刺入0.5~1cm，当针尖触及神经干时，可引起耳朵深部和面部的疼痛，有时会发生面肌痉挛（图4-2-7）。

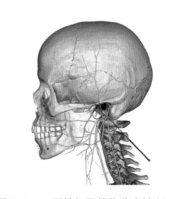

图4-2-7　面神经及其茎乳孔刺法示意图

（2）腮腺及其筋膜：从下颌角前上方进针，由后向前平刺3~4cm，然后将针退至皮下，换方向继续穿刺腮腺，可以换3~5个方向（图4-2-8）。

【应用经验】因茎乳孔前内方0.5~0.8cm是颈内静脉，针刺时勿向前、勿深，避免刺伤颈内静脉甚至动脉。

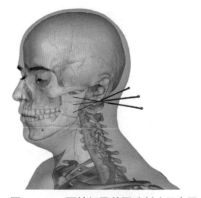

图4-2-8　面神经及其腮腺刺法示意图

5. 枕大神经

【解剖位置】枕大神经来自第 2 颈神经后支，在寰椎与枢椎之间穿出，发出分支支配头下斜肌，穿过并支配头半棘肌，在斜方肌和胸锁乳突肌附着点之间穿出枕后腱弓，向上走行支配枕、项部的皮肤。

【相关病症】后头痛、肌紧张性头痛、前额痛。

【相关穴位】风池、天柱、通天、络却、玉枕、率谷、天冲、浮白、正营、承灵、脑空、风府、脑户、强间、后顶、百会、四神聪。

【治疗部位】枕大神经有以下卡压点。

（1）枕后腱弓卡压点：位于枕骨的上项线下方约 2.5cm 处。在斜方肌和胸锁乳突肌附着点之间的深筋膜紧致坚硬，纤维多横向走行，称为枕后腱弓。

（2）斜方肌腱膜穿出点：位于枕外隆凸与乳突连线的内 1/3 处。此处是枕大神经穿出斜方肌腱膜的位置。

（3）头半棘肌：枕大神经穿过此肌。

【针刺方法】

（1）枕后腱弓卡压点：患者取俯卧位，或坐位屈曲颈部，前额下垫枕或双手叠放于前额部。医者于枕骨的上项线下方约 2.5cm 处沿着颅骨面平刺，提拉松解（图 4-2-9）。

（2）斜方肌腱膜穿出点：在枕外隆凸与乳突连线的内 1/3 处，用手触摸枕动脉，枕大神经位于枕动脉的内侧。如摸不到枕动脉的搏动，可令患者俯卧，则动脉搏动更为明显。在触及动脉搏动后，在其内侧垂直进针，深 1.5~2cm，刺中神经时局部有明显的酸胀感或麻窜感，向头顶放散（图 4-2-10）。

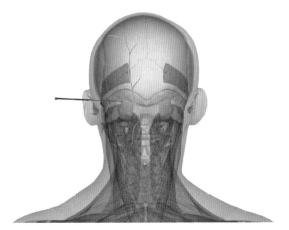 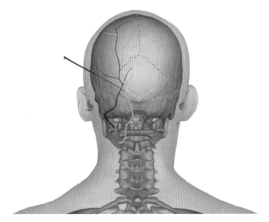

图 4-2-9 枕大神经及其枕后腱弓卡压点刺法示意图　　图 4-2-10 枕大神经及其斜方肌腱膜穿出点刺法示意图

（3）头半棘肌：从第2颈椎棘突旁的头半棘肌斜刺向上（颅骨附着点方向）入针，针尖抵达骨面，提拉数次松解（图4-2-11）。

【应用经验】进针不宜过低、过深，避免误入小脑延髓池。

二、颈部神经

1. 颈浅丛神经点

【解剖位置】颈浅丛发出的神经有4支：枕小神经、耳大神经、颈横神经、锁骨上神经。它们均为皮神经，都从胸锁乳突肌后缘中点浅出，分别走向各方。

【相关病症】头痛、颈痛。

【相关穴位】天窗。

【治疗部位】胸锁乳突肌后缘中点。

【针刺方法】患者取仰卧位，头转向对侧，清楚显露胸锁乳突肌轮廓，抬头抗阻时轮廓更加明显。先确定胸锁乳突肌后缘中点，此点相当于第4颈椎横突。从此点进针，分别向上、向下扇形平刺，深度在颈阔肌下，胸锁乳突肌表面，不必追求酸麻胀异感（图4-2-12）。

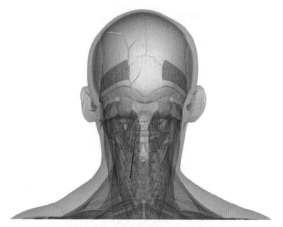

图4-2-11　枕大神经及其头半棘肌刺法示意图

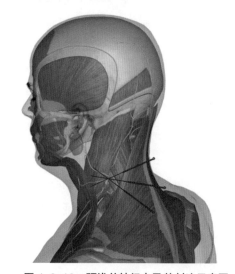

图4-2-12　颈浅丛神经点及其刺法示意图

【应用经验】因颈外静脉在此处多有变异，针刺前应仔细查体，避免刺伤血管。直刺过深可能会伤及颈内静脉及颈动脉。

2. 舌咽神经

【解剖位置】舌咽神经为第Ⅸ对脑神经。舌咽神经经颈静脉孔出颅，先在颈内动、静脉间下降，然后呈弓形向前，进入舌骨舌肌深面到达舌根。其主要分支如下。

（1）舌支：分布于舌后1/3部的黏膜和味蕾，传导一般内脏感觉和味觉。

（2）咽支：分布于咽壁，传导咽喉黏膜的感觉，参与咽部的反射活动。

（3）鼓室神经：分布于鼓室、乳突小房和咽鼓管的黏膜、腮腺。

（4）颈动脉窦支：分布于颈动脉窦和颈动脉小球，调节血压和呼吸。

（5）扁桃体支：分布于扁桃体、软腭和咽峡部的黏膜。

（6）茎突咽肌支：支配茎突咽肌的运动。

【相关病症】一侧舌咽神经损伤表现为同侧舌后 1/3 部的味觉消失，舌根和咽峡区痛、温觉消失，同侧咽肌收缩无力。舌咽神经损伤多不出现咽反射和吞咽反射障碍。

【相关穴位】翳风。

【治疗部位】茎突。

【针刺方法】患者头转向对侧，医者左手在下颌角至乳突尖连线中点触诊茎突，右手垂直进针 1~2cm 时即刺中茎突，将针稍改变方向，从茎突之前缘或后缘再进约 0.5cm，即刺中舌咽神经和迷走神经，局部会出现酸胀感，并传导至咽部（图 4-2-13）。

【应用经验】进针不宜过深，以局部有酸麻胀感为宜。一般针刺单侧，下次再针对侧，避免影响患者的呼吸、心跳和血压。

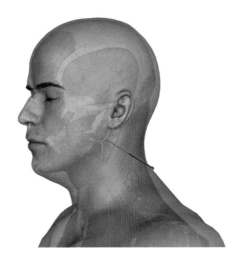

图 4-2-13 舌咽神经及其刺法示意图

3. 星状神经节

【解剖位置】星状神经节是颈部的交感神经节，呈中间缩窄的卵圆形，长 1.5~2.5cm，宽 0.5~1.2cm，位于第 7 颈椎横突与第 1 肋骨颈之间。

【相关病症】头面、胸背部及上肢的带状疱疹，幻肢痛、灼性神经痛、更年期综合征、偏头痛、急性或慢性心绞痛、脑血管痉挛、反射性交感神经营养障碍症、过敏性鼻炎、突发性耳聋等。也可用于改善上臂血液循环，治疗急性血管栓塞、雷诺病、硬皮病等。

【相关穴位】水突、大杼、风门。

【治疗部位】第 7 颈椎横突前结节，或第 1、2 胸椎椎体前缘。

【针刺方法】

（1）第 7 颈椎横突前结节：患者取仰卧位，肩下垫枕，头微转向健侧，以增加气管与颈动脉的距离。在胸锁乳突肌外缘，锁骨上约三横指，皮下可触及第 6 颈椎横突前结节，垂直皮肤进针 2cm 左右，可触及第 6 颈椎横突结节，退针 0.3~0.5cm，改向内、向尾侧以 45° 角向第 7 颈椎横突方向进针约 1cm（图 4-2-14）。

（2）第 1、2 胸椎椎体前缘：患者取俯卧位，选择第 1、2 胸椎棘突旁开约 4cm 处为入针点，垂直皮肤进针，直至针尖抵至目标椎体的椎板。如进针 4cm 左右仍未能刺中目标椎体，则可能是针尖刺入了相邻椎体的横突之间或是进针方向过于偏向外侧。在这种情况下，应拔针并向中线侧和尾侧调整进针角度后重新穿刺。针尖触及骨面后，将针后撤并调整针尖方向，使之略朝向外下方，使针在横突和肋骨下方滑过，最终应使针尖紧邻目标椎体的前外缘（图 4-2-15）。在超声引导下针刺更为安全。

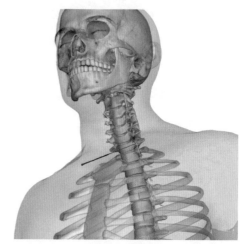

图 4-2-14　星状神经节及其第 7 颈椎横突前结节刺法示意图

【应用经验】

（1）勿同时针刺双侧颈部星状神经节。

（2）后入路针刺要避免因针刺过深及针刺方向不当而引起气胸。

（3）星状神经节位于第 7 颈椎和第 1 胸椎水平处，如果想更靠近星状神经节，可在超声引导下针刺，超声可清晰地显示颈动脉、胸膜，方便避开椎动脉、锁骨下动脉和甲状腺下动脉等。

（4）针刺星状神经节可改善上臂血液循环，治疗急性血管栓塞、雷诺病、硬皮病等。

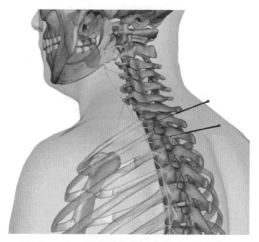

图 4-2-15　星状神经节及其第 1、2 胸椎椎体前缘刺法示意图

4. 臂丛神经（颈段）

【解剖位置】臂丛神经由第 5~8 颈神经和第 1 胸神经前支的大部分纤维交织汇集而成。臂丛的主要结构起始部位在颈后三角（即锁骨与胸锁乳突肌下后缘之间的夹角内），于前斜角肌和中斜角肌之间穿出，继而在锁骨后方行向外下进入腋窝。

【相关病症】上肢和肩带的麻木、瘫痪、疼痛。

【相关穴位】中府、云门、天鼎、扶突、缺盆、气户、极泉。

【治疗部位】

（1）神经根出椎间孔处：第 5~7 颈神经根经过同序数颈椎上方的椎间孔穿出；第 8 颈神经、

第 1 胸神经根分别从第 7 颈椎、第 1 胸椎下方的椎间孔穿出。

（2）前、中斜角肌之间：臂丛神经从前、中斜角肌之间穿过，斜角肌的紧张会卡压臂丛神经。

（3）锁骨上：臂丛神经穿出斜角肌间隙后，走行于锁骨下动脉的后方，从第 1 肋骨和锁骨之间向腋下走行。

（4）喙突下：臂丛神经在胸小肌和肩胛下肌之间通过，此处的肌筋膜紧张挛缩会卡压臂丛神经。常用的治疗点为喙突下方胸小肌附着处。

（5）腋下：在腋窝内 3 个神经束分别走行于腋动脉的内侧、外侧和后方。

【针刺方法】

（1）神经根出椎间孔处：患者取俯卧位，医生以手触诊第 5 颈椎至第 1 胸椎的横突后结节（第 3 颈椎约平舌骨；第 4 颈椎约平甲状软骨上缘，颈总动脉在此平面分叉；第 6 颈椎约平环状软骨，在锁骨上约 3 横指，再依次寻找其他横突），针尖从颈部后方对着后结节刺入，深 2~4cm，刺中横突后结节后略退针，向外侧调整针尖方向，刺向后结节外侧缘方向，刺中神经时有麻窜感（图 4-2-16）。

（2）前、中斜角肌之间：患者去枕平卧，头转向对侧，患侧肩下垫薄枕，上肢紧贴身旁。在胸锁乳突肌后缘环状软骨水平（第 6

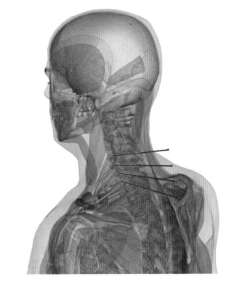

图 4-2-16　臂丛神经及其神经根出椎间孔处刺法示意图

颈椎横突稍向外下）处一般有一个三角形凹陷，即前、中斜角肌间隙，抬头时更明显，底边为肩胛舌骨肌、锁骨下动脉（在三角形底边处可触及锁骨下动脉搏动，稍用力触压有局部或上肢的异感）。该间隙内走行臂丛的上、中干。入针点为前、中斜角肌间隙与平环状软骨连线的交点，左手示指和中指可固定在肌间沟处，右手持针垂直皮肤进针，若病变偏桡侧、肩峰，进针方向应偏上；若偏尺侧，进针方向应偏下，患者有触电感出针（图 4-2-17）。

（3）锁骨上：患者取仰卧位或坐位，头略向后仰并向对侧扭转 45°。在锁骨中点上方 1~1.5cm 处，用左手示指先仔细触摸锁骨下动脉的搏动，然后将其下压，同时触到第 1 肋骨表面。该部肋骨由后上向前下，其表面可能触到向腋窝走行的条索样组织（臂丛神经），同时出现上肢或局部的异感，此处即刺入点。右手持针在此处垂直刺入，约 2cm 到达第 1 肋骨表面，若无异感应沿第 1 肋骨方向提插针尖探寻异感，有异感后出针（图 4-2-18）。

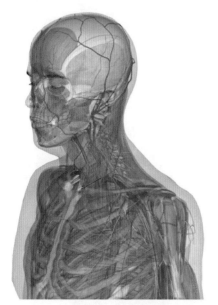

图 4-2-17　臂丛神经及其前、中斜角肌之间刺法示意图

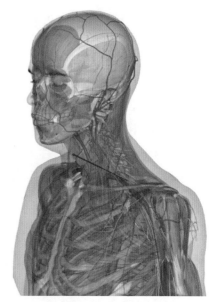

图 4-2-18　臂丛神经及其锁骨上刺法示意图

（4）喙突下：患者取仰卧位，上肢稍外展，喙突内下约 2cm 作为进针点，此处为三角肌、胸大肌间沟，扪之有空虚感。垂直进针后，针尖朝向腋窝方向，穿过胸大肌、胸小肌有落空感时表明针已经进入神经、血管间隙，同时出现麻窜感（图 4-2-19）。

（5）腋窝：患者取仰卧位，肩胛下垫一薄枕，患肢外展 90°，屈肘，手背贴床且靠近头部若行军礼状，完全显露腋窝。先在腋窝触摸到动脉搏动，再沿动脉走向，取动脉搏动点最高点（腋窝顶部），左手固定腋动脉，右手持针，避开动脉垂直刺入皮肤，斜向腋窝方向，缓慢进针，进入动脉鞘时可有突破感，

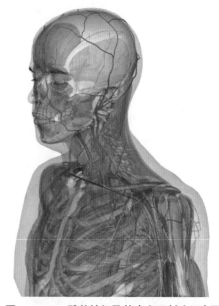

图 4-2-19　臂丛神经及其喙突下刺法示意图

可见针随动脉搏动，或患者有触电感，即为刺中臂丛
（图 4-2-20）。

【应用经验】

（1）在椎间孔针刺时，需要了解神经根与椎间孔
之间的关系，比如第 4 颈神经根出第 3~4 颈椎椎间孔，
第 5 颈神经根出第 4~5 颈椎椎间孔，第 6 颈神经根出
第 5~6 颈椎椎间孔，可以根据患者的临床症状选择相
应的神经根针刺。

（2）前、中斜角肌之间针刺，适合于治疗锁骨、
肩部、肘部、上臂的关节及软组织损伤。臂丛神经的
内下方有椎动脉通过，胸锁乳突肌下方前斜角肌表面
有膈神经走行，针刺时应加以注意。

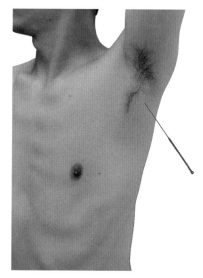

图 4-2-20　臂丛神经及其腋窝刺法示意图

（3）在前、中斜角肌之间和锁骨上针刺时，要注意避免气胸的发生。气胸发生是针刺破胸膜
和肺泡所致。肺尖危险区在第 1 肋骨的内侧。欲防止胸膜损伤，最好由锁骨中点偏外侧进针，针
刺不宜过深，徐徐进入，如遇患者呛咳，多是针尖刺激胸膜所致，应立即退针。在神经根出椎间
孔处和腋窝针刺亦比较安全。

（4）腋窝针刺法，更适用于手、前臂、上臂、肩部等区域的软组织损伤或者疼痛，此入路法
不推荐寻找异感。

（5）为避免发生上文提及的并发症，并提高精准性，可在超声引导下避开血管和胸膜针刺。

三、上肢与肩带部神经

1. 肩胛背神经

【解剖位置】肩胛背神经起自第 4、5 颈神经的前支，自相应脊神经根发出后，穿中斜角肌向
后越过肩胛提肌，在肩胛骨和脊柱之间伴肩胛背动脉下行，分布于菱形肌和肩胛提肌。

【相关病症】脊柱中线和肩胛内侧缘之间区域的疼痛、肩胛内上角疼痛。

【相关穴位】肩外俞、肩中俞、大杼、风门、肺俞、厥阴俞、附分、魄户、膏肓、神堂、膈
关、肩井。

【治疗部位】

（1）第 5 颈神经根出口处：也是中斜角肌的腱性起始部。

（2）菱形肌上口：在第3、4胸椎棘突旁开约3cm处。

【针刺方法】

（1）第5颈神经根出口处：患者取俯卧位或坐位，医者左手触诊第5颈椎横突后结节（第4颈椎横突约平甲状软骨上缘，第6颈椎横突约平环状软骨，第4~6颈椎横突间中点即为第5颈椎横突），针尖从颈部后方对着后结节刺入，深1~3cm，刺中横突后结节后略退针，向外侧调整针尖方向，刺向后结节外侧缘方向，刺中神经时有麻窜感（图4-2-21）。

（2）菱形肌上口：患者取俯卧位或者坐位，于第3、4胸椎棘突旁开约3cm处定位，向下斜刺，深度不宜超过横突结节，以出现酸麻胀感为宜（图4-2-22）。

【应用经验】针刺菱形肌勿过深，避免引起气胸。

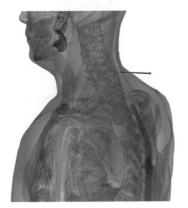

图4-2-21　肩胛背神经及其第5颈神经根出口处刺法示意图

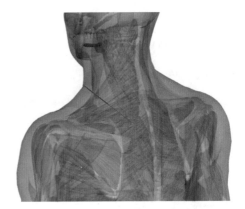

图4-2-22　肩胛背神经及其菱形肌上口刺法示意图

2. 肩胛上神经

【解剖位置】肩胛上神经来自第5、6颈神经根，起自臂丛的上干，向外、向后走行，经肩胛上切迹进入冈上窝，继而伴肩胛上动脉一起绕肩胛冈外侧缘转入冈下窝，分布于冈上肌、冈下肌和肩关节。

【相关病症】肩锁关节、肩关节疼痛，外展上举时加重；肩外展、外旋无力。

【相关穴位】巨骨、臑俞、天宗、秉风、曲垣、天髎。

【治疗部位】第5、6颈神经根出口处，或肩胛上切迹，或冈下肌。

【针刺方法】

（1）第5、6颈神经根出口处：患者取俯卧位或坐位，医者左手触诊第5、6颈椎横突后结节

（第 4 颈椎约平甲状软骨上缘，第 6 颈椎约平环状软骨，第 4~6 颈椎横突间中点即为第 5 颈椎横突），针尖从颈部后方对着后结节刺入，深 1~3cm，刺中横突后结节后略退针，向外侧调整针尖方向，刺向后结节外侧缘方向，刺中神经时有麻窜感（图 4-2-23）。

（2）肩胛上切迹：患者取坐位，背朝医者，双肩放松自然下垂。将肩胛冈 3 等分，在中、外 1/3 交界处上约 1cm 处进针，针尖向内下呈 45°，对准肩胛上切迹刺入，深约 3cm，刺中神经时有明显酸胀感，可放射至肩关节（图 4-2-24）。

（3）冈下肌：在冈下窝的中点触诊酸痛硬结处，斜刺肌肉约 2cm，有明显酸胀感时出针（图 4-2-24）。

【应用经验】针刺肩胛上切迹时针尖不宜过于朝上，不宜针刺过深，以免刺入胸腔。

3. 腋神经

【解剖位置】腋神经从臂丛后束发出，向后、外方向，穿经腋窝后壁的四边孔后，绕肱骨外科颈至三角肌深面，发出分支支配三角肌和小圆肌；余部纤维自三角肌后缘穿出后延为皮神经，分布于肩部和臂外侧区上部的皮肤，称为臂外侧上皮神经。

【相关病症】肩部酸痛麻木、抬肩困难。腋神经损伤时，三角肌萎缩，上臂不能向外平举，肩部平削。感觉障碍在肩部外侧，范围很小。

【相关穴位】臂臑、极泉、肩贞、肩髎。

【治疗部位】

（1）神经刺激点：在肩胛冈中点与三角肌止点连线中点。

（2）常见卡压点：①四边孔；②三角肌后缘中点的筋膜。

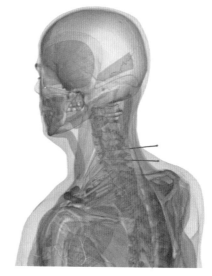

图 4-2-23　肩胛上神经及其第 5、6 颈神经根出口处刺法示意图

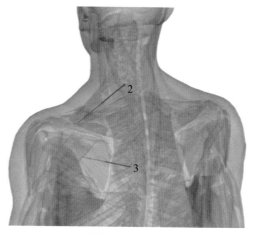

2. 肩胛上切迹；3. 冈下肌

图 4-2-24　肩胛上神经及其肩胛上切迹、冈下肌刺法示意图

【针刺方法】

（1）神经刺激点：此处为进针点，针尖由后向前垂直刺入，深约3cm，有酸胀麻窜感后出针（图4-2-25）。

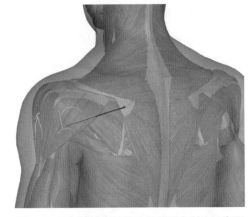

图4-2-25　腋神经及其神经刺激点刺法示意图

（2）四边孔卡压点：四边孔上界为小圆肌，下界为大圆肌，内侧界为肱三头肌长头，外侧界为肱骨外科颈。触诊时沿着肩胛骨外侧缘向上，顶端处为肩胛骨的盂下结节，在盂下结节下约2cm、外2cm处，透过三角肌进行深部触诊，仔细寻找以上肌肉边缘处的硬结，于有明显压痛处直刺，刺中时会有异感向三角肌放射（图4-2-26）。

（3）三角肌后缘中点的筋膜卡压点：患者双臂自然垂放，定位于三角肌后侧缘中点，进行由浅入深的触诊，有明显压痛处可予针刺治疗，刺中时会有异感向三角肌放射（图4-2-27）。

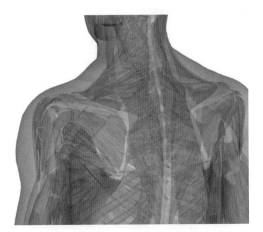

图4-2-26　腋神经及其四边孔卡压点刺法
示意图

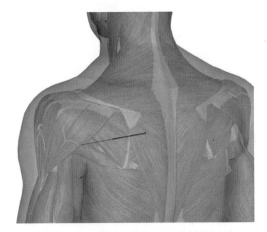

图4-2-27　腋神经及其三角肌后缘中点的
筋膜卡压点刺法示意图

【应用经验】避免反复、粗暴地刺激损伤神经。四边孔内有腋神经和旋肱后动脉通过，针刺时需要注意避免损伤动脉，起针后需要按压。四边孔松解时，针刺小圆肌、大圆肌、肱三头肌肌腹亦有效。三角肌是腋神经单独支配的，故其功能障碍应查找腋神经是否受到卡压。

4. 桡神经

【解剖位置】桡神经为臂丛后束发出的神经分支。该神经发出后位于腋动脉的后方，与肱深动脉伴行，先经肱三头肌长头和内侧头之间，继而沿桡神经沟绕肱骨中段后面旋行向外下，在肱骨外上髁上方穿过外侧肌间隔至肱桡肌与肱肌之间，继续下行于肱肌与桡侧腕长伸肌之间。桡神经在肱骨外上髁前方分为浅支和深支两终末支。桡神经浅支为皮支，自肱骨外上髁前外侧向下沿桡动脉外侧下行，在前臂中、下 1/3 交界处转向背侧，继续下行至手背部，分为 4~5 支指背神经，分布于手背桡侧半皮肤和桡侧两个半手指近节背面的皮肤。桡神经深支主要为肌支，在桡骨颈外侧穿过旋后肌至前臂后面，沿前臂骨间膜后面，在前臂浅、深伸肌群之间下行达腕关节背面，沿途发出分支分布于前臂伸肌群、桡尺远侧关节、腕关节和掌骨间关节。因其走行及分布的特点，深支又被称为骨间后神经。

桡神经在臂部亦发出较多分支，其中肌支主要分布于肱三头肌、肘肌、肱桡肌和桡侧腕长伸肌；关节支分布于肘关节；皮支共有 3 支：臂后皮神经在腋窝发出后分布于臂后区的皮肤；臂外侧下皮神经在三角肌止点远侧浅出，分布于臂下外侧部的皮肤；前臂后皮神经自臂中份外侧浅出下行至前臂后面，后达腕部，沿途分支分布于前臂后面皮肤。

【相关病症】桡神经损伤以腕、肘部的伸展运动障碍为主要症状，呈典型的"腕垂手"（患肢腕部下垂，无力上举，伴手背桡侧半皮肤的感觉减退），具体损伤及表现如下。

（1）损伤发生在肘部之上：常同时损伤桡神经浅支、深支，出现伸肘、伸腕、伸指功能障碍及手背桡侧感觉障碍。

（2）损伤发生在肘部：伸肘功能可不受影响，伸腕、伸指功能发生障碍，伴手背桡侧感觉障碍。

（3）损伤发生在前臂远端：运动功能，即伸肘、伸指、伸腕功能良好，仅有手背桡侧感觉障碍。

【相关穴位】孔最、列缺、经渠、太渊、鱼际、二间、三间、合谷、阳溪、偏历、温溜、下廉、上廉、手三里、曲池、肘髎、手五里、臂臑、极泉、肩贞、外关、支沟、会宗、三阳络、四渎（骨间后神经）、天井、清冷渊、消泺、臑会、肘尖、中泉、中魁、大骨空、腰痛点（第 1 穴）、外劳宫、八邪（大都、上都、中都）。

【治疗部位】常见卡压点如下。

（1）桡神经沟处：上臂后正中线中点。

（2）桡神经穿出外侧肌间隔处：肱骨外上髁外侧直上约 8cm 处。

（3）桡管：肱骨内、外髁间做一连线，该横线上肱二头肌腱外缘约 1cm 处。

（4）旋后肌管：肱骨外上髁下方 2~3cm 处。

（5）桡神经浅支穿出点：前臂的中、下 1/3 交界处（腕上约 7cm 处），桡侧腕长伸肌和肱桡

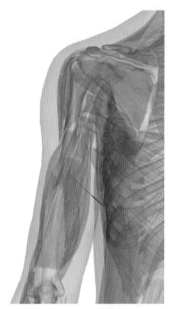

肌交界处。

【针刺方法】

（1）桡神经沟处：垂直进针，直达骨质，深 2~3cm，刺中桡神经时有明显的麻窜感，向臂、手之桡侧放射（图 4-2-28）。

（2）桡神经穿出外侧肌间隔处：自肩峰至肱骨外上髁连线分 3 等分，在中、下 1/3 交界处（肱骨外上髁外侧直上约 8cm 处），垂直进针，深约 1.5cm，针感同上（图 4-2-29）。

（3）桡管：桡管的内侧壁为肱肌和肱二头肌，外侧壁为桡肱肌起始部，后侧壁为肱骨外上髁和桡侧腕伸肌。此处桡神经主干分成浅、深两支。肱骨内、外髁作一连线，于该连线与肱二头肌腱外侧缘交点处进行触诊，有明显压痛处为进针点，针沿肱二头肌腱外侧缘刺入，针将接触肱骨时便可刺中桡神经，针感同上（图 4-2-30）。

图 4-2-28　桡神经及桡神经沟处刺法示意图

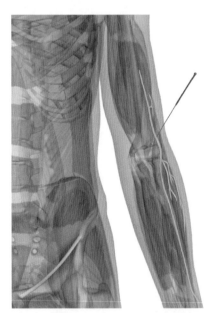

图 4-2-29　桡神经及桡神经穿出外侧肌间隔处刺法示意图

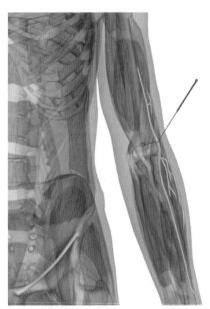

图 4-2-30　桡神经及桡管刺法示意图

（4）旋后肌管：在肱骨外上髁下方 2~3cm 处进行触诊，或者让患者伸肘抗阻旋后，在有明显压痛处直刺，深 1.5~3cm，以局部有酸麻胀感为宜（图 4-2-31）。

（5）桡神经浅支穿出点：在前臂外侧中、下（远）1/3 交界处，在腕横纹桡侧向上 3~4cm，由浅入深进行触诊，深度要达骨膜，在有明显压痛处针刺，深约 1.5cm，以局部有酸麻胀感为宜（图 4-2-32）。

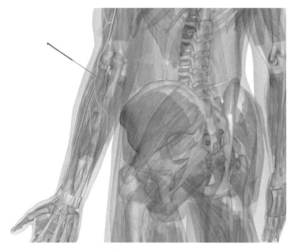
图 4-2-31　桡神经及其旋后肌管刺法示意图

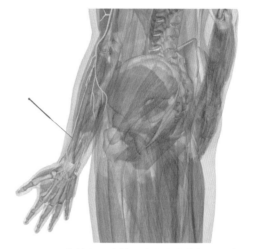
图 4-2-32　桡神经及桡神经浅支穿出点刺法示意图

【应用经验】避免反复、粗暴地穿刺损伤神经。桡神经和血管伴行，应避免损伤血管，针刺后压迫局部可避免血肿的发生。桡神经损伤多见于长时间枕手臂睡觉等情况。针刺时要分析卡压点，有针对性地治疗，效果较好。

5. 正中神经

【解剖位置】正中神经由分别发自臂丛内侧束和外侧束的内侧根和外侧根汇合而成。两根夹持腋动脉向外下方呈锐角合为正中神经主干后，先行于动脉的外侧，继而在臂部沿肱二头肌内侧沟下行；下行途中，逐渐从外侧跨过肱动脉至其内侧，伴随同名血管一起降至肘窝；从肘窝继续向下穿旋前圆肌和指浅屈肌腱弓后在前臂正中下行，于指浅、深屈肌之间到达腕部；然后行于桡侧腕屈肌腱与掌长肌腱之间，并进入屈肌支持带深面的腕管，最后在掌腱膜深面分布至手掌。

正中神经在上臂部一般没有分支，在肘部及前臂发出许多肌支，其中沿前臂骨间膜前面下行的骨间前神经较粗大，行程较长。正中神经在前臂的分布范围较广，支配除肱桡肌、尺侧腕屈肌和指深屈肌尺侧半以外的所有前臂屈肌和旋前肌。在手部屈肌支持带的下方，正中神经发出一粗短的返支，行于桡动脉掌浅支外侧进入鱼际，支配除拇收肌以外的鱼际肌群。在手掌区，正中神经发出数条指掌侧总神经，每一条指掌侧总神经下行至掌骨头附近又分为两支指掌侧固有神经，后者沿手指的相对缘行至指尖。正中神经在手部的分布可概括为：运动纤维支配第1、2蚓状肌和鱼际肌（拇收肌除外）；感觉纤维则分布于桡侧半手掌、桡侧三个半手指掌面皮肤及其中节和远节指背皮肤。

【相关病症】

（1）损伤发生在上臂：正中神经所支配的肌肉完全麻痹（因正中神经在肘以上无分支）。临床表现为前臂旋前、屈腕无力，拇指、示指、中指屈曲无力，拇指不能外展，不能对掌及对指，呈"祝福手"畸形；手指和手掌感觉麻木。

（2）损伤发生在前臂中1/3或下1/3（前臂肌支发出处的远端至腕管近端）：表现为手的桡半侧感觉障碍，旋前圆肌、腕屈肌及指屈肌功能仍可保存，运动障碍仅限于拇指外展、屈曲和对掌。

（3）损伤发生在腕管内：表现为拇指、示指、中指和无名指桡侧半感觉异常和／或麻木，鱼际肌群萎缩，但是手掌无感觉减退。夜间手指麻木很多时候是腕管综合征的首发症状。很多患者手指麻木不适可通过改变上肢的姿势或甩手而缓解。

【相关穴位】尺泽、鱼际、少商、商阳、二间、三间、极泉、青灵、少海、曲泽、郄门、间使、内关、大陵、劳宫、中冲、二白（内侧穴）、四缝、十宣（拇指、示指、中指）。

【治疗部位】

（1）神经刺激点：在神经经过的任何一点均可刺中正中神经，但在肘窝处、前臂中点、掌侧腕横纹上5cm处针刺更易刺中正中神经。

（2）卡压点：有如下6处。

①Struthers韧带：约1%的人在肱骨内上髁近端约5cm处的肱骨内侧面有一个骨性突起结构，名为髁上棘，其中2/3有Struthers韧带，将肱骨内上髁与髁上棘连接起来，形成骨纤维管，管内穿行正中神经和肱动脉。

②肱二头肌腱膜：覆盖肘窝，使肱二头肌间接与尺骨相连。这个腱膜紧张有可能刺激正中神经，特点是肘关节抗阻屈曲时引发症状。

③旋前圆肌：正中神经在穿过旋前圆肌的两个头时，有可能受到挤压，常见于前臂反复用力旋前的人群中，因此也称为旋前圆肌综合征，其特点是抗阻旋前时引发症状。

④指浅屈肌腱弓：正中神经穿过指浅屈肌两个头之间的纤维腱弓，也可能受到压迫和刺激，其特点是抗阻屈指时引发症状。

⑤骨间前神经易卡压部位：骨间前神经起始部穿过旋前圆肌或指浅屈肌的纤维嵴下方，在前

臂前方中、上 1/3 交界处容易受卡压。本神经损伤没有感觉减退区，典型症状是由于拇指和示指末节指骨屈曲无力，患者不能用拇指和示指成"O"形，也不会出现麻木和麻刺感。

⑥腕管：腕横韧带与腕骨构成骨 – 纤维性管道，长约 2cm，宽约 2.5cm。正中神经穿过时容易受卡压。屈腕或者背伸腕关节时会诱发症状。

【针刺方法】

（1）肘窝处：在肘窝横纹内、中 1/3 交界处摸到动脉的跳动，在动脉之内侧稍用力按压，患者会感到酸胀，在此处垂直进针，深约 1.5cm，出现麻胀感，即为刺中正中神经，有时针感向前臂放射（图 4-2-33）。

（2）前臂中点：在肘横纹中点与腕横纹中点连线的中点，垂直进针 2~3cm，刺中神经时麻窜感向前臂放射（图 4-2-33）。

（3）掌侧腕横纹上约 5cm：在掌长肌腱与桡侧腕屈肌腱之间，垂直进针 2~3cm，刺中神经时麻窜针感向前臂放射（图 4-2-33）。

（4）Struthers 韧带卡压点：在内上髁近端向上约 5cm 处，由浅入深触诊到骨膜，查找 Struthers 韧带，在明显压痛处直刺 1~3cm，刺中神经时麻窜感向前臂放射（图 4-2-34）。

（5）肱二头肌腱膜卡压点：患者取仰卧位，微屈肘，掌心朝上。定位患者肘窝处的肱二头肌腱，触诊肱二头肌腱膜，有明显压痛处垂直针刺 1~3cm，刺中神经时麻窜感向前臂放射（图 4-2-34）。

（6）旋前圆肌卡压点：前臂做抗阻旋前时，在

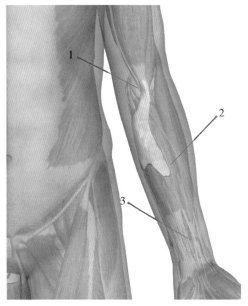

1. 肘窝处；2. 前臂中点；3. 掌侧腕横纹上约 5cm

图 4-2-33 正中神经及其刺激点刺法示意图

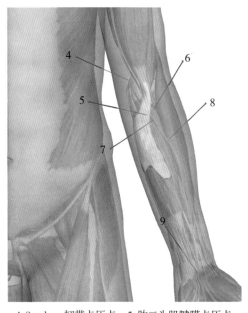

4. Struthers 韧带卡压点；5. 肱二头肌腱膜卡压点；
6. 旋前圆肌卡压点；7. 指浅屈肌腱弓卡压点；
8. 骨间前神经卡压点；9. 腕管卡压点

图 4-2-34 正中神经卡压点刺法示意图

肘关节下方可以触到旋前圆肌，寻找硬结压痛点，直刺或斜刺 1~3cm，刺中神经时麻窜感会向手臂远端放射（图 4-2-34）。

（7）指浅屈肌腱弓卡压点：在旋前圆肌远端，由浅入深触诊，有明显压痛处直刺或斜刺 1~3cm，刺中神经时麻窜感会向神经远端放射（图 4-2-34）。

（8）骨间前神经卡压点：治疗定点约为前臂前方中、上 1/3 交界处。触诊硬结和压痛点，直刺或斜刺 1~3cm，刺中神经时麻窜感会向神经远端放射（图 4-2-34）。

（9）腕管卡压点：在腕管处，用粗针沿着纵轴方向，在腕横韧带下方从近端向远端平刺 1~3cm 松解，不必追求异感（图 4-2-34）。

【应用经验】勿反复、粗暴地刺激神经。旋前圆肌的卡压多见于手臂旋转过多的从业者，例如篮球运动员和一些特殊操作的工人。腕管卡压时，一些医生习惯用针刀松解腕管，其实用毫针松解掌长肌、腕横韧带等也有一定效果，且较为安全。

6. 尺神经

【解剖位置】尺神经自臂丛内侧束发出后，从腋动、静脉之间穿出腋窝，在肱二头肌内侧沟伴行于肱动脉内侧至臂中部。继而穿内侧肌间隔至臂后区内侧，下行进入肱骨内上髁后方的尺神经沟；在此由后向前穿过尺侧腕屈肌的起点，行至前臂的前内侧部；到达前臂后，尺神经伴随尺动脉，在其内侧下行于尺侧腕屈肌与指深屈肌之间。在桡腕关节上方，尺神经发出手背支后，主干在豌豆骨桡侧、屈肌支持带浅面分为浅支和深支，在掌腱膜深面、腕管浅面进入手掌。

尺神经在上臂部不发出任何分支，在前臂上部发出肌支支配尺侧腕屈肌和指深屈肌尺侧半；从桡腕关节上方发出的手背支，在腕部伸肌支持带浅面转至手背部，发出分支分布于手背尺侧半和小指、环指尺侧半指背皮肤；另有分支分布于环指桡侧半及中指尺侧半的近节指背面皮肤。浅支分布于小鱼际表面的皮肤、小指掌面皮肤和环指尺侧半掌面皮肤；深支分布于小鱼际肌、拇收肌、骨间掌侧肌、骨间背侧肌及第 3、4 蚓状肌。

【相关病症】尺神经容易受到损伤的部位，包括肱骨内上髁的后方、尺侧腕屈肌的起点处和豌豆骨的外侧。在上两个部位受损时，运动障碍主要表现为屈腕力减弱，环指和小指远节的指关节不能屈曲，小鱼际肌和骨间肌萎缩，拇指不能内收，各指不能相互靠拢，同时各掌指关节过伸，出现"爪形手"（图 4-2-35B）；感觉障碍表现为手掌和手背内侧缘的皮肤感觉丧失。根据感觉缺失的位置，可大致判断损伤的节段（图 4-2-36）。若在豌豆骨处受损，由于手的感觉支已经发出，所以手的感觉不受影响，主要表现为骨间肌的运动障碍。如果合并正中神经损伤，会造成完全的"爪形手"，即鱼际和小鱼际萎缩扁平，拇指内收屈曲，称为"猿手"畸形（图 4-2-35D）。

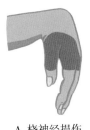

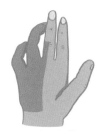
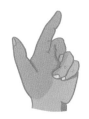
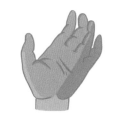

A. 桡神经损伤　　　　B. 尺神经损伤　　　　C. 正中神经损伤　　　　D. 正中神经与尺神经合并损伤

图 4-2-35　桡神经、正中神经、尺神经损伤手型

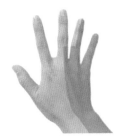
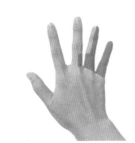

背皮支起点以上损伤　　　　　　　背皮支起点以下、掌皮支起点以上损伤

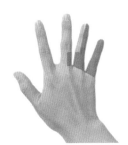
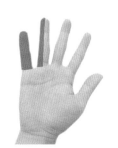

掌皮支起点以下损伤

图 4-2-36　尺神经损伤节段与手部感觉表现

【相关穴位】极泉、青灵、灵道、通里、阴郄、神门、少府、少冲、少泽、前谷、后溪、腕骨、阳谷、养老、支正、小海、关冲、液门、中渚、阳池、中魁、小骨空、腰痛点（第 2 穴）、八邪（第 4 穴下都）、四缝（第 4、5 指）、十宣（无名指、小指）。

【治疗部位】尺神经常见的卡压点有 6 个。

（1）Struthers 弓：起于肱三头肌内侧头，止于内侧肌间隔增厚的筋膜带，存在于 70% 的正常人群中，位于肱骨内上髁近侧约 8cm，宽 1.5~2cm，斜行从尺神经表面经过。其前界为臂内侧肌间隔，外界为肱三头肌内侧头的深部纤维。注意不要与 Struthers 韧带混淆，后者连接肱骨内侧的髁上突与内上髁，与正中神经卡压有关。

（2）尺神经沟：在肱骨内上髁与尺骨鹰嘴之间，前界为肱骨内上髁，外界为鹰嘴和尺肱韧带，内界为纤维腱膜结构。

（3）尺侧腕屈肌起点：在尺侧腕屈肌的肱骨头和尺骨头之间，有一弓形韧带，尺神经从此穿过时容易受到卡压，约在尺神经沟远端1.5cm。

（4）屈肌－旋前圆肌腱膜：尺神经有可能被增厚的屈肌－旋前圆肌腱膜卡压，即尺侧腕屈肌和指深屈肌之间的部位，约在前臂中部近端，距内上髁约5cm。

（5）穿出尺侧腕屈肌处：尺神经进入尺侧腕屈肌，在肌内行走10cm左右，穿出筋膜层，行于屈指深、浅肌肉之间，此处容易受到卡压，约距离腕横纹近端7cm。

（6）Guyon管：内侧壁为豌豆骨，外侧壁为钩状骨的钩部，腕横韧带组成底部，腕掌侧韧带组成顶部。尺神经在Guyon管中穿行时易受卡压。

【针刺方法】

（1）Struthers弓：在肱骨内上髁上约8cm处，触诊结节、僵硬或酸胀处，向远端斜刺1~2cm，以局部有酸麻胀感为宜（图4-2-37）。

（2）尺神经沟：在尺神经沟内可扪及尺神经，重压时出现异感处为进针点。针刺入皮肤后与神经走行平行，沿神经沟推进，或稍向内侧进针，深约0.5cm，刺中尺神经时麻胀感向前臂、手之尺侧放射（图4-2-37）。

（3）尺侧腕屈肌起点：在肘尺管远端约1.5cm，触诊结节、僵硬或酸胀处，斜刺1~2cm，刺中尺神经时麻胀感向前臂、手之尺侧放射（图4-2-37）。

（4）屈肌－旋前圆肌筋膜：前臂中部近端，距内上髁5cm左右，触诊增厚的尺侧腕屈肌、指深屈肌以及旋前圆肌，寻找结节、僵硬或酸胀处，斜刺1~2cm，刺中尺神经时麻胀感向前臂、手之尺侧放射（图4-2-38）。

（5）穿出尺侧腕屈肌处：距离腕横纹近端约7cm处触诊尺侧腕屈肌，寻找结节、僵硬或酸胀处，斜刺1~2cm（图4-2-38）。

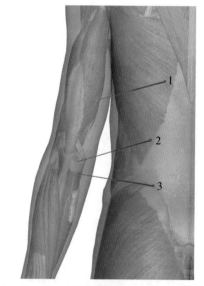

1. Struthers弓；2. 尺神经沟；3. 尺侧腕屈肌起点

图4-2-37　尺神经及其Struthers弓、尺神经沟、尺侧腕屈肌起点刺法示意图

（6）Guyon 管：首先定位于豌豆骨和钩状骨之间，然后向桡侧远端触诊，有明显压痛处直刺0.5~1cm，刺中神经时麻胀感会向手指远端放射（图 4-2-38）。

【应用经验】勿反复、粗暴地刺激神经。肘尺管综合征也常发生在睡觉时，患者的主诉常常为"被麻醒"，这是因为肘尺管在手肘弯曲时会变窄而容易卡压到尺神经。

四、躯干部神经

1. 胸神经前支

【解剖位置】胸神经前支共有 12 对。第 1~11对胸神经前支均位于相应的肋间隙中，称为肋间神经（图 4-2-39）；第 12 对胸神经前支位于第12 肋骨的下方，故名肋下神经。肋间神经在肋间内、外肌之间，肋间血管的下方，在肋骨下缘的肋沟内前行至腋前线附近离开肋沟，续行于肋间隙的中间。

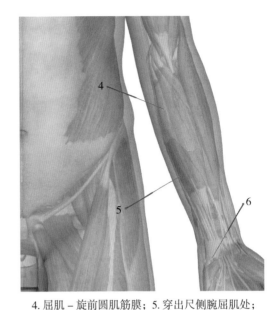

4. 屈肌－旋前圆肌筋膜；5. 穿出尺侧腕屈肌处；
6. Guyon 管

图 4-2-38　尺神经及其屈肌－旋前圆肌筋膜、穿出尺侧腕屈肌处、Guyon 管刺法示意图

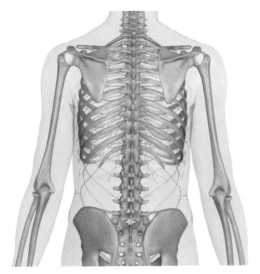

背面

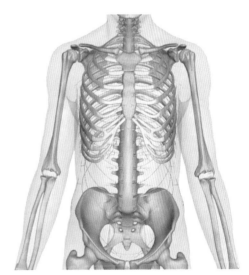

腹面

图 4-2-39　肋间神经

胸神经前支在胸、腹壁皮肤的分布具有非常明显的节段性特点：第2肋间神经分布区相当于胸骨角平面，第4肋间神经相当于乳头平面，第6肋间神经相当于剑突平面，第8肋间神经相当于两侧肋弓中点连线的平面，第10肋间神经相当于脐平面，T12相当于脐和耻骨联合中点的平面。临床上可以根据皮肤感觉障碍的区域推断受损的胸神经。

【相关病症】胸胁痛、腹壁痛。原发性肋间神经痛可因感染（如感冒、疟疾、带状疱疹）引起，继发性肋间神经痛多由脊柱畸形、肋骨骨折、胸膜炎等引起。肋间神经痛的特点是疼痛循着某一肋间神经的径路出现，可为一根肋间神经痛，也可为几根肋间神经同时痛，在剧烈运动、喷嚏、咳嗽、深吸气时疼痛加剧。检查时在脊柱两侧、腋前线、胸骨与肋软骨连接处有明显压痛。

【相关穴位】中府、云门、气户、库房、屋翳、膺窗、乳中、乳根、食窦、天溪、胸乡、周荣、大包、肩贞、步廊、神封、灵墟、神藏、彧中、天池、渊腋、辄筋、日月、京门、期门、中庭、膻中、玉堂、紫宫、华盖。

【治疗部位】

（1）神经刺激点：①椎间孔；②肋骨角处。

（2）卡压点：①外侧皮支卡压点，约在腋前线；②前皮支卡压点，约在前中线旁开1.5cm。

【针刺方法】

（1）椎间孔：胸椎棘突与椎间孔（肋间神经穿出处）的关系如下。因上部胸椎棘突向下倾斜，故自棘突的顶点划一水平线，是和下一椎间孔同水平，例如第4胸椎棘突顶点水平线进针，刺中者为第5胸神经。自第10胸椎以下，棘突渐平坦，自该棘突开始，棘突之间的间隙与同一椎间孔在同一水平线上，例如在第11胸椎棘突间隙的水平线进针，刺中者为第11胸神经。

针刺时患者取俯卧位，按照上述方法在后正中线旁开3~4cm处找到相应椎间孔对应部位，垂直进针，直达横突，针尖向内、向上倾斜20°~25°，推进到椎间孔，深2~3cm，刺中神经时触电感沿该神经分布范围放射（图4-2-40）。

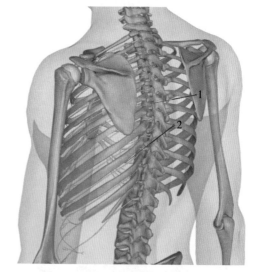

1. 椎间孔；2. 肋骨角处

图4-2-40　肋间神经及其椎间孔、肋骨角处刺法示意图

（2）肋骨角处：患者取俯卧位或患侧在上侧卧位，在距后正中线旁开 6~8cm 处，肋角之外侧，沿着肋骨斜刺，针尖到达肋骨表面，调整针尖方向，使针沿肋骨表面向下滑行，滑动过程中针尖始终不离骨面，一旦针由肋骨下缘滑下有落空感，表明针到达肋下缘，针尖进入肋间肌之间，即可刺中神经，针感同上（图 4-2-40）。

（3）外侧皮支卡压点：患者取患侧在上侧卧位，确定腋前线后，在触诊明显压痛处斜刺 1~3cm（图 4-2-41）。

（4）前皮支卡压点：患者取仰卧位，于前正中线旁开约 1.5cm 处进行触诊，在明显压痛处直刺或斜刺 1~3cm（图 4-2-41）。

【应用经验】注意勿针刺过深，以免刺中胸膜和肺。针刺肋间神经可以治疗原发性肋间神经痛。继发性肋间神经痛需与治疗原发病结合。

2. 腰部脊神经后外侧支（臀上皮神经）

【解剖位置】脊神经的后外侧支较粗，沿横突背面下行，并于骶棘肌深面向下、向外、向背侧穿行（图 4-2-42）。后外侧支的主干于骶棘肌中间束和外侧束之间出筋膜，并在骶棘肌外侧束表面继续下降 2 个椎体平面至皮下，支配椎间关节连线以外的组织结构。

第 1~3 腰神经后外侧支组成臀上皮神经，通常有 3~4 支，各皮支分别穿过厚的腰部肌层和坚韧的腰背筋膜而到达皮下，在皮下继续下行并跨越髂嵴中部至臀部，分布于臀的上外侧至股骨大转子区的皮肤。

【相关病症】臀上皮神经卡压综合征主要表现为一侧或内侧腰臀部和大腿外上方呈弥散性刺痛、胀痛，或疼痛放射到臀下方和大腿外侧，少数可至小腿外侧及足背外侧，但绝大多数不超过

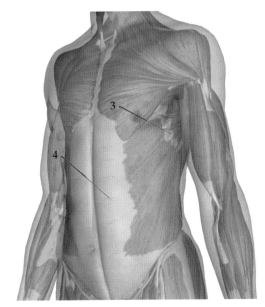

3. 外侧皮支卡压点；4. 前皮支卡压点
图 4-2-41　肋间神经及其外侧皮支卡压点、前皮支卡压点刺法示意图

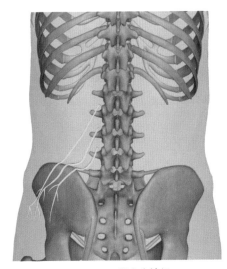

图 4-2-42　臀上皮神经

膝关节平面。

应注意和椎间盘突出症相鉴别：臀上皮神经卡压综合征无神经根受压，因此无肌力及反射的改变；在臀部可触及直径数毫米、长数厘米的条索状且有压痛的肿物；对条索进行局部针刺、针刀治疗、封闭治疗后疼痛可缓解；腰椎影像学检查可排除腰椎疾患。

【相关穴位】胞肓、秩边、居髎、环跳。

【治疗部位】常见卡压点如下。

（1）腰椎间孔出孔点：后外侧支出椎间孔处。

（2）腰椎横突点：后外侧支经过下位横突的背面处，常用第 3、4 腰椎横突点。

（3）入肌点：出横突点后，向后、向下进入竖脊肌深面的肌筋膜处。

（4）出肌点：在竖脊肌内逐渐浅出胸腰筋膜的浅层深面处。

（5）出筋膜点：在髂嵴稍上方，从胸腰筋膜的浅层深面穿出，行于皮下浅筋膜处。

（6）入臀点：跨过髂嵴，向下进入臀部的皮下处。

由于臀上皮神经一般有 3 支，故各有其卡压点。

【针刺方法】

（1）腰椎间孔出孔点：患者取俯卧位，腹部垫一薄枕，进针点为距离棘突间隙旁开 3~3.5cm 处，垂直进针 3~4cm 时针尖触及横突，退针少许，呈 25° 向下，再向中线倾斜 15°~20°，沿着横突下缘再继续进针，感觉针尖离开横突后，再缓慢进针 1~1.5cm，即到达椎间孔附近（图 4-2-43）如果针尖触及神经根，患者会出现同侧臀部或下肢放射样异感。

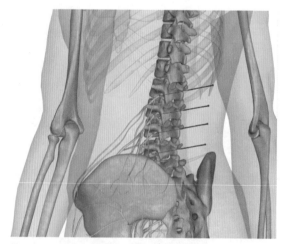

图 4-2-43 臀上皮神经及其腰椎间孔出孔点刺法示意图

（2）第 4~5 腰椎横突点：患者取俯卧位，于第 4~5 腰椎棘突下缘旁开 2~3cm，触诊定位横突背面，直刺，缓慢进针 3~4cm，针尖抵到骨面，即为横突后缘。如未刺及，可向横突上或下调整进针方向，直到刺及横突后缘（图 4-2-44）。

（3）入肌点：患者取俯卧位，在横突外侧区域的竖脊肌寻找硬结和压痛点，斜刺 3~5cm（图 4-2-44）。

（4）出肌点：患者取俯卧位，在横突外侧区域的竖脊肌寻找硬结和压痛点，斜刺 3~5cm（图 4-2-44）。

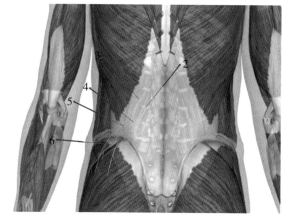

2. 第 4~5 腰椎横突点；3. 入肌点；4. 出肌点；
5. 出筋膜点；6. 入臀点

图 4-2-44 臀上皮神经及其第 4~5 腰椎横突点、入肌点、出肌点、出筋膜点、入臀点刺法示意图

（5）出筋膜点：患者取俯卧位，在髂嵴稍上方，从胸腰筋膜的浅层深面触诊寻找硬结处，斜刺，滞针后提拉松解筋膜（图 4-2-44）。

（6）入臀点：患者取俯卧位，在竖脊肌的外缘与髂嵴的交界处，沿着髂嵴触诊寻找硬结压痛处（距离后正中线 8~10cm），垂直刺入皮肤，缓慢进针 5~7cm，以扇形角度寻找，至患者出现痛胀感，改换 3~4 次方向，针刺深度有时可至髂骨翼板（图 4-2-44）。

【应用经验】为保证操作安全，做第 3 腰椎以上横突针刺时，最好能在影像引导下操作。

3. 骶神经

【解剖位置】骶神经的分支部位在骶管内，每个水平的前支和后支分别从骶前、后孔发出。上 4 对骶神经的前支从骶前孔进入骨盆，第 5 对骶神经则在骶骨和尾骨之间进入骨盆。

【相关病症】泌尿生殖系统疾病，如腰骶痛、便秘、尿潴留，以及男性的阳痿、遗精、睾丸炎，女性的子宫内膜炎、月经不调、痛经。

【相关穴位】小肠俞、膀胱俞、中膂俞、白环俞、上髎、次髎、中髎、下髎、会阴、长强、腰俞、腰奇。

【治疗部位】骶后孔，或骶骨外侧缘。

【针刺方法】

（1）骶后孔：有以下两种定位方法。

①医生以示指尖按在患者第 1 骶椎棘突（第 5 腰椎与第 1 骶椎间隙下约 2cm 处的骶正中嵴）

旁约 2.5cm 处，小指按在骶骨角的外上方，中指与无名指相等距离分开按放，示指所按者约为第 1 骶后孔（上髎），中指所按者约为第 2 骶后孔（次髎），无名指所按者约为第 3 骶后孔（中髎），小指所按者约为第 4 骶后孔（下髎）。

②患者取俯卧位，先找到髂后上棘，在此棘内下方约 1.3cm 处约为第 2 骶后孔。第 2 骶后孔向上约 2.5cm、微偏外侧，约为第 1 骶后孔。在第 2 骶后孔下约 2cm、微偏内侧，约为第 3 骶后孔。第 3 骶后孔下约 1.5cm、微偏内侧，约为第 4 骶后孔。

用上述两法之一确定骶后孔位置后，用手指稍用力按压，查找凹陷处，即为进针点。针垂直刺入，针尖微微偏内，抵达骶后孔后，继续进针 1~2.5cm（第 1 骶后孔继续进针约 2.5cm，第 4 骶后孔继续进针约 1cm，第 2、3 骶后孔进针深度介于上述两孔之间），即抵达骶前孔（图 4-2-45）。因个体的差异，针刺深度不能一概而论，以患者感到明显酸胀为度，不宜太深。

（2）骶骨外侧缘：用上述方法确定骶后孔，在其水平线和骶骨外缘相交处，垂直进针 3~5cm，可做扇形探寻，有麻窜感时出针（图 4-2-46）。此法可以刺到第 3、4 骶神经的前支，第 1、2 骶神经的前支无法刺到。

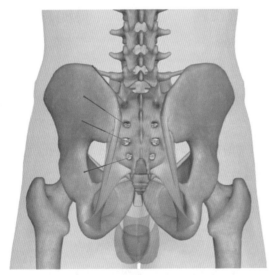 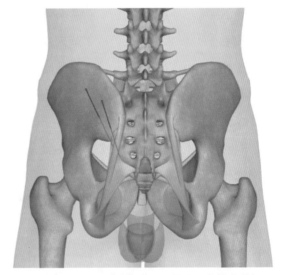

图 4-2-45　骶神经及其骶后孔刺法示意图　　　　图 4-2-46　骶神经及其骶骨外侧缘刺法示意图

【应用经验】骶后孔进针时，针与皮肤的进针角度因人而异，从 15°～45° 不等。针进入第 2 骶后孔超过 6cm 可能会损伤位于第 2 骶椎部位的硬膜囊。针刺骶后孔时，以出现针感为度，尽量不要穿过骶前孔过深，以免损伤腹腔脏器。老年人或骨质疏松患者，不宜用力过大、过快，避免进针过深刺入骶骨前壁组织导致出血。

五、下肢神经

1. 股神经

【解剖位置】股神经起自第 2~4 腰神经的前支，自腰大肌外侧缘发出后，在腰大肌与髂肌之间下行到达腹股沟区，随后在腹股沟韧带中点稍外侧从深面穿经该韧带，于股动脉的外侧进入大腿的股三角区。股神经在股三角内发出数条分支。其中肌支主要分布于髂肌、耻骨肌、股四头肌和缝匠肌。皮支中有行程较短的股中间皮神经和股内侧皮神经分布于大腿和膝关节前面的皮肤区；皮支中最长的是隐神经，该分支伴随股动脉进入收肌管下行，出此管后在膝关节内侧继续下行，于缝匠肌下端的后方浅出至皮下，随后与大隐静脉伴行沿小腿内侧面下行至足内侧缘，沿途发出分支分布于髌下、小腿内侧面及足内侧缘的皮肤。除以上分支外，股神经尚有分支至膝关节和股动脉。

【相关病症】股神经主干不易受到压迫性损害，但其有可能被腹膜后肿瘤或出血压迫。糖尿病患者可能发生局部股神经损伤。股神经受损后最显著的特征是股四头肌的萎缩、无力，直接导致伸膝不能，行走困难，使小腿有应力性毁损趋势；膝跳反射消失；疼痛和感觉异常可发生在大腿的前面、内侧，向下延伸至隐神经分布的小腿内侧区。

【相关穴位】气冲、髀关、伏兔、阴市、梁丘、犊鼻、血海、箕门、冲门、府舍、阴包、足五里、阴廉、急脉、髋骨、鹤顶、百虫窝、内膝眼。

【治疗部位】神经刺激点：在腹股沟韧带中点外约 1cm 处。

【针刺方法】患者取仰卧位，首先确定髂前上棘和耻骨结节之间的腹股沟韧带。医者用左手在腹股沟韧带中点附近触诊搏动，确定股动脉。左手中指或示指固定于股动脉外侧缘，在股动脉搏动的外侧约 1cm 处垂直进针，深约 2cm，针尖不宜向内斜，以免刺中股动脉，刺中股神经时有局部麻胀感并向大腿前面放散（图 4-2-47）。

【应用经验】因进针部位接近股动脉和静脉，易形成皮下瘀斑和血肿，起针后可予局部按压。

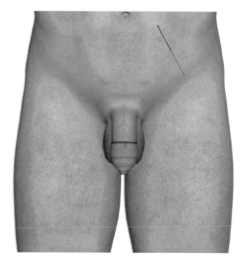

图 4-2-47　股神经刺法示意图

2.股外侧皮神经

【解剖位置】股外侧皮神经为感觉纤维，来自腰丛，起自第2~3腰神经的前支，出腰大肌外侧缘后，向前外侧走行，横过髂肌表面至髂前上棘内侧，继而在腹股沟韧带深面越过该韧带，离开髂窝进入股部。在髂前上棘下方5~6cm处，该神经支穿出深筋膜分布于大腿前外侧部的皮肤。

【相关病症】股外侧皮神经在走行过程中，有3个位置易受损：靠近脊柱时；在腹腔内即将穿出至骨盆时；离开骨盆时。后者是最常见的部位，多发生于髂前上棘内侧，神经穿经腹股沟韧带时，特别是在运动过程中易受挤压损伤，例如反复屈髋、伸髋。穿戴紧身腰带、紧身衣服或最近出现体重增加或妊娠时，症状可能加重。

股外侧皮神经损伤导致感觉障碍，在股部前外侧区出现疼痛和麻痹。该损伤区前方不超过中线，下方不超过膝关节水平，后方不超过腘绳肌腱。另外，股神经外侧皮支的后支支配的一较窄区域（股骨大转子至膝关节连线的上2/3部分）也可能单独出现感觉异常。该分支离开神经主干后，常行于腹股沟韧带远侧，然后转向外侧穿出阔筋膜张肌，此处极易受损。

【相关穴位】髀关、伏兔、阴市、梁丘、五枢、维道、风市、中渎、膝阳关、髋骨。

【治疗部位】

（1）股外侧皮神经干穿离骨盆点：髂前上棘内下约2cm处。

（2）股外侧皮神经后支卡压点：髂前上棘内下约5cm处。

（3）股外侧皮神经前支卡压点：髂前上棘内下约10cm处。

【针刺方法】

（1）股外侧皮神经干穿离骨盆点：在髂前上棘内下约2cm处寻找硬结或酸胀部位，直刺约2cm，刺中神经时有触电感向大腿外侧和前侧放射（图4-2-48）。

（2）股外侧皮神经后支卡压点：在髂前上棘内下侧约5cm处寻找硬结或酸胀部位，直刺约2cm，刺中神经时有触电感向大腿外侧放射（图4-2-48）。

（3）股外侧皮神经前支卡压点：在髂前上棘内下约10cm处寻找硬结或酸胀部位，直刺约2cm，刺中神经时有触电感向大腿前侧

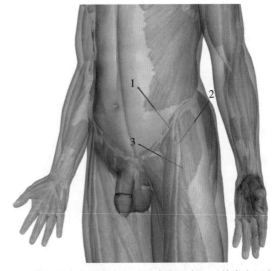

1.神经干穿离骨盆点；2.后支卡压点；3.前支卡压点

图4-2-48　股外侧皮神经刺法示意图

放射（图 4-2-48）。

【应用经验】自行车运动爱好者股外侧皮神经损伤发病较多，针灸解除神经卡压效果很好。

3.坐骨神经

【解剖位置】坐骨神经为全身直径最粗大，行程最长的神经。坐骨神经从骶丛发出后，经梨状肌下孔出盆腔至臀大肌深面，在坐骨结节与大转子连线的中点深面下行到达股后区，继而行于股二头肌长头的深面，一般在腘窝上方分为胫神经和腓总神经两大终支。坐骨神经在股后区发出的肌支支配股二头肌、半腱肌和半膜肌，同时也有分支至髋关节。

【相关病症】下肢无力、疼痛。

坐骨神经支配膝关节的屈肌和膝关节以下所有肌，因此，坐骨神经完全瘫痪可导致足踝瘫痪和严重的行走困难。但是，坐骨神经完全瘫痪非常罕见。关于梨状肌综合征的争议较多，其中梨状肌与坐骨神经之间的异常关系被认为是引起臀部和坐骨神经分布区域疼痛的原因。外源性臀部压迫，例如患者长时间卧床，臀下放置便盆过长，坚硬的边缘亦可损伤此神经。

【相关穴位】承扶、殷门、秩边、环跳。

【治疗部位】

（1）刺激点：在神经通路上任何一点均可刺中坐骨神经。常用进针点：①坐骨结节与大转子间线内、中 1/3 交接处；②臀横纹中点。

（2）卡压点：①梨状肌；②闭孔内肌、上下孖肌及股方肌卡压点。

【针刺方法】

（1）坐骨结节与大转子连线内、中 1/3 交界处：患者取俯卧位，垂直进针，深 4~6cm，刺中坐骨神经时，有触电感向大腿后面、小腿、足趾传导（图 4-2-49）。

（2）臀横纹中点：垂直进针约 4cm，刺中坐骨神经时针感同上（图 4-2-49）。

（3）梨状肌卡压点：梨状肌体表投影为骶骨外侧线的中 1/3 段到大转子尖。患者取侧卧位，下腿伸直，上腿屈曲，在大转子后上方可见明显的凹陷，在凹陷最深处触诊硬结和酸痛处，或按

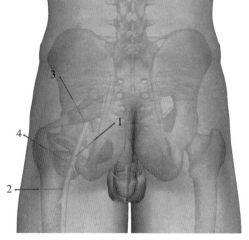

1. 坐骨结节与大转子连线内、中 1/3 交界处；
2. 臀横纹中点；3. 梨状肌卡压点；4. 闭孔内肌、上下孖肌及股方肌卡压点

图 4-2-49　坐骨神经刺法示意图

以上体表投影触诊梨状肌的硬结和酸痛处，直刺 5~7cm，刺中坐骨神经时针感同上（图 4-2-49）。

（4）闭孔内肌、上下孖肌及股方肌卡压点：患者取俯卧位，先触诊到股骨头，绕其后内侧依次向上触诊，为股方肌、下孖肌、闭孔内肌和上孖肌，都位于臀大肌深面，触诊硬结和酸痛处进针，直刺 5~7cm，患者常会产生酸胀感或出现肌肉跳动（图 4-2-49）。

【应用经验】勿反复针刺，避免损伤坐骨神经。

4. 胫神经

【解剖位置】胫神经为坐骨神经本干的延续，在股后区下份沿中线下行进入腘窝，其后与位于深面的腘血管相伴下行至小腿后区、比目鱼肌深面，继而伴胫后血管行至内踝后方，最后在屈肌支持带深面的踝管内分为足底内侧神经和足底外侧神经两终支进入足底区。足底内侧神经在踇展肌深面、趾短屈肌内侧前行，分支分布于足底内侧肌群、足底内侧半皮肤及内侧三个半足趾跖面皮肤。足底外侧神经在踇展肌和趾短屈肌深面行至足底外侧，分支分布于足底中间群和外侧群肌，以及足底外侧半皮肤和外侧一个半趾跖面皮肤。

胫神经在腘窝和小腿后区尚发出许多分支：其中肌支分布于小腿后群诸肌；皮支主要为腓肠内侧皮神经，该皮支伴小隐静脉下行，沿途分支分布于相应区域的皮肤，并在小腿下部与来自腓总神经的腓肠外侧皮神经吻合为腓肠神经，腓肠神经经外踝后方至足的外侧缘前行，分布于足背及小趾外侧缘皮肤；关节支则分布于膝关节和踝关节。

【相关病症】胫神经损伤后由于小腿后群肌收缩无力，主要表现为足不能跖屈，不能以足尖站立，内翻力减弱，同时出现足底皮肤感觉障碍，跟腱反射消失。

由于小腿后群肌功能障碍，收缩无力，导致小腿前外侧群肌的过度牵拉，使足呈背屈和外翻位，出现"钩状足"畸形（图 4-2-50）。

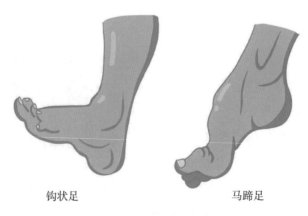

钩状足　　　　　　马蹄足

图 4-2-50　钩状足和马蹄足

【相关穴位】大都、太白、公孙、商丘、三阴交、漏谷、地机、阴陵泉、委中、合阳、承筋、承山、飞扬、跗阳、昆仑、涌泉、然谷、太溪、水泉、复溜、交信、筑宾、阳交、膝关、曲泉、独阴、气端。

【治疗部位】

（1）刺激点：在神经通路上均可针刺。常用以下 4 点：①腘窝上角下约 2cm；②腘横纹中点；③小腿后正中线上、中 1/3 交界处；④内踝尖与跟腱之间的凹陷处。

（2）常见卡压点：①腘肌；②比目鱼肌腱弓；③踝管。

【针刺方法】

（1）腘窝上角下刺激点：患者取俯卧位，使腿抗阻微屈，显示腘窝上角的皮肤皱褶及半腱肌和股二头肌边缘。在腘窝上角的顶点下缘约 2cm 处垂直进针，深约 2cm，进针至出现向小腿后下部放射的异感。如果未诱发出异感，可将针尖向中、外做扇形方向穿刺寻找，直至出现异感（图 4-2-51）。

（2）腘横纹中点：在腘横纹中点垂直进针，深约 2cm，进针至出现向小腿后下部放射的异感。如果未诱发出异感，可将针尖向内、外做扇形方向穿刺寻找，直至出现异感（图 4-2-51）。

（3）小腿后方刺激点：患者取俯卧位，定位于小腿后正中线上、中 1/3 交界处，垂直进针约 3cm，扇形方向穿刺寻找，直至出现麻胀异感（图 4-2-52）。

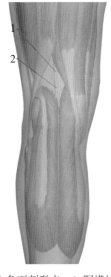 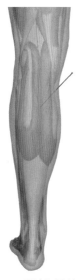

1.腘窝上角下刺激点；2.腘横纹中点

图 4-2-51　胫神经及其腘窝上角下刺激点、腘横纹中点刺法示意图

图 4-2-52　胫神经及其小腿后方刺激点刺法示意图

（4）内踝后刺激点：内踝尖与跟腱之间的凹陷处，垂直进针约 0.5cm，刺中胫神经时，麻胀感沿神经传导至足底。如果没有出现，可做扇形方向穿刺寻找，直至出现麻窜感（图 4-2-53）。

（5）腘肌卡压点：患者取俯卧位，确定腘肌（腘肌起自股骨外侧髁腘切迹，外侧副韧带股骨附着处的前下方，向后下内斜行，止于胫骨后侧比目鱼肌线上的骨面）。该肌浅层为胫神经。针刺前先局部按压腘肌，查找到出现放射性疼痛或不适的点，直刺 2~4cm，以出现酸麻胀感为宜（图 4-2-54）。

（6）比目鱼肌腱弓卡压点：患者取俯卧位，确定比目鱼肌腱弓（在胫骨近端和腓骨近端的后侧面，小腿后方中、上 1/3 交界处稍上）。局部按压，查找到出现放射性疼痛或不适的点，行针刺治疗，以出现酸麻胀感为宜（图 4-2-54）。

（7）踝管卡压点：屈肌支持带是连接内踝和跟骨的薄层韧带，除了胫神经以外，胫后动、静脉也从其下方经过，此外由前至后的其他结构依次为：胫后肌腱、趾长屈肌和𧿹长屈肌，这个足部肌腱下的解剖管道称为踝管。治疗定点在内踝后下方。局部按压，查找到出现放射性疼痛或不适的点，行针刺治疗，以出现酸麻胀感为宜（图 4-2-55）。

【应用经验】避免损伤腘动脉、腘静脉、胫后动脉、胫后静脉，起针若有出血，可予局部按压，避免局部血肿和青紫。

5. 腓总神经

【解剖位置】腓总神经在腘窝上角自坐骨神经分出，沿腘窝外上壁（即股二头肌的内侧缘）下降，向外下走行至小腿上段外侧，绕腓骨颈向前穿过腓骨长

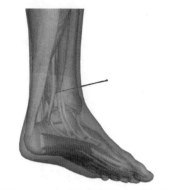

图 4-2-53 胫神经及其内踝后刺激点刺法示意图

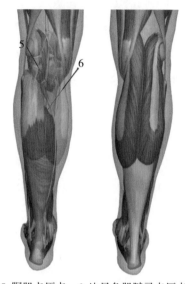

5. 腘肌卡压点；6. 比目鱼肌腱弓卡压点

图 4-2-54 胫神经及其腘肌卡压点、比目鱼肌腱弓卡压点刺法示意图

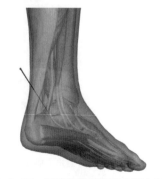

图 4-2-55 胫神经及其踝管卡压点刺法示意图

肌，行于腓骨长肌的深面，在此处分为腓浅神经和腓深神经两大终末支。

腓总神经的分布范围主要包括小腿前、外侧群肌和足背肌以及小腿外侧、足背和趾背的皮肤。除此之外，腓总神经尚有分支至膝关节前外侧部和胫腓关节。腓总神经发出的腓肠外侧皮神经分布于小腿外侧面皮肤，并与来自胫神经的腓肠内侧皮神经吻合。

【相关病症】腓总神经在腓骨颈处的位置最为表浅，易受损伤。受伤后由于小腿前、外侧肌群功能丧失，表现为足不能背屈，趾不能伸，足下垂且内翻，呈"马蹄足"畸形（图 4-2-50），行走时呈"跨阈步态"，同时小腿前、外侧面及足背区出现明显的感觉障碍。

【相关穴位】浮郄、阳陵泉、委阳。

【治疗部位】

（1）刺激点：腓骨小头后下方。

（2）卡压点：腓骨肌管。

【针刺方法】

（1）腓骨小头后下方：在腓骨小头后下方，手指在皮肤表面左右滑动时，可以触及腓总神经在腓骨颈上滚动，多为条索状，患者局部有滑动和麻胀感。将腓总神经固定在左手中指和示指之间，右手持针，向骨质方向穿刺，深 0.5~1cm，刺中神经时，触电感向小腿外侧和足背放散（图 4-2-56）。

（2）腓骨肌管：患者取侧卧位，先确定腓骨肌管位置。腓骨肌管主要为腓骨长肌起始部纤维与腓骨颈部所形成的骨纤维隧道。触诊到硬结酸胀处，直刺1~2cm，至放射性异感出现（图 4-2-56）。

【应用经验】起针若有出血，可予局部按压，避免局部血肿和青紫。勿反复刺激，避免损伤神经。

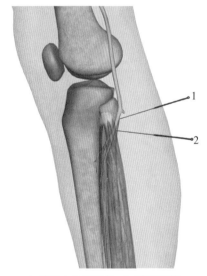

1. 腓骨小头后下方；2. 腓骨肌管

图 4-2-56　腓总神经及其刺法示意图

6. 腓深神经

【解剖位置】腓深神经起始于腓总神经分叉处，在腓骨与腓骨长肌上段之间斜向前行，伴随胫前血管于胫骨前肌和趾长伸肌之间，继而在胫骨前肌与踇长伸肌之间下行，最后经踝关节前方达足背。腓深神经分出后在腓骨与腓骨长肌之间斜向前行，沿途发出分支分布于小腿前群肌、足背肌及第 1、2 趾之间的皮肤。

【相关病症】足下垂，第 1、2 趾之间麻木（图 4-2-57）。

【相关穴位】足三里、上巨虚、条口、丰隆、下巨虚、解溪、冲阳、外丘、光明、阳辅、悬钟、大敦、行间、太冲、中封、胆囊、阑尾。

【治疗部位】胫骨前肌刺激点、跗长伸肌内侧缘刺激点、跗短伸肌腱刺激点。

【针刺方法】

（1）胫骨前肌刺激点：患者取仰卧位，定位约在胫骨粗隆下 5cm、胫骨前嵴外 2cm，垂直进针，深约 3cm，刺中神经时局部麻窜感向远端放射（图 4-2-58）。

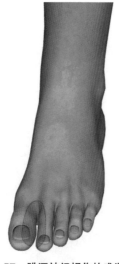

图 4-2-57　腓深神经损伤的感觉障碍区

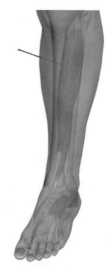

图 4-2-58　腓深神经及其胫骨前肌刺激点刺法示意图

（2）跗长伸肌内侧缘刺激点：患者取仰卧位，用力背伸跗趾来确认跗长伸肌腱。在踝关节皮肤折痕处，跗长伸肌腱内缘，垂直进针。当针接近胫骨时，可以引出腓深神经分布区域（跗趾与第 2 趾之间）产生异感。若未出现异感，可将针回撤并重新调整方向直至出现异常感（图 4-2-59）。

（3）跗短伸肌腱刺激点：在足背第 1、2 趾之间，触诊跗短伸肌腱，在其前方垂直进针，深 1~2cm，至出现麻胀感（图 4-2-60）。

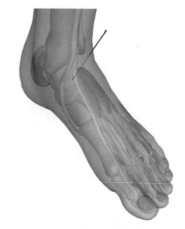

图 4-2-59　腓深神经及其跗长伸肌内侧缘
刺激点刺法示意图

【应用经验】起针若有出血，可予局部按压，避免局部血肿和青紫。

7. 腓浅神经

【解剖位置】腓浅神经起于腓总神经分叉处，最初位于腓骨长肌深面下行，继而行于腓骨长、短肌与趾长伸肌之间，沿途发出分支分布于腓骨长肌和腓骨短肌，终支在小腿中、下 1/3 交界处浅出为皮支，分布于小腿外侧、足背和第 2~5 趾趾背皮肤。

【相关病症】踝痛、踝扭伤、足外翻无力和小腿外侧感觉丧失。

【相关穴位】解溪、冲阳、陷谷、内庭、厉兑、隐白、阳交、外丘、光明、阳辅、悬钟、地五会、侠溪、胆囊、外踝尖、八风、气端。

【治疗部位】

（1）神经刺激点：①腓骨中点前缘；②外踝上方约10cm；③趾长伸肌腱外侧。

（2）卡压点：①腓骨长肌卡压点；②腓骨短肌卡压点。

【针刺方法】

（1）腓骨中点前缘刺激点：腓骨小头和外踝连线的中点前 1~2cm（相当于腓骨中点前缘 1~2cm）处垂直进针，深约 2cm，可以诱发足背面麻窜感（图 4-2-61）。

（2）外踝上方刺激点：在外踝上方约 10cm，患者足趾背屈可以显示趾长伸肌，足内、外翻确定腓骨长肌，在其间隙进针，垂直刺入，深约 2cm，可以诱发足背面麻窜感（图 4-2-61）。

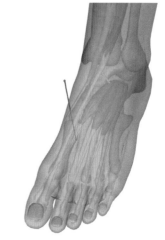

图 4-2-60　腓深神经及其姆短伸肌腱刺激点刺法示意图

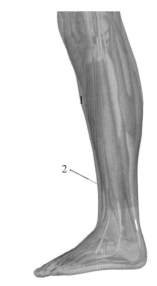

1. 腓骨中点前缘刺激点；2. 外踝上方刺激点

图 4-2-61　腓浅神经及其腓骨中点前缘、外踝上方刺激点刺法示意图

（3）趾长伸肌腱外侧刺激点：患者取仰卧位，并伸展下肢，对患者足趾施加阻力并嘱患者用力伸展以确认趾长伸肌腱，在足踝皮肤折痕处，趾长伸肌腱外侧进针，直刺约 0.5cm，可以诱发足背面麻窜感（图 4-2-62）。

（4）腓骨长肌卡压点：腓骨小头与外踝连线的上 1/3 与下 2/3 交点处。触诊肌肉硬结酸痛处垂直进针，深约 2cm，可以诱发足背面麻窜感（图 4-2-63）。

（5）腓骨短肌卡压点：腓骨小头与外踝连线的上 2/3 与下 1/3 交点处。触诊肌肉硬结酸痛处垂直进针，深约 2cm，可以诱发足背面麻窜感（图 4-2-63）。

【应用经验】起针若有出血，可予局部按压，避免局部血肿和青紫。

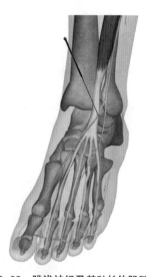

图 4-2-62　腓浅神经及其趾长伸肌腱外侧
刺激点刺法示意图

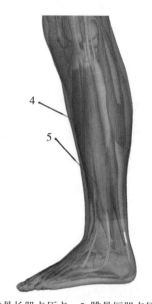

4.腓骨长肌卡压点；5.腓骨短肌卡压点

图 4-2-63　腓浅神经及其腓骨长肌、腓骨短肌
卡压点刺法示意图

（关玲）

第5章 刺法灸法

刺法灸法是采用针刺、艾灸以及其他方式刺激人体的一定部位，通过人体的自我调节而防治疾病的方法。

刺法灸法学是研究各种刺灸技术的操作方法、临床应用及其作用原理的一门学科，是针灸学的关键组成部分。其主要内容包括毫针刺法、灸法，以及特种针具的刺法、特定部位的刺灸法等。

第一节　毫针刺法

毫针又称"微针"，为古代九针之一，是古今临床应用最广的一种针具。毫针刺法是诸多针法中的主体，是针灸医生必须掌握的基本方法和操作技能。

一、毫针刺法基本知识

1. 针具

（1）毫针的结构：毫针由针尖、针身、针根、针柄、针尾五个部分构成（图5-1-1）。针尖是针身的尖端锋锐部分，是刺入肌肤的关键部位；针身是针尖至针根间的主体部分，又称针体，是毫针刺入腧穴的主要部分；针根是针身与针柄连接的部位；针柄是针的末端部分，多用金属丝缠绕呈螺旋状，也有平柄，是医者持针、运针的部位；针尾是针柄的最末端部分，可用来观察针刺捻转的角度。

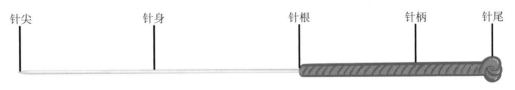

针尖　　　　　　针身　　　　　　　针根　　　　　针柄　　　　　针尾

图 5-1-1　毫针的结构

（2）毫针的规格：是以针身的长短和粗细确定的。临床应用时，根据患者的具体情况选用适当规格的毫针。其中以 25~75mm（1~3 寸）长和 0.20~0.53mm 直径者最为常用。

（3）毫针的选择和检查：选择毫针时应注意以下情况。

①针尖：不宜过于尖锐，须圆而不钝，以形如松针而锐利者为佳，并应注意是否有钩曲和卷毛。

②针身：必须挺直、光滑、坚韧而富有弹性，如有斑驳锈痕或曲折就应停止使用。

③针根：必须牢固，不能有锈蚀和松动。

④针柄：以金属丝缠绕紧密为佳，不可有毛刺，不宜过长或过短。

2. 选择体位

选择合适的体位对于腧穴的正确定位、针刺的施术操作、持久的留针或结合其他疗法的应用以及防止晕针、滞针、弯针甚至折针等具有重要的意义。确定取穴姿势一般有下列三项原则。

（1）姿势必须自然：凡给患者扎针，不论采取什么姿势都必须让其精神安定，肢体放稳，肌肉松弛，自然舒适。除特殊穴位外，都不能取勉强姿势。这样既能持久耐受又便于留针，还能防止体位移动引起弯针、折针。

（2）充分暴露穴位：要准确取穴就要看到自然标志，测量骨度分寸，触诊结节凹陷，还要找到周围的穴位相比照，因此就要适当脱掉衣服，或采取特殊动作，才能充分暴露穴位。

（3）针刺要有依靠：不论取哪个穴位，都要想办法使患者肢体有所依靠，适当支撑，不能悬空而刺。肢体没有依托，不但姿势不能耐久，而且容易发生意外。对于刺精神病、狂躁不安或癫病发作、昏迷躁动等不合作的患者，要有熟练的助手或合适的人帮助固定体位，以防意外。此种情形一般刺到目的即可快速出针，不要置针久留。

临床上针刺时的体位一般为卧位和坐位，常用体位主要有以下几种（图 5-1-2）。

①仰卧位：适于取头、面、胸、腹部腧穴和上下肢部分腧穴。

②侧卧位：适于取身体侧面少阳经腧穴和上、下肢部分腧穴。

③俯卧位：适于取头、项、脊背、腰骶部腧穴和下肢背侧及上肢部分腧穴。

④仰靠坐位：适于取前头、颜面和颈前等部位的腧穴。

⑤侧伏坐位：适于取头部的一侧、面颊及耳前后部位的腧穴。

⑥俯伏坐位：适于取后头和项背部的腧穴。

医者的姿势以便于施术为原则。一般情况下，尽可能选用一种体位就能完成针刺治疗的所有腧穴。如因治疗要求和某些腧穴定位的特点而必须采用两种不同体位时，应根据患者的体质、病

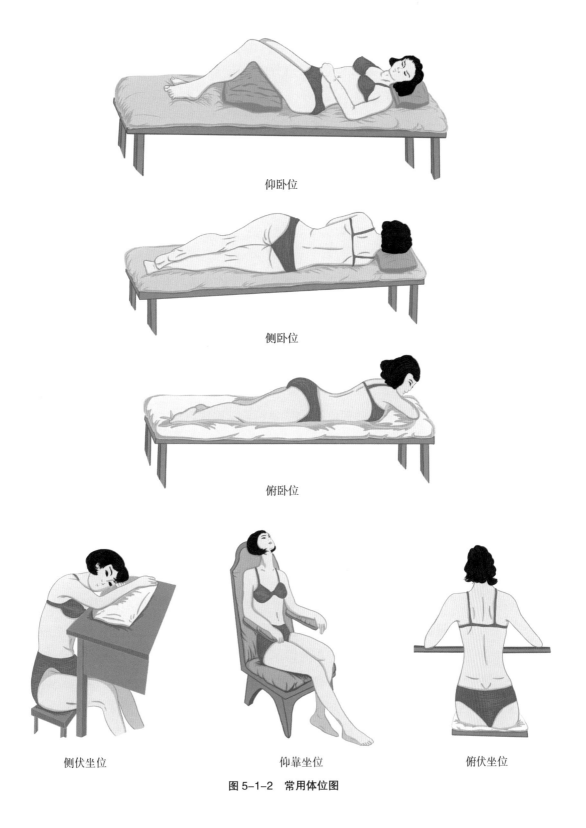

仰卧位

侧卧位

俯卧位

侧伏坐位　　　　　　　　仰靠坐位　　　　　　　　俯伏坐位

图 5-1-2　常用体位图

情等具体情况灵活掌握。对初诊、精神紧张或年老、体弱、病重的患者，应尽可能采取卧位，以防患者感到疲劳或晕针等。在针刺施术和留针过程中，应嘱患者不可移动或改变体位，以免妨碍针刺操作或导致弯针、滞针的发生。

3. 揣穴

腧穴的定位正确与否，直接关系到针刺的疗效。根据处方选穴的要求，确定所选腧穴的位置和相应取穴方法，逐一定取。为了定穴准确，可用手指在所选腧穴处按压、揣摸，以探求患者的感觉反应。这种取定腧穴的方法，称之为"揣穴"。一般情况下，当按压的局部有酸胀感应或条索硬结比较明显处即腧穴的所在。

4. 消毒

针灸临床治疗过程中应该执行消毒规范，在选用一次性灭菌针灸针的情况下，还应注意医者手指消毒、针刺部位消毒和治疗室内的消毒。

（1）医者手指消毒：在针刺施术前，医者应先用肥皂水将手洗刷干净，待干后再用75%酒精棉球擦拭，之后方可持针操作。持针施术时，医者应尽量避免手指直接接触针身，如某些刺激需要触及针身时，应以消毒干棉球作隔物，以确保针身无菌。

（2）针刺部位消毒：在拟针刺的部位用75%酒精棉球擦拭消毒，或先用2%碘酊涂擦，稍干后，再用75%酒精棉球擦拭脱碘，擦拭时应从中心点向外绕圈消毒。当穴位处皮肤消毒后，切忌接触污物，保持洁净，防止二次污染。

（3）治疗室内的消毒：针灸治疗室内的消毒，包括治疗台上的床垫、枕巾、毛毯、垫席等物品，要按时换洗晾晒，如采用一人一用的消毒垫布、垫纸、枕巾则更好。治疗室也应定期消毒净化，有良好的换气装置保持空气流通，环境卫生洁净。

5. 治神与得气

（1）治神：包括医者治神和患者治神。医者治神是在针刺治疗中，要求医者的思想集中，以便取得较好的疗效和防止事故发生。历代医家总结出"治神"的要求，即医者在针刺之前和针刺施术过程中，要做到全神贯注，不允许分心乱想，主要有两个方面：一是专心致志地进行手法每一步骤的操作；二是细心地体察针下是否得气。患者治神，一是指在患者心平气和、宁神定志时针灸，盛夏酷暑、雷霆闪电、严寒风雪及气候剧变之际，或大汗淋漓、手足冰凉之际，都要等到患者神气平稳、身体舒适之后再行用针；二是要求患者心定神凝地体会针感，感觉轻重程度的不同和病痛处的变化。这样才能有利于调气治神，收到较好的治疗效果。

（2）得气：又称"气至"，是指毫针刺入腧穴一定深度后，施以提插或捻转等行针手法，使针刺部位获得经气感应。现代也称为"针感"或针刺感应。得气是施行针刺产生治疗作用和取得疗效的关键，也是判定患者经气盛衰、疾病预后，以及正确定穴、采用适宜施针手法、产生针治效应的依据。

针下是否得气，可以从医患两方面的体验分析判断，即患者对针刺的感觉、反应和医者刺手指下的感觉。当针刺腧穴得气时，患者的针刺部位有酸、胀、麻、重等自觉反应，有时还会出现热、凉、痒、痛、抽搐、水波样感、蚁行感等，前述感觉或呈现沿着一定的方向和部位传导和扩散的现象；少数患者还会出现循经性肌肤眴动、震颤等反应，有时还可见到针刺腧穴部位的循经性皮疹带或红、白线状现象。当患者有自觉反应的同时，医者刺手亦能体会到针下沉紧、涩滞或针体颤动等反应。若针刺后未得气，患者则无任何特殊感觉或反应，医者刺手亦感觉到针下空松、虚滑。

得气的快慢和强弱，与患者体质及阴阳盛衰情况有关。一般来说，体质强壮者得气快，反应也强，反之则得气慢，反应也弱；阳盛之人得气快，阴盛之人得气则慢。另外，针刺得气的快慢、强弱还与医者针刺的技巧等有关。针刺不得气的原因较多，主要有：取穴不准确；未能正确掌握针刺的角度、方向和深度；患者的体质虚弱，经气不足，气行缓慢，久待不至。危重患者如果不易得气，常表示经气虚衰，此类患者不宜用针法，可改用灸法。

毫针刺法强调得气，能否得气是取得治疗效果的关键因素之一。强调针感，要以适宜为度，不宜片面追求针感之强烈，因为过强的针感反而会影响疗效，甚至引发晕针等。有时，虽然得气较弱，或患者没有酸、胀、麻、重感，但亦可取得治疗效果，此即所谓"隐感"。

二、毫针基本刺法

毫针的基本操作技术包括毫针的持针、进针、行针、留针和出针等针刺方法。良好的持针方法是正确进针、舒适进针的前提。采用正确的进针法是减少疼痛、便于刺入的基本要素。行针是进针后为了针下得气，产生针感，使针感循经传导的操作技术。合理的留针时间、适宜的出针方式是提高疗效、减少副作用的针刺操作技术组成部分。

1. 持针法与指力练习

（1）持针法：针刺操作分刺手和押手。"刺手"是指持针施术的手；"押手"是指按压在穴位局部，辅助刺手施术的手。刺手的作用主要是掌握针具，进针时使针尖迅速刺透皮肤进入身体，然后施行适当的捻转、提插等各种手法。押手的作用主要是固定穴位，减少进针时的疼痛感，并使针体有所依靠，不致摇晃和弯曲，便于进针。押手还可以加强催气、行气，调整控制针感。常用持针方法有以下 3 种。

① 两指持针法：用刺手的拇、示两指指腹捏拿针柄，称两指持针法（图 5-1-3a），适于操持短针；也可用拇、示两指捏一棉球于针身近针尖部，对准腧穴将针尖迅速刺入皮肤后，再持针柄进针（图 5-1-3b）。

② 三指持针法：用刺手的拇指放在针柄内侧，示指、中指放在针柄外侧，捏持针柄，或用示指、拇指捏住针柄，中指抵住针身，称为三指持针法（图 5-1-4），适用于 40~50mm 长毫针的操作。

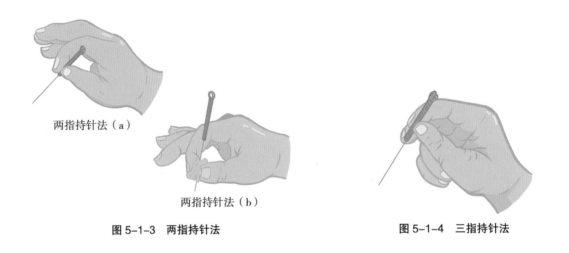

两指持针法（a）

两指持针法（b）

图 5-1-3　两指持针法　　　　　　　　　　图 5-1-4　三指持针法

③ 两手持针法：用刺手拇、示、中指持针柄，押手的拇、示指握固针尖，双手配合进针，并防止弯曲（图 5-1-5），适用于芒针等长针的操作。

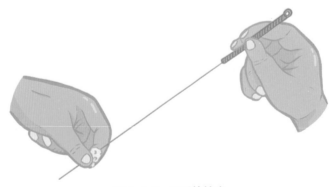

图 5-1-5　两手持针法

（2）指力练习法：针刺时要使针体轻巧无痛地刺入穴位，刺手的拇、中、示指必须有一定的力量，通过练习指力，方能在临床施术中做到熟练和精巧。指力与针刺手法有密切关系，练习指力时可以结合针法进行，练习可在纸垫或棉团上进行。用松软的纸张折成长约 8cm、宽约 5cm、厚约 2cm 的纸块，周围用线扎紧，做成纸垫；或用纱布将棉花包裹，用线封口扎紧，做成直径约 6~7cm 的棉团。先用较短的毫针在纸垫或棉团上练习直刺。练习时，采用执笔式持针法，使针体垂直于纸垫或棉团。针尖抵于纸垫或棉团，手指渐加压力，待刺透纸垫或刺入棉团后，再换一处反复练习，直至能够灵活顺利而迅速地刺入（图 5-1-6）。在这种垂直针刺练习的基础上，再练习提插、捻转等其他手法。为了能够较长时间运针，除了指力，还应该具备一定的腕力、臂力和体力。因此，需要加强体育锻炼和增强体质，从而能够胜任针灸临床工作，提高疗效。

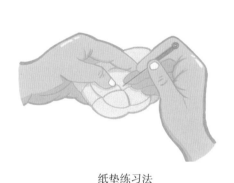
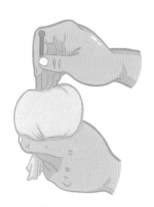

纸垫练习法　　　　　　　　　　　　棉团练针法

图 5-1-6　指力练习

2. 进针法

进针是将毫针刺入腧穴皮下的操作技术，一般分为单手进针法、双手进针法、管针进针法。

（1）单手进针法：临床上常用的单手进针法是用刺手的拇、示指持针，中指或无名指端切按穴位，中指指腹辅助抵住针身下段，当拇、示指做伸直下压的同时，腕关节配合旋前，中指随之屈曲，将针刺入皮肤，再刺至要求的深度。本法多用于25~50mm 长的毫针（图 5-1-7）。

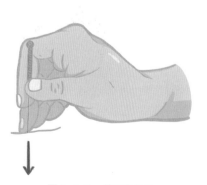

图 5-1-7　单手进针法

（2）双手进针法：主要有以下几种。

① 指切进针法：以押手拇指或示、中指的指端切按在穴位上，刺手持针，紧靠押手的指甲面，将针刺入皮肤。本法多用于短针的进针（图5-1-8）。

② 夹持进针法：以押手拇指和示指捏住针体下端，将针尖固定于针刺穴位的皮肤表面，刺手持住针柄，使针体垂直，当刺手指力下压时，押手拇、示两指同时用力，两手协同将针刺入皮肤。本法多用于长50mm以上的毫针进针（图5-1-9）。

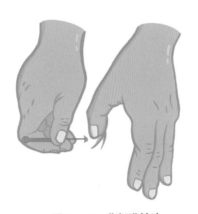

图5-1-8　指切进针法

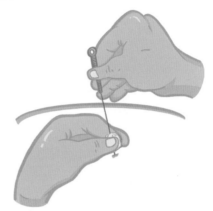

图5-1-9　夹持进针法

③ 提捏进针法：以押手拇指和示指将针刺部位的皮肤捏起，刺手持针于捏起处刺入。本法多用于皮肉松薄部位的进针（图5-1-10）。

④ 舒张进针法：以押手拇、示两指，或示、中两指平放于针刺部位的皮肤上，分开两指，将皮肤撑开绷紧，刺手将针刺入。本法适用于皮肤松弛或皮肤有褶皱部位的进针（图5-1-11）。

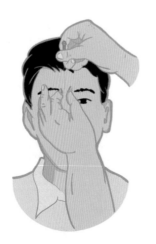

图5-1-10　提捏进针法

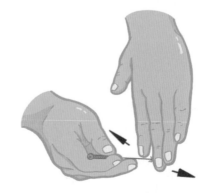

图5-1-11　舒张进针法

（3）管针进针法：指将针先插入塑料或金属制成的小针管内辅助进针的方法。针管一般比针短 5mm，针管直径为针柄的 2~3 倍，选毫针装入针管中，将针尖所在的一端置于穴位之上，押手挟持针管，用刺手示指或中指快速叩击针管上端露出的针柄尾端，使针尖刺入穴位，退出针管，再施行各种手法（图 5-1-12）。

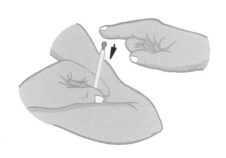

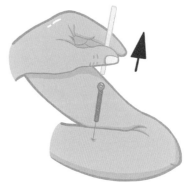

图 5-1-12 管针进针法

3. 针刺的角度与深度

（1）针刺的角度：指针刺时针身与皮肤表面所形成的夹角，一般分为直刺、斜刺、平刺 3 种角度（图 5-1-13）。

①直刺：将针身与皮肤表面呈 90° 垂直刺入，适用于人体大部分腧穴。

②斜刺：将针身与皮肤表面呈 45° 左右倾斜刺入，适用于肌肉浅薄或内有重要脏器，或不宜直刺、深刺的腧穴。

③平刺：将针身与皮肤表面呈 15° 左右或沿皮肤以更小的角度刺入，适用于皮薄肉少部位的腧穴，如头部的腧穴等。

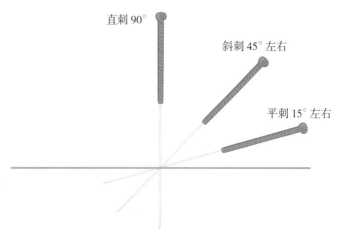

直刺 90°

斜刺 45° 左右

平刺 15° 左右

图 5-1-13 针刺的角度

（2）针刺的深度：指针身刺入人体内的深浅程度。一般而言，每个腧穴均有常规的针刺深度，在临床上，具体针刺的深度还应结合患者的年龄、体质、病情、部位等情况综合决定。

①年龄：年老体弱、气血衰退者，小儿脏腑娇嫩、形气未充者，均不宜深刺；中青年身强体壮者，可适当深刺。

②体质：形瘦体弱者，宜浅刺；形盛体强者，宜深刺。

③部位：头面、胸背及皮薄肉少处宜浅刺；四肢、臀、腹及肌肉丰满处宜深刺。

④病情：阳证、表证、新病宜浅刺；阴证、里证、久病宜深刺。

4. 行针与补泻

毫针进针后，为了使患者产生针刺感应，或进一步调整针感的强弱，或使针感向某一方向扩散、传导而采取的操作方法，称为"行针"，亦称"运针"。行针的基本手法是毫针刺法的基本动作，临床常用的主要有提插法和捻转法两种。两种基本手法在临床施术时既可单独应用，又可配合应用。

（1）行针基本手法：有以下两种。

① 提插法：将针刺至穴位一定的深度后，施行上下、进退针的动作，使针从浅层插至深层，再由深层提到浅层，如此反复地上提下插，称为提插法（图 5-1-14）。提插的幅度、频率需视病情与腧穴而异。一般提插幅度大、频率快时，刺激量就大；提插幅度小、频率慢时，刺激量就小。

② 捻转法：将针刺至穴位一定的深度后，施行以针身为纵轴，顺时针和逆时针方向反复来回转动的行针手法，称为捻转法（图 5-1-15）。捻转的度数和频率也因病情和腧穴而异。捻转的角度大、频率快，刺激量就大；捻转的角度小，频率慢，刺激量就小。捻转的角度一般应在 360° 以内。注意避免单方向大幅度捻转，否则针身容易缠绕肌纤维，使患者局部疼痛，并造成出针困难。

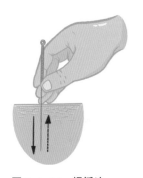

图 5-1-14 提插法

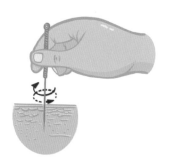

图 5-1-15 捻转法

（2）行针辅助手法：是进行针刺时用于辅助行针的操作方法，其作用主要是激发经气以促使得气、增强针感。常用的有以下几种。

① 循法：是用手指沿着经脉的循行路径，在腧穴的上下部轻柔地循按（图 5-1-16）。本法主要是激发经气的运行，使针刺容易得气。循法亦可用于行气。

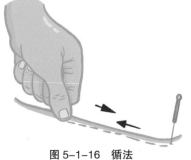

图 5-1-16 循法

②刮法：是用拇指抵住针尾，以示指或中指的指甲轻刮针柄（图 5-1-17）。刮法多用于催气，促使针感向四周扩散。

③弹法：是用手指轻弹针尾，使针体微微震动，以加强催气，也常用于留针期间针感变弱时增强针感（图 5-1-18）。

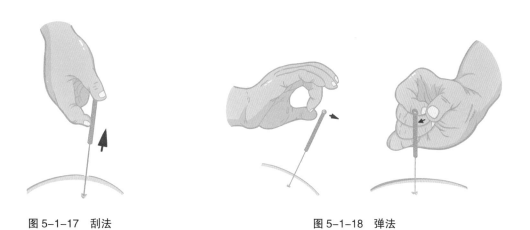

图 5-1-17　刮法　　　　　　　　　　　　　图 5-1-18　弹法

④摇法：是将针刺入一定深度后，手持针柄进行圆周摇动或左右摇摆。此法若直立针身而呈圆周样摇动，多自深至浅随摇随提，用于出针泻邪；斜刺时，以手持针柄将针左右摇动，不进不退，促使针感向远端传导（图 5-1-19）。

⑤飞法：是用押手拇、示两指持针柄，捻转时快速张开拇、示指，一捻一放，反复数次，如飞鸟展翅之状（图 5-1-20）。飞法可促使针下得气、增强针感，多用于针刺虽已得气，但针感微弱。

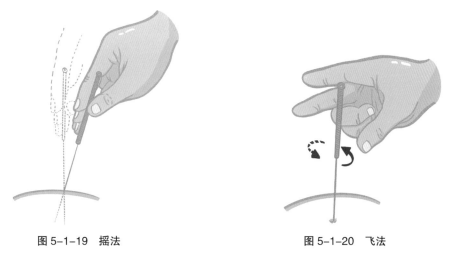

图 5-1-19　摇法　　　　　　　　　　　　　图 5-1-20　飞法

⑥ 震颤法：是持住针柄在原处轻出重入，作小幅度的快速颤动，施术应以腕关节的震颤为主，使针尖在原位上下，针身不进不退，但又如进如退，形如鸟雀啄食，故又称雀啄术（图5-1-21）。震颤法可增强针下得气感。

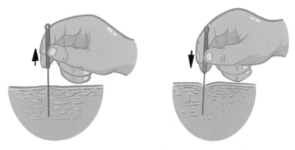

图 5-1-21　震颤法

毫针行针手法以提插、捻转为基本操作方法，一般临床应用时，可选择其中的一种，再根据腧穴的部位，选用相应的辅助手法，以促使得气、加强得气感应或促使经气的传导，如刮法、弹法可应用于一些不适宜作大幅度捻转的腧穴；飞法可应用于一些肌肉丰厚部位的穴位；摇法、震颤法可应用于较为浅表的穴位。

（3）针刺补泻技法：是通过针刺腧穴，采用适当的手法激发经气以补益正气、疏泄病邪而调节人体脏腑经络功能，促使阴阳平衡而恢复健康的方法。补法，泛指能鼓舞人体正气，使低下的功能恢复旺盛的方法；泻法，泛指能疏泄病邪，使亢进的功能恢复正常的方法。古代医家在长期的医疗实践中，创造和总结了不少的针刺补泻手法，现将现代临床常用的补泻手法介绍如下。

① 提插补泻法：是根据针体由穴位浅层急插至深层为主，还是由穴位深层急提至浅层为主来区别补泻的手法，其中还结合了提插的幅度、频率和操作时间等因素。针下得气后，先浅后深，重插轻提，提插幅度小，频率慢，操作时间短者为补法；先深后浅，轻插重提，提插幅度大，频率快，操作时间长者为泻法（图5-1-22）。

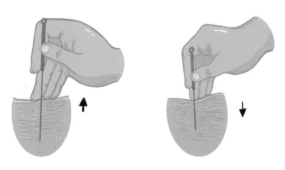

图 5-1-22　提插补泻法

② 捻转补泻法：是根据左右捻转针的力度不同来区分补泻的手法，其中还结合了捻转的角度、频率和操作的时间等因素。针下得气后，拇指向前用力捻，然后轻轻向后退回，捻转的角度小、频率慢、操作时间短者为补法；拇指向后用力捻，然后轻轻向前退回，捻转的角度大、频率快、操作时间长者为泻法（图 5-1-23）。

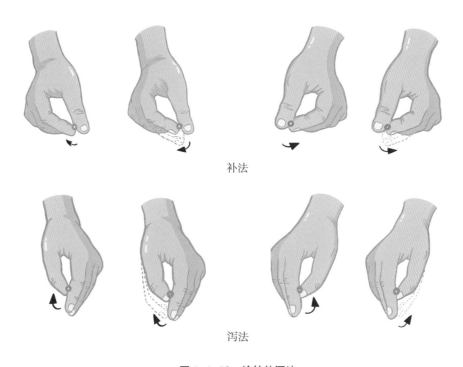

补法

泻法

图 5-1-23　捻转补泻法

③ 呼吸补泻法：是以呼气和吸气时进针或插针、退针或出针的不同来区分补泻的方法。在进针得气后，当患者呼气时进针或插针，吸气时退针或出针为补法；反之，吸气时进针或插针，呼气时退针或出针为泻法。

④ 烧山火：是一种温补手法，此手法本意是要达到温阳散寒的效应，可在局部或是全身产生热感，多用于治疗冷痹顽麻等虚寒性疾病。具体操作方法是在进针得气后，根据所刺穴位的深度，分作浅、中、深 3 层，或浅、深 2 层。先浅后深，依次每层各行紧按慢提九阳数，然后将针退至浅层，称为 1 度（图 5-1-24），如此可反复做 3 次，然后出针急按针孔。本法尚可结合呼进、吸退的补法。

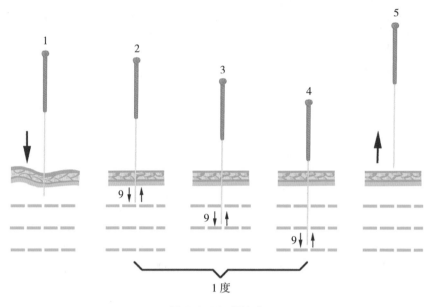

图 5-1-24　烧山火

　　⑤透天凉：是一种凉泻手法，此手法本意是要达到清热透气的效应，偶尔可使局部或全身出现凉感，多用于治疗热痹、高热等实热性疾病。具体操作方法是进针得气后，根据所刺穴位的深度，分作浅、中、深 3 层，或浅、深 2 层。先深后浅，依次在每一层中各紧提慢按六阴数，称为 1 度（图 5-1-25）。如此反复操作数度，出针时须摇大针孔，出针后不按针孔。本法也可以结合呼出、吸进的泻法。

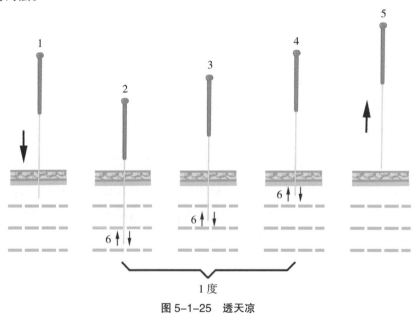

图 5-1-25　透天凉

⑥平补平泻法：针刺得气后，施行均匀、平和的行针动作。具体操作方法是进针至穴位一定深度，用缓慢的速度，均匀平和用力，边捻转边提插、上提与下插、左转与右转的用力、幅度、频率相等，并注意捻转角度要在 90°~180°，提插幅度尽量要小，从而使针下得气，留针20~30min，再缓慢平和地将针渐渐退出。

5. 留针与出针

（1）留针：是将针刺入腧穴行针后，将针留置穴内一定时间。留针的目的是为了加强针刺的作用和维持一定强度的针感而获得更好的疗效。一般病症只要针下得气而施以适当的补泻手法后，即可出针或留针 10~30min。在留针过程中可间歇通过调整针刺方向、深浅和行针操作以行气，维持、加强针感。

（2）出针：是毫针操作技术的最后步骤。在施行针刺手法或留针、达到预定的针刺目的和治疗要求后，即可出针。

出针的方法，一般是以押手拇、示两指持消毒干棉球轻轻按压于针刺部位，刺手持针做轻微的小幅度捻转，并随势将针缓慢提至皮下，静留片刻，然后出针。不可单手猛拔，一般而言，只有在针下轻松滑利时方可出针。出针一般应以"先上后下、先外后内"的顺序进行。出针后，除特殊需要外，都要用消毒干棉球轻压针孔片刻，以防出血或针孔疼痛。针刺头部腧穴出针时，应适当延长按压时间。当针退出后，要仔细查看针孔是否出血，询问针刺部位有无不适感，检查核对针数有否遗漏，还应注意患者有无晕针延迟反应现象等。

三、毫针特殊刺法

毫针特殊刺法是与上述的基本刺法相对而言，是临床操作时有特殊要求或作用的一些毫针刺法。此类方法众多，本书收录临床常用透穴刺法、局部多针刺法、运动针法等。

1. 透穴刺法

该法是针刺时借助不同的针刺角度、方向与深度的调整，达到一针透达两个或更多穴位的针刺方法，又称为"透穴"或"透刺"。

（1）操作方法：具体如下。

①直透法：是选择肢体阴阳表里相对的两个腧穴，从其一腧穴直刺进针，得气后，再刺达另一腧穴皮下的方法，多适用于四肢部位的腧穴。

②斜透法：是选择肢体阴阳表里相对的两个腧穴，从其一腧穴斜刺进针，得气后，再斜向刺达另一腧穴皮下的方法；亦可选择肢体同一层面的两个腧穴，先在其一腧穴直刺进针，得气后，

再斜向刺达另一个腧穴皮下，多适用于四肢部位或同一经脉上的腧穴。

③平透法：是选择位于肢体同一个层面的两个腧穴，从其一腧穴平刺进针，得气后，再刺达另一腧穴皮下的方法，多适用于头面部、胸背部及肌肉浅薄部位的腧穴。

④多向透刺法：是选择腧穴较为密集的部位，以其中任一腧穴为进针点，或直刺或斜刺进针，得气后，再将针依次刺向其他腧穴，多适用于肌肉丰厚部位的腧穴。

（2）临床应用：透穴刺法具有用针数量少、刺激穴位多、针刺感应强、适用范围广等特点；既可减少进针的疼痛，又有利于多穴位协同增效。此法适用于临床诸如头痛、面神经麻痹、中风偏瘫、胃下垂、肩关节周围炎、软组织损伤等多种疾病。

（3）注意事项：一熟悉腧穴解剖结构，防止针刺异常情况发生；二以针刺得气为度，不宜刺透对侧腧穴皮肤；三在透刺过程中的行针手法不宜过强；四透穴刺法留针时间一般为 20~30min。

2. 局部多针刺法

该法是指针刺时使用多支毫针，以不同的组合与排列方式，同时刺激病变局部或者腧穴，以达到多针协同增效的针刺方法。

（1）傍针刺法：以病变局部或腧穴为中心，直刺一针，再于其近旁斜向加刺一针，正傍配合，称傍针刺法（图 5-1-26）。

①操作方法：一般以痛点或某一腧穴为中心，直刺一针，得气后，再在其旁 0.5~1 寸处斜向刺入一针，针尖靠近直刺的毫针针尖。两针的针刺深度大致相同。

②临床应用：适用于痛点固定、压痛明显、病程日久的病症。

（2）齐刺法：以病变局部或腧穴为中心，直刺一针，再于其两旁各刺一针，三针齐用，称齐刺法（图 5-1-27）。

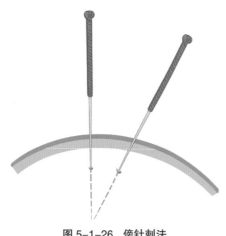

图 5-1-26　傍针刺法

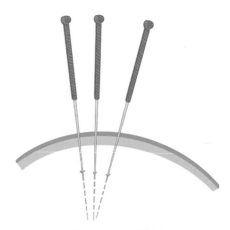

图 5-1-27　齐刺法

①操作方法：一般以痛点为中心，直刺一针，得气后，再在其两旁（或上下，或左右）0.5~1寸处斜向刺入两针，针尖靠近直刺的毫针针尖。三针的针刺深度大致相同。

②临床应用：与傍针刺法的临床应用相近。

（3）扬刺法：在病变中心部位直刺一针，然后在其四周各浅刺一针，刺的部位较为分散，称扬刺法（图 5-1-28）。

①操作方法：选取病变中心部位直刺一针，得气后，再于其上下左右（即病变部位的周边）向病变中心各斜刺一针。五针的针刺深度大致相同。

②临床应用：适用于局限性肿块、结节、麻木等病症，以及部分皮肤病变。如四肢关节软组织损伤、肱骨外上髁炎、带状疱疹等。

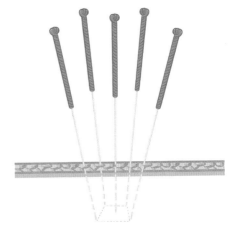

图 5-1-28 扬刺法

3. 运动针法

该法是指在针刺得气的基础上，医者实施行针手法的同时，令患者活动患处或相关部位，医患配合、提高临床疗效的针刺方法。本法的特点在于针刺过程中强调患者的运动配合。因其强调医者和患者的配合互动，又称互动式针法。

（1）操作方法：具体如下。

①针刺方法：常规针刺操作得气后，医者继续实施或提插或捻转或提插捻转的手法 1~2min，同时指导患者做相关的功能活动，每隔 5~10min 施行 1 次，以 2~3 次为宜。实施行针手法应由弱变强，并注意观察患者的反应，防止过于疼痛或发生晕针。

②运动方式：患病部位不同，患者进行功能活动的方式也有所不同。关节部位的运动方式以屈伸、旋转形式为主，如做行走、举臂、摇臂，或者对抗阻力运动；五官九窍等部位的运动方式以其生理活动为主，如做吞咽、叩齿、缩肛、发音等动作；内脏或胸腹部的运动方式以呼吸活动为主，如呇气、胸闷等病症的患者以做胸式或腹式深呼吸为主。无论患者做何种方式的运动，其速度都应由慢变快，幅度由小到大，渐至生理活动极限；可以间歇进行，某些病症可逐步向疼痛明显的方向去强化活动。

③选穴原则：以远道取穴为主，一般是病在上取之下，病在下取之上；病在左取之右，病在右取之左；病在中取之外。

（2）临床应用：适用于急性腰扭伤、肩关节周围炎、软组织损伤和中风偏瘫等运动障碍性疾病。

（3）注意事项：患者的体位选择要适合活动患处，并有助于保持针刺部位的相对稳定。因需反复施行手法，加之患者的活动，要防止滞针或弯针。

四、注意事项

为了防止针刺异常情况和事故的发生，需要注意以下几个方面。

（1）针刺前先给患者做好治疗过程和身体感觉的解释工作，消除紧张和顾虑。饥饿、疲劳、精神高度紧张者，不宜立即进行针刺；初次接受针刺，精神紧张的患者，或体质虚弱，气血亏损者，针刺时手法不宜过重，并尽量采取卧位。

（2）对艾滋病患者给予针刺时，需要戴手套操作。除需要放血治疗者外，都应避开血管针刺，防止出血。凡常有自发性出血，或损伤后出血不止的患者，如血小板减少性紫癜、血友病等，不宜针刺。有感染、溃疡、瘢痕、肿瘤者，不宜在病变局部直接针刺。

（3）除非治疗需要，行针时应避免单向捻转形成滞针。发生滞针时，可以采取左右轻捻，或在附近进行循按，叩弹针柄，以缓解肌肉的紧张，并使缠绕的肌纤维回释，以消除滞针。

（4）由于医者行针施术时，手法过重，刺激过强和出针手法不熟练，会有"后遗针感"，严重时在出针后，局部遗留酸痛、重胀、麻木等不适感觉。除在局部按揉外，必要时还可以用艾条灸，可使后遗针感消失。

（5）怀孕3个月以下的妇女，不宜针刺小腹部的腧穴；怀孕3个月以上者的腹部、腰骶部的腧穴也不宜针刺。另外，在怀孕期间，三阴交、合谷、昆仑、至阴等腧穴应慎重使用。妇女行经期间，一般也不宜针刺，若为治疗月经病，则应减小刺激量。

（6）小儿囟门未合时，头顶部的腧穴不宜针刺。因小儿不能配合针灸治疗，所以一般不作长时间的静置留针。

（7）防止刺伤重要脏器。针刺时根据重要脏器的解剖位置，严格掌握针刺的角度、深度，不宜作大幅度提插、捻转，可退至浅部留针，以防发生医疗事故。如眼区的腧穴，不宜进行提插和捻转，以防刺伤眼球或出血；项部及脊椎部的腧穴，针刺时要控制方向和深度；第11胸椎两侧、侧胸（腋中线）、第8肋间、前胸（锁骨中线）、第6肋间以上的腧穴，不宜直刺、深刺，以免刺伤心、肺，尤其对肺气肿、心脏扩大的患者，更要谨慎；肾区的腧穴，也禁止直刺、深刺，以免刺伤肝、脾、肾脏；针刺尿潴留患者的小腹部时，也应掌握方向和角度，以免刺伤膀胱等脏器造成意外事故。

五、针刺异常状况的处理与预防

毫针刺法虽然比较安全，但如操作疏忽大意，或犯刺禁，或针刺手法不当，或对针刺部位解剖结构缺乏全面了解，有时也会出现一些异常情况。常见的有以下几种。

1. 晕针

晕针是指在针刺过程中患者发生晕厥的现象。

（1）原因：患者体质虚弱，精神紧张，或疲劳、饥饿、大汗、大泻、大出血之后，或体位不当，或医者在针刺时手法过重，均可能引起晕针。

（2）表现：患者突然出现精神疲倦，头晕目眩，面色苍白，恶心欲吐，多汗，心慌，四肢发冷，血压下降等现象。重者神志不清，仆倒在地，唇甲青紫，二便失禁，甚至晕厥。

（3）处理：立即停止针刺，将针全部起出。让患者平卧，松开衣带，注意保暖。轻者仰卧片刻，给饮温开水或糖水；重者可选人中、内关、足三里等穴进行针刺或指压，或灸百会、关元、气海等穴；若仍不省人事，可考虑配合其他治疗或采用急救措施。

（4）预防：对初次接受针刺治疗，或精神过度紧张、身体虚弱者，应先做好解释，消除其对针刺的顾虑。同时选择舒适持久的体位，初次接受针刺者最好采用卧位。选穴宜少，手法要轻。饥饿、疲劳、大渴的患者，应令其进食、休息、饮水后少时再予针刺。医者在针刺治疗过程中，精神要专一，随时注意观察患者的神色，询问患者的感觉，一旦患者有身心不适等晕针先兆，应及早采取处理措施，防患于未然。

2. 弯针

弯针是指将针刺入腧穴后，针身在体内弯曲的现象，轻者形成钝角弯曲，重者形成直角弯曲。

（1）原因：医者进针手法不熟练，用力过猛、过速，以致针尖碰到坚硬的组织器官，或患者在针刺或留针时移动体位，或因针柄受到某种外力压迫、碰击等，均可造成弯针。

（2）表现：针柄改变了进针或留针时的方向和角度，提插、捻转及出针均感困难，甚至无法出针，患者感到疼痛。

（3）处理：出现弯针后，不得再行提插、捻转等手法。如属轻微弯曲，应慢慢将针起出；若弯曲角度过大，应顺着弯曲方向将针起出；如弯曲不止一处，应视针柄扭转倾斜的方向，逐步分段退出；若由患者移动体位所致，应使患者慢慢恢复原来体位，局部肌肉放松后，再将针缓缓起出。切忌强行拔针，以免将针身折断，留在体内。

（4）预防：医者进针手法要熟练，指力要均匀，并要避免进针过猛、过速。体位选择要适当，在留针过程中，嘱患者不要随意变动体位，注意保护针刺部位，针柄不得受外物硬碰和压迫。

3. 滞针

滞针是指在行针时或留针过程中，医者感觉针下涩滞，捻转、提插、出针均感困难，患者感觉疼痛的现象。

（1）原因：患者精神紧张，当针刺入腧穴后，患者局部肌肉强烈收缩；或行针手法不当，向单一方向捻针太过，以致肌肉组织缠绕针体而成滞针。患者体位改变，留针时间过长，也可导致滞针。

（2）表现：针在体内难以捻转，提插、出针均感困难。若勉强捻转、提插，患者会痛不可忍。

（3）处理：若患者精神紧张，局部肌肉过度收缩时，可稍延长留针时间，或循按滞针腧穴附近，或叩弹针柄，或在附近再刺一针，以宣散气血，缓解肌肉的紧张；若行针不当，或单向捻针而致者，可向相反方向将针捻回，并用刮法、弹法，使缠绕的肌纤维回缩，即可消除滞针。

（4）预防：对精神紧张者，应先做好解释工作，消除其顾虑；选择合适的体位，确定合理的留针时间；行针时应避免单向捻转，以防肌纤维缠绕针身而发生滞针现象。

4. 断针

断针是指针身折断在体内。

（1）原因：针具质量欠佳，针身或针根有损伤剥蚀，进针前失于检查；针刺时将针身全部刺入腧穴，行针时强力提插、捻转，肌肉猛烈收缩；或弯针、滞针未能及时正确处理等。

（2）表现：行针时或出针后发现针身折断，其断端部分针身浮露于皮外，或断端全部没于皮下。

（3）处理：医者应沉着冷静，安抚患者。嘱患者切勿变更原有体位，以防断针向肌肉深部陷入。若断端针身显露于皮外，可用手指或镊子将针取出；若断端与皮肤相平，可用押手拇、示两指垂直向下挤压针孔两旁，使断针暴露于皮外，刺手持镊子将针取出；若断针完全没入皮下，应采用外科手术方法取出。

（4）预防：针刺前应认真检查针具，尤其是针根，对不符合质量要求的针具应剔出不用；避免过猛、过强地行针。在行针或留针时，应嘱患者不要随意更换体位；针刺时不宜将针身全部刺入穴内，应留部分针身在体外，以便于针根折断时取针；在进针、行针过程中，如发现弯针时，应立即出针，切不可强行刺入或行针；对于滞针、弯针等异常情况应及时正确地处理，不可强行出针。

5. 血肿

血肿是指针刺部位皮下出血引起的肿痛。

（1）原因：刺伤血管，亦见于患者凝血机能障碍。

（2）表现：出针后，针刺部位肿胀疼痛，继则皮肤呈现青紫色。

（3）处理：若微量的皮下出血而呈现局部小块青紫时，一般不必处理，可以自行消退。若局部肿胀疼痛较剧，青紫面积大而且影响到活动功能时，可先做冷敷止血，24h 后再做热敷或在局部轻轻揉按，以促使瘀血消散吸收。

（4）预防：仔细检查针具，熟悉人体解剖结构，避开血管针刺，出针后立即用消毒干棉球按压针孔，切勿揉动。

6. 刺伤重要脏器组织

由于对解剖结构不熟悉，针刺手法不当，在针刺过程中有时会损伤重要脏器组织造成医疗事故，给患者带来极大的痛苦，严重者甚至引起死亡。

（1）气胸：指针具刺穿胸腔且伤及肺组织，气体积聚于胸膜腔，从而造成气胸，出现呼吸困难等症状。

①原因：针刺胸部、背部和锁骨附近的穴位过深，刺穿了胸腔，伤及肺组织，气体积聚于胸膜腔而致气胸。

②表现：患者突感胸闷、胸痛、心悸、气短，严重者呼吸困难、紫绀，出冷汗、烦躁、恐惧，甚则血压下降，出现休克等危急现象。检查时发现肋间隙变宽，胸廓饱满，叩诊呈鼓音，听诊肺呼吸音减弱或消失，气管可向健侧移位。X 线胸透可见肺组织被压缩现象。有的轻度针刺创伤性气胸者，起针后并不出现症状，而是过了一定时间才慢慢感到胸闷、胸痛、呼吸困难等症状。

③处理：一旦发生气胸，应立即起针，让患者采取半卧位休息，嘱患者保持平静，切勿因恐惧而翻转体位。医者要密切观察，随时对症处理，如给予镇咳、消炎类药物，以防止肺组织创口因咳嗽扩大，加重漏气和感染。一般漏气量少者，可自然吸收；对于出现呼吸困难、紫绀、休克等症状的严重病例则需及时组织抢救，如胸腔排气、少量慢速输氧、抗休克等。

④预防：医者针刺时必须要集中精神，根据患者体形肥瘦，掌握进针深度及角度，施行提插手法时幅度不宜过大。胸背部及缺盆部腧穴应斜刺或平刺，不宜长时间留针；体位选择要适当，避免患者因不适而移动体位，针身随之移位而伤及肺组织；留针期间做好针刺部位的保护，以免外物碰压针柄而致刺入过深伤及肺组织。

（2）心、肝、脾、肾等脏器损伤：较气胸少见，但在各脏器的相应部位针刺过深，或内脏有病变（如肝脾肿大等）也会引起严重后果。如在剑突下进针过深可导致心脏破裂死亡；在胁肋部针刺过深可造成脾破裂或刺穿胆囊而引起腹膜炎；在肾区针刺过深时会造成肾脏内出血；在腹部针刺过深时会刺穿肠壁，引起腹膜炎等。

①表现：脾区针刺过深，或肝脾肿大时，易刺伤肝脾引起出血。肝脾出血时可出现局部疼痛，有时向背部放散，如出血不止，腹膜受到刺激时可伴有腹痛、腹肌紧张，腹部压痛及反跳痛等症状；刺伤肾脏造成出血时，可出现腰痛、肾区压痛及叩击痛，并有血尿出现。内脏器官出血，严重时均可导致血压下降，发生休克，如抢救不及时可造成死亡。一般认为，胸背部刺宜浅刺，而腹部可适当深刺。但在某些病理状态下，如胆囊肿大、尿潴留时膀胱充盈、肠粘连等情况下，若针刺过深也可造成损伤而出现相应的症状。

②处理：损伤较轻、出血量少、症状较轻时，经卧床休息，一般可以自愈。如果有明显的出血征象，应密切观察患者的病情及血压变化，同时用止血药或局部冷敷止血；病情严重，有明显腹膜刺激征，血压下降，甚至出现休克时，应立即采取急救措施，包括手术治疗等。

③预防：避免针刺时损伤脏器组织，首先要熟悉腧穴的解剖结构，掌握各个腧穴下的脏器位置，针刺深度与组织结构的关系，其次是针刺前应详细检查患者有无内脏器官肿大、尿潴留、肠粘连等病理改变，以便更好地掌握针刺深度。针刺背腰部、胁肋部、胸腹部腧穴，尤其是剑突下、两胁、肾区的腧穴时，一般不应深刺，应严格按规范操作，并根据患者的体形胖瘦、年龄大小及脏器的病理改变等灵活掌握。对进食过饱、肠胀气或尿潴留的患者，相应部位也不宜深刺。

（3）脑脊髓损伤：指由于针刺过深造成脑及脊髓的损伤。

①原因：针刺项部腧穴时，若针刺的方向及深度不当，容易伤及延髓，造成脑组织损伤，严重者出现脑疝等严重后果；针刺胸腰段以及棘突间腧穴时，若针刺过深，或手法太强，可误伤脊髓。

②表现：误伤延髓时，可出现头痛、恶心、呕吐、呼吸困难、休克和神志不清等。如刺伤脊髓，可出现触电样感觉向肢端放射，甚至引起暂时性肢体瘫痪，有时可危及生命。

③处理：及时出针。轻者安静休息，经过一段时间后，可自行恢复；重者请神经外科及时抢救。

④预防：针刺头项及背腰部腧穴时，注意掌握正确的针刺角度和方向，不宜大幅度提插，禁深刺。

（4）外周神经损伤：是指针刺操作不当造成相应的外周神经损伤。

①原因：针刺或使用粗针强刺激出现触电感后仍然大幅度提插。

②表现：神经受损后，多出现麻木、灼痛等症状，甚至出现神经分布区域及所支配脏器的功能障碍或末梢神经炎等症状。

③处理：勿继续提插捻转，应缓慢出针，做相应处理。可应用 B 族维生素类等药物治疗，如在相应经络腧穴上用 B 族维生素类药物进行穴位注射。严重者可根据病情需要进行临床救治。

④预防：针刺神经干附近腧穴时，手法宜轻；出现触电感时，不可再使用强刺激手法。

第二节　灸　法

灸法是一种通过温热性刺激而防病治病的外治方法。其中，艾灸是利用艾叶等易燃材料或药物点燃后在腧穴上或患处进行烧灼或熏熨的方法；另外也有一些借其他温热刺激或药物的作用而起效的方法，属于广义的灸法。

一、灸法基本知识

1. 灸法临床应用特点

（1）灸法以温热刺激为主：灸法的刺激因素主要是以烧灼或温熨的刺激方法来刺激体表腧穴或患部，这与多数针法需要通过体表的腧穴将针刺入体内有很大不同。

（2）灸法临床应用广泛：灸法的临床治疗范围十分广泛，可应用于临床多种类型的疾病。灸法可补针、药之不足，因而在临床上往往具有特殊的功效；不少疾病在用针刺或中药无效或疗效不明显的情况下，往往用灸法能取得较好效果。另外，灸法的种类很多，每一种灸法各有所长，有些灸法还为专病而设，因此灸法在临床上应用广泛。

2. 灸用材料

古今施灸的材料，主要以艾叶制成的艾绒为主，有时也要根据病情的需要采用其他材料。

（1）艾绒：是艾叶经过加工后制成细软棉绒状的艾制品。艾绒具有其他材料不可比拟的优点，一是便于撮捏成大小不同的艾炷，易于燃烧；二是燃烧时热力温和，能穿透皮肤，直达深部。艾叶的药物功效有助于提高临床效果，因此，几千年来一直是主要施灸材料。

（2）艾炷：是以艾绒为材料制成的圆锥形小体，目前临床广泛应用。艾炷的大小，古代多以物比喻，最小者如黍米大，最大者如鸡卵大，常用者如麦粒大、黄豆大、蚕豆大（图 5-2-1）。现代分为大、中、小三号。大艾炷的高和炷底直径均为 1cm，如蚕豆大；中号艾炷的高和炷底直径

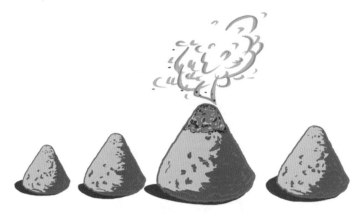

图 5-2-1　艾炷

均为 0.5cm，如黄豆大或半个枣核大；小号艾炷的高和炷底直径均为 0.3cm，如麦粒大。施灸时，每燃烧一个艾炷即称为 1 壮。

（3）艾条：又称艾卷，是用艾绒为主要成分卷成的圆柱形长条。根据是否内含药物，又分为纯艾条（清艾条）和药艾条两种（图 5-2-2）。艾条一般长 20cm，直径约 1.5cm。因其使用简便，患者可自行施灸，故临床上应用广泛。

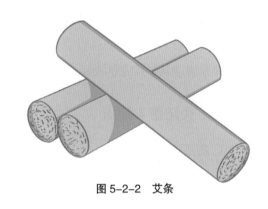

图 5-2-2　艾条

（4）其他灸材：除了艾绒以外，还有其他一些可作为施灸的材料，包括一些天然的易燃物质（如灯心草、桑枝、桃枝、硫磺、竹茹等）及特制的灸材（如药锭、药捻及黄蜡等）。此外，一些刺激性较强的药物如毛莨、斑蝥、白芥子等，亦可作为施灸的材料，在第五章第八节腧穴特种疗法穴位贴敷法中有叙述。还有一些可作为辅助灸材的，如生姜、大蒜、附子、豆豉及食盐等。

（5）其他加热器具：现代出现了各种加热的器具，也有灸的作用。例如电子灸、红外烤灯、热贴、热敷袋等。

二、灸法的分类及操作

灸法依据操作方式的不同，可分为艾炷灸、艾条灸、温针灸、温灸器灸和其他灸法。

1. 艾炷灸

将艾炷放在穴位上施灸，称为艾炷灸。艾炷灸根据艾炷是否直接置于皮肤穴位上施灸，又分为直接灸和间接灸两种。

（1）直接灸：是将艾炷直接放在皮肤上点燃施灸的方法，又称着肤灸、明灸。根据施灸的程度不同，直接灸又分为化脓灸和非化脓灸。

①化脓灸：因施灸程度较重，灸后会产生化脓性灸疮并遗留瘢痕，故名之（图5-2-3）。

◆选择适宜体位与取准施灸穴位：体位对取穴有直接关系，选择时既要注意体位的平整舒适，又要考虑到取穴的准确性。一般原则为坐点坐灸、卧点卧灸，取准穴后用笔做一标记。

◆施灸：在穴位皮肤上涂少许凡士林或大蒜汁，将艾炷黏附在穴位上，并用线香点燃。待艾炷自然燃尽后，用镊子除去灰烬，另换1炷再灸，每换1炷，涂凡士林或大蒜汁1次。如此反复，灸完规定的壮数。用大艾炷者，一般每穴灸3~5壮；用中、小艾炷者，一般每穴灸7~9壮。由于本法的刺激程度较重，所以一次施灸的穴位不宜过多，以2~6穴（包括左右的双穴）为宜。每月灸治1次，多于灸疮结痂脱落后再灸。

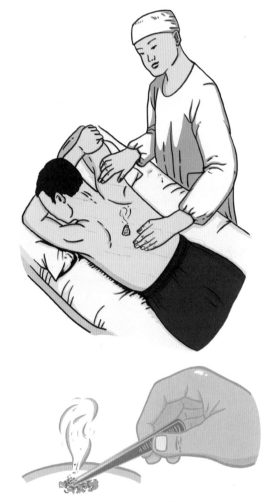

图5-2-3　化脓灸

◆灸疮处理：施灸后，穴位局部可呈黑痂状，周围有红晕色，继而起水泡，7日左右，皮肤溃烂，出现无菌性化脓，脓液呈白色，此即灸疮。对灸疮的处理，可于灸后立即贴敷玉红膏、伤湿止痛膏或创可贴，1~2日换贴一次。数天后，灸穴逐渐出现无菌性化脓反应，如脓液多，膏药亦应勤换，经35~45日，灸疮结痂后脱落，留下永久性瘢痕。如偶尔出现灸疮不愈合者，可采用外科方法予以处理。

◆灸后调理：灸后应注意休息，避免过度劳累，多食富含蛋白质的食物。灸疮处应注意局部清洁，以防感染。

◆适应范围：本法在古代应用范围很广，现今主要用于一些慢性顽固性疾病，如哮喘、慢性胃肠病、中风和肿瘤的防治等。

◆注意事项：采取坐位灸时，注意预防晕灸的发生；对身体过度虚弱，或患有糖尿病，或欲灸的穴位处有皮肤病者，以及颜面部位、关节及大血管部位不宜采用此灸法；因灸后遗留永久性瘢痕，灸前必须向患者说明并征得同意。在某些国家和地区行医时要注意当地的法律是否许可。

②非化脓灸：本法使用以温烫为主，灸后穴位局部皮肤发生红晕或轻微烫伤，灸后不化脓，不留瘢痕，现代应用较多。

◆操作方法：一般多用中、小艾炷。选定穴位后，在穴位上涂少许凡士林，将艾炷黏附于穴位皮肤上，用线香从艾炷上端点燃，当燃烧至1/3左右，患者感到灼热时，用镊子将残余艾炷移走，换另一艾炷再灸。一般每穴灸3~7壮，以局部皮肤充血、出现红晕为度。灸后一般不会导致发泡，或起泡后也不致形成化脓性灸疮。急性病或慢性病的急性发作期，宜每日灸1次，至疾病痊愈或明显缓解为止。慢性病宜每日或隔日1次，7次为一疗程，疗程间隔3~5天。若灸后发泡，可待水泡吸收、结痂脱落后再灸，下一次灸时，可减轻施灸的程度。

◆适应范围：本法适应证广泛，一般常见病均可应用，尤其适用于气血虚弱、小儿发育不良、虚寒轻症等。本法因其灸时痛苦小，且灸后不化脓、不留瘢痕，易为患者所接受。

（2）间接灸：是将艾炷与皮肤之间衬隔某种药物或物品而施灸的一种方法，也称隔物灸、间隔灸。本法根据所隔药物或物品的不同，可分为多种类型。此法具有艾灸和药物的双重作用，火力温和，患者易于接受。临床常用的间接灸有隔姜灸、隔盐灸、隔蒜灸、隔药饼灸等。

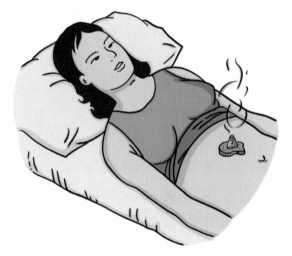

①隔姜灸：在穴位与皮肤之间采用生姜作为隔垫物，故名之。

◆操作方法：一般选用大、中艾炷。先将鲜生姜切成直径2~3cm、厚0.2~0.5cm的片状，在姜片的中央部用针穿刺数孔，将姜片放在选定的穴位皮肤上，再将艾炷放在姜片的中央部，用线香点燃施灸，当艾炷燃尽后，可另换一炷续灸，一般每穴灸5~7壮，以穴位局部皮肤出现红晕为度（图5-2-4）。在施灸过程中，

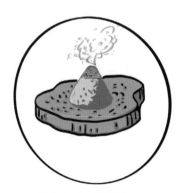

图5-2-4　隔姜灸

若患者感觉灼热不可忍受时，可将姜片向上提起，稍待片刻放下再灸。

◆适应范围：本法适用于一切虚寒性病症，对呕吐、腹痛、腹泻、遗精、阳痿、早泄、不孕、痛经和风寒湿痹等有很好的疗效。

②隔盐灸：又称神阙灸，因在穴位与皮肤之间所隔物品为食盐，故名之。

◆操作方法：用干燥纯净的食盐末适量，将脐填平，上置艾炷，用线香点燃施灸。如病人感到灼痛时即用镊子挟住艾炷，上提片刻，待热消退后，去残炷另换一炷再灸；也可以在食盐和艾炷之间衬隔姜片施灸，至灸完规定的壮数为止（图 5-2-5）。

◆适应范围：此法是中国古代用于阳气虚脱证的急救方法之一，具有回阳、救逆、固脱的功效，用于此方面时，需连续施灸，不计壮数，以待脉搏转强、肢体变温、症状改善。现代临床常用于急、慢性寒性腹痛、急性吐泻、慢性痢疾、风湿痹证、产后受风周身疼痛、淋病以及脾肾阳虚引起的各种病症等。

③隔蒜灸：在穴位与皮肤之间采用大蒜作为隔垫物，故名之。

◆操作方法：用独头蒜或较大的蒜瓣横切成 0.2~0.3cm 厚蒜片，中心处用针穿刺数孔，放置于穴位或患处皮肤上，再将艾炷置于蒜片之上，用火点燃施灸（图 5-2-6）。当患者感到灼痛时，可将蒜片向上提起，稍待片刻，重新放下再灸，或在艾炷与蒜片之间

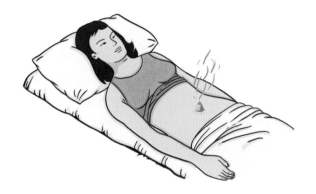

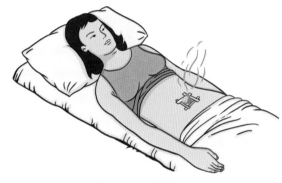

图 5-2-5 隔盐灸

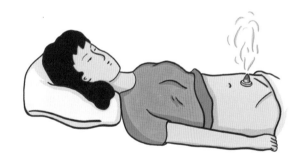

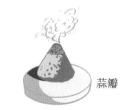

图 5-2-6 隔蒜灸

再另加一薄片蒜衬隔。艾炷燃尽后另换一炷依前法再灸，直到局部皮肤潮红为止。

◆适应范围：本法具有消肿、散结、止痛的作用，多用于未溃之化脓性肿块，如乳痈、疖肿以及瘰疬、牛皮癣、神经性皮炎、关节炎、手术后瘢痕等病症。

④隔药饼灸：以隔附子饼灸为多见。

◆操作方法：将生附子研为细末，用黄酒调和制饼，直径 1~2cm，厚 0.3~0.5cm，中心处用针穿刺数孔，上置艾炷放于穴位上或患处，点燃艾炷施灸。当患者感到灼痛时另换一炷再灸，一般每穴灸 5~10 壮，以穴位局部皮肤出现红晕为度。

◆适应范围：由于附子大温大热，有温肾补阳的作用，所以本法多用于肾阳虚亏、命门火衰导致的阳痿、早泄、遗精和疮疡阴证中久溃不敛等病症。

2. 艾条灸

艾条灸，又称艾卷灸，是用特制的艾条在穴位上熏烤或温熨的施灸方法。如在艾绒中加入辛温芳香药物制成的药艾条施灸，称为药艾条灸。艾条灸分为悬起灸和实按灸两种。

（1）悬起灸：是将点燃的艾条悬于施灸部位之上的一种灸法。一般艾火距皮肤 2~3cm，灸 10~15min，以灸至皮肤温热发红，而又不致烧伤皮肤为度。根据操作方法的不同，悬起灸又分为温和灸、回旋灸和雀啄灸三种类型。

①温和灸：将艾条的一端点燃，对准施灸的腧穴部位或患处，距离皮肤 2~3cm 进行熏烤，使患者局部有温热感而无灼痛为宜，一般每穴灸 10~15min，以灸至皮肤发红为度。如遇到昏厥或局部知觉减退的患者及小儿时，医者可将押手的示、中两指置于施灸部位两侧，通过手指来感知患者局部受热程度，以便随时调节施灸距离，掌握施灸时间，防止烫伤。本法临床应用广泛，适用于一切灸法适应证。

②雀啄灸：施灸时，艾条点燃的一端与施灸部位的皮肤并不固定在一定的距离，而是像啄木鸟啄食一样，一上一下地移动（图 5-2-7）。本法热感较强，适用于患部面积小或小儿疾病、胎位不正等。

③回旋灸：施灸时，艾条点燃的一端与施灸皮肤保持一定的距离，但位置不固定，而是均匀地向左右或上下方向移动或反复旋转地进行施灸。本法热感较广，适用于患部面积大或风湿痹证、瘫痪等。

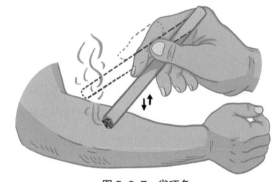

图 5-2-7　雀啄灸

（2）实按灸：多采用药艾条施灸，古代的太乙针、雷火针等多采用此法。施灸时，先在施灸腧穴或患处垫上布或棉纸数层，然后将药艾条的一端点燃，趁热按到施术部位上 1~2s，至患者感觉烫不可忍，迅速提起药艾条，待热减后再次按压提起，如此反复施术，使热力透达深部，一般每穴每次按灸 7~10 次。由于用途不同，艾绒里掺入的药物处方各异。本法多适用于顽痹、痿证等。

3. 温针灸

温针灸是针刺与艾灸相结合的一种方法。具体操作分两个步骤：先针刺，后艾灸。在针刺得气后，将针留在适当的深度，在针柄上插置约 2cm 的一段艾条，从艾条的下端点燃施灸；或搓捏少许艾绒安放在针尾上点燃施灸，待艾火燃尽，除去灰烬，再将针取出。为避免灰火脱落烧伤皮肤，可在穴位局部隔一小张薄纸，灸毕用纸片包裹艾灰一同取下（图 5-2-8）。本法发挥了针和灸的双重作用，适用于既需要针刺留针，又须施灸的病症，如风湿痹证、肩周炎、坐骨神经痛、痿证以及寒性胃痛、痛经等，多于患病局部和循经选穴，尤其对软组织松解作用较强。

为了加强导热，现代有用银质针体配以电加热帽加热，也有特制的电热针。

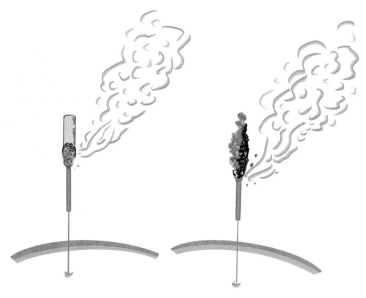

图 5-2-8　温针灸

4. 温灸器灸

温灸器是用于施灸的器械，常用的有三种类型：温灸盒、温灸筒、温灸架，分别称之为温灸盒法、温灸筒灸和温灸架灸。

温灸盒是一种特制的盒形灸具，内装艾条或无烟艾条，每次灸 15~30min，适用于较大面积的灸治，尤其适用于腰、背、臀、腹等部位。

温灸筒为筒状形的金属灸具，常用的有平面式和圆锥式两种（图 5-2-9）。平面式底部面积较大，布有许多小孔，内套有小筒，用于放置艾绒施灸，适用于较大面积的施灸。圆锥式底面较小，只有一个小孔，适用于点灸某一个穴位。

温灸架为架形的灸具，将艾条的一端点燃，插入温灸架的上孔内施灸 15~30min。凡艾条温和灸适宜的病症均可使用。

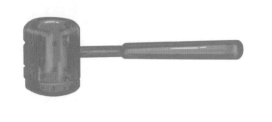
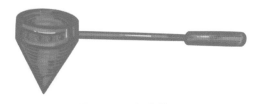

图 5-2-9　温灸筒

5. 其他灸法

其他加热器具灸，又称非艾灸法，是指用艾绒以外的施灸材料进行灸治的方法。常用的有以下几种。

（1）灯火灸：又称灯草灸，是用灯心草蘸上植物油对准穴位点焠的灸治方法。选定穴位后，取长约 10cm 的灯心草一根，将一端浸入芝麻油中约 3cm，取出后用干棉球吸去过多的浮油，右手拇、示指捏住前 1/3 处，在靠近穴位处点燃灯心草，并快速对准穴位点焠，在接触的瞬间听到"叭"的一声即迅速离开，如无爆焠之声可重复一次（图 5-2-10）。灸后当即可看到穴位处发红和轻微灼伤的痕迹，一般无须处理，待其自然恢复。临床上常用于治疗小儿流行性腮腺炎。古代常用于治疗小儿的喉蛾、急性吐泻、麻疹、惊风等急症。

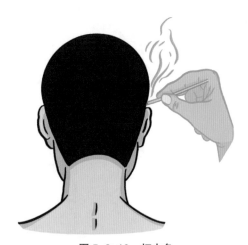

图 5-2-10　灯火灸

（2）天灸：又称发泡灸、敷灸，是将一些具有刺激性的药物，贴敷于穴位上，敷后皮肤可起泡，或仅使局部充血潮红的一种灸治方法。所用药物多为单味中草药，也有用复方药物，命名也与所用药物有关。操作与穴位贴敷相类似而程度有所不同。

①单味药灸：有蒜泥灸、白芥子末灸。

◆蒜泥灸：将大蒜捣成泥状，取 3~5g 敷在穴位上，用胶布固定，贴敷时间为 1~3h，以局部皮肤发痒、发红或起泡为度。如贴敷涌泉穴治疗支气管扩张咯血、鼻出血；贴敷合谷穴治疗扁桃腺炎；贴敷鱼际穴治疗喉痹等。

◆白芥子末灸：将白芥子研成细末，置于瓶内密封备用。用时取适量白芥子末，用醋或姜汁调成糊膏状，取一小团（一般每穴用 5g 左右），贴敷在穴位上，然后用胶布或伤湿止痛膏固定，贴敷时间为 2~4h。治疗关节痛、面瘫可在患部选穴；治疗哮喘、慢性支气管炎等可在背部选用肺俞、膏肓等穴，发作期和缓解期均可应用；治疗小儿口腔炎可贴敷涌泉穴或神阙穴。临床上，也有用细辛、天南星等研为细末使用的，操作方法相仿。

②复方药灸：有复方白芥子灸、复方五倍子灸、丁桂散灸等。

◆复方白芥子灸：常用于治疗支气管哮喘和慢性支气管炎，多在夏季伏天应用，以预防冬季发作。取炙白芥子 21g、元胡 21g、甘遂 12g、细辛 12g，共研细末备用。夏季从初伏开始治疗。取上药 1/3 用量，用姜汁调和成糊膏状，分成 6 小份，分别贴敷在双侧的肺俞、心俞、膈俞 6 穴上。一般贴敷 4~6 小时，每隔 10 天如上法再贴敷一次，连续 3 次，连续治疗 3 年。

◆复方五倍子灸：取五倍子、何首乌各等份，共研细末，用醋调和成糊膏状，每晚临睡前贴敷于脐部或涌泉穴，用胶布固定，清晨起床时取下，可以治疗小儿遗尿。每日 1 次，7 次为一疗程。

◆丁桂散灸：取丁香、肉桂各等份，共研为细末，取适量药末纳入脐窝中，用胶布固定，可以治疗小儿腹泻。

（3）其他新型温灸器具

现代出现了各种新型加热器具，例如电烤灯、红外灯、电子艾灸器、石墨烯热敷袋、自热贴等，属于广义的温灸。

三、灸感、灸量

1. 灸感

灸感，一般是指施灸时患者的自我感受。同针感一样，灸感既有施灸部位的局部感觉，也有向远处传导或循经传导的感觉。局部的感觉中，化脓灸局部为烧灼疼痛的感觉，其他多数灸法为温热或微有灼痛的感觉。局部的热感也有不同的表现形式，仅表面有热感的，称为表热；表面不热或微热而深部较热，称为深热；表面的热感进一步透达组织深部的，称为透热；热感以施灸穴位为中心向周围逐渐扩散的，称为扩热；局部的热感向远处传导，称为传热；热感沿着经脉传导，称为循经感传。灸法的循经感传有时不是热感的传导，而是类似针法经气传导的感觉。在灸感中还有比较特殊的现象，即施灸局部不热或微热而远部较热，或所灸经穴相关的脏腑、器官热。

灸感的出现或灸感的不同表现方式与多方面的因素有关，如施灸的方法、刺激程度、病情、体质及对热刺激的敏感度等。一般而言，施灸方法与刺激程度的不同，是产生灸感强弱不同的重要因素，但是同样的施灸方法与刺激程度，由于病情、体质和患者对热刺激的敏感度不同，会有不同的灸感出现。近年来的研究表明，大凡在施灸中，能够出现透热、扩热、传热、循经感传、局部不热或微热而远部较热等灸感者，多属于对灸法的热刺激较为敏感者，其灸疗的效果也更好，因此有人提出了"热敏灸法"和"腧穴敏化学说"。

2. 灸量

灸量，即施灸的剂量，是指施灸时灸火在皮肤上燃烧所产生的刺激强度，而刺激的强度等于施灸时间与施灸程度的总和。灸量与疗效密切相关，达到一定的灸量就会产生一定的灸效。灸效，是不同的灸法与不同的灸量协同产生的灸治效果。

临床上施灸的量，根据不同的灸法有不同的计算方法。一般艾炷灸以艾炷的大小和壮数来定，艾卷灸、温灸器多用时间计算，太乙针、雷火针则以熨灸的次数计算，还有累积施灸的量，即总疗程的灸量。

灸量的掌握要按照年龄大小、病情轻重、体质、施灸部位等综合因素来确定。老年、小儿灸量宜小，中青年灸量宜大；病轻者宜小，病重者宜大；体质强壮者，每次灸量可大，但累计灸量宜小；身体虚弱甚者，每次灸量宜小，但累计灸量宜大；头面、胸背、四肢皮薄肉少处，灸炷均不宜大而多；腰腹、臀部、四肢皮厚肉多处，不妨用大炷灸多壮。若治疗初感风寒等邪气轻浅之证，或上实下虚之疾，欲解表通阳，祛散外邪，或引导气血下行时，三、五、七壮足矣，炷亦不宜过大；但对沉寒痼冷、元气将脱等证，须扶助阳气、温散寒凝时，则须大炷多壮，尤其对危重症，甚至不计壮数，灸至阳回脉复为止。

施灸疗程的长短，是灸疗量的另一个因素，可根据病情灵活掌握。急性病疗程较短，有时只需灸治1~2次即可；慢性病疗程较长，可灸治数月乃至一年以上。一般初灸时，每日1次，3次后改为2~3日1次。急性病亦可1日灸2~3次，慢性病需长期灸治者，可隔2~3日灸1次。

四、施灸方法与注意事项

（1）施灸的体位：患者体位要舒适并充分暴露施灸部位，便于医生操作。直接灸宜采取卧位，注意防止晕灸的发生。

（2）施灸的顺序：一般是先灸上部，后灸下部；先灸背部、腰部，后灸腹部；先灸头部，后灸四肢。

（3）禁灸与慎灸：一般空腹、过饱、过饥、极度疲劳时或极度衰竭者不宜施灸，热象明显者禁灸。颜面部、心区、体表大血管部和关节肌腱部不可用瘢痕灸。妇女妊娠期，腰骶部和小腹部禁用瘢痕灸，其他灸法也不宜灸量过重。对昏迷肢体麻木不仁及感觉迟钝的患者，勿灸过量，以避免烧伤。

（4）灸疮、灸泡的处理：灸疮的处理，详见"化脓灸"。灸后起泡，小者可自行吸收，大者可用消毒针穿破，放出液体，敷以消毒纱布，用胶布固定即可。

（5）环境与防火：在施灸过程中，室内宜保持良好的通风。严防艾火烧坏衣服、床单等。施灸完毕，必须把艾火彻底熄灭，以防火灾。

第三节　拔罐法

拔罐法是一种以罐为工具，利用燃烧、抽吸、排气等方法造成罐内负压，使罐吸附于体表腧穴或患处的一定部位，使局部皮肤充血、瘀血产生良性刺激，达到调节脏腑、平衡阴阳、疏通经络、防治疾病的一种治疗方法。

根据使用材料的不同，罐具有竹罐、玻璃罐、陶罐等，目前临床上最常用的是玻璃罐、硅胶罐等（图 5-3-1）。

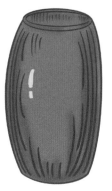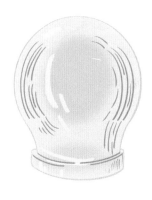

图 5-3-1　罐具

拔罐具有祛风解表、温经散寒、活血通络、温阳补虚、清热泻火、行气除湿等功效。如闪罐法以祛风解表为主；留罐法以镇痛祛寒为主；密排法以泻实为主；疏排法以补虚为主；走罐法以活血通络为主。拔罐法的作用还与所选穴位有密切关系，如拔大椎穴可清热解表；拔关元穴则能温阳补虚等。另外，拔罐与针刺、中药等疗法的配合应用，可增强其功能。

一、常用操作方法

拔罐的操作有吸拔、留罐与起罐。

1. 吸拔方法

（1）火罐法：有闪火法和投火法。

①闪火法：用镊子夹住 95% 酒精棉球，点燃后快速在罐内环绕 1 圈再抽出，并迅速将罐具扣在应拔的部位上（图 5-3-2）。此法简便，最为常用。但初学者切记勿用火焰烧罐口，以免烫伤皮肤。

②投火法：用酒精棉球或纸片，点燃后投入罐内，趁火最旺时扣在应拔的部位上，即可吸住（图 5-3-3）。此法吸附力强，但由于罐内有燃烧物质，火球落下会烫伤皮肤，所以适合在侧面横拔。

（2）抽气法：是指用抽气排气的吸拔方法，需用特制的抽气罐具。抽气罐多是用有机玻璃制作，并配有抽气装置，形式多种多样，抽气方式也不尽相同（图 5-3-4）。抽气罐的吸拔方法是将罐底紧扣皮肤，利用抽气装置来排出罐内气体，使其成负压而吸住皮肤。抽气装置有吸气枪式、活塞旋提式和排气囊式等。吸气枪在将罐具吸附上后，可摘下用于吸拔下一个罐具，是可以与罐具分离的抽气装置。

（3）排气法：用于硅胶罐，有压罐法和翻罐法两种。

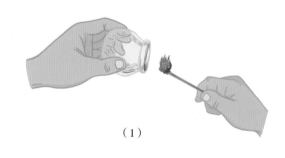

（1）

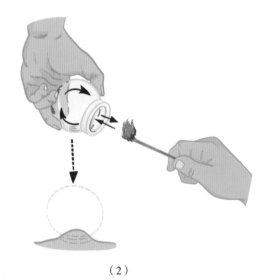

（2）

图 5-3-2　闪火法

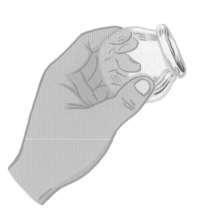

图 5-3-3　投火法

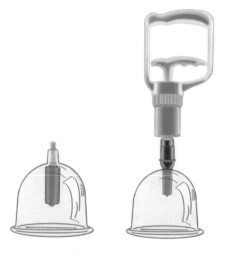

图 5-3-4　抽气法

①压罐法：先将硅胶罐放在皮肤表面，用拇指压下，直到罐中央接触皮肤后再放手（图5-3-5）。

②翻罐法：把硅胶罐里面朝外翻，使得内面朝外，将罐中央接触皮肤后再把硅胶罐的边缘依次压到皮肤上，然后放手（图5-3-6）。

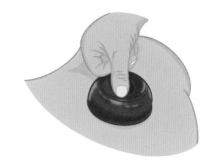

图 5-3-5　压罐法

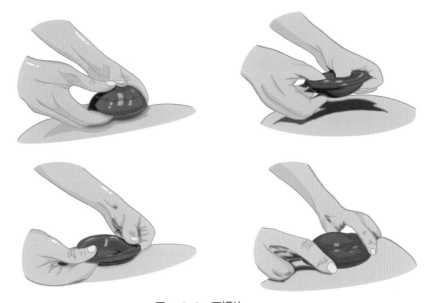

图 5-3-6　翻罐法

2. 留罐和起罐

拔罐后将罐留置一定的时间再取下，一般留罐 10~15min。罐大吸拔力强者应适当减少留罐时间，完成后即可将罐具从吸拔的皮肤上取下。一般情况下，用右手握住罐具，向一侧罐口轻轻施压，另一侧罐口稍稍翘起，即可轻松取下；若罐具吸附过强时，用左手握住罐具，用右手的拇指或示指在罐口旁边的皮肤处按压一下，使空气进入罐具内，即可将罐具取下，切不可硬行上提或旋转提拔，以免损伤皮肤。

二、罐法应用

（1）闪罐：用闪火法将罐吸拔于应拔部位、随即取下，再吸拔、再取下，反复吸拔至局部皮肤潮红，或罐体底部发热为度；动作要迅速而准确；必要时也可在闪罐后留罐。本法适用于肌肉较松弛，吸拔不紧或留罐有困难之处，以及局部皮肤麻木或功能减退的虚证患者，多用于治疗风湿痹证、中风后遗症，以及肌肤麻木、肌肉萎软等。

（2）留罐：拔罐后将吸拔在皮肤上的罐具留置一定时间（5~15min），使浅层皮肤和肌肉局部潮红，甚或皮下瘀血（呈紫红色）后，再将罐具取下。罐大吸力强的应适当减少留罐时间，留罐时间视拔罐反应与患者体质而定；肌肤反应明显、皮肤薄弱、年老者与儿童留罐时间不宜过长；夏季及肌肤薄处，留罐时间也不宜过长，以免起泡伤及皮肤。此法多用于治疗深部组织损伤、颈肩腰腿痛、关节病变以及临床各科多种疾病。

（3）走罐：又名推罐法、拉罐法。先于施罐部位涂上润滑剂（常用医用凡士林、医用甘油、液体石蜡或润肤霜等），也可用温水或药液，同时还可将罐口涂上油脂；使用闪火法将罐吸住后，立即用手握住罐体，略用力将罐沿着一定路线反复推拉，至走罐部位皮肤紫红为度，推罐时着力在罐口，用力均匀，防止罐漏气脱落（图5-3-7）。此法适用于病变范围较广、肌肉丰厚而平整的部位，如背部脊柱两旁、下肢股四头肌处、腰骶部、腹部及肩关节等。操作时应根据病情与患者体质，调节负压及走罐快慢与轻重。若负压过大或用力过重，速度过快，患者往往疼痛难忍，且易拉伤皮肤；负压过小，吸拔力不足，罐容易脱落，治疗效果较差。

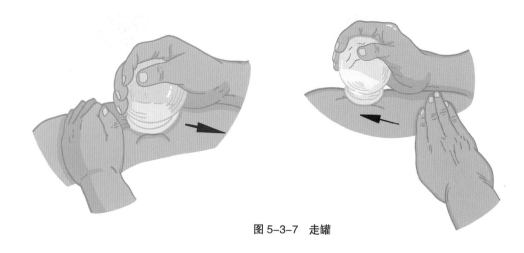

图5-3-7　走罐

（4）排罐：即沿某一经脉循行路线或某一肌束的体表位置，按照顺序排列成行吸拔多个罐具。

（5）刺络拔罐：用皮肤针、三棱针或粗毫针等在腧穴或患处点刺出血，或行三棱针挑刺后，再行拔罐留罐；起罐后用消毒干棉球擦净血迹；挑刺部位用消毒敷料或创可贴贴敷。

三、注意事项

（1）拔罐后局部会产生潮红或青紫，事先须向患者说明，得到患者同意方可施术，颜面部拔罐更需注意。有些国家或地区不可以使用"火罐"，可选择抽气罐。

（2）要掌握适中的吸拔力度和留罐时间。吸拔力过小，不起作用，且在留罐期间易脱落；吸拔力过大，留罐时间过长，会造成局部疼痛、瘀血过重甚或起泡，虽无大碍，但有时会引起患者的不满而中断治疗。夏季及颜面等肌肤较薄处，留罐时间也不宜过长，以免起泡损伤皮肤。

（3）根据患者的病情、身材、体质和所拔的部位等选择恰当的罐具和罐数。

（4）拔火罐时动作要稳、准、轻、快，千万注意不要烧罐口，以免烫伤皮肤。

（5）有出血倾向的疾病，如血友病、血小板减少性紫癜和白血病患者不宜拔罐。

（6）皮肤高度过敏、施术部位皮肤破损或溃烂、外伤骨折部位、静脉曲张处、癌肿恶瘤部位、皮肤丧失弹性者不宜拔罐。

（7）五官部位、肛门及心尖搏动处，孕妇的腹部、腰骶部，以及浅显动脉部位均不宜拔罐。

第四节　刮痧法

刮痧法是中国传统的自然疗法之一，它是以中医皮部理论为基础，用刮痧板或手在相应部位刮拭、拍打、挤压，使之出痧，达到疏通经络、活血化瘀之目的。

一、刮痧工具

刮痧板是刮痧的主要工具，可在人体各个部位使用。常见的刮痧板为水牛角、玉石、不锈钢制品。从形状上来说，刮痧板有鱼形、长方形、三角形等。不管什么形状的刮痧板，主要是方便抓握且边缘光滑。

刮痧也可以徒手进行，采用手指或手掌作为工具对皮肤进行挤压、拍打，达到出痧目的。

二、操作方法

1. 刮痧板操作方法

（1）持板方法：用手握住刮痧板，刮痧板的底边横靠在手掌心部位，拇指与其余四个手指自然弯曲，分别放在刮痧板的两侧。

（2）刮拭方法：在施术部位涂上刮痧油后，施术者手持刮痧板，在施术部位按一定的力度刮拭，直至皮肤出现痧痕为止。刮痧时，除了向刮拭的方向用力施加一定的压力外，还要对刮拭部位向下按压。向下的按压力，因人而异，力度大小根据患者体质、病情及承受能力决定。每次刮拭应保持速度均匀，力度平稳，不要忽轻忽重。

2. 徒手操作方法

（1）揪痧法：将中指和示指弯曲如钩状，蘸水夹揪皮肤，造成局部瘀血。此法多用于咽喉和颈部。

（2）拍痧法：用手掌拍打体表部位的经穴至出痧为止。此法多用在四肢和后背部。

三、注意事项

1. 术前注意事项

（1）刮痧疗法须暴露皮肤，且刮痧时皮肤汗孔开泄，如遇风寒之邪，邪气可从开泄的汗孔入里，引发新的疾病，故刮痧前要选择空气流通、清新的治疗场所，注意保暖，夏季不可在有过堂风的地方刮痧。

（2）施术者的双手要消毒。刮痧工具也要严格消毒，防止交叉感染。刮拭前须仔细检查刮痧工具，以免刮伤皮肤。

（3）勿在患者过饥、过饱及过度紧张的情况下进行刮痧治疗，以防晕刮。

2. 术中注意事项

（1）刮拭手法要用力均匀，以患者能耐受为度，达到出痧为止。婴幼儿及老年人，刮拭手法用力宜轻。

（2）不可一味追求出痧而用重手法或延长刮痧时间。一般情况下，血瘀之证出痧多；实证、热证出痧多；虚证、寒证出痧少。

（3）在刮拭过程中，如遇患者精神疲惫、头晕目眩、面色苍白、恶心欲吐，出冷汗、心慌、四肢发凉或血压下降、神志昏迷时，应立即停止刮痧，抚慰患者紧张情绪，助其平卧，注意保暖，饮温开水或糖水，一般即可恢复。

3. 术后注意事项

（1）刮痧治疗使汗孔开泄，邪气外排，要消耗体内津液，故刮痧后嘱患者饮温水一杯，休息片刻。

（2）刮痧治疗后，为避免风寒之邪侵袭，须待皮肤毛孔闭合恢复原状后，方可洗浴，一般3h左右。

第五节　特殊针具刺法

不同针具有不同的适应证，也有相应的刺法。古代医家为了适应临床的需要，研制发明了"九针"，为后世针具针法的继承、发扬奠定了基础。现代针具除毫针外，还有三棱针、皮肤针、火针、浮针等多种针具，各有其不同的使用方法，称为特殊针具刺法。它们各有所长，各具特色，为临床辨证施治、审病选法提供了物质基础。

一、三棱针法

三棱针是一种点刺放血的针具。用三棱针刺破患者身体上的一定部位或浅表血络，放出少量血液治疗疾病的方法叫三棱针刺法，又称为"刺血络""刺络"或"络刺"，近代又称为"放血疗法"。

1. 针具

目前所用三棱针为不锈钢制成，针长约 6 cm，针柄较粗呈圆柱形，针身呈三棱形，尖端三面有刃，针尖锋利（图 5-5-1）。针具使用前，必须高压消毒。目前在临床上推行用一次性化验采血用的刺血针或一次性注射器针头代替三棱针，以避免交叉感染。

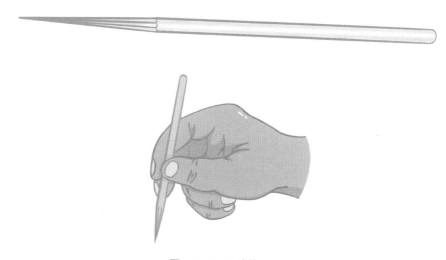

图 5-5-1　三棱针

2. 操作方法

三棱针的针刺方法，临床一般分为点刺法、散刺法、泻血法 3 种（图 5-5-2）。

（1）点刺法：针刺前，在预定针刺部位上下用押手拇、示指向针刺处推按，使血液积聚于针

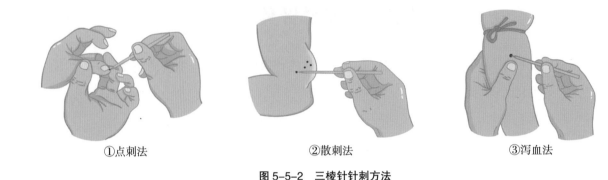

①点刺法　　　　　　　　②散刺法　　　　　　　　③泻血法

图 5-5-2　三棱针针刺方法

刺部位，然后常规消毒。针刺时押手拇、示、中三指（或拇、食二指）捏紧被刺部位，刺手持针，用拇、示两指捏住针柄，中指指腹紧靠针身下端，针尖露出 3~5mm，对准已消毒的部位或穴位，迅速刺入 3~5mm 深，随即出针，轻轻挤压针孔周围，使出血少许，然后用消毒干棉球按压针孔。此法多用于指趾末端的十宣、十二井及头面部的攒竹、上星、太阳等穴。

（2）散刺法：是在病变部位及周围进行点刺的一种方法。根据病变部位大小不同，可刺 10~20 针以上。由病变外缘环形向中心点刺，以促使瘀滞的瘀血或水肿得以排出，达到祛瘀生新，通经活络的目的。此法多用于局部瘀血、血肿或水肿、顽癣等。针刺深浅根据局部肌肉厚薄、血管深浅而定。

（3）泻血法：针刺前先用带子或橡皮管一根，结扎在针刺部位上端（近心端），然后常规消毒。针刺时押手拇指压在被针刺部位下端，刺手持三棱针对准被针刺部位的静脉，刺入脉中（2~3mm）即将针迅速退出，使其流出少量血液。出血停止后，再用消毒干棉球按压针孔。当出血时，也可轻轻按静脉上端，以助瘀血排出，毒邪得泻。此法多用于曲泽、委中等穴，可治疗急性吐泻、中暑、发热等。

3. 注意事项

（1）严格消毒，以防感染。

（2）点刺时针刺手法宜轻、稳、准、快，不可用力过猛，防止刺入过深创伤过大，损害其他组织。一般出血不宜过多，切勿刺伤动脉。

（3）体弱、贫血、低血压、妊娠、产后者，均须慎重使用。凡有出血倾向者，不宜使用本法。

（4）三棱针刺激较强，在治疗过程中须注意患者体位要舒适，谨防晕针。

（5）每日或隔日治疗 1 次，1~3 次为一疗程，出血量多者，每周 1~2 次。一般每次出血量以数滴至 3~5mL 为宜。

二、皮肤针法

皮肤针法，为丛针浅刺法，是以多支短针浅刺人体一定部位（穴位）的一种针刺方法。它是我国古代"半刺""浮刺""毛刺""扬刺"等针法的发展。皮肤针法通过叩刺皮部，可以疏通经络、调和气血，促使机体恢复正常，从而达到防治疾病的目的。

1. 针具

皮肤针是针头呈小锤形的一种针具，一般针柄长15~19cm，一端附有莲蓬状的针盘，下边散嵌着不锈钢短针。针柄有软柄和硬柄两种类型，软柄一般用有机玻璃或硬塑制作。根据所嵌针数的不同，又分别称之为梅花针（五支针）、七星针（七支针）、罗汉针（十八支针）等（图 5-5-3）。针尖不宜太锐，应呈松针形。针柄要坚固具有弹性，全束针尖应平齐，防止偏斜、钩曲、锈蚀和缺损。

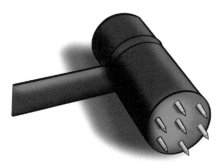

图 5-5-3 皮肤针针具（七星针）

2. 操作方法

（1）消毒：施针前在局部皮肤用 2% 碘酊进行消毒，再用酒精棉球脱碘。

（2）持针姿势：软柄和硬柄皮肤针的持针姿势不同，分述如下。

①软柄皮肤针：用右手握针柄，以无名指、小指将针柄末端固定于小鱼际处，一般针柄末端露出手掌后 2~5cm，以拇、中二指夹持针柄，示指置于针柄中段上面。

②硬柄皮肤针：将针柄末端置于掌心，拇指居上，示指在下，余指呈握拳状固定针柄末端。

（3）叩刺方法：皮肤常规消毒后，针尖对准叩刺部位，运用灵活的腕力垂直叩刺，即将针尖垂直叩击在皮肤上，并立刻弹起，如此反复进行。叩刺时要运用灵活的腕力直刺、弹刺、速刺，不可斜刺、压刺、慢刺、拖刺，避免使用臂力。

（4）刺激强度：根据患者病情、体质、年龄和叩刺部位的不同，可分别采用弱刺激、中度刺激和强刺激。叩刺速度要均匀，防止快慢不一、用力不匀地乱刺。针尖起落要呈垂直方向，即将针垂直地刺下，垂直地提起，如此反复操作，防止针尖斜着刺入和向后拖拉着起针增加患者的疼痛。针刺部位须准确，按预定应刺部位下针，每一针之间的距离，一般在 1.0~1.5cm。

①弱刺激：用较轻的腕力叩刺，冲力小，针尖接触皮肤的时间愈短愈好，局部皮肤略见潮红，患者无疼痛感觉；适用于年老体弱、小儿、初诊患者，以及头面五官肌肉浅薄处。

②中度刺激：叩刺的腕力介于强、弱刺激之间，冲力中等，局部皮肤潮红，但无出血，患者稍觉疼痛；适用于多数患者，除头面五官等肌肉浅薄处，其他部位均可选用。

③强刺激：用较重的腕力叩刺，冲力大，针尖接触皮肤的时间可稍长，局部皮肤可见出血，患者有明显疼痛感觉；适用于年壮体强者，以及肩、背、腰、臀、四肢等肌肉丰厚处。

（5）叩刺部位：可分为3种，即循经叩刺、穴位叩刺和局部叩刺。

①循经叩刺：指沿着与疾病有关的经脉循行路线叩刺。其主要用于项、背、腰、骶部的督脉和膀胱经，其次是四肢肘、膝以下的三阴、三阳经，可治疗相应脏腑经络病变。

②穴位叩刺：指选取与疾病相关的穴位叩刺。其主要用于背俞穴、夹脊穴、某些特定穴和阳性反应点。

③局部叩刺：指在病变局部叩刺。如治疗头面五官疾病、关节疾病、局部扭伤、顽癣等可叩刺病变局部。

3. 注意事项

（1）注意检查针具，当发现针尖有钩毛或缺损、针锋参差不齐者，须及时处理。

（2）针具及针刺局部皮肤（包括穴位）均应消毒。叩刺后，局部皮肤需用酒精棉球消毒并应注意保持针刺局部清洁，以防感染。

（3）操作时运用灵活的腕力垂直叩刺，并立即弹起；避免斜刺、拖刺、压刺。

（4）局部皮肤有创伤、溃疡及瘢痕者，不宜使用本法。

三、火针法

火针法是用专门的火针针具，将针尖用火烧红后迅速刺入穴内一定深度，来达到温经散寒、活血化瘀、软坚散结作用的一种针法。临床主要用于痹证、肩周炎、顽癣及瘰疬，尤其对于风寒湿所致冷麻顽痹有良好的效果。

1. 针具

火针针具一般用钨合金制作，形似毫针，但比毫针要粗（图5-5-4），现在也有采用一次性毫针用作火针者。进行火针治疗时，还需要酒精灯、酒精棉球、无菌纱布块、胶布等。

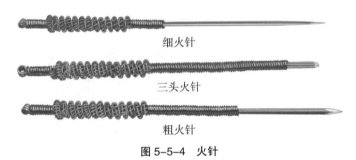

细火针

三头火针

粗火针

图5-5-4 火针

2. 操作方法

（1）施术部位与消毒：火针选穴与毫针选穴的基本规律相同，根据病症不同而辨证选穴。除取穴外，还可根据病变部位，如疔、扁平疣、痣等病，在患处施术。一般取穴宜少，实证和青壮年患者取穴可略多，选定穴位或部位后，进行严格消毒。先用 2% 碘酊消毒，后用 75% 酒精棉球脱碘，以防感染。

（2）烧针：使用火针的关键步骤，在使用火针前必须把针烧红，才能使用。较为方便的方法是用酒精灯烧针（图 5-5-5）。

（3）针刺与深度：针刺时，要全神贯注，用烧红的针具，迅速刺入选定穴位，随即迅速拔出。针刺切忌太深，恐伤经络，太浅不能祛病。火针针刺深度要根据病情、体质、年龄和针刺部位的

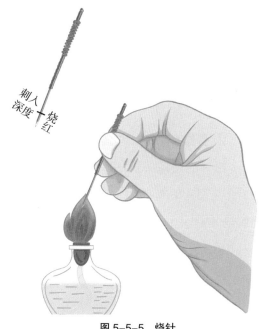

图 5-5-5　烧针

肌肉厚薄、血管深浅而定。一般而言，四肢、腰部针刺稍深，可刺 2~5 分深；胸背部穴位针刺浅，可刺 1~2 分深。

3. 注意事项

（1）施术前要向患者耐心地解释火针的道理和治疗效果，以消除其顾虑、怀疑和怕疼的心理，使其有信心接受治疗。

（2）在火针针刺过程中要随时观察患者的精神变化，如有大汗、面色苍白、恶心、头晕等晕针征象出现时，应立即停止施针，令患者仰卧休息，或饮温开水。严重时要刺人中、中冲、十宣等急救穴治疗。

（3）针刺时必须注意避开血管，切勿刺入血管，以免发生意外。

（4）面部应用火针宜慎重。因火针刺后，有可能遗留较大瘢痕，因此除治面部痣和扁平疣外，面部一般不用火针。

（5）在火针针刺后，局部呈现红晕或红肿未能完全消失前避免洗浴，以防感染。

（6）针孔处理：针刺 1~3 分深可不作特殊处理；若刺 4~6 分深，刺后用消毒纱布贴敷，胶布固定 1~2 天，以防感染。

四、浮针法

浮针法是用一次性的浮针等针具在皮下浅筋膜进行扫散等刺激动作的针刺疗法。

1. 针具

浮针由不锈钢针芯、软套管和保护套管构成（图 5-5-6）。

2. 操作方法

进针前先将双手消毒，然后在进针点局部皮肤用 75% 的酒精消毒，或施针前在局部皮肤用 2% 碘酊进行消毒，再用酒精棉球脱碘。

进针时将针尖搁置在进针点上，用腕关节的力量使其快速透过皮肤，然后卧倒针身，使针体平行地在皮下组织内行进，当软套管全部

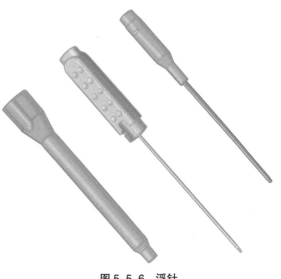

图 5-5-6　浮针

进入皮肤，向后退出不锈钢针芯约 3mm，使针尖退回到塑料套管内，然后做从一边到另一边的反复扫散动作。

3. 注意事项

（1）患者在过于饥饿、疲劳、精神紧张时，不宜立即针刺。

（2）常有自发性出血或损伤后出血不止者，不宜针刺。

（3）皮肤有感染、溃疡、疤痕或肿瘤的部位，不宜针刺。

（4）浮针疗法留针时间长，相对传统针刺疗法而言，较易感染。浮针器具只能一次性使用，同时要注意消毒。

（5）留针期间，应注意针口密封和针体固定，嘱患者避免剧烈活动和洗澡，以免汗液和水进入机体引起感染。

五、针刀疗法

针刀疗法是在古代"九针"基础上，采用带刃针具来进行刺激、切割、分离等操作手法，达到活血化瘀、舒筋通络、止痛除痹的治疗目的，具有针刺和局部微创手术的双重治疗作用。

1. 针具

针刀的针身和针灸针一样，均为圆柱形，但是针头为刀状，带刃（图5-5-7）。有的是平刃，有的为斜刃。

2. 操作方法

（1）持针方法：刺手示指和拇指捏住刀柄，以中指托住针体，置于针体的中上部位，无名指和小指置于施术部位的皮肤上作为刀身在刺入时的一个支撑点。如果针较长，可用押手拇、示指捏紧刀身下部，起控制作用。

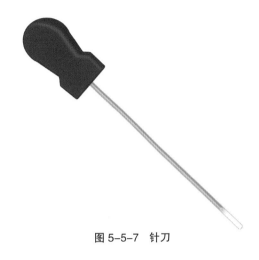

图5-5-7 针刀

（2）进针方法。

①定点：在确定病变部位和掌握该处的解剖结构后，在进针部位用甲紫溶液或用记号笔做一记号，局部碘酊消毒后，覆盖上无菌洞巾。

②定向：使刀口线和大血管、神经及肌肉纤维走向平行，将刀口压在进针点上。

③加压分离：刺手拇、示指捏住针柄，中指托住针体，稍加压力不使刺破皮肤，使进针点处形成一个长形凹陷。

④刺入：当继续加压，感到一种坚硬感时，说明刀口下皮肤已被推挤到接近骨质，稍一加压，即可穿过皮肤。穿过皮肤后，进针点处凹陷基本消失，此时可根据需要施行手术方法进行治疗。

（3）常用刀法：纵行疏通法与横行剥离法是针刀手术操作的最基本和最常用的刀法。

①纵行疏通法：针刀刀口线与重要神经、血管走行一致，刀身以皮肤为圆心，刀刃端在体内做纵向的弧形运动。

②横行剥离法：在纵行疏通法的基础上进行，即针刀刀口线与重要神经、血管走行一致，刀身以皮肤为圆心，刀刃端在体内做横向的弧形运动。横行剥离可使粘连、瘢痕等组织在纵向松解的基础上进一步松解。

临床上常将纵行疏通法与横行剥离法结合使用，简称纵疏横剥法。

3. 注意事项

除遵循针灸施术的注意事项外，运用针刀疗法还应注意以下几项。

（1）针刀操作时，要严格执行无菌操作，防止晕针和断针，准确选择适应证，严格掌握禁忌证。

（2）对于凝血机制异常者，施术部位有皮肤感染、深部有脓肿及全身急性感染性疾病者，一切严重内脏病的发作期，施术部位有重要神经、血管或重要脏器而施术时无法避开者，血压较高且情绪紧张者，以及恶性肿瘤患者均禁用本法。

（3）体质极度虚弱者，在身体有所恢复后再施行针刀手术。

（4）注意术后出血的处理。

六、滞动针疗法

滞动针疗法是使用针身带槽的特制针具——滞动针来牵拉组织，并施行各种手法而治疗疾病的方法。其既有毫针的针刺和行针作用，也有针刀的动态松解和减压作用；特别是对僵硬、肿胀、粘连、挛缩、结节等组织的减压、减张，效果良好，是传统针灸与现代医学理论、微创技术的结合。

1. 针具

专用滞动针以传统的粗毫针（0.40~0.50mm）为基础，在保持传统毫针的外形下（即针尖圆钝），在针体表面设有多条顺向细微"凹槽"，这些"凹槽"不仅有减压作用，还可以在快速滞针的同时，加大针体与机体组织的摩擦力，产生温热效应，并易于实现动针操作技术，解决了传统毫针滞针角度大、针体固定困难、易缠绕而损伤组织的问题（图5-5-8）。

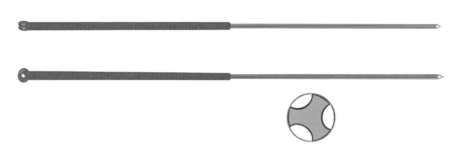

图5-5-8　滞动针（三槽）

滞动针的常用规格有以下几种：0.40×40mm（1.5寸）、0.45×50mm（2寸）、0.50×75mm（3寸）。

2. 操作方法

滞动针的操作可分为滞针和动针。行滞针操作时，是将针体捻转90°~180°，使得针体和组织缠绕，而相对固定在施针部位的组织内（大多在肌层）。行动针操作时，是通过提动、牵动、颤动、摆动固定后的针体，使组织产生运动。

除上述单针操作外，动针操作使用的针数还可以为双针或多针。

3. 注意事项

（1）必须在针体固定（滞针）的前提下实施动针操作。

（2）动针操作的动作应柔和，速度应适中，力量应适度。

（3）动针操作的幅度与动针面积要根据病情而定。

（4）动针操作一般提拉（摇摆、震颤）3~5 次为宜。

（5）动针操作，切忌提插，针体是相对固定不动的。

第六节　特殊部位针刺法

特殊部位针刺法是指有别于传统毫针针刺选穴规律，在人体的某些特定部位进行针刺的方法。这些部位是根据人体全息理论、大脑皮层功能定位、体表神经分布等确定的，有别于传统的十四经腧穴理论。其刺法也是在遵循传统针刺方法的基础上，结合特定部位的解剖结构以及独特的针感要求而有所不同。目前可应用于针刺的特定部位很多，本节内容介绍使用较多的耳针、头针及腕踝针。

一、耳针法

耳针是指用毫针或其他方法刺激耳郭上的穴位，以防治疾病的一种方法。耳郭与人体各部存在着一定的生理联系。通过望耳、触耳、探耳、测耳可以辅助诊断疾病；用针或其他方法刺激耳部穴位可以防治疾病。中国古代众多医书记载了耳与经络、脏腑的联系，以及望耳诊病、刺耳治病的经验。

1. 耳郭表面解剖

耳郭分耳前和耳背。耳前耳背表面解剖名称如下（图 5-6-1）。

（1）耳轮：耳郭卷曲的游离部分。由内向外有耳轮脚、耳轮结节、耳轮尾。

（2）对耳轮：与耳轮相对呈"Y"字形的隆起部，由对耳轮体、对耳轮上脚和对耳轮下脚三部分组成。

（3）三角窝：对耳轮上、下脚与相应耳轮之间的三角形凹窝。

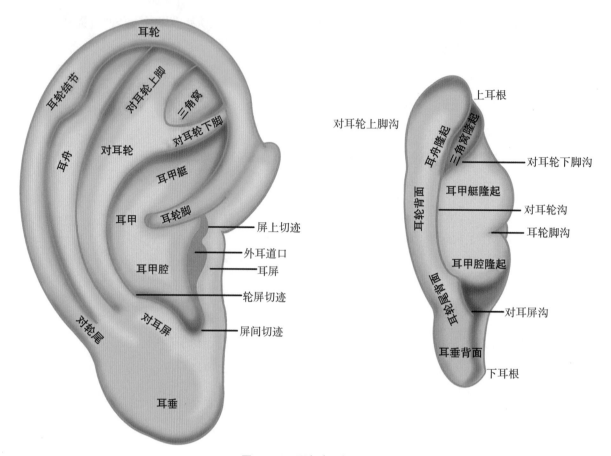

图 5-6-1　耳郭表面解剖

（4）耳舟：耳轮与对耳轮之间的凹沟。

（5）耳屏：耳郭前方呈瓣状的隆起。

（6）屏上切迹：耳屏与耳轮之间的凹陷处。

（7）对耳屏：耳垂上方与耳屏相对的瓣状隆起。

（8）屏间切迹：耳屏和对耳屏之间的凹陷处。

（9）轮屏切迹：对耳轮与对耳屏之间的凹陷处。

（10）耳垂：耳郭下部无软骨的部分。

（11）耳甲：部分耳轮和对耳轮、对耳屏、耳屏及外耳门之间的凹窝。上下由耳轮脚分为耳甲艇、耳甲腔两部分组成。

（12）外耳门：耳甲腔前方的孔窍。

2. 耳穴的定位和主治

耳穴是指耳郭上用于诊断和治疗疾病的特定点或特定区。耳郭能反映机体的生理功能和病理变化，当人体的内脏或躯体发病时，往往会在耳郭的相应部位出现压痛敏感、变形、变色和皮肤电特异性改变等反应，这些异常反应可用来诊断疾病，而且刺激这些部位可用于防治疾病。

（1）耳穴的分布规律：耳穴在耳郭的分布有一定的规律，耳前凹面的排列像一个在子宫内倒置的胎儿，头部朝下，臀部及下肢朝上，胸部和躯干在中间（图 5-6-2）。

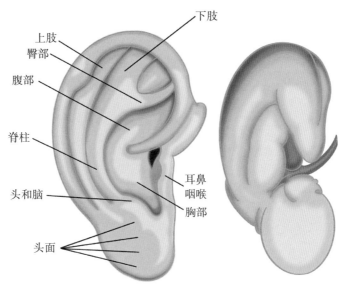

图 5-6-2 耳穴分布规律

相应的穴位分布规律如下：①头面——耳垂；②头和脑——对耳屏；③耳鼻咽喉——耳屏；④上肢——耳舟；⑤躯干——对耳轮体部；⑥下肢——对耳轮上脚，臀部——对耳轮下脚；⑦内脏——耳甲，腹腔脏器——耳甲艇，胸腔脏器——耳甲腔，消化道——耳轮脚周围；⑧耳轮脚——膈肌；⑨内分泌腺系统——屏间切迹。

（2）耳穴的名称、定位和主治：依据中华人民共和国 2008 年 4 月颁布的国家标准《耳穴名称与定位》（GB/T 13734—2008），耳穴共有 93 个。为了便于叙述，先介绍耳郭各部位的分区（图 5-6-3），后介绍各分区的耳穴名称、定位和主治（表 5-6-1）。标准耳穴定位示意图如下（图 5-6-4）。

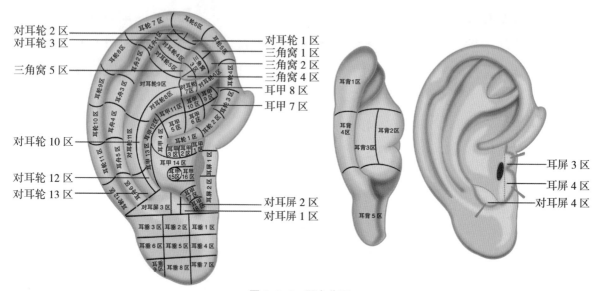

图 5-6-3　耳穴分区

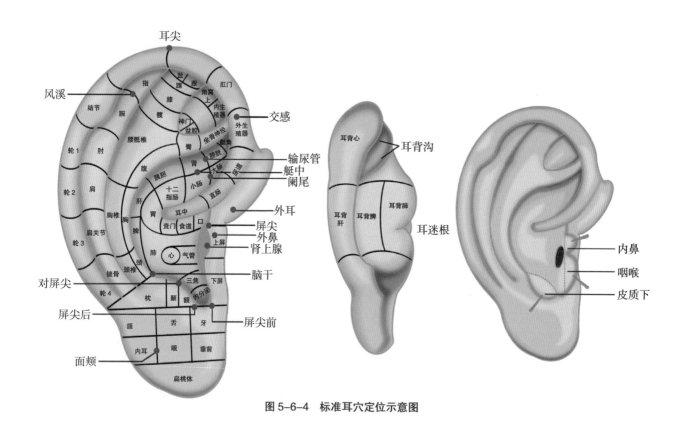

图 5-6-4　标准耳穴定位示意图

◆耳轮分区：将耳轮分为 12 区。

◆耳舟分区：将耳舟分为 6 区。

◆对耳轮分区：将对耳轮分为 13 区。

◆三角窝分区：将三角窝分成 5 区。

◆耳屏分区：将耳屏分为 4 区。

◆对耳屏分区：将对耳屏分为 4 区。

◆耳甲分区：将耳甲用标志点、线分为 18 个区。

◆耳垂分区：将耳垂分为 9 区。

◆耳背分区：将耳背分为 5 区。

表 5-6-1　耳穴名称、定位和主治

耳穴分区	穴名	定位	主治
耳轮	耳中（HX_1）	在耳轮脚处，即耳轮 1 区	呃逆、荨麻疹、皮肤瘙痒等
	直肠（HX_2）	在耳轮脚棘前上方的耳轮处，即耳轮 2 区	便秘、腹泻、脱肛、痔疮
	尿道（HX_3）	在直肠上方的耳轮处，即耳轮 3 区	尿频、尿急、尿痛、尿潴留
	外生殖器（HX_4）	在对耳轮下脚前方的耳轮处，即耳轮 4 区	睾丸炎、阴道炎、外阴瘙痒等
	肛门（HX_5）	在三角窝前方的耳轮处，即耳轮 5 区	痔疮、肛裂
	耳尖前（HX_6）	在耳尖的前部，即耳轮 6 区	发热、结膜炎
	耳尖（$HX_{6.7i}$）	在耳郭向前对折的上部尖端处，即耳轮 6、7 区交界处	发热、高血压、急性结膜炎、麦粒肿、痛症、风疹、失眠
	耳尖后（HX_7）	在耳尖的后部，即耳轮 7 区	发热、结膜炎
	结节（HX_8）	在耳轮结节处，即耳轮 8 区	头晕、头痛、高血压
	轮 1（HX_9）	在耳轮结节下方的耳轮处，即耳轮 9 区	扁桃体炎、上呼吸道感染、发热等
	轮 2（HX_{10}）	在轮 1 区下方的耳轮处，即耳轮 10 区	扁桃体炎、上呼吸道感染、发热等
	轮 3（HX_{11}）	在轮 2 区下方的耳轮处，即耳轮 11 区	扁桃体炎、上呼吸道感染、发热等
	轮 4（HX_{12}）	在轮 3 区下方的耳轮处，即耳轮 12 区	扁桃体炎、上呼吸道感染、发热等
耳舟	指（SF_1）	在耳舟上方处，即耳舟 1 区	甲沟炎、手指疼痛和麻木
	腕（SF_2）	在指区的下方处，即耳舟 2 区	腕部疼痛
	风溪（$SF_{1.2i}$）	在耳轮结节前方，指区与腕区之间，即耳舟 1、2 区交界处	荨麻疹、皮肤瘙痒、过敏性鼻炎、哮喘
	肘（SF_3）	在腕区的下方处，即耳舟 3 区	肱骨外上髁炎、肘部疼痛
	肩（$SF_{4.5}$）	在肘区的下方处，即耳舟 4、5 区	肩关节周围炎、肩部疼痛
	锁骨（SF_6）	在肩区的下方处，即耳舟 6 区	肩关节周围炎

（续表）

耳穴分区	穴名	定位	主治
对耳轮	跟（AH$_1$）	在对耳轮上脚前上部，即对耳轮1区	足跟痛
	趾（AH$_2$）	在耳尖下方的对耳轮上脚后上部，即对耳轮2区	甲沟炎、足趾部疼痛和麻木
	踝（AH$_3$）	在趾、跟区下方处，即对耳轮3区	踝关节扭伤、踝关节炎
	膝（AH$_4$）	在对耳轮上脚中1/3处，即对耳轮4区	膝关节肿痛
	髋（AH$_5$）	在对耳轮上脚下1/3处，即对耳轮5区	髋关节疼痛、坐骨神经痛、腰骶部疼痛
	坐骨神经（AH$_6$）	在对耳轮下脚的前2/3处，即对耳轮6区	坐骨神经痛、下肢瘫痪
	交感（AH$_{6a}$）	在对耳轮下脚前端与耳轮内缘交界处，即对耳轮6区前端	胃肠痉挛、心绞痛、胆绞痛、肾绞痛、植物神经功能紊乱、心悸、多汗、失眠等
	臀（AH$_7$）	在对耳轮下脚的后1/3处，即对耳轮7区	坐骨神经痛、臀部疼痛
	腹（AH$_8$）	在对耳轮体前部上2/5处，即对耳轮8区	腹痛、腹泻、急性腰扭伤、痛经、产后宫缩痛
	腰骶椎（AH$_9$）	在腹区后方，即对耳轮9区	腰骶部疼痛
	胸（AH$_{10}$）	在对耳轮体前部中2/5处，即对耳轮10区	胸胁疼痛、胸闷、乳痈、乳少
	胸椎（AH$_{11}$）	在胸区后方，即对耳轮11区	胸胁疼痛、经前乳房胀痛、产后乳少、乳痈
	颈（AH$_{12}$）	在对耳轮体前部下1/5处，即对耳轮12区	落枕、颈项强痛
	颈椎（AH$_{13}$）	在颈区后方，即对耳轮13区	落枕、颈椎病
三角窝	角窝上（TF$_1$）	在三角窝前1/3的上部，即三角窝1区	高血压
	内生殖器（TF$_2$）	在三角窝前1/3的下部，即三角窝2区	痛经、月经不调、白带过多、功能性子宫出血、遗精、阳痿、早泄
	角窝中（TF$_3$）	在三角窝中1/3处，即三角窝3区	哮喘、咳嗽、肝炎
	神门（TF$_4$）	在三角窝后1/3的上部，即三角窝4区	失眠、多梦、各种痛症、咳嗽、哮喘、眩晕、高血压、过敏性疾病、戒断综合征
	盆腔（TF$_5$）	在三角窝后1/3的下部，即三角窝5区	盆腔炎、附件炎
耳屏	上屏（TG$_1$）	在耳屏外侧面上1/2处，即耳屏1区	咽炎、单纯性肥胖症
	下屏（TG$_2$）	在耳屏外侧面下1/2处，即耳屏2区	鼻炎、单纯性肥胖症
	外耳（TG$_{1u}$）	在屏上切迹前方近耳轮部，即耳屏1区上缘处	外耳道炎、中耳炎、耳鸣
	屏尖（TG$_{1p}$）	在耳屏游离缘上部尖端，即耳屏1区后缘处	发热、牙痛、腮腺炎、咽炎、扁桃体炎、结膜炎
	外鼻（TG$_{1,2i}$）	在耳屏外侧面中部，即耳屏1、2区之间	鼻疖、鼻部痤疮、鼻炎
	肾上腺（TG$_{2p}$）	在耳屏游离缘下部尖端，即耳屏2区后缘处	低血压、风湿性关节炎、腮腺炎、哮喘、休克、鼻炎、急性结膜炎、咽炎、过敏性皮肤病等

（续表）

耳穴分区	穴名	定位	主治
耳屏	咽喉（TG_3）	在耳屏内侧面上 1/2 处，即耳屏 3 区	声音嘶哑、咽炎、扁桃体炎
	内鼻（TG_4）	在耳屏内侧面下 1/2 处，即耳屏 4 区	鼻炎、副鼻窦炎、鼻衄
	屏间前（TG_{2l}）	在屏间切迹前方耳屏最下部，即耳屏 2 区下缘处	眼病
对耳屏	额（AT_1）	在对耳屏外侧面的前部，即对耳屏 1 区	额窦炎、头痛、头晕、失眠、多梦
	屏间后（AT_{1l}）	在屏间切迹后方对耳屏前下部，即对耳屏 1 区下缘处	眼病
	颞（AT_2）	在对耳屏外侧面的中部，即对耳屏 2 区	偏头痛
	枕（AT_3）	在对耳屏外侧面的后部，即对耳屏 3 区	头痛、眩晕、哮喘、癫痫、神经衰弱
	皮质下（AT_4）	在对耳屏内侧面，即对耳屏 4 区	痛症、神经衰弱、假性近视、胃溃疡、腹泻、高血压病、冠心病、心律失常等
	对屏尖（$AT_{1,2,4i}$）	在对耳屏游离缘的尖端，即对耳屏1、2、4区交点处	哮喘、腮腺炎、皮肤瘙痒、睾丸炎、附睾炎
	缘中（$AT_{2,3,4i}$）	在对耳屏游离缘上，对屏尖与轮屏切迹之中点处，即对耳屏 2、3、4 区交点处	遗尿、内耳性眩晕、功能性子宫出血
	脑干（$AT_{3,4i}$）	在轮屏切迹处，即对耳屏 3、4 区之间	头痛、眩晕、假性近视
耳甲	口（CO_1）	在耳轮脚下方前 1/3 处，即耳甲 1 区	面瘫、口腔炎、胆囊炎、胆石症、戒断综合征、牙周炎、舌炎
	食道（CO_2）	在耳轮脚下方中 1/3 处，即耳甲 2 区	食管炎、食管痉挛
	贲门（CO_3）	在耳轮脚下方后 1/3 处，即耳甲 3 区	贲门痉挛、神经性呕吐
	胃（CO_4）	在耳轮脚消失处，即耳甲 4 区	失眠、牙痛、胃炎、胃溃疡、消化不良、恶心呕吐等
	十二指肠（CO_5）	在耳轮脚及部分耳轮与 AB 线之间的后 1/3 处，即耳甲 5 区	十二指肠球部溃疡、胆囊炎、胆石症、幽门痉挛等
	小肠（CO_6）	在耳轮脚及部分耳轮与 AB 线之间的中 1/3 处，即耳甲 6 区	消化不良、腹痛、心动过速、心律不齐
	大肠（CO_7）	在耳轮脚及部分耳轮与 AB 线之间的前 1/3 处，即耳甲 7 区	腹泻、便秘、痢疾、咳嗽、痤疮
	阑尾（$CO_{6,7i}$）	在小肠区与大肠区之间，即耳甲 6、7 区交界处	单纯性阑尾炎、腹泻、腹痛
	艇角（CO_8）	在对耳轮下脚下方前部，即耳甲 8 区	前列腺炎、尿道炎
	膀胱（CO_9）	在对耳轮下脚下方中部，即耳甲 9 区	膀胱炎、遗尿、尿潴留、腰痛、坐骨神经痛、后头痛
	肾（CO_{10}）	在对耳轮下脚下方后部，即耳甲 10 区	耳鸣、水肿、哮喘、遗尿、月经不调、遗精、阳痿、早泄、五更泻、腰痛、神经衰弱等

（续表）

耳穴分区	穴名	定位	主治
耳甲	输尿管（$CO_{9,10i}$）	在肾区与膀胱区之间，即耳甲 9、10 区交界处	输尿管结石绞痛
	胰胆（CO_{11}）	在耳甲艇的后上部，即耳甲 11 区	胆囊炎、胆石症、胰腺炎、口苦、胁痛、偏头痛、中耳炎、耳鸣、听力减退、带状疱疹等
	肝（CO_{12}）	在耳甲艇的后下部，即耳甲 12 区	胁痛、眩晕、经前期紧张症、月经不调、更年期综合征、高血压病、单纯性青光眼等
	艇中（$CO_{6,10i}$）	在小肠区与肾区之间，即耳甲 6、10 区交界处	腹痛、腹胀、腮腺炎
	脾（CO_{13}）	在 BD 线下方，耳甲腔的后上部，即耳甲 13 区	腹胀、腹泻、便秘、食欲不振、功能性子宫出血、白带过多、内耳眩晕症、水肿、痿证等
	心（CO_{15}）	在耳甲腔正中凹陷处，即耳甲 15 区	心动过速、心律不齐、心绞痛、无脉症、自汗盗汗、癔病、口舌生疮、心悸、怔忡、失眠、健忘等
	气管（CO_{16}）	在心区与外耳门之间，即耳甲 16 区	咳嗽、气喘、急慢性咽炎
	肺（CO_{14}）	在心、气管区周围处，即耳甲 14 区	咳喘、胸闷、声音嘶哑、痤疮、皮肤瘙痒、荨麻疹、扁平疣、便秘、戒断综合征、自汗盗汗、鼻炎
	三焦（CO_{17}）	在外耳门后下，肺与内分泌区之间，即耳甲 17 区	便秘、腹胀、水肿、耳鸣、耳聋、糖尿病
	内分泌（CO_{18}）	在屏间切迹内，耳甲腔的底部，即耳甲 18 区	痛经、月经不调、更年期综合征、痤疮、间日疟、糖尿病
耳垂	牙（LO_1）	在耳垂正面前上部，即耳垂 1 区	牙痛、牙周炎、低血压
	舌（LO_2）	在耳垂正面中上部，即耳垂 2 区	舌炎、口腔炎
	颌（LO_3）	在耳垂正面后上部，即耳垂 3 区	牙痛、颞颌关节功能紊乱症
	垂前（LO_4）	在耳垂正面前中部，即耳垂 4 区	神经衰弱、牙痛
	眼（LO_5）	在耳垂正面中央部，即耳垂 5 区	假性近视、目赤肿痛、迎风流泪
	内耳（LO_6）	在耳垂正面后中部，即耳垂 6 区	内耳性眩晕、耳鸣、听力减退
	面颊（$LO_{5,6i}$）	在耳垂正面眼区与内耳区之间，即耳垂 5、6 区交界处	周围性面瘫、三叉神经痛、痤疮、扁平疣
	扁桃体（$LO_{7,8,9}$）	在耳垂正面下部，即耳垂 7、8、9 区	扁桃体炎、咽炎
耳背	耳背心（P_1）	在耳背上部，即耳背 1 区	心悸、失眠、多梦
	耳背肺（P_2）	在耳背中内部，即耳背 2 区	咳喘、皮肤瘙痒
	耳背脾（P_3）	在耳背中央部，即耳背 3 区	胃病、消化不良、食欲不振、腹胀、腹泻

（续表）

耳穴分区	穴名	定位	主治
耳背	耳背肝（P₄）	在耳背中外部，即耳背 4 区	胆囊炎、胆石症、胁痛
	耳背肾（P₅）	在耳背下部，即耳背 5 区	头痛、眩晕、神经衰弱
	耳背沟（P₆）	在对耳轮沟和对耳轮上、下脚沟处	高血压、皮肤瘙痒
耳根	上耳根（R₁）	在耳郭与头部相连的最上处	鼻衄、哮喘
	耳迷根（R₂）	在耳轮脚沟的耳根处	胆囊炎、胆石症、胆道蛔虫症、鼻炎、心动过速、腹痛、腹泻
	下耳根（R₃）	在耳郭与头部相连的最下处	低血压、下肢瘫痪

注：①大写字母标示该穴位所在解剖分区英文缩写；下标数字为该穴位所在分区编号。②下标字母代表含义为：i-两穴区交界，a- 该穴区前端，p- 该穴区后缘，l- 该穴区下缘，u- 该穴区上缘。

3. 耳穴诊察法

根据人体患病时相关耳穴上出现的各种阳性反应点，可以对多种疾病进行辅助诊断。常用方法有以下几种。

（1）视诊法：即利用肉眼或借助放大镜，在自然光线下，对耳部由上而下，从内到外，直接观察有无变形、变色征象，如脱屑、水泡、丘疹、充血、硬结、疣赘、软骨增生、色素沉着以及血管的形状、颜色的变异等。临床上可以根据这些异常变化出现的部位与特征来初步推测疾病。

（2）按压法：在患者耳部相应部位用探针、火柴梗、毫针柄等物探压。探压时压力要均匀，一般选取与疾病相应部位的耳郭部从周围向中心探压，或自上而下、自外而内对整个耳郭进行普查，耐心细致地找压痛点。当压到敏感点时，患者会出现皱眉、呼痛、躲闪等反应。另外，也应告诉患者，注意比较寻找压痛最敏感的点，以便找准耳穴。再根据敏感点所代表的脏腑及解剖生理上的对应部位进行分析，如肺区出现压痛点，可能是肺病、大肠病，也可能是皮肤病。

（3）电阻测定法：当人体发生疾病时，多数患者相应耳穴的电阻下降。这些电阻下降的耳穴，皮肤导电量必然增高，故又称为"良导点"。这种良导点，就可以作为耳针治疗的刺激点。测定时可用特制的电子仪器测定耳穴皮肤的电阻、电位、电容等变化。方法是患者一手握电极，医生手执探测头，在患者耳郭上进行探查，当电极探头触及敏感点时，如电阻低的耳穴，可以通过指示信号、音响或仪表反映出来。这种电阻测定法具有操作简便、准确性高等优点。

4. 耳穴操作法

耳穴治疗疾病的刺激方法随着现代科学和新技术的发展，日益增加，此处仅介绍一些目前临床常用的方法，供治疗选择应用。

（1）贴压法：即在耳穴表面用胶布贴敷小球状材料并按压以替代埋针的一种简易疗法。此法既能持续刺激穴位，又安全无痛，无副作用，目前广泛应用于临床。本法常选用王不留行籽作贴压材料，因其表面光滑，大小和硬度适宜。应用时将王不留行籽贴附在长0.6cm、宽0.6cm大小的胶布中央，用镊子夹住胶布贴敷在选用的耳穴上，每日自行按压3~5次，每次每穴按压30~60s，3~7天更换1次，双耳交替。贴压法的刺激强度以患者情况而定，一般儿童、孕妇、年老体弱、神经衰弱者用轻刺激法，急性疼痛性病症宜用强刺激法。另有磁珠等亦可选用。

（2）毫针法：即利用毫针针刺耳穴治疗疾病的一种常用方法。其操作程序如下。

①检穴和消毒：诊断明确后，用探棒或耳穴探测仪将所测得的敏感点或耳穴作为针刺点。在针刺之前用75%的酒精消毒，待酒精干后施术。

②体位和进针：一般采用坐位，如年老体弱、病重或精神紧张者宜采用卧位，针具选用28~32号粗细的0.5~1寸长的毫针。进针时，医者押手拇、食二指固定耳郭，中指托着针刺部的耳背，既可以掌握针刺的深度，又可以减轻针刺疼痛。然后用刺手拇、食二指持针，在刺激点针刺即可，用快速插入的速刺法或慢慢捻入的慢刺法进针均可，用管针弹入更准确、迅速。深度应视患者耳郭局部的厚薄灵活掌握，一般刺入皮肤2~3分，达软骨后以毫针站立不摇晃为准。刺入耳穴后，如局部感应强烈，患者症状往往有即刻减轻感；如局部无针感，应调整针刺的方向、深度和角度。刺激强度和手法依患者病情、体质、耐受度等综合考虑。

③留针和出针：留针时间一般15~30min，慢性病、疼痛性疾病留针时间适当延长，疼痛剧烈的病症可留针1~3h，甚至更长。儿童、年老者不宜多留。留针期间为提高疗效，可每隔10min运针1次。出针时，医者押手固定耳郭，刺手迅速将毫针垂直拔出，再用消毒干棉球压迫针眼，以免出血。

（3）埋针法：是将皮内针埋入耳穴治疗疾病的方法，适用于慢性疾病和疼痛性疾病，可以起到持续刺激、巩固疗效和防止复发的作用。使用时，押手固定常规消毒后的耳郭，刺手用镊子夹住皮内针柄，轻轻刺入所选耳穴，再用胶布固定。一般埋患侧耳郭，必要时埋双耳，嘱患者每日自行按压3次，每次留针3~5天，5次为一疗程。

（4）刺血法：是用三棱针、一次性采血针、一次性注射器针头或手术刀片在耳郭皮肤上刺血治疗的方法，适用于发热、炎症和高血压等疾病。操作方法是先按摩耳郭使其充血，常规消毒后，押手固定耳郭，刺手持针用点刺法快速在耳穴上点刺，并立即用两手指挤压使之出血，出血

5~10 滴，也可挤到不出血为止，然后用消毒干棉球按压止血。急性病每日 1~2 次，慢性病隔日 1 次。

5. 选穴原则

（1）按相应部位取穴：当机体患病时，在耳郭的相应部位上有一定的敏感点，可以作为治疗的首选穴位，如胃痛取"胃"穴，颈椎病取"颈椎"穴，痛经取"子宫"穴等。

（2）按脏腑辨证取穴：根据脏腑学说的理论，按各脏腑的生理功能和病理反应进行辨证取穴，如耳聋、耳鸣、脱发取"肾"穴，皮肤病取"肺""大肠"穴等。

（3）按经络辨证取穴：根据十二经脉循行和其病候选取穴位，如坐骨神经痛取"膀胱"或"胰胆"穴，牙痛取"大肠"穴，偏头痛取"胰胆"穴等。

（4）按现代医学理论取穴：耳穴中一些穴名是根据现代医学理论命名的，如"交感""肾上腺""内分泌"等，这些穴位的功能基本上与现代医学理论一致，故在选穴时应考虑其功能，如胃肠痉挛取"交感"穴，炎症性疾病取"肾上腺"穴，甲状腺功能亢进、月经不调、肥胖症取"内分泌"穴。

（5）按临床经验取穴：临床实践发现有些耳穴具有治疗本部位以外疾病的作用，如"耳中"穴可以治疗皮肤病，"耳尖"穴可以消炎、退热、解痉，"外生殖器"穴可以治疗腰腿痛等。

6. 适用范围

耳针在临床的治疗范围很广，不仅用于治疗许多功能性疾病，而且对一部分器质性疾病也有一定的疗效。临床常用病症如下。

（1）各种疼痛性疾病：如头痛、偏头痛、三叉神经痛、肋间神经痛、带状疱疹、坐骨神经痛、颈椎病等神经性疼痛；扭挫伤、落枕等引发的疼痛；各种外科手术后产生的刀口痛；麻醉后的头痛、腰痛等手术后遗痛。耳针对上述疾病均有较好的止痛效果。

（2）各种炎性疾病：如急性结膜炎、中耳炎、牙周炎、咽喉炎、扁桃体炎、腮腺炎、气管炎、肠炎、盆腔炎、风湿性关节炎、末梢神经炎等。耳针对上述疾病有一定的消炎止痛作用。

（3）功能紊乱性疾病：如失眠、嗜睡、眩晕综合征、高血压病、心律不齐、神经衰弱、多汗症、胃肠功能紊乱、月经不调、遗尿、抑郁症等。耳针对上述疾病具有良性的调整作用，能促进病症的缓解和痊愈。

（4）变态反应性疾病：如过敏性鼻炎、哮喘、过敏性肠炎、荨麻疹、过敏性紫癜等。耳针对上述疾病有消炎、脱敏、改善免疫等功效。

（5）内分泌代谢紊乱性疾病：如单纯性甲状腺肿、甲状腺功能亢进、肥胖症、绝经期综合征等。耳针对上述疾病有改善症状、减少药量等辅助治疗作用。

（6）其他：耳针有催乳、催产，预防和治疗输血、输液反应的作用，同时还可用于美容、戒烟、戒毒、延缓衰老和防病保健。

7. 注意事项

（1）严格消毒，防止感染。因耳郭暴露在外，表面凹凸不平，结构特殊，针刺前必须严格消毒，有创面和炎症部位禁针。针刺后如针孔发红、肿胀应及时涂 2.5% 碘酊，防止化脓性软骨膜炎的发生。

（2）对扭伤和有运动障碍的患者，进针后宜适当活动患部，有助于提高疗效。

（3）习惯性流产的孕妇应禁耳针。

（4）患有严重器质性病变和伴有高度贫血者不宜针刺，对严重心脏病、高血压病患者不宜行强刺激法。

（5）耳针治疗时也应注意防止发生晕针，万一发生应及时处理。

二、头针法

头针法，又称头皮针法，是指采用毫针或其他针具刺激头部特定部位，以治疗全身疾病的一种方法。针刺头部腧穴治疗疾病的方法由来已久，历代典籍对头部腧穴的定位、功能、主治范围以及数目都有较明确的记载，但现代头针疗法成为一种有别于传统腧穴定位、刺激方法特殊的治疗手段则是在 20 世纪 50 年代初至 70 年代间。迄今为止，头针疗法产生了不同的流派和取穴方，本书收录已被其他教科书采用的焦氏头针。

1. 头针标准治疗线的定位与主治

头针标准治疗线分 4 个区（额区、顶区、颞区及枕区）14 条标准线，分述如下（图 5-6-5）。

（1）额中线

定位：从神庭穴起，沿督脉直下 1 寸，属督脉循行部位。

主治：头面五官病症，如头痛、眩晕、目痛、鼻塞、舌强、耳鸣、咽痛、面痛等，以及失眠、健忘、癫痫、精神失常、惊风等。

（2）额旁 1 线

定位：从眉冲穴起，沿足太阳经直下 1 寸，属足太阳经循行部位。

主治：上焦心肺疾病，如咳嗽、气喘、胸闷等肺系疾病，以及心悸、冠心病、心绞痛、失眠、健忘、舌强不语等。

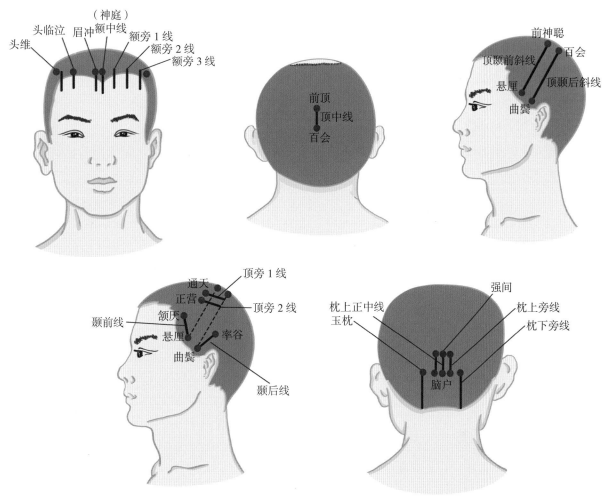

图 5-6-5　头针标准治疗线

（3）额旁 2 线

定位：位于额旁 1 线的外侧，从头临泣穴沿足少阳经直下 1 寸，属足少阳经循行部位。

主治：中焦脾胃肝胆疾病，如胃痛、恶心、呕吐、呃逆、腹痛、泄泻，以及胁肋痛、乳房胀痛、眩晕、目痛等。

（4）额旁 3 线

定位：位于额旁 2 线外侧，从头维穴向内侧旁开 0.75 寸的起点直下 1 寸，属足太阳、足阳明经循行部位。

主治：下焦肾、膀胱病症，如尿失禁、尿频、尿急、阳痿、遗精、功能失调性子宫出血、子宫脱垂等，也可用于治疗慢性腹泻。

（5）顶中线

定位：位于顶部正中线上，在百会穴起至前顶穴的连线，属督脉循行部位。

主治：腰腿足病症，如瘫痪、麻木、疼痛、多尿、小儿夜尿、脱肛、高血压病、头顶痛、癫狂痫等。

（6）顶颞前斜线

定位：从前神聪穴（百会穴前1寸）起，至悬厘穴的连线，贯穿督脉、足太阳、足少阳、足阳明和手少阳经循行部位。

主治：全线分成5等分，上1/5治疗下肢瘫痪；中2/5治疗上肢瘫痪；下2/5治疗中枢性面神经瘫痪、运动性失语、流涎，以及中风，以对侧肢体功能障碍为主。

（7）顶颞后斜线

定位：从百会穴至曲鬓穴的连线，贯穿督脉、足太阳、足少阳、足阳明和手少阳经循行部位。

主治：全线分成5等分，上1/5治疗对侧下肢感觉异常；中2/5治疗对侧上肢感觉异常；下2/5治疗头面部感觉异常。

（8）顶旁1线

定位：位于顶中线外侧1.5寸处，从通天穴起沿足太阳经向后1.5寸，属足太阳经循行部位。

主治：下肢瘫痪，以对侧肢体功能障碍为主。

（9）顶旁2线

定位：位于顶中线外侧2.25寸处，从正营穴起沿足太阳经向后1.5寸，属足少阳经循行部位。

主治：上肢瘫痪，以对侧肢体功能障碍为主。

（11）颞前线

定位：以颔厌到悬厘穴的连线，属足少阳、手少阳经循行部位。

主治：偏头痛、运动性失语、周围性面神经麻痹及口腔疾病。

（12）颞后线

定位：从率谷穴至曲鬓穴的连线，属足少阳经循行部位。

主治：偏头痛、耳聋、耳鸣、眩晕。

（12）枕上正中线

定位：位于枕部，为枕外粗隆上方正中的垂线，从强间穴到脑户穴，属督脉循行部位。

主治：腰背痛、目痛。

（13）枕上旁线

定位：枕上正中线向左右旁开各 0.5 寸的平行线，属足太阳经循行部位。

主治：腰背痛、皮层性视力障碍、白内障、近视眼等。

（14）枕下旁线

定位：位于枕外隆凸正中的垂线旁开 1.3 寸的平行线，自玉枕穴达天柱的连线，属足太阳经循行部位。

主治：小脑疾病引起的平衡障碍、后头痛等。

附：焦氏头针刺激区

为了便于刺激区的定位，设两条定位线（图 5-6-6）。

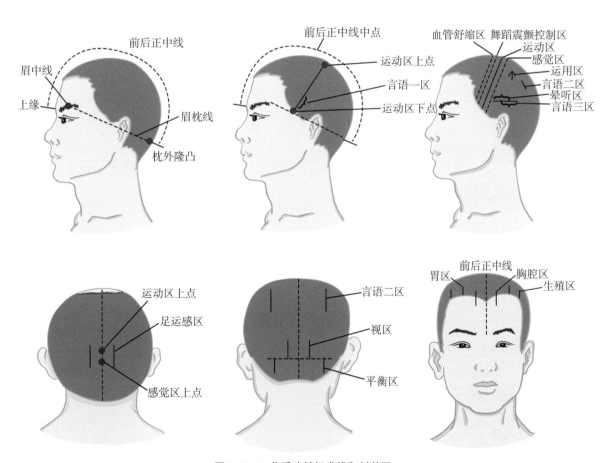

图 5-6-6　焦氏头针标准线和刺激区

◆前后正中线：从眉心至枕外粗隆下缘中点的头部正中连线。

◆眉枕线：从眉毛上缘中点至枕外粗隆尖端的头侧面水平线。

常用头针刺激区如下（表5-6-2）。

表5-6-2　焦氏头针刺激区

刺激区	定位	主治
运动区	上点在前后正中线中点后移0.5cm处，下点在眉枕线和鬓角前缘相交处，两点连线的上1/5为下肢、躯干运动区，中2/5是上肢运动区，下2/5是面部运动区，又称"言语一区"	上1/5治疗下肢瘫痪；中2/5治疗上肢瘫痪；下2/5治疗中枢性面瘫、运动性失语、流涎、发声障碍
感觉区	自运动区后移1.5cm的平行线，上1/5是下肢、躯干感觉区；中2/5是上肢感觉区；下2/5是面感觉区	上1/5治疗腰腿痛、麻木、感觉异常及头项疼痛、头晕；中2/5治疗上肢感觉异常；下2/5治疗面部麻木、偏头痛、三叉神经痛、牙痛、颞颌关节炎等
舞蹈震颤控制区	自运动区向前移1.5cm的平行线	舞蹈病、震颤麻痹
血管舒缩区	舞蹈震颤控制区前移1.5cm的平行线	高血压、皮层性浮肿
晕听区	从耳尖直上1.5cm处，向前及向后引2cm的水平线，共4cm长	眩晕、耳鸣、听力减退
言语二区	以顶骨结节后下方2cm处为起点，向后引平行于前后正中线的3cm的直线	命名性失语
言语三区	晕听区中点向后引4cm长的水平线	感觉性失语
运用区	从顶骨结节起向下引一垂线，同时引与线夹角45°的前后两线，三条线的长度均为3cm	失用证
足运感区	在前后正中线的中点旁开左右各1cm，向后引平行于正中线3cm长的直线	下肢病痛，急性腰扭伤，皮层性多尿、夜尿，子宫脱垂
视区	从前后正中线旁开1cm的平行线与枕外粗隆水平线的交点开始，向上引4cm的垂直线	皮质性视力障碍
平衡区	沿枕外粗隆水平线旁开前后正中线3.5cm处，向下引长4cm的垂直线	小脑性平衡障碍
胃区	从瞳孔直上的发际处为起点，向上引平行于前后正中线的2cm长的直线	胃痛及上腹部不适
胸腔区	在胃区与前后正中线之间，从发际向上下各引2cm长的平行于前后正中线的直线	胸痛、胸闷、心悸、冠状动脉供血不足、哮喘、呃逆等
生殖区	从额角处向上引平行于前后正中线的2cm长的直线	功能性子宫出血、盆腔炎、白带多；配足运感区治疗子宫脱垂

2. 操作方法

（1）针前准备：根据拟刺激标准治疗线的长度选择不同型号的毫针，一般选择较细针具以减少疼痛。初诊患者应选择卧位，通常情况下选择坐位更便于针刺操作。针刺前，医生用手拨开患者头发、暴露头皮，选用 75% 酒精棉球或棉签充分消毒。

（2）进针方法：进针深度宜根据患者具体情况和处方要求决定。一般情况下，多选择快速插入进针法，呈约 30° 角斜向进针，针刺入帽状腱膜下层后，稍卧倒针身推进约 3cm 为宜。临床也可采用指切进针，沿皮快速刺入。

（3）行针方法：主要分为捻转、抽提、进插、震颤、弹拨等五种方法。

①捻转手法：进针至适当深度后，医生刺手示指第一、二节呈半屈曲状，用示指第一节的桡侧面与拇指第一节的掌侧面持住针柄，然后示指掌指关节做伸屈运动，使针体快速旋转，一般捻转频率为 200 次 /min 左右，持续 1~2min。

②抽提法：将针刺入帽状腱膜下层后，针体平卧，用刺手拇、示指紧捏针柄，押手按压进针处以固定头皮，用爆发力将针迅速向外抽提 3 次，然后再缓慢地将针向内退回原处；根据病情需要，再以此法操作数遍。此法偏于泻。

③进插法：将针刺入帽状腱膜下层后，针体平卧，用刺手拇、示指紧捏针柄，押手按压进针处以固定头皮，用爆发力将针迅速向内进插 3 次，然后再缓慢地将针向外退回原处；根据病情需要，再以此法操作数遍。此法偏于补。

④震颤法：进针至适当深度后，医生刺手采用拇、示指夹持式持针做小幅度快速提插，持续 1~2min。

⑤弹拨法：在头针留针期间，可用手指弹拨针柄，用力宜适度，速度不宜过快。

（4）留针方法：一般分为静留针与动留针两种。静留针的一般留针时间为 15~30min，并可辅用电针以加强刺激效果。动留针则是在 15~30min 的留针时间内，间歇行针 2~3 次，每次 2min 左右。

（5）出针方法：根据刺入深浅的不同，酌情选用快速出针法或分段出针法，出针后均应加力按压针孔 1~2min，以防出血。

3. 适用范围

头针主要用于治疗脑源性疾病，还可以治疗内科、妇科、外科、小儿科等共 40 多种病症，并已开始应用于针刺麻醉。具体见各刺激线或区的主治适应证。

4. 注意事项

（1）婴幼儿或颅骨有缺损的患者不适宜应用头针。

（2）头颅手术部位、头皮严重感染、溃疡、瘢痕者不适宜应用头针。

（3）头针刺激性较强，要预防晕针。

（4）脑血管疾病急性期或血压、病情不稳定者不适宜应用头针；发热、急性炎症和心力衰竭患者谨慎应用头针。

（5）针刺的深浅和方向，应根据治疗要求，并结合患者年龄、体质及敏感性决定。

（6）头皮血管丰富，破损后不易止血，故出针时应用消毒干棉球加力按压为宜，出针后应仔细检查出血情况。

三、腕踝针法

腕踝针法是指采用毫针在人体手腕或足踝部相应的进针点进行皮下浅刺以治疗全身疾病的一种方法。

1. 穴位分布与定位

腕踝针疗法将人体的胸腹侧和背腰侧分为阴阳两个面，属阴的胸腹侧划为 1 区、2 区、3 区，属阳的背腰侧划为 4 区、5 区、6 区，并以胸膈为界，将人体分为上、下两段（图 5-6-7）。上 1、2、3 区在上肢内侧，上 4、5、6 区在上肢外侧。下 1、2、3 区在下肢内侧，下 4、5、6 区在下肢外侧。详述如下。

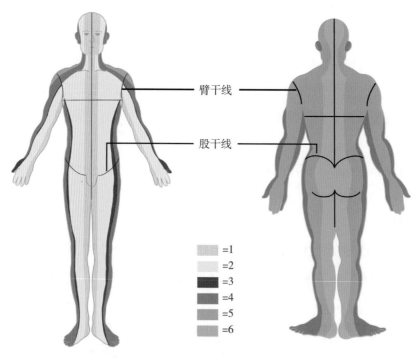

①臂干线和股干线

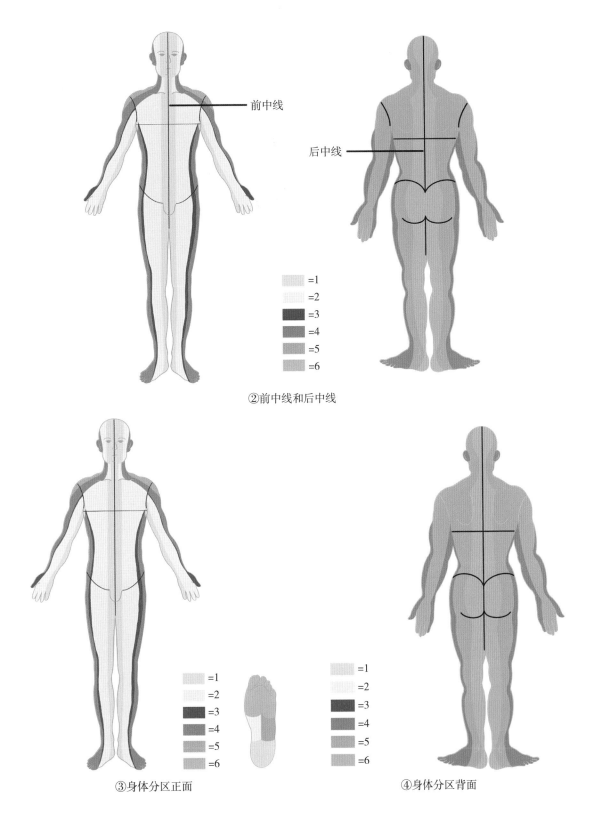

②前中线和后中线

③身体分区正面

④身体分区背面

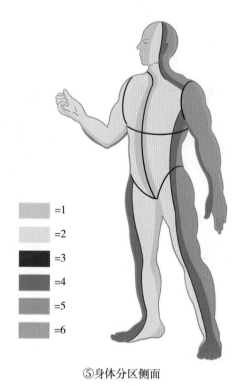

⑤身体分区侧面

图 5-6-7 腕踝针穴位分区与定位

（1）头、颈和躯干六区：以前后正中线为标线，将身体两侧面由前向后分为 6 个纵行区。

1 区：从前正中线开始，向左、向右各旁开 1.5 寸所形成的体表区域，分别称之为左 1 区、右 1 区。临床常把左 1 区与右 1 区合称为 1 区，以下各区亦同。

2 区：1 区边线到腋前线之间所形成的体表区域，左右对称。

3 区：腋前线至腋中线之间所形成的体表区域，左右对称。

4 区：腋中线至腋后线之间所形成的体表区域，左右对称。

5 区：腋后线至 6 区边线之间所形成的体表区域，左右对称。

6 区：后正中线向左、向右各旁开 1.5 同身寸所形成的体表区域，分别称之为左 6 区、右 6 区。

（2）四肢六区：以臂干线和股干线为四肢和躯干的分界。臂干线（环绕肩部三角肌附着缘至腋窝）为上肢与躯干的分界，股干线（腹股沟至髂嵴）为下肢与躯干的分界。当两侧的上下肢处于内侧面向前的外旋位置，使四肢的阴阳面和躯干的阴阳面处在同一方向并互相靠拢时，以靠拢处出现的缘为分界，在前面的相当于前中线，在后面的相当于后中线，这样四肢的分区就可按躯干的分区类推。

上肢六区：将上肢的体表区域纵向 6 等分，从上肢内侧尺骨缘开始，右侧顺时针、左侧逆时针，依次为 1 区、2 区、3 区、4 区、5 区、6 区，左右对称。

下肢六区：将下肢的体表区域纵向 6 等分，从下肢内侧跟腱缘开始，右侧顺时针、左侧逆时针，依次为 1 区、2 区、3 区、4 区、5 区、6 区，左右对称。

（3）上下两段：以胸骨末端和两侧肋弓的交接处为中心，划一条环绕身体的水平线称横膈线。横膈线将身体两侧的 6 个区分成上下两段。横膈线以上各区分别是上 1 区、上 2 区、上 3 区、上 4 区、上 5 区、上 6 区；横膈线以下的各区是下 1 区、下 2 区、下 3 区、下 4 区、下 5 区、下 6 区。如需标明症状在左侧还是右侧，在上还是在下，又可记作右上 2 区或左下 2 区等。

（4）腕部进针点：左右两侧共 6 对，约在腕横纹上 2 寸（相当于内关穴与外关穴所在的水平）

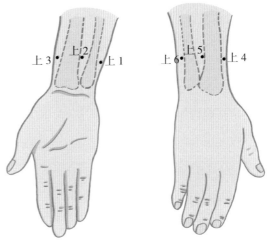

图 5-6-8　腕部进针点

位置上，环前臂做一水平线，从前臂内侧尺骨缘开始，沿前臂内侧中央、前臂内侧桡骨缘、前臂外侧桡骨缘、前臂外侧中央、前臂外侧尺骨缘顺序 6 等分，每等分的中点为进针点，并分别称之为上 1、上 2、上 3、上 4、上 5、上 6（图 5-6-8，表 5-6-3）。

表 5-6-3　腕部穴名、定位和适应证

穴名	定位	适应证
上 1	在小指侧的尺骨缘与尺侧腕屈肌腱之间	前额、眼、鼻、口、舌、咽喉、胸骨、气管、食管及左上肢、右上肢 1 区内的病症。如前额痛、目赤肿痛、咽喉肿痛、胸痛、呃逆、小指疼痛麻木，以及失眠、更年期综合征等
上 2	在腕掌侧面中央，掌长肌腱与桡侧腕屈肌腱之间，相当于内关穴处	额角、眼、肺、乳房、心（左上 2 区）及左上肢、右上肢 2 区内的病症。如眼睑下垂、颈胸胁痛、缺乳、心悸、腕关节屈伸不利等
上 3	在桡动脉与桡骨缘之间	面颊、侧胸及左上肢、右上肢 3 区内的病症。如偏头痛、急性腮腺炎、牙痛、耳鸣、侧胸痛、肩关节疼痛、拇指和示指扭挫伤等
上 4	在拇指侧的桡骨内外缘之间	颞、耳、侧胸及左上肢、右上肢 4 区内的病症。如耳后痛、耳鸣、侧胸痛、肩关节疼痛、腕关节疼痛、桡骨茎突炎等
上 5	在腕背中央，即外关穴处	后头部、后背部、心、肺及左上肢、右上肢 5 区内的病症。如后头痛、颈椎病、眩晕、冠心病、腕关节屈伸不利、中指和无名指疼痛等
上 6	在距小指侧尺骨缘 1cm 处	后头部、脊柱颈胸段及左上肢、右上肢 6 区内的病症。如后头痛、颈项强痛、胸背痛、腕关节肿痛、小指麻木不仁等

（5）踝部进针点：左右两侧共 6 对，约在内踝高点与外踝高点上 3 寸（相当于悬钟穴与三阴交穴所在的水平）位置上，环小腿做一水平线，并从小腿内侧跟腱缘开始，沿小腿内侧中央，小腿内侧胫骨缘，小腿外侧腓骨缘，小腿外侧中央，小腿外侧跟腱缘的顺序 6 等分，每等分之中点为进针点，并分别称之为下 1、下 2、下 3、下 4、下 5、下 6（图 5-6-9，表 5-6-4）。

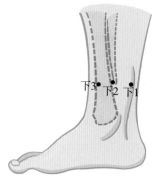
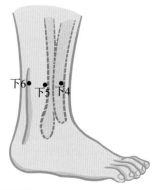

图 5-6-9　踝部进针点

表 5-6-4　踝部穴名、定位和适应证

穴名	定位	适应证
下 1	靠跟腱内缘	胃、膀胱、子宫、前阴及左下肢、右下肢 1 区内的病症。如胃痛、脐周痛、淋证、痛经、阳痿、遗尿、膝关节肿痛、跟腱疼痛、足跟疼痛等
下 2	在内侧面中央，靠胫骨后缘	胃、脾、肝、大小肠及左下肢、右下肢 2 区内的病症。如胸胁胀满、便秘、腹股沟疼痛、膝关节炎、内踝扭挫伤等
下 3	在胫骨前嵴向内 1cm 处	肝、胆、脾、胁部及左下肢、右下肢 3 区内的病症。如胁痛、髋关节屈伸不利、膝关节炎、踝关节扭挫伤等
下 4	在胫骨前嵴与腓骨前缘的中点	胁部、肝、脾及左下肢、右下肢 4 区内的病症。如侧腰痛、股外侧皮神经炎、膝关节炎、踝关节扭挫伤、坐骨神经痛等
下 5	在外侧面中央，靠腓骨后缘	腰部、肾、输尿管、臀及左下肢、右下肢 5 区内的病症。如肾绞痛、腰痛、臀下皮神经炎、坐骨神经痛、膝关节屈伸不利或疼痛、外踝扭挫伤等
下 6	靠跟腱外缘	脊柱腰骶部、肛门及左下肢、右下肢 6 区内的病症。如腰痛、痔疮、坐骨神经痛等

2. 操作技术

（1）进针：多选用直径 0.25~0.30mm、长 40mm 的毫针。患者一般可采用坐位。选定进针点后，进行皮肤常规消毒，医者以押手固定在进针点的下部，并且拉紧皮肤，刺手拇指在下，示指、中指在上夹持针柄，针与皮肤呈 15°~30° 角，快速刺入皮下，然后将针平放，使针身约呈水平位沿真皮下进入 1.2~1.4 寸，以针下有松软感为宜，不捻针（图 5-6-10）。患者自

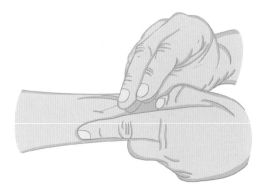

图 5-6-10　腕踝针进针法

觉针下无任何不适感觉，但主要症状会可得到一定的改善或消失。

（2）调针：在针刺过程中，如果患者感到针下有酸、麻、胀、重等感觉，说明针已刺入到筋膜下层，须将针退至皮下，重新沿真皮下缓慢刺入。

（3）留针：一般情况下留针 20~30min。若病情较重或病程较长者，可适当延长留针一至数小时，但最长不超过 24h。长时间留针时，针柄最好用胶布进行固定，留针期间不行针。

3. 注意事项

（1）腕踝针法的针感一般不痛、不麻、不胀。如出现痛、麻、胀等感觉，说明进针过深，须调至不痛、不胀等为宜。

（2）把握准确的针刺方向。即病症表现在进针点下部者，针尖须向心而刺；反之，病症表现在进针点上部者，针尖须离心而刺。

（3）有几种症状同时存在时，要分析症状的主次，如症状中有痛的感觉，首先按痛所在区选进针点。

第七节　特定解剖结构针刺法

特定解剖结构刺法是指针对人体不同结构（例如皮肤、浅筋膜、肌肉、神经、血管、骨膜等）的不同刺法。《素问·刺要论》有云："病有浮沉，刺有浅深，各至其理，无过其道"，可见古人就已经认识到疾病的症状表现和针刺的深浅是与层次结构相关的，根据疾病发展规律及病理生理特点辨明人体层次结构也是针灸治疗的关键。随着现代针灸实践的快速发展，针灸学在现代解剖学、生理学的基础上对古典针灸中特定结构的毫针刺法认识更加清晰，也形成了更全面、更清晰的结构针刺法体系，极大丰富了针灸的治疗手段和理论内涵。本节将介绍目前应用较为广泛的特定结构针刺法。

一、皮内针刺法

皮内针刺法是用毫针浅刺皮内，通过久留针而防治疾病的方法。此法是在古代"半刺""浮刺""毛刺"基础上发展而来的。《灵枢·官针》记载："毛刺者，刺浮痹皮肤也""半刺者，浅内而疾发针，无针伤肉，如拔毛状，取皮气""浮刺者，傍入而浮之，以治肌急而寒者也"。十二皮部与经络脏腑有着密切联系，故运用皮内针刺法于十二皮部针刺，可以激发经络之气，调节脏腑功能，以达到防治疾病的目的。皮内针刺法以皮内针（图 5-7-1）、揿针（图 5-7-2）和腕踝针为代表。

操作方法：常规消毒后，选用长 1~3cm 的特制皮内针横刺入皮下（针柄外露）后，再以胶布固定，在局部不痛及不影响患者肢体活动的条件下将针在皮下留置 1~2 天。或选用一次性揿针，贴在拟针刺的部位，留针 1~7 天。刺入的部位以疼痛的局部或相应的穴位为主。腕踝针的操作方法可参见本章第六节特殊部位针刺法的腕踝针法相关内容。

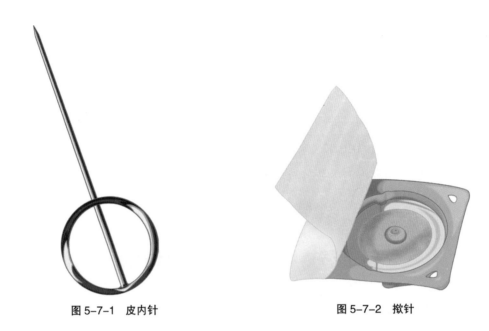

图 5-7-1　皮内针　　　　　　　　　　　　　　　图 5-7-2　揿针

（2）临床应用：常用于治疗某些需要久留针的慢性顽固性疾病和经常发作的疼痛性疾病，如头痛、偏头痛、胃痛、胆绞痛、胁痛、腕踝关节扭伤、神经衰弱、高血压、哮喘、月经不调、面肌抽搐、眼睑𬇕动、遗尿、尿频、痹证等。

二、皮下针刺法

皮下针刺法是将毫针刺入皮下浅筋膜，通过手法或久留针而防治疾病的方法，也叫浮刺法、分刺法。《灵枢·官针》篇中有关浮刺法的记载："傍入而浮之，以治肌急而寒者也"。《灵枢·官针》云"分刺者，刺分肉之间也"，即指针刺浅筋膜。目前多用毫针或浮针针刺。

（1）操作方法：常规消毒后，选用一定长度的毫针斜刺入皮下（针柄外露）的浅筋膜层，深度在皮下肌肉上，可向多个方向穿刺，同时配合患部的活动，至局部的症状缓解后，在此处，用胶布将针柄固定，留置 1~2 天，或者用特制的浮针针具进行扫散手法后将套管留置 1~3 天（参见本章第五节特殊针具刺法的浮针法）。刺入的部位以疼痛的附近或相应的穴位为主。

（2）临床应用：常用于疼痛类疾病，也用于内脏疾病。

三、肌肉刺法

肌肉刺法是指针刺肌肉的方法。一般是用毫针贯穿肌肉的筋结后出针，因此也叫贯刺法、阿是穴斜刺法。针刺治疗肌肉损伤早在《黄帝内经》中就有记载："合刺者，左右鸡足，针于分肉之间，以取肌痹，此脾之应也"。《黄帝内经》有关"痛痹""以痛为输""肌痹"的讨论也是肌肉刺法的体现。现代针灸医生将古代"以痛为输"的"阿是穴针刺"发展为"以劳损肌束的最硬点为主、疼痛为辅的阿是穴斜刺"。

操作方法：先寻找相关劳损肌肉的筋结点，常规消毒后，用左手卡压住硬结，右手持针，在筋结的上或下 2cm 左右入针，针尖向着左手下的硬结方向斜穿贯刺后，将针退至皮下，调整方向再次刺入，一般重复 1~3 次，用手触诊硬结变软后出针。还有另一种方法是针对肌肉附着点，在骨面直刺或平刺。

临床应用：常用于治疗骨骼肌劳损导致的肢体疼痛和躯体肌肉劳损相关的内脏疾病。

四、神经刺法

神经刺法是针对神经的针刺方法。周围神经在走行过程中，在一些骨性狭窄或肌筋膜紧张的部位，有可能出现刺激或卡压，造成支配区域的疼痛、麻木或功能障碍。神经针刺主要是对以上部位起松解减压作用。另外，由于神经系统对人体的各个器官、系统的功能都有支配和调节作用，因此，神经针刺也可以对全身起到治疗效果。

操作方法：常用的有两种。一为针对神经干、神经丛或神经节触激，即在常规消毒后，用毫针朝向目标点刺入，患者常有触电感，刺中立即出针，如果没有刺中，则换方向再刺，也可扫散式寻找；二为神经卡压点针刺，即在触诊寻找到卡压点后，用毫针刺入，以症状缓解为度，不追求触电感。

临床应用：周围神经针刺常用于神经损伤和疼痛；自主神经节针刺对内脏和全身病症有效。

五、血管刺法

常用的血管刺法有两种。一是选取血管明显淤堵的地方刺破血管放血；另一种是用毫针直接针刺血管，又称"刺脉术"。前者在三棱针法一节介绍，此处重点介绍毫针刺脉术。在古典针灸中，"诊脉 - 刺脉 - 平脉"是一种经典刺法。在针刺前通过诊脉寻找异常搏动点，用针刺入后行提插手法，再次触诊脉搏平顺则意味着病愈。

（1）操作方法：触诊到血管异常搏动点，用针刺入血管壁旁边，提插数次后出针或留针。

（2）临床应用：常用于治疗供血不足或虚寒衰弱性疾病。

六、骨膜刺法

骨膜刺法是用毫针针刺骨膜的方法，也叫贴骨刺。骨膜神经末梢丰富，有较强的针感，调节力度大，因此也是现代针灸医生的一种常用针法。

（1）操作方法：触诊到骨膜增厚处，用针刺入骨膜增厚处，提插数次后出针或留针。

（2）临床应用：常用于治疗急性疼痛或慢性功能紊乱。

第八节　腧穴特种疗法

腧穴特种疗法是运用现代电、磁、热、特殊光线等物理、化学手段，对经络和腧穴进行有针对性的刺激，从而达到预防和治疗疾病的目的。随着现代科学技术的不断发展，刺灸方法也日益丰富，相关的治疗仪器更新换代速度较快，治疗效果逐渐受到广大患者的认可，在临床应用广泛，可以有效地提高疗效。

一、电针法

电针法是在毫针刺人体经络腧穴得气后，在针上通以电针仪输出的脉冲电流，将针和电两种刺激相结合，以防治疾病的一种方法（图 5-8-1）。此方法不仅可以代替手法做较长时间的行针，且能比较客观地控制刺激量，提高毫针的治疗效果和扩大其治疗范围。

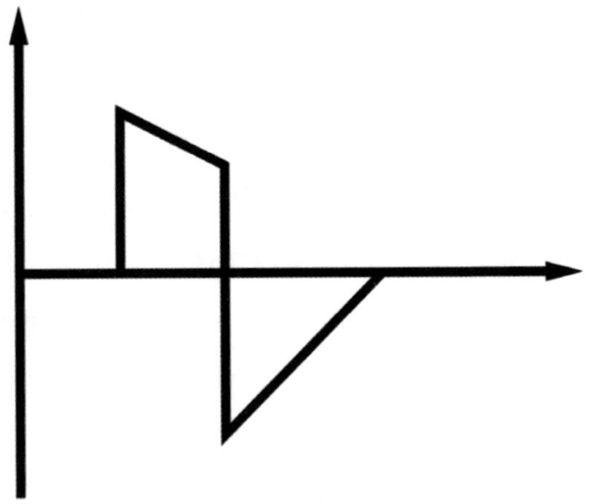

图 5-8-1　脉冲

1. 操作方法

（1）选穴处方：电针法的处方配穴与毫针刺法相同。按电流回路要求，选穴宜成对，一般选用同侧肢体的 1~3 对穴位为宜，当选择单个腧穴进行治疗时，应加用无关电极。

（2）电针方法：毫针刺入穴位得气后，将输出电位器调至"0"位，两根导线分别接在两个针柄上。打开电源开关，选好波型，慢慢调高至所需输出电流量。根据病情决定电针治疗时间，一般 5~20min，如用于镇痛则常为 15~45min。如感觉减弱，可适当加大输出电流量，或暂断电 1~2min 后再行通电。当达到预定时间后，先将输出电位器退至"0"位，然后关闭电源开关，取下导线，最后按毫针起针常规将针取出。

（3）电流刺激强度：当电流达到一定强度时，患者有麻、刺感觉，这时的电流强度称为"感觉阈"；如电流强度再稍增加，患者会突然产生刺痛感，这时的电流强度称为"痛阈"。感觉阈和痛阈因人而异，在不同病理状态下其差异也较大。一般情况下，在感觉阈和痛阈之间的电流强度是最适宜的刺激强度，但此范围较小，需仔细调节。超过痛阈的电流强度，患者不易接受，应以患者能接受的强度为宜。当患者对电流刺激量产生耐受时，需及时调整电流刺激量。

2. 刺激参数

电针刺激参数包括波型、波幅、波宽、频率和持续时间等，综合体现为刺激量。电针的刺激量就像针刺手法和药物剂量一样，对临床疗效有着重要影响。

（1）波型：临床常用的电针输出波型为连续波、疏密波和断续波等。

①连续波：由基本脉冲波简单重复，中间没有停顿，频率连续可调。一般频率低于 30Hz 的连续波叫疏波，频率高于 30Hz 的叫密波。疏波短时可兴奋肌肉，提高肌肉韧带的张力，调节血管的舒缩，改善血液循环，促进神经肌肉功能的恢复；长时间使用则抑制感觉神经和运动神经，常用于治疗瘫痪、慢性疼痛以及各种肌肉、关节、韧带、肌腱的损伤等。密波易抑制感觉神经和运动神经，常用于止痛、镇静、缓解肌肉和血管痉挛等。

②疏密波：是疏波、密波交替出现的一种波型，疏、密波交替持续的时间各约 1.5s。疏密波能克服单一波型易产生耐受现象的缺点，刺激作用较大，治疗时兴奋效应占优势，能引起肌肉有节奏的收缩，刺激各类镇痛介质的释放，促进血液循环和淋巴循环，增强组织的营养代谢，消除炎性水肿等。

③断续波：是节律性时断时续的一种波型。断时，在 1.5s 时间内无脉冲电输出；续时，密波连续工作 1.5s。该波型不易使机体产生耐受，对神经肌肉的兴奋作用较疏密波和连续波更强，对横纹肌有良好的刺激收缩作用，常用于治疗痿证、瘫痪等。

（2）波幅：一般指脉冲电压或电流的最大值与最小值之差，也指它们从一种状态变化到另一种状态的跳变幅度值。电针的刺激强度主要取决于波幅的高低。波幅的计量单位是伏特（V）。

（3）波宽：指脉冲的持续时间，脉冲宽度与刺激强度亦相关，宽度越大意味着给患者的刺激量越大。临床使用的电针仪波宽大都固定不可调节，一般采用适合人体的输出脉冲宽度，为 0.4ms 左右。

（4）频率：是指每秒钟内出现的脉冲个数，其单位是赫兹（Hz）。通过频率的调节可组合成不同的刺激波组。脉冲的频率不同，其治疗作用也不同，临床使用时应根据不同病情来选用。不同频率的电刺激能促进不同中枢神经递质的释放。2Hz电刺激使脑脊液中脑啡肽和内啡肽的含量增高；100Hz电刺激使强啡肽含量增高；2/100Hz交替进行的疏密波可使内啡肽和强啡肽同时释放，二者协同发挥镇痛作用。

3. 注意事项

除遵循针灸施术的注意事项外，运用电针法还应注意以下几项。

（1）电针仪在首次使用前应仔细阅读产品使用说明书，掌握电针仪的性能、参数、使用方法、注意事项及禁忌等内容。

（2）使用电针仪前，需检查其性能是否正常。如果电流输出时断时续，需检查导线接触是否良好。干电池使用一段时间后输出电流减弱，应及时更换。

（3）毫针的针柄经过温针灸火烧之后，表面氧化不导电；有的毫针针柄是用铝丝烧制而成的，并经氧化处理成金黄色，导电性差，均不宜使用。若使用，输出导线应夹持针身。

（4）电针仪最大输出电压在40V以上者，最大输出电流应限制在1mA以内，以防止触电。

（5）靠近延髓、脊髓等部位使用电针时，电流量宜小，并注意电流的回路不要横跨中枢神经系统，不可刺激过强。禁止电流回路通过心脏，例如左右上肢的两个穴位不可连接于同一对电极。

（6）电针刺激量较大，要防止晕针。体质虚弱、精神紧张者，尤应注意电流不宜过大。

（7）调节电流时，不可突然增强，以防引起肌肉强烈收缩，造成弯针或折针。

（8）要注意"电针耐受"现象的发生。"电针耐受"是长期多次应用电针，使机体对电针刺激产生耐受，从而降低电针疗效的现象。

（9）心脏附近、安装心脏起搏器者、颈动脉窦附近禁用电针。

二、穴位经皮电刺激

穴位经皮电刺激疗法，是通过皮肤将特定的低频脉冲电流输入人体以治疗疼痛的方法。穴位经皮电刺激克服了针刺和电针产生的可能刺激痛等缺点，更易被惧针者和儿童接受，而且便于操作，其相应的刺激仪也便于携带。穴位经皮电刺激仪一般具有明确的频率和电流强度标识，频率范围较宽，多在2~100Hz；电流强度一般可在0~50mA选择。目前市售穴位经皮电刺激仪基本使用直流电，安全性及其可接受度更高。

1. 操作方法

（1）准备工作：接通电源，见电源指示灯闪亮后，将强度旋钮旋至"0"位，频率旋钮旋至最低数字。选择适当波型后，根据治疗需要，逐渐增大强度和频率。通过指示灯闪亮，验证仪器正常工作。

（2）治疗

①穴位经皮电刺激疗法：输出导线分别插入导电橡胶（不干胶）电极，可在橡胶（不干胶）电极片与皮肤接触处涂导电膏或生理盐水以加强导电。若使用橡胶电极片，则用弹性绑带或胶布将电极固定于治疗穴位，不干胶电极片则可直接粘贴于穴位皮肤表面。注意一对导线的两枚电极片距离不能过近（一般要大于电极板的直径），更勿使之直接接触。

②锥形电极穴位刺激疗法：本方法较前述方法对穴位点刺激更精确，尤适用于毛发浓密区域，如发际、眉、会阴部。治疗时，将锥形金属电极尖端尽量准确地置于穴位点上，皮肤表面涂以导电膏，妥善固定。将带夹子的输出线一端夹在电极柄上，另一端与主机相连。其他操作与上法相同。

2. 注意事项

（1）本机不能用于埋置有按需式心脏起搏器的患者，以免诱发心律紊乱。已知有心脏疾病者，必须经医生检查允许或医生亲自操作，方可使用。

（2）对心前区、眼区、颈前区的穴位电刺激要慎重，避免强电刺激。

（3）皮肤电极下出现局部皮肤红肿反应，要及时减小电量或暂停使用。

（4）治疗前，各调节旋钮要调至最低位置；在治疗过程中，要逐渐加大电量，切忌先大后小或忽大忽小，使患者难以接受。

三、激光针法

激光针法是利用激光腧穴治疗仪发射出的激光束直接照射穴位以治疗疾病的方法。激光具有单色性好、相干性强、方向性优和能量密度高等特点。

1. 激光针灸器具

目前常规有氦 – 氖（He-Ne）激光腧穴治疗仪、二氧化碳激光腧穴治疗仪、掺钕钇铝石榴石激光腧穴治疗仪等激光治疗机器。

2. 操作方法

根据针灸选穴原则首先确定好患者需要照射的部位，然后接通电源，激光器应发射出红色的光束，将激光束的光斑对准需要照射的穴位直接垂直照射，光源至皮肤的距离为 8~100cm，每次每穴照射 5~10min，共计照射时间一般不超过 20min，每日照射 1 次，10 次为一疗程。

若是有光导纤维的新型激光治疗仪，操作时先将空心针刺入选定的穴区，缓慢进针至得气，可结合补泻手法，然后插入光导纤维输出端，进行照射。亦可预先将光导纤维输出端和空心针相连接，打开 He-Ne 激光治疗仪的电源，并调整至红光集中于一点，再刺入穴区，直至得气，留针时间为 15~20 分钟。

3. 注意事项

（1）在使用之前，必须检查地线是否接好，有无漏电等问题，然后方可使用。否则，易发生触电或致机器烧毁。

（2）若接通电源后，激光管不亮或出现闪辉现象时，表明启动电压过低，应立即断电，并将电流调节旋钮顺时针方向转 1~2 档，停 1min 后，再打开电源开关。切勿多次开闭电源开关，以免引起故障。

（3）避免直视激光束，以免损伤眼睛。工作人员及面部照射的患者，应戴防护眼镜。

（4）在照射过程中，光束一定要对准需要照射的病灶或穴位，嘱患者切勿移动，以免照射不准，影响疗效。

（5）若治疗过程中出现头晕、恶心、心悸等副作用，应缩短照射时间和次数，或终止治疗。

四、穴位贴敷法

穴位贴敷法是指在某些穴位上贴敷药物，通过药物和腧穴的共同作用以治疗疾病的一种方法。其中将一些带有刺激性的药物，如毛茛、斑蝥、白芥子、甘遂、蓖麻子等捣烂或研末以贴敷穴位，可以引起局部发泡、化脓如"灸疮"，则称为"天灸"或"自灸"，现代也称发泡疗法。若将药物贴敷于神阙穴，通过刺激脐部或脐部吸收以治疗疾病时，又称"敷脐疗法"或"脐疗"。若将药物贴敷于涌泉穴，通过足部吸收或刺激足部以治疗疾病时，又称"足心疗法"或"涌泉疗法"。

穴位贴敷法的特点在于具有双重治疗作用——既有穴位刺激作用，又可通过皮肤组织对药物有效成分的吸收，发挥明显的药理效应。药物经皮肤吸收，极少通过肝脏，也不经过消化道，可避免肝脏及各种消化酶、消化液对药物成分的分解破坏，从而使药物保持更多的有效成分，更好地发挥治疗作用；另一方面也避免了因药物对胃肠的刺激而产生的一些不良反应。因此，本法可以弥补药物内治的不足。除极少有毒药物外，本法一般无危险性和毒副作用，较为安全简便，对于老幼体弱者、药入即吐者尤宜。

1. 贴敷药物

凡是临床上有效的汤剂、丸剂，一般都可以熬膏或研末用作穴位贴敷。与内服药物相比，贴敷药物的选用有以下特点。

（1）多选通经走窜、开窍活络之品：常用的有冰片、麝香、丁香、花椒、白芥子、乳香、没药、肉桂、细辛、白芷、姜、葱、蒜等。

（2）多选气味俱厚、生猛有毒之品：如生南星、生半夏、生川乌、生草乌、巴豆、斑蝥、蓖麻子、大戟等。

（3）选择适当的溶剂调和：选择适当的溶剂调和贴敷药物或熬膏，以达药力专、吸收快、收效速的目的。常用溶剂有水、白酒或黄酒、醋、姜汁、蜂蜜、蛋清、凡士林等。此外，还可针对病情应用药物的浸剂作溶剂。醋调贴敷药能起到解毒、化瘀、敛疮等作用，虽用药猛，但可缓其性；酒调贴敷药则有行气、通络、消肿、止痛等作用，虽用药缓，但可激其性；油调贴敷药可润肤生肌。

2. 常用剂型

（1）膏剂：将所选药物加入适宜基质中，制成容易涂布于皮肤、黏膜或创面的半固体外用制剂。

（2）丸剂：将药物研成细末，用适宜的黏合剂（如水或蜜或药汁等）拌和均匀，制成圆形大小不一的药丸。

（3）散剂：又称粉剂，即将一种或数种药物经粉碎、混匀而制成的粉状药剂。

（4）糊剂：将药物粉碎成细粉，或将药物按所含有效成分以渗漉法或其他方法制得浸膏，再粉碎成细粉，加入适量黏合剂或湿润剂，搅拌均匀，调成糊状。

3. 贴敷方法

根据所选穴位，采取适当体位，使药物能贴敷牢稳。贴敷药物之前，定准穴位，用温水将局部洗净，或用酒精棉球擦净，然后敷药。也有使用助渗剂者，在敷药前先在穴位上涂以助渗剂或将助渗剂与药物调和后再用。对于所敷之药，无论是糊剂、膏剂或捣烂的鲜品，均应将其很好地固定，以免移位或脱落，可直接用胶布固定，也可先将纱布或油纸覆盖其上，再用胶布固定。目前有专供贴敷穴位的特制敷料，使用固定都非常方便。

4. 注意事项

（1）凡用溶剂调敷药物，需随调配随贴敷，以防挥发。

（2）若用膏剂贴敷，膏剂温度不应超过 45℃，以免烫伤。

（3）对胶布过敏者，可选用低过敏胶布或用绷带固定贴敷药物。

（4）贴敷后若出现范围较大、程度较重的皮肤红斑、水泡、瘙痒现象，应立即停药，进行对症处理。出现全身性皮肤过敏症状者，应及时到医院就诊。

（5）对于残留在皮肤上的药膏等，不宜用刺激性物品擦洗。

（6）对久病、体弱、消瘦者、孕妇、幼儿，以及有严重心肝肾功能障碍者慎用。

（7）贴敷部位有创伤、溃疡者禁用。

（8）贴敷药物后注意局部防水。

五、穴位埋线法

穴位埋线法是将可吸收性医用缝线置入穴位内，利用线对穴位的持续刺激作用，激发经气、调和气血，以防治疾病的方法。在临床上，穴位埋线法根据病症特点，辨证论治，取穴配方，发挥针刺、经穴和"线"的综合作用，具有刺激性强、疗效持久的特点，可广泛应用于临床各科病症。

1. 埋线用具

常规的埋线用具有皮肤消毒用品、洞巾、注射器、止血钳、镊子、一次性埋线针、可吸收医用缝线、剪刀、消毒纱布及敷料等。

2. 操作方法

（1）选穴处方：一般可根据针灸治疗时的处方原则辨证取穴。穴位埋线常选位于肌肉比较丰厚部位的穴位，以背腰部及腹部穴位最常用。如哮喘取肺俞，胃病取脾俞、胃俞、中脘等。选穴原则与针刺疗法相同，但取穴要精简，每次埋线 1~3 穴，可间隔 2~4 周治疗 1 次。

（2）施术方法：常规消毒局部皮肤，取一段 1~2cm 长已消毒的可吸收医用缝合线，放置在专用埋线针针管（图 5-8-2）的前端，后接针芯，押手拇、示指绷紧或捏起拟进针穴周皮肤，刺手持针，刺入穴位，到达所需深度，施以适当的提插捻转手法；当出现针感后，边推针芯，边退针管，将缝合线埋植在穴位的肌层或皮下组织内，出针后用消毒干棉球（签）按压针孔止血。

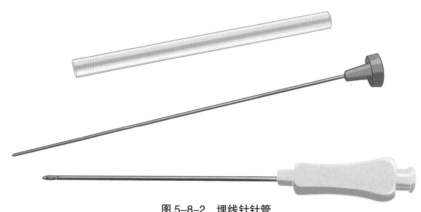

图 5-8-2　埋线针针管

3. 术后反应的处理

（1）在术后 1~5 天，由于损伤及线的刺激，埋线局部会出现红、肿、热、痛等无菌性炎症反应。少数病例反应较重，伤口处有少量渗出液，此属正常现象，一般不需处理。若渗液较多，凸出于皮肤表面时，可将乳白色渗液挤出，用 75% 酒精棉球擦去，覆盖消毒纱布。

（2）局部出现血肿一般先予以冷敷止血，再行热敷消瘀。

（3）少数患者可有全身反应，即埋线后 4~24h 体温上升，一般在 38℃ 左右，局部无感染现象，持续 2~5 天后体温可恢复正常。如出现高热不退，应酌情给予消炎、退热药物治疗。

（4）由于埋线疗法间隔较长，宜对埋线患者进行不定期随访，了解患者埋线后的反应，及时给出处理方案。

（5）若患者对线过敏，治疗后出现局部红肿、瘙痒、发热等较为严重的反应，甚至切口处脂肪液化，线体溢出，应适当做抗过敏处理，必要时切开取线。

（6）如感觉神经损伤，会出现神经分布区皮肤感觉障碍；运动神经损伤，会出现所支配的肌肉群瘫痪，如损伤了坐骨神经、腓神经，会引起足下垂和踇趾不能背屈。如发生此种现象，应及时抽出缝合线，并给予适当处理。

4. 注意事项

（1）严格无菌操作，防止感染，线不可暴露在皮肤外面。三角针埋线时操作要轻、准，防止断针。

（2）线在使用前可用适当的药液、生理盐水或 75% 酒精浸泡一定时间，应保证溶液的安全无毒和清洁无菌。

（3）若发生晕针现象应立即停止治疗，按照晕针处理。

（4）根据不同部位，掌握埋线的深度，不要伤及内脏、大血管和神经干（不要直接结扎神经和血管），以免造成功能障碍和疼痛。

（5）皮肤局部有感染或有溃疡时不宜埋线。肺结核活动期、骨结核、严重心脏病或妊娠期等均不宜使用本法。

（6）在一个穴位上做多次治疗时应偏离前次治疗的部位。

（王昊　李英　关玲）

第6章 诊察与辨证

第一节 诊察方法

针灸对疾病的诊察有一定特点，在传统中医的基本方法"望、闻、问、切"（合称四诊）基础上，还要做更深入的触诊和动作检查，虽然也可以归于望、闻、问、切的四诊之中，但是却有不同的侧重和内涵。传统中医学的四诊较为重视整体状态，针灸诊察不但重视整体状态，也重视局部的病变。

针灸临床还常用经络腧穴诊察法和耳穴诊察法，这是以经络、脏腑学说为理论依据，结合现代医学知识，通过各种外在的阳性表现来分析和推断疾病的诊察方法。

一、基本诊察法

1. 问诊

问诊是询问病人或陪诊者以了解疾病的发生、发展情况及与现在症状的联系，是诊疗过程的首要环节。特别是在面对病情复杂而又缺乏典型症状或体征的病例时，深入细致地询问更为重要。

（1）问诊方法：首先抓住病人自诉症状中最痛苦或最需要解决的问题，围绕主要症状提出问题。在进行问诊时，医生可以进行必要的提示和帮助，但不要套问、逼问或暗示，以免病人随声附和或躲闪回避；在面对患者滔滔不绝时还要善于抓住主要症状进行引导以获得关键信息。

（2）问诊范围：问诊的内容主要有4个方面。

①一般情况：姓名、年龄、婚姻状况、职业、生活和运动习惯等个人资料。

②主诉：患者最痛苦或最需要解决的问题以及持续时间。

③现病史：发病过程、诱发原因、伴随症状和诊治经过。

④既往病史：注意与现发病的相关性和影响。

临床上问诊既要全面了解患者，又要详略得当，着重围绕主诉展开，不断考虑诊断和辨证要点，有目的地选择性询问。古人曾将这些内容概括为"十问"。

一问寒热二问汗，三问头身四问便，

五问饮食六问胸，七聋八渴俱当辨，

九问旧病十问因，女问经产儿痘疹。

《景岳全书·十问篇》）

（3）问诊要点

①要重视对患者一般情况的问诊，有些疾病和社会、家庭角色有关，有些疾病和生活、运动习惯有关。医生必须全面了解，才能够整体地把握疾病的起因和状态。例如，久坐的职业容易导致颈椎病和腰椎间盘突出，久站的职业容易引起下肢静脉曲张，生活压力大、情绪不良容易导致消化系统疾病。

②主诉的自觉症状，从表现类型可以概括为感觉异常、功能异常和体表异常。

❖ 感觉异常：病人有疼痛、麻木、眩晕等对身体状况的自我感觉。自我感觉的各种不适，往往是病变的早期征兆或症状。询问患者的自我感觉，注意其特点、部位、程度和发生的时间，以及诱发、缓解的过程，分析症状特点及其与经络、脏腑病症的相互关系。最常见的为疼痛，可以出现在肢体或内脏。此外还有四肢的酸胀、沉重、麻木，皮肤瘙痒、灼热等异常感觉。

例：主诉"疼痛"。一问疼痛部位，并结合经络辨证和现代医学进行判断。头痛者，头项部疼痛与足太阳、足少阴经筋病有关，也提示帽状腱膜的紧张；额头痛多属阳明经病，也提示胸锁乳突肌可能有紧张。手麻者，桡侧是手阳明和手太阴经病，也可能和桡神经损伤有关；尺侧是手太阳和手少阴经病，和尺神经关系较大。腹痛者，注意与脏腑的部位联系，上腹痛多是脾胃病，小腹痛多是大小肠、肾、膀胱、子宫病变，两胁或少腹痛则多为足厥阴经病变或与肋间神经有关。二问疼痛性质。冷痛多寒，为经脉受寒或循环不良；灼痛多热，为经脉气盛或急性炎症；重痛多见于湿浊阻遏，水液积聚。

❖ 功能异常：主要是脏腑、器官和四肢关节等的功能发生变化而出现的一些症状，如寒热、舌强、呕吐、腹泻、四肢软弱无力或不能运动、关节活动欠利等。询问时注意其发生的原因、发病的时间，并更深入地进行了解，进而推测疾病的性质和病位的深浅。

例：主诉"关节活动不利"。问诊要追问是主动活动不利，还是被动活动不利，是活动后加重还是活动后减轻，是否伴有晨僵，是否和天气变化、身体疲劳有关等。活动后加重多与劳损有关，活动后减轻多与炎症代谢产物的堆积有关，伴有晨僵提示和风湿免疫疾病有关，与天气阴冷潮湿有关多提示关节囊的炎症，身体疲劳后出现多考虑神经系统疾病。

❖ 体表异常：主要指身体肌肉、关节出现形态或是皮肤色泽的变化，如肌肉萎缩，关节红肿热痛、变形，颈部肿块，皮肤出汗、色素沉着、浮肿，皮下的肿块等。病人在发觉体表异常的同时，常常也兼有感觉和功能活动的异常变化，应注意询问变化的过程和患者的自我感觉，还要结合望诊、切诊，综合各个方面的表现进行分析。

例：主诉"皮疹"。问诊要询问起病时间，是否伴随疼痛，是否和天气相关。起病1周左右伴随剧烈疼痛的可能和带状疱疹有关；时发时止，伴随瘙痒，遇冷减轻，遇热加重，可考虑风疹；缠绵难愈，瘙痒，起水泡，可能和湿疹有关。还要结合疹色、疹形综合判断。

③现病史：是对发病过程、诱发原因、伴随症状和诊治经过的了解，针对症状的表现或变化情况，选择重点进行深入了解，围绕各种表现特征展开，必要时还可以利用排除法，对病性、病位作出判断。询问要点列举如下（表6-1-1）。

表 6-1-1　询问举要表

症状	询问要点
疼痛	疼痛性质、诱发因素、部位、发生时间和伴随症状，缓解情况
活动不利	发生部位、发生时间、与休息或劳累的关系、遇寒或遇热的变化
瘙痒	发生部位、特征、皮肤感觉和皮疹形态，遇寒或热的变化
酸麻	诱发因素、发生部位、主要兼症及四肢活动功能
眩晕	症状特征、程度和兼症，有无耳鸣、心慌、恶心
寒热	出现的形式，如有无恶风、寒战，寒热的时间、交替情况和轻重
汗出	出汗时间、多少，出汗的部位、特点及主要兼症
口渴	有无口渴，饮水多少，喜恶冷热及习惯
饥饱	食欲有无减退、程度，食量多少，对食物喜恶，食后感觉
睡眠	入睡过程、时间长短、程度深浅、睡眠的周期性规律变化，有无梦魇等兼症
大便	次数、时间、排便时有无疼痛等感觉，大便形质、有无黏冻等
小便	排尿次数、时间和排尿时感觉，小便的色、质、量、气味等变化
月经	经期及前后感觉，经量、色、质等变化
带下	带下颜色、黏稠度、有无异味，量、质和伴随症状
阳痿	勃起程度、持续时间、快感与射精情况及主要兼症

2. 望诊

医生依靠视觉对病人进行有目的的观察，以了解局部和全身的静态与动态的变化情况。

望诊可以直接获得很多病理信息，为分析和判断疾病提供依据。望诊的内容包括全身的神、颜色、形体、姿态和局部的五官、关节、络脉以及排出物等。医生要善于将躯体形态、脉象、舌象与经络、脏腑的功能状态联系起来分析，注意从全身的情况判断气血、阴阳的变化，从局部情况判断是否有结构的失衡和异常。

望诊时应聚精会神，细致深入，从"神、色、形、态"四方面综合观察。

（1）望神：神是机体的一切生命现象，包括脏腑气血的机能活动和人的精神活动。神的主要表现如下。

①眼神：指眼睛色泽形态方面的表现。从目色的清浊、目光的明暗、眼球运动的灵活或呆滞、瞳孔大小的调节等反映神气的盛衰存亡。

②神情：指精神意识、思维和表情等方面的表现。从神态清楚或昏糊、思维有序或混乱，应答反应灵敏或迟钝，表情安详或烦躁、淡漠等反映神气的盛衰存亡。

③神色：指神在色泽方面的表现。辨别面、唇、舌、爪等不同部位的色泽，荣润含蓄为有神，枯槁、晦暗或鲜艳、暴露为失神。

④神态：指神在形体或姿态等方面的表现，包括形体丰满或瘦削，姿态自如或反常，动作协调自如或麻木、迟钝，甚或失控等。

⑤舌诊和其他方面：神气的表现还应从舌诊以及言语、气息、饮食和脉象等方面综合诊察，才能够得出全面的认识。望神的分级判断和临床意义如下（表6-1-2）。

表6-1-2 望神的分级判断和临床意义

神气盛衰	临床征象	临床意义
有神	目光灵活、明亮，神志清楚，反应敏捷，活动自如	健康表现，或虽有疾病而正气未伤，预后良好
失神	目光晦暗呆滞，精神萎靡，反应迟钝，语言无力，呼吸微弱，甚则昏迷不清	正气已衰，病情严重，预后较差
假神	重病、久病，濒于衰亡，忽见精神好转，面红如妆	阴阳离决，生命垂危，预后不良
神志错乱	精神错乱，神志异常	多见于癫、狂、痫等

（2）望色：是观察人体皮肤、黏膜和其他体表组织的色泽以诊断疾病的方法，包括望颜色和光泽两个方面。颜色指青、赤、黄、白、黑五种色调，光泽是指颜色的明亮度。辨别颜色和光泽要注意常色与病色的区别，从五色主病的特性，推断经络病发部位和运行情况、脏腑功能状况和气血盛衰。

①常色：正常人五色明润而有光泽，含蓄而不暴露。黄色人种的肤色以红黄隐隐，明润含蓄为常色，不同肤色人种可有偏红、偏白、偏黑等特点。肤色也可受不同气候条件或生活环境或情绪波动的影响而发生变化。

②病色：指在疾病过程中出现的异常色泽，有青、赤、黄、白、黑的不同。病情轻浅时虽

有病色，但尚有光泽；病情较重时则是肤色无泽。病色善恶预后的基本特征是以"有泽""无泽"作为判别标准，实质上反映了脏腑精气的损伤程度（表6-1-3）。

表6-1-3　病色、病性与病症

病色	病性	病症
青色	寒、痛	寒证、痛证、气滞、血瘀、惊风
赤色	热	外感热病，或阴虚火旺
黄色	虚、湿	脾虚运化失司，或水湿内蕴，或黄疸
白色	虚、寒	阳气虚衰，或外寒侵袭
黑色	虚、瘀	肾虚、水饮、瘀血和寒证

（3）望形态：是通过观察病人的身形、动作、姿态以诊察疾病的方法。身形是由皮、脉、筋、肉、骨"五体"等基本组织构成。人体的各种形态从各个方面反映了脏腑气血阴阳的盛衰和脏腑功能的强弱。

从形体来看，体形壮实者体质较好，体形消瘦者则体质较弱；形体肥胖，气短乏力者多属阳气不足；形瘦色苍，皮肤干燥者多为阴血不足。从体位及形体的动态变化来看，"阳主动，阴主静"。卧时向里，头身屈曲，身重不能自转侧者，多属阴证、寒证、虚证；卧时向外，仰面舒足，身轻自能转侧者，多属阳证、热证、实证。蜷卧而喜加衣被者多属寒证，卧时仰面伸足而欲揭去衣被者多属热证。咳喘，坐而仰首多为痰涎壅盛的肺实证；坐而俯首、气短不足以息则多是气虚或肾不纳气。四肢抽搐、痉挛多为肝风，战栗多见于风寒或疟疾发作，瞤动多因血虚不能荣养筋脉引起。肢体运动异常，如颈部僵硬多见风寒入络、经气不利；头部、胸腔、盆腔和下肢的对位对线不良，多与肌肉的张力失衡有关；关节的活动受限多见于关节周围的肌肉劳损或关节囊的病变。

（4）望排出物：是观察分泌物和排泄物的颜色和形态以协助诊断的方法，主要观察唾涎、痰液、呕吐物及二便等。如口角歪斜不能闭合，涎自流出者多见于中风；痰黄黏稠多属热，痰稀色白多属寒；呕吐物清冷无臭为寒呕，浑浊酸臭为热呕，酸腐臭秽夹不消化食物为宿食；大便燥结、小便黄赤多为热，大便稀溏、小便清长多属寒；大便稀伴有脓血多为湿热痢，伴有白色黏冻多为寒湿痢。

（5）望舌：是通过观察舌质、舌苔以了解机体生理功能和病理变化的诊察方法，主要察看舌质的形态、色泽，舌苔的颜色和润燥的综合变化。望舌时应在自然光下进行，同时注意病人伸舌的姿势，排除染苔等假象，一般先看舌苔，后看舌质，依次从舌尖、舌中、舌根到舌边，不要遗漏对舌下络脉的观察。复诊病人要注意其治疗前后的变化情况（图 6-1-1）。

①正常舌象：舌体柔软，活动自如，舌质颜色淡红，舌面有薄薄的、颗粒均匀、干湿适中的白苔——"淡红舌、薄白苔"。

②舌苔：包括苔色和苔质。苔色的变化主要有白苔、黄苔、黑苔三类，临床上可单独出现，也可相兼出现。苔质的变化包括润燥、厚薄、腻腐、剥落、有根和无根等。一般常见的薄白而净，干湿适中为正常苔；白滑主寒湿，白腻主痰饮湿浊，白如积粉多是暑湿秽浊内蕴；黄干主热邪伤津，黄腻主湿热或痰湿、食滞化热；舌苔灰黑湿润多是阳虚寒盛，灰黑而干则多为热盛伤阴或阴虚内热（表 6-1-4）。

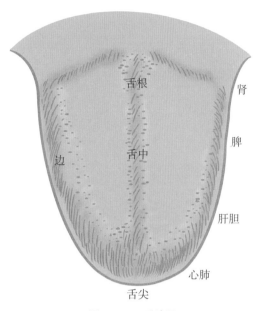

图 6-1-1　舌诊图

表 6-1-4　望舌苔诊病要点

舌苔		观察要点	临证提示
苔色	白苔	白色质厚为寒湿，质薄多为常态	表证、寒证
	黄苔	苔色越黄，热邪越重，淡黄为热轻，深黄为热重，焦黄为热结	里证、热证
	灰黑苔	灰苔即浅黑苔，黑苔多在久病后出现	里热证，亦见于寒湿证
苔质	润燥	苔面湿润和干燥程度	了解津液变化情况
	厚薄	苔面隐隐见舌体为薄苔，不能见底为厚苔	提示病情轻重、进退
	腻腐	苔质颗粒细腻致密，成片紧贴于舌面为腻苔；苔质疏松，颗粒粗大，如豆腐渣平铺为腐苔	提示病邪性质，常见于湿浊、食积、痰饮
	剥落	苔面部分脱落为花剥苔；全部退去为光剥苔（镜面舌）	提示胃气、胃阴或气血的损伤程度，正邪的消长表现
	有根与无根	舌苔坚敛而着实，紧贴着舌面为有根苔；舌苔不着实，似浮涂在舌上为无根苔	有根多为实证、热证，表示有胃气；无根的多为虚证、寒证，表示胃气衰

③舌质：包括察看舌色、舌形、舌的运动和舌下络脉。舌色主要有淡白、红、绛、青紫以及舌上瘀斑、瘀点等；舌形包括荣枯、老嫩、胖大、肿胀、瘦薄、点刺、裂纹等；舌的异常运动包

括强硬、萎软、歪斜、颤动、吐弄和短缩等。一般认为舌体红润者，气血津液充足；舌体瘦薄干枯，提示久病气血津液亏损；舌淡胖嫩提示阳虚、虚寒或水湿痰阻。舌红瘦薄多为阴血亏虚、虚火上炎，舌质紫暗有瘀斑则为瘀血之象；舌有裂纹、裂沟多为阴液亏损；舌有芒刺则多为热盛所致（表6-1-5）。

表6-1-5 不同舌质主病

舌质		观察要点	临证提示
舌色	淡白	舌色比正常舌浅淡，白多红少	气血不足或阳虚
	红	舌色比正常舌红	主热证，有实热和虚热之别
	绛	舌色深红	内热深重，或阴虚火旺
	紫	舌色中泛现青紫色	病有寒热之分，或邪热炽盛，或阴寒内盛，或血脉瘀滞
舌形	荣枯	滋润鲜明为"荣"，干枯晦暗为"枯"	正气盛衰的标志
	老嫩	纹理粗糙为"老"，细腻、胖嫩为"嫩"	疾病虚实的标志
	胖大	大而厚，伸舌满口	脾肾阳虚、水湿停滞
	瘦薄	舌色比正常舌瘦小而薄	阴血亏虚，或津液耗伤
	点刺	指蕈状乳头肿胀或高突	脏腑热盛，多见胃肠热盛
	裂纹	出现深浅不一的裂纹、裂沟	总属气血阴液亏损
舌的运动	强硬	舌体板硬强直，运动不灵	风痰阻络、热入心包、高热伤津
	萎软	舌体软弱，无力自由伸缩	伤阴，或气血俱虚
	歪斜	伸舌时舌体歪向一侧	中风，或中风先兆
	颤动	伸舌时舌体不自主抖动、震颤	气血两虚，或热极生风
	吐弄	舌露于口外或反复四周转弄	心脾有热，或先天愚型患者
	短缩	舌体紧缩，不能伸出	多为风痰阻络或危重症候

（6）望络脉：是观察体表显露的络脉色泽、形态变化以助诊断的方法。临床诊络有诊舌下络脉、鱼际络脉、腹壁络脉和小儿耳间络脉、食指络脉等。络脉在人体分布极广，网络全身，这里指的是可以直接观察到的体表络脉，相当于解剖学中的浅表静脉或扩张的微小动脉等。小儿皮肤嫩薄，脉络易于显露，常以望络脉弥补小儿脉诊的不足。观察络脉首先要熟悉正常络脉的分布、不同部位络脉的色泽和形态特征，以便与病人的络脉进行比较，推测其病变的性质和部位。正常人的络脉隐现于皮下，浅表静脉多呈淡青紫色；微小动脉多为鲜红色。络脉会受许多因素如气候、年龄、性别、运动的影响而产生一定的变化，要注意辨别。望络脉历来多注重于看，但有时还需要结合按诊，使络脉显现得更加清楚或观察患者的疼痛程度。

①舌下络脉：主要观察其长度、形态、颜色、粗细、有无瘀点和血丝等。舌伸出口外，舌

尖上抬，先观察舌系带两侧的大络脉，再看细小络脉。偏淡为气血不足，色深为血瘀、痰阻或阳虚。

②鱼际络脉：是指手拇指本节后内侧，肌肉丰满处的络脉。鱼际属手太阴肺经的分布，诊鱼际亦可候胃气。络脉色黄赤者多热，色白者多寒，色青者多痛，色黑者多痹阻；络短小色青多为少气，属虚证；鱼际络脉充盈多为气血充盛；色泽变深多属实证。如胃中寒，鱼际络脉多青；胃中热鱼际络脉多赤。鱼际络脉充血明显，常提示手阳明大肠经有病变。大小鱼际络赤称"朱砂掌"，是肝脏有瘀血积聚的征象。

③腹壁络脉：正常人腹壁青筋隐伏，如显现青筋多为气血不畅、瘀血停滞，大多与腹部臌胀并见。

④小儿耳间络脉：指儿童耳后的青络脉，相当于颅息、瘈脉穴处。见青色加深或隆起，或轻按疼痛，提示小儿病邪入肝，容易出现惊厥或痫病的发作。颅息、瘈脉穴也可作为针刺治疗的部位。

⑤小儿食指络脉：指诊察 3 岁以内的小儿食指桡侧的络脉。食指近掌第一节称为"风关"，第二节称"气关"，末节称"命关"（图6-1-2）。正常络脉色泽以淡紫红色为主，隐现于风关之内，粗细适中，气候热时稍长，寒时则变细缩短。1 岁以内稍长，随年龄增长而缩短。络脉的形、色和出现的部位，随病邪侵入人体的深浅而变化。络脉显于风关时，是邪浅而病轻。络脉从风关透至指端，其色由浅至深，长度由短至长，表示邪气入络或入经，或深入脏腑，可能危及生命。出现"透关射甲"，则病更凶险，预后不佳。络脉浮露主病在表，沉滞主病在里；色深浓者为病重，色淡者为病轻；色紫红者多属内热，色鲜红者多见于外感表证；色青主风，色紫黑为血络瘀闭，色淡白无华多属气血不足。

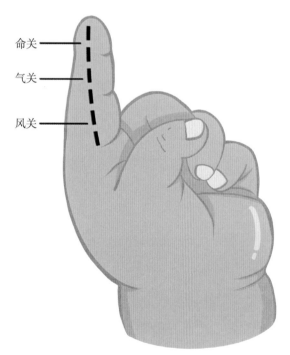

命关
气关
风关

图 6-1-2 小儿食指络脉三关图

3. 闻诊

闻诊是医生运用听觉、嗅觉诊断疾病的方法，包括听声音和嗅气味两个方面。

听声音是根据不同部位的组织发出的声音来诊断疾病。声音的发出与肺、喉、会厌、舌、齿、唇、鼻，以及心脏的搏动、胃肠的蠕动、关节的活动等内脏、组织有直接关系。它们的病变可导致声音的异常变化，提示诊察"信息"。嗅气味是嗅病人体内发出的气味和排出物气味的变化。由于各种声音、气味产生于脏腑的生理和病理活动，所以闻诊可以诊察脏腑功能的正常与否。

（1）听声音：是观察患者的语音、呼吸、咳嗽、呕吐、呃逆等以协助诊断疾病。

①语音：正常的声音，发声自然，音调和畅，节律有序。语音可以随情志触动变得欢悦柔和或高亢、悲切等，须与疾病的变化相区别。凡语音低微无力多为虚证，语音洪亮有力多为实证；语声重浊常见于外感或湿浊阻滞，声音嘶哑多为邪袭肺系、气道不清。失音与失语应加以区别。失音，是指声音不能发出，多为风寒客于会厌，或肺肾阴虚、虚火烁金所致，有虚实区别。失语，是指声门发声正常，舌体不能运转，言语艰难，多为风痰阻络，中风失语。

②语言：包括讲话的内容及吐字的清晰程度。正常人言语条理清楚，对答切题，口齿清晰，反应灵敏。一般来说，在疾病过程中出现沉默寡言，不喜言语，多属虚证、寒证；烦躁多言以实证、热证多见。语言不流畅，与舌强并见，多由风痰阻络所致。言语错乱则是神志病变，常有谵语、郑声、狂言、独语、错语、呓语等（表 6-1-6）。

表 6-1-6　语言失常主病

语言失常	临床表现	临证提示
谵语	神志不清，胡言乱语，声高有力	邪热、痰火、瘀滞的重病
郑声	神志不清，语言重复，声音低弱模糊	心气大伤的垂危征象
狂言	语无伦次，哭笑喧闹不宁，言语善恶不别	热入心包或痰火内扰
独语	自言自语，喃喃不休，见人即止	痰浊蒙蔽心窍
错语	不自觉语言出错，随后也能够察觉	心气不足或痰湿、瘀血、气滞
呓语	梦中说话	胃热、痰热或久病虚衰

③呼吸：注意呼吸的快慢，气息的粗细、长短和呼吸音的清浊。气粗喘促、咳嗽声高者多为肺热实证；呼吸微弱少气、咳嗽声低者多为肺虚寒证；呼吸短促急迫，喉中有哮鸣音则为哮喘。卒中而鼾声不绝，昏睡不醒，多为痰迷心窍，中风入脏的危证；熟睡时鼾声多由慢性鼻病或气道不畅所致。

④咳嗽：从咳嗽的声音和兼见症状，可以鉴别寒热虚实。咳声重浊，痰清白，鼻塞不通，多因外感风寒。咳声不畅，痰黄稠不易咳出，咽喉干痛，多是肺热。咳声清脆，无痰或有少许黏痰，多属燥邪犯肺或肺阴虚。咳声低微无力，气短而喘属肺气虚。咳声阵发，连声不绝，终止时有鸡鸣样回声，多为风邪与伏痰搏结的"顿咳"。咳声如犬吠，多属火毒内攻的"白喉"。

⑤呃逆：连声高亢有力多为实热，呃声低沉而长、断续轻微者多为虚寒。日常的呃逆，呃声不高不低而无其他不适，多为食后偶然触犯风寒，或吞咽食物急促所致。若久病胃气衰败，出现呃声低弱无力，则属危证。呃逆和嗳气都是胃气上逆所致，但有区别。呃逆是呃呃连声不断，根据呃声高低可辨别虚实；嗳气是从胃中冲出"噫"气声，俗称打饱嗝，多为宿食不化或肝胃不和。

⑥肠鸣：指胃肠蠕动引起气液流动而发出漉漉声。在正常情况下，这种声音低弱而缓和，一般难以直接闻及，当胃肠道消化传导失常或阻塞不通时，水气相击声响通过腹壁传出体表，可以直接听到。注意辨病位和病性，如声在上部，病多在胃；声在下部，病多属肠。如有振水声，为痰饮留聚于胃。声在脘腹，如饥饿时加重，属中气不足。若腹中肠鸣如雷，大便濡泄，多见于风、寒、湿邪客于大肠。如肠鸣阵作，腹痛泄泻，多属肝脾不和。肠鸣泄泻，肛门灼热，则多为湿热内蕴。

⑦骨节摩擦声：骨骼、关节发生病变时，可以随局部运动产生摩擦音，检查或治疗时可以结合这种声音判断疾病的性质和部位。如骨损未断，动则无声；骨折则有摩擦声。如四肢或腰背筋脉拘急疼痛，肢体活动时患处常有簌簌弹响，多由筋骨劳损所致。

（2）嗅气味：是通过对患者的口气和排泄物气味等的了解以助诊断的方法。口臭者肺胃有热，口酸臭者多为停食，口出腐臭气多是牙疳或有内痈。排泄物和分泌物如大便、小便、痰液、脓液、白带等，凡臭秽者多属实热，略带腥味者多属虚寒。

4. 切诊

切诊是医生运用手指末节的指尖、指腹对疾病相关部位进行触、摸、按、压等检查，以了解皮肤、肌肉、脉动、腧穴部位的情况，以及腹部、手足病痛等，感知局部和体内病变的一种诊察方法，主要包括脉诊法和按诊法。

脉诊切脉时以指腹切按，经络脉诊在找准经穴后，以示指轻按在穴上，中指在下端弹扣或压在示指上试力，示指感觉反应，也可以三指平铺候脉长短。按诊法包括触摸法和按压法。触摸法多用于对皮肤、关节或胸腹等部位的检查，以了解比较浅表组织的病灶大小、温度、硬度、移动或波动感、压痛等特征，如皮温、颈部肿块和脊柱、骨骼的检查等；按压法是检查深部组织或腹内脏器或肿块的情况，以及确定肌肉、骨骼、内脏的压痛点。

（1）脉诊法：又名切脉，是中医独有的诊断方式，是医生用手指指腹触按病人一定部位的动脉，以了解病情变化或针刺效果的诊法。诊脉的部位在古代医学文献中有多种记载，常见的主要有十二经脉法、人迎寸口脉法和寸口脉法3种。

①十二经脉法：是《黄帝内经》中讲述的诊法，主要是诊察全身上、中、下三部有关的动脉搏动处，与十二经脉直接关联。上为头部，中为手部，下为足部。将上、中、下各部又分为天、地、人三候，三三合而为九，故又称为"三部九候"诊法（图6-1-3）。诊察方法主要是采用比较法，即比较上下、左右部位脉动的相对程度，判断疾病的深浅、病位和危重程

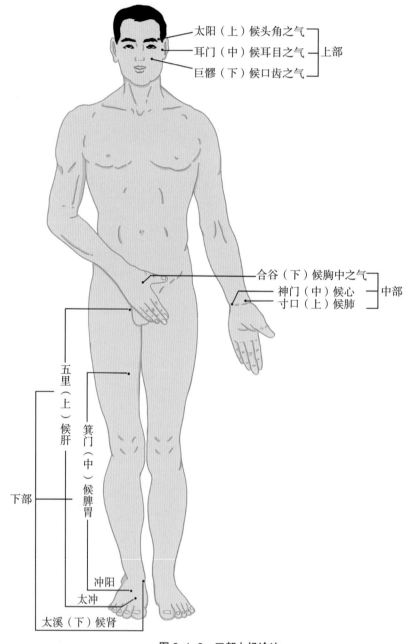

图 6-1-3　三部九候诊法

度。常以手、足的左右相同部位比较，推断本经气血和脏腑的辨证关系；以上下或相关的不同脉诊部位相比较，分辨上有余、下不足，或上不足、下有余，进而推断经脉或脏腑的虚实情况。如诊察一经病变则结合"十二经标本"部位进行上下脉诊，多经同病则加以十二经"脉口"进行比较（表6-1-7）。脉诊时可以根据指下虚实确定病变经脉，并在针灸后了解治疗效果。

例："偏头痛"患者的太冲脉大于冲阳脉，同时见太溪脉沉细，说明肝胆郁火化风，循少阳经上扰，加上肾经气血不足而发病，治疗以泻太冲、补太溪，针后如太溪脉转盛，则病痛向愈。

表 6-1-7 十二经脉标本与脉口部位

十二经脉	本脉	标脉	脉口	人迎寸口脉	寸口脉
手太阴	寸口之中	腋内动脉	寸口脉	寸口（中）	寸口之中
手少阴	锐骨之端	背俞	神门脉		
手厥阴	掌后两筋之间2寸中	腋下3寸			
手阳明	肘骨中，上至别阳	颜下合钳上	阳溪脉		
手少阳	小指次指间上2寸	耳后上角、下外眦			
手太阳	手腕踝后	命门（目）上1寸			
足太阳	跟以上5寸中	两络命门（目）	昆仑脉		
足少阳	窍阴之间	窗笼（耳）之前			
足阳明	厉兑	人迎、颊，夹颃颡	冲阳脉	人迎脉（上） 冲阳脉（下）	
足太阴	中封前上4寸中	背俞与舌本	箕门脉、冲阳脉		
足少阴	内踝下上3寸中	背俞与舌下两脉	太溪脉		
足厥阴	行间上5寸	背俞	太冲脉		

十二经脉诊法诊脉部位及临床意义详见下表（表6-1-8）。

表 6-1-8 十二经脉诊法诊脉部位及临床意义

三部	九候	经脉和相关穴位	所属动脉	诊断意义
上部（头）	天	足少阳经——太阳穴	颞浅动脉（两额动脉）	候头角之气
	地	足阳明经——巨髎穴	面动脉（两颊动脉）	候口齿之气
	人	手少阳经——耳门穴	颞浅动脉（耳前动脉）	候耳目之气

（续表）

三部	九候	经脉和相关穴位	所属动脉	诊断意义
中部（手）	天	手太阴经——太渊穴、经渠穴	桡动脉	候肺
	地	手阳明经——阳溪穴、合谷穴	拇主要动脉	候胸中之气
	人	手少阴经——神门穴	尺动脉	候心
下部（足）	天	足厥阴经——足五里穴或太冲穴	股动脉或足背动脉	候肝
	地	足少阴经——太溪穴	胫后动脉跟支	候肾
	人	足太阴经——箕门穴或冲阳穴	股动脉或足背动脉	候脾胃

②人迎寸口脉法：在《灵枢》中有多处论其诊法和意义。诊脉部位仅为腕部寸口、颈部人迎两处，为手太阴、足阳明经的循行部位。寸口脉象反映阴经之气，候里证；人迎脉象反映阳经之气，候表证。此诊法亦为比较法，即根据两处脉动的大小，判断经气厥逆的情况，如阳病而阳脉小者为逆，阴病而阴脉大者为逆；根据两处脉动的强弱程度，判断病变经脉及虚实，如人迎强于寸口一倍，病在足少阳，反之病在足厥阴等。在治疗上，也可据此脉法确定相应的治疗经穴，再以脉象作为针刺效果的指标。如"胃痛"患者的寸口脉强于人迎脉，取肝俞、太冲使寸口脉转静，疼痛可减。临床应用时，也可加上冲阳脉，形成上、中、下诊脉方法。

③寸口脉法：寸口又称脉口，或气口。寸口脉法是指单纯切按诊察桡骨茎突内侧一段桡动脉的搏动状况。寸口属手太阴肺经，脏腑活动与病变可通过经脉反映于寸口脉。寸口脉分为寸、关、尺三部，以腕后桡骨茎突为标记，内方部位为关，关前（腕端）为寸，关后（肘端）为尺（图6-1-4）。寸关尺分候脏腑的对应关系见下表（表6-1-9）。诊脉时以中指按关部、示指按寸部、无名指按尺部，以举、按、寻了解各部脉的大小、强弱、上下和往来去止。

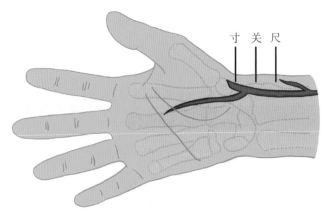

图6-1-4 寸口脉法

表 6-1-9　寸关尺与分候脏腑的对应关系

部位	左手	右手
寸	心与膻中	肺与胸中
关	肝、胆与膈	脾与胃
尺	肾与小腹	肾与小腹

正常脉象：又称平脉、常脉。正常人的基本脉象为三部有脉，不浮不沉，不大不小，一息四至，每分钟搏动 72~80 次，节律均匀，和缓有力。

常见病脉：病脉是脉的位置、频率、节律、充盈度、通畅度、波动幅度等发生异常变化。如脉位的深浅兼有宽度、强弱等变化，就形成相类脉象。临床上常见两种或两种以上脉象兼见。一般说来，浮紧为表寒或风痹疼痛，浮数为表热；沉迟为里寒，沉数为里热，沉涩主血瘀；迟而无力为虚寒，数而有力为实热。弦紧脉主寒主痛，常见于寒滞肝脉，或肝郁气滞，两胁作痛等证。弦滑数脉多见于肝火夹痰、肝胆湿热或肝阳上扰、痰火内蕴等证。弦细脉主肝肾阴虚，或血虚肝郁，或肝郁脾虚等证。滑数脉主痰热或食积内热。洪数脉主气分热盛，多见于外感热病（表 6-1-10）。

表 6-1-10　十二脉分类比较表

类别	脉纲	特点与主病	类属脉象	
脉位	浮	轻取即得，重取稍弱而不空 表证，亦主虚证	濡：浮而细软	主虚、主湿
			芤：浮大中空，如按葱管	失血伤阴
	沉	轻取不应，重按始得 里证	伏：重按推筋着骨始得	邪闭、厥证、痛极
			牢：沉按实大弦长	阴寒、疝气、癥瘕
频率	数	一息 5~6 至 热证，亦主虚证	促：脉快数而无规律一止	阳盛实热，气滞血瘀
			疾：一息 7 至以上	阳极阴竭，元气将脱
	迟	脉来迟慢，一息 3~4 至 寒证	结：脉缓慢而无规律一止	阴盛气结，寒痰血瘀
充盈度	实	举按均有力 实证	长：首尾端直，超过本位	阳气有余，热证
	虚	举之无力，按之空虚 虚证，多为气血两虚	短：首尾俱短，不及本位	有力为气郁，无力为气损
紧张度	弦	端直以长，如按琴弦 肝胆病、痛证、痰饮、疟疾	紧：紧张有力，如转绳索	寒证、痛证、宿食
			革：弦急中空，如按鼓皮	精血虚寒
	缓	一息 4 至，脉来怠缓 湿证、脾虚	散：浮大无根	元气离散，脏腑之气将绝

（续表）

类别	脉纲	特点与主病	类属脉象	
宽度	大	应指脉形宽大 见于正常人，病脉有虚实区别	洪：指下极大如波涛汹涌，来盛去衰	热邪亢盛
	细	脉细如线，但应指明显 气血两虚、诸虚劳损、主湿	弱：柔细而沉	气血不足
			微：极细极软，似有似无，至数不明	阴阳气血诸虚
流利度	滑	往来流利，应指圆滑，如盘走珠 痰饮、食滞、实热	动：脉短如豆，滑数有力	痛证、惊证
	涩	往来艰涩，如轻刀刮竹 气滞血瘀、精伤血少	代：脉来一止，止有定数，良久方来	脏气衰微，跌仆损伤

（2）按诊法：是在胸、胁、腹部进行触诊、按压，协助诊断脏腑、经络病变的一种方法。按诊的部位主要包含胸、胁、腹部（图6-1-5）。胸内含心肺，胁内藏肝胆，所以按胸胁主要诊察心、肺、肝、胆等脏腑的病变。

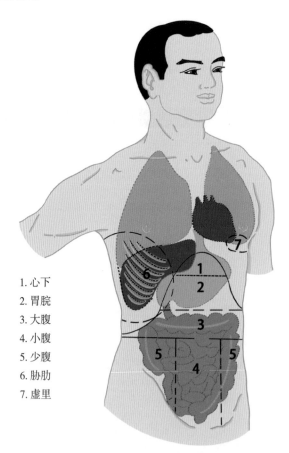

1. 心下
2. 胃脘
3. 大腹
4. 小腹
5. 少腹
6. 胁肋
7. 虚里

图6-1-5　胸、胁、腹部位划分图

①按虚里：虚里在左乳下第 4、5 肋之间，相当于心尖搏动的部位，是心脏收缩时，撞击胸前壁引起搏动的部位，其搏动范围约 2.5cm²。儿童的位置较高，老人的稍低。在直立位或体位前倾时最为明显。健壮者或肥胖及女性的搏动一般不易察觉。虚里搏动的强弱和频率反映宗气的盛衰，必要时结合闻诊诊断。另有将深探中脘至神阙左侧"虚里动脉"的搏动情况作为观察方法。

②按胁部：胁部主要是指乳头和脐的连线与肋弓交界的部位，又为厥阴、少阳经脉所循行。肝脏位于右胁内，上界在锁骨中线处平第 5 肋，下界与右肋弓下缘一致，故在肋下一般不能扪及。若扪及肿大之肝脏，或软或硬，多属气滞血瘀；若表面存在凹凸不平的肿块，则要警惕肝癌。按右肋弓下，如有饱满感或压痛，多为肝郁气滞、肝失疏泄所致的胆囊病变。

③按脘腹：指心下（剑突）至毛际（耻骨联合）的体表部位。两乳头连线中点（近膻中穴处）到剑突下（鸠尾穴附近）部位称心下，主要反映心、膈的功能和病变；心下至脐上为脘腹，上部为胃之上口称上脘，中部为胃体称中脘，下部为胃之下口称下脘，主要反映脾胃的功能和病变；脐周部位称脐腹，主要反映肠的功能和病变；脐下至毛际称小腹，为肠、子宫、膀胱所居，除反映部分消化功能和病变外，尚与生殖、泌尿系统有关；小腹两侧又称少腹，主要反映生殖、泌尿系统的功能和病变。

按脘腹主要是了解其凉热、软硬度、胀满、肿块、压痛等情况。按诊时令患者仰卧，两腿稍屈，手臂自然放于身体两侧，尽量使腹壁放松。医生站在患者的右侧，面对病人，随时观察病人的面部表情，用手掌、指腹或指尖在脘腹部进行诊察（图 6-1-6）。按诊时应由上往下、由中上腹向肋弓方向顺序轻循。仔细分辨脘腹壁的紧张度（紧张、弹力、软硬）、硬结、压痛、腹腔内部的状态（振水声、软硬）和腹部大动脉的搏动状态（动悸）等。

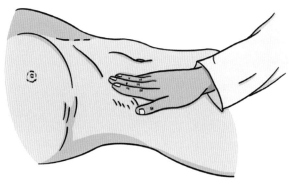

图 6-1-6　腹诊方法图

胃脘部痞满，按之较硬，有抵抗感和压痛者，为实证；按之柔软无压痛者，属虚证。胃脘部按之有形而胀痛，推之漉漉有水声者为胃中有水饮。

腹部的凉热可以辨别病症的寒热虚实。腹壁冷，喜暖手按抚者，属虚寒证；腹壁灼热，喜冷者，属实热证。腹痛喜按者属虚，拒按者属实。腹胀按之充实有压痛，叩之声音重浊的为实满；腹部膨满，但按之不实无压痛，叩之作空声的，多属气胀虚满。腹部高度胀大，如鼓之状者，称为臌胀。臌胀是一种严重的疾病，在临床上有水臌与气臌之分。

若腹部有肿块，按诊时要注意其大小、形态、硬度、有无压痛和与脏器的相互关系等。癥瘕积聚是指腹内的结块，或肿或痛，症状不尽相同。痛有定处，按之有形而不移的为癥积，病属血分；痛无定处，按之无形，聚散不定的为瘕聚，病属气分。

④按募穴：针灸临床诊疗时，将与脏腑相对应的募穴按诊作为胸腹诊的观察要点来判定病症的虚实。具体方法是触按募穴和附近，查其有无压痛、硬结或紧张感。这些异常情况的出现，一般而言，肺病在中府穴处出现；心病主要是在心上部出现，心包病在心下部及膻中穴处出现；脾胃病变在中脘、上脘和下脘穴处出现，还会在脐部有紧张感或硬结；肝胆病变是在期门、日月穴处出现，也可在左侧天枢穴和大巨穴处出现；肾、膀胱病变在脐下部的气海穴处出现；大肠病变在天枢穴处出现；小肠病变在脐上部的水分穴或脐下关元穴处出现。也可结合腧穴诊察法诊疗，具体参见后面的"腧穴诊察法"。

⑤诊脐间动气：脐名神阙，为神气通行的门户。脐间动气，指在脐之上下左右有搏动感，与冲、任及肾之气有关。诊脐间动气，即"腹之气街"的诊察。具体方法是，用手掌按脐，动而和缓有力为肾气充足，一息六至以上为冲任伏热。如脐部不温，动感沉微提示命门火衰；按之有躁动感，动感细数，上及中脘，为阴虚气冲；按之即散，为元气虚败；按之不动，松软无力为冲任空竭。如脾胃病中见脐有动气，按之感觉坚硬，病人感觉隐隐疼痛，为脾胃虚。

二、经络腧穴诊察法

经络腧穴诊察法是依据经络学说、腧穴理论，通过观察、触按或利用一些工具测定经络循行路径、腧穴部位的变化，从而推测病位、病机和预后的一种方法，可分为经络诊察法和腧穴诊察法。经络诊察法主要是观察和分析经络循行路线上出现的各种变化，腧穴诊察法是对各个穴区点位状态的分析。由于腧穴隶属于经络，所以两者又存在必然的联系。

1. 经络诊察法

诊察经络，历来注重体表的检查。

（1）方法：应用按压、循摄等方法找寻一些异常变化，如以压痛、皮疹和皮下结节等作为指征。

①观察法：即以望诊为主，观察经络循行部位的红晕、苍白、瘀点、丘疹、脱屑、赤线等。

有的病人在经络病变部位还存在异常感觉，如出现疼痛敏感、麻木、肿胀、凉热等。这种观察到的在经络循行路线上显现出来的异常变化和病人主观感觉到的病变反应，称为经络现象。由经络现象推测病变所在经络部位及其相关脏腑的方法，即为经络现象诊察。

②触按法：即用拇指指腹沿经络路线轻轻滑动，或用拇、示指轻轻撮捏以探索浅层的异常反应，或用稍重力量按压、揉动以探索较深层的异常反应。触按时用力要均匀，并注意左右对比。

（2）内容：临床常用的经络现象诊察有以下两种。

①皮肤异常反应：体表出现与经络循行路线一致的线带状皮肤病，有以下一些规律（表6-1-11）。

表 6-1-11　皮肤病与易发经脉

线带状皮肤病表现	易发经脉
神经性皮炎	心包经、肺经、肾经、胃经
湿疹	心经、肝经、脾经
硬皮病	心包经、肾经、大肠经、督脉
汗管角化症	心包经
扁平苔藓	心包经、肺经、肾经、大肠经
浅色痣、疣状痣	脾经、小肠经、膀胱经、督脉、任脉

②皮下异常反应：皮下触及的结节或条索状物，称之为"阳性反应物"；局部有疼痛或酸胀等感觉，总称为"压痛点"；还有局部肌肤呈隆起、硬结或凹陷、松弛，以及颜色、温度的变化等。根据这些不同的现象来分析、推断有关脏器的病症性质。

2. 腧穴诊察法

腧穴诊察法是以按压穴位所出现的阳性反应（疼痛、结节、条索、肌张力变化等）为客观依据，结合现代医学知识，分析、辨别、判断疾病的诊察方法。

（1）方法：利用一定的方法感知或测定穴位变化，推测脏腑、经络病位和病理，常用的穴位有经穴、耳穴、反应点等，临床操作方法有以下 3 种。

①指压法：利用指腹推压点揉穴位，寻找阳性反应物和敏感点，推知穴位所在经络的病变。阳性反应物是指腧穴皮下出现特定的结节状、条索状等异常现象；敏感性反应是指病人在穴位诊察时的自我感觉，一般有痛、酸、麻、胀、沉、灼热及针刺样、触电样传导等。

指压方法包括按摩、推揉和点压。按摩，即用指腹沿穴位上下轻轻地按旋移动，探察表层阳性反应物。推揉，即以拇指纵横推按或滑动，探察皮下较深组织中的阳性反应物。点压，即力量集中在拇指尖端，深压穴位，探察敏感性反应。

②工具检测法：医生采用特制的探针或刮痧板等作为工具，在穴位表面进行反复滑动和点压，探测穴位皮肤表面的高低不平、皮下组织的条索状阳性反应物，以及病人承受器具压痛的敏感程度。依据诊断的具体客观指标，分析所在经络及所属脏腑的病变。

③经穴电测定法：一般采用具有代表性的原穴，此外有井穴、郄穴及背俞穴等，还用于耳穴探查。测定前，被测试者安静地休息 20~30min，皮肤尽可能保持干燥。测定时，室内要保持安静和适宜温度。测定中，避免电极过多摩擦穴位，使电极接触皮肤的时间和压力的轻重保持一致。电流应由小到大，防止突然过大。测定结果是分析左右两侧数据的高低和差数。

分析方法：高数和低数是指高于和低于均数 25% 的数值，出现多个高数或低数时选择最高数、最低数。同一经左右相差数在一倍以上，即表示该经有病变。高、低数不显著的情况下，尤其需要差数分析。

（2）内容：临床常以相关腧穴组合成为诊断单元。

①俞募穴：以背部背俞穴和胸腹部募穴的按诊为重点，结合邻近部位寻找异常反应。俞募穴均能反映脏腑的功能状态，从相关穴位协助判断五脏六腑的疾患。背俞穴多适宜五脏病变诊断，而募穴则多适宜六腑病变诊断（表 6-1-12）。

表 6-1-12　俞募穴诊察与辨证

俞、募穴与相关腧穴	指压反应	病症部位
中府、肺俞、膏肓	酸痛引背	肺、支气管
膻中、厥阴俞（左）	绞痛或闷痛	心
中脘、胃俞、梁门	疼痛、胀满	胃
期门、日月、胆俞	隐痛、胀满	肝、胆
章门、肓门、脾俞	刺痛或酸痛	脾、小肠
京门、肾俞、志室	酸痛或叩击痛	肾、泌尿生殖系统
天枢、大巨、腹结	胀痛	大肠
关元、中极	胀痛	膀胱及生殖器官
八髎、石门	酸胀、钝痛	女性生殖系统

②郄穴与下合穴：郄穴与下合穴处的异常感觉可以反映脏腑的急性病变。郄穴是各经经气深聚的部位，常作为诊断疾病的按压点；下合穴为六腑气血汇集于下肢阳经的部位，常作为六腑病变的辅助诊断。诊察方法是以按压四肢部郄穴为主，兼及下合穴等进行，即以拇指指腹循摸各经四肢部经脉循行路线，自腕踝向上推至郄穴，察觉阳性反应（表 6-1-13）。推察路线要准，用力要均匀。

表 6-1-13　郄穴、下合穴诊察与辨证

郄穴、下合穴与相关腧穴	指压反应	反应病症
郄门、阴郄	麻木、酸痛	心悸、胸痛
孔最	酸痛	肺炎、气管炎
梁丘、足三里	胀痛	胃
温溜、上巨虚	酸痛	肠炎、腹泻、便秘
下巨虚	疼痛	肠痛
阴陵泉、地机	酸痛	消化道病变、胃下垂
会宗、筑宾	酸痛	小便不利、遗尿、妇科病

③原穴：以下肢原穴为主，用于脏腑慢性病病程和预后的判断。方法是以拇指按压原穴，观察左右疼痛程度和向下放射的情况，以判断疾病的位置和程度。

④反应点：十二经脉经穴或奇穴在发生疾病时会出现一些特定反应。如胃病在足三里；胆病在阳陵泉；肝病在太冲；痛经在公孙；肺病在肺俞等。一般头病的反应点以手足部位为主，四肢病在腹部，如风湿性关节痛在肓俞有反应点。不同部位的异常现象，往往反映某种特殊病变（表 6-1-14）。

表 6-1-14　特定反应点诊察与辨证

穴名	部位	表现	提示病症
夹脊（EX-B2）	第 7 颈椎至第 5 腰椎棘突两侧	米粒大、淡红、棕褐色疹点	痔疮
夹脊（EX-B2）	第 7 胸椎以上棘突两侧	米粒大红色疹点	颈淋巴结核
胆囊（EX-LE6）	阳陵泉直下 2 寸	右侧压痛明显、放射痛	胆道感染
阑尾（EX-LE7）	犊鼻下 5 寸	右侧压痛、抽痛	阑尾炎
子宫（EX-CA1）	中极旁开 3 寸	浅按放射痛明显	肾盂结石
胃脘下俞（EX-B3）	第 8 胸椎棘突下旁开 1.5 寸	条状结节、压痛明显	食道癌
内踝尖（EX-LE8）	内踝的凸起处	皮肤色疹、脱屑	急、慢性肝炎

⑤耳穴：人体发生疾病时，在耳郭相应部位出现各种不同的阳性反应，如相关部位的耳穴电阻值和痛阈下降，局部出现变色、变形、脱屑、丘疹、血管充盈等。阳性反应既可出现在疾病发生之前，也可提示现在病变发生的部位，并随着疾病发生、发展、转归的不同阶段发生改变。耳部异常现象，可以反映机体一定部位内在的功能变化（表 6-1-15）。

表 6-1-15　耳穴诊察与辨证

部位	表现	推测病症
心	皮肤水肿、色白质薄，条索状隆起，压痛	冠心病、心肌梗死
肺	光亮、红点、丘疹	肺部炎症或结核
肝	点片状红润，有光泽	急性肝炎或肝肿大
胆	片状红润，有光泽，压痛或白色片状隆起	急性或慢性胆囊炎
胃	点片状红晕有光泽，或白色、暗灰色、边缘红晕	急性胃炎或胃溃疡
阑尾	点状或丘疹充血	急性阑尾炎
缘中、额、皮质下	点片状红晕或点状白色，边缘红晕，一般有光泽	各种头痛、头晕
相应部位	皮下结节，推之可移动，边缘清楚，无压痛	良性肿瘤
相应部位	软骨隆起边缘不清，无移动或片状暗灰色，压痛明显	恶性肿瘤
耳舟相应部位	点片状红晕或白色隆起，压痛	急性关节扭伤或关节炎
艇角、尿道	艇角变钝、隆起，尿道触及条索、质硬	前列腺肥大
内生殖器	点片状红晕或脱屑	妇科病
脾、胃、肾	皮肤片状干黄或脱屑	小儿疳积

耳穴还可以使用仪器测量，根据耳穴电阻数的变化判断与疾病的相关性，在耳穴电阻数明显降低时提示相应部位病症的存在，一般用于慢性病急性发作、肿瘤、疼痛和血压的判断等。

耳穴探测仪显示方式有声响式、氖灯式、微安表式、数据化处理示波器和与计算机连接的分析系统，多用于定性诊断，少数有定位和定量的数据处理。电测法在应用时常结合触诊提高耳诊符合率（参见第五章第六节特殊部位针刺法的"耳穴诊察法"）。

3. 临床运用

通过诊察经络和腧穴区域出现的各种反应，分析判断相应脏腑、器官的异常情况。这个诊断过程受到医患双方诸多因素的影响，临床运用时应注意将各种信息进行综合分析。

（1）分析方法：我们将经络或经穴的异常反应称为阳性反应。阳性反应包括阳性反应物、穴位敏感度、穴位形态变化 3 个方面。

①阳性反应物：是经络触诊的主要依据。即以指腹的触觉，可在经络或穴位上摸到一种实在的物体，观察其形态、大小、硬度的不同，常见的有以下几种。

❖ 圆形结节：形态圆滑如珠，大小和硬度不一，最大如蚕豆状，一般如黄豆，移动性小。如头痛或偏头痛患者在两侧或单侧风池和天柱穴附近，用滑动法或按揉法常可触及。

❖ 扁平结节：表面光滑似圆饼，质软不移动，位于皮内较浅表部，检查时用力要轻，多见于慢性病。如遗精患者在志室、肾俞附近两侧或一侧可摸到。

❖ 条索状结节：位于皮下，粗如筷子，细可如线，长达一至数厘米，质硬可移动，富有弹性，多见于慢性疾病。如慢性肝病在肝俞、章门穴（右）附近可摸到细条索。

❖ 椭圆形结节：形态卵圆，表面光滑，质软或硬，可在皮下移动，用滑动法可摸到。如耳鸣患者在肾俞一侧或双侧常可触及。

❖ 梭形结节：两头尖中间大，表面光滑，质稍硬，在皮下常可移动，用按揉法可触摸，多见于急性炎症。如肺炎患者在周荣穴处可触及结节。

❖ 敏感泡：如胃癌、食道癌患者在第 8 胸椎两侧皮下出现大小不一的小泡，有气泡样的感觉。

②穴位敏感度：经络、穴位的触诊，主要通过点压穴位时病人出现的感觉作为诊断依据，但往往由于操作上指力不均及患者耐受程度的不同、点压感觉诉说不具体而造成诊断误差。因此，触诊时须注意肢体的左右比较和量级评分。指压经穴时，患者酸、麻、胀、痛的敏感程度，即穴位敏感度，分为轻、中、重压 3 级。轻，即轻度点压即疼痛难忍者，记为"+++"；中。即中度点压而出现疼痛等感觉，但可忍受者记为"++"；重，即重度点压才有轻微酸痛者，记为"+"。

③穴位形态变化：观察经穴表皮外观形态、色泽及肌肤凹凸的变化，如肌肤隆起、凹陷，触之坚实紧张或柔软，以及温度的改变等，都与疾病有一定关系。

（2）诊察顺序：经穴触诊时一般可按下列顺序进行。

①脊柱：触诊督脉经穴。

②背部第一侧线：脊椎两侧旁开 0.5 寸，以脏腑节段夹脊穴为主。

③背部第二侧线：脊椎两侧旁开 1.5 寸，以背俞穴为主。

④背部第三侧线：脊柱两侧旁开 3 寸，以魄户、意舍、胃仓、志室等为主。

⑤胸前及腹部：中府→膻中→鸠尾→巨阙→中脘→石门→关元→中极→期门→日月→章门→天枢。

⑥四肢：郄穴→相关腧穴→特定穴。

综合观察背部腧穴部位与相关敏感点，进行分析，协助判断脏腑病变（表 6-1-16）。

表 6-1-16　背部腧穴分区诊察表

脊椎段	反应部位	敏感点
第 1~3 胸椎	心脏疾病	郄门、耳郭心区
第 1~4 胸椎	上肢疾病	天宗、耳舟部穴
第 2~5 胸椎	肺、支气管疾病	肺俞、膏肓、耳甲腔部穴
第 5~8 胸椎	胃、十二指肠疾病	胃病：梁丘、足三里

（续表）

脊椎段	反应部位	敏感点
第 8~10 胸椎	肝、胆、胰疾病	肝病：中都、耳郭肝区
第 10~12 胸椎	胃肠疾病	肠病：足三里、上巨虚
第 12 胸椎 ~ 第 2 腰椎	肾、泌尿系统疾病	肾病：三焦俞、肾俞
第 1~4 腰椎	下肢疾患	肓俞、对耳轮上下脚穴
骶椎部	盆腔、生殖系疾病	中极、八髎、耳轮部穴

（3）注意事项：在诊察穴位时，防止因医生操作或病人局部皮肤变化而出现假阳性反应，需要反复比较和仔细观察，结合临床体征进行分析。

应用上述各种经络腧穴诊察方法时，仍然要与中医学的望、闻、问、切和现代医学的实验室检查结合起来进行诊断，全面了解病情变化与预后，从中抓住主要病症作出正确的诊断，防止假象掩盖病情。只有这样，才能做到诊断准确，治疗得当。

第二节　辨病、辨经与辨证

针灸临床所运用的诊治方法，既包括传统中医的八纲辨证、脏腑辨证、气血津液辨证等，又有针灸自身独特的经络辨证。在经络理论指导下辨别病位和病性、按经选穴的施治规律是针灸临床的特色所在。同时，现代针灸学也注重辨病诊断，即按照现代医学的解剖、生理、病理、生物力学等机制进行选穴治疗。本节将从辨病、辨经、辨证三个方面讨论针灸临床的诊治特点。

一、辨病

中医学与西医学在对疾病的认识和命名上有明显的区别，这是由历史条件的限制和中医对疾病认识的方法学所决定的。中医主要是根据对临床表现的观察进行疾病命名。因此，中医除有少数的病名与西医病名具有对应性和特异性外，大多数都是临床症状和特征类病名。中医学以临床症状类命名的病名可能包括多种西医的疾病，如呕吐、腹痛、胃痛、黄疸等就包括了多种西医疾病，其优点是把握共性，异病同治，化繁就简，但其缺点是对每个疾病的个性认识不足，因为不同疾病有其自身的发生发展规律和临床证候学特点以及不同的预后。

辨病是临床上首要的诊疗技能。现代临床上西医的疾病诊断也应该作为中医临床辨病的重要补充。人类对疾病的认识是不断发展的，临床上我们既要有扎实的中医辨病知识和能力，也要吸收西医学的疾病诊断技术，具备中西医双重诊断辨病的能力，这样才能适应临床的需要，对我们应用针灸治疗疾病也有所裨益。例如，面对一个中医诊断为肩痛的病人，除了考虑局部病变外，还要排除肺癌等恶性病的可能；又如，对于胃痛的患者，要鉴别是单纯性胃痉挛、胃炎还是消化性溃疡，更重要的是要排除胃癌。只有全面准确地认识疾病，才能获得最佳的针灸疗效。

二、辨经

辨经，即经络辨证，是根据经络的循行分布、生理、病候及其络属关系分析判断疾病的辨证方法。在正常情况下，经络系统协调阴阳，运行气血，沟通表里。在病变时，经络则是病症的反应系统。病邪侵入人体，经络系统的生理功能便发生异常变化，脏腑功能受到破坏，病变脏腑及体表的相应区域就会出现不同的症候和体征，这些症候和体征就是经络辨证的依据。观察病痛的左右上下所在、寒热虚实之异，可以了解所病经络与性质，进一步探索与脏腑的联系。

经络辨证包括十二经脉辨证、络脉辨证、经筋辨证和奇经八脉辨证。络脉辨证是以辨别表里虚实表现为主，病变轻浅时一般仅有皮络颜色的变化，病变深重时必然与经脉、脏腑病症相合。经筋辨证是以辨别四肢、躯干部疼痛性病症和肢体在运动过程中出现的障碍为主，如病痛深入也会涉及经脉、脏腑。所以，络脉、经筋二者的病变多隶属于十二经脉。奇经八脉的辨证方法和特点与十二经脉辨证相一致。奇经八脉发病初期是以气结为主，并可累及十二经脉，致使出现与奇经八脉相交通经脉的并病，故经络辨证是一个完整的辨证体系。

经脉病症的症候表现可有以下情况：一是经脉体表分布部位的症候可与其经脉所属脏腑病变的症状相兼出现，如手少阴经病变出现胸前区痛与臂内侧痛，兼见心悸、胸闷；二是本经经气失常的特征性症候表现，可兼夹他经症状，如足太阳经受邪可见头项强痛、恶寒、发热，兼见鼻塞、流清涕等手阳明经同病症状，兼见汗出恶风、咳嗽等手太阴经同病症状等。临床辨证方法是根据病变部位判断所属经络，或以症状表现确定归经。

1. 病位归经

全身外至皮肉筋骨，内至脏腑，都以经脉为纲。十二经脉、奇经八脉及络脉、经筋的各循行分布规律，请参见第二章第一节传统经脉理论。辨证时主要根据症状在躯体出现的部位，分辨病变所在经脉。临床症状分析要注意以下 3 点。

（1）发病的原因多为感受风寒湿外邪，经气遏阻，或跌仆外伤等，经筋受损。发病的病程较短。如足太阳经感受风邪，见恶寒、发热；足少阳经筋病可见膝外侧转筋，膝不可屈伸等。

（2）症状特点多表现为经脉或经筋分布部位的疼痛，或兼有所属脏腑的症状。伤于寒可见冷痛、肢体拘急、转筋等；伤于热则见热痛、肢体痿软不收等。由于所病有关节、筋肉等的不同，而有肿痛、麻木、引痛筋急、肢体无力等表现，活动受限则有脊反折、肩不举、转侧不利、屈伸不利等表现。

（3）病在四肢为主时，表现为运动功能障碍，如牵引、拘急、转筋、抽搐、挛缩、痿软、屈伸不利、关节强直等。生殖器官的功能障碍，一般从经筋病变分析和归纳。若病候部位表现在经脉循行分布区域，兼有全身或头面相关器官症状时，如咽干或肿痛、鼻衄、牙痛、耳聋、目黄、颊肿、舌干或舌根强痛等，一般以十二经脉症候进行分析和归纳。

2. 症状归经

人体十二经脉，内联脏腑，外络肢节。经气通达状况与气血盛衰情况相关，当外邪入侵或脏腑病变时均可在相关经脉上有所反应，外邪可使经气阻遏，痰湿、瘀血可使经气厥逆，气血乏源或亏耗时可使经气不足，脏腑功能严重衰竭可使经气终绝等。因此，掌握十二经脉症候的特征，有助于辨清病变的位置和病症的虚实性质。通常在经脉的循行部位可以有一定的本经所属表现，另一方面根据症候、体征和特点，可以判断所属的脏腑病变。临床辨证归经时须注意以下几点。

（1）经脉和脏腑症候的关系：经脉和脏腑存在密切关系，常有相关的临床表现，从病变的发展过程可以分析经脉和脏腑症候的先后、轻重比例。如咳嗽、发热汗出、缺盆中痛是手太阴肺经病，随着病程发展见咳嗽加重，又见咯痰、气喘、胸痛时已属肺脏病症。一般认为，经脉病发展至脏腑病提示病变加重，脏腑病转经脉病提示病变减轻（表6-2-1）。

表6-2-1　经脉所属脏腑辨证分析

脏腑	表现特征	虚实	取穴原则*
心（心包）	心痛，心烦	虚—悲 实—笑不休	神门、大陵、心俞
肝	头目眩，胁支满痛 胁下满而痛引小腹	虚—恐 实—怒	行间、太冲、肝俞
脾	闭塞不通，身痛体重 善哕，四肢烦 善满善胀	虚—四肢不用，五脏不安，腹满、泄泻，食不化，身重 实—腹胀，大小便不利	足三里、脾俞、太白
肺	虚满而喘咳	虚—鼻塞不利，少气 实—喘喝，胸盈，仰息	鱼际、太渊、肺俞
肾	腰脊少腹痛，胫酸 腹满引背，腰髀痛 涎下	虚—厥 实—胀	肾俞、太溪、昆仑
小肠	少腹痛，引腰而痛 疝，小腹痛或肿胀，控睾引腰脊	虚—寒痛，泄利 实—小便黄赤，口舌生疮	下巨虚、中髎、小肠俞

（续表）

脏腑	表现特征	虚实	取穴原则*
大肠	飱泄，肠鸣而痛，完谷不化 腹中常鸣，气上冲胸，喘不能久立	虚—肠鸣，泄泻 实—肠中切痛，腹胀不通	上巨虚、足三里、天枢
胃	消谷善饥，或胃胀痛，大便难 胃脘胀，上腹痛，肠鸣 膈咽不通，食饮不下，上支两胁	虚—善饥而不能食 实—胀满，胃脘痛，饮食不下，膈塞不通，大便难	足三里、中脘、章门、胃俞
胆	胁下胀痛，口苦，善太息 善呕，呕有苦，长太息，心中憺憺，恐人将捕之	虚—目眩失精，痿厥，长太息，心中憺憺，恐人将捕之 实—腹满，咽干，头痛，恶寒，胁痛	阳陵泉、胆俞
膀胱	背强筋痛，少腹满，小便闭 疝肿痛，按之欲小便而不得	虚—遗溺，腰背寒 实—少腹满，腰痛	委中、曲骨、膀胱俞
三焦	小腹痛肿，不得小便 腹气满，小腹尤坚，不得小便	虚—遗溺 实—癃闭	委阳、石门、三焦俞

注：*治藏者治其俞，治府者治其合，各补其背俞。

（2）一经和多经症状表现：单一症状的归经，主要依据症状的部位和表现特征归属某一经脉；当出现的症状表现已超出某一经脉病候范围时，就存在多经同病。如腹胀、呕吐、便溏、足大趾不用是足太阴脾经病，见胸满、腹泻、尿闭时是肝经同病；见气从少腹上冲或腹内拘急疼痛时属冲脉气逆等。出现多经症状时，往往较为复杂，需要从十二经脉和奇经八脉的生理和病理特点作出分析。

（3）辨别虚实：确定症状归经后，还应该判断经脉症候的虚实，从而作为施行针灸补泻手法的依据。虚实判断，主要从症状表现特点、脉象和八纲辨证的虚实法则进行分析，最终获得经络的虚实性质。

经脉病症的症状归类详见下表（表6-2-2、表6-2-3）。在经络分布部位出现的症状及其相互联系，可参阅第二章第一节传统经脉理论。

表6-2-2　十二经脉辨证分析

经脉	特异部位	表现特征	诊察部位*	选穴**
足太阳	头项、背、腰、腘、足小趾	头痛，目似脱，项强 腰脊强，腰痛如折，髀不可以屈曲，腘如结，踹如裂，不能行走 衄血 发寒热	昆仑脉 飞阳络 脉陷或寒热，肩上、足小指外廉及胫踝后皆热	昆仑 飞扬 委中

（续表）

经脉	特异部位	表现特征	诊察部位*	选穴**
足阳明	面、齿	癫疾：时有畏寒，善欠伸，面色黑；病至则恶人与火，闻木声则惕然而惊；心欲动，独闭户塞牖而处；登高而歌，弃衣而走；妄见而妄言，面赤而热 身热，目痛而鼻干，不得卧 口㖞斜 颈肿，喉痹 衄血，呕血，齿热痛	冲阳脉盛或虚 丰隆络 面热	冲阳 厉兑 丰隆 足三里
足少阳	耳、颊、胁	呕吐，口苦，善太息，胁下胀痛不能转侧，甚则面色灰，嗌干，身无膏泽，下肢外侧发热 耳聋 腑痛，不可以行走 胁痛，不得息，咳而汗出	光明络 脉陷或寒热：足少阳的标本脉位	窍阴 丘墟 阳陵泉 光明
足太阴	胃、嗌	食则呕，胃脘痛，不欲食，腹胀，善噫，大便或矢气后则快然如衰 身体重，嗜卧或不得卧 舌强痛，嗌干 腹胀	箕门脉 冲阳脉 公孙络	太白 公孙 商丘
足少阴	舌本、脊内廉、腰	饥不欲食，面色晦暗；咳唾有血，气喘，端坐欲起；视物模糊；心如空悬若饥状 善惊恐，心惕惕如人将捕之 口燥舌干而渴，咽痛 腰痛，脊内廉痛	太溪脉 大钟络	太溪 然谷 大钟 涌泉
足厥阴	前阴、少腹、目	男子阴疝，阴器暴痛，囊缩或肿痛 妇人少腹肿痛，月经不调 腰痛不可以仰，或挛痛，牵及少腹、前阴，小便不利	股内动脉 太冲脉 蠡沟络 腑内发热	太冲 行间 大敦 蠡沟
手阳明	齿、面颊	齿痛，颊肿 喉痹，嗌肿 气满胸中，喘息，胸中热 耳聋而痛	阳溪脉 合谷脉 手鱼际络脉 偏历络	阳溪 合谷 商阳 偏历
手少阳	耳	耳聋，耳鸣 喉痹，嗌肿 舌卷	耳前动脉 外关络	阳池 外关 关冲

（续表）

经脉	特异部位	表现特征	诊察部位 *	选穴 **
手太阳	耳、肩、项	喉痹，嗌痛颔肿，项不可以顾 肩似拔，臑似折 耳聋 腰痛，不可以俯仰	脉陷或热或寒；耳前、肩上或小指次指之间热 支正络	腕骨 支正 少泽
手太阴	胸中、肺	肺胀满，喘息有声，咳而吐沫 缺盆中痛，胸痛，咳引背痛	寸口脉 列缺络	太渊 尺泽 列缺
手厥阴	胸胁	臂肘挛急，腋肿 胸满闷，心悸动，面色红 喜笑不休 心痛，心烦	掌中热	大陵 内关 中冲
手少阴	心	心痛引喉 嗌干，渴而欲饮 支膈，不能言	神门脉 通里络 脐上动气，压痛	神门 通里 少冲

注：* 经脉之标本、诊络之处。

　　** 络病取络穴或井穴；经病主要取原穴。随脉之虚实施行补泻。

表 6-2-3　奇经八脉辨证分析

经脉	特异部位	表现特征	诊察部位	选穴
任脉	腹中线、子宫	男子疝，阴中切痛 女子带下瘕聚，月经不调 腹皮痛，或瘙痒	寸口脉紧细 脐下	关元 鸠尾
督脉	脊、脑	腰脊强痛，不得俯仰 癫、痫 头重，高摇之	寸口脉浮	风府 大椎 长强
冲脉	脐周、咽喉	少腹痛，气逆上冲 不孕 疝	寸口脉坚实 气冲脉 脐左右动脉	关元 肓俞 横骨
带脉	腰部一周	腹满 腰冷痛，如坐水中		带脉
跷脉	目内眦、眼、脑（阳跷）、咽喉（阴跷）	目中赤痛，咽痛 嗜卧 癫痫	太溪脉 大钟络	照海 申脉 交信
维脉	小腿外侧	胫酸，不能久立 腰痛，痛处肿胀	光明络 飞阳络	阳交 筑宾

三、辨证

辨证，是中医学认识和分析病症的一种方法。证是中医特有的一个概念，是对主症的性质和在疾病发生、发展过程中所处阶段的本质反映。针灸临床常用的辨证方法主要有八纲辨证、脏腑辨证、气血津液辨证和经络辨证等。这些方法是从疾病所处的不同阶段、层次来分析和归纳临床表现。临床可以根据疾病的具体情况，选择恰当的辨证方法。

辨证方法一般是从主症分析入手，需要经过三个步骤。首先，确定主症。主症可以是一个症状，也可以是两个密切相关的症状，或者是一组症状。其次，观察和参考辅症和体征（包括舌象、脉象）确定主症的性质和位置。一个孤立的症状或体征，在一般情况下是不能确定一个证的基本性质的，必须把几个相关的症状结合起来，才能形成辨证的可靠依据。没有相关症状结合，就无法进行辨证。因此，症状相关性分析是一种最基本的可以普遍使用的辨证方法。最后，结合具体证型进行辨析、比较，确定是什么证候。

1. 八纲辨证

八纲辨证，是分析疾病共性的辨证方法。各种辨证方法必须结合八纲辨证进行分析，才能对病症作出具体的判断。

八纲，是指阴、阳、表、里、寒、热、虚、实8类证候。八纲辨证将千变万化的病症，归纳为阴阳、表里、寒热、虚实四对纲领性的证候，用以概括所有疾病的各种不同特点。如病位的深浅，可分表证和里证；疾病的性质，可分寒证与热证；邪正的盛衰，可分邪盛之实证，正虚之虚证。阴阳两纲又可概括其他六纲，即表、热、实证属阳；里、寒、虚证属阴，故阴阳又是八纲中的总纲。运用八纲辨证可以提纲挈领、执简驭繁，对疾病的病性、病位、邪正斗争的盛衰和疾病的类别作出综合判断。八纲，反映了疾病过程中各自特性的主要方面。疾病的表现是错综复杂的，阴证和阳证，表里、寒热、虚实常常交织在一起，有时还相互转化。因此，应用八纲辨证时，不仅要熟练掌握八类证候各自的特性，还要特别注意相互间的关系，从而全面准确地识别疾病，判断病情。

八纲辨证对于针灸施治具有重要的指导意义。如表证宜浅刺，里证宜深刺；热证以针为主，快速刺不留针或刺出血，不灸或少灸；寒证则以灸为主，轻刺留针；虚证少针轻刺多灸，实证多针重刺少灸等。

（1）表里辨证：是辨别病位和病势的纲领，用以概括区分病变部位的浅深、病情的轻重和病势的趋向。症状反映于体表的称作"表证"，反映于脏腑的称作"里证"。从病变的发展趋势而言，由表入里，说明病情由浅入深，由轻到重的发展趋势；由里出表，则说明病情由深到浅，由重转轻的发展趋势（表6-2-4）。

表 6-2-4　表里辨证

	表证	里证
性质	外感邪气从皮毛、口鼻侵入人体引起的病症，多见于外感病的初起阶段	疾病深入于里，脏腑、气血受病的病症，多见于内伤病或外感病的中、后期
特点	起病急，病位浅，病程短，变化快	起病缓，病位深，病程长，变化慢
主要表现	发热、恶风寒，兼见头身关节痛、无汗或有汗	外感病中、后期见高热、烦躁、神昏、呕吐、便秘或泄泻；内伤病以脏腑病症为主要表现
脉象、舌象	脉浮，舌苔薄白	脉沉，舌苔多厚或黄

（2）寒热辨证：是辨别疾病性质的纲领。寒与热是疾病的两种不同属性。寒证与热证一方面与感受的邪气相关，凡热邪、暑邪、燥邪致病多为热证，而寒邪致病多为寒证；另一方面，寒证和热证也与机体的阴阳盛衰状态相关（表 6-2-5）。

表 6-2-5　寒热辨证

	寒证	热证
性质	机体感受寒邪，或阳虚阴盛，功能减退所出现的病症	机体感受热邪，或阴虚阳盛，功能活动亢进所出现的病症
特点	以冷、凉为主要表现特点	以温、热为主要表现特点
主要表现	恶寒喜暖，肢冷、蜷卧，口淡不渴，痰、涎、涕清稀，小便清长，大便稀	身热、颧红、目赤，烦躁，口渴喜冷饮，痰黄稠，小便短赤，大便干燥
脉象、舌象	脉沉迟或紧，舌淡苔白滑	脉数，舌红苔黄

（3）虚实辨证：是辨别人体邪正盛衰的纲领。虚实一方面反映人体正气的盛衰，另一方面也反映正气与邪气之间的对比。虚证，反映人体正气不足，抗病能力低下，而邪气作用已不明显；实证，则反映邪气壅盛，正气未衰，正邪斗争激烈（表 6-2-6）。

表 6-2-6　虚实辨证

	虚证	实证
性质	阴阳、气血的虚损，正气不足，功能减退的病症，多见于慢性病	邪气过盛，体内病理产物壅塞，正邪斗争处于激烈阶段的一类病症
特点	有不足、虚少、衰弱的表现，病程较长	症状表现以有余、盛实为特点
主要表现	面色无华，精神萎靡，身倦乏力，气短心悸；大便滑脱，小便失禁；或潮热盗汗，五心烦热，消瘦，头晕目花	发热，面赤，烦躁不宁，声高气粗，痰涎壅盛，胸腹胀满，疼痛拒按，小便不利，大便秘结
脉象、舌象	脉细无力，舌淡嫩少苔	脉实有力，舌质苍老，苔厚腻

（4）阴阳辨证：是八纲的总纲。一切疾病的病理变化都可以归纳为阴和阳两个方面。阴阳辨证应用范围广泛，从概括整个病情到某一症状的分析。临床辨证时，在辨别阴阳两纲的基础上，还要进一步结合表里、虚实、寒热等纲具体分析，才能全面掌握病情的性质，作出正确的判断。阴证和阳证在一定条件下还可能相互转化（表 6-2-7）。

表 6-2-7　阴阳辨证

	阴证	阳证
性质	以衰退、抑制、沉静、色泽晦暗等为特征的病症，反映人体功能减退的病理变化	以亢进、兴奋、躁动、色泽明亮等为特征的病症，反映人体功能亢进的病理变化
特点	安静、神衰，病位在里，寒性	躁动、亢奋，病位在表，热性
主要表现	面色晦暗沉滞，精神萎靡，畏寒肢冷，气短声低，口淡不渴，大便溏泄，小便清长	身热面赤，躁动不宁，声高气粗，口渴喜饮，小便短赤，大便秘结
脉象、舌象	脉沉濡细迟，舌淡苔白	脉滑实洪数，舌红绛，苔黄

2. 脏腑辨证

脏腑辨证是根据脏腑的生理、病理特点，以分辨病变所在脏腑和邪正盛衰状况的一种辨证方法。

脏腑与经脉存在生理和病理上的广泛联系，因此在针灸临床中，脏腑辨证常与经络辨证相结合，以各个脏腑的特点为理论依据，同时结合经脉的分布部位，综合其他各种辨证方法，对临床病症进行全面的分析、判断。

（1）心与小肠病辨证：心的病变多表现为血脉和神志的变化，小肠的病变主要表现为大、小便失常（表 6-2-8）。

表 6-2-8　心与小肠病辨证

证型		主要表现	舌象、脉象	治疗
心病	心阳不足	心悸气短，活动时加剧，兼见畏寒肢冷，面色苍白，胸闷或作痛	脉细弱或结代，舌淡或质嫩	取背俞穴和手少阴经、任脉经穴，针灸温经助阳，施以补法
	心阴亏虚	心悸，失眠，多梦，兼虚烦不安，五心烦热，健忘，盗汗，口干舌燥	脉细数，舌尖红或少苔	取背俞穴和手足少阴、手厥阴、足阳明经穴，针用补法
	心火上炎	口舌生疮，口渴，心烦，失眠，小便赤少	脉数，舌尖红赤	取手少阴、太阳、厥阴经穴为主，手阳明经穴为辅，针用泻法
	心脉痹阻	心悸、怔忡，胸闷刺痛，痛引肩臂，时作时止	脉细涩或结代，舌紫暗或有瘀斑	取背俞穴和手厥阴、少阴经穴，针以通络逐瘀，用泻法
	痰火蒙心	神志昏蒙，喜怒无常，面赤气粗，失眠，便秘，尿赤	脉弦滑实，舌红苔滑腻	取手少阴、厥阴经穴，手足阳明、督脉经穴，针用泻法

（续表）

证型		主要表现	舌象、脉象	治疗
小肠病	小肠寒证	腹痛，肠鸣泄泻、小便频数、短少	脉迟缓、苔白	取小肠俞募、下合穴为主，足厥阴经穴为辅，针灸并用
	小肠热证	小便热赤涩痛，或见尿血，心烦口渴，咽痛	脉滑数，舌红苔黄	取手太阳、太阴、任脉经穴，针用泻法

（2）肺与大肠病辨证：肺的病变多见呼吸异常，卫外不固，水液代谢失常；大肠的病变多因传导失常而见便秘、泄泻（表6-2-9）。

表 6-2-9　肺与大肠病辨证

证型		主要表现	舌象、脉象	治疗
肺病	肺气虚	咳喘无力，气短，动则气促，语音低怯，少气懒言，面色白，畏寒自汗	脉虚弱，舌淡苔白	取背俞穴和手足太阴经穴为主，针灸并用，施以补法
	肺阴虚	干咳少痰，痰黏不易咯出，口咽干燥，声音嘶哑，消瘦，午后潮热，盗汗	脉细数，舌红少津	取背俞穴和手太阴、足少阴经穴，先针后灸，用补法
	邪热蕴肺	咳嗽，痰稠色黄，气喘息粗，发热、胸痛，咽痛、口渴	脉滑数，舌红苔黄	取手太阴、阳明、足太阳经穴为主，针用泻法
	痰浊阻肺	咳嗽气喘，喉中痰鸣，痰稠量多易咯出，胸部满闷，不得安卧	脉弦滑，舌淡苔白腻	取手太阴、足阳明经穴为主，针用泻法，并可施灸
	风寒束肺	咳嗽、痰稀色白，恶寒发热，鼻塞流涕，骨节酸痛	脉浮紧，舌苔薄白	取手太阴、阳明、足太阳经穴为主，针用泻法，或用灸
大肠病	大肠热证	腹痛、腹泻，甚则里急后重，或有黏液，身热口渴	脉滑数，苔黄	取大肠募穴、下合穴、手足阳明经穴，针以泻法
	大肠实证	大便秘结，或下痢不爽，腹痛拒按	脉沉实有力，舌苔厚腻	取手、足阳明、太阳经穴为主，针用泻法

（3）脾与胃病辨证：脾胃发生病变主要表现为气机升降失常，受纳运化失职，或水湿内停而成积聚、呕吐、泄泻，或气血生化不足而亏虚；也可见脾虚统摄无权而发生出血性疾病（表6-2-10）。

表 6-2-10　脾与胃病辨证

证型		主要表现	舌象、脉象	治疗
脾病	脾虚证	面色萎黄，食少腹胀，便溏，消瘦，懒言；甚则形寒肢冷，浮肿；或见脱肛，内脏下垂；或见便血、衄血，崩漏	脉虚弱，舌淡苔白	取本脏俞募穴与足太阴、阳明、任脉经穴为主，针补重灸

（续表）

证型		主要表现	舌象、脉象	治疗
脾病	寒湿困脾	腹胀闷、泛恶欲呕，口粘不爽、不欲饮食，腹痛、腹泻，头身困重，面黄	脉濡缓，舌胖苔白腻	取本脏俞募穴与任脉、足阳明经穴为主，针灸并用
	湿热郁阻	面目肌肤发黄，或腹胀，厌食，口腻而粘，大便泻而不爽，小便短赤	脉濡数，舌苔黄腻	取足太阴、阳明经穴与背俞穴为主，针用泻法
胃病	胃寒证	胃冷痛，遇寒加剧，喜按，泛清水，食后作呕	脉弦迟，舌淡苔白滑	取胃俞募穴及阳明经穴，针以补法，多灸
	胃热食滞	腹部胀闷灼痛，泛酸嘈杂，食后痛甚，拒按，口臭	脉滑数，舌红苔黄或厚腻	取本腑募穴、足阳明经穴，针以泻法，不灸
	胃阴不足	胃痛嘈杂，痞闷不畅，口干，干呕呃逆，大便干燥	脉细数，舌红少津	取足阳明、任脉经穴为主，针用泻法

（4）肝与胆病辨证：肝的病变主要表现在疏泄失职，风气内动，肝不藏血。胆病与肝病常相互影响，多由肝郁与肝火旺而致胆液疏泄不畅（表6-2-11）。

表6-2-11 肝与胆病辨证

证型		主要表现	舌象、脉象	治疗
肝病	肝阴不足	头昏眩，少寐多梦，两目干涩、模糊，夜盲，肢体麻木，筋脉拘挛，月经量少	脉弦细，舌淡红苔白少津	取肝俞穴与足厥阴、太阴、少阴经穴，针以补法
	肝气郁结	胁胀痛，走窜不定，胸闷，嗳气，大便失调，精神抑郁，或咽有阻塞感，月经不调	脉弦，舌苔薄白	取足少阳、太阴、任脉经穴，针以平补平泻
	肝火亢盛	头目胀痛，眩晕，面红目赤，急躁易怒，口苦咽干，或吐血，便秘，尿赤	脉弦数有力，舌红苔黄	取足太阳、厥阴经穴为主，针以泻法
	肝阳上亢	眩晕、耳鸣，头胀痛，面红，健忘，腰酸，心烦不寐、多梦	脉弦劲，舌红	取足太阳、少阴、厥阴经穴为主，针以泻法
	肝风内动	眩晕，肢体麻木，手足蠕动；或猝然昏倒，不省人事，四肢抽搐，角弓反张，口眼㖞斜，半身不遂，语言謇涩	脉弦，舌红苔腻	取足厥阴、督脉经穴及十二井穴为主，针用泻法，或三棱针点刺出血
胆病	肝胆湿热	胁肋胀痛，面目发黄，口苦，纳呆，呕恶，腹胀，大便失调	脉弦数，舌苔黄腻	取足少阳、厥阴经穴为主，针泻不灸
	胆郁痰扰	头晕目眩，口苦，恶心，呕吐，烦躁，惊惕不宁，胸闷喜太息	脉弦滑，舌苔黄腻	取足少阳、阴经穴为主，兼取太阴、阳明经穴，针泻不灸

（5）肾与膀胱病辨证：肾的病变主要表现在水液代谢障碍、生殖功能异常，以及脑、髓、骨、听力等方面的改变。膀胱的病变主要表现为遗尿和癃闭（表6-2-12）。

表6-2-12 肾与膀胱病辨证

证型		主要表现	舌象、脉象	治疗
肾病	肾阳虚	腰膝酸软，面白，形寒肢冷，精神不振，阳痿、滑精、早泄、尿频、遗溺、不孕、带下清冷	脉沉弱，舌淡苔白	取背俞穴、足少阴与任督脉经穴，以灸为主，针补为辅
	肾阴虚	头晕、耳鸣、健忘、少寐多梦、腰膝酸软，消瘦、咽干、五心烦热，或午后潮热，盗汗颧红，男子遗精不育，女子崩漏经闭	脉细数，舌红苔少而干	取背俞穴、足少阴经穴为主，兼取足厥阴、手太阴经穴，针用补法
	肾不纳气	气短、喘逆，动则尤甚，畏寒，两足逆冷，自汗、懒言	脉弱或浮而无力，舌淡	取背俞穴和任督脉经穴为主，针补多灸
	肾虚水泛	尿少、身肿，腰以下甚，按之没指，腹胀满，畏寒肢冷，腰脊酸痛	脉沉迟弦细，舌淡胖有齿痕，苔白滑	取背俞穴和任脉、足少阴、太阴经穴为主，针用补法，重灸
膀胱病	膀胱湿热	尿频尿急尿痛，小便短涩不利，尿黄、混浊，或淋漓不畅，或有砂石，或发热、腰痛	脉数，舌红苔黄腻	取本腑俞募穴和任脉、足三阴经穴为主，针用泻法，不灸
	膀胱虚寒	排尿异常，或尿频，或尿少浮肿，或尿后余沥不尽	脉沉迟，舌淡苔白	取本腑俞募穴及有关背俞穴、任脉经穴为主，针用泻法，并灸

此外，心包病变主要表现为神志病症，如神昏谵语或癫狂躁扰。三焦病变主要表现在气化失职，临床上水道通调不利，水湿潴留，多从肾和膀胱论治。

3.气血津液辨证

气血津液辨证，是分析气、血、津液各个方面的病理变化，从而辨认其所反映的不同证候。人体的气血津液，在生理上既是脏腑功能活动的物质基础，又是脏腑功能活动的产物。气血所以能够周流循行于全身，主要是通过经络实现的。因而，在病理上，脏腑、经络发生病变，可以影响到气血津液的变化，而气血津液的病变，也必然影响到经络和脏腑。所以，气血津液的病变是不能离开脏腑、经络而存在的，临床上有气血同病或气血与脏腑、经络的病症同时出现的情况。

（1）气病辨证：气的病变很多，一般可概括为气虚、气陷、气滞、气逆四种（表6-2-13）。

表6-2-13 气病辨证

证候	主要表现	舌象、脉象	分析
气虚证	头晕目眩，少气懒言，疲倦乏力，自汗，活动时加剧	舌淡，脉虚无力	脏腑机能衰退所表现的证候
气陷证	头目昏花，少气倦怠，腹部有坠胀感，脱肛或子宫脱垂等	舌淡苔白，脉弱	常为气虚病变的一种，以气的无力升举为主要特征

（续表）

证候	主要表现	舌象、脉象	分析
气滞证	闷胀，疼痛	舌淡，脉涩	人体某一部分或某一脏腑气机阻滞，运行不畅所表现的证候
气逆证	肺经气逆有咳嗽、喘息；胃经气逆见呃逆、嗳气、恶心呕吐；肝经气逆太过见头痛、眩晕、昏厥、呕血等	舌偏红，脉弦有力	气机升降失常，经气上逆不顺

（2）血病辨证：血的病症颇多，概括起来主要有血虚、血瘀、血热三方面（表6-2-14）。

表6-2-14 血病辨证

证候	主要表现	舌象、脉象	分析
血虚证	面色苍白或萎黄，唇色淡白，头晕眼花，心悸、失眠，手足发麻，女性经行量少、衍期或经闭	舌质淡，脉细无力	因血不足，不能濡养脏腑、经脉而出现的证候
血瘀证	血瘀兼血虚：头晕、失眠，或有肿块疼痛拒按，痛处不移	舌有瘀斑，脉细涩	凡离开经脉的血液，不能及时排出消散而瘀滞于局部，或血液运行受阻，瘀积于经脉或器官之内，均属瘀血。由瘀血而引起的病症，是为血瘀证
	血瘀兼气虚：身倦乏力，少气自汗，疼痛拒按	舌暗或有瘀斑，脉细	
	血瘀兼气滞：腹部肿块刺痛拒按，胸胁胀痛走窜，性情急躁	舌暗或有瘀斑，脉细涩	
血热证	心烦，或躁狂，口干不喜饮，身热，以夜间为甚，或见各种出血，女性月经先期、量多	舌红绛，脉弦数	血分有热，或热邪侵犯血分

（3）津液病辨证：津液的病变一般可概括为津液不足与水湿内停两方面（表6-2-15）。

表6-2-15 津液病辨证

证候	主要表现	舌象、脉象	分析
津液不足	咽干、唇焦舌燥，口渴，皮肤干燥或枯瘪，小便短少，大便干结	舌面少津或无津，脉细数	因津液亏损，失去滋润，出现干燥的表现
水湿内停	风痰：头晕目眩，喉中痰鸣，突然昏倒，口㖞斜，舌强，四肢麻木，偏瘫	舌质偏红，脉细弦	肺脾肾功能失常，导致痰、饮、水肿的表现
	痰饮：胸满胁胀，胃部有振水声，呕吐清稀痰涎，口不渴或渴不欲饮，头晕，气短，心悸	苔白滑，脉弦滑	
	溢饮：肢体浮肿或疼痛、沉重，小便不利，或见发热恶寒、无汗、咳吐白沫痰	苔白，脉弦而紧	

（韩锺 赵琛 关玲）

第7章 针灸治疗

针灸治疗是将经络、腧穴、刺灸及各种诊察方法和各科知识综合运用于诊疗的实践过程。只有全面掌握了上述内容，在治疗时才能做到灵活机变，随症运用。在针灸的诊疗过程中要注意其本质特点和相关问题，以充分发挥针灸治疗疾病的优势。

1. 针灸治疗的适宜病症

针灸是一种通过外在刺激激发人体自我调节机能而治疗疾病的医学疗法，有着多方面的调整效应，具有广泛的适用范围，涉及内、外、妇、儿、皮肤等各科，以及运动、神经、免疫、消化、呼吸、泌尿生殖、循环、内分泌等多个系统。据我国学者的研究，现代针灸文献报道针灸治疗所涉及的病谱已达到532种。古代针灸治疗在一定程度上是以"症"为主，而现代临床上针灸治疗多以"病"为纲，再结合"症"。针灸治疗不但关注减轻和消除症状，也注重对病因和病理的治疗。近年来，针灸应用领域还拓展到美容和减肥，同时在预防保健和延缓衰老方面也发挥着重要的作用。

2. 针灸治疗作用的整体性与特异性

整体性是指针灸刺激导致的人体自我调节往往是全面的、整体性的，因此临床上会看到一些疾病采用不同的腧穴治疗都可以取得较好的效果，也可以见到针刺某一穴位可以治疗全身的多种疾病。如急性腰扭伤可以采用体针、头针、腕踝针、耳针等，都有一定的效果，而针刺足三里不但可以治疗胃肠疾病，还可以治疗头昏、耳鸣、眼花、足踝痛等。掌握针灸治疗的整体性，有助于通过全身的调节促进局部疾病的康复。针灸的这种整体性调节作用主要是中枢性整合的结果，往往与刺激的方式和强度密切相关，也可以看作是针灸的"广谱性调节"作用。

由于穴位的位置和刺激的方式不同，针灸治疗也显示出某些特异性的作用。古代医家和当今的针灸医生在这方面积累了很多经验，有些可以用现代科学（如解剖学、生理学等）解释，有些尚不能被完美地阐释清楚。如风池穴善于治疗头昏，因其与椎动脉临近，可以改善后循环的供血。经典的四总穴，合谷穴擅长治疗面部和口腔的疾病，足三里擅长治疗胃肠疾病，列缺擅长治疗后头部的疾病，委中穴擅长治疗腰背部的疾病，即"面口合谷收，肚腹三里留，头项寻列缺，腰背委中求"。而艾灸至阴穴可以纠正胎位，点刺少泽穴可以治疗缺乳，尚没有很好的科学解释。在很多情况下，一个穴位既有整体性也有特异性作用。针灸临证时应当注意区分应用。另外，不同的治疗方式也有其相对的特异性作用，如毫针疗法擅长调节机能，艾灸擅长治疗寒湿性疾病，三棱针放血擅长清热，针刀疗法擅长组织局部减压等。在针灸治疗时，应当酌情选用。

3. 针灸治疗作用的双向性及有限性

由于针灸激发的是人体的自我调节机能，因此，机体的机能状态在一定程度上影响着针灸的作用效应——呈现出双向性调节作用。一般情况下，针灸的这种调节是趋向良性的。实质上神经对脏器的功能调节，在一些情况下与其所处的功能状态密切相关，如交感神经对子宫的调节就呈现出双向性，当交感神经兴奋时，可使妊娠子宫发生收缩，却使非妊娠子宫出现舒张反应。在针灸临床上，内关穴对心率过快的患者可以减慢心率，对心率过慢的患者可以提高心率；天枢穴既可以治疗腹泻，也可以治疗便秘。正因为如此，针灸相比其他的医学手段，副作用少，安全性高。但是，针灸调节作用的程度并不是无限的，早在《灵枢·邪气脏腑病形》中就指出："阴阳形气俱不足，勿取以针，而调以甘药也"。因此，一些病症不宜用针灸治疗，如阴阳气血皆虚的严重虚衰患者，宜用药或灸而不宜用针；疟疾患者的脉缓大虚，适宜用药，不宜用针。现代临床也观察到，慢性病如身体极度衰弱，对针刺反应迟钝，不适合采用针刺治疗。此外，有些病症单独应用针灸可以迅速见效，但有些疾病还应当结合其他治疗措施综合治疗，如严重腹泻患者宜先予补液以防止脱水和电解质紊乱，再结合针灸；昏迷的患者应在现代急救技术的配合下，结合针灸醒神治疗。

4. 针灸处方的制定原则

针灸治疗方案的确定是在检查诊断的基础上，选择适当的腧穴、适当的刺激方法和刺激量，构成完整的针灸处方。在选穴方面可以根据经络学说、腧穴的主治规律以及现代医学的解剖学、生理学及病理学等知识综合选穴，同时要兼顾整体治疗和局部治疗。在刺激方法和刺激量上，要根据患者的疾病特点和体质特点适当选用，以安全、有效、舒适为度，勿过度刺激。针灸的疗程也要根据疾病特点和患者的情况而定，不能一概而论，急性病症收效即止，慢性疾病可长期调理。

5. 针灸的治疗时机、时间、疗程及刺激量

这些因素与疗效密切相关。恰当地选择治疗时机，对疾病的预后非常关键。就大多数针灸的适应证而言，治疗越早见效越快，效果也会越好。如急性腰扭伤即刻治疗，疼痛能够迅速缓解甚至完全消失，若数日后才进行针刺虽也能见效，但往往在短期内不能消除症状。脑血管疾病引起的中风，宜在急性期及时地介入针刺治疗，其疗效及预后都远远好于在恢复期、后遗症期才开始

针刺治疗。及时治疗可以说是针灸治疗时机的普遍原则，耽误了针灸治疗的最佳时机，往往难以取得理想的治疗效果。

每次针灸治疗的时间与采用的方法以及治疗的具体疾病有关。传统的毫针刺法，留针时间为15~30min；一些特殊工具刺法则不需要留针，如火针、针刀、滞动针等；按照组织结构针灸的神经刺法和肌肉刺法，以刺中为度，也不需要留针。而有些针刺方法需要更久的留针，如腕踝针、浮针等，可以留针数小时到数天；艾灸疗法、拔罐疗法等其他方法要根据皮肤的耐受程度来决定，可做5~15min，甚至更长时间。不同的疾病留针时间也不同，对肌肉痉挛性疼痛，可以不留针或短时间留针；对炎症性痛症或危重病症则需要久留针。如流行性脑脊髓膜炎，可留针10h以上；对溃疡病急性穿孔、中毒性休克均宜久留针和间歇运针。临床上应按照疾病的特点和规律，选择适宜的针法和适合的操作时间，可灵活变化。

针灸疗程是指取得阶段性疗效所需的大致时间。疗程与疾病的性质以及选用的治疗方法有关。总的来说，各种针灸方法起效均比较快，和其他治疗方法相比疗程较短。一般情况下，急性病疗程为1~3次，慢性病疗程为5~10次。有些疾病针灸1~2次即可痊愈，如急性腰扭伤、落枕、急性胃肠痉挛等；有些疾病在症状好转后仍需巩固治疗，如风湿性疾病、皮肤疾病等。针灸的间隔时间与疾病的特点、针灸方法关系密切。急性病可以每日2次，连续几日针灸，慢性病可以间隔数日1次。毫针刺法可每日1次或间隔1~3天1次，针刀则可每周1~2次。火针、拔罐和艾灸的运用频次要根据皮肤的恢复程度决定，可每周多次，必要时更换操作的部位。适当的时间间隔有利于患者的经气恢复，改善躯体疲乏，避免兴奋性降低而影响疗效。

针灸刺激量与腧穴的位置、取穴数量、针灸方法、针具粗细、针刺深浅、手法、留针时间和多种治法是否叠加有关。一般说来，应根据患者的体质、病情等选用适当的操作方法和刺激量，以患者能够耐受并且有效为度，过度刺激会造成患者新的创伤和疼痛，反使疗效下降。在古典针灸中，还强调"气调而止"，指出针刺后脉象会有所变化。若变得较针刺前调和，则表明已有针刺效应，即可出针。在疾病治疗部分，关于针灸治疗的时间、疗程、间隔时间与刺激量，除特殊说明外，请参考上述内容，不再赘述。

6. 针灸疗效的评估

针灸对很多疾病都有显著的疗效，不但表现为症状的减轻和消失，还有很多客观体征和实验室检查的改变。针灸治疗后应当注意前后对照，及时评价。对于急性病症，针刺后应立即评价，不但要重视患者的主观感觉，还要重视客观查体。如膝关节疼痛，针刺后，不但要询问患者的疼痛评分是否改变，以及患者膝关节屈伸受力感觉，还要通过动作查体、触诊检查来确认疗效。对于慢性病症，在针灸 3~5 次之后也要从患者的主观症状、查体指征等方面进行评价。如果有效，则可采用同一处方继续治疗，如果效果不好，要及时调整治疗方案。

第一节　头面颈部病症

一、头痛

头痛是指头部疼痛，是常见的临床症状之一，分为原发性和继发性两大类。原发性头痛包括偏头痛、紧张性头痛和丛集性头痛等，又称功能性头痛，约占头痛患者的 90%；继发性头痛是由其他疾病如感染、高血压病、颅内肿瘤、头部外伤等引发的头痛，又称症状性头痛，约占头痛患者的 10%。

【相关疾病鉴诊】头痛涉及的疾病非常多，以下主要讨论临床上最常见的三种功能性头痛及枕神经痛，其他类型的头痛可参考本篇进行治疗。

（1）偏头痛：头痛部位多为一侧，常局限于额部、颞部及枕部，但也有部分呈双侧，反复发作；开始常呈激烈的搏动性疼痛，后转为持续性钝痛，中重度头痛常持续 4~72h；常伴有恶心（严重者可呕吐）及对声、光、气味过敏；有先兆症状的偏头痛可出现闪烁暗点、视野缺损、单盲或同侧偏盲。

（2）紧张性头痛：头痛部位主要为两颞部，部分为枕部、头顶部及全头部；疼痛为束带样紧箍感，轻中度的持续性钝痛、胀痛、压迫痛及麻木感，患者常有疼痛围绕头颈部的感觉；常由工作紧张、眼过度疲劳及姿势不正确引起，多见于中青年女性。心理因素可加重头痛症状。

（3）丛集性头痛：是较少见的一侧眼眶周围发作性剧烈疼痛，持续 15min 到 3h，疼痛突然发作，无先兆，性质为剧烈的爆炸性、位置固定的疼痛；伴随症状包括流泪、结膜充血、鼻塞、流涕或流涎。

【临床辨析】中医学认为，各种外邪或内伤因素使头部气血失调、经脉不通等，均可导致头痛。在针灸临床上，头痛总体上可按照经络辨证分为四种类型。阳明头痛，疼痛位于前额、眉棱骨、鼻根部，又称前额痛、正头痛；少阳头痛，疼痛位于头侧部，常为单侧，又称侧头痛；太阳头痛，疼痛位于后枕部，常连及于项，也称后枕痛、后头痛；厥阴头痛，疼痛位于颠顶部，常连及目系，也称颠顶痛、头顶痛。中医学将头痛分为外感头痛和内伤头痛两大类，并有诸多证型。临床上也常见到颈肩经筋病症引发的头痛，均可参考应用。

【治疗】

（1）毫针治疗

◎穴方　以局部阿是穴、风池、合谷为主穴。随症配穴：阳明头痛加头维、阳白、内庭；少阳头痛加太阳、率谷、翳风、外关、侠溪；太阳头痛加天柱、后顶、后溪、申脉；厥阴头痛加百会、四神聪、完骨、内关、太冲。发热头痛加大椎、少商；偏头痛加角孙、天容；紧张性头痛加神门、风府、夹脊（C2、C3）；丛集性头痛加承泣、丝竹空、迎香；颅脑损伤头痛加悬颅、脑空、强间透脑户；头痛绵绵或空痛加中脘、关元；头胀痛兼有面肿加商丘。

◎选穴思路　头痛的局部选穴十分重要，根据病因和部位特点，采取局部选穴与循经配穴。局部选穴重在疏导头部经络气血，远端的循经配穴可增加止痛作用。

◎操作方法　局部穴施针宜用泻法，中、强度刺激，进针到一定深度后行捻转法。风池用针向平耳垂方向直刺 2~2.5cm，持续小捻转 3~5min；合谷用强刺激，捻转泻法。血管性头痛可以采用快速捣法。余穴按常规操作。

（2）其他治疗

◎解剖结构针刺法　偏头痛加刺颞肌、枕大神经；紧张性头痛加刺胸锁乳突肌的乳突附着点、额枕肌的枕腹和额腹、颞肌；丛集性头痛加刺眼周的痛点、枕下肌。在肌肉硬结处采用贯刺法，斜穿肌肉硬结后出针，不留针。神经针刺为松解相应卡压点。

◎耳针法　皮质下、额、枕、颈、神门。毫针刺法，或压丸法。顽固性头痛可在耳背静脉点刺出血。3~5 天治疗 1 次。

◎刺络拔罐法　三棱针或一次性采血针在太阳、印堂及触诊到的局部高张力点刺络放血，或用皮肤针叩刺出血，必要时加拔罐。适用于风热头痛和瘀血头痛。

◎头针法　顶颞后斜线下 2/5、颞前线。针刺后快速捻转 3~5min，可加电针。

◎灸法　从哑门至神道寻找压痛点，外感多用胸段，内伤头痛多用颈段。用艾条温灸，每次 15min 左右，可隔 1~2 天治疗 1 次；或用隔姜灸法，以皮肤潮红为度。

◎电针法　配合体针基本方治疗，在头部疼痛主要部位的腧穴接通电针仪，采用疏密波通电。

【按语】

（1）针灸治疗头痛的效果主要取决于病因和类型，总体上原发性头痛疗效较好，尤其以紧张性头痛、偏头痛效果好。继发性头痛应以原发病治疗为主。

（2）部分原发性头痛和局部肌肉紧张与神经的卡压有关。其中，胸锁乳突肌紧张引起的头痛是以头部的闷痛感为主；枕大神经、枕小神经、耳大神经引起的头痛，是以刺痛、跳痛为主。治疗时应注意鉴别。

（3）对于多次治疗无效或逐渐加重的头痛，要查明原因，尤其要排除颅内占位性病变。

附 枕神经痛

枕神经痛是枕大神经、枕小神经、耳大神经分布区疼痛的总称。这三对神经来自第2、3颈神经，分布于枕部。原发性枕神经痛病因不明，或由呼吸道感染或扁桃体炎所引起。常见的枕神经痛多为继发性神经损害，病因有颈椎病、外伤、颈枕部肌筋膜紧张、硬脊膜炎或转移瘤等。本病可归入中医学的头痛。

【临床诊断】表现为起源于枕部一侧持续性钝痛，向头顶（枕大神经）、乳突部（枕小神经）或外耳（耳大神经）放射，可阵发性加剧，头颈活动、咳嗽时加重，常伴头夹肌、肩胛提肌痉挛。枕外隆突下常有压痛，枕神经分布区常有感觉减退或过敏。

【临床辨析】疼痛起源于枕部并向头顶放射者，为足太阳、足厥阴经证；向乳突部放射者，为足太阳、足少阳经证；向外耳部放射者，为足太阳、手少阳、足少阳经证。

【治疗】

（1）毫针治疗

◎穴方　以阿是穴、玉枕、天柱、昆仑、后溪为主穴。随症配穴：枕大神经痛加百会、通天、太冲，枕小神经痛加完骨、头窍阴、足临泣，耳大神经痛加角孙、外关；外感风寒加风池、合谷，外感风热或有热证加少商、大椎。

◎操作方法　毫针针刺，泻法或平补平泻。可加电针。

（2）其他治疗

◎解剖结构针刺法　枕大神经分布区疼痛加刺枕后腱弓，可用针刀松解；枕小神经和耳大神经分布区疼痛可加刺颈浅丛神经刺激点，三者分布区疼痛均可加刺胸锁乳突肌的乳突附着点及头夹肌、肩胛提肌、斜方肌、头半棘肌的肌肉硬结。

二、面痛

面痛是眼和面颊部出现的以放射性、烧灼样、抽掣样疼痛为主要表现的疾病，包括西医学的三叉神经痛和非典型面痛。三叉神经痛表现为其分布区内短暂的反复发作性剧痛。三叉神经分为眼支、上颌支和下颌支，其疼痛常自一侧的上颌支（第2支）或下颌支（第3支）开始，眼支起病者少见；临床多见第2、3支同时发病者；40岁以上患者占70%~80%，女性患者较多；临床上可分为原发性和继发性两种。原发性三叉神经痛的病因尚未明确。继发性三叉神经痛多有明确的病因，如颅底或桥小脑角区肿瘤、脑膜炎、脑干梗死或带状疱疹等侵犯三叉神经的感觉根或髓内感觉核而引起疼痛，多伴有邻近结构的损害和三叉神经本身的功能丧失，神经系统检查有阳性体征。非典型面痛表现为持续性烧灼样疼痛，无间歇期，与特殊动作或触发刺激无关，疼痛范围超出三叉神经分布区域，常累及颈部皮肤，其发病原因尚不十分清楚，有学者认为它是一种功能性疾病，而也有观点认为它是血管因素及三叉神经末梢受损造成的。

【相关疾病鉴诊】面痛涉及病种较多，临床上以三叉神经痛、非典型面痛为主，对于面部或颈部放疗或其他疾病所致的面痛可参考本篇进行治疗。

（1）三叉神经痛：疼痛局限于三叉神经一或两支分布区，发作时表现为面颊上下颌部突然出现闪电样、刀割样、针刺样、烧灼样或撕裂样剧烈疼痛，持续数秒或 1~2min，突发突止，间歇期完全正常。患者口角、鼻翼、颊部或舌部为敏感区，轻触可诱发疼痛，称为扳机点或敏感点。严重者可因疼痛出现面肌反射性抽搐，又称为"痛性抽搐"。病程呈周期性，发作可为数日、数周或数月不等。随着病程迁延，发作次数逐渐增多，发作时间延长，间歇期缩短，甚至发展为持续性发作，很少自愈。神经系统检查无阳性体征。患者常因恐惧疼痛发作而不敢刷牙、洗脸、进食。

（2）非典型面痛：多发于神经质者，年轻人多见；疼痛深在，发作于面的单侧或双侧，范围较弥散，为持续性烧灼样或痉挛性疼痛，偶有电击样感觉；疼痛的程度呈波动性，有时可波及头、肩、上肢；没有扳机点；常伴有自主神经症状，如流泪、鼻塞、面部潮红、结膜充血、出汗等。

【临床辨析】中医学认为本病多与外感风邪、情志不调、外伤等因素有关。面部主要归手、足三阳经所主，各种内外因素使面部经脉气血阻滞，不通则痛，导致本病。针灸临床按照面痛部位进行经络辨证。足太阳经，眉棱骨部位呈电灼样或针刺样疼痛，为三叉神经第 1 支（眼支）分布区疼痛。手足阳明及手太阳经，上颌、下颌部呈电击样疼痛，为三叉神经第 2、3 支（上颌支、下颌支）分布区疼痛。手三阳经，面部呈持续性烧灼样或痉挛性疼痛，范围弥漫，并可波及头、肩、上肢，为非典型面痛。

【治疗】

（1）毫针治疗

◎穴方　以下关、四白、地仓、合谷、内庭、太冲为主穴。随症配穴：眼部疼痛加攒竹、阳白；上颌部疼痛加颧髎、迎香、翳风；下颌部疼痛加颊车、大迎、夹承浆；兼头痛加头维。

◎选穴思路　本病以面部穴位为主，配合远端手、足阳明经穴。合谷、内庭分属手阳明、足阳明经穴，一上一下，属同名经配穴，可疏导面部经络气血，活血止痛。太冲为肝经原穴、输穴，与合谷配合为四关穴，可祛风通络止痛。

◎操作方法　下关穴宜适当深刺，选 4cm 长毫针进针 3.5cm 左右，轻轻提插使触电样针感放散到下颌部及舌部；取四白穴，针尖向下透巨髎，使针感放射到上唇部为佳。三叉神经眼支分布区疼痛重用阳白穴，针尖斜向后下方刺入 1.5~2cm，使触电样针感放散到前额部；上颌支分布区疼痛以下关穴为主，再取颧髎、迎香等穴；下颌支分布区疼痛取夹承浆时，针尖宜向内下方刺入，使针感放射到下唇。余穴按常规操作。

（2）其他治疗

◎解剖结构针刺法　根据疼痛部位确定三叉神经的分支，分别选择眶上神经、眶下神经、耳颞神经、翼腭神经节等进行针刺，具体部位和刺法见第 4 章。检查肌肉扳机点，发现后可以用毫针贯刺。

◎耳针法　面颊、颌、额、神门。毫针刺法，或用埋针法、压丸法。

◎刺络拔罐法　颊车、地仓、颧髎。三棱针点刺，行闪罐法。

◎皮内针法　面部寻找扳机点。将揿针刺入，外以胶布固定。

◎灸法　下关、四白、巨髎、颊车、大迎、夹承浆。悬灸或隔姜灸。

◎电针　选穴可参照针刺法。每次取两对穴位。电极多接于面部穴位，尤其是神经干所通过的眶上孔、眶下孔、颏孔。将针体固定后用疏密波，频率 5~10Hz，强度以患者能耐受为度。

【按语】

（1）针灸治疗原发性三叉神经痛、非典型面痛有一定止痛效果，但这两种病均较为顽固，需要坚持较长时间的针灸治疗。

（2）临床部分患者的面痛是面部肌肉（常见于咬肌、翼内肌和翼外肌）的痉挛紧张对三叉神经造成卡压引起的。这部分患者松解相应肌肉后症状会有快速缓解。

（3）对于继发性三叉神经痛，应以原发病治疗为主。对于多次治疗无效或逐渐加重的，应进一步查明病因，以排除颅底或桥小脑角区肿瘤、转移瘤等。

附 颞颌关节紊乱症

颞颌关节紊乱症是以颞颌关节在咀嚼运动时疼痛、开口或闭口时发生杂音或弹响、张口度受限制为主要表现的综合症候群，具有慢性和反复发作的特点。早期 X 线检查显示髁状突位置不正常，后期可有关节头或关节凹的形态改变。

【临床诊断】本病好发于青壮年，表现为颞下颌关节区开口痛和咀嚼痛；常发生在一侧，但有的可逐渐累及双侧；一般无自发痛、夜间痛和剧烈痛；病程较长，并经常反复发作；大多属功能紊乱，但也可有关节结构紊乱或器质性改变；查体关节区有压痛。引起本病的原因有以下 3 种情况。①咀嚼肌群功能紊乱：为关节外的各咀嚼肌劳损或痉挛导致，关节的结构和组织正常，主要表现为开口度异常和开口型异常；②关节结构紊乱：上述紊乱继续进展会导致关节结构紊乱，是患病率最高的一类，表现为关节盘、髁状突和关节窝之间的正常结构紊乱，以在开口运动中各种不同时期的弹响为主要特征，可伴有不同程度的疼痛和开口度、开口型异常；③关节器质性改变：上述紊乱继续进展，后期会出现关节器质性改变，通过 X 线、造影和关节内窥镜等检查可发现关节骨、软骨和关节盘有器质性改变，除了出现咀嚼肌群功能紊乱和关节结构紊乱引发的症状外，关节运动时可闻及连续的磨擦音或破碎音。

【临床辨析】本病病位在颞下颌关节区咀嚼肌区，和足阳明经、手少阳经以及足少阳经有关。

【治疗】

（1）毫针治疗

◎穴方　以下关、耳门、颊车、合谷为主穴。随症配穴：对与咬合相关的肌肉进行检查，如翼内肌、翼外肌、颞肌、咬肌等，发现劳损肌肉的僵硬压痛点，作为阿是穴配穴应用。

◎选穴思路　本病属于筋骨病，依据"在筋守筋，在骨守骨"的原则，以局部选穴为主，疏调经筋，通利关节。在颞颌关节处选穴针刺，可疏调局部筋骨气血，有助于消除局部的炎症，远端配穴可加强其疏导气血及止痛的作用。

◎操作方法　下关穴进针约 2cm，施捻转手法使局部酸痛。余穴以得气为度。可加电针。咬肌阿是穴，可行毫针贯刺，或滞针法，不留针。

（2）其他治疗

◎灸法　可在颞颌关节部位进行悬灸，每次 15min 左右，可隔 1~2 天治疗 1 次；或用隔姜灸法，以皮肤潮红为度。

三、面瘫

面瘫是以口眼㖞斜为主要症状的一种疾病。其发生常与过度劳累、免疫力下降有关，外感风寒有时是其诱因。本病相当于西医学的面神经麻痹，根据病变部位分为中枢性和周围性两类。中枢性面神经麻痹可因脑血管疾病、肿瘤及炎症等导致，其特点为眼裂以下的面肌麻痹，麻痹呈紧张型，额纹不消失，常伴有肢体瘫痪等。周围性面瘫中，特发性面神经麻痹与面神经管（茎乳孔）内的组织水肿有关，又称贝尔麻痹。另外，面部外伤、吉兰—巴雷综合征、耳源性疾病、腮腺及颌后区病变或后颅窝病变等也可引起周围性面瘫。中枢性和周围性面瘫都可以参考本篇进行治疗。

【相关疾病鉴诊】

（1）周围性面瘫：包括特发性面神经麻痹、拉姆齐－亨特综合征、外伤性周围性面瘫等。

◎特发性面神经麻痹：急性发作，在数小时至数天达高峰，部分患者在麻痹前1~2日有病侧耳后持续性疼痛和乳突部压痛；患者常在睡眠醒来时，发现一侧面部肌肉板滞、麻木、瘫痪，额纹消失，不能皱眉，眼裂不能闭合或闭合不全。闭眼时可见眼球向外上方转动，露出白色巩膜，称为贝尔征。鼻唇沟变浅，口角下垂，露齿时歪向健侧；鼓气、吹口哨漏气；面颊肌瘫痪，食物易滞留病侧齿龈。兼症检查：如病变在茎乳孔以外，则无味觉、听觉障碍和眼干症状；如面神经管内的鼓索支受累，可兼见同侧舌前2/3味觉消失；如镫骨肌神经受累，可兼见同侧舌前2/3味觉消失及听觉过敏；如岩大神经受累，除同侧舌前2/3味觉消失及听觉过敏外，兼有眼干、唾液减少。

◎拉姆齐－亨特综合征：由疱疹病毒侵犯膝状神经节所致，除同侧舌前2/3味觉消失、听觉过敏、眼干、唾液减少等表现外，以外耳道、鼓膜出现疱疹为特点。

◎外伤性周围性面瘫：有明显的面部外伤史，根据外伤的部位出现不同分支的病变。

（2）中枢性面瘫：由大脑皮质到脑桥面神经核之间的上运动神经元和通路损害所致，其只造成对侧下半面部表情肌瘫痪，主要表现为鼻唇沟变浅和口角下垂，常伴有肢体偏瘫。因额支无损，因而抬眉、皱眉和闭眼动作无障碍。

【临床辨析】面瘫总体上分为周围性和中枢性两种。周围性面瘫表现为口眼㖞斜，而中枢性面瘫则表现为对侧口角㖞斜。针灸临床以周围性面瘫为主，其属于经筋病症。本病病位在面部，与太阳、阳明经筋相关。其基本病机是气血痹阻，经筋功能失调。额部肌肉（上组表情肌）瘫痪，额纹消失，不能皱眉，为足太阳经筋证；面颊部肌肉（下组表情肌）瘫痪，鼻唇沟变浅，口角下垂歪斜，为手足阳明及手太阳经筋证。中医学也常按照辨证分为风寒证、风热证和血瘀证。

【治疗】

（1）毫针治疗

◎穴方　以阳白、四白、颧髎、颊车、地仓、翳风、风池、牵正、太阳、合谷为主穴。随症配穴：人中沟歪斜加水沟；鼻唇沟浅加迎香；颏唇沟歪斜加承浆；舌麻、味觉减退加廉泉；目合困难加鱼腰、昆仑；流泪加承泣；听觉过敏加听宫、中渚。中枢性面瘫应配治疗中风等原发疾病的相关穴位，如百会、风府、人中等。

◎选穴思路　本病以祛风通络，疏调经筋为法，以局部穴及手足阳明经穴为主。面部腧穴可疏调局部筋络气血，活血通络。"面口合谷收"，合谷为循经选穴，与近部翳风相配祛风通络，又可调和面部阳明经筋之气血；风池加强祛风之力。

◎操作方法 阳白向鱼腰部透刺，颊车透地仓，合谷选健侧。余穴按常规操作。在急性期（一般为发病 1 周内），面部穴位手法不宜过重，针刺不宜过深，取穴不宜过多。在恢复期，面部穴位刺激量可适当增加，可配合灸法、拔罐法或刺络拔罐法、电针法等。拔罐以闪罐为主，按照面部肌肉的走行，向上向外闪拔。

（2）其他治疗

◎解剖结构针刺法 早期（1 周内）可在茎乳孔处刺络拔罐，放血减压，还可针刺松解腮腺及其筋膜，用针宜细，手法宜轻。后遗症期可针刺茎乳孔及痉挛的表情肌，促进神经功能恢复。

◎皮肤针法 叩刺阳白、颧髎、地仓、颊车，以局部潮红为度。适用于恢复期。

◎刺络拔罐法 翳风、阳白、颧髎、地仓、颊车。用三棱针点刺或皮肤针叩刺后加拔罐。在早期有耳后疼痛时，在翳风穴刺络拔罐有很好的效果，可隔日 1 次，直至疼痛消失。面部穴位的刺络拔罐，适用于周围性面瘫恢复期、后遗症期以及带状疱疹急性期。

◎电针法 太阳、阳白、地仓、颊车。接电针仪，以断续波或疏波刺激 10~20min，强度以患者面部肌肉微见跳动而能耐受为度。如通电后，见牙齿咬嚼者，为针刺过深，刺中咬肌所致，应调整针刺的深度。适用于恢复期。

◎穴位贴敷法 太阳、阳白、颧髎、地仓、颊车。将马钱子 0.3~0.6g 锉成粉末，撒于胶布上，然后贴于穴位处，5~7 日换药 1 次。或用蓖麻仁，捣烂加少许麝香，取绿豆粒大一团，贴敷在穴位上、每隔 3~5 日更换 1 次。或用白附子，研细末，加少许冰片做成面饼，贴敷穴位。

◎灸法 阳白、四白、颊车、下关、风池。用隔姜灸法，每穴 3 壮，以有温感为佳。辅助用于陈旧性面瘫。

【按语】

（1）针灸治疗由特发性面神经麻痹导致的周围性面瘫有很好的疗效，是目前治疗本病安全有效的首选方法。起病后应尽早治疗，但是早期治疗以神经减压为主，不主张重手法刺激局部。

（2）本病预后与面神经损伤的部位、程度、患者年龄、体质等有密切关系，如果不伴随面神经管内的症状（眼干，听觉过敏，舌前 2/3 味觉减退），患者在很大程度上可在数周或 1~2 个月内恢复。年轻患者预后良好，老年患者或合并糖尿病、高血压病、动脉粥样硬化等的患者预后较差。肌电图可作为面神经损伤程度的辅助检查。

（3）对于由其他疾病导致的继发性周围性面瘫应在积极治疗原发病的基础上，根据治疗效果考虑是否进行针灸康复治疗。

四、面肌痉挛

面肌痉挛是面部一侧肌肉阵发性抽搐，两侧受累较少。其特征为病程长，反复发作，呈缓慢的进行性发展。本病发病原因不明，一般认为与面神经通路受到机械性刺激或压迫有关；少部分见于面神经麻痹恢复不完全的患者，推测可能是面神经的异位兴奋或伪突触传导所致。

【临床诊断】发病早期多为眼轮匝肌间歇性抽搐，后逐渐缓慢扩散至一侧面部的其他面肌，以口角肌肉抽搐最为明显，严重时可累及同侧颈阔肌；精神紧张、疲倦时抽搐加剧，入睡后停止；晚期少数患者可伴患侧面肌轻度瘫痪。神经系统检查无其他阳性体征；肌电图检查可见肌纤维震颤及肌束震颤波。

【临床辨析】中医学认为，面肌痉挛属于面部筋脉出现筋急的病变。外邪阻滞经脉，或邪郁化热、壅遏经脉，可使气血运行不畅，筋脉拘急而抽搐；阴虚血少、筋脉失养，可导致虚风内动而面肌抽搐。临床按照经络辨证，如足太阳经筋为目上纲，足阳明经筋为目下纲，以眼轮匝肌抽动为主者，属足太阳、足阳明经筋证；以面颊、口角部肌肉抽动为主者，属手足阳明、手太阳经筋证。

【治疗】

（1）毫针治疗

◎穴方　①眼轮匝肌痉挛：阿是穴、鱼腰、承泣、瞳子髎、翳风；②面颊、口角肌痉挛：阿是穴、颧髎、迎香、地仓、颊车、翳风。随症配穴：以眼轮匝肌痉挛为主，加合谷、内庭、昆仑；以面颊、口角肌痉挛为主，加合谷、后溪、内庭、太冲。焦虑、抑郁，加神门、百会。

◎选穴思路　本病以舒筋通络，息风止抽为法，选穴以局部穴及足太阳、足阳明经穴为主。局部穴可疏调经筋，活血通络。阿是穴可疏泻病邪，宣通气血。翳风能疏调面部经筋，息风通络。合谷为手阳明经原穴，"面口合谷收"；太冲为肝经原穴，配合谷又称为"四关"，可舒筋通络，息风止痉。

◎操作方法　阿是穴即在面部寻找扳机点针刺；翳风穴采用提插手法，以患者有强烈的触电感为佳。余穴按常规操作。

（2）其他治疗

◎解剖结构针刺法　触诊仔细查找面神经所经过的肌肉筋膜卡压点，找到后用针灸针松解。还可针刺松解腮腺及其筋膜。

◎耳针法　神门、眼、面颊。毫针刺法，或压丸法。

◎皮内针法　查找面部扳机点。将揿针刺入，外以胶布固定，2~3 日更换 1 次。

◎刺络放血法　颧髎、太阳、颊车。用三棱针点刺出血，或加闪罐法。

◎灸法　四白、下关、翳风。用隔姜灸法。

◎穴位注射法　患侧翳风。注入 2% 的利多卡因 2mL，隔日 1 次。对于病程较长或病情较重、针刺治疗无效的患者，可行肉毒素局部注射。

【按语】

针灸治疗面肌痉挛能够缓解症状，减少发作次数和减轻抽动程度。部分病情较重者针灸治疗效果不好，可选择手术或其他疗法。

五、头晕与眩晕

头晕是指患者自觉头部昏沉，甚至头重脚轻，身体不稳的感觉；眩晕是指患者自觉外界环境或自身在旋转、移动或摇晃，不能坐立，常伴有恶心呕吐、出汗等。由于两者在中医病机上和针灸治疗上基本一致，因此，本节总体上以眩晕来论述。西医学认为，眩晕是患者对空间关系的定向感觉障碍或平衡感觉障碍，分为系统性眩晕和非系统性眩晕两大类。系统性眩晕是由前庭系统病变引起，称为真性眩晕，根据其病变部位又可分为周围性眩晕和中枢性眩晕；非系统性眩晕是由前庭系统以外的疾病引起，如眼部疾病、心血管病（高血压病、低血压病、心力衰竭）、颈椎病、内分泌代谢病（低血糖、糖尿病）、血液病（贫血）、感染、中毒和神经症等，又称为假性眩晕。本节主要介绍临床常见的系统性眩晕，其他类型的眩晕可参考本篇进行治疗。

【相关疾病鉴诊】 当患者以眩晕症状为主诉时，即可诊断为中医学的眩晕。临床上应进一步区别真性眩晕和假性眩晕。真性眩晕以患者自身或环境有旋转感为特征；假性眩晕是患者自觉头昏眼花，或头重脚轻，或站立不稳，无自身或环境的旋转感，很少伴有恶心、呕吐。真性眩晕与假性眩晕（头晕或昏）的区别如下（表 7-1-1）。

表 7-1-1　真性眩晕与假性眩晕的鉴别

病症	临床表现	病变位置	病症举例	证候虚实
真性眩晕	物体旋转，眼球震颤	前庭神经系统	内耳性眩晕、晕动病	多为实证
假性眩晕（头晕）	头昏眼花，无眼球震颤	前庭神经系统外的脑部功能改变	高血压病、颈椎病	多为虚证

真性眩晕又当鉴别是前庭中枢性还是周围性。下面介绍临床常见的系统性眩晕相关疾病。

（1）前庭中枢性眩晕：常见于听神经瘤、小脑或脑干病变、后循环缺血、颞叶的肿瘤及癫痫等。常见的是后循环缺血，过去称椎－基底动脉一过性供血不足，是引起前庭中枢性眩晕最常见的疾病，首发症状常为急起的眩晕，伴有恶心、呕吐、平衡障碍、站立不稳和双下肢无力。经颅多普勒超声检查可见椎动脉狭窄或痉挛。

（2）前庭周围性眩晕：常见于前庭神经元炎、梅尼埃病、良性发作性位置性眩晕。①前庭神经元炎：呈急性起病，常有前驱上呼吸道感染，持续时间较长，数周至数月内自行缓解，很少复发，一侧或双侧前庭功能减退，常伴有快相偏离患侧的眼震；②梅尼埃病：系内耳的膜迷路发生积水所致，眩晕呈突然发作，常伴有恶心、呕吐、出汗、面色苍白、耳鸣和进行性的感音神经性耳聋，持续数小时至2天，自行缓解，易反复发作，检查可见一侧前庭功能减退和听力下降；③良性发作性位置性眩晕：系内耳机械性疾病，耳源性眩晕症之一，常在头位变化后1~4s出现眩晕，当改变体位后很快缓解，一般不超过1min，症状可持续数周，自行缓解，但易复发，通过位置训练可防止发生。

前庭周围性眩晕与前庭中枢性眩晕的鉴别如下表（表7-1-2）。

表7-1-2　前庭周围性眩晕与前庭中枢性眩晕的鉴别

临床特点	前庭周围性眩晕	前庭中枢性眩晕
病变部位	前庭感受器及前庭神经颅外段（未出内听道）	前庭神经颅内段、前庭神经核、核上纤维、内侧纵束、小脑、大脑皮质
常见疾病	迷路炎、中耳炎、前庭神经元炎、梅尼埃病、乳突炎、咽鼓管阻塞、外耳道耵聍等	椎－基底动脉供血不足、颈椎病、小脑或脑干病变、听神经瘤、颞叶癫痫或肿瘤、第四脑室肿瘤等
眩晕程度、持续时间	发作性、症状重，持续时间短	症状轻，持续时间长
眼球震颤	幅度小，多水平或水平加旋转，眼颤快相向健侧或慢相向病灶侧	幅度大，形式多变，眼颤方向不一致
平衡障碍	倾倒方向与眼颤相一致，与头位相关	倾倒方向不定，与头位无一定关系
前庭功能试验	无反应或反应减弱	反应正常
听觉损伤	伴耳鸣、听力减退	不明显
自主神经症状	恶心、呕吐、出汗、面色苍白等	少有或不明显
脑功能损害	无	脑神经损害、瘫痪和抽搐等

【临床辨析】中医学认为，眩晕的病位在脑及清窍，与肝、脾、肾相关。临床上可分为虚证和实证，虚证为气血不足、肾精亏虚，清窍失养所致；实证为风、痰、瘀干扰清窍所致，且有

"无痰不作眩""无虚不作眩"之说。依据经络学说，督脉入络脑，足少阳、足太阳经均达头，肝经入颠，因此，眩晕与这些经脉密切相关。

【治疗】

（1）毫针治疗

◎穴方　以百会、风池、头维、内关为主。随症配穴：肝阳上亢加太冲、太溪；痰浊中阻加丰隆、中脘；瘀血阻窍加阿是穴、膈俞；气血亏虚加足三里、气海；肾精不足加肾俞、悬钟。后循环缺血加天柱、颈夹脊；前庭神经元炎加听宫、液门、大椎（刺络拔罐）；梅尼埃病加听宫、中渚；良性发作性位置性眩晕加听宫、完骨、后溪。

◎选穴思路　眩晕发作时息风定眩，和胃降逆治标；缓解期平肝潜阳，益精养脑治本。选穴以头部及手厥阴经穴为主。百会、头维位于头部，可清利头目止眩晕；风池可疏调头部气血而息风定眩；眩晕患者多有恶心甚至呕吐表现，内关可和胃降逆止吐。

◎操作方法　眩晕发作时，针刺主穴，采用久留针法，直至眩晕减轻，尤其是风池穴，用捻转补法持续行针 1~3min。余穴按常规操作。眩晕重症可每日治疗 2 次。

（2）其他治疗

◎解剖结构针刺法　针刺松解枕下肌群，有助于缓解枕下肌紧张造成的椎动脉供血不足，从而改善后循环缺血。

◎耳针法　以枕、脑、脑干、额为主，肝阳上亢加肝、胆；气血亏虚加脾、胃；肾精不足加肾；痰浊中阻加脾；耳源性眩晕加内耳；低血压眩晕加肾上腺、交感；高血压眩晕加降压沟、耳尖。毫针刺，用中度刺激，或压丸法。

◎头针法　颞后线、枕下旁线。毫针快速刺入头皮至一定深度，快速捻转 1~3min，留针30min，期间间断行针。

◎穴位注射法　风池、内关、足三里。维生素 B1 或维生素 B12 注射液，每穴注射 0.5~1mL，隔日 1 次。

◎刺络放血法　选耳穴的内耳区刺络放血，出血量大效果好。

【按语】

（1）针灸对于系统性眩晕有着较好的疗效，而且起效迅速。非系统性眩晕应以原发病治疗为主，随着原发病的治疗眩晕也会缓解。在眩晕发作的急性期，应以抗眩晕、缓解恶心呕吐为主症治标，缓解期再辨证治疗以治本。

（2）对于多次治疗无效或逐渐加重的眩晕，应进一步查明病因，排除占位性病变。

附 晕动病

晕动病是指乘车、船、飞机时，由于交通工具的加减速或颠簸震动，刺激前庭迷路而出现的综合征。临床表现可见头晕、头痛、恶心、呕吐，甚至虚脱、休克等，常伴有面色苍白、出冷汗、心动过速或过缓、血压下降以及眼球震颤、平衡失调等。本病主要发生于乘车、船、飞机途中或其后，可因情绪抑郁、精神紧张、过度饥饿、过度疲劳及嗅吸异常气味而诱发。

【临床诊断】乘坐车、船或飞机时，因其摇摆、颠簸、旋转等加减速运动诱发，既往有反复多次类似发作史。一般在停止运行或减速后数十分钟到几小时内症状消失或减轻；初时感觉上腹不适，流涎及吞咽动作增多，后继有恶心呕吐、面色苍白、出冷汗、眩晕；严重者可有血压下降、呼吸深而慢、眼球震颤等。

【临床辨析】中医学认为，本病与先天禀赋有关，尤其在体虚、疲劳、情绪不佳、闷热、饥饿或饱食情况下，经旋转、摇摆、颠簸等刺激，导致气机逆乱，清阳不升，浊阴不降，从而出现头晕目眩、恶心呕吐等。

【治疗】

（1）毫针治疗

◎穴方　以内关、百会为主穴。随症配穴：面色苍白、四肢冰冷加水沟。

◎选穴思路　本病以和胃降逆，安神定眩为法。内关可安神止呕，百会可安神定志，水沟可开窍醒神。

◎操作方法　内关可用平补平泻法，持续行针1~3min，或直到症状减轻为止。百会按常规操作，可久留针。

（2）其他治疗

◎耳针法　胃、枕、神门、皮质下、交感。用压丸法，并嘱患者在旅途中经常按压，每穴1~3min，以耳感觉胀、热为度，可用于预防性治疗。

◎埋针法　双侧内关穴。于出发前严格消毒后行皮内针埋穴，并用创可贴固定。

◎穴位贴敷法　神阙、双侧翳风。于出发前30min或1h，贴敷晕车贴或生姜片。

【按语】

（1）本病以预防为先，出行前可根据患者体质特点，进行相应的针灸治疗，在旅行途中若无针灸条件，可采用穴位指压法以缓解症状。

（2）有晕动病病史的患者，可经常进行体育锻炼和旅行锻炼，提高机体对不规则运动的适应能力。

六、目赤肿痛

目赤肿痛是以眼部红赤而痛、羞明多泪为主症的急性眼科病症,可见于西医学的多种眼病,表现为红眼者常以急性炎症为主,相当于急性细菌性结膜炎、假膜性结膜炎以及流行性出血性结膜炎等。急性细菌性结膜炎具有很强的传染性,俗称"红眼病",可散发感染,也可在学校、工厂等人群聚集场所流行,主要由肺炎双球菌、金黄色葡萄球菌及流感嗜血杆菌等所致。流行性出血性结膜炎主要是由 70 型肠道病毒引起的一种暴发性流行的自限性眼部传染病。本节主要论述常见的上述两种急性结膜炎,其他类型的结膜炎及眼病出现的目赤肿痛可参考本篇进行治疗。

【相关疾病鉴诊】

(1)急性细菌性结膜炎:又称急性卡他性结膜炎,发病急骤,潜伏期 1~3 天,两眼同时或相隔 1~2 天发病,发病 3~4 天炎症最重,以后逐渐减轻,病程一般少于 3 周;以眼结膜急性充血和结膜脓性、黏液性或黏液脓性分泌物增多,涩痛刺痒为主要临床表现。分泌物涂片或结膜刮片有助诊断。

(2)流行性出血性结膜炎:发病急,潜伏期短(14~48h),病程 5~7 天,传染性强,刺激症状重,如眼痛、畏光、异物感、流泪、眼睑水肿;结膜下出血呈片状或点状;多数患者有结膜滤泡形成,伴有上皮角膜炎及耳前淋巴结肿大;部分患者可有发热不适及肌肉痛等全身症状。

结膜炎的病原诊断较为困难。一般情况下,凡是脓性分泌物,多为细菌感染;若呈浆液状且量少,耳前淋巴结肿大,多提示病毒或衣原体感染。由病毒引起者,起病急、传播快,常影响角膜,在角膜中央区散在很多点状着色,有的在 2~3 天内即见球结膜下点状或片状出血,重者涉及整个球结膜。临床还应注意鉴别睫状血管充血和急性充血性青光眼。①睫状血管充血:结膜出血色紫红,愈靠近角膜缘充血愈甚,为深层眼部组织的炎症;②急性充血性青光眼:有青光眼病史,多为老年女性,结膜血管充血多在情绪激动、劳累过度或暴饮暴食后发病。

【临床辨析】中医学认为,本病多因外感风热之邪,致目络郁火,气血阻滞,风热相搏于目而发病;或因肝胆火盛,循经上扰,以致经脉闭阻,血壅气滞而成目赤。若因外感疫疠之邪,以致白睛暴发红赤,多人相互传染引起广泛流行的眼病,又称"天行赤眼"。从经络联系上看,足太阳、足厥阴、手少阴经连目系,手少阳、手太阳及足少阳经至目外眦,均是眼病治疗的常用经脉。

【治疗】

（1）毫针治疗

◎穴方　以攒竹、太阳、风池、合谷、太冲为主穴。随症配穴：外感风热加外关；肝胆火盛加行间、侠溪。

◎选穴思路　本病属于热证，治疗以清泻风热，消肿定痛为法，选穴以局部穴、手足少阳及足厥阴经穴为主。病位在眼，太阳位于眼旁，攒竹位于目上，为局部选穴；太冲、风池分属肝胆两经，上下相应，可导肝胆之火下行；合谷善清头面热邪，合谷、太冲相配名曰"开四关"，能疏散一身热邪。

◎操作方法　毫针针刺，均用泻法，太阳可点刺出血。

（2）其他治疗

◎耳针法　耳尖、眼、目1、目2、耳背血络。在耳尖、眼或耳背血络点刺出血，亦可用毫针针刺以上穴位，间歇运针。

◎灸法　用灯火灸法，灸角孙、耳尖各3壮，每日1次。

◎皮肤针法　叩刺攒竹、丝竹空、太阳，出血后加拔罐，每日1次。

◎刺络拔罐法　在肩胛间按压过敏点，或大椎两旁0.5寸处选点，用三棱针点刺或挑刺后加拔罐。

【按语】

（1）针灸治疗不仅表现在短期内使眼部的痒痛和红肿消退，还表现在能够改善羞明、异物感、多眵等局部症状和减轻全身症状，缩短病程。尤其是对病毒或衣原体感染的治疗，对常见的春季卡他性结膜炎等的治疗，显示出针灸特有的抗炎和激发免疫功能的作用。

（2）由于传染性结膜炎可造成流行性感染，因此要做好预防，患者应隔离，患者用过的盥洗用具必须采取隔离和消毒处理。医者检查患者后，要及时洗手消毒，防止交叉感染。

（3）大多数类型的结膜炎痊愈后不遗留并发症，少数可因并发角膜炎影响损害视力。严重或慢性结膜炎可发生永久性改变，如结膜瘢痕导致睑球粘连、眼睑变形或继发干眼症等。

附 麦粒肿

麦粒肿属眼睑病，是由细菌（大多为金黄色葡萄球菌）侵入眼睑腺体而引起的一种急性炎症，上、下睑均可发生，但以上睑多见。素体虚弱、屈光不正、眼部卫生习惯不良及糖尿病患者常易罹患。麦粒肿相当于西医学的睑腺炎。睫毛毛囊或其附属的皮脂腺或汗腺感染，称为外睑腺炎；睑板腺的感染则称为内睑腺炎。

【临床诊断】初起胞睑微痒，睫毛根或睑内呈局限性红肿硬结，状如麦粒，压痛明显，少数经数日后可自行消散，但多数成脓，成脓时疼痛加重。脓溃后眼睑红肿消退。一般结膜红肿不明显。

【临床辨析】中医学认为，本病可因风热外袭、热毒炽盛，或脾虚湿热，热毒壅于眼睑，导致局部经络气血闭阻不通而发病。

【治疗】

（1）毫针治疗

◎穴方　以攒竹、太阳为主穴。随症配穴：风热外袭加风池、合谷；热毒炽盛加大椎、曲池、行间；脾虚湿热加曲池、阴陵泉。麦粒肿在上睑内眦加睛明；在外眦部加瞳子髎、丝竹空；在两眦之间上睑加鱼腰，下睑加承泣、四白。

◎选穴思路　本病以热毒壅结为基本病机，治疗以祛风清热，解毒散结为法，以眼区局部穴及手足阳明经穴为主。攒竹、太阳均位于眼区，长于清泻眼部郁热而散结。

◎操作方法　只针不灸，用泻法，太阳可点刺出血。

（2）其他治疗

◎耳针法　耳尖、眼、耳背小静脉、肝、脾。可在耳尖、耳背小静脉、眼穴刺络出血，量大效好；肝、脾可用压丸法。

◎刺络拔罐法　大椎，用三棱针点刺出血后拔罐。在肩胛区第1~7胸椎棘突两侧查找淡红色丘疹或敏感点，用三棱针点刺，挤出黏液或血水（反复挤3~5次）；亦可挑断疹点处的皮下纤维组织。

【按语】

（1）针灸治疗本病疗效肯定，耳穴放血为首选。一般出血量可为15~30滴，如果肿痛严重，还可以加大放血量获得疗效。

（2）麦粒肿初起至酿脓期间，切忌用手挤压患处，以免引起脓毒向眼眶或颅内扩散，导致严重后果。

七、耳鸣、耳聋

耳鸣、耳聋是听觉异常的两种症状。耳鸣是指自觉耳内鸣响；耳聋是指听力减退或听觉丧失。耳鸣常常是耳聋的先兆。两者在病因及治疗方面大致相同，故合并论述。

西医学认为，各种因素导致听神经损伤或先天听觉障碍可致耳聋。病变部位发生于外耳道、鼓膜和中耳传声装置者为传导性聋；发生在内耳及以上者为感音神经性聋；发生在耳蜗核至听觉皮层者为中枢性聋（其中也包括一部分癔症性聋）。目前按病变部位主要分为传导性聋、感音神经性聋（感音性与神经性聋的统称）和混合性聋。此外，根据病变性质可分为器质性和功能性耳聋；按发病时间特点分为突发性、进行性和波动性耳聋。一些耳部相邻组织病变或全身疾病均可引起耳鸣，尚有一些耳鸣目前查不出实质性病变依据，常与休息、情绪有关，而内耳的血管痉挛常被认为是耳鸣发生的重要原因。各种耳病、脑血管疾病、高血压病、动脉硬化、贫血、糖尿病、感染性疾病、药物中毒及外伤性疾病等均可出现耳鸣、耳聋，可参考本篇进行治疗。

【临床诊断】

（1）耳鸣：以外界无相应的声源存在而自觉耳内鸣响为主症。耳鸣主要由耳部疾病、全身疾病或其他因素引起。传导性耳聋患者的耳鸣为低音调，如机器轰鸣；感音神经性耳聋患者的耳鸣多为高音调，如蝉鸣。总体上，耳鸣可分为客观性和主观性耳鸣。①客观性耳鸣：又称他觉性耳鸣，是耳鸣患者及他人均能听到的耳鸣，主要由血管性、肌源性、气流性病变及其他病因引起，发病率不高。②主观性耳鸣：是患者的一种主观症状，可为一侧性或双侧性；其性质多样，可呈铃声、嗡嗡声、哨声、汽笛声、海涛声、嗞嗞声、吼声等，也可呈各种音调的纯音或杂音，杂音耳鸣占59%，纯音耳鸣占35%，混合性耳鸣占6%。耳鸣还可根据其特征分为持续性耳鸣与节律性耳鸣。持续性耳鸣可有单一频率或多频率声调的混合，多为主观性耳鸣。节律性耳鸣多与血管跳动一致，偶尔与呼吸一致，频率较低，多为客观性耳鸣。如为肌肉收缩引起，则耳鸣的频率较高。

（2）耳聋：以听力下降或丧失为主症。①传导性聋：病变主要在外耳和中耳，或有上呼吸道感染、中耳炎、耳流脓史，耳鸣多呈低音性。检查可见鼓膜内陷、钙质沉着，振动不良，穿孔或正常。咽鼓管多功能不好或堵塞。听阈检查为低频听阈高，骨导听阈正常，气骨导听阈曲线差距大。②感音神经性聋：有听觉过敏现象，即对突然出现的过响的声音不能耐受，听力检查有重振现象，其对响度增加的感受大于正常耳；以耳蜗性聋最为常见，单纯的神经性聋较为少见，脑干性聋不多见，单纯的中枢性聋也很少见。③混合性耳聋：兼见传导性及感音神经性聋。

【临床辨析】中医学认为，耳鸣、耳聋的病因可分内因和外因。内因多由恼怒、惊恐，肝胆风火上逆，以致少阳经气闭阻，或痰火壅结耳窍；或因肾精亏损，脾胃虚弱，精气不能上濡于耳而成。外因多由风邪侵袭，壅遏清窍，亦有因突然暴响震伤耳窍而引起。临床上耳鸣、耳聋可以单独出现、先后发生或者同时并见，总体上可分为虚证和实证两大类。从经络来看，手足少阳、足厥阴经气上逆或邪客手阳明经可导致耳聋，手太阳经气盛可致耳鸣。因少阳、太阳经气闭阻或痰热壅遏清窍者属实证，表现为耳中闷胀，鸣声不断，声响如蝉鸣或海潮声，按之不减，或突发耳聋，伴有烦躁善怒等。因厥阴经气亏乏，精气不能上达于耳者属虚证，表现为耳鸣时作时止，声调低微，按之鸣声减弱，疲劳则加剧，或久有耳聋，兼有头晕、腰酸等。

【治疗】

（1）毫针治疗

◎穴方　以耳门、听宫、听会为主穴。随症配穴：风邪侵袭加风池、外关、中渚；肝火上扰加行间、侠溪；痰火壅结加丰隆、内庭；气滞血瘀加内关、太冲；气血亏虚加足三里、脾俞；肾精亏损加肾俞、太溪、照海。

◎选穴思路　本病以局部选穴通利耳窍为主，实证者辅以疏风泻火，虚证者益肾养窍。耳门、听宫、听会均位于耳周，可疏利耳部经气，通窍聪耳。

◎操作方法　耳门、听宫、听会距离较近，可交替选用，针刺深度 2.5~3.5cm，进针时快速刺入，待进入皮肤后，缓慢直刺进达应有的深度，使有酸麻胀的感觉，并向周围扩散，出针时不用捻转，只需向外轻轻拔出。其余穴位按常规操作。

（2）其他治疗

◎解剖结构针刺法　刺激耳颞神经，先在耳屏前摸到颞浅动脉的搏动，在其稍后方垂直进针触及骨膜，深约 1.5cm。刺中耳颞神经时，耳前、颞部有麻胀感，有时鼓膜有向外的鼓胀感。针刺头夹肌、胸锁乳突肌亦有一定效果。

◎头针法　双侧颞后线，毫针快速刺入头皮至一定深度，快速捻转 1~3min，留针 30min，期间间断行针。

◎耳针法　内耳、外耳、脾、肝、胆、肾、皮质下、三焦、交感、神门。每次取 3~5 穴，每次留针 30~60min，间歇运针，或用压丸法。

◎穴位注射法　听宫、听会、耳门、翳风等。每次取 1~2 穴，用川芎嗪注射液、复方丹参注射液或维生素 B1、B12 注射液，每穴注入 0.3~0.5mL，隔日 1 次。

◎电针法　翳风、听会。毫针针刺得气后接治疗仪，采用连续波，频率 1.5Hz，强度以患者能耐受、患侧面部表情肌微有抽动即可。

【按语】

（1）深刺耳前的耳门、听宫、听会三穴，一般较其他穴位困难，如不能正确掌握进针的方向，易碰到骨壁和动脉，在进针时遇到阻力，可以略向外提，稍向内下改变角度，然后再行刺入，就能达到深刺的目的。

（2）针灸能够改善耳鸣、耳聋的程度，尤其适宜于神经性或功能性的耳鸣、耳聋，对迷路血循环障碍或老年性聋也有部分效果，对鼓膜损伤致听力完全丧失者疗效不佳。无论哪一种类型的耳聋，有残余听力者易获得效果。

（3）引起耳鸣、耳聋的原因十分复杂，在治疗中应明确诊断，配合原发病的治疗。

附 中耳炎

中耳炎是累及中耳（包括咽鼓管、鼓室、鼓窦及乳突气房）全部或部分结构的炎性病变，可分为非化脓性和化脓性两大类。非化脓性者包括分泌性中耳炎、气压损伤性中耳炎等；化脓性者有急性和慢性之分。分泌性中耳炎是以传导性聋和鼓室积液为主要特征的中耳非化脓性炎症疾病。积液可为浆液性分泌物或渗出液，亦可为黏液。本病病因不明，目前认为咽鼓管功能障碍、中耳局部感染和变态反应等为主要病因。本病冬春季易发，是导致儿童、成人听力下降的常见原因之一。化脓性中耳炎与细菌感染、机体免疫低下、疾病迁延有关，治疗以抗菌药物为主，针灸为辅。本节重点论述分泌性中耳炎的针灸治疗。

【临床诊断】

（1）急性分泌性中耳炎：急性期病史小于1个月，亚急性期病史为1~3个月。病前多有上呼吸道感染病史，耳闷胀感及隐隐作痛，听力减退，垂直体位时明显，前倾或平卧位时改善；持续性或间歇性搏动性耳鸣，当打呵欠、擤鼻、张口时，耳内有气过水声。鼓膜检查可见松弛部或全鼓膜充血、内陷，鼓室积液时鼓膜失去正常光泽，呈淡黄、橙红油亮或琥珀色。

（2）慢性分泌性中耳炎：病史大于3个月，缓慢起病或由急性分泌性中耳炎反复发展，迁延转化而来，以耳鸣耳闷、闭塞感、渐进性耳聋为主要特征，多伴有持续性耳鸣，部分患者诉耳内过响或在嘈杂环境中反觉听力好转或听力随气候变化而增减。鼓膜检查可见呈灰蓝或乳白色，鼓膜紧张部有扩张的微血管。

【临床辨析】中医学认为，本病多由风邪外袭，或肝胆湿热、脾虚湿困、气血瘀阻等，导致耳窍气血闭阻、壅滞所致。

【治疗】

（1）毫针治疗

◎穴方　以耳门、听宫、听会、翳风、风池、外关为主穴。随症配穴：风邪侵袭加风门、肺俞、大椎；肝胆湿热加中渚、行间、侠溪；脾虚湿困加足三里、脾俞、中脘；气血瘀阻加肾俞、膈俞、血海。

◎选穴思路　本病以疏风通窍，行气活血为法，选穴以耳区局部及手、足少阳经穴为主。耳部周围的耳门、听会、翳风可疏利耳部气血，活血通窍；风池、外关为少阳经穴，可疏泻少阳之壅热，通经络之气滞。

◎操作方法　耳门、听宫、听会距离较近，可交替选用，刺法同耳鸣、耳聋。

（2）其他治疗

◎耳针法　内耳、外耳、肺、脾、肝、胆、皮质下、肾上腺。每次选 3~5 穴，毫针刺法，或埋针法、压丸法。

◎激光照射法　翳风、听会、足三里、丘墟，配耳门、曲池、太溪及耳孔患处。每次选 2~4 穴，每穴用氦 – 氖激光仪照射 5min。

◎灸法　用艾条悬灸耳腔 10~15min。

【按语】

（1）针灸治疗各种中耳炎均有一定疗效。化脓性中耳炎首选抗生素治疗，对已化脓穿孔者，针灸治疗可促进脓液吸收、痊愈。要注意改善中耳通气引流及清除中耳积液，保持耳道引流通畅。慢性期可配合咽鼓管吹张法，如捏鼻鼓气法。

（2）生病期间应避免不适当的擤鼻，避免水、泪进入耳中。

八、鼻炎

鼻炎以鼻流浊涕不止为主要特征，常伴有鼻塞、头痛、嗅觉减退等，包括急慢性鼻炎、急慢性鼻窦炎及副鼻窦炎等。急性发作时常伴发热及全身不适，鼻咽部检查可见鼻后孔有分泌物倒流，白细胞总数升高，中性粒细胞核左移，X 线鼻窦摄片可见鼻窦密度增高。发病后如未能彻底治愈，或反复发作常可成为慢性。鼻息肉、鼻中隔严重偏曲等妨碍鼻窦分泌物外流，或鼻黏膜充血肿胀、中鼻甲肥大等可使症状加重。

【相关疾病鉴诊】

（1）急性鼻炎：常在受凉后发病，病程平均 7 日，查鼻腔黏膜充血肿胀，可无变应性疾病的病史。

（2）急性鼻窦炎：多在急性鼻炎的急性期或恢复期中发生，鼻分泌物呈黏脓性至纯脓性，大多偏于一侧，多伴有头痛，发热，鼻黏膜肿胀、充血或有息肉样变。

（3）慢性鼻窦炎：多为急性鼻窦炎迁延日久所致。主要症状为鼻流大量脓浊涕，且有臭味，患侧鼻塞，嗅觉减退，少数可导致永久性失嗅，常伴有头部闷胀痛或钝痛，记忆力减退。

临床上还要从分泌物的厚薄情况做鉴别诊断：稀薄透明似清水见于血管舒缩性鼻炎、过敏性鼻炎和急性鼻炎的早期；黏稠的常见于慢性单纯性鼻炎；黏液脓性的常见于急性鼻炎的恢复期、慢性鼻窦炎。干酪性鼻炎和鼻窦炎则经常排出豆渣样物质，并有臭味。血性分泌物或带血是鼻部恶性肿瘤的早期症状。

【临床辨析】中医学认为，鼻炎分为虚证和实证。实证常与外邪侵袭、胆腑郁热、脾胃湿热等因素有关；虚证多由肺气虚寒、脾气虚弱所致。上述因素导致鼻部经络气血瘀滞不通而发病。

【治疗】

（1）毫针治疗

◎穴方　以上星、印堂、迎香、风池、合谷为主穴。随症配穴：上颌窦炎出现前额痛，在眉弓及面颊部有压痛者，加阳白、攒竹、鱼腰、颧髎；筛窦炎在眼内眦处的鼻梁部可有压痛或疼痛，加痛点阿是穴；额窦炎主要为前额部疼痛，并在前额眉弓处有压痛，加攒竹、鱼腰；蝶窦炎在眼后部及头深部、枕部出现疼痛，加球后、脑户、玉枕。外邪侵袭，肺经风热加尺泽、少商；胆腑郁热加侠溪、头临泣；脾胃湿热加曲池、阴陵泉；肺气虚寒加肺俞、太溪；脾气虚弱加百会、足三里。

◎选穴思路　本病以宣肺化浊，通利鼻窍为法，选穴以局部穴、手太阴及手阳明经穴为主。上星、印堂、迎香为局部选穴，可通达鼻窍；风池善清在表在上之风邪，并宣通鼻窍；配合谷清泻头面诸窍之邪热。

◎操作方法　上星向上斜刺，印堂向下斜刺，均深 1.5~3cm，迎香向鼻根斜刺 2cm，风池、合谷为常规刺法。

（2）其他治疗

◎解剖结构针刺法　鼻塞流涕可针刺翼腭神经节，头痛可针刺额肌、颞肌、鼻翼旁的肌肉。

◎耳针法　外鼻、内鼻、肺、肾上腺、额、内分泌、风溪。取 2~3 穴，毫针刺法，或压丸法。

◎穴位注射法　合谷、印堂、迎香、巨髎、侠溪。每次选 1~2 穴，每穴注入复合维生素 B 注射液 0.2~0.5mL。

◎头针法　额中线或额旁一线，毫针快速刺入头皮至一定深度，快速捻转 1~3min，留针30min，期间间断行针。

◎灸法　大椎、肺俞、膏肓。用隔蒜灸法，每穴灸 5~7 壮。适用于虚证的慢性病程阶段。

【按语】

（1）针灸治疗急慢性鼻炎有一定的疗效，可以明显改善症状，有时在针刺过程中鼻塞、流涕即可减轻或消失。只要坚持治疗，绝大多数患者可以临床治愈。对于急性鼻窦炎，针灸一般能较快地有效控制症状，但治疗时要注意鼻窦引流通畅。对于慢性鼻窦炎，针灸一般可以起到增强体质，改善全身状况，减少或减轻发作的作用。

（2）由于长期炎症刺激形成的息肉、囊肿、黏膜肥厚增生、鼻窦溃疡或骨髓炎等，需要采用手术等综合治疗。慢性反复发作者，应配合专科检查，及时排除肿瘤。

附 过敏性鼻炎

过敏性鼻炎是一种鼻黏膜非感染性炎症性疾病，又称变态反应性鼻炎。本病临床表现差异较大，轻者有鼻痒、喷嚏、流涕、鼻塞等炎症表现，严重者有连续不断的打喷嚏，伴大量的水样鼻涕，常伴有流泪、眼睛发痒。本病发生与遗传和环境因素密切相关，或发作有可追溯的诱因、家族过敏史合并其他过敏疾病等。研究已证实，空气污染和过敏性鼻炎的发病有明显关系。亦有常在清晨起床时突然发作的，这与血管舒缩性有关。

【临床诊断】本病以突然或反复发作的鼻痒、喷嚏、流清涕、鼻塞等为主要特征，临床可分为常年性和季节性变应性鼻炎（又称花粉症），根据发病时间特点又可分为间歇性和持续性鼻炎。

【临床辨析】中医学认为，本病发生多与禀赋不足、脏腑虚损，尤以肺气虚弱、腠理疏松、卫气不固，风邪、寒邪或异气乘虚入侵，犯及鼻窍有关。

【治疗】

（1）毫针治疗

◎穴方　以迎香、口禾髎、足三里为主穴。随症配穴：肺气虚弱加肺俞、气海；脾气虚弱加脾俞、气海；肾阳不足加命门、肾俞。喷嚏加四白透迎香；眼赤痒加攒竹、丝竹空。

◎选穴思路　本病以益肺健脾，宣通鼻窍为法，选穴以局部穴、肺之背俞穴及足阳明经穴为主。迎香、口禾髎均为局部选穴，可宣通鼻窍；足三里益肺健脾，补气固卫，扶正以治本。

◎操作方法　迎香宜向内上斜刺，捻转泻法，持续行针，使局部有强烈的酸胀感，以患者即刻感觉鼻子通畅为度，留针期间多次行针。足三里可用补法。余穴按常规操作。

（2）其他治疗

◎解剖结构针刺法　针刺翼腭神经节。在下颌切迹中触诊凹陷最深处进针，针尖朝向对侧的眼睛，进针深度约 5.5cm，刺中翼腭神经节时鼻腔上颚有麻窜或者酸胀感。鼻翼旁的肌肉（上唇方肌、鼻肌）处查找硬结，针刺松解。

◎灸法　百会、迎香、印堂、气海、肺俞、脾俞、足三里。悬灸或隔姜灸。

【按语】

（1）针灸治疗本病有良好疗效，尤其是针刺翼腭神经节，常可即刻见效，疗效持续数周或数月。烟酒过度可影响鼻黏膜血管的舒缩而发生障碍，所以治疗期间应忌烟酒。

（2）患者应避免或减少粉尘、花粉等变应原的刺激，尤其是有过敏史的患者，应避免接触或服用易引起过敏的动物、食物等，如羽毛、兽毛、蚕丝、海鲜等。平时应加强锻炼，增强体质。

九、咽喉肿痛

咽喉肿痛是以咽部红肿疼痛，或干燥、异物感、咽痒不适、吞咽不利等为主要表现的一类咽部病症，可见于西医的急性扁桃体炎、急慢性咽炎、单纯性喉炎及扁桃体周围脓肿等疾病，也可以是咽部邻近器官或全身疾病在咽部的表现。

【相关疾病鉴诊】

（1）急性咽炎：起病急，初起时咽部干燥、灼热；继而疼痛，吞咽唾液时咽痛往往比进食时更为明显；可伴有发热、头痛、食欲不振和四肢酸痛等全身症状；侵及喉部，可伴声嘶和咳嗽。若无并发症，一般1周内可愈。咽部检查可见黏膜呈弥漫性充血、肿胀，咽后壁淋巴滤泡隆起，下颌下淋巴结肿大、压痛。

（2）慢性咽炎：发病缓慢，一般无明显的全身症状，咽部有异物感、痒、灼热、干燥感或微痛感；常有黏稠分泌物附着于咽后壁，使患者晨起时出现频繁的刺激性咳嗽，伴恶心；在说话稍多、食用刺激性食物后、疲劳时加重。①单纯性咽炎：黏膜充血、血管扩张，咽后壁有散在的淋巴滤泡。②肥厚性咽炎：黏膜充血增厚，咽后壁淋巴滤泡显著增生。③萎缩性与干燥性咽炎：临床少见，黏膜干燥，或萎缩变薄明显，色苍白发亮，常附有黏稠分泌物或带臭味的黄褐色痂皮。

【临床辨析】中医学认为，咽喉为肺胃所属，咽接食道而通于胃，喉连气管而通于肺，肾经上循喉咙，结于廉泉。本病与肺、胃、肾等脏腑关系密切，基本病机是火热或虚火上灼咽喉。

【治疗】

（1）毫针治疗

◎穴方　以廉泉、天突、天容为主穴。随症配穴：风热证加少商、尺泽、合谷、曲池；实热证加商阳、内庭、丰隆；虚热证加太溪、照海、鱼际。声音嘶哑加列缺、扶突；咽干加廉泉；手足心热加少府、侠溪；便秘加上巨虚。

◎选穴思路　本病以降火利咽止痛为法，选穴以局部穴及手足太阴、手阳明经穴为主。廉泉、天突、天容为局部选穴。少商、尺泽、鱼际可清泻肺热、利咽喉。合谷、曲池可疏风解表。商阳、内庭可清泻阳明之郁热。丰隆有清热、涤痰、利窍之功。太溪、照海通于阴跷脉，二穴能滋阴降火，为治疗虚热咽痛的效穴。

◎操作方法　天突向胸骨柄后缘直刺约1.5cm，廉泉、天容直刺约2cm。少商、商阳适合点刺放血。余穴按常规操作。

（2）其他治疗

◎解剖结构针刺法　针刺舌咽神经，患者头转向对侧，医者左手在下颌角至乳突尖连线中点触诊茎突，右手垂直进针 1~2cm 时即刺中茎突，将针稍改变方向，从茎突之前缘或后缘再进约 0.5cm，即刺中舌咽神经和迷走神经，局部有酸胀感，并传导至咽部。

◎刺络放血法　少商、商阳、耳背静脉。用三棱针点刺出血，用于急性咽喉肿痛。

◎耳针法　咽喉、肺、心、肾上腺、神门等。埋针法或压丸法。

◎灯火灸法　先将角孙穴（患侧）处的头发自然分开，暴露出皮肤。取缠有线的灯心草，一端浸入食油内约 2cm 长，点燃后迅速点烧穴位皮肤，一点即起，此时可闻得"叭"的声响，火灸部位即呈微红。用于风热证。

◎皮肤针法　叩刺大椎后拔罐。适用于实热证。

【按语】

（1）刺络放血对于急性咽喉肿痛有较好的疗效。

（2）治疗期间应忌食辛辣等刺激性食物，注意休息。

（3）应积极治疗邻近器官的疾病，以防诱发本病。

十、甲状腺肿

甲状腺肿是甲状腺体积增大的病理现象，是指良性甲状腺上皮细胞增生形成的甲状腺肿大，以颈前喉结两侧肿大结块、不痛不溃、逐渐增大、缠绵难愈为主症，包括无特异病因（如青春期甲状腺肿），或有致病因素（如碘缺乏性甲状腺肿）的甲状腺肿。几乎任何甲状腺疾病都会引起该现象。本病常见于西医的单纯性甲状腺肿、甲状腺功能亢进症、单纯性甲状腺腺瘤等。单纯性甲状腺肿，也称为非毒性甲状腺肿，是指非炎症、非肿瘤原因，不伴有临床甲状腺功能异常的甲状腺肿，最常见的原因是碘摄入量不足或各种原因所致的甲状腺激素合成减少。甲状腺功能亢进症（简称甲亢）是指其产生过多的甲状腺激素引起的甲状腺毒症，出现以神经、循环、消化等系统兴奋性增高和代谢亢进为主要表现的一组临床综合征。单纯性甲状腺腺瘤是甲状腺组织的良性增生，是甲状腺结节的最常见病因。

【相关疾病鉴诊】根据临床症状和地方性发病的特点，结合检查血清 T3、T4、游离 T3、游离 T4、TSH、TGA、MCA、B 型超声波、甲状腺吸碘试验及同位素扫描等项目，有助于诊断。单纯性甲状腺肿，临床上一般无明显症状，甲状腺呈轻、中度肿大，表面光滑，质地较软；重度肿大的甲状腺可引起压迫症状，如出现咳嗽、气促、吞咽困难或声音嘶哑；不伴有甲状腺功能减退和亢进的表现，T3、T4和TSH正常，T4/T3比值常增高。

临床应注意与甲状腺功能亢进症、单纯性甲状腺腺瘤相鉴别。①甲状腺功能亢进症：多数患者伴有不同程度弥漫性甲状腺肿，伴有疲乏、多汗、消瘦、突眼、易激动、精神过敏等症状，T3、T4升高。②单纯性甲状腺腺瘤：是常见的甲状腺良性肿瘤，女性多见，甲状腺功能测定正常，超声、核素扫描、CT和MRI检查可见增生的甲状腺结节，可明确诊断。

【临床辨析】中医学认为，本病的发生多与情志内伤、饮食及水土失宜等因素有关。本病病位在颈部喉结两旁，颈部为多条经脉所过之处，病变脏腑涉及肝、脾、胃、肾、心，与肝脏关系尤为密切，基本病机是气（火）、痰、瘀互结于颈部。

【治疗】

（1）毫针治疗

◎穴方　以局部阿是穴、天突、膻中、合谷、足三里、丰隆为主穴。随症配穴：气滞痰瘀加太冲、内关；阴虚火旺加太溪、复溜、阴郄；气阴两虚加关元、照海；单纯性甲状腺肿加水突、人迎。

◎选穴思路　本病治疗以理气化痰，消瘀散结为法，选穴以局部阿是穴、任脉和足阳明经穴为主。局部阿是穴、天突可疏通局部经气，化痰消瘿；膻中、合谷可行气活血，化痰散结消肿；足三里、丰隆可运脾化痰消瘿。

◎操作方法　局部阿是穴，针刺时要呈45°角自腺体边缘刺向肿块中心，再于囊肿顶部直刺一针，直达底部，小幅度捻转提插。进针不宜过深，顶部针刺深度以1.5~2cm为宜，边缘穴位的针刺应视结节大小进针1~3cm为好，不要穿透结节。须注意，颈部血管、神经较多，针刺前要轻轻揉按穴位，使其避开血管，勿伤及颈总动脉和喉返神经。天突穴先直刺0.2~0.3寸，然后针尖向下，沿胸骨后缘刺入1~1.5寸。肢体部位的腧穴按常规操作。

（2）其他治疗

◎解剖结构针刺法　针刺颈部的夹肌、竖脊肌、胸锁乳突肌。触诊肌肉硬结，用毫针贯刺法。

◎皮肤针法　反复轻叩瘿肿局部、夹脊（T5~T11）、脊柱两侧膀胱经和翳风、肩井、曲池、合谷、足三里等，以皮肤潮红为度，隔日1次。

◎耳针法　内分泌、皮质下、交感、神门、颈椎。每次选用2~3穴，毫针刺法，或埋针法、压丸法。

◎灸法　天突、膻中、气舍、臂臑、臑会、天府、风池、大椎、冲阳。艾炷如米粒大，天突、膻中两穴各灸 7 壮，其余选择 2~4 穴，各穴灸 5 壮，隔日 1 次，30 次为一疗程。亦可在上穴用艾条悬灸，灸至局部皮肤潮红为度。

【按语】

（1）针灸对单纯性甲状腺肿、情志所致甲状腺功能亢进者疗效良好。

（2）在本病流行地区，应注意饮食调摄，食用加碘食盐。患者应保持精神愉快，防止情志内伤。

（3）甲状腺明显肿大而出现压迫症状时考虑手术治疗。甲状腺功能亢进症出现高热、呕吐、谵妄等症状者应考虑甲状腺危象，须采取综合抢救措施。

（4）针灸治疗甲状腺功能亢进症也具有较好的疗效，不仅能控制临床症状，还能有效地调节亢进的甲状腺功能，使血清总 T3、T4 含量向正常恢复，且可弥补临床药物治疗上的不足。

🔰 甲状腺功能减退症

循环血中缺乏甲状腺激素会引起本病。临床表现以人体代谢功能降低为特征。本病可发生于各年龄段，如在胎儿期或出生不久的新生儿期可成为呆小症，病于发育前儿童期为幼年型甲状腺功能减退症；病在成人期称为成人型甲状腺功能减退症。

【临床诊断】本病发展缓慢，起病隐匿，早期可表现为畏寒、乏力、少汗、纳差、便秘、记忆力减退、女性月经紊乱等症状；待数月甚至十余年后逐渐出现典型表现，体温偏低，畏寒，嗜睡少动，反应迟钝，面容萎黄，虚肿，皮肤干、冷、粗、厚、多屑，毛发干枯、脱落，可有凹陷性或非凹陷性水肿，舌淡胖；并可有神经、精神、心血管等多系统症状表现。病情严重者，会产生黏液性水肿。根据病程、症状、体征及实验室指标的综合评价来确定诊断。临床上要与慢性肾炎、肾病综合征的水肿、贫血及其他一些疾病进行鉴别。

【临床辨析】本病多属虚证，以脾肾虚弱、阳气不足为主要病机，因虚致实，不能化气行水，出现水湿内停，继而不能推动血液运行，出现血瘀停滞。

【治疗】

（1）灸法治疗

◎穴方　以大椎、脾俞、肾俞、命门、膻中、神阙、关元为主穴。随症配穴：嗜睡少动加风池、丰隆；厌食、肠胀气加脾俞、胃俞、中脘；便秘加天枢、大肠俞、上巨虚；水肿加肺俞、脾俞、三焦俞；有精神症状者加百会、四神聪、神门。

◎选穴思路　本病治疗重在补益阳气，大椎振奋阳气，脾俞、肾俞、命门、膻中、神阙、关元补脾益肾。

◎操作方法　采用大艾炷隔附子饼灸，或用温补肾阳的中药粉铺在穴位上（约 1cm 厚）并施灸，以上穴位交替使用，每次选 3~5 穴，每穴灸 5~9 壮，隔日 1 次，4 个月为一疗程。

（2）其他治疗

◎毫针治疗　选穴参照上方，按常规操作。

◎耳针法　内分泌、皮质下、交感、肝、胃。每次选 2~3 穴，毫针刺法，或埋针法、压丸法。

【按语】针灸治疗本病主要针对成人型，在方法上以灸法为主。

十一、颈椎病

颈椎病是指颈椎间盘退变，颈椎骨质增生，韧带及关节囊的退变、肥厚等病变，刺激或压迫颈神经、神经根、脊髓、血管、交感神经及其周围软组织而引起的综合症候群。患者年龄大多在 40 岁以上，近年有年轻化的趋势。症状以颈肩部酸痛、上肢麻木，于颈部活动过度时加重为临床特点。

颈椎病分为颈型、神经根型、椎动脉型、脊髓型和交感型；神经系统检查可见肌力减退、肌肉萎缩，皮肤痛、触觉减退、腱反射减弱等。以下主要介绍临床常见的 3 种类型。①颈型颈椎病：以软组织劳损为主，表现为枕颈部痛，颈活动受限，颈肌僵硬，有相应压痛点。X 线片示颈椎生理弧度在病变节段改变。②神经根型颈椎病：颈痛伴上肢放射痛，颈后伸时加重，受压神经根皮肤节段分布区感觉减弱，腱反射异常，可见肌肉萎缩，肌力减退，颈活动受限，牵拉试验、压头试验阳性。X 线片示椎体增生，钩椎关节增生明显，椎间隙变窄，椎间孔变小；CT 检查可见椎体后赘生物及神经根管变窄。③椎动脉型颈椎病：以头痛、眩晕为主要症状，严重时甚至出现体位性猝倒，有时伴有恶心、呕吐、耳鸣、耳聋、视物不清，颈椎侧弯后伸时，症状加重。X 线片示横突间距变小，钩椎关节增生；CT 检查可见左右横突孔大小不对称，一侧相对狭窄；椎动脉造影见椎动脉迂曲，变细或完全梗阻。

【相关疾病鉴诊】

（1）颈椎小关节紊乱症：包括小关节骨膜嵌顿、小关节错缝和后关节炎；表现为颈部一侧或两侧肌肉酸痛，早晨起床后疼痛加重，稍活动后减轻，并会反复出现落枕。棘突上或棘突一侧韧带压痛或明显增厚，但无放射痛及手指麻木症状。X 线片示小关节轻度增生或关节间隙模糊。

（2）颈椎半脱位：颈项强直，活动功能受限，动则疼痛加剧，重者可出现肩部及上肢疼痛，双手拇指和示指有麻木感；颈部肌肉轻度紧张，头部稍向前倾，损伤处棘突有压痛。X 线片可帮助诊断。

（3）颈椎结核：颈部活动受限，肌肉有保护性痉挛，并伴有低热、盗汗、疲乏无力等结核病的全身症状。X 线片示椎体骨质与椎间盘的破坏。

【临床辨析】中医学认为，颈椎病发生的内因为筋骨失养及督脉空虚，外因多为感受外邪、跌仆损伤、动作失度。内、外因素使颈项部经络气血运行不畅，出现颈部疼痛、僵硬、酸胀。本病主要与督脉密切相关，涉及足太阳、手太阳及手阳明经。

【治疗】

（1）毫针治疗

◎穴方 ①颈型颈椎病：颈夹脊、阿是穴、天柱、大椎、后溪；②神经根型颈椎病：颈夹脊、阿是穴；③椎动脉型颈椎病：颈夹脊、风池、百会、内关。随症配穴：风寒痹阻加风门、大椎；劳伤血瘀加膈俞、合谷；肝肾亏虚加肝俞、肾俞。上肢疼痛加曲池、合谷；上肢或手指麻木加少海、手三里；头晕头痛加百会、风池；恶心、呕吐加中脘、内关。

◎选穴思路 颈椎病分型不同，其临床表现差异也较大，因此，应结合分型选取主穴，以舒筋骨、通经络为法。以颈部穴位为主，配合循经远端取穴。颈夹脊、阿是穴为局部选穴，可疏调颈部气血，舒筋骨，通经络。颈型颈椎病近部选天柱、大椎，配合远端后溪，可加强疏导颈部督脉及膀胱经气血。椎动脉型颈椎病选风池、百会，可疏导头项部气血以养清窍而定眩，内关可降逆止吐。

◎操作方法 局部穴位按常规操作，风池应持续行针 1~3min。

（2）其他治疗

◎解剖结构针刺法 颈型颈椎病以局部的肌肉松解为主，触诊检查局部肌肉的痉挛、僵硬和压痛，用毫针穿过肌肉的硬结，可换三个不同的角度刺入。神经根型颈椎病以松解神经外口为主，用毫针针刺颈椎横突的前、后结节。椎动脉型颈椎病以针刺枕下肌群解除对椎动脉的刺激为主，可在项平面、第 2 颈椎的棘突、第 1 颈椎的横突处进行针刺松解枕下肌群。

◎耳针法 颈、颈椎、肩、枕、神门。每次选用 2~3 穴，毫针刺法，或埋针法、压丸法。

◎刺络拔罐法 大椎、大杼、肩井、肩中俞、肩外俞、风府、夹脊（C1~C4）。每次选取 1~2 穴，皮肤常规消毒后，用皮肤针叩打局部皮肤，使皮肤发红，并见少量血点，然后拔火罐 5min 左右，拔出少量瘀血。

◎灸法 阿是穴（颈部痛点）、大椎、风门、肩井。用艾条温灸 20min，或改用频谱治疗仪照射。适用于慢性损伤和急性损伤的后期治疗。

◎电针法 颈部穴位或加用电针，频率为 3Hz，以连续波，强度以患者能耐受为度，刺激时间 20min。急性每日治疗 1 次，5 次为一疗程；慢性隔日 1 次，10 次为一疗程。

◎皮肤针法　叩刺颈夹脊、大椎、大杼、肩井，至局部潮红或微出血，然后加拔罐。

◎穴位注射法　天柱、大杼、肩中俞、天宗。每穴注射1%的盐酸普鲁卡因或维生素B1、B12注射液0.5~1mL。

【按语】

（1）临床上大多数患者经过针灸治疗症状会改善或消失，预后良好，但常可反复发作。需要配合颈部运动训练和改变生活作息习惯。

（2）颈椎病的临床症状多为局部软组织炎性水肿或骨赘压迫脊神经或椎动脉而引起，颈椎本身的病变只是为该病的发生提供了局部异常的环境和条件，这也正是临床看到颈椎本身退行性病变的严重程度和临床症状表现并不完全一致的原因。

（3）针灸对颈椎病的治疗具有即时性消肿止痛效果，对慢性损伤能够使症状得到明显的改善，并且促使局部组织的病理状况产生良性转变。

附 落枕

落枕是急性的颈痛，伴活动受限，多因睡眠姿势不当，或由长时间弯俯颈部工作及局部受寒后引起。

【临床诊断】发病每在早晨起床后，表现为一侧颈项牵掣酸痛，甚则影响同侧肩背及上臂；颈项俯仰转侧活动均受限制；病侧项背及肩部可有明显压痛点、肌肉痉挛，但无肿胀；病程3~5日可自行缓解。如病程过长，或有明显外伤史者，须与颈椎间盘突出症等相鉴别。

【临床辨析】中医学认为，落枕属于经筋病，多因睡眠姿势不正，或枕头高低不适，或颈部过度扭转，使颈部筋脉受损；或风寒外袭，寒性收引，使颈部筋脉失和，气血运行不畅而发病。颈痛常涉及督脉、手足太阳及手足少阳经。以颈后部痛为主的属于督脉、足太阳经证；以颈侧、肩上部痛为主的属于手足少阳经证。

【治疗】

（1）毫针治疗

◎穴方　以外劳宫、天柱为主穴，也可酌情配后溪、悬钟、养老、水沟。随症配穴：督脉、足太阳经证加大椎、昆仑；手足少阳经证加肩井、外关。

◎选穴思路　本病以舒筋活血为法。外劳宫又称为落枕穴，为治疗落枕的特效穴。天柱可疏导局部筋脉气血。后溪、悬钟、养老为远端取穴。水沟可调神导气以止痛。

◎操作方法　外劳宫得气后捻针加强针感，捻针时嘱患者转动颈部，待自觉颈项转动轻松，疼痛有所减轻或消失时，留针；间断行针。局部按压痛点取穴如天柱等，可单刺不留针。X线片可帮助诊断。

（2）其他治疗

◎解剖结构针刺法 以局部肌肉的松解为主。左右旋转受限重点检查胸锁乳突肌、头夹肌、斜角肌和斜方肌；低头受限重点检查斜方肌、头半棘肌；仰头受限重点检查胸锁乳突肌。用毫针穿过肌肉的硬结，可换三个不同的角度刺入。

◎耳针法 颈、颈椎、枕、神门。压丸法。贴压后，一边按压一边嘱患者做低头、仰头、左右旋转的动作。颈痛一般能在数分钟内缓解，如不缓解，改用其他方法。

【按语】落枕颈部损伤以远端取穴为主，对缓解疼痛有一定帮助。一般损伤当日，局部不宜做灸法等热治疗，也不做手法，以免加重刺激。

第二节　腰背部病症

一、背肌筋膜炎

背肌筋膜炎是一种慢性腰背疼痛的病症，表现为腰背部、臀部等处的弥漫性疼痛，且以腰部两侧及髂嵴上方最为明显。背痛常与天气变化有关，如阴雨天、潮湿、风寒等因素可使症状加重；以中老年人多见；背部压痛范围较广泛。另外，本病和脊神经后支的无菌性炎症有关，如肩胛背神经炎症和卡压会造成肩胛骨内侧的疼痛，腰脊神经后支与慢性腰背痛有关。

【临床诊断】以腰背疼痛为主要表现，不伴腿痛。背部肌肉多呈现僵硬发板且有沉重感，功能活动稍受限或接近正常。夜间疼痛明显加重，至早晨疼痛不减，经稍微活动后疼痛可以减轻，在疲劳后症状又可加重。检查可见腰背部、臀部等处有特定的压痛点，压痛点疼痛常可放射；在腰背部触诊可摸到呈弥漫状分布的大小不等的结节或条索状物。X线片示无骨质破坏，或椎体轻度增生、骨质疏松等。

【临床辨析】本病属中医学痹证范畴。风寒湿邪侵入机体，寒凝血滞，使肌筋气血运行不畅，经络痹阻不通；或劳作过度，筋脉受损，气血阻滞脉络；或素体虚弱，气血不足，筋脉失荣，均可导致本病发生。

【治疗】

（1）毫针治疗

◎穴方 以局部阿是穴、夹脊穴为主穴。

◎选穴思路　本病属躯体病、经筋病，以局部穴为主，重在舒筋活络，活血止痛。

◎操作方法　局部穴采用围刺、透刺等。

（2）其他治疗

◎解剖结构针刺法　①疼痛部位相应的脊神经出椎间孔处：以腰部脊神经为例，进针点为棘突间隙旁开 3~3.5cm 处，垂直进针 3~4cm 时针尖可触及横突，退针少许，呈 25° 向下，再向中线倾斜 15°~20°，沿着横突下缘再继续进针，感觉针尖离开横突后，再缓慢进针 1~1.5cm，即到达椎间孔附近；②疼痛部位的肌肉硬结：用贯刺法。

◎火针法　用触诊法选择压痛点及结节、条索状物，用火针点刺。

◎小针刀法　选择压痛点及结节、条索状物，分离、切断粘连的纤维组织和筋膜、硬结。

◎灸法　在疼痛的局部采用艾条温和灸，每次 15min。

◎拔罐法　在腰背部拔罐、走罐，或用皮肤针叩刺后拔罐。

【按语】

（1）经过针灸治疗，本病的症状可以得到明显的改善或控制。大多数患者预后良好。

（2）患者应加强腰背部功能锻炼，积极参加体育活动，如体操、太极拳等，增强项背部的肌力，提高身体素质。

（3）避免过度疲劳，适当劳逸结合。注意局部保暖，防止受凉、感冒。

二、体表胁痛

胁痛是指胁肋部疼痛，从类型上可分为体表性胁痛和内脏性胁痛两大类。体表性胁痛部位表浅，定位明确，多为肋间神经、肌肉、软骨等病变所引起，疼痛常呈刀割样、针刺样等；内脏性胁痛是内脏病引起的胁痛，部位较深，定位较为模糊，常由肝炎、胆囊炎、胆石症等引起，疼痛常呈钝痛或绞榨性痛。由于躯体痛与内脏痛在发病机理和治疗上明显不同，故分别论述，内脏性胁痛将在胸腹部脏腑病症中介绍。

【相关疾病鉴诊】

（1）肋间神经痛：表现为自发的、沿一个或几个肋间灼烧样、放电样、触痛样疼痛，多继发于带状疱疹、胸膜炎、肺炎、胸椎或肋骨外伤等。单侧单支多见，上段的肋间神经痛可向同侧肩背部放散。查体可发现相应肋间皮肤区感觉过敏和肋骨缘压痛或感觉减退。带状疱疹性肋间神经痛在相应肋间可见疱疹，疼痛出现于疱疹前，在疱疹消失后一般可持续一段时间而消失。

（2）带状疱疹后遗神经痛：带状疱疹愈合后，在原皮疹区皮下出现长期的剧烈疼痛，性质多样，可为烧灼痛、针刺样、刀割样疼痛或钝痛，同时感觉异常或痛觉异常，如触摸冷或热刺激可引起疼痛。患者常出现心态不稳定、寝食不安、烦躁等。

（3）肋软骨炎：病因不明，一般认为与病毒感染、局部营养不良、胸肋关节内韧带损伤和局部炎症有关。表现为胸骨旁持续性局部胀痛或刺痛，时轻时重，咳嗽或活动上肢疼痛加重；往往病程较长。疼痛部位的肋软骨呈梭形肿胀、有固定压痛，局部皮肤无异常；多发生于第 2~4 肋软骨；多为单侧病变，偶可双侧。患者可有低热。

（4）运动急性胸肋痛：又称运动岔气、呼吸肌痉挛，多为运动前准备不足，运动时呼吸肌连续过急收缩等引起。表现为运动中胸肋部突发疼痛，闷胀作痛，痛无定处，疼痛面积较大，尤其是在呼吸、咳嗽以及转侧活动时，因牵制胸肋部而痛或发生窜痛，并有呼吸急促、烦闷不安，牵引胸背部作痛则不敢变换体位；多发生于右下肋部；一般外无红肿、压痛等客观体征。

【临床辨析】中医学认为，本病多由于用力过度或不当，使气聚结于胸肋内，不得消散，气滞而痛。以胁肋部疼痛为主症者，属足厥阴、足少阳经证；以胸肋部疼痛为主症者，属足少阳、足太阴、足阳明经证。

【治疗】

（1）毫针治疗

◎穴方　以局部阿是穴、支沟、阳陵泉为主穴。随症配穴：肋间神经痛及带状疱疹后遗神经痛加相应的夹脊穴；肋软骨炎出现低热加大椎、曲池。

◎选穴思路　体表胁痛属于躯体病、病位表浅而明显，局部常呈固定疼痛或压痛，所以选取局部阿是穴非常重要。由于胸肋部分属少阳经分野，因此，常配合少阳经远端选穴。局部阿是穴可疏通经络，活血止痛；支沟、阳陵泉可调少阳经经气，行气止痛。

◎操作方法　根据局部病痛情况，阿是穴选取 1 个或数个。肋间神经痛及带状疱疹后遗神经痛，在病痛部位采用沿肋间隙平刺法。肋软骨炎以压痛点为中心，采用围刺法。运动急性胸肋痛先刺健侧阳陵泉，采用较强的刺激手法，同时嘱患者慢慢活动直至恢复正常体位，再针刺支沟，最后针灸局部阿是穴。

（2）其他治疗

◎解剖结构针刺法　①肋间神经之椎间孔、肋骨角处；②肋间神经之外侧皮支卡压点、前皮支卡压点。具体操作方法详见第 4 章第二节神经针刺点。

◎刺络拔罐法　阿是穴。带状疱疹后遗神经痛在疼痛和疱疹的局部用皮肤针叩刺后拔罐。

◎电针法　局部穴针刺后可加电针，但需注意毫针应平刺。

【按语】

（1）肋间神经痛分为原发性和继发性两种。一般而言，原发性肋间神经痛的针灸疗效优于继发性，尤其是肋间神经受寒冷刺激而出现的神经刺激症状，针灸疗效最好。对于继发性肋间神经痛，由带状疱疹、炎症所致者，针灸也有较好疗效，但由结构畸形、胸髓肿瘤或肋骨肿瘤所致者，非针灸所宜。

（2）针灸治疗急性胸肋痛（俗称岔气）效果显著，一般1次治疗即愈。带状疱疹后遗神经痛往往病情缠绵，需要长时间的治疗。针灸治疗肋软骨炎也有较好的疗效。

三、慢性腰痛

腰痛也称下背痛、腰背痛、腰脊痛，是疼痛诊疗中最常见、严重影响劳动能力的病症。持续12周以上的称为慢性腰背痛。腰痛本身并不是独立的疾病，而是多种疾病的共有症状，临床表现多样化，病因十分复杂，以损伤、退行性病变多见。

【相关疾病鉴诊】 腰痛主要包括脊柱源性、神经源性、牵涉性、精神和环境因素所致的腰痛和特发性腰背痛。腰部姿势不当或长期过度用力可导致腰部软组织慢性劳损；外力可引起脊柱小关节周围韧带的撕裂、关节损伤，椎间盘脱出或突出；年老腰椎退变常可发生腰椎增生；先天性、退行性病变及炎症等可引起椎管狭窄，刺激压迫马尾神经、腰神经根而出现相应的症状和体征；以上这些都是引起腰痛的主要原因。解剖学研究表明，非特异性下腰痛的常见病因是脊神经后支卡压，即大部分是由于椎间孔以外的支持组织结构紊乱刺激脊神经后支所致。另外，妇女的盆腔疾病及肾脏病变常可放散到腰部引起腰痛；风湿也可影响到腰部软组织而引起腰痛。

（1）慢性腰肌劳损：有弯腰工作史的慢性腰部酸胀痛，休息后可缓解，但卧床过久又感不适，稍事活动后又减轻，活动或弯腰过久疼痛又加剧，多不能久坐、久立。局部压痛固定而明显（在腰段骶棘肌中外侧缘），有单侧或双侧骶棘肌痉挛，无下肢放射痛等根性定位体征。

（2）棘间、棘上韧带劳损：多无明显外伤史，腰痛长期不愈，以弯腰时疼痛明显为特点，部分患者疼痛可向骶部或臀部放射。检查时在损伤韧带处的棘突或棘间有压痛，但无红肿；B超或MRI检查可助诊断。

（3）第3腰椎横突综合征：腰肌酸痛无力，休息可缓解，弯腰、劳累、受风寒时加重。病情重者疼痛持续并可向臀部、大腿外侧、后侧扩散；第3腰椎横突尖端处有明显压痛，有时对侧也有压痛；局部可扪及条索状物。X线片示第3腰椎横突过长、肥大或有钙化，即可确诊。

（4）强直性脊柱炎：有明显的家族遗传史，早期患者感觉双侧骶髂关节及下腰部疼痛，腰部僵硬不能久坐，骶髂关节处有深压痛；晨起脊柱僵硬，起床活动后可略有缓解；当累及胸椎和肋椎关节时胸廓活动减少，并有束带状胸痛。晚期脊柱僵硬，致躯干和髋关节屈曲，形成驼背，活动明显受限。实验室检查，HLA-B27 多为阳性，血沉加快。严重者 X 线片可见典型"竹节样"脊柱。

（5）腰椎间盘突出症：有腰部损伤史，腰痛向下肢放散，少数患者仅有腰痛或腿痛；腹压增高时下肢痛加剧，卧床休息症状减轻；疼痛可反复发作，并伴随发作次数的增加而程度加重、持续时间延长，且发作间隔时间缩短；可伴有小腿外侧、足背部皮肤麻木感。突出物大且为中央型时可出现双下肢痛。深压椎间盘突出部位的椎体棘突旁时，局部有明显疼痛并可伴有放射性痛，直腿抬高试验阳性。CT、MRI 检查可助诊断。

（6）腰椎管狭窄症：长期反复的腰腿痛或麻木无力、间歇性跛行，骑自行车无妨碍。疼痛性质为酸痛或灼痛，有的可放射到大腿外侧或前方等处，多为双侧，可左、右腿交替出现症状。严重者可引起尿急或排尿困难。部分患者可出现下肢肌肉萎缩，膝或跟腱反射迟钝，直腿抬高试验阳性。腰椎 X 线检查有助诊断，椎管内造影、CT、MRI 检查可助明确诊断。

（7）牵涉性腰痛：多为盆腔内脏、血管病变及腹膜后肿物引起，其疼痛部位较模糊，少有神经损害的客观体征，但可伴有肌痉挛。

（8）精神性腰背痛：为一种不能用生理过程或躯体障碍合理解释的、持续而严重的疼痛，多发于 30~50 岁，女性多见。检查不能发现疼痛部位有相应的器质性变化，病程常迁延并持续6 个月以上，疼痛性质为钝痛、胀痛、酸痛或锐痛，并伴有焦虑、抑郁和失眠，社会功能明显受损。

（9）非特异性腰痛：又称特发性腰痛，患者下腰部疼痛，部分患者可有疼痛向臀部、下肢放散，但不超过膝部，通过理化检查排除其他器质性病变。

（10）腰椎结核：脊柱是骨关节结核发病率最高的部位，腰痛是其常见的症状之一，部分低位腰椎结核还可导致腿痛。患者表现为较长期的腰部钝痛，全身乏力，体重减轻，低热，盗汗。X 线片示椎体相邻缘破坏，椎间隙变窄，腰大肌影增宽或边缘不清。

【临床辨析】在针灸临床上，慢性腰痛首先应进行经脉辨证。督脉病证，疼痛在腰脊中部，并有固定明显的压痛，多见于棘间、棘上韧带损伤。足太阳经证，疼痛部位在腰脊两侧，并有固定明显的压痛，多见于慢性腰肌劳损、第 3 腰椎横突综合征、腰椎间盘突出症等。当腰痛引起臀外侧、下肢外侧疼痛时，为足太阳、少阳经证。另外，可结合临床辨证，腰部有受寒史，值天气变化或阴雨风冷时加重，腰部冷痛重着、酸麻，或拘挛不可俯仰，或痛连臀腿者，为寒湿腰痛；

腰部有劳伤或陈伤史，劳累、晨起、久坐加重，腰部两侧肌肉触之有僵硬感，痛处固定不移者，为瘀血腰痛；腰眼（肾区）或腰背部隐隐作痛，起病缓慢，或酸多痛少，乏力易倦，脉细者，为肾虚腰痛。

【治疗】

（1）毫针治疗

◎**穴方** 以局部阿是穴、肾俞、大肠俞、委中为主穴。随症配穴：寒湿腰痛加腰阳关；瘀血腰痛加膈俞；肾虚腰痛配悬钟、志室。督脉病证加后溪；太阳经证加申脉；少阳经证加阳陵泉。腰痛不能转侧加腰痛点、腰眼；腰痛剧烈加水沟、后溪、京骨。

◎**选穴思路** 慢性腰痛局部多有固定的疼痛部位或压痛，因此，首先应选局部阿是穴；由于腰部属足太阳经分野，故局部和远端选穴以本经穴为主。局部阿是穴、大肠俞、肾俞可疏通局部经脉、络脉及经筋之气血，通经活血止痛。委中为足太阳经穴，"腰背委中求"，可疏调腰背部膀胱经之气血。

◎**操作方法** 毫针以泻法或平补平泻为主。肾虚腰痛肾俞可用补法，寒湿腰痛局部穴加艾灸，瘀血腰痛加刺络拔罐，肾阳虚腰痛加灸法。

（2）辨病治疗：由于腰痛涉及上述多种疾病，针灸治疗各有特点，可辨病治疗。

◎**慢性腰肌劳损** 阿是穴、肾俞、三焦俞。阿是穴可采用合谷刺法，贯穿肌腹，一针多向透刺；可行刺络拔罐、皮肤针叩刺法；可用灸法、电针。

◎**棘间、棘上韧带劳损** 阿是穴（在病变部棘突及上下各选1穴）。可行温针灸、电针、隔姜灸法。

◎**第3腰椎横突综合征** 阿是穴、夹脊（L2~L4）、腰阳关、命门。如疼痛向下肢放射可加足太阳经秩边、殷门、承扶、委中或足少阳经环跳、风市、中渎、膝阳关。本病疼痛一般不超过膝部，因此主要选择膝以上的太阳、少阳经穴位。取压痛最明显处阿是穴，用毫针以45°进针后，深刺至第3腰椎横突，行"输刺""短刺"。并在第3腰椎横突上、下各选阿是穴，行"傍针刺"，可加电针，行灸法，或刺络拔罐。

◎**强直性脊柱炎** 督脉大椎穴至腰俞穴，或夹脊穴。督脉大椎穴至腰俞穴，三伏天采用铺灸法。敷料丁麝粉（丁香25%，麝香50%，肉桂25%）1~1.8g，去皮大蒜捣烂成泥500g，陈艾绒200g。在督脉所取穴处常规消毒，涂上蒜汁，在脊柱正中线撒上丁麝粉，并在脊柱自大椎穴至腰俞穴处铺2寸宽5分厚的蒜泥一条，然后在蒜泥上铺成长蛇形艾炷条。点燃头、身、尾，让其自然烧灼，燃尽后再继续铺艾炷施灸，一般灸2~3壮为宜，灸毕移去蒜泥，用温热毛巾轻轻揩干。灸后可起水泡，至第 3 天用消毒针引流水泡，涂上龙胆紫，直至结痂脱落。夹脊穴向脊柱方向斜刺，可用灸法、皮肤针、电针，或刺络拔罐。

◎腰椎间盘突出症　以阿是穴、腰段夹脊穴为主，足太阳经证加秩边、委中、承山、昆仑；合并足少阳经证加环跳、殷门、阳陵泉、悬钟。阿是穴、腰夹脊穴也可用皮肤针叩刺，以潮红为度，也可刺络拔罐，急性期过后肢体穴位可用电针。急性期应制动，睡硬板床 2~3 周，但绝对卧床时间不宜超过 1 周，一般正规保守治疗 6~8 周无症状减轻和缓解，应考虑其他方法。

◎腰椎管狭窄症　以腰段夹脊穴、次髎为主，太阳经证加秩边、委中、承山、昆仑；少阳经证加环跳、殷门、阳陵泉、悬钟。

◎牵涉性腰痛　应配合腹部选穴，选腰眼、肾俞、大肠俞、关元、归来，有明显肌肉痉挛者局部取阿是穴。

◎精神性腰背痛　应以调神疏肝、通经止痛为主，选神门、水沟、百会、安眠、肾俞、大肠俞、委中。

◎非特异性腰痛　阿是穴（一般在 L3~L5 双侧脊神经后支体表投影点，棘正中偏外 2.5~3.5cm）、肾俞、关元俞、环跳、委中。

（3）其他治疗

◎解剖结构针刺法　腰肌劳损可针刺腰部的竖脊肌，触诊肌肉硬结处贯刺；棘上韧带炎可针刺棘突间隙的棘上韧带，针尖透过棘上韧带后，做数次提拉；腰椎小关节紊乱可针刺腰椎小关节的关节囊，在上下棘突连线的中点旁开 2~2.5cm 处进针，针尖抵达关节囊后提插数次出针；第 3 腰椎横突综合征针刺以腰大肌、横突间肌为主；腰椎管狭窄症可从棘突间隙进针，针刺黄韧带。以上均不留针。

◎刺络拔罐法　局部痛点或压痛点。以三棱针点刺出血并拔罐。

◎穴位注射法　局部痛点或压痛点。用地塞米松 5mL 和普鲁卡因 2mL 混合液，严格消毒后刺入痛点或压痛点，无回血后推药液，每穴注射 0.5~1mL，每日或隔日 1 次。

【按语】腰痛原因非常复杂，针灸治疗腰痛的疗效与引起腰痛的原因密切相关。只有准确的诊断，包括定性、定位，并依据病情、病因、病程等，确定正确的个体化治疗方案，才有好的疗效。腰部软组织劳损引起的腰痛，针灸疗效较好；脊柱关节病引起的腰痛，针灸也有一定疗效；腰椎间盘突出引起的腰痛，可配合推拿、牵引等方法。盆腔疾病及肾脏疾病引起的腰痛，应以治疗原发病为主。因脊柱结核、肿瘤等引起的腰痛，不属于针灸治疗的范围。

四、急性腰扭伤

急性腰扭伤俗称"闪腰"，是指在外力作用下或腰部用力不协调，导致腰部软组织被过度牵拉，造成肌肉、筋膜、韧带等的急性损伤，可伴有椎间小关节错位及其关节周围关节囊嵌顿等，致使腰部疼痛，活动受限，而无骨折、脱臼、皮肉破损等症。本病多见于体力劳动者及平素缺少体力锻炼者，青壮年男性较多。

【临床诊断】腰部发生扭伤后，患者立即出现难以忍受的持续性剧痛，呈撕裂痛、刀割样痛、锐痛，丝毫不敢活动，咳嗽、喷嚏时疼痛骤然加重；疼痛范围主要在腰背部，也可向臀、腿和（或）腹股沟放散。患者处于避免剧痛的特殊体位，且惧怕改变其体位，轻微活动会使疼痛加剧，表情非常痛苦，活动时需用上肢协助，腰部活动明显受限。检查可见损伤部位的肌肉等软组织有明显压痛，出现肌肉痉挛或僵硬即肌紧张，局部也可出现肿胀、瘀斑。

【相关疾病鉴诊】根据腰部受损软组织的部位及压痛点的不同分为急性腰肌扭伤、急性韧带扭伤和急性关节扭伤等。

（1）急性腰肌扭伤：腰部撕裂感，剧烈疼痛，腰僵直，疼痛拒按，甚则强迫体位或不能坐立、行走，咳嗽或打喷嚏时疼痛加重。查体：常在第3、4腰椎横突、腰骶关节、髂后上棘等处有明显压痛点。X线检查无明显异常。棘突旁或肌肉压痛表明筋膜损伤。

（2）急性韧带扭伤：常有负重前屈或扭转的外伤史，屈伸和旋转脊柱时腰痛加重。查体：腰肌紧张，棘突或棘间有压痛，屈膝屈髋试验阳性。

（3）急性关节扭伤：外伤后腰部剧痛，强迫体位。查体：腰肌僵板，无神经根刺激症状，棘突两侧有深在压痛。椎间关节损伤，重复向扭伤方向活动时可使疼痛加重；腰骶关节扭伤，局部有显著的深部叩击痛，腰骶关节试验阳性。X线片示后关节排列方向不对称，有腰椎后突和侧弯，椎间隙左右宽窄不一致。

【临床辨析】疼痛部位或压痛点以腰骶椎旁侧（棘突旁）及腰肌或骶髂关节部位明显者，为足太阳经证；疼痛部位或压痛点以腰骶椎正中线（棘间或棘突上）明显者，为督脉证。

【治疗】

（1）毫针治疗

◎穴方　以手背腰痛点及局部阿是穴为主。随症配穴：督脉经证加后溪；足太阳经证加委中。

◎选穴思路　急性腰扭伤为急性气滞，筋脉拘挛，痹阻不通，因此，治疗以导气止痛为要，选穴以局部阿是穴及上肢奇穴为主。远端选手部腰痛点（EX-UE7），行强刺激泻法，移神导气，神动则气行，可解除经脉之拘挛，使腰部气畅血通，通则不痛。局部阿是穴行刺络拔罐，可祛瘀通络，舒筋活血。

◎操作方法　首先选奇穴手部腰痛点（EX-UE7），行较强的捻转提插泻法 1~3min，同时嘱患者慢慢活动腰部，逐渐恢复正常姿势、体位；再让患者取俯卧位，在腰骶部寻找压痛点，用三棱针点刺出血，并拔火罐。

（2）其他治疗

◎解剖结构针刺法　查找紧张痉挛的肌肉（包括腹肌）和损伤的腰椎小关节，予以贯刺。

◎刺络拔罐法　用皮肤针叩刺疼痛肿胀部位，以微出血为度，加拔火罐。适用于新伤局部血肿明显或陈伤瘀血久留、寒邪袭络等。

◎艾灸法　局部阿是穴、肾俞、次髎。用艾条悬灸，灸至皮肤潮红为度，每次 15~20min，常在扭伤 24h 以后施灸。适用于素体虚弱的患者。

◎电针法　委中、腰阳关、大肠俞、腰痛点、局部阿是穴。每次选穴 2 对，针刺得气后，用低频脉冲电刺激 10~20min，强度以患者舒适为度，每日 1 次，直至疼痛缓解。

【按语】

（1）针灸治疗急性腰扭伤有较好疗效，一般治疗后可立即见效，但必须排除骨折、脱位、韧带断裂、椎间盘突出、脊髓损伤或肿瘤等情况，可配合推拿、药物熏洗等疗法。

（2）如果急性腰扭伤未得到及时有效的治疗，未彻底治愈，可转变成慢性腰痛，因此，应积极进行治疗。平时要加强腰部的养护和锻炼，搬运重物时宜采取正确的姿势，不宜用力过猛。

五、纤维肌痛综合征

纤维肌痛综合征是一种以全身多处肌肉疼痛及发僵为主，伴有疲乏无力等多种其他症状的非关节性风湿病。临床上分为原发性与继发性两大类，原发性肌肉僵硬、疼痛的发作多为渐进性和弥漫性，具有酸痛的性质，其诊断是通过识别弥漫性纤维肌痛的典型特征与非风湿病的症状，并排除其他全身性疾病；继发性多见于外伤、骨关节炎、类风湿性关节炎及多种非风湿病。

【临床诊断】

（1）周身弥漫性疼痛病史，范围包括身体两侧肩胛带和骨盆带、腰的上下部、中轴骨骼（颈椎或前胸或胸椎或下背），病史至少在 3 个月以上。所有患者都具有广泛存在的压痛点，这些压痛点存在于肌腱、肌肉及其他组织中，往往呈对称性分布，最常见的是麻木和肿胀。多数患者有睡眠障碍、疲劳及晨僵。

（2）查体：在压痛点用拇指按压查找确切疼痛部位。按压力为 4kg，按压 18 个（9 对）压痛点中至少有 11 个或以上压痛。18 个压痛点如下：①枕部（双侧枕骨下肌肉附着处）；②下颈部（双侧第 5~7 颈椎横突间隙前侧）；③斜方肌部（双侧斜方肌上缘中点）；④冈上肌部（双肩胛冈内缘冈上肌起点）；⑤第 2 肋骨部（双侧第 2 肋骨与肋软骨连接部上面）；⑥肱骨外上髁部（双侧肱骨外上髁下缘 2cm 处）；⑦臀部（双侧臀外上象限，臀肌前皱襞处）；⑧大转子部（双侧大转子突起的后缘）；⑨膝部（双侧膝关节间隙上方内侧脂肪垫处）。

本病应注意与肌筋膜痛综合征相鉴别。纤维肌痛综合征以女性多见，疼痛和压痛广泛，分布在全身，伴有僵硬感、疲乏感，治疗起效慢，易复发；肌筋膜疼痛综合征男女均可见，疼痛以局部为主，可伴有僵硬感，但不伴随疲乏感，治疗起效快，预后好。

【临床辨析】中医学认为，本病多因禀赋素虚，气血不足，营卫不和，或肝郁脾虚，以致风寒湿热之邪乘虚内侵而发病，疼痛部位较多，主要属足三阳及手阳明经证。

【治疗】

（1）毫针治疗

◎穴方　以阿是穴（局部触发点、压痛点）、合谷、委中、阳陵泉、足三里为主穴。随症配穴：气血亏虚加脾俞、胃俞；心肾不交加肾俞、心俞；气滞血瘀加膈俞、内关、血海；风寒阻络加风池、外关、风门、腰阳关；肝郁脾虚加脾俞、肝俞、太冲。睡眠障碍加神门、安眠、四神聪；精神紧张不安加神门、印堂、百会、心俞、胆俞。

◎选穴思路　本病以疏通经络、活血止痛为基本治法，选穴以阿是穴及手足阳明经穴为主。阿是穴可疏通局部经络，调理局部气血而活血止痛。合谷、足三里为阳明经穴，阳明经多血多气，可行气活血，疏通经络。委中、阳陵泉分属足太阳、少阳经穴，可疏调两经气血，活血止痛。

◎操作方法　阿是穴可用围刺法，针尖向中心点斜刺。余穴按常规操作。

（2）其他治疗

◎刺络拔罐法　局部痛点或压痛点。以三棱针点刺出血并拔罐。

◎灸法　督脉或疼痛的部位。用艾条温和灸，每次 15min。

【按语】

（1）由于纤维肌痛综合征的病因不明，因此，目前尚无特异的治疗方法。针灸治疗有一定的效果。

（2）对患者进行合适的心理治疗和健康教育可大大改善疼痛、睡眠和疲乏，增强自信心，提高生活质量。

第三节　四肢部病症

一、肩痛

肩痛是指肩关节及其周围的肌肉筋骨疼痛，常伴活动障碍。肩部的外伤、劳损或感受风寒湿邪等均可导致。肩痛可见于西医的肩关节周围炎、肩峰下撞击综合征、肩袖损伤、肩关节急性拉伤、肱二头肌腱损伤、腋神经损伤等，也要注意排除肿瘤的骨转移，以及内脏病的牵涉痛。

【相关疾病鉴诊】

（1）肩关节周围炎：是一种特发性的肩关节疾病，其发病原因不甚明确，主要表现为渐进性加重的肩关节疼痛、活动受限，多见于 50 岁左右者，但发病年龄范围可宽至 30~70 岁。肩周疼痛以肩袖间隙区、肱二头肌长头腱压痛为主；肩各方向主动、被动活动均不同程度受限，以外旋、外展和内旋、后伸为重，内旋、内收影响最小，如欲增大活动范围，则有剧烈锐痛发生。重者患肢不能梳头、洗脸和扣腰带。肩关节周围炎根据病程可分为三个期：疼痛期，伴随有进行性的活动，受限时间为 2~9 个月；僵硬挛缩期，时间为 4~12 个月；化冻期，各种症状逐步缓解。三个时期没有明显的界限，可彼此重叠。肩关节周围炎是一种自限性的疾病，99% 以上的患者一段时间后可自行缓解，病程通常为 1~1.5 年，个别患者可迁延至 2 年。

（2）肩峰撞击症：是由肩峰及喙肩韧带在肩关节活动时与肱骨大结节发生撞击引起，主要表现为肩关节活动到特定位置时引起疼痛，多见于做上举动作时。肩峰撞击症的分期：第 1 期为肩峰下水肿和出血，第 2 期为纤维化和肌腱炎，第 3 期为骨赘形成和肌腱撕裂。早期的患者在休息时症状常不明显，进展到肌腱炎或肌腱断裂时，可出现持续疼痛和静息痛。临床查体可见：患肩前屈、外展位，手臂内旋，做肩关节上举动作时诱发疼痛，将手臂外旋再上举，则疼痛减轻或不疼痛。

（3）肩袖损伤：肩袖由冈上肌、冈下肌、小圆肌和肩胛下肌构成。当外伤导致肩袖损伤或发生退行性病变时，肌腱会发生水肿和炎性改变，甚至产生断裂，从而导致肩关节的疼痛和活动受限，多数患者并无明显外伤史。患者主诉疼痛的区域通常在肩关节的前方或外侧，疼痛的症状一般在活动时加重，尤其是在做过头动作时，休息时减轻。肩袖损伤患者特征性的表现为夜间疼痛，甚至因疼痛无法睡眠。病程较长的患者可以看到冈上肌和冈下肌的萎缩，主动活动度明显小于被动活动度。

（4）腋神经损伤：是由腋神经受损引起的神经功能障碍，临床表现为三角肌瘫痪，臂不能外展，肩部、臂外侧上部感觉障碍。由于三角肌萎缩，肩部失去圆隆的外形。

（5）冈上肌腱炎：表现特点是上肢外展上举活动在 60°~120° 时发生肩部疼痛或加剧。压痛点在肱骨大结节附近（相当于肩髃穴处）。

（6）肩峰下滑囊炎：表现为肩部外侧压痛，上臂旋转及外展时产生疼痛和功能障碍，严重时可见患肩轮廓扩大，在三角肌前缘有明显的肿胀和压痛。

（7）肱二头肌长头腱鞘炎：表现为肩前外侧肱二头肌长头处的疼痛、肿胀和压痛，可触及细微的摩擦感。当肱二头肌主动收缩（屈肘）时疼痛加剧，有时患者突感局部撕裂性剧痛。

【临床辨析】 中医学认为，肩痛与体虚、劳损、风寒侵袭肩部等有关。肩部感受风寒，阻痹气血；或劳作过度、外伤，损及筋脉，气滞血瘀；或年老气血不足，筋骨失养，皆可使肩部脉络气血不利，不通则痛。肩部主要归手三阳经所主，内外因素导致肩部经络阻滞不通或失养，是本病的主要病机。临床按照经络辨证，对肩痛部位进行归经。①手阳明经证：疼痛以肩前外部为主且压痛明显，肩髃穴处疼痛或压痛明显，外展疼痛加重；②手少阳经证：疼痛以肩外侧部为主且压痛明显，肩髎穴处疼痛或压痛明显，外展疼痛加重；③手太阳经证：疼痛以肩后部为主且压痛明显，肩贞、臑俞穴处疼痛或压痛明显，肩内收疼痛；④手太阴经证：疼痛以肩前部为主且压痛明显，中府穴处疼痛或压痛明显，肩后伸疼痛加重。

【治疗】

（1）毫针治疗

◎**穴方**　以局部阿是穴、肩髃、肩髎、肩贞、臑俞、肩中俞、天宗、阳陵泉（或条口透承山）为主穴。随症配穴：手阳明经证加合谷；手少阳经证加外关；手太阳经证加后溪；手太阴经证加列缺。

◎**选穴思路**　不论何种肩痛，以祛风散寒，舒筋活血止痛为基本治法，选穴以局部穴为主。肩髃、肩髎、肩贞分别为手阳明经、手少阳经、手太阳经穴，加局部阿是穴和臑俞、肩中俞、天宗均为局部选穴，可疏通肩部经络气血，舒筋活血止痛。阳陵泉为筋会，可舒筋止痛。条口透承山，可疏导太阳、阳明经气。

◎**操作方法**　先刺下肢远端穴，做较长时间、较强的捻转提插手法，行针时鼓励患者缓缓活动肩关节。局部阿是穴，根据不同疾病的具体情况，行贯刺、透刺或滞针法、合谷刺法等。出现肩凝症者可用透穴深刺，抬起臂部，由肩髃向肱骨头前方深刺，或由肩髎向肱骨后深刺。臑俞多提插捻转，使针感向肩部扩散。

（2）其他治疗

◎**解剖结构针刺法**　针刺臂丛神经根出椎间孔处和肩周。针刺臂丛神经根出椎间孔处的具体操作方法详见第 4 章第二节神经针刺点。

◎刺络拔罐法　肩部压痛点，用三棱针点刺或皮肤针叩刺，少量出血，加拔火罐。

◎灸法　肩部穴，温针灸 3~5 壮，或用艾条灸 10~20min。

◎电针法　疼痛部位的穴位，用疏密波刺激 20min，以患者最大耐受量为度。

◎穴位注射法　肩部压痛点。每处注射当归注射液 5mL，隔日 1 次。

◎经皮穴位电刺激法　肩髃、肩髎、肩前、肩贞。适用于疾病初期，止痛效果较好。

【按语】

（1）肩痛治疗时，首先应排除肩关节结核、肿瘤等疾病。肩部应注意保暖，适当运动。活动以不引起疼痛为度。

（2）针灸治疗肩部软组织损伤效果明显，能够使疼痛、肿胀和功能障碍得到改善。早期治疗促使炎症消退，减少粘连，防止向慢性病程发展；形成肩关节周围炎以后，针灸可松解粘连，逐渐恢复肩关节的活动功能。

（3）肩关节周围炎有自限性，一般在 12~24 个月可自愈，但 60%的患者不能恢复到正常功能水平，因此应采取积极主动的治疗措施。早期诊断、及时治疗是决定本病预后的关键。通过恰当的治疗，一般能在数月内得以康复，少数患者病期虽达 1~2 年，但大部分患者最终能恢复正常。

（4）肩外因素所致的粘连性肩关节囊炎除局部治疗外，还需对原发病进行治疗。

二、臂丛神经痛

臂丛神经由第 5~8 颈神经及第 1 胸神经前根组成，主要支配上肢的运动和感觉。其受损时神经支配区域会产生疼痛，即称为臂丛神经痛，是临床较典型的神经疼痛。神经损伤严重时，则会出现该神经所支配的肌肉瘫痪及其分布区的感觉障碍或整个上肢和肩部功能障碍。从病因上分，本病可分为特发性和继发性两种。特发性病因不明，可能是一种变态反应性疾病，与病毒感染、分娩、外科手术、疫苗接种等有关；继发性多为臂丛神经由临近组织压迫所致，分为根性、丛性和干性，前者主要由颈椎病变、骨折等所致，后两者常由胸廓出口综合征、外伤锁骨骨折、转移性肿瘤等引起。下面主要介绍臂丛神经的根性、丛性和干性损伤。

【临床诊断】

（1）臂丛神经痛可分为特发性和继发性两类。①特发性臂丛神经痛：多见于成人，急性或亚急性起病，病前或发病早期可有发热、乏力、肌肉酸痛等全身症状，继则出现肩、上肢疼痛，数天内出现上肢肌无力、反射改变和感觉障碍。②继发性臂丛神经痛：表现为肩、上肢出现不同程度的针刺样、烧灼样疼痛或酸胀感，始于肩、颈部，向同侧上肢扩散，持续性或阵发性加剧，夜间或上肢活动时明显，臂丛分布区运动、感觉障碍，局限性肌萎缩，腱反射减弱或消失，病程长时可有自主神经功能障碍，臂丛神经牵拉试验和直臂抬高试验多呈阳性。

（2）臂丛神经痛按病损部位又可分为根性、丛性和干性。①根性臂丛神经痛：常因颈部扭伤、劳累、受凉等急性起病，多为一侧颈根部疼痛、僵硬，呈钝痛、刺痛、灼痛，夜间较甚，逐渐加重并向肩、臂、手指放散，头颈活动、咳嗽、喷嚏时疼痛加重；手臂麻木、发凉；下颈椎棘突、横突及锁骨上窝可有压痛；病程长者可显示肩臂部肌肉松弛、萎缩及腱反射减弱等。②丛性臂丛神经痛：疼痛部位主要在锁骨上下窝的臂丛神经分布区，并扩散到肩后部、臂部、手指，上肢活动时疼痛加剧，伴有酸、麻、冷等异常感；锁骨上下窝、肩胛冈上方、腋窝等处有明显压痛；严重者可产生臂丛神经麻痹，手部无力和肌肉萎缩呈"爪形手"，手及手指皮肤菲薄、发亮、肿胀、出汗异常等。③干性臂丛神经痛：可出现相应部位运动麻痹、感觉障碍及植物神经功能紊乱等症状；若正中神经受损伤，往往产生剧烈疼痛，或手指麻木、刺痛，鱼际肌群萎缩等，臂丛神经损伤严重者会出现神经分布区的运动、感觉障碍，具体情况见下表（表7-3-1）。

表 7-3-1　臂丛神经损伤的原因及主要表现

神经损伤	原因	主要表现
臂丛	出生时被牵拉	上肢下垂，不能外展旋转，肩胛、上臂和前臂外侧感觉障碍，或手部小肌肉全部萎缩，形成"爪形手"
腋神经	肩关节骨折或脱臼	肩部不能外展，三角肌萎缩和皮肤感觉缺失
胸长神经	肩挑压重物	前锯肌麻痹，形成翼状肩胛
肌皮神经	肱骨骨折	肱二头肌萎缩，肱二头肌反射消失，前臂外侧感觉缺失
桡神经	肱骨中段骨折、睡眠姿势不当、铅及酒精中毒	前臂伸肌运动受损，垂腕
正中神经	肘前区静脉注射不当	握力及前臂旋前功能丧失，手掌形成平坦状态并且手指大部分感觉缺失
尺神经	尺骨鹰嘴部骨折或肱骨内上髁发育异常	手部小肌肉运动丧失，手指精细动作受影响，形成"爪形手"，手背尺侧感觉丧失

【临床辨析】中医学认为，本病与手三阳、手三阴经关系密切。以肩前部疼痛为主，属手阳明大肠经证；以肩后部疼痛为主，属手太阳小肠经证；以上肢内后廉疼痛为主，属手少阴心经证；以腋下疼痛为主，属手三阴经证。

【治疗】

（1）毫针治疗

◎**穴方**　以颈夹脊、极泉、肩髃、曲池、外关、后溪为主穴。随症配穴：颈项痛加百劳、夹脊、大杼；肩胛痛加曲垣、巨骨、天宗、肩贞；上肢桡侧痛加臂臑、曲池、手三里、列缺、合谷；上肢正中线痛加曲泽、内关、大陵；上肢尺侧痛加青灵、少海、支正、后溪。

◎**选穴思路**　本病以疏通经络，活血止痛为基本治法，选穴以局部穴及手少阴、手三阳经穴为主。颈夹脊为局部选穴，可疏导颈项部经络气血。极泉可疏通手少阴经气血。肩髃、曲池可疏通手阳明经气血。外关、后溪可分别疏导手少阳、手太阳经气血。

◎**操作方法**　极泉直刺 0.5~0.8 寸，避开动脉，或在心经极泉下 1 寸针刺，用提插泻法，使针感直达手指，余穴均用泻法。肩部穴位可行刺络拔罐。

（2）其他治疗

◎**解剖结构针刺法**　针刺臂丛神经之神经根出椎间孔处、前中斜角肌之间、锁骨上、喙突下、腋下，具体操作方法详见第 4 章第二节神经针刺点。

【按语】

（1）针刺治疗本病有较好的止痛效果，大部分患者经过治疗，一般疼痛在几天内可减轻或消失，但部分患者会持续数周；肢体运动障碍可从数周到数月好转，最终大都能显著好转。

（2）急性期患者要注意休息，避免提重物。

三、肘痛

肘痛是以肘部疼痛为主症的病症，一般起病缓慢，常反复发作，多见于从事旋转前臂和屈伸肘关节的劳动者，如木工、钳工、水电工、矿工及网球运动员等。西医学的肱骨外上髁炎、肱骨内上髁炎和尺骨鹰嘴炎或尺骨鹰嘴滑囊炎等均可出现肘部疼痛。临床上肱骨外上髁炎最常见，是肱骨外上髁处附着的前臂腕伸肌总腱的慢性损伤性肌筋膜炎；肱骨内上髁炎是肱骨内上髁处附着的前臂腕屈肌腱的慢性损伤性肌筋膜炎；尺骨鹰嘴炎是尺骨鹰嘴处附着肌腱的慢性劳损。根据压痛点，三种疾病较易区别。

【相关疾病鉴诊】

（1）肱骨外上髁炎（网球肘）：多起病缓慢，疼痛部位在肘关节外上方，向前臂和上臂放射，持物无力，抗阻力伸腕时疼痛加剧。肱骨外上髁指伸肌腱起点处局限性压痛，局部皮肤不红肿、无炎症，肘关节活动范围正常。前臂伸肌腱牵拉试验（Mills 试验）阳性（屈肘，握拳，屈腕，然后前臂主动旋前同时伸肘，引起肘外侧疼痛）。X线检查一般无异常，有时可见钙化阴影、肱股外上髁粗糙、骨膜反应等。

（2）肱骨内上髁炎（高尔夫球肘）：肘关节内下方肱骨内上髁处疼痛、压痛明显。

（3）尺骨鹰嘴炎（学生肘或矿工肘）：肘外侧尺骨鹰嘴处疼痛、压痛明显，如果出现积液则为尺骨鹰嘴滑囊炎。

【临床辨析】本病属中医学"伤筋""痹证"的范畴，病因主要为慢性劳损，前臂在反复地做拧、拉、旋转等动作时，可使肘部的筋脉慢性损伤，迁延日久，气血阻滞，脉络不通，不通则痛。肘外部主要为手三阳经所主，故手三阳经筋受损是本病的主要病机。在肘关节外上方，即肱骨外上髁指伸肌腱起点处及周围有局限性压痛，为手阳明经筋证；在肘关节内下方，即肱骨内上髁周围有明显的压痛点，为手太阳经筋证；在肘关节外部，即尺骨鹰嘴处有明显的压痛点，为手少阳经筋证。

【治疗】

（1）毫针治疗

◎穴方　以曲池、阿是穴为主穴。随症配穴：手阳明经筋证加肘髎、曲池、合谷；手太阳经筋证加小海、阳谷；手少阳经筋证加天井、外关。

◎选穴思路　本病以舒筋活络止痛为基本治法，选穴以局部穴为主，配合远端循经取穴。曲池、阿是穴可疏通局部经络气血，舒筋活络止痛。

◎操作方法　毫针泻法。在局部压痛点采用多向透刺，围刺或做多针齐刺，针刺应抵达腱止点及腱膜下间隙。围刺时，在痛点2cm范围内四周斜刺，针尖要向痛点方向并抵达痛点，得气后留针，局部可加温和灸或低频电针。

（2）其他治疗

◎解剖结构针刺法　肱骨外上髁炎重点针刺桡侧腕长伸肌和桡侧腕短伸肌。肱骨内上髁炎重点针刺桡侧腕屈肌和尺侧腕屈肌。尺骨鹰嘴炎针刺肘肌和鹰嘴滑囊。

◎刺络拔罐法　局部压痛点，用皮肤针叩刺出血，加拔火罐，2~3日1次。

◎灸法　局部压痛点，作齐刺，并用温针透热，灸3~5壮；或用艾条灸10~20min，或隔姜灸1~3壮。

◎针刀疗法　用针刀松解肱骨外上髁、肱骨内上髁部位肌腱附着点的粘连。

◎穴位注射法　局部压痛点。每处注射当归注射液5mL，隔日1次。

【按语】

（1）针灸治疗肘痛有很好的临床疗效，可配合推拿、热敷、药物熏洗或贴敷疗法。治疗期间，患肢应适当减少活动，避免提重物。

（2）部分患者比较敏感，针刺后可有局部疼痛短时间内加重的反应，可隔日 1 次，或针刺和艾灸交替进行。

四、腕痛

腕痛是以腕部疼痛为主症的病症，常因腕关节周围的韧带、肌腱、关节囊等受到直接或间接暴力，或慢性劳损导致。本病常见于西医的桡骨茎突狭窄性腱鞘炎、腕三角软骨损伤等。

【相关疾病鉴诊】

（1）桡骨茎突狭窄性腱鞘炎：发病初期腕关节桡侧酸痛，逐渐加重，无力提物；桡骨茎突处疼痛，可向手及前臂放射，拇指无力、伸指受限。检查时桡骨茎突处肿胀，有明显压痛，有时可触及皮下硬结；桡骨茎突腱鞘炎试验（Finkestein 征）阳性（即患手拇指屈于掌心握拳，然后将腕关节被动地向尺侧偏，桡骨茎突部疼痛加剧）。

（2）腕三角软骨损伤：即腕三角纤维软骨复合体的损伤，其由三角纤维软骨（关节盘）、半月板近似物（尺侧半月板）、腕尺侧副韧带、背侧桡尺韧带、掌侧桡尺韧带和尺侧腕伸肌腱鞘组成，因受直接暴力或间接暴力作用而损伤，以后腕部肿痛，活动时有弹响，旋转受限等为主要临床表现。查体可见腕关节尺侧挤压试验阳性（腕关节中立位，一手持腕上方，另一手握患者手部，并向尺侧偏斜推挤，出现腕尺侧疼痛）。

另外，腕痛应注意与以下疾病相鉴别。①腕关节结核：早期仅腕部酸痛，但腕关节有明显肿胀，尤其手背更明显；晚期有骨质破坏，可因脱位而致腕关节畸形，活动受限。②多发性神经炎：症状常双侧对称性出现，手臂部的尺、桡神经和正中神经受累，呈手套状感觉麻木，或有针刺、蚁走、电灼感，可有触痛、垂腕、肌肉萎缩等，以及植物神经功能障碍。

【临床辨析】中医学认为，腕痛属中医学"伤筋""痹证"的范畴，多因慢性劳损等损伤经筋，导致局部经脉气滞血瘀，阻滞不通，凝滞筋脉而发。临床上可按疼痛部位进行经络辨证，如桡骨茎突处疼痛，向手及前臂放射，在列缺、阳溪附近有明显压痛，属手太阴、手阳明经筋证；当手腕屈伸时出现疼痛、活动受限，以尺侧为主，属手少阴、手太阳经筋证。

【治疗】

（1）毫针治疗

◎穴方　以局部阿是穴为主穴。随症配穴：手太阴、手阳明经筋证加阳溪、列缺；手少阴、手太阳经筋证加神门、腕骨。

◎选穴思路　腕痛病位明显而局限，因此，以局部选穴为主，可舒筋活络，活血止痛。

◎操作方法　沿着经筋查找压痛点，以压痛点为中心，向四周透刺2~4针，或进行围刺。

（2）其他治疗

◎解剖结构针刺法　桡骨茎突狭窄性腱鞘炎针刺肱桡肌，查找肱桡肌的硬结，采用贯刺法松解。腕三角软骨损伤针刺桡侧腕屈肌的硬结和局部的关节囊以及韧带。

◎灸法　在局部阿是穴用艾条或隔姜灸，使局部温热。

【按语】

（1）本病早期出现手指活动不利和酸痛、晨起为重时，采用针灸治疗效果好。如病变到后期，腱鞘纤维性变明显，致腱鞘严重狭窄，患指屈伸障碍加重，严重时患指不能屈伸，局部皮下硬结明显，针灸有一定效果，但远不及早期。

（2）桡骨茎突狭窄性腱鞘炎经非手术治疗效果不佳，频繁复发或发生闭锁的患者，应考虑手术治疗，以松解过度狭窄的腱鞘。本病可复发，应避免过度的手工劳动，休息与活动相结合，可预防和减少本病的复发。

附 腱鞘囊肿

腱鞘囊肿是指关节附近的腱鞘内滑液增多后发生囊性疝出而形成的囊肿，好发于腕背部的关节和肌腱附近部位。

【临床诊断】腱鞘囊肿形成缓慢，多见于腕背部，为圆形局部隆起、外形光滑、边界清楚的囊肿，与皮肤无粘连，触诊呈饱胀波动感。囊内充满液体时，囊肿变得较坚硬、胀痛，局部酸痛不适。如囊肿和腱鞘相连，患部远端可出现软弱无力的感觉。

【临床辨析】中医学认为，本病多因慢性劳损，伤及经筋，气血瘀滞壅结局部而成。

【治疗】

（1）毫针治疗

◎穴方　以局部阿是穴为主。

◎选穴思路　本病以气血壅结局部而成，因此，选穴以局部阿是穴为主，可祛瘀散结。治疗以祛除囊液为关键，放出瘀积的囊液，减轻或消除腱鞘内部的压力，促进局部受损软组织的修复。

◎操作方法　固定囊肿，局部消毒后用粗针或三棱针从囊肿最高点刺入，针尖向四周深刺，使囊壁破裂，即用拇指用力挤压，如囊液被挤出，囊肿也随之消退，然后加压包扎3~5天。间隔1周，如囊肿再度出现，可以再刺。针刺后可加用灸法。较大囊肿，可用消毒注射器抽吸囊液，然后再穿刺数孔，加以挤压。每日局部按摩 10min，连续 5~7 次。针后局部可加压包扎 3~5 天。

（2）其他治疗

◎针刀法　选穴同毫针法，采用针刀刺入。

◎火针法　火针点刺局部，视肿物大小，每次点刺 2~3 针，每周 1 次。

【按语】腱鞘囊肿预后良好，一般经过 1~3 次治疗，大多在 1~2 周可治愈。但本病复发率较高，平素应避免反复长期进行某一动作，以减少腱鞘受损的机会。

五、腕管综合征

腕管综合征，又称迟发性正中神经麻痹，是临床最常见的正中神经损伤，属周围神经卡压综合征。腕管是由 8 块腕骨及其上方腕横韧带共同组成的骨性纤维隧道，其间有正中神经与 9 条肌腱通过。各种内科疾病使腕管内容物水肿、静脉瘀滞，或手腕部反复用力或创伤等原因，可使正中神经在腕管内受压，出现相应的感觉、运动功能异常。患者常以腕痛、指无力、捏握物品障碍及物品不自主从手中掉落为主诉。

【临床诊断】桡侧 3 个手指麻木、疼痛和感觉异常，这些症状也可在无名指、小指或腕管近端出现；掌部桡侧近端无感觉异常。常有夜间痛，反复屈伸腕关节后症状加重。病变严重者可发生大鱼际肌萎缩，拇对掌功能受限。腕部的不适可向前臂、肘部，甚至肩部放射；当症状进一步加重，会出现精细动作受限，如拿硬币、系纽扣困难。物理检查及其他辅助检查具有重要诊断价值。①两点辨别觉：用钝头分规纵向检查（＞6mm 为阳性）。②单丝检查：用单丝垂直触压皮肤，检查中患者视野应离开检查手。③振感检查：用频率为 256Hz 的音叉击打坚硬物后，用音叉的尖端置于检查指指尖，并双手同指对照，观察感觉变化。④Phalen 试验：两手背相对，腕关节屈曲 70°~90°，持续 1min 后，自觉正中神经单一支配区麻木加重者为阳性。

【临床辨析】中医学认为，本病是各种内外因素，尤其是手腕部反复用力或创伤等，使经络闭阻，气血运行不畅所致，常以手厥阴经证为主，可涉及手阳明经。

【治疗】

（1）毫针治疗

◎穴方　以大陵、神门、内关、阳池、阳溪、劳宫、合谷为主穴。随症配穴：手指麻木加十宣（点刺出血）、四缝；大鱼际萎缩加鱼际。

◎选穴思路　本病以手厥阴经证为主，因此，选穴以局部穴及手厥阴经穴为主，即以腕周围的局部穴阳池、阳溪、神门、大陵为主，重在疏导局部气血，活血通络。大陵、内关为手厥阴经穴，深层为正中神经，可疏通经络以治本。针刺以上穴位能缓解韧带、肌腱挛缩，降低肌腱张力，改善局部血液循环，利水消肿，降低腕管内过高的压力，从而达到治疗目的。

◎操作方法　局部穴，针刺入腕管内，用提插泻法，也可用电针、温针灸。

（2）其他治疗

◎解剖结构针刺法　针刺掌长肌、指浅屈肌、指深屈肌、掌长肌等的肌肉硬结。掌长肌、鱼际肌与腕横韧带连接，针刺松解有助于降低腕横韧带的张力。指浅屈肌、指深屈肌的力线失衡与腕管的炎症有关。触诊以上肌肉的硬结处，用毫针针刺松解。

◎滞动针法　从腕横韧带的大鱼际侧按压胀痛明显的点进针，针尖刺向腕管方向。患者略有麻感时（接近正中神经但不接触），停止进针。单向旋转针体，在腕横韧带内造成滞针后，缓慢提拉针体（不是提插），带动组织运动，逐渐加大动针幅度和运针频率，动态松解腕横韧带及周围粘连组织，一般持续30s，针下组织由紧变松后出针。

◎针刀疗法　正中神经入口卡压松解术：第1支针刀切开部分腕管近端腕横韧带尺侧，即在近侧腕横纹尺侧腕屈肌腱的内侧缘定位，针刀体与皮肤垂直，刀口线先与前臂纵轴平行，按针刀手术四部操作规程进针刀，切开部分腕管近端腕横韧带尺侧部分；第2支针刀切开部分腕管近端横韧带桡侧，即在近侧腕横纹桡侧腕屈肌腱的内侧缘定位，余操作同第1支针刀切开术。正中神经出口卡压松解术：针刀切开部分腕管远端腕横韧带，即在Tinel征阳性点定位，余操作同第1支针刀切开术。针刀松解术后，予以超短波物理疗法。

【按语】针灸治疗腕管综合征效果较好，对于较严重或是针灸治疗效果不明显者，应建议外科手术治疗。

六、髋痛

髋痛是指髋关节及其周围的疼痛。髋关节具有较深的髋臼结构，周围被众多肌肉包绕，还有强有力的韧带支持，这使髋关节能够灵活而稳健地完成较大范围的运动，相比上肢关节和膝踝关节较少发生疼痛。髋关节疼痛多见于髋关节暂时性滑膜炎、股骨头缺血性坏死、股骨髋臼撞击综合征等。

【相关疾病鉴诊】

（1）髋关节暂时性滑膜炎：发生于儿童髋关节滑膜的非特异性炎症，是一种短暂的、以急性髋关节疼痛、肿胀、跛行为主要表现的疾病。疼痛向膝内侧和股前放射；可出现患肢假性变长，多在2cm以内。由于髋关节位置较深，一般仅患髋处显示轻度的肿胀，皮肤颜色和皮温正常。腹股沟区有深在性压痛，髋关节呈屈曲内收、旋转等畸形。X 线片示髋关节囊肿胀，关节间隙增宽。

（2）股骨头缺血性坏死：是各种原因导致股骨头缺血而发生的坏死，以患侧关节僵硬，腹股沟处疼痛、放射痛进行性加重为特征。临床表现为髋部疼痛、活动障碍。4 字试验阳性，托马斯征阳性。X 线片可见股骨头塌陷，半脱位，同时可见骨赘，关节软骨下硬化，囊性改变和关节间隙狭窄等。CT 检查早期表现为关节囊肿胀，关节腔积液，关节间隙增宽；后期表现为股骨头变平，出现"半月征"。随着病情的发展，股骨头塌陷变形，最后继发退行性骨关节病，出现骨质增生，关节间隙狭窄，关节半脱位。

（3）股骨髋臼撞击综合征：是股骨头和髋臼臼缘在特定体位下发生撞击而引起的髋部慢性疼痛。目前认为，这是髋关节骨性关节炎发生的一种潜在因素。临床表现为髋部疼痛，疼痛部位以大腿根部、臀部或腹股沟为多，少数也可表现为下腹部或腰骶部疼痛。疼痛有时伴关节卡住感，在改变体位（如卧位改变股骨头位置，或从低椅久坐后突然站立等）时出现关节绞锁感和死腿症。临床检查可发现腹股沟部有压痛，髋关节强力内旋时疼痛，有时可出现弹响。主要体征为撞击试验阳性，即内收内旋患髋由伸直至屈曲时有弹响或剧痛，此疼痛类似平时疼痛出现时的感觉。

【临床辨析】中医学认为，本病与慢性劳损、外伤及肝肾亏虚等内外因素有关，因气血凝滞，邪阻经络，脉络不通而形成。

【治疗】

（1）毫针治疗

◎穴方　以阿是穴、环跳、秩边、阴廉为主穴。

◎选穴思路　本病以病变局部选穴为主，重在活血化瘀，通络止痛。

◎操作方法　在阿是穴（局部压痛点），采用围刺、合谷刺等。局部穴可加电针、隔姜灸、温针灸。

（2）其他治疗

◎解剖结构针刺法　针刺股直肌、髂腰肌、阔筋膜张肌、臀大肌、臀中肌、臀小肌、闭孔内肌、闭孔外肌、股方肌等。根据查体和触诊确定病变的肌肉，在肌肉的硬结处贯刺，以穿透肌肉硬结为度，不留针。其中，股直肌和髋臼盂唇有结构性连接，因此，针刺股直肌对盂唇撕裂有效。

【按语】

（1）髋关节周围有强大的肌肉维系，某些肌肉张力异常会引起髋关节的位置不正，久之形成髋关节的撞击。股骨头坏死也和周围软组织劳损痉挛有很大的关系。而针灸只要找准应力异常的肌肉，对髋关节撞击和股骨头坏死可以快速起效。

（2）髋关节疼痛急性发作时，要注意充分休息，避免加重损伤。在疼痛好转后要适当运动促进修复。

七、坐骨神经痛

坐骨神经痛是沿坐骨神经通路及其下肢分布区的疼痛综合征。根据病因分为原发性和继发性两大类。原发性坐骨神经痛也称为坐骨神经炎，原因不明，可能与受凉、感冒，牙齿、鼻窦、扁桃体感染侵犯周围神经外膜致间质性神经炎有关，常伴有肌炎或纤维组织炎。继发性坐骨神经痛是坐骨神经通路受周围组织或病变压迫或刺激所致，临床较常见，根据受损部位可分为根性和干性坐骨神经痛，而其中又以根性为多见。根性坐骨神经痛常由椎管内疾病及脊柱疾病引起，以腰椎间盘突出引起者最为多见；干性坐骨神经痛病变部位在椎管外沿坐骨神经分布区，常见于髋关节炎、骶髂关节炎、臀部损伤、盆腔炎及肿物、梨状肌综合征等疾病。

【临床诊断】疼痛位于腰部、臀部并向股后及小腿后外侧、足外侧放射，行走、活动及牵引坐骨神经等可使疼痛加剧；可有感觉及肌力的减退；直腿抬高试验阳性、踝反射减弱或消失等。坐骨神经痛应分清原发性和继发性，区分根性与干性。腰椎 X 线、肌电图、CT 等检查有助于本病的诊断。

（1）根性坐骨神经痛：多急性、亚急性发病，疼痛自腰部向一侧臀部、大腿后侧、小腿后外侧直至足背部外侧放射，疼痛呈电击样、刀割样、烧灼样持续痛，阵发性加剧；在腰部有固定而明显的压痛、叩痛；小腿外侧、足背部感觉减退，膝腱、跟腱反射减弱或消失；咳嗽或打喷嚏等导致腹压增加时疼痛加重。

（2）干性坐骨神经痛：无腰痛，臀部以下沿坐骨神经分布区放射性疼痛，在臀点（坐骨孔上缘、坐骨结节与大转子之间）、腘点（腘窝中央）、腓点（腓骨小头下）、踝点（外踝后）等处有压痛；小腿外侧、足背部感觉减退，跟腱反射减弱或消失，咳嗽或打喷嚏等导致腹压增加时无影响。

【临床辨析】中医学认为，本病多因腰部闪挫、劳损、外伤等原因，损伤筋脉，导致气血瘀滞，不通则痛。本病病位主要在足太阳、足少阳经。

【治疗】

（1）毫针治疗

◎穴方　①足太阳经证：秩边、殷门、委中；②足太阳、少阳经证：殷门、委中、环跳、阳陵泉、悬钟、丘墟。随症配穴：根性坐骨神经痛，或有腰骶部疼痛加腰夹脊、阿是穴。

◎选穴思路　本病以通经止痛为基本治法，由于病位在足太阳、足少阳经，故循经取足太阳和足少阳经穴以疏导两经闭阻不通之气血，达到"通则不痛"的治疗目的。

◎操作方法　提插捻转泻法，以出现沿腰腿部足太阳、足少阳经向下放射感为佳。

（2）其他治疗

◎解剖结构针刺法　①根性坐骨神经痛：针刺选腰椎间孔出孔点；②干性坐骨神经痛：针刺梨状肌、闭孔内肌、上下孖肌及股方肌卡压点，具体操作方法详见第 4 章第二节神经针刺点。触诊查找肌肉硬结后贯刺。

◎刺络拔罐法　用皮肤针叩刺腰骶部，或用三棱针在压痛点刺络出血，并加拔火罐。

◎电针法　根性坐骨神经痛取夹脊（L4~L5）、阳陵泉或委中；干性坐骨神经痛取秩边或环跳、阳陵泉或委中。针刺后通电，用密波或疏密波，刺激量逐渐由中度到强度。

◎穴位注射法　用 10% 的葡萄糖注射液 10~20mL，加维生素 B1 100mg 或维生素 B12 100mg混合，注射夹脊（L2~L4）及秩边等，在出现强烈向下放射的针感时稍向上提，将药液迅速推入，每穴 5~10mL。疼痛剧烈时，亦可用 1% 的普鲁卡因注射液 5~10mL 注射于阿是穴或环跳穴。

【按语】

（1）针灸治疗坐骨神经痛效果显著，尤其是原发性坐骨神经痛。对继发性坐骨神经痛，在针灸治疗的同时应积极治疗原发病，必要时应配合牵引或推拿治疗。

（2）急性期应卧床休息，椎间盘突出者须卧硬板床，腰部宜束护腰带。

㈼ 梨状肌综合征

梨状肌综合征是坐骨神经在通过梨状肌出口时受到卡压或慢性损伤引起的一组临床症候群，是临床较常见的周围神经卡压综合征。本病多见于青壮年，男性多于女性，可有臀部外伤史、劳累、受寒湿等诱因。引起梨状肌综合征发生的主要原因包括梨状肌压迫坐骨神经、变异的梨状肌腱所致的坐骨神经受压、骶髂关节的病变及梨状肌腱止端下方与髋关节囊之间滑液囊的炎症等。腰椎 X 线片多无明显病变。超声检查在诊断中有一定价值。

【临床诊断】大腿后侧至小腿外侧或足底有放射性疼痛及麻木感，患肢无力，但腰痛常不明显。检查患肢股后肌群、小腿、足部肌力减退，重者踝、趾关节活动完全丧失，出现足下垂；小腿外侧及足部感觉减退或消失。查体可发现梨状肌有痉挛呈条索状或腊肠状，梨状肌有压痛，并向下放射，一般腰椎棘突旁无压痛，脊柱前屈时下肢疼痛加重，后伸时疼痛减轻。直腿抬高试验多为阳性，端坐低头无腿痛，足内旋时疼痛出现并向下放射。

本病应与腰椎间盘突出症相鉴别。腰椎间盘突出症是因腰椎间盘的纤维环退变或外伤导致其破裂而引起的腰腿痛的病症，常有腰部的损伤史以及慢性腰痛，多先有腰痛，而后逐渐向臀部及下肢放射。患者在咳嗽、喷嚏或用力大小便及弯腰、行走着力时症状加重，但在休息后有所缓解。直腿抬高试验、叩击痛阳性，伸踇肌力减退，颈静脉压迫试验阳性等。梨状肌综合征大多只有腿痛，腰痛常不明显。

【临床辨析】中医学认为，本病多因臀部劳损、闪挫、外伤等原因损伤筋脉，导致气血瘀滞，不通则痛；或久居湿地，风寒湿邪入侵，痹阻腰腿部；或肌体内蕴湿热，流注足太阳、少阳经脉而发病。

【治疗】

（1）毫针治疗

◎穴方 以局部阿是穴、环跳、秩边、殷门、委中、阳陵泉、悬钟为主穴。随症配穴：小腿、足部肌力减退加承山、三阴交、解溪、太冲；足下垂加解溪、丘墟透照海；小腿外侧、足背部感觉障碍加足三里、丰隆、昆仑、解溪、八风。

◎选穴思路 本病以通经活络，舒筋止痛为基本治法，选穴以局部阿是穴及足太阳、足少阳经穴为主。局部阿是穴重在疏导局部气血，活血化瘀；足太阳、足少阳经穴可疏导两经闭阻不通之气血，达到"通则不痛"的治疗目的。

◎操作方法 在梨状肌有痉挛呈条索状处、压痛点处，选3~5个点，刺入梨状肌内，进行围刺，并带电针，刺络拔罐。环跳、秩边用提插泻法，以针感沿大腿部向下传导为佳。

（2）其他治疗

◎解剖结构针刺法 针刺梨状肌。骶骨外侧缘的中2/3和股骨大转子的连线为梨状肌的体表投影，触诊肌肉硬结处用毫针贯刺，注意避开梨状肌下口的坐骨神经，针刺不宜太快，不宜过猛，以免损伤神经。

◎针刀疗法 坐骨神经在梨状肌下孔的体表投影，即髂后上棘与尾骨尖连线的中点与股骨大转子连线的中内1/3的交点处，用龙胆紫做一点状进针标记。针刀垂直于局部皮肤，刀口线与坐骨神经走行一致，针刀体与皮面垂直刺入皮肤达皮下组织层，此后要摸索进针刀，先纵行疏通，再予横行剥离。术后无菌敷料覆盖。每5日治疗1次，2次为一疗程，疗程间休息2天。

【按语】针灸治疗本病的效果取决于疾病的严重程度。总体上来说，针灸治疗对早期、轻症疗效较好。较严重或保守治疗效果不佳者，应建议手术治疗。

八、股外侧皮神经炎

股外侧皮神经炎是由于股外侧皮神经受损而产生的大腿前外侧皮肤感觉异常的综合征。股外侧皮神经为纯感觉神经，发自腰丛，由第 2~3 腰神经根前支组成，穿过腹股沟韧带下方，分布于股前外侧皮肤。股外侧皮神经炎常见病因为局部受压、外伤、各种传染病、酒精及药物中毒、动脉硬化、糖尿病、肥胖、腹部肿瘤和妊娠子宫压迫等，部分病因不明。

【临床诊断】常见于男性，多为一侧受累，表现为大腿前外侧下 2/3 区感觉异常，如麻木、疼痛、蚁行感等，久站或走路较久后症状加剧。查体可有大腿外侧感觉过敏、减退或消失，无肌萎缩和无力等运动神经受累症状，呈慢性病程，可反复发作。

【临床辨析】中医学认为，本病多为外感风寒湿邪，致营卫不和；或外伤、受压等因素导致经络阻滞，不通则痛；肌肤失养则麻木不仁，属足少阳、足阳明经证。

【治疗】

（1）毫针治疗

◎穴方　以局部阿是穴、居髎、风市、中渎、伏兔、梁丘为主穴。随症配穴：腰椎病变或腰大肌压迫引起者加腰夹脊、大肠俞。

◎选穴思路　本病以疏通经络，调和气血为基本治法，选穴以局部阿是穴及足少阳、足阳明经穴为主。居髎、风市、中渎可疏通少阳经气血；伏兔、梁丘可疏导阳明经气血；局部阿是穴可疏通局部经络，活血化瘀。

◎操作方法　局部阿是穴采用围刺法，或用隔姜灸，加拔火罐。

（2）其他治疗

◎解剖结构针刺法　①股外侧皮神经干穿离骨盆点：约在髂前上棘内下 2cm 处；②股外侧皮神经后支卡压点：约在髂前上棘内下侧 5cm 处；③股外侧皮神经前支卡压点：约在髂前上棘内下 10cm 处。在以上位置附近寻找硬结或酸胀部位，直刺约 2cm，刺中神经时有触电感向大腿前外侧放散。

◎皮肤针法　叩刺病变局部，以局部渗血为度。

◎刺络拔罐法　病变局部。用三棱针点刺或散刺出血，再加拔火罐。适用于病程长、以麻木为主者。

◎电针法　病变局部。针刺行围刺后，接通电针仪，以疏密波中等刺激 20min。

【按语】

（1）针灸治疗本病有较好的效果。对于有明显的致病因素者，应积极治疗原发病。

（2）患者应注意病变局部的保暖，避免受凉。

九、膝痛

膝痛是指膝关节周围的疼痛。膝关节是全身最大的关节。急性损伤或慢性劳损都可导致膝关节周围软组织损伤和关节功能紊乱，进而出现疼痛，日久还会出现骨关节的结构性变化，称为膝骨性关节炎。

【相关疾病鉴诊】

（1）膝周肌肉劳损：膝关节周围有近10块肌肉附着或者经过，这些肌肉的劳损、张力失衡会造成膝关节对位不良，引起膝关节的各种疼痛。例如，股直肌和股中间肌的劳损会造成髌骨正下方的疼痛；股内侧肌、股外侧肌的劳损，会使髌骨偏向外侧，是髌股关节炎和髌骨软化的重要原因。鹅足囊位于缝匠肌、股薄肌和半腱肌的联合肌腱与内侧胫骨之间。这三块肌肉的劳损、不适当运动或直接创伤的情况下，该滑囊极易发生炎症，出现膝关节内侧的疼痛。膝痛的表现部位与劳损肌肉的对应关系具体如下表（表7-3-2）。

表 7-3-2　膝痛的表现部位与劳损肌肉的对应关系

疼痛表现	劳损肌肉
髌骨正下方疼痛、压痛	股直肌、股中间肌
胫骨内侧髁疼痛、压痛	股内侧肌
鹅足囊	缝匠肌、股薄肌和半腱肌
胫骨外侧髁	阔筋膜张肌、髂胫束
腓骨小头	股二头肌
外侧副韧带和髂胫束之间压痛	腘肌

（2）膝周韧带损伤：膝关节内外侧各有坚强的副韧带所附着，是稳定膝关节组织的重要部分。因此，急性损伤常导致副韧带和半月板的损伤。当膝伸直时，侧副韧带较紧张，此时如突然受到外翻或内翻应力，即可引起内侧或外侧副韧带损伤。由于膝关节呈轻度生理性外翻，且膝外侧容易受到外力的冲击，故临床上以内侧副韧带损伤居多。严重的侧副韧带损伤，可伴有膝关节囊、交叉韧带和半月板的损伤。

由于造成损伤的原因不同，需要从压痛点和临床试验进行判断。内侧副韧带损伤时，压痛点在股骨内上髁上缘；外侧副韧带损伤时，压痛点在腓骨小头或股骨外上髁。膝关节侧向试验有重要临床意义。若膝关节被动运动超过正常内、外翻范围，则应考虑侧副韧带完全断裂的可能。若有半月板损伤，常发现关节血肿，麦氏试验、研磨试验有助于诊断。若合并十字韧带撕脱者，抽屉试验阳性。

（3）半月板损伤：以拇指挤压膝眼处，徐徐伸直膝关节并做旋转活动时，引起疼痛。膝关节在屈伸过程中，常常发生"关节交锁"，即膝关节的屈伸过程（如上、下楼梯时）往往突然被"卡住"在某一位置上不能屈伸，同时感到关节疼痛，如将关节稍微屈伸后，有时可发生响音。交锁解除后，疼痛随之缓解。研磨试验阳性。

（4）髌腱劳损：髌骨下部疼痛、乏力，上台阶以及主动伸膝时疼痛尤为明显，劳累或受凉后疼痛加重。检查患处有明显压痛，髌尖区边缘增厚，可触及梭状或条索状硬结，可有股四头肌萎缩。伸膝抗阻力试验阳性。

（5）膝骨关节炎：是因关节软骨出现原发性或继发性退行性病变，并伴有软骨下骨质增生，从而使关节逐渐被破坏及产生畸形。主要表现为膝关节疼痛，活动后加重，休息后缓解；关节局部有肿胀、压痛、屈伸运动受限。多数在关节活动时出现骨摩擦感，有骨摩擦音。严重者可出现膝内翻或膝外翻畸形。

（6）髂胫束摩擦综合征：髂胫束在膝关节上方经过，覆盖股骨外上髁。膝关节屈伸时，髂胫束在外上髁上前后来回滑动摩擦刺激，两者之间水肿充血产生无菌性炎症，导致在运动中和运动后膝关节外侧疼痛，多见于中长跑和竞走运动员，以股骨外上髁处疼痛为特征。

（7）髌股关节炎：由于外侧的髌支持韧带紧张，髌骨向外侧倾斜，髌股关节面应力不均，造成一侧髌股关节面的压力增高磨损，而出现髌股关节炎的一系列综合征。常表现为髌股关节疼痛，打软腿，上下楼梯或下蹲起立活动受限，女性发病多于男性。

（8）髌下脂肪垫损伤：髌下脂肪垫位于髌韧带下及两侧。膝关节反复挫、碰、扭伤，脂肪垫发生水肿、机化、肿胀和增厚，以膝关节过伸站立时酸痛无力，髌韧带及两膝眼的部位肿胀、膨隆、有压痛等为主要临床表现。

【临床辨析】膝痛属中医学"痹证"范畴。膝为筋之府，因此，内、外因素易导致膝部筋骨损伤，尤其是慢性劳损、外伤、外感寒湿邪气、内有肝肾亏虚等，使经筋府气血闭阻，血络不通，经筋失于温煦及濡养，日久可伤骨，导致痹证。

【治疗】

（1）毫针治疗

◎穴方　以阿是穴、犊鼻、内膝眼、血海、梁丘、阳陵泉为主穴。随症配穴：内侧副韧带损伤加膝关、阴陵泉；外侧副韧带损伤加梁丘、膝阳关；半月板损伤加委阳。

◎选穴思路 膝部痹证，选穴以局部穴为主。阿是穴（侧副韧带附近的压痛点）可活血祛瘀。膝眼可消肿止痛，配阳陵泉可舒筋而利关节。

◎操作方法 毫针泻法或平补平泻法。如在侧副韧带损伤压痛点处进针，则沿韧带斜刺，可用恢刺法或齐刺法，使针感深达膝内。膝眼一般针感不强，刺激不要过重。阳陵泉用强刺激，加强针感。余穴按常规操作，各穴均可用温针法或加拔罐。

（2）其他治疗

◎解剖结构针刺法 针刺股四头肌、阔筋膜张肌与髂胫束、股二头肌、半腱肌、半膜肌、股薄肌、腘肌、跖肌、腓肠肌。根据疼痛的部位结合以上肌肉的功能，初步判定损伤的肌肉，触诊局部的硬结条索，用毫针贯刺。

◎刺络拔罐法 在压痛点处针刺或用皮肤针叩刺之后，加拔火罐。适用于鹅足囊炎。

【按语】

（1）针灸治疗急性膝痛有很好的疗效，不但可以减轻疼痛，还有利于消除水肿，并促使韧带损伤修复。侧副韧带完全断裂的，不属针灸适应证范围。

（2）膝关节疼痛的治疗以局部穴为主，对于不同原因和解剖结构采取相应的针刺法，韧带损伤以浅刺、斜刺为主，关节内损伤以直刺为主，刺激均不宜太强。温灸对慢性损伤效果显著。

（3）膝痛急性发作时，要注意关节的休息。关节承受压力或过度活动，易加重关节软骨的磨损。

十、急性踝关节扭伤

踝关节扭伤是临床上常见的一种损伤，多为关节韧带的拉伤或断裂多由在不平的道路上行走，或上下楼梯时不慎跌倒，踝关节过度向内或向外翻转所致。临床上一般分为内翻扭伤和外翻扭伤，以内翻致使外侧韧带损伤更为常见。踝关节的关节囊前后松弛，两侧较紧。外侧副韧带由跟腓韧带和距腓前、后韧带组成，并低于内侧；内侧为三角韧带，由浅部的跟胫韧带与深层的三角形韧带构成，较外侧副韧带坚固。基于上述解剖结构特点，外侧副韧带更容易损伤。

【临床诊断】踝部扭伤后疼痛，轻者见局部肿胀，严重时整个关节均可肿胀，并向上和足背部延伸，皮下可有瘀血，伴患足不敢用力着地，呈跛行步态。排除骨折、脱位后即可诊断。跖屈内翻损伤时，容易损伤前外侧的腓距前韧带；单纯内翻损伤时，则容易损伤外侧的跟腓韧带。若让足部重复内翻动作则外踝前下方局部疼痛。外翻扭伤时，由于三角韧带比较坚强，较少发生损伤，容易引起胫下腓韧带撕裂，甚至合并脱位和骨折。强力做踝外翻动作时，则内踝前下方剧痛。严重损伤者，在韧带断裂处可触及凹陷，甚至摸到移位的关节面。临床上一般单独的跟腓韧带断裂较为少见，多数合并腓骨尖部撕脱骨折，如骨折块被牵拉向下，可触及移位的骨片。陈旧性踝关节外侧副韧带的损伤，患者多有反复的踝关节内翻损伤史，每次扭伤后患者外踝下方有局限性疼痛及压痛，足内翻试验外侧韧带有明显的松弛感。X 线片检查可以帮助诊断，必要时可以进行强力内翻和外翻的摄片，诊断是否有踝关节韧带断裂和损伤范围。

此外，临床应注意与跟腱损伤相鉴别。跟腱损伤是由于跟腱受到过度牵拉，产生部分撕裂或完全撕裂。损伤时，患者可听到跟腱撕裂的响声，局部疼痛，不能行走，即使勉强行走，足跟也不能用力提起；局部肿胀，可有瘀斑，压痛明显，触摸伤处变细，足主动跖屈无力；多见于运动员、演员等从高处跳下而前足着地时损伤。

【临床辨析】中医学认为，本病是由外伤引起的踝部经筋、络脉及筋肉的急性损伤，导致经气运行受阻、气血壅滞局部而发。

【治疗】

（1）毫针治疗

①急性期（扭伤 24~48h）

◎穴方　以阿是穴、阳池为主穴。

◎选穴思路　踝关节急性扭伤后，以疼痛而难以活动为主症，急则治标，以疏调经筋，缓急止痛为要。阿是穴可疏导局部气血，疏调经筋。阳池可缓急止痛。

◎操作方法　先针刺阳池，行较强的捻转提插泻法，持续运针 1~3min，同时嘱患者慢慢活动踝关节；然后针刺阿是穴，刺激手法宜轻柔，强度不宜过重。

②恢复期（扭伤 48h 后）

◎穴方　以丘墟、阿是穴为主穴。

◎选穴思路　急性踝关节扭伤后，以局部瘀血、肿胀为主，因此，治疗以舒筋活络，消肿止痛为法，选穴以丘墟、阿是穴为主。丘墟可舒筋活络，消肿止痛。阿是穴可通瘀决闭，舒通经络之瘀滞，恢复气血之流畅，舒筋活络、消肿止痛，加速受伤经筋、络脉的修复，恢复踝关节的功能。可配合局部热敷法以活血，有利于血肿的吸收。

◎操作方法　毫针用泻法，或在肿胀局部行围刺法；局部肿胀、皮下紫瘀血斑明显者，用毫针点刺出血。

（2）其他治疗

◎解剖结构针刺法　针刺腓骨长肌、腓骨短肌。触诊肌肉硬结处，用毫针贯刺。适用于恢复期的外踝扭伤。

◎**刺络拔罐法** 皮肤针重叩压痛点至微出血，或用三棱针刺 5~6 针，加拔火罐。适用于急性扭伤 24~48h 后，局部血肿明显者。

◎**穴位注射法** 局部压痛点每处注入当归注射液 0.5mL。适用于急性扭伤 24~48h 后。

◎**艾灸法** 踝关节局部行悬灸法。适用于急性扭伤 24~48h 后。

【按语】

（1）针灸治疗踝关节扭伤有较好效果，不仅对急性扭伤，对陈旧性伤痛也有一定的疗效。针灸及早治疗，能促使断裂的纤维韧带修复，防止粘连。对韧带撕裂和骨折，配合药物外敷等治疗，针灸能够缩短疗程和减轻后遗疼痛。

（2）急性扭伤在 24h 以内，针刺宜轻浅，不用灸法，用冷敷以加强止血作用；24h 以后用灸法和热敷以活血化瘀。急性期过后，可做患肢足趾活动，以促进静脉回流而使水肿消退，疼痛减轻。

（3）韧带完全断裂或兼骨折者，应进行外科处理。

十一、足跟痛

足跟痛是指跟骨下方、后方的疼痛性症状，主要见于跖筋膜炎、跟部滑囊炎、跟管综合征、跟下脂肪垫不全及跗骨融合等疾病。西医学认为，跟痛症的病因很多，但目前多认为跟骨内高压和跟骨内静脉瘀滞是引起足跟痛的主要原因。因跟骨主要由海绵样松质骨构成，髓腔内静脉窦很大，且由于跟骨位于身体最低处，长期站立负重，使跟骨内静脉回流障碍，瘀血或充血，进而产生跟骨疼痛的症状。

【相关疾病鉴诊】

（1）跖筋膜炎与足跟骨质增生症：跖筋膜炎，中老年多发，起病缓慢，足跟下针刺样疼痛，向前放射，清晨不敢下地行走，活动片刻后有所缓解，但走路多时疼痛又加重；扁平足多见，跟骨前内侧区有深在的明显压痛点。单纯的跟骨骨质增生症并不一定会出现足跟痛，当引起跖筋膜无菌性炎症时才发生足跟痛，这时足跟中央受压迫会使疼痛加重，甚者可触及硬性肿物，X 线检查有助诊断。

（2）跟腱滑囊炎：一侧跟腱抵止点疼痛较多见，行走、站立和剧烈活动后疼痛加剧。跟腱附着处有压痛，可触及肿物或有摩擦感。

（3）跟管综合征：夜间和站立时疼痛明显，跖神经损伤时，从踝至足跖和大趾疼痛；胫神经根内侧支损伤时，足跟和足跖内侧痛。足跟内侧区有压痛，叩击受损神经远端，其支配区皮肤感觉异常。

（4）跟下脂肪垫不全（功能缺损）：经常感到脚下硌伤而疼痛，疼痛范围较广。急性跟骨下脂肪垫撞击破损时，突然足跟下失去压缩感。触诊跟骨下有空虚感，压痛范围较广。

【临床辨析】中医学认为，足跟痛主要归属足少阴经证。因劳累、外伤、劳损，导致筋骨气血失和，或外感风寒湿邪，足跟部气血循行不畅，气血阻滞，不通则痛；或肝肾亏虚，无以充骨生髓，筋脉失养，导致本病。

【治疗】

（1）毫针治疗

◎穴方　以阿是穴、太溪、承山为主穴。随症配穴：跖筋膜炎加照海；跟下脂肪垫不全加仆参；跟管综合征出现跖神经损伤时加照海、然谷、公孙、隐白，胫神经根内侧支损伤时加大钟、水泉、然谷；跟腱滑囊炎加水泉、昆仑；跟骨骨质增生症加照海、申脉、仆参。

◎选穴思路　本病治疗以舒筋活血，化瘀通络止痛为法，选穴以局部穴及足少阴经穴为主。阿是穴可疏导局部经气，舒筋活血，化瘀止痛。足跟为肾经所主，太溪为肾经原穴，既可疏通足跟部经络，又可调肾经气血。承山可疏导下肢经络，有助于足跟的气血运行。

◎操作方法　选择压痛点，用毫针捻转泻法。太溪用直刺或刺向疼痛部位。承山用直刺或斜向下刺，用捻转泻法。留针期间可加电针，也可用温针灸法。足跟滑囊炎，可用较粗的毫针穿刺，放出囊内液体，或用注射针抽干积液。

（2）其他治疗

◎解剖结构针刺法　针刺小腿三头肌。触诊肌肉硬结处，用毫针贯刺，不留针。

◎针刀疗法　多数足跟痛患者存在骨刺，痛点周围组织粘连，可用小针刀治疗以剥离粘连组织。

【按语】

（1）一般而言，外伤、长期负荷过重或韧带松弛、骨质增生、跖筋膜炎、跟部滑囊炎针灸疗效较好。本病尤其与小腿三头肌的紧张有关，用各种方法放松小腿三头肌的张力，如针刺或者是手法松解，足跟痛可以快速缓解。

（2）针灸治疗足跟痛时，为减少引起足跟痛的致病因素，同时可使用防震鞋垫，并可结合足跟部的中药热敷或理疗，以提高疗效。

十二、痿证

痿证是指肢体筋脉弛缓，痿软无力，甚则不能随意活动，或伴有肢体麻木、肌肉萎缩的一类病症。临床上以下肢痿弱无力较为多见。痿证可见于西医学的多种疾病，主要有运动神经元病（肌萎缩侧索硬化、进行性脊肌萎缩）、神经－肌肉接头病（重症肌无力）、遗传性肌肉疾病（进行性肌营养不良症、周期性瘫痪）、引起软瘫的中枢神经感染性疾病（脊髓灰质炎后遗症、急性脊髓炎）、脊神经疾病（吉兰－巴雷综合征、多发性末梢神经病及周围神经损伤）、脊髓损伤引起的截瘫及四肢瘫等。下面主要介绍针灸临床上常见的几种属于中医学"痿证"范畴的疾病。由于脊髓损伤情况比较复杂，将在本章第七节中单独讨论。

【相关疾病鉴诊】以肢体痿软无力，或伴有肌肉萎缩为主症者可诊断为中医学的痿证。临床上应对属于痿证的以下常见疾病进行鉴别诊断。

（1）肌萎缩侧索硬化（渐冻症）：常见首发症状为一侧或双侧手指活动笨拙、无力，随后出现手部小肌肉的萎缩，逐渐延及前臂、上臂和肩胛带肌群。随着病程的延长，肌无力及萎缩可扩散至躯干和颈部，最后为面肌和咽喉肌；可伴有假性延髓麻痹，也有患者以此为首发症状。双上肢肌肉萎缩，肌张力不高，但腱反射活跃，霍夫曼征阳性；双下肢则为痉挛性瘫痪。肌电图、肌肉活检有助诊断。

（2）进行性脊肌萎缩：常见首发症状为双上肢远端肌肉萎缩无力，也可单侧起病，累及双侧，逐渐波及前臂、上臂及肩部肌群。少数患者肌萎缩从下肢开始。肌肉萎缩明显，肌张力降低，腱反射减弱，病理反射阴性。

（3）重症肌无力：最初常为一侧或两侧的眼睑下垂，于傍晚疲劳时出现，伴有复视，经一夜休息后症状可好转或消失。随后出现颈肌、肩背肌肉、上肢肌、躯干肌和下肢肌无力，腱反射通常不受影响。症状的暂时减轻、复发和恶化交替出现，是本病的重要特征。

（4）吉兰－巴雷综合征（Guillain-Barre syndrome，GBS）：急性或亚急性起病，病前1~3周常有感染史，首发症状多为肢体对称性无力，自远端渐向近端发展或自近端向远端加重，常由双下肢开始逐渐累及躯干肌、脑神经。多数于数日到2周达高峰，严重者可累及肋间肌和膈肌导致呼吸麻痹。四肢腱反射常减弱。实验室检查特征性表现为蛋白－细胞分离，即蛋白含量增高而细胞数目正常。

（5）多发性末梢神经病：常由药物、化学品、重金属、酒精中毒、代谢病等引起，以肢体远端对称性感觉、运动和自主神经功能障碍为特点，早期可出现肢体远端的感觉异常如针刺、蚁行、烧灼、触痛和感觉过敏等刺激性症状，逐渐出现肢体远端对称性深、浅感觉障碍，呈手套—袜子性分布；肢体远端对称性无力，可伴肌萎缩。四肢腱反射减弱或消失常为早期表现。

【临床辨析】中医学认为，本病病因主要包括外邪侵袭（湿热毒邪）、饮食不节、久病体虚等。上述因素均可使经络阻滞，筋脉功能失调，筋肉失于气血津液的濡养而成痿证。阳明经为多气多血之经，因此《黄帝内经》有"治痿独取阳明"的治则。

【治疗】

（1）毫针治疗

◎穴方　①上肢：肩髃、曲池、合谷、颈胸夹脊；②下肢：髀关、伏兔、阳陵泉、足三里、三阴交、腰夹脊。随症配穴：发热加大椎、内庭；湿重加手五里、阴陵泉；肝肾不足加肝俞、肾俞；脾胃虚弱加脊中、中脘；自汗加太溪、阴郄。

◎选穴思路　本病以调和气血，濡养筋肉为基本治法。"治痿独取阳明"，因此，选穴以手足阳明经穴和夹脊穴为主。阳明经多血多气，选上、下肢阳明经穴，可疏通经络，调理气血。夹脊穴临近督脉和膀胱经第 1 侧线的脏腑背俞穴，可调脏腑阴阳，行气血。三阴交健脾益肾，濡养筋脉。筋会阳陵泉，可疏调经筋。

◎操作方法　早期针刺用泻法，病久以补为主。夹脊穴向脊柱方向斜刺。余穴按常规操作。

（2）辨病治疗

由于痿证涉及的疾病较多，临床上可根据不同的疾病进行针灸治疗。

◎肌萎缩侧索硬化和进行性脊肌萎缩　治宜化瘀通络，濡养筋肉，选穴以夹脊穴和手足阳明经穴为主，可选夹脊穴、曲池、合谷、足三里、三阴交、太冲。

◎重症肌无力　治宜健脾益气，选穴以足阳明经、任脉经穴为主。主穴选关元、气海、足三里。配穴：眼睑下垂加鱼腰、阳白、风池；颈项无力加风池、颈夹脊；上肢无力加肩髃、曲池、合谷；下肢无力加环跳、伏兔、阳陵泉、太冲。

◎吉兰—巴雷综合征　治宜疏通经络，选穴以夹脊穴及手足阳明、足太阴经穴为主，可选夹脊穴、颈臂、曲池、合谷、八邪、环跳、足三里、三阴交、内庭、八风。

◎多发性末梢神经病　治宜疏通经络，活血化瘀，选穴以局部穴为主，可选内关、外关、合谷、八邪、十宣、三阴交、悬钟、解溪、太冲、八风、足井。可用皮肤针在病变部位进行叩刺。

（3）其他治疗

◎解剖结构针刺法　针刺臂丛神经之神经根出颈椎椎间孔处、腰椎间孔出孔点，具体操作方法详见第 4 章第二节神经针刺点。

◎皮肤针法　反复叩刺背部肺俞、脾俞、胃俞、膈俞和手足阳明经线。隔日 1 次。

◎电针法　在瘫痪肌肉处选取穴位，针刺后加脉冲电刺激，以患者能耐受为度。

◎灸法　取穴同体针，每次选 3~4 穴，温针灸 3~7 壮；或在督脉腧穴用隔附子饼灸，每次选 3~4 穴，每穴灸 5~15 壮。

【按语】

（1）针灸治疗多种原因引起的痿证可有不同程度的疗效，但因本病疗程通常较长，需耐心施治；配合药物、推拿及康复训练，疗效更佳。

（2）由于痿证涉及的疾病较多，临证时需明确其病因和病灶部位以正确诊断，进行必要的检查。

十三、脊神经单神经麻痹

脊神经属于周围神经。单神经病和神经痛是周围神经最常见的病变。单神经病是指单一神经受损产生与该神经支配范围一致的运动、感觉功能缺失症状和体征。临床表现取决于受累神经及损伤程度，但其共同特征表现为受累神经分布区的感觉、运动及自主神经功能障碍，伴腱反射减弱或消失。神经痛是受损神经分布区域的疼痛。病因主要包括创伤、物理损伤、缺血、中毒（乙醇、铅）、代谢障碍及肿瘤浸润等。一般周围神经受损 2~3 周后，肌电图出现神经源性损害改变，如出现大量纤颤点位及正锐波，肌肉大力运动收缩时运动单位明显减少等；神经传导速度出现不同程度的减慢，动作电位波幅减低或消失。因此，监测神经传导速度对定位、判定神经损伤程度和估计预后有重要意义。

临床上常见脊神经的单神经病包括上肢的桡神经麻痹、正中神经麻痹、尺神经麻痹，以及下肢的腓总神经麻痹、胫神经麻痹等。由于这些病变的针灸治疗具有共同的特点，因此一并进行介绍。

【相关疾病鉴诊】

（1）桡神经麻痹：桡神经发自臂丛后束，由第 5 颈神经至第 1 胸神经的神经根纤维组成，运动支主要支配伸肘、伸腕及伸指；感觉支主要支配前臂背侧及手背桡侧半的感觉。桡神经是臂丛神经中最易损伤的分支。

（2）正中神经麻痹：正中神经发自臂丛内侧束及外侧束，由第 6 颈神经至第 1 胸神经的神经根纤维组成，支配几乎前臂所有屈肌及大鱼际肌，主要作用是前臂旋前、屈腕、屈指；在其行进过程中以腕部位置最为表浅，易受锐器刺伤或利器切割伤，进而导致神经麻痹，常伴有屈肌腱受损。

（3）尺神经麻痹：尺神经发自臂丛内侧束，由第 8 颈神经和第 1 胸神经的神经根纤维组成，主要作用是屈腕使手向尺侧倾斜，小指外展、对掌及屈曲等；感觉支支配腕以下手内侧及小指、无名指尺侧半皮肤；在肘部肱骨内上髁后方及尺骨鹰嘴处神经走行表浅，易受嵌压等损伤，进而导致尺神经麻痹。

（4）腓总神经麻痹：腓总神经起自第 4 腰神经至第 1 骶神经的神经根，为坐骨神经的主要分支，由大腿下 1/3 处从坐骨神经分出后，绕腓骨小头外侧分出腓肠肌外侧皮神经支配小腿外侧面的感觉，内侧支分出腓浅神经和腓深神经，主要作用是足背屈、外展、内收及伸趾等；在绕腓骨颈处最易受损导致神经麻痹。

（5）胫神经麻痹：胫神经发自第 4 腰神经至第 2 骶神经的神经根，在腘窝上角从坐骨神经分出后，由小腿后方直线下行，主要作用是屈膝、足跖屈、内翻及足趾跖屈等，以及支配小腿后面、足底、足外侧缘的感觉。

【临床辨析】脊神经的单神经麻痹从临床表现上可归属于中医的"伤筋""痿证"等范畴。中医学认为，外感病邪，或邪毒内停，或跌打外伤，或金刃刀伤等因素，使筋脉受损，气血运行不畅，初起多为气滞血瘀，久则气血渐亏，筋脉失养，经筋功能失常而导致本病。

【治疗】

（1）毫针治疗

◎穴方　①桡神经麻痹：夹脊（C5~T1）、肩贞、臑会、曲池、手三里、阳溪、阳池、合谷、鱼际；②正中神经麻痹：夹脊（C6~T1）、曲泽、内关、大陵、合谷、鱼际、劳宫；③尺神经麻痹：夹脊（C7~T1）、小海、阳谷、腕骨、后溪、少泽、神门、通里；④腓总神经麻痹：夹脊（L4~L5）、环跳、阳陵泉、足三里、悬钟、解溪、内庭；⑤胫神经麻痹：夹脊（L4~L5）、环跳、委中、承山、三阴交、昆仑、申脉、京骨、涌泉、至阴。随症配穴：手指麻木加十宣（点刺出血）；足内翻、足外翻加丘墟透照海。

◎选穴思路　本类病以疏通经络，活血养筋为基本治法，选穴以相应夹脊穴及循经取穴为主。督脉主一身之阳气，夹脊穴重在疏导督脉经气，可振奋阳气以促进气血运行。上述其余穴位为在病变部位循经取穴，目的在于疏通经脉气血，通经活络，使受损经筋得气血之濡养。

◎操作方法　夹脊穴均向脊柱方向斜刺。神经损伤的急性期，取穴不宜过多，用毫针提插平补平泻手法，肢体穴位以出现沿经放射感为佳，但手法宜轻柔，刺激量不宜过重。恢复期可加大刺激量，肢体穴位可加用电针、艾灸或温针灸。

（2）其他治疗

◎解剖结构针刺法　根据神经走行和查体判断神经卡压点，在其肌肉筋膜卡压点或者神经干附近针刺，具体详见第4章。以上部位由浅入深地触诊，深度要达骨膜，有明显压痛处垂直进针，直达骨质，刺中神经时有明显的麻窜感，向远端放散。刺激强度和次数应根据病症的需要，一般每周刺激1次为宜。

◎穴位注射法　病变部位选3~5穴。每穴注射维生素B1、维生素B12混合液1mL。

◎刺络拔罐法　沿损伤神经之走行部位，用三棱针点刺出血，并拔火罐。适用于有明显感觉障碍或局部肌肉萎缩者。

【按语】

（1）针灸治疗时，常按照解剖结构采用刺激神经干的方法，以肢体远端放射作为针刺感应，这也是一种损伤和修复的过程。

（2）针灸对周围神经麻痹有很好的疗效，对于促进和及早恢复神经功能具有重要意义。周围神经具有一定的再生和修复能力，针灸对周围神经损伤后的再生和修复有一定的促进作用。

（3）由于周围神经损伤后的变性、坏死需经过一定的时间，失神经表现在伤后3周左右才出现，因此，最好在伤后3周进行肌电图检测，对于评定失神经的程度、范围具有重要价值。

（4）在治疗周围神经损伤的同时，应注意保持肢体的功能位置，尽早加强肢体功能活动和康复训练，避免肢体发生挛缩畸形。

十四、多关节痛

多关节痛是指四肢多关节感觉疼痛，或兼有关节肿大，强直变形，屈伸不利，活动障碍为特点的一组症状。西医学中的风湿性关节炎、类风湿关节炎、结节性变态反应性关节炎（Poncet综合征）、系统性红斑狼疮和痛风等都可以多关节疼痛为主要表现。下面主要讨论风湿性关节炎、类风湿关节炎，其他疾病可参考本篇进行治疗。

【相关疾病鉴诊】多关节痛的临床表现为肢体多处关节疼痛，或呈对称性肿胀变形、强直，或呈发作性红肿灼痛，屈伸、着力疼痛加剧，甚至牵涉筋骨、肌肉而见酸楚、麻木、重着。

（1）风湿性关节炎：典型表现是轻度或中度发热，游走性多关节炎，受累关节多为膝、踝、肩、肘、腕等大关节，常见由一个关节转移至另一个关节，病变局部呈现红肿、灼热、剧痛。部分患者也有几个关节同时发病。不典型的患者仅有关节疼痛而无其他炎症表现。急性炎症一般于2~4周消退，不留后遗症，但常反复发作，可影响心脏发生心肌炎甚至遗留心脏瓣膜病变。实验室检查可见抗"O"阳性，血沉加快。

（2）类风湿关节炎：是以慢性对称性关节炎症为主的一种自身免疫性疾病。早期可有游走性的关节疼痛和功能障碍，晚期则关节畸形僵硬、功能丧失。病程大多数可迁延多年，存在自发性反复发作和缓解的特点。主要有以下特点：①晨僵，即晨起关节僵硬或全身发紧，活动一段时间后可缓解；②初起关节酸痛、肿胀，随着病情发展，疼痛日益明显，反复发作后受累关节附近肌肉萎缩，关节呈梭形肿胀；③受累关节多为双侧性、对称性，掌指关节或近端指间关节常见，其次为手、腕、膝等关节；④病变持续发展，关节活动受限或畸形；⑤可伴有低热、乏力、全身肌肉酸痛、食欲不振等；在骨突部位、伸肌表面或关节周围有皮下结节（类风湿结节）；⑥ 70%~80% 的病例类风湿因子阳性，血沉加快，C 反应蛋白增高；⑦ X 线片可见骨质侵蚀或受累关节及其邻近部位骨质脱钙。

【临床辨析】中医学认为，本病多因人体正气不足，风、寒、湿诸邪乘虚而入，流窜经络，阻滞气血运行而致。其病位游走不定，局部红肿，多属行痹、热痹；病变日久，寒湿流注局部经脉，又可变生为痛痹、着痹。热痹有局部红肿热痛、拒按，或伴身热、口渴。寒湿痹一般病程较久，痛势剧烈，遇寒更甚，得热则减，或见痛处固定不移，肢体有重滞感。

【治疗】

（1）毫针治疗

◎穴方　以合谷、太冲、局部阿是穴为主穴。随症配穴：肩关节痛加肩髃、肩髎；肘关节痛加曲池、曲泽、天井；腕关节痛加阳池、阳溪、大陵；髋关节痛加环跳、秩边；膝关节痛加犊鼻、内膝眼；踝关节痛加解溪、丘墟。行痹加膈俞、血海；痛痹加肾俞、关元；着痹加阴陵泉、足三里；热痹加大椎、曲池。另可根据病痛部位循经配穴。

◎选穴思路　关节痛属于痹证，以合谷、太冲"开四关"和病痛局部穴为主，宣通"八虚"，祛痹止痛。病痛局部穴可疏通经络气血，使营卫调和而风寒湿热等邪无所依附，痹痛遂解。风邪偏盛为行痹，取膈俞、血海以活血，遵"治风先治血，血行风自灭"之义。寒邪偏盛为痛痹，取肾俞、关元以益火之源，振奋阳气而祛寒邪。湿邪偏盛为着痹，取阴陵泉、足三里以健脾除湿。热痹，取大椎、曲池可泻热疏风、利气消肿。

◎操作方法　按发病部位酌情选用穴位，局部阿是穴采用围刺法、合谷刺法等，采用中、强度刺激。

（2）其他治疗

◎灸法　局部阿是穴、大椎、足三里。直接灸，每穴灸 9 壮。亦可隔药饼灸或隔姜灸，每穴灸 3~5 壮；病变局部用艾条温和灸或温针灸，每次 10~20min。

◎电针法　取穴参考体针配穴，用低频脉冲电流，通电 10min。

◎刺络拔罐法　皮肤针重叩关节病痛部位，出血少许，加拔火罐。适用于热痹。

【按语】

（1）针灸对各种原因引起的多关节疼痛都有较好效果。针刺后疼痛能够明显减轻，并同时改善关节和肌肉的酸楚、麻木、重着，以及屈伸与活动障碍等。远期疗效与风湿性病变程度有关，与免疫调节治疗相结合，能够有效控制关节炎和风湿病的发展。

（2）本病应注意排除骨结核、骨肿瘤，以免延误病情。患者平时应注意关节的保暖，避免风寒湿邪的侵袭。

第四节　胸腹部脏腑病症

一、咳嗽

咳嗽是肺系疾病的主要症状之一。咳指肺气上逆作声，嗽指咯吐痰液。咳嗽见于西医学中的急慢性气管炎、支气管扩张、上呼吸道感染、肺炎、肺结核等，其他疾病如左心衰竭、胸膜炎、胃食管反流等也可引起咳嗽。

【相关疾病鉴诊】

（1）上呼吸道感染：以咳嗽为主症时，可伴有鼻塞流涕、喷嚏、咽痒等肺系局部症状，或伴有恶寒发热、无汗或少汗、头痛、肢体酸楚等全身症状。

（2）慢性支气管炎：起病缓慢，病程长，主要症状为咳嗽、咳痰，或伴有喘息。咳嗽、咳痰连续2年以上，每年累积或持续至少3个月，并排除其他引起慢性咳嗽的病因。咳嗽、咳痰一般晨间明显，咳白色泡沫痰或黏液痰，加重期亦有夜间咳嗽，睡眠时有阵咳或排痰。

（3）过敏性咳嗽：又称咳嗽变异性哮喘，是哮喘的一种特殊表现，主要症状为咳嗽持续或反复发作超过1个月，常伴夜间或清晨发作性咳嗽，痰少，运动后加重，可伴喷嚏、流涕、鼻痒、眼痒等。咳嗽发作与气候、环境、生活习惯的变化有关。

（4）支气管扩张：是感染、理化、免疫或遗传等因素引起支气管壁肌肉和弹性支撑组织的破坏，引起中等大小支气管的不正常扩张。临床表现为慢性咳嗽、咯大量脓性痰，每日可达100~400mL，以晨晚较多；反复大量咯血；因反复感染可伴有发热、盗汗、食欲减退、消瘦、贫血、胸闷不适等症状。听诊有局限性湿啰音，X线检查有助诊断。

（5）肺结核：是结核杆菌经呼吸道感染肺部所致的一种慢性消耗性传染病。临床表现以咳嗽、咯血、潮热、盗汗、胸痛为主症，伴长期低热或不规则的高热、颧红、口唇色鲜红、午后潮热甚。依据临床症状、X 线表现和痰菌检查结果诊断。血沉和结核菌素试验对本病活动性的判别具有一定的参考价值。

此外，不同疾病出现的咳嗽症状也有其临床特点。如干咳或刺激性咳嗽或单声微咳多见于慢性喉炎、气管炎及外耳道刺激。湿性或多痰的咳嗽则多见于支气管炎、支气管扩张、肺脓肿、肺结核有空洞者。阵发（痉挛）性咳嗽多见于异物吸入、百日咳、支气管哮喘、支气管内膜结核及支气管肿瘤。连续性咳嗽多见于支气管、肺脏炎症。晨间咳嗽多见于上呼吸道慢性炎症、慢性支气管炎及支气管扩张者。夜间咳嗽则多见于肺结核与心力衰竭者。睡中咳嗽多见于胃食管反流、慢性咽炎与极度疲劳。

【临床辨析】中医学认为，咳嗽有急性和慢性之分，前者为外感，多因风寒、风热之邪乘虚侵袭手阳明经与肺系而成咳嗽；后者属内伤，多因咳嗽反复发作，病邪深入手少阴经脉及肺脏，若久病致虚传及足少阴经可见咳唾有血。外感咳嗽调治失当，可转为慢性咳嗽；内伤咳嗽感受外邪，可呈急性发作。慢性咳嗽迁延日久，或年老体弱可因"肺气壅胀"形成"咳喘"。咳嗽病位在肺，与肝、脾有关，可涉及肾；基本病机为邪犯于肺，肺气上逆。

【治疗】

（1）毫针治疗

◎穴方　以天突、肺俞、中府、列缺为主穴。随症配穴：风寒束肺加风门、合谷；风热犯肺加大椎、尺泽；风燥伤肺加太溪、照海；痰湿阻肺加足三里、丰隆；肺阴亏耗加膏肓、太溪；脾肾阳虚加脾俞、命门；肝火犯肺加行间、鱼际。过敏性咳嗽加迎香、百会、气海。胸痛加膻中；胁痛加阳陵泉；咽喉干痒加太溪；痰中带血加孔最；盗汗加阴郄；面肢浮肿、小便不利加阴陵泉、中极；气短乏力加足三里、气海。

◎选穴思路　本病重在宣肃肺气，化痰止咳，选穴以手太阴肺经穴及肺俞募穴为主。天突可疏导咽喉部气血以止咳治标；肺俞、中府俞募相配，列缺为肺经络穴，三穴配合可宣肃肺气，化痰止咳以治本。

◎操作方法　天突先直刺约 0.8cm 后，将针体贴近颈前部皮肤，朝胸骨柄后方刺入 2~3cm，不可过深和偏斜，针感空松，患者有咽喉部紧张感。肺俞向内刺 1.2~1.5cm。中府向外上方斜刺 1.5~2.5cm。以上腧穴均不可提插。列缺向上斜刺 1~1.5cm。余穴按常规操作。

（2）其他治疗

◎灸法　大椎、肺俞、膏肓、膻中、气海。每次选 3~5 穴，艾条温和灸，每穴灸 5~15min；

直接灸法，每穴灸 7~9 壮。适用于慢性咳嗽。支气管扩张、肺结核以直接灸为主治疗。

◎耳针法　咽喉、肺、气管、肾、内分泌。毫针刺，急性者用强刺激，慢性者用中刺激，或埋针法、压丸法。

◎拔罐法　肺俞、风门、膏肓。留罐 10~20min。适用于外感咳嗽。

◎皮肤针法　轻或中度叩刺颈背部督脉、膀胱经、喉两侧。

◎穴位贴敷法　定喘、肺俞、膏肓、大椎、天突、中府、膻中。用干姜、白芥子、甘遂、细辛、延胡索等制成膏药，每次贴敷 3~4 穴。适用于内伤咳嗽。

◎电针法　取大椎、陶道，深刺 3~4cm，以有酸胀等得气感为度，但不要求出现向躯体放射。接通电针仪后，患者前胸部须有电麻样感，频率为 80 次 /min，电流强度 3~20mA，以患者能耐受为宜。

【按语】

（1）针灸对各种咳嗽均具有较好疗效。临床应注意急、慢性咳嗽的虚实变化和标本缓急，随证调整施治方案。直接灸法对慢性咳嗽尤其效好，是肺结核、支气管扩张的首选疗法。

（2）咳嗽常与气候、饮食、情志以及吸烟等有关，故治疗只是一个方面，护理也是不容忽视的。故宜嘱患者适寒暖、调情志、戒烟等，对改善症状有一定意义。

二、哮喘

哮喘是一种常见的、发作性的，以阵发性呼气困难为特点的疾病，好发于秋冬季节，夏季则转轻缓解。患者发作前有喷嚏、流涕、咳嗽、胸闷等先兆症状，如不及时处理，气促、呼吸困难加重，被迫采取坐位或呈端坐呼吸，张口抬肩，吸气短促，呼气延长，精神烦躁，汗出，严重时可出现紫绀等。发作停止前开始咳嗽，咳出大量泡沫样痰液，一般可自行缓解，某些患者在缓解数小时后可再次复发，甚至导致哮喘持续状态。多有家族史或过敏史。哮喘常见于西医学的支气管哮喘、慢性喘息性支气管炎、左心衰竭引起的喘息样呼吸困难（心源性哮喘）等。支气管哮喘是由多种细胞（如嗜酸性粒细胞、肥大细胞、T 淋巴细胞、中性粒细胞、气道上皮细胞等）和细胞组分参与的气道慢性炎症性疾病，常存在气道高反应性和广泛多变的可逆性气流受限。慢性喘息性支气管炎、心源性哮喘则是在原发病基础上出现的喘息或气急、呼吸困难。

【相关疾病鉴诊】

（1）支气管哮喘：发作性伴有哮鸣音的呼气样呼吸困难或发作性胸闷、咳嗽，严重者被迫采取坐位或端坐呼吸，干咳或咳大量白色泡沫痰，甚至出现发绀。有时咳嗽为唯一的症状（咳嗽变异性哮喘）。哮喘症状可在数分钟内发作，经数小时至数天自行缓解，或用支气管扩张药缓解，部分患者可在缓解数小时后再次发作。在夜间和凌晨发作加重常是哮喘的特征之一。部分青少年患者可在运动后出现胸闷、咳嗽、呼吸困难，称运动性哮喘。多与接触变应原、冷空气、物理化学性刺激、病毒性上呼吸道感染、运动等有关。发作时在双肺可闻及散在或弥漫性、以呼气相为主的哮鸣音，呼气相延长。支气管激发或运动激发试验、支气管舒张试验均为阳性，昼夜最高呼气流量变异率≥20%。

（2）慢性喘息性支气管炎：临床表现以咳嗽、咳吐白色黏液、浆液泡沫性痰等为主，兼见喘息或气急，早期多无异常体征。急性发作期在背部、双肺底可闻及干、湿啰音，咳嗽后可减少或消失。

（3）左心衰竭引起的喘息样呼吸困难：夜间阵发性呼吸困难、紫绀、咳嗽、咳白色或粉红色泡沫痰，有心脏病变。两肺可闻及广泛的湿啰音和哮鸣音，左心界扩大，心率加快，心尖部可闻及奔马律。胸部 X 线检查可见心脏增大，肺淤血征。

【临床辨析】中医学认为，本病的基本病机为宿痰伏肺，遇感诱发。外感风热或风寒，吸入花粉、烟尘等可致肺失宣肃而凝津成痰；饮食不当，脾运失健则聚湿生痰；每当气候突变、情志失调、过分劳累、食入海腥发物等均可引动体内蕴伏的痰饮，痰随气升，气因痰阻，二者相互搏结，壅塞气道，肺气宣降失常而发为哮喘。发作期因气阻痰壅，阻塞气道，表现为实证；如反复发作，必致肺气耗损，久则累及脾肾，故在缓解期多见虚象。临床可分为虚证、实证，但以虚实夹杂多见。实证多以风寒外袭、风热犯肺、痰热壅肺为主；虚证多为肺脾气虚、肺肾阴虚、心肾阳虚。

【治疗】

（1）毫针治疗

◎穴方　①发作期：天突、肺俞、定喘；②缓解期：肺俞、定喘、膻中、中府、太渊、太溪。随症配穴：风寒外袭加风门、风池；风热犯肺加大椎、尺泽；痰热壅肺加丰隆、曲池；肺脾气虚加气海、脾俞；肺肾阴虚加肓俞、太溪；心肾阳虚加心俞、命门。心源性哮喘加厥阴俞、内关。鼻塞、喷嚏加攒竹、迎香；胸闷、气促加中府、膻中；烦躁加内关、神门；咳嗽痰多加或中、中脘；阳气虚脱见肢冷、汗出加灸气海、关元、命门。

◎选穴思路　本病分为发作期和缓解期。急性发作时，不管何种证型均以降气定喘为法，急则治标，迅速缓解哮喘持续状态，选穴以背俞穴、任脉穴及经外奇穴为主。缓解期要辨证施治以治本，肃肺降气，固肾纳气，选穴以背俞穴、经外奇穴及手太阴经穴为主。大突为局部选穴，采用强刺激泻法，可疏导肺系气血。肺俞、定喘可降肺气而定喘。肺俞、中府为俞募相配，可调理肺脏机能，宣肺降气。膻中为气之会，可宽胸理气，调畅气机。太渊为肺经原穴，可疏调肺气。太溪可益肾纳气。

◎操作方法　天突先直刺约 0.8cm 后，将针体贴近颈前部皮肤，朝胸骨柄后方刺入 2~3cm，不可过深和偏斜，针感空松，患者有咽喉部紧张感。肺俞向内刺 1.2~1.5cm，定喘直刺 1~1.5cm，中府向外上方斜刺 1.5~2.5cm。以上腧穴均不提插。膻中平刺 1.5~2.5cm，提插泻法。余穴按常规操作。

（2）其他治疗

◎穴位贴敷法　肺俞、膏肓、肾俞、膻中、定喘。用炒白芥子 20g、甘遂 15g、细辛 15g，共为细末，用生姜汁调药粉成糊状，制成药饼如蚕豆大，上放少许丁桂散或麝香，敷于穴位上，用胶布固定。贴 30~60min 后取下，以局部有红晕微痛为度。若起泡，消毒后挑破，保持局部干燥，防止感染。一般常在"三伏天"贴敷，即所谓冬病夏治。

◎穴位埋线法　膻中、定喘、肺俞。常规消毒后，于穴位下肌肉层埋线，10~15 天更换 1 次。适用于哮喘的缓解期。

◎刺络拔罐法　喘甚者在肺俞、云门等穴处用皮肤针重刺激，加拔火罐。或配合针刺治疗，发作期每日治疗 2~3 次，缓解期每日治疗 1 次，用中度刺激。

◎耳针法　平喘、下屏尖、肺、神门、皮质下。每次选 2~3 穴，毫针针刺，用中、强度刺激，留针 1~2h，必要时埋针留置 24h。适用于哮喘发作期。缓解期可用压丸法。

◎头针法　双侧胸腔区。用 50mm 长的毫针沿皮刺 3.5~4cm，强刺激手法行针 2~3min，留针 30min。留针期间可反复行针 2~3 次。

◎灸法　大椎、风门、肺俞、膏肓、天突、膻中、气海。艾炷如枣核大，可直接灸，每穴 5~7 壮，也可用隔药饼灸，每穴 3~5 壮，以皮肤微红为度，隔日 1 次。化脓灸法，即用细艾绒经压碾制成艾炷，直接置于穴位上灸 5~9 壮，灸后敷以膏药，保持疮口清洁，经 20~30 天的化脓期，间日灸治 1 穴，每疗程取 3~4 穴，3 个月为一疗程。灸法多用于缓解期。

【按语】

（1）针灸治疗哮喘主要是在发作缓解后调理体质和积极治疗原发病，以减少或减轻哮喘的发作。哮喘持续状态时，应配合药物治疗。灸法治疗常能得到良好的疗效。在方法上，一般发作期采用小艾炷灸和隔物灸，缓解期用化脓灸法。在操作上，强调剂量充足和时间持久，进行艾灸必有灼痛刺激，并持续数月治疗，还倡导夏季"三伏灸"，起到治疗和预防作用。

（2）平时积极锻炼身体，增强体质，提高抗病能力。气候变化时应注意保暖。过敏体质者，注意避免接触变应原及进食过敏食物。

（3）临床要注意辨别左心衰竭引起的喘息样呼吸困难。本病为左心衰竭时，由于左心室舒张末期压力增高，肺静脉回流不畅，使肺静脉压、肺毛细血管压也随之升高，导致肺瘀血、肺水肿，进而引起喘息样呼吸困难，属危重急症，要综合治疗。忌用肾上腺素或吗啡，以免抑制呼吸，造成生命危险。

三、心绞痛

心绞痛是由冠状动脉血供不足导致心肌暂时缺血、缺氧，引起发作性胸骨后或心前区疼痛、紧缩和压迫感的症状。冠心病、心脏神经官能症、急性冠状动脉综合征、X 综合征、风湿热、冠状动脉炎、肥厚型心肌病等均可引起心绞痛。下面主要介绍冠心病心绞痛，其他原因引起的心绞痛可参考治疗。

【临床诊断】

（1）稳定型心绞痛：以发作性胸痛为主要临床表现。①部位：主要在胸骨体中段或上段后方，可放射至左肩、左臂内侧达无名指和小指，或至颈、咽或下颌部；②诱因：体力劳动、情绪激动、饱食、寒冷、心动过速等；③性质：常为压迫、憋闷、紧缩感；④持续时间：一般 3~5min内逐渐消失，很少超过 15min；⑤缓解方式：去除诱因和（或）舌下含用硝酸甘油可迅速缓解。平时一般无异常，发作时常见心率加快、血压升高、表情焦虑、皮肤湿冷、出汗等，有时可出现第四或第三心音奔马律、暂时性心尖部收缩期杂音。发作时心电图可见以 R 波为主的导联中，ST段压低，T 波平坦或倒置，发作过后数分钟内逐渐恢复。

（2）不稳定型心绞痛：胸痛的部位、性质与稳定性心绞痛相似，但还具有以下特点。①诱发心绞痛的体力活动的阈值突然或持久降低；②心绞痛发作的频率、严重程度和持续时间明显增加；③胸痛放射至附近或新的部位；④发作时伴有心动相关特征，如恶心、呕吐、出汗、心悸或呼吸困难；⑤硝酸类药物缓解作用减弱。

【临床辨析】心绞痛属中医学"胸痹""心痛""厥心痛""真心痛"等范畴，其发生常与寒邪内侵、情志失调、饮食不当、年老体虚等因素有关。本病病位在心，与肝、肾、脾、胃关系密切，基本病机是心脉失养，或心络不畅。

【治疗】

（1）毫针治疗

◎穴方　以膻中、巨阙、内关、阴郄为主穴。随症配穴：气滞血瘀加太冲、血海；寒邪凝滞加神阙、至阳；痰浊阻络加丰隆、中脘；阳气虚衰加心俞、至阳。

◎选穴思路　本病以通阳行气，活血止痛为法，选穴以心、心包之募穴及手厥阴、手少阴经穴为主。内关为手厥阴经络穴及八脉交会穴之一，可调理心气，活血通络，为治疗胸痹的特效穴。阴郄为心经郄穴，可缓急止痛。膻中、巨阙分别为心包、心之募穴，可调理心气，活血通络止痛。膻中又为气会，可疏调气机，治疗心胸疾病。

◎操作方法　先刺内关、阴郄，持续行针 1~3min，或至疼痛减轻；再刺膻中、巨阙，向下针刺，以得气为度。

（2）其他治疗

◎耳针法　心、小肠、交感、神门、内分泌。毫针刺法，或埋针法、压丸法。

◎刮痧法　背部两肩胛内侧之膀胱经及督脉。用凡士林或万花油涂抹后，用刮痧板进行刮痧，以出痧为度。

◎灸法　心俞、至阳、膻中、内关。血瘀加膈俞、巨阙；阳虚加关元、命门、神阙。艾条温和灸。

◎电针法　厥阴俞透心俞，加同侧夹脊穴，或结合体针运用。

【按语】针刺治疗心绞痛在及时缓解症状方面有较好的疗效。对重症心绞痛或持续发作，有心肌梗死可能者，必须采取综合治疗措施，及时救治。

四、心悸

心悸是指患者自觉心中悸动、惊惕不安，甚则不能自主的一种病证。临床一般多呈发作性，每因情志波动或劳累过度而发作，常伴胸闷、气短、失眠、健忘、眩晕、耳鸣等。心悸可见于西医学的某些器质性或功能性疾病，如各种心律失常、冠心病等心脏病变，以及贫血、低钾血症、心脏神经官能症等。下面主要介绍常见的心律失常。其他原因引起的心悸可参考治疗。

【临床诊断】心律失常的临床表现，轻者可无症状，或有心悸、心跳暂停感、头晕不适等；严重者可出现胸闷、气促，甚至晕厥，可诱发或加重心绞痛、低血压、心力衰竭等症状；心电图、动态心电图、临床电生理检查等有助于明确诊断。

临床常见的心律失常诊断要点如下。①窦性心动过速：心电图符合窦性心律的特征，成人窦性心律的频率超过 100 次 /min，心动过速通常逐渐开始和终止。②窦性心动过缓：成人窦性心律的频率低于 60 次 /min，常同时伴有窦性心律不齐（不同 PP 间期的差异大于 0.12s）。③期前收缩：又称过早搏动，是起源于窦房结以外的异位起搏点过早发出的激动引起的心脏搏动。根据激动起源部位的不同，可分为房性、房室交界区性和室性期前收缩。④阵发性心动过速：是一种阵发性快速而规则的异位心律。实际上，它是 3 个或 3 个以上连续发生的期前收缩。根据异位节律点发生的部位，可分为房性、房室交界区性、房室折返性及室性阵发性心动过速。⑤非阵发性房室交界区性心动过速：心动过速发作起始与终止时心率逐渐变化，有别于阵发性心动过速，故称为"非阵发性"，其发生机制与房室交界区组织自律性增高或触发活动有关。最常见的病因为洋地黄中毒等。

【临床辨析】中医学认为，心悸的病位主要在心，与肝、脾、肾、肺四脏密切相关。其发病多因体质虚弱、饮食劳倦、七情所伤、感受外邪及药食不当等，以致气血阴阳亏虚、心神失养，发为心悸，多为虚证；或痰、饮、火、瘀，阻滞心脉，扰乱心神，心神不宁，而发心悸，多为实证。

【治疗】

（1）毫针治疗

◎穴方　以内关、膻中、心俞、厥阴俞、神门为主穴。随症配穴：心虚胆怯加神道、胆俞；心脾两虚加鸠尾、脾俞；阴虚火旺加阴郄、少府；心脉瘀阻加通里、膈俞；水饮凌心加水分、阴陵泉；心阳不振加督俞、神道；痰火扰心加丰隆、劳宫。

◎选穴思路　不论何种心悸，均以调理心气，安神定悸为法，选穴以手厥阴、手少阴经穴及心包之俞募穴为主。手厥阴经络穴内关，功在疏调心气。手少阴经原穴神门，可宁心安神以定惊悸。心俞为心之背俞穴，厥阴俞、膻中为心包之俞、募配穴，可益心气，宁心神，定惊悸。

◎操作方法　先刺内关，直刺，持续行针 1~3min。膻中向下平刺。心俞和厥阴俞针向棘突刺入约 4cm，用雀啄法行针，使针感直达胸内。针刺神门时要与皮肤呈 30°角向上缓慢进针，以产生酸胀感为要。余穴按常规操作。

（2）其他治疗

◎耳针法　交感、神门、皮质下、心、脾、肝、胆、肾。毫针刺，用中度刺激，留针中行针 2~3 次。亦可用埋针法或压丸法。

◎灸法　在心俞、厥阴俞。施化脓灸法，每穴灸 7~9 壮，每月 1 次。或用隔姜灸，每穴灸 3~5 壮，每周 2 次。

◎腕踝针法　取上 1 区（神门处）、上 2 区（内关处），每次留针 20~30min，每日或隔日 1 次，10 次为一疗程，间隔 10 天再行第二疗程。

◎穴位注射法　选穴参照毫针治疗，每穴注射维生素 B1 或维生素 B12 注射液 0.5mL，隔日

1 次。

◎刮痧法 背部两肩胛内侧之膀胱经及督脉。用凡士林或万花油涂抹后，用刮痧板进行刮痧，以出痧点为度。

【按语】

（1）针灸治疗心悸的效果较好，但以功能性心悸效果最好。心悸可因多种疾病引起，针灸治疗前必须明确诊断，针对病因进行治疗。

（2）针灸治疗心悸时，如患者症状持续不能缓解，病情加重出现心衰倾向时，应及时采用综合治疗措施，以免延误病情。

五、胃痛

胃痛是指在上腹心窝处及其附近部位疼痛的症状，可见于多种西医学疾病，如急、慢性胃炎，胃或十二指肠溃疡、胃痉挛及胃神经官能症等。西医学认为，各种原因导致胃黏膜刺激、受损或胃平滑肌痉挛者，均可引起胃痛症状。凡以上腹部胃脘疼痛为主要症状者，均可参考治疗。

【相关疾病鉴诊】胃痛相关疾病的确诊主要是根据胃镜、X 线钡餐检查。幽门螺杆菌检测则有助于慢性胃炎及消化性溃疡的病因诊断。

（1）急性胃炎：起病较急，疼痛剧烈，可有明显的上腹部疼痛、呕吐等症状。病因多样，包括急性应激、药物反应、缺血、胆汁反流和感染等。内镜下可见点片状红斑、黏膜糜烂、陈旧性出血点等。

（2）慢性胃炎：①缺乏特异性症状，疼痛无节律性，一般以食后为重，常伴食欲不振、饱胀、嗳气、泛酸、恶心等消化不良症状；②根据胃镜及组织学病理检查，分为浅表性胃炎和萎缩性胃炎。

（3）消化性溃疡：①慢性病程、周期性发作、节律性上腹疼痛为其特点，上腹痛可为进食或抗酸药所缓解；②胃溃疡疼痛多在餐后 1h 发生，经 1~2h 后逐渐缓解，至下次进食后再重复上述节律；十二指肠溃疡疼痛多在两餐之间发生（饥饿痛），持续不减至下餐进食后缓解，部分患者疼痛还会在午夜发生（夜间痛）。

（4）胃痉挛：以急性发作、胃痛剧烈为特点。单纯性胃痉挛有进食大量生冷食物或腹部受寒病史，也可在强烈的情绪变化后突然发作；继发性胃痉挛有明确的原发疾病，如胃炎、胃溃疡、胃癌等。

（5）胃神经官能症：多在精神受刺激时发病，痛连膺胁，无固定痛点，多伴有失眠、焦虑、健忘等全身症状。各种化验、检查均无异常，排除可解释症状的器质性疾病。

【临床辨析】中医学认为，胃痛的病因主要有寒邪犯胃、饮食伤胃、情志不畅和脾胃素虚等，病位在胃，与肝、脾关系密切。病机分为虚实两端，实证为寒凝、食滞、气郁、血瘀，致胃气阻滞，不通则痛；虚证为中焦阳虚抑或阴亏，胃腑失于温煦或濡养，不荣则痛。胃痛古代有称"心痛"，但与"真心痛"有显著区别。临床应以胃痛是否拒按来辨别虚实。

【治疗】

（1）毫针治疗

◎穴方　以中脘、内关、足三里为主穴。随症配穴：寒邪客胃加胃俞、神阙；饮食伤胃加梁门、下脘；肝气犯胃加期门、太冲；血瘀停胃加膈俞、三阴交；脾胃虚寒加气海、关元、脾俞、胃俞；胃阴亏耗加胃俞、三阴交、太溪。急性胃痉挛痛甚者加梁丘；胃神经官能症加神门、百会。

◎选穴思路　胃痛作为多种疾病的一个症状，治疗以和胃止痛为主，再结合病因进行针对性治本，选穴以胃的募穴、下合穴为主。本病病位在胃，局部近取中脘（胃之募穴），循经远取足三里（胃之下合穴），"合治内腑"，远近相配，疏调胃腑气机，和胃止痛。内关可宽胸解郁，行气止痛。

◎操作方法　针刺中脘取仰卧位，直刺 1.5~2cm，亦可向两边斜刺，不可过深，患者上腹部有胀闷沉重感或胃部有收缩感即可。寒证可加灸，虚证针用补法。疼痛发作时，先选远端穴行较强刺激，每次持续 1~3min，再选局部穴。急性胃痛每日 1~2 次，慢性胃痛每日或隔日 1 次。

（2）其他治疗

◎耳针法　胃、十二指肠、肝、脾、神门、交感。疼痛剧烈时用毫针刺，用强刺激，双耳并用；痛缓时宜轻刺激，或用埋针法或压丸法，两耳交替。

◎头针法　双侧胃区，毫针快速刺入头皮至一定深度，快速捻转 1~3min，留针 30min，期间间断行针。可加用电针。

◎灸法　中脘、建里、梁门。用隔姜灸，每穴灸 5~9 壮，隔日 1 次，适用于疼痛缓解期。或取足外踝最高点下赤白肉际处，以艾条温和灸，每次灸 10~15min，每日 2~3 次，适用于急性胃炎引起的胃痛。

◎电针　选择腹部穴位，以连续波刺激 30min，调至适当的频率和强度。

◎穴位注射法　足三里、胃俞、脾俞、肝俞。每次注射 2 穴或一侧穴位，交替进行。药用黄芪注射液及复方当归注射液或丹参注射液，背俞穴各注入 2.5mL，足三里注入 3mL，每周 3 次。

适用于慢性胃炎、消化性溃疡。

◎穴位埋线法　中脘、足三里、胃俞、脾俞。用一次性无菌埋线针，将羊肠线 1~2cm 埋入穴位皮下，2 周 1 次。适用于慢性胃炎、消化性溃疡。

◎刺络拔罐法　两侧脾俞、胃俞和上腹部任脉及足阳明胃经。用皮肤针自上向下依次叩打，急性胃炎宜重叩至皮肤隐隐出血为度；慢性胃炎手法较轻，叩至皮肤潮红即可。选取大小适合的罐，拔出少量血。

【按语】

（1）针灸治疗胃痛具有明显的镇痛效果。如坚持治疗亦能取得较好的远期疗效，并可促进溃疡的愈合和炎症的消退。并发消化道出血时，要配合药物治疗，对减少复发促进康复有重要的意义。

（2）胃痛要注意与肝胆病、胰腺炎及心血管系统疾病相鉴别。饮食和情志因素是胃痛发生或加重的重要原因，故当注重调摄。

附 胃下垂

胃下垂是由于胃膈韧带与胃肝韧带松弛无力、胃张力减退，使胃的下缘（胃大弯）降至盆腔，胃小弯切迹（弧线最低点）低于两髂嵴连线水平；多由腹壁紧张度减低、腹壁脂肪缺乏和肌肉松弛以及腹压下降所引起；多见于体质瘦弱或胸廓狭长者，妇女多育也易罹患本病。

【临床诊断】症状轻重与患者神经敏感性有明显关系。一般可见慢性上腹疼痛，但无明显周期性和节律性，疼痛性质和程度常有变化。疼痛之轻重与进食量的多少有关，进食和直立时加重，平卧则减轻，同时可伴有头晕、乏力、胃纳减少、脘闷不舒、嗳气、便秘或腹泻。检查时脐下可有振水音，食后可触及胃下极移至骨盆，上腹部可扪及强烈的主动脉搏动。临床上可根据以下要点进行诊断。①站立位，胃的下缘（胃大弯）降至盆腔，胃小弯（弧线最低点）低于两髂嵴水平连线以下，X 线检查可确诊；②上腹不适，多在餐后、站立及劳累后加重，易饱胀、厌食、恶心、嗳气、便秘等；③根据下垂程度分为 Ⅰ、Ⅱ、Ⅲ 度。一般以胃小弯切迹低于两髂嵴连线水平 1~5cm 为轻度，6~10cm 为中度，11cm 以上为重度。

【临床辨析】本病属中医学"胃缓"范畴，多与先天禀赋有关，多属虚证，主要系脾胃失和，中气下陷，升举及固摄无力，升降失常所致。

【治疗】

（1）毫针治疗

◎穴方　以中脘、下脘、腹哀、脾俞、胃俞、足三里为主穴。随症配穴：脾虚气陷加百会、气海；胃阴不足加三阴交、太溪；痰饮停胃加阴陵泉、丰隆；肝胃不和加肝俞、太冲。痞满、恶心加内关、公孙。

◎选穴思路　本病主要涉及脾胃，与中气不足密切相关，因此，治疗以健脾和胃，益气升阳为法，选穴以胃的俞募穴及下合穴为主。脾俞健运中州，益气升清，祛痰化浊。针对病位，近取胃俞、中脘（俞募相配）及局部下脘、腹哀，远取胃经下合穴足三里，共奏调补胃腑，和中健脾，益气升阳、降浊之功。

◎操作方法　针刺中脘要与腹壁呈 35° 沿皮下刺达胃大弯下。针刺腹哀用小幅度捻转方法沿皮下透向肓俞，滞针后缓慢提针 2min，留针 20min。余穴按常规操作，并可配合灸法。隔日治疗 1 次。

（2）其他治疗

◎灸法　中脘、下脘、足三里、气海。隔姜灸法，每次每穴灸 3~5 壮。

◎穴位埋线法　上脘透中脘、脾俞透胃俞、气海透关元、足三里。用一次性无菌埋线针将羊肠线埋置穴内，20 天 1 次。

【按语】

（1）针灸可促进胃肌张力的提高，有利于下垂的胃复位，同时可明显减轻饱胀、厌食、嗳气等症状，但本病病程较长，须坚持治疗。

（2）平时注意饮食有节，少食多餐，选择富有营养、易消化之品。

六、呕吐

呕吐是临床上常见的症状，可见于多种疾病。有声无物为呕，有物无声为吐，两者常同时出现，故称"呕吐"。西医学认为，引起呕吐的病因复杂，临床上通常分为反射性与中枢性两类。反射性呕吐主要见于消化系统疾病、内脏炎症（胆囊炎、胰腺炎等）及眼、耳疾病；中枢性呕吐主要见于颅脑疾病、药物反应或中毒及神经性呕吐、妊娠呕吐等。下面主要介绍消化系统以呕吐为主要症状的常见病。其他疾病所致的呕吐可参考本篇进行治疗。

【相关疾病鉴诊】

（1）急性单纯性胃炎：急性起病，以恶心、呕吐及上腹饱胀、隐痛、食欲减退为主症；由沙门菌或金色葡萄球菌致病者，常于进不洁饮食数小时或 24h 内发病，多伴有腹泻、发热等。

（2）贲门痉挛（贲门失弛症）：以食管缺乏蠕动，食管下端括约肌高压，对吞咽动作的松弛反应减弱为特征。临床主症为食物反流性呕吐、吞咽困难和下端胸骨后不适或疼痛；有典型的 X

线征象和食管测压特征性表现。

（3）幽门痉挛：本病所致的呕吐通常于餐后几小时内发生，应用解痉药后幽门痉挛缓解，胃排空障碍排除则呕吐停止。

（4）神经性呕吐：呕吐发作与精神刺激密切相关；呕吐在食后立即发生，不费力，每次吐出量不多，吐毕又可进食，虽长期反复发作但营养状况不受影响；各种检查无器质性病变。

【临床辨析】中医学认为，呕吐发生的原因主要有外邪犯胃、饮食不节、情志失调、体虚劳倦等，病位在胃，与肝、脾关系密切，基本病机为胃失和降，胃气上逆。临床常分为虚证和实证，实证多因外邪犯胃、饮食停滞、痰饮内停、肝气犯胃等所致；虚证主要为脾胃虚寒、胃阴不足等引起。

【治疗】

（1）毫针治疗

◎穴方　以中脘、内关、公孙、足三里为主穴。随症配穴：外邪犯胃加外关、大椎；饮食停滞加梁门、天枢；痰饮内停加丰隆、阴陵泉；肝气犯胃加太冲、期门；脾胃虚寒加脾俞、胃俞；胃阴不足加三阴交。急性胃炎伴胃痛者加梁丘；贲门痉挛加膻中、天突；幽门痉挛加膻中、上脘；神经性呕吐加神门、大陵、太冲。

◎选穴思路　治疗应以和胃降逆止呕为主，再辨病因治疗，选穴以八脉交会穴及胃的下合穴、募穴为主。内关为止呕要穴，功善宽胸理气，和胃降逆；公孙通冲脉，"冲脉为病，逆气里急"，内关配公孙，为八脉交会穴相配，善于和胃。针对本病病位，取胃之下合穴足三里，"合治内腑"，配以胃之募穴中脘，远近相伍，通降胃气，共奏和胃止呕之功。

◎操作方法　呕吐发作时，针刺内关，行强刺激，持续行针 1~3min；直刺中脘 1~2cm，以捻转手法使局部产生酸胀感和胃部产生收缩感，针刺不宜过深，刺激不宜过强，以免引起胃脘部不适。神经性呕吐，可在进食后（30min 内），呕吐未出现之前针刺双侧内关穴，行针时嘱患者作深吸气和深呼气 2~3 次，有利于控制呕吐发作。余穴按常规操作。

（2）其他治疗

◎穴位注射法　足三里、内关。每穴注入胃肠平滑肌解痉剂（如胃复安注射液、爱茂尔注射液等），或维生素 B1 注射液、维生素 B6 注射液 1mL。

◎耳针法　胃、肝、贲门、交感、神门。每次取 2~3 穴，毫针中、强度刺激，留针 20~30min，每日 1 次，必要时每日 2~3 次或于发作时针刺。或用压丸法。

◎灸法　上脘、下脘。隔姜灸，每穴灸 5 壮。或用艾条雀啄灸涌泉，每次持续 0.5~1h，每日

1 次。

◎电针法　巨阙透下脘、不容透太乙。患者仰卧位，用 75mm 长的毫针从巨阙经皮下，徐徐透向下脘，同法从不容透太乙，再接通电针。巨阙透下脘每日皆针，不容透太乙左右交替施针，断续波通电 20~30min，10~15 次为一疗程。适用于神经性呕吐及虚性呕吐。

◎穴位贴敷法　将吴茱萸研细末，或用白矾研细末加面粉适量，用醋或水调和成膏状，贴敷于涌泉穴 1~4h。吴茱萸粉适用于寒性呕吐；白矾粉适用于热性呕吐和消化不良引起的呕吐。

【按语】

（1）针灸治疗呕吐效果良好，既有明显的止呕作用，又无不良反应，尤其对食入即吐，难以服药者可发挥明显优势。

（2）药物反应、妊娠、术后引起的呕吐可参考本篇进行治疗。但上消化道严重梗阻、癌肿引起的呕吐以及脑源性呕吐，只能作对症处理，应重视原发病的治疗。

七、呃逆

呃逆，古称"哕"，俗称"打呃"，是由膈肌的痉挛性收缩，使空气突然被吸入呼吸道，同时声带关闭，产生一种特殊的声音，如持续出现则为病态，可见于多种疾病。急病或久病之后见呃逆，常为病情严重的表现。临床表现为喉间呃呃作声，声短而频，难以自忍，发作可持续数小时，严重的甚至昼夜不息，也有间歇发作，达数月而不愈者；严重时可影响谈话、咀嚼、呼吸、睡眠。西医学称之为膈肌痉挛，膈肌局部、膈神经或迷走神经受刺激皆可引起，可单独发生，亦见于其他疾病当中。自限性呃逆见于健康人群，男性多于女性，常因进食、气温变化、情志因素等引起；持续性呃逆是指呃逆持续或反复发作达 1 周以上，患者多有器质性疾病基础，如胃扩张、胃肿瘤、肝炎、胆囊炎等，自行缓解者少见。现已发现至少有 100 种疾病可导致反复或持续性呃逆。

【临床诊断】以喉间呃呃连声，声短而频，不能自制为主症，可诊断为中医的呃逆。本病多呈阵发性，每分钟数次，甚至 10~20 余次，间歇片刻又可再度发作。发作时，下胸突然收缩，腹外突，X 线可见膈肌阵发性由上凸位变为平坦，多发生在吸气或呼气中期。若膈肌发生极快而有节奏的收缩，每分钟达 100~300 次，称为膈肌扑动，此时患者常有气紧、胸痛之感。临床应明确是非器质性还是器质性呃逆，器质性呃逆一般可找到明确的疾病；非器质性呃逆则要分析引起呃逆的原因。

【临床辨析】中医学认为，呃逆常因饮食不节、感受寒邪、情志不遂或正气亏虚而引起，胃失和降，气逆动膈是其发生的主要病机。临床根据呃逆声音结合整体情况辨别虚实，如呃声响亮或沉缓、气冲有力，持续不止多为实证，系胃火上逆、胃中寒冷、气机郁滞所致；呃声低弱、气冲无力、时断时续多为虚证，主要由脾胃阳虚，胃阴不足引起。

【治疗】

（1）毫针治疗

◎穴方　以攒竹、膈俞、膻中、中脘、内关、足三里为主穴。随症配穴：胃火上逆加内庭；胃寒积滞加胃俞；胃阴不足加胃俞、三阴交；脾胃阳虚加脾俞、命门；肝气郁滞加期门、太冲。

◎选穴思路　本病治疗以理气和胃，降逆止呃为法，选穴以任脉及手厥阴经穴为主。攒竹为止呃逆的特效穴。膈俞、膻中近膈，功善理气降逆，使气调呃止。内关通阴维，可宽胸利膈，畅通三焦气机，为降逆要穴。中脘、足三里可和胃降逆，不论胃腑寒热虚实，胃气上逆动膈者用之均宜。

◎操作方法　刺入攒竹后提插捻转，行强刺激，以患者能耐受为度。余穴按常规操作。

（2）其他治疗

◎穴位注射法　双侧足三里。每穴注入阿托品 0.25mg。

◎穴位贴敷法　双侧涌泉。吴茱萸 10g 研细末，醋调成膏状，贴敷穴位，用胶布固定。

◎耳针法　膈、胃、神门、脾、肝、肾。毫针强刺激，或用压丸法。

◎指压法　手指轻压眼球或持续按压翳风、丝竹空、攒竹。

【按语】

（1）针灸治疗非器质性呃逆效果好，对器质性病变引起的呃逆也有一定的疗效，但应同时积极治疗原发病。

（2）年老体弱及重病、久病者见持续性呃逆，为胃气将绝的表现，预后较差。

八、腹痛

腹痛是指胃脘以下，耻骨联合以上部位发生的疼痛。西医的多种疾病，如胃肠痉挛、急慢性胰腺炎、胃肠神经官能症、消化不良、嵌顿疝早期、肠炎、阑尾炎、腹型过敏性紫癜、腹型癫痫以及精神性腹痛等都以腹痛为主症。针灸治疗腹痛以胃肠急慢性炎症、肠痉挛、胃肠神经官能症、急慢性肠炎、急性阑尾炎、溃疡病等多见，不仅能够明显地缓急止痛，而且能同时对原发病进行一定程度的治疗，但对梗阻性病变，如结石、肠梗阻、肿瘤性病变如腹膜癌变等，有时只能暂时起到缓解疼痛的作用，需要配合其他疗法。

【相关疾病鉴诊】

（1）肠痉挛：是肠壁平滑肌阵阵强烈收缩而引起的阵发性腹痛，又称痉挛性肠绞痛。临床上小儿多见，成人也可因肠道疾病而发生。其特点为腹痛突然发作，以脐周为著，发作间歇时无异常体征。

（2）急性胰腺炎：腹痛为主要表现和首发症状，多在饱餐后突然发作，以剧烈而持续的中上腹痛、恶心、呕吐、发热和血、尿淀粉酶增高为特点，不能为一般胃肠解痛药所缓解，进食可加剧。

（3）腹型癫痫：突然发作的腹痛，虽疼痛剧烈，但腹部柔软，无压痛、反跳痛和肌紧张，腹痛可在数分钟或数十分钟内自行缓解，且多数患者有其他类型癫痫发作病史。脑电图检查是诊断本病的重要依据。

（4）精神性腹痛：腹痛无明显诱因，部位不固定，有精神紧张、焦虑、恐惧情绪或癔病性表现，常有自主神经功能紊乱的多系统症状，排除器质性病变。

【临床辨析】腹部内有脾胃、肝肾、大小肠、膀胱和女性的子宫等，循行有足三阴经、足阳明经及冲任等经脉。腹痛涉及的脏器较多，病情也较复杂。中医学认为，本病多与感受外邪、饮食所伤、情志失调、素体阳虚等因素相关，其病变涉及脾、大小肠、肝、胆等多个脏腑，基本病机为寒凝、食积、气郁等阻滞气机，脉络痹阻，不通则痛，或中脏虚寒，脏腑经脉失养，不荣而痛。临床上根据腹痛是否拒按，结合整体情况可分为虚证和实证。

【治疗】

（1）毫针治疗

◎穴方　以天枢、关元、足三里为主穴。随症配穴：寒邪内阻加神阙；饮食积滞加梁门、下脘；肝郁气滞加太冲、期门；中虚脏寒加脾俞、胃俞、神阙。肠痉挛加上巨虚、下巨虚；急性胰腺炎加内关、公孙、太冲；腹型过敏性紫癜加曲池、三阴交、血海；腹型癫痫加鸠尾、内关、百会、大椎；精神性腹痛加神门、太冲。

◎选穴思路　本病治疗以通调腑气，缓急止痛为主，再辨别病因治疗，选穴以大肠、小肠募穴及胃下合穴为主。天枢为大肠募穴，位于脐旁；关元为小肠募穴，位于脐下，两穴均分布于脐之周围，可疏调腹部气机，通腑止痛。足三里为胃之下合穴，"肚腹三里留"，是通调胃肠，解痉止痛之要穴。

◎操作方法　针刺腹部腧穴宜用捻转法，得气后稍退出留针，亦可依法施以补泻。足三里、上巨虚用提插法，使针感向下或向上传导。公孙刺向涌泉，深 2~3.5cm，使局部产生酸胀感。寒证宜同时配合灸法。腹痛发作时，先刺远端的足三里，可行强刺激，持续行针 1~3min；再针刺局部的穴位。

（2）其他治疗

◎耳针法　腹、脾、胃、大肠、小肠、肝、神门、交感。每次选 3~5 穴，毫针刺法，或埋针法、压丸法。

◎灸法　水分、阴交、天枢等脐周穴用艾条温和灸 30min；或取神阙、关元、气海、足三里和背俞穴，神阙用隔盐灸，余穴用隔姜灸，大艾炷每穴灸 3~5 壮。

◎穴位注射法　天枢、足三里。药用异丙嗪和阿托品各 50mg 混合液，或 654-2 注射液，每穴注入药液 0.5~1mL。

◎穴位贴敷法　神阙、阿是穴。用大葱、生姜、麦麸、食盐各 30g，切碎捣烂，炒热，贴于穴上，药凉后再加热外敷。适用于虚寒腹痛。

◎拔罐法　脐、背俞穴压痛点。以大口径火罐，先拔吸腹部，留罐 5min；再拔背部，留罐 10min，每日 1~2 次。

【按语】

（1）针灸对于各种原因所致的腹痛均有较好的缓解作用，尤其是急性单纯性肠痉挛等功能性的腹痛，针灸疗效优越。

（2）腹痛病因众多，应明确诊断。对于器质性原因所致者，针灸缓解腹痛后应重视原发病的治疗。如属急腹症，在针灸的同时应严密观察病情变化，必要时采取其他治疗措施。

附 阑尾炎

阑尾炎是由阑尾腔内梗阻、细菌感染等多种因素引起的阑尾炎症性病变，临床常表现为右下腹部疼痛、发热、恶心、呕吐等。根据病程分为急性和慢性两种，阑尾管腔阻塞是急性阑尾炎最常见的病因，而淋巴滤泡的明显增生又是其阻塞的主因，约占 60%，多见于年轻人群；粪石阻塞约占 35%；另外，异物、炎性狭窄、食物残渣等是较少见的原因。阑尾管腔阻塞，内压力升高，使血液循环障碍，炎症加剧；细菌繁殖，分泌毒素，损伤黏膜上皮而形成溃疡，并侵犯肌层，阑尾壁间质压力增高，血液循环障碍，最终导致阑尾缺血、梗死或坏疽。慢性阑尾炎多数由急性阑尾炎转变而来，但也有开始即呈慢性过程。

【临床诊断】

（1）急性阑尾炎：临床以转移性腹痛为特征。阵发性腹痛多开始于上腹部或脐周围，初期并不剧烈，但逐渐加重，经数小时或 1 天以后，腹痛转移到右下腹阑尾部位。常伴有恶心、呕吐、食欲减退、腹泻或便秘等胃肠道症状。初期多为轻度发热，当阑尾穿孔或坏死后出现高热。若见寒战提示为阑尾化脓性炎症。右下腹阑尾点（McBurney 点）有压痛，当阑尾化脓坏死时，压痛范围扩大并出现反跳痛和腹直肌紧张。外周血白细胞计数和中性粒细胞比例增高。

（2）慢性阑尾炎：既往多有急性阑尾炎发作病史，症状不典型，常有右下腹疼痛或不适感，剧烈活动或饮食不节可诱发，阑尾部位局限性压痛。

【临床辨析】中医学认为，本病的发生多因饮食不节、寒温不适、饱食后剧烈运动或情志所伤，引起肠腑传导功能失常；病位在大肠，基本病机为肠腑气滞血瘀，瘀久化热，热瘀互结，血败肉腐而成痈脓。急性阑尾炎多属实证，慢性阑尾炎多为虚实夹杂。

【治疗】

（1）毫针治疗

◎穴方　以天枢、上巨虚、阑尾、阿是穴为主穴。随症配穴：肠腑气结加合谷、足三里；热盛肉腐加曲池、内庭。呕吐加内关、中脘。

◎选穴思路　本病治疗以清热导滞，通腑止痛为法，选穴以大肠募穴、下合穴为主。本病为大肠腑病，故取大肠募穴天枢、下合穴上巨虚（合治内腑）以通调肠腑，行气化滞，清泻积热。阑尾穴是治疗肠痈的经验效穴。腹部阿是穴直达病所，可畅通患部气血，导滞散结，消痈止痛。

◎操作方法　针刺以泻法为主，每隔 5min 行针 1 次，时间约 2min，留针 30~40min，每日针刺 1~3 次，直至症状有明显改善为止。急性阑尾炎可先取远端穴，行较强刺激，持续行针数分钟，再刺腹部穴，用捻转泻法，每日 2 次。阿是穴在腹部压痛点选穴。可加电针，用疏密波以加强刺激。

（2）其他治疗

◎耳针法　阑尾、大肠、神门、交感。毫针刺，用中、强刺激，留针 30~60min，每日 1~2 次。

◎穴位注射法　阑尾穴、足三里。药用 10% 葡萄糖注射液，每穴注入 2~3mL，可酌情加用抗生素。每日 1 次。

◎灸法　阑尾、阿是穴。艾条雀啄灸，每次 20~30min；或隔姜灸，每穴灸 5 壮。多用于慢性阑尾炎。

【按语】

（1）针灸对单纯性急、慢性阑尾炎未化脓者疗效较好，能有效缓解疼痛、呕恶等症状。若已化脓或有穿孔、坏死倾向者，宜及时转外科处理。对术后患者，应用针灸治疗亦可有效促进胃肠功能的恢复。

（2）饮食一般宜从禁食或流质，到半流质，再恢复至普食。

九、腹泻

腹泻是指排便次数增多，粪便稀薄甚至泻出如水样为主的病证。西医学中的急、慢性肠炎、肠结核、肠功能紊乱、结肠过敏等病均可以腹泻为主要表现。腹泻的发病基础是胃肠道的分泌、消化、吸收和运动等功能障碍，以致分泌量增加、消化不完全，吸收量减少和（或）动力加速等，从而形成腹泻，这些因素可互为因果。因此，腹泻的机理非常复杂。根据病理生理分类，腹泻可分为渗透性、分泌性、渗出性、吸收不良性和胃肠动力性腹泻；按解剖部位结合病因分类，可分为胃原性、肠原性及功能性腹泻；根据病程长短，分为急性腹泻和慢性腹泻（超过 2 个月）。临床上，腹泻最常见于各种肠道感染、炎症等疾病。功能性腹泻指无任何细菌、病毒感染的腹泻，一般由胃肠蠕动过快引起。本篇主要讨论急性肠炎、功能性腹泻、吸收不良综合征、肠道菌群失调，以及溃疡性结肠炎出现的腹泻。其他类型的腹泻可参考本篇进行治疗。

【相关疾病鉴诊】

（1）急性腹泻：一般以感染性占大多数，临床最多见于急性肠炎。多在进食尤其是不洁食物后数小时突然发病，腹泻每日数次至 10 余次，呈黄色水样便，夹未消化食物，一般无黏液脓血。腹痛多位于脐周，呈阵发性钝痛或绞痛。病变累及胃有恶心呕吐、上腹不适等。伴发热、头痛、周身不适、四肢无力等全身症状。血常规中的白细胞可轻度增加；大便常规或培养多为正常，也可见到少量白细胞和红细胞，如系细菌感染可发现致病菌。此外，急性菌痢常有和痢疾患者接触史或不洁饮食史，以夏秋季多见。急性食物中毒性感染常见于进食后 2~24h 内发病，以产毒素性大肠杆菌引起者为多，表现为水样腹泻，病程 2~3 日。艾滋病常以腹泻和体重下降起病，病程中亦常有严重腹泻，故应详细询问性病史和药瘾史。

（2）慢性腹泻：①功能性腹泻，不伴有腹痛或仅腹部不适的少量多次的排泄稀薄便，空腹症状加重；多见于青壮年女性，可长达数年至数十年，常呈间歇性发作，常与情绪变化有关，如情绪性腹泻，患者多伴有失眠、健忘、注意力不集中等；常可见贫血与营养不良。在作出诊断之前，首先要排除肠道器质性疾病。②溃疡性结肠炎，一种慢性非特异性结肠炎症，以持续或反复发作的腹泻、黏液脓血便、腹痛为主症；粪便检查无病原体，结合结肠镜检查及黏膜活检组织学改变可确诊。③吸收不良综合征，小肠消化、吸收功能障碍，造成营养物质从粪便排泄，引起营养缺乏的临床综合征。典型的脂肪泻，粪便稀薄而量多、呈油脂状，有体重减轻、维生素及矿物质缺乏表现。④肠道菌群失调，又称抗生素相关性腹泻，即在应用抗生素的治疗过程中，如突然发生腹泻，或原有腹泻加重，即有可能发生肠道菌群失调，临床表现以严重腹泻或慢性腹泻为主，多为淡黄绿色水样便，有时如蛋花样。大便直接涂片及培养有过剩菌显著繁殖。

另外，临床上也常根据腹泻出现的特点进行病因的初步鉴别，如患者入睡后因腹泻而觉醒者一般由器质性疾病引起，相反功能性腹泻不会在入睡后出现；禁食后仍有腹泻常提示肠道分泌过多或有渗出，禁食后腹泻停止则提示食物中的某些成分引起的渗透性腹泻，如乳糖酶缺乏症于停止食用牛奶后腹泻缓解；腹泻时发时止者可能为阿米巴痢疾或慢性非特异性溃疡性结肠炎。

【临床辨析】中医学认为，腹泻的发生常与感受外邪、饮食所伤、情志失调、病后体虚及禀赋不足等因素有关，病位在肠，主病之脏属脾，并与胃、肝、肾密切相关。脾病湿盛是致病关键，腹泻的基本病机为脾失健运，肠道传导失司，清浊不分，相夹而下。急性腹泻多为实证，以发病势急，病程短，泄泻次数频多为主症，多与寒湿内盛、湿热伤中、食滞肠胃有关。慢性腹泻多为虚证或虚实夹杂证，以发病势缓，病程较长，泄泻呈间歇性发作为主症，多与脾胃虚弱、肾阳虚衰、肝气乘脾有关。

【治疗】

（1）毫针治疗

◎穴方　以神阙、天枢、大肠俞、上巨虚、阴陵泉为主穴。随症配穴：寒湿内盛加关元、水分；湿热伤中加内庭、曲池；食滞肠胃加中脘、建里；脾胃虚弱加脾俞、胃俞；肾阳虚衰加肾俞、关元；肝气乘脾加肝俞、太冲。慢性泄泻加脾俞、足三里；久泻虚陷者加百会。有明显精神心理症状加神门、内关；溃疡性结肠炎泻下脓血加曲池、合谷、三阴交、内庭。

◎选穴思路　不论何种腹泻均以运脾化湿，理肠止泻为基本治法，再辨别病因治疗，选穴以大肠募穴、背俞穴及下合穴为主。神阙为局部选穴，用灸法既可温阳散寒除湿，又可清利湿热，为治疗泄泻的要穴。本病病位在肠，故取大肠募穴天枢、背俞穴大肠俞，俞募相配，与大肠下合穴上巨虚合用，调理肠腑而止泻。针对脾虚湿盛之病机关键，取脾经合穴阴陵泉，健脾化湿。

◎操作方法　天枢，针刺 1.5~3cm，得气后，以高频小幅度提插加捻转使针感扩散至腹部两侧。余穴按常规操作。急性腹泻，针灸治疗每日 2 次。

（2）其他治疗

◎耳针法　小肠、大肠、胃、脾、肝、肾、交感、三焦。每次选 3~5 穴，毫针刺，用中度刺激。急性腹泻留针 5~10min，每日 1~2 次；慢性腹泻留针 10~20min，隔日 1 次。

◎穴位注射法　足三里。药用 654-2 注射液（急性腹泻），或维生素 B1、B6、B12 注射液，每次注射 1~2mL。适用于慢性腹泻。

◎穴位贴敷法　神阙。用五倍子、五味子、煨肉豆蔻研细末各等量混合，食醋调成膏状敷脐，每日 1 次。适用于慢性腹泻。

◎灸法　取穴同体针，或加神阙。用隔药饼灸或隔姜灸，以腹部穴位为主，每穴灸 5~7 壮。适用于慢性腹泻。

【按语】

（1）针灸治疗腹泻有较好疗效，在一定程度上优于药物等疗法。对急性胃肠炎，可迅速缓解腹泻、腹痛等症状。慢性腹泻，以灸法为主（少数配合针刺）的治疗，不仅克服了药物治疗的副作用，能够停服药物，而且可使腹痛、腹泻迅速得以缓解。腹泻型肠易激综合征由环境因素和精神情绪诱发者，针灸疗效较优。但腹泻病因复杂，要达到治愈目的必须结合病因治疗。对腹泻频繁，严重失水者，应采用综合治疗措施。

（2）腹泻急性期须控制饮食，治疗期间应注意饮食调理，忌食生冷、辛辣、油腻之品，注意饮食卫生。

十、便秘

便秘即大便秘结不通，主要表现为排便周期延长，或周期不长，但粪质干结，排出艰难，或粪质不硬，虽有便意，但便而不畅。西医学认为，因影响排便过程而发生便秘的因素有许多，其中重要的因素有进食过少、食品过于精细缺乏粗纤维、幽门或肠道梗阻、结肠张力过低、乙状结肠过度和不规则的痉挛性收缩，以及腹肌、膈肌、肛提肌及（或）肠壁平滑肌收缩力减弱等。便秘，按病程或起病方式分为急性便秘和慢性便秘；按有无器质性病变分为功能性便秘与器质性便秘；按粪块积留部位分为结肠便秘和直肠便秘。此外，还可按病因分类。器质性便秘主要包括直肠、肛门、结肠病变，其他疾病引起排便的相关肌肉肌力减退，内分泌代谢病、药物和化学品，以及神经系统疾病所导致的便秘。功能性便秘主要见于单纯性便秘，由进食过少、食品精细缺乏残渣，对结肠运动缺乏足够的刺激；排便习惯受到干扰，常由于精神因素、生活规律改变、长途旅行、环境改变等未能及时排便；或长期滥用强泻药之后，使肠道的敏感性减弱，形成对泻药的依赖性。本篇主要论述功能性便秘。器质性便秘以治疗原发病因为主，可参考本篇进行治疗。

【临床诊断】以粪便干结、排便费力为主症。临床应首先分辨功能性便秘和器质性便秘，排除引起便秘的器质性病因，如由胃肠道疾病、累及消化道的系统性疾病（糖尿病、神经系统疾病等）引起者之后，即可诊断为功能性便秘。慢性功能性便秘主要分为慢传输型、出口梗阻型和混合型三种类型，其病变部位和病理改变各不相同。

（1）慢传输型：又称排空迟缓型或结肠无力型，以结肠动力减弱、传输时间延长为主要特点，表现为排便次数减少，缺乏便意或粪质坚硬。影像学或实验室检测提示有全胃肠或结肠通过时间延缓或结肠动力低下。

（2）出口梗阻型：又称盆底功能障碍或盆底肌协调运动障碍，是指粪便堆积于直肠内而不能顺利从肛门排出，表现为有排便不尽感、排便费力或排便量少，肛门、直肠坠胀感；排便时肛门外括约肌呈矛盾性收缩。肛门直肠动力学检测、耻骨直肠肌电图显示功能异常。

（3）混合型：兼具以上两型的特点。

【临床辨析】 中医学认为，便秘多因饮食不节、情志失调、年老体虚、感受外邪所致；病位主要在肠，与脾、胃、肺、肝、肾等脏腑功能失调有关，基本病机为大肠传导失常，实则多由热结、气滞、寒凝导致肠腑壅塞，邪阻行便；虚则常因气血阴阳亏虚，气虚则行便无力，阴虚、血虚则肠失滋润，无水行舟。

【治疗】

（1）毫针治疗

◎穴方　以天枢、大肠俞、上巨虚、支沟、足三里为主穴。随症配穴：热秘加合谷、曲池；气秘加太冲、中脘；冷秘加神阙、关元；虚秘加脾俞、气海，兼阴伤津亏者加照海、太溪。慢传输型便秘加大横、腹结、归来；出口梗阻型便秘加八髎、长强、承山。

◎选穴思路　本病以理肠通便为基本治法，选穴以大肠俞募穴、下合穴及胃下合穴为主。本病病位在肠，故近取大肠募穴天枢与大肠俞同用（俞募配穴），远取大肠下合穴上巨虚，合治内腑，三穴同用通调大肠腑气，理肠通便。"大小肠皆属于胃"，取足三里调理胃肠，宣通阳明经气，并可补益气血。支沟宣通三焦，行气导滞，为通便之经验效穴。

◎操作方法　天枢、大肠俞直刺或向下斜刺 2~3cm，用小幅度捻转加提插，行针 5~10min，间歇 10min，可运针 2~3 次。余穴按常规操作。

（2）其他治疗

◎耳针法　大肠、直肠、三焦、腹、交感、皮质下。毫针针刺，或埋针法、压丸法。

◎穴位埋线法　天枢透大横、气海透关元、大肠俞透肾俞、足三里、上巨虚。用一次性无菌埋线针将羊肠线埋置穴内，每 2 周 1 次。

◎穴位注射法　天枢、大肠俞、上巨虚、足三里。用生理盐水或维生素 B1、维生素 B12 注射液，每穴注射 0.5~2mL。

◎灸法　神阙、关元、足三里。用艾条温灸，每穴灸 10min；或用隔饼灸灸 7~9 壮，每日 1 次。多用于虚证。

◎电针法 两侧府舍。用慢速连续波（30 次 /min），每次刺激 30min。

【按语】

（1）针灸治疗本病尤其对功能性便秘有较好效果，其中慢传输型的疗效优于出口梗阻型。如经治疗多次而无效者须查明原因。

（2）长期便秘患者常伴精神心理因素，当注意心身同治。平时应坚持体育锻炼，多食蔬菜水果，养成定时排便的习惯。

十一、直肠脱垂

直肠脱垂，俗称"脱肛"，是指直肠壁部分或全层向下移位，脱出肛门之外；常伴有肛门坠胀，或瘙痒、糜烂，排便异常等；多因长期泻痢或便秘，以及老人、小孩体质虚弱，收摄不力而引起。本病发病缓慢，初起症状较轻，仅在大便时感觉肛门坠胀，有物脱出，便后能自行回纳。经久失治，则会在咳嗽、起立、步行时脱出，脱出后需用手推回，并有下腹胀痛、小便次数增多等症状。直肠脱垂在临床上可分为直肠黏膜脱垂和直肠完全脱垂两种，如直肠黏膜脱垂，脱出部较短，黏膜皱襞呈放射状；直肠完全脱垂，则见黏膜皱襞呈环状，脱出部较长。

【临床诊断】

（1）症状：①有肿物自肛门脱出，初起便后可自行复位，继而需用手托其回纳，最后稍加用力甚至站立时亦可脱出，难以复位；②排便不尽和下坠感，常见便秘，或见腹泻；③肛周皮肤潮湿、瘙痒或糜烂。

（2）检查：可见直肠黏膜皱襞呈"放射状"或"同心环状"，黏膜表面充血、水肿、溃疡等；直肠指诊见括约肌松弛。

【临床辨析】中医学认为，脱肛的发生与久病体虚、劳伤过度、久泻久痢、恣食辛辣厚味等因素有关，病位主要在大肠，并与脾、肾、肺等脏腑有关。虚证多因脾气亏虚，中气下陷引起；实证常由湿热下注，络脉瘀滞，肛门约束受损所致。

【治疗】

（1）毫针治疗

◎穴方 以百会、长强、大肠俞、承山为主穴。随症配穴：脾虚气陷加脾俞、足三里、气海；湿热下注加阴陵泉、三阴交。

◎选穴思路 本病治疗以升提固脱为法，选穴以督脉及足太阳经穴为主。百会位居颠顶，为督脉与足太阳经的交会穴，灸之能益气升阳，升提举陷，收摄固脱。长强为督脉之别络，位近肛门，可疏调局部气血，增强肛门的约束之力。本病病位在大肠，故取大肠俞调理大肠腑气。承山为膀胱经穴，而足太阳经别入肛中，故可疏调肛部气血。

◎操作方法　长强，斜刺，针尖向上于骶骨平行刺入 1 寸左右，针身直达尾椎和直肠间，使针感扩散至肛门周围，勿刺破直肠壁。余穴按常规操作，在行针过程中，可令患者同时做提肛动作。

（2）其他治疗

◎灸法　百会、长强、关元、神阙。用艾条温和灸，每穴 10~15min，灸至潮红为度。

◎穴位注射法　足三里、承山、长强。药用维生素 B1 或维生素 B12 注射液，每穴注射 1~2mL。

◎皮肤针法　轻轻叩刺肛门周围外括约肌部位，每次 10~15min，每日或隔日 1 次。

【按语】

（1）针灸治疗轻、中度脱肛效果较好，治疗小儿脱肛的疗效优于成人、老年人。重度脱肛或局部感染者应综合治疗。

（2）积极治疗慢性咳嗽、慢性泄泻、便秘等，防止腹压增高而诱发或加重本病。治疗期间配合腹肌功能锻炼及提肛运动。

十二、胁痛

胁痛是指一侧或两侧的胁肋部疼痛，为临床常见的症状之一。胁，指侧胸部，为腋以下至第 12 肋骨部的总称。胁痛可见于西医学的肝、胆囊、胸膜等急慢性疾病以及肋间神经痛等，包括急慢性肝炎、胆囊炎、胆石症、胸膜炎、胆道蛔虫症、带状疱疹及其后遗症，以及肋软骨炎、闪挫损伤等。

【相关疾病鉴诊】

（1）胆囊炎：①右上腹部疼痛，进食脂肪餐后加剧，并向右肩及肩胛部放射，Murphy 征阳性；②急性胆囊炎多发生于胆囊结石后，呈持续性剧痛，伴发热、恶心呕吐，外周血白细胞计数增高；③超声检查与 X 线检查有助于确诊。

（2）胆石症：①临床表现与结石所在部位、大小、性质、动态和并发症相关；②胆绞痛是最常见的主诉，为发作性剧痛，多位于中上腹或右上腹，可放射至肩胛间区；③影像学检查可证实结石存在。

（3）胆道蛔虫症：①常有吐虫或排虫史；②突然发生剧烈的右上腹部或上腹部钻顶样疼痛，伴恶心呕吐，但一般无特殊体征；③粪便中可找到蛔虫卵，B 超检查显示胆总管内蛔虫影。

（4）慢性病毒性肝炎：①由乙、丙、丁型肝炎病毒所致，分为轻、中、重度；②以右上腹持续性疼痛，伴乏力、食欲减退、腹胀、溏泻等为主症，重型肝炎可有黄疸、蜘蛛痣或肝外表现；③肝功能变化、病原学检查为重要的诊断依据。

【临床辨析】临床上应注意分清胁痛是躯体性还是内脏性，本篇主要讨论内脏病引起的胁痛。躯体性胁痛见本章第二节体表胁痛。中医学认为，胁痛的发生常与情志不遂、饮食所伤、外感湿热、劳欲久病等因素有关。胁肋部为肝胆经络所过之处，故其病位主要在肝、胆，又与脾、胃、肾有关；病机多为气滞、血瘀、湿热等邪阻闭，肝胆脉络不通，或阴血亏虚，肝络失养。

【治疗】

（1）毫针治疗

◎穴方　以期门、肝俞、胆俞、阳陵泉、支沟为主穴。随症配穴：肝郁气滞加行间、太冲；肝胆湿热加阴陵泉、行间、侠溪；瘀血阻络加膈俞、阿是穴；肝阴不足加肾俞、三阴交。胆病胁痛加日月、丘墟；胆道蛔虫加迎香透四白；胆绞痛急性发作加胆囊穴。恶心呕吐加内关、中脘。

◎选穴思路　本病治疗总体上以疏利肝胆，通络止痛为法，选穴以肝俞募穴、胆背俞穴及手足少阳经穴为主。肝俞、期门为肝之俞募穴，期门又位居胁肋部，两穴既可疏调肝气，又可宣利局部气血，理气止痛。胆俞、阳陵泉为胆之背俞穴与下合穴，两穴相配，可通利胆腑，合以手少阳经穴支沟，同名经穴相配，可疏泻少阳经气，解痉止痛。

◎操作方法　针刺胸胁部腧穴时沿肋间斜刺 1.5~2cm，局部微痛或向腹后壁扩散即可。余穴按常规操作。针刺后可加电针。疼痛发作较重时，先刺阳陵泉、支沟、胆囊等肢体远道穴，行强刺激，持续行针 1~3min，延长留针时间。

（2）其他治疗

◎耳针法　胆、肝、胃、十二指肠、神门、交感、皮质下。疼痛发作时用针刺，每次选 3~4 穴，交替使用，留针 30min，间歇捻转行针或加电针；缓解时可用压丸法。

◎灸法　沿胁部胆经，或以疼痛部位腧穴为主施灸，每次灸 30min。

◎电针法　针刺后在胁部选 2 穴，用疏密波。

◎穴位注射法　①足三里、肝俞、太冲、三阴交，每次选 2 穴，交替运用，用黄芪与丹参注射液，或苦参注射液、胸腺肽 α1，每穴注射 1mL，适用于慢性肝炎。②选相应节段夹脊穴，用10% 葡萄糖注射液或维生素 B12 注射液，行常规穴位注射。

【按语】

（1）针灸治疗胁痛，只要选穴适当，掌握一定的刺激量，一般能较快控制疼痛；尤其对原发性肋间神经痛、胆囊功能异常性胆囊炎所致的胁痛多能迅速缓解疼痛；对胆石症引起者，除可缓解胆绞痛外，亦有一定的排石作用。

（2）胁痛可见于多种疾病，临床应注意鉴别诊断，并重视病因治疗。重症胁痛如急性化脓性或坏死性胆囊炎、胆囊穿孔等引起者需及时采取手术等综合措施。

十三、尿失禁

尿失禁是指在清醒状态下，不能控制排尿，而尿液自行排出的病症，多见于年老体衰、妇女产后及久病虚弱的患者。根据发病原因，西医学将尿失禁分为真性尿失禁、假性尿失禁、急迫性尿失禁及压力性尿失禁四种类型。真性尿失禁，又称完全性尿失禁，指尿液连续从膀胱中流出，膀胱呈空虚状态，常见原因为外伤、手术或先天性疾病引起的膀胱颈、尿道括约肌损伤。假性尿失禁，又称充盈性尿失禁、溢出性尿失禁，指膀胱功能完全失代偿，过度充盈而造成尿不断溢出，常见于各种原因所致的慢性尿潴留，当膀胱内压超过尿道阻力时，尿液就会持续或间断溢出。急迫性尿失禁是指严重的尿频、尿急，膀胱不受意识控制而发生排空，通常继发于膀胱的严重感染，可能由于膀胱的不随意收缩引起。压力性尿失禁是指在腹内压突然增高（咳嗽、喷嚏、大笑、屏气等）时，尿液不随意流出，因膀胱与尿道之间正常解剖关系的异常，使腹压增高传导至膀胱和尿道的压力不等，尿道括约肌没有相应的压力增高所致；盆底肌松弛也为常见原因，主要见于女性，特别是多次分娩或产伤者。另外，还有一种反射性尿失禁，由完全的上运动神经元病变引起，排尿依靠脊髓反射，患者不自主地间歇排尿（间歇性尿失禁），排尿没有感觉。尿常规和尿动力学检查、肾脏 B 超、X 线腹部平片、肾盂造影、膀胱镜检查、脑 CT 等可明确尿失禁的病因、病位。

【相关疾病鉴诊】

（1）完全性尿失禁：又称无阻力性尿失禁，是尿道阻力完全丧失，膀胱内不能储存尿液，尿液持续不断地流出，膀胱呈空虚状态，常见于外伤、手术或先天性疾病引起的膀胱颈、尿道括约肌损伤。

（2）充盈性尿失禁：即假性尿失禁，是下尿路有较严重的机械性（如前列腺增生）或功能性梗阻引起的尿潴留，膀胱呈膨胀状态，当膀胱内压力上升到一定程度并超过尿道阻力时，尿液不断地自尿道中滴出。

（3）急迫性尿失禁：表现为强烈的、不能控制的尿频、尿急等症状。其病因较复杂，大致可分为两类。①神经源性尿失禁，主要由脊上神经系统病变（脑血管疾病、脑肿瘤、脑外伤等）引起的逼尿肌反射亢进，一旦括约肌神经损伤或疲乏，不能抵抗逼尿肌反射产生的压力时即导致尿失禁；如大脑皮层感觉中枢功能完全受损，这类抑制性反应也将消失，从而加重尿失禁的症状。②非神经源性尿失禁，主要由膀胱感染、结石、肿瘤及间质性膀胱炎等刺激，使膀胱的敏感性增加，引起逼尿肌的不稳定性收缩所致。

（4）压力性尿失禁：当腹压骤然增加时，如在用力咳嗽、打喷嚏、大笑、行走或跑步时，少量尿液不自主溢出，多见于多次分娩、产伤的女性，也可见于妊娠子宫、盆腔肿瘤压迫等。临床根据症状程度分为三度。Ⅰ度：咳嗽、大笑、打喷嚏、剧烈活动时发生尿失禁。Ⅱ度：站立、行走、屏气等轻微用力时或由坐位站起时即可发生尿失禁。Ⅲ度：尿失禁与活动无关，卧位时亦可发生尿液不自主溢出。

【临床辨析】中医学认为，本病多由病后气虚、劳伤、老年肾亏等，使下元不固、膀胱失约而致。其他如创伤、瘀滞下焦、湿热下注膀胱等亦可致尿失禁。总之，本病是各种病因引起的膀胱气化失司所致。

【治疗】

（1）毫针治疗

◎穴方　以中极、气海、肾俞、次髎、中膂俞、会阳、三阴交为主穴。随症配穴：肾气不固加太溪、命门；脾肺气虚加肺俞、脾俞、足三里；下焦瘀滞加水道、太冲。压力性尿失禁加关元、中极；老年痴呆的尿失禁加百会、风府；脊髓损伤的尿失禁加相应节段的夹脊穴。

◎选穴思路　本病治疗以益气化瘀，固摄膀胱为法，选穴以任脉、足太阳膀胱经穴为主。中极、中膂俞、会阳为局部选穴，可调和气血。气海可益气固摄膀胱。三阴交可通络化瘀。

◎操作方法　中极、气海，针尖向下斜刺，进针4~6cm，行提插捻转补法，先反复小幅度重插轻提，由浅入深，使之得气，然后用小幅度捻转补法，使针感向阴部放散，并可加用电针。肾俞，向脊柱方向斜刺，可加灸法或温针灸。中膂俞、会阳两穴必须深刺，进针得气后行提插捻转泻法。中膂俞，沿骶骨边缘直刺5~7cm，使针感向小腹及尿道口方向放射。会阳，尾骨旁1寸处直刺6~8cm，使针感向尿道口放射。余穴按常规操作。

（2）其他治疗

◎解剖结构针刺法　①针刺内收肌群，先触诊肌肉的硬结，用毫针贯刺；②针刺骶神经前支，常用第2、3骶神经，针刺时从骶后孔进针，垂直刺入，针尖微微偏内，抵达骶后孔后，继续进针1~2.5cm，即抵达骶前孔。因个体的差异，针刺深度不能一概而论，以患者感到明显酸胀为度，针刺不宜太深。或在骶后孔水平线和骶骨外缘相交处垂直进针3~5cm，可做扇形探寻，有麻窜感时出针。此法可以刺到第 3、4 骶神经的前支，无法刺到第 1、2 骶神经的前支。

◎耳针法　膀胱、尿道、肾、三焦、皮质下。毫针针刺，或用压丸法。适用于急迫性尿失禁。

◎电针法　八髎、会阳、中膂俞、水道、中极。每次选 2~3 穴，腹部穴针刺时要求针感放射至前阴部。电针用疏密波或断续波刺激 30min。适用于尿潴留和真性尿失禁。

◎头针法　额旁 3 线、顶旁 1 线。用电针刺激 10~20min，隔日治疗 1 次。

◎灸法　关元、气海、神阙、肾俞、命门、膀胱俞。采用艾条雀啄灸法，每穴温灸 5min，前后两组穴位交替使用；或用隔附子饼灸，每穴灸 3~5 壮。

【按语】

（1）针灸不仅能够治疗各种原因引起的急性尿潴留，还对多数尿失禁有较好的治疗作用，尤其可以改善妇女发病率较高的压力性尿失禁的症状。器质性尿失禁应结合原发病的治疗。

（2）针刺治疗前需要嘱患者排空小便，慎防小肠和膀胱穿孔。针刺腹部穴位时十分强调有尿道感觉，如出现酸涩或抽动的疗效明显。中膂俞、秩边、会阳等穴，注意针刺深度和方向，破皮后直接将针刺达深部，提插中适当调整方向致使会阴处有感觉。

（3）指导患者进行骨盆底部肌肉的锻炼，以增强控制排尿的能力。训练间断排尿，即在每次排尿时停顿或减缓尿流，以及在任何"尿失禁诱发动作"，如咳嗽、弯腰等之前收缩盆底肌肉，从而达到抑制不稳定的膀胱收缩，减轻排尿紧迫感和溢尿的目的。

附 神经源性膀胱

神经源性膀胱是因控制膀胱及其括约肌的中枢和周围神经发生病变而引起排尿障碍的疾病。许多不同水平的中枢和周围神经疾病都能引起排尿障碍，最常见的为脊髓外伤、横断性脊髓炎、脊髓肿瘤、脊柱裂、盆腔及会阴部手术、梅毒性脊髓痨、糖尿病等。此外，高级神经系统损害，如部分脑动脉硬化、脑血管意外、多发性硬化症、震颤麻痹等疾病也能引起神经源性膀胱。神经源性膀胱一般分为逼尿肌反射亢进和逼尿肌无反射两类，前者是小便不利、点滴而短少，排尿无力，时欲小便，量少而不爽利；后者是小便不能排出。

临床依据主要表现排尿困难、尿频、尿急，尿失禁、尿潴留等，并参考血压、神经系统、脑脊液、眼底 CT、MRI 等检查，可作出明确诊断。针刺取穴参照尿失禁。毫针针刺得气后可接电针，逼尿肌亢进用连续波，逼尿肌无反射用疏密波。

十四、性功能障碍

性功能障碍主要包括男性的阳痿、早泄、不射精及性欲低下等病症。阳痿是指阴茎不能正常勃起或勃起不坚，致使不能正常性交；早泄是指性交时过早射精，不能完成正常性交过程；不射精是指性交时不能排出精液，轻者可有少量精液流出，重者则无排精动作；性欲低下包含缺乏性欲要求和性交时快感低落。西医学认为，男子性功能障碍是性行为和性感觉的障碍，病因主要包括功能性和器质性两类。非器质性病因多是精神刺激过度、情感异常、心理障碍；器质性病因多是全身性、神经、内分泌、血管、生殖系统的病变和药物影响等，如脊髓损伤、糖尿病性神经损伤、下丘脑－垂体病变、性腺、肾上腺、甲状腺的病变，其他如利血平、雌激素、抗胆碱能药物、酒精等。夜间阴茎勃起试验、阴茎肱动脉血压指数测量、阴茎生物感觉测定、下丘脑－垂体－性腺轴的性激素测定等，对病因分析具有价值。本篇主要讨论阳痿及早泄。

【临床诊断】

（1）阳痿：以持续或反复不能达到或维持足够阴茎勃起以完成满意性生活为主要临床表现，病程超过 3 个月，方可诊断为阴茎勃起障碍。临床应首先分清心因性与器质性，并进一步对病因进行分析。①心因性阳痿，通常由患者个性特点、生活经历、应激事件、心理社会因素等相互作用所致，临床检查生殖系统、神经系统、海绵体血管系统等无器质性病变，以在手淫时、睡梦中、早晨醒来时等情况下可以出现勃起为特征，夜间阴茎勃起检测可明确诊断。如最常见的境遇性阳痿则与性环境、性伴侣、性行为时的情绪状况、性的创伤经历等心理社会因素有关。②器质性阳痿，分为原发性与继发性两类。原发性阳痿多与躯体先天解剖结构异常或神经系统原发性损害有关，治疗非常困难；继发性阳痿常与躯体疾病和药物有关，如内分泌失调导致睾酮水平不足、心血管病、肝病、泌尿生殖系统和神经系统疾病等，以及服用利尿剂、降压药、镇静药、抗抑郁药等常可导致阳痿，通过了解用药史及停药症状缓解可鉴别。

（2）早泄：为持续地或反复地在阴茎插入阴道前、插入时或插入后短时间受到微弱刺激即发生射精，无法控制，早于本人的意愿。临床上应考虑影响性兴奋持续时间的因素，如年龄、性伴侣的状态或情境的新异性及近期性活动的频度等因素。早泄一般认为多与心理因素有关，如怀疑自己的性能力、对性生活的错误认识，由于自慰与遗精的心理恐怖如自罪感等。近年发现早泄患者还存在阴茎感觉过敏，或由于包皮阴茎头炎、前列腺炎等疾病诱发。

【临床辨析】中医学认为，阳痿多由于思虑无穷、色欲过度、惊吓，或年老肾气大衰，精气耗伤于内；湿热下注，或寒热内侵等邪气伤于外，使足厥阴经受损，经筋失养，宗筋弛纵；或足少阴经气衰，出现精室不敛。早泄多与情志内伤、湿热侵袭、纵欲过度、心肾不交、久病体虚有关。阳痿和早泄病位均在肾，基本病机均为肾失封藏，精关不固。

【治疗】

（1）毫针治疗

◎穴方　以关元、中极、肾俞、次髎、三阴交为主穴。随症配穴：肾气不固加气海、命门，肾阳虚加腰阳关，肾阴虚加太溪；心脾两虚加劳宫、心俞、脾俞；阴虚火旺加阴郄、太溪；肝经湿热加中极、阴陵泉、八髎；惊恐伤肾加百会、神门、大陵。阳痿加气海、命门、脾俞、举阳；早泄加蠡沟、照海；阳缩加大敦，灸神阙、气海、关元；梦遗加心俞、中封；滑精加气海、志室；不射精加曲骨、中极、会阴、次髎、气街、会阳；性冷淡加血海、命门。

◎选穴思路　阳痿与早泄，应以益肾填精，固摄精宫为基本治法。中极为局部选穴，肾俞、次髎调肾固精。关元、三阴交调脾、肝、肾之气而固摄精宫。次髎还有清利下焦的作用。

◎操作方法　针刺中极、关元时，针尖斜向下，适当行针，使针感直达龟头；肾俞、命门、志室可加温针灸，或行隔物灸。余穴按常规操作。

（2）其他治疗

◎解剖结构针刺法　针刺骶神经前支。刺法同尿失禁。

◎耳针法　内生殖器、内分泌、神门、肝、肾。每次选 2~4 穴，毫针刺，用中度刺激；或用埋针法、压丸法。

◎灸法　关元、中极、足三里。悬灸 15min 或隔附子饼灸，每穴 5 壮。

◎电针法　配合针刺治疗，在腹部接电针仪，断续波弱刺激 15min。

【按语】

（1）针灸治疗功能性性功能障碍疗效较好，对于器质性性功能障碍应同时治疗原发病。

（2）各种性功能障碍在治疗时需注意以下两点：一是配合心理治疗，在治疗中因人而异地进行心理疏导，解除患者的焦虑情绪，消除恐惧心理，这是取得治疗效果的前提；二是重视针感传导，在针刺关元、中极、会阳等穴时，均应重视针刺手法的运用，使针感沿着经脉循行路线达前阴、阴茎、龟头部，这是获得疗效的关键。

附 遗精

遗精是指不因性生活而精液频繁遗泄的病症。有梦而遗精，称为"梦遗"；无梦而遗精，甚至清醒时精液流出，称"滑精"。凡成年未婚男子，或婚后夫妻分居，长期无性生活者，一月遗精 1~2 次属于正常现象，属于"精满则溢"。如遗精次数较多，每周 2 次以上，或清醒时流精，伴有头昏、耳鸣、健忘、心悸、失眠、腰酸腿软、精神萎靡等症，则属于病态。西医学认为，遗精是无性交活动时的射精，是青少年常见的生理现象，约有 80% 未婚青年都有过遗精。如一周数次或一夜数次遗精，或仅有性欲观念即出现滑精，则属病态。心理因素是引起遗精的主要原因，如缺乏正确的性知识，过于注重性问题；或性刺激环境影响，经常处于色情冲动中；或性欲望过分强烈，不能克制，以及长期思欲未能发泄；或有长期自慰的不良习惯等。上述因素对性活动中枢长期刺激，引起皮质、脊髓中枢的功能紊乱，性中枢持久的异常兴奋，会导致频繁遗精。另外，生殖器官局部病变的刺激（如包茎、包皮过长、尿道炎症、前列腺炎、精囊炎等）、物理因素（被褥沉重压迫、穿紧身衣裤）刺激生殖器，以及过度疲劳，睡眠深沉，大脑皮质对下级中枢抑制减弱（下级中枢活动增强）而致遗精。需要指出的是，中医学与西医学对遗精及其危害认识有所不同，而且遗精的频度差别很大。正常未婚男子，每月遗精可达 2~8 次，但并无其他异常；在有规律的性生活时，也可经常遗精或遗精次数增多。因此，对于生理性与病理性遗精的辨别，当以是否引起明显的神经衰弱或全身不适为主。如果患者遗精伴有明显的头晕头胀、乏力疲惫、失眠、情绪低落、疑虑焦躁等全身症状，应考虑为病理性遗精，当给予治疗。

【临床诊断】非性交时发生精液外泄，每周 2 次以上，或在清醒时精自滑出，伴精神萎靡、头晕耳鸣、失眠多梦、神疲乏力、腰膝酸软、记忆力减退等。另外，前列腺炎、附睾炎、精囊炎、泌尿系感染等疾病，以及男子性功能障碍等常可见遗精症状。

【临床辨析】中医学认为，遗精与所求不遂、情欲妄动、沉溺房事、频繁手淫自慰、精脱伤肾，或劳倦过度、气不摄精，或饮食不节、湿浊内扰等有关。上述因素扰动精室，或精宫不固均可导致遗精。

【治疗】

（1）毫针治疗

◎穴方　以气海、志室、肾俞、次髎、三阴交为主穴。随症配穴：肾气不固加关元、命门，肾阳虚加腰阳关，肾阴虚加太溪；劳伤心脾加劳宫、心俞、脾俞；相火亢盛加阴郄、太溪；湿热下注加中极、阴陵泉。

◎选穴思路　本病治疗以补益肾气，固摄精关为法，选穴以任脉、足太阳经穴为主。气海、肾俞、志室可补益肾气，调肾固精。三阴交可调脾、肝、肾之气而固摄精关。次髎清利下焦，驱邪而有助于固精室。

◎操作方法　气海等腹部穴位，针尖斜向下刺 1~1.5 寸，使针感向会阴部传导；背俞穴斜向脊柱方向刺 1~1.5 寸。余穴按常规操作。

（2）其他治疗

◎耳穴法　内生殖器、内分泌、神门、肝、肾。每次选 2~4 穴，毫针刺，用中度刺激，或用埋针、压丸法。

◎灸法　肾俞、命门、志室。悬灸 20~30min。

◎电针法　肾俞、次髎。用疏波或疏密波，每次刺激 20~30min。

【按语】

（1）针灸治疗功能性遗精可获得满意疗效，在治疗的同时应消除患者的思想顾虑，摒弃遗精恐惧感。对于器质性疾病应同时治疗原发病。

（2）节制性欲，禁看淫秽书刊和黄色录像。睡眠养成侧卧习惯，被褥不宜过厚，衬裤不宜过紧。

十五、男性不育症

凡育龄夫妇同居 1 年以上、性生活正常又未采用任何避孕措施，由于男方原因使女方不能受孕者称为男性不育症。西医学认为，引起男性不育的原因非常复杂，按临床表现可分为原发性和继发性不育；按性器官病变部位可分为睾丸前性、睾丸性和睾丸后性；按生育能力分为绝对不育（无精子症）和相对不育（精子数量少或精子质量差）。另外，还有免疫因素，即男性在生殖道免疫屏障被破坏的条件下，精子、精浆在体内产生抗精子抗体，使射出的精子产生凝聚而无法穿过宫颈黏液。本篇主要介绍精液异常、精囊炎所致的男性不育症，其他原因引起的男性不育症可参考本篇进行治疗。

【相关疾病鉴诊】由于男方原因导致的女性不能怀孕，可诊断为男子不育症。临床应进一步辨别导致不育症的病因。

（1）精液异常：性功能正常，各种原因所致的精液异常，包括无精、弱精、少精、精子发育停滞、畸精症或精液液化不全。正常精液量为 2~6mL，平均 3mL，Ph7.0~7.8；在室温下放置 30min 内液化；精子密度（20~200）× 109/L；精子活率 > 50%；正常形态精子占 66%~88%。通过精液检测可诊断。

（2）精囊炎：主要表现为性交射精后有明显的下腹会阴部胀痛，同时伴有血精或脓精。直肠指检精囊有压痛及肿大。

【临床辨析】中医学称本病为"无子""无嗣"，认为与肾、肝、脾有关，尤其与肾的关系最为密切。本病多由肾精亏虚、肝郁血瘀和湿热下注等因素导致精少、精弱、精寒、精薄、精瘀等。临床以虚证为主，也可有虚实夹杂。虚证以肾精亏损为本，实证多以肝郁血瘀、湿热下注为因。

【治疗】

（1）毫针治疗

◎穴方　以气海、关元、肾俞、肝俞、脾俞、三阴交、次髎为主穴。随症配穴：肾精亏损加太溪、悬钟；肝郁血瘀加太冲、膈俞；湿热下注加阴陵泉、中极。

◎选穴思路　本病治疗以益肾填精，行气化瘀为法，选穴以任脉、足太阳经穴为主。气海、关元、肾俞可益肾填精。肝俞、脾俞、三阴交可疏肝健脾。次髎可化瘀。

◎操作方法　次髎，向前阴方向深刺，使针感向前阴放散，肾精亏损者可加灸法。余穴按常规操作。

（2）其他治疗

◎皮内针法　关元、三阴交。用图钉型揿针垂直刺入，胶布固定。留针3日更换1次。

◎耳针法　内生殖器、内分泌、神门、心、肾。每次选2~4穴，毫针刺，用中度刺激，或用埋针、压丸法。

【按语】

（1）针灸治疗本病有较满意的效果。应戒烟戒酒，避免有害因素的影响，如放射性物质、毒品、高温环境等。

（2）治疗期间宜节制房事，注意选择同房日期，以利受孕。

第五节　妇科病症

一、月经不调

月经不调是以月经周期、经期、经量、经色、经质等发生异常为主症的月经病。由于突然的环境、气候变化和情绪等原因引起的一个周期月经不调，不作病态。月经不调可见于西医学各种生殖器官炎症、发育异常、肿瘤，以及脑垂体前叶病变或卵巢功能异常等。本篇主要介绍临床上最常见的功能失调性子宫出血的排卵性月经失调。其他疾病所致的月经不调，均可参考本篇进行治疗，但应以治疗原发病为主。

【相关疾病鉴诊】月经不调的原因较多，临床应针对病因进一步诊断。功能性月经不调主要见于功能性子宫出血的排卵性月经失调。

（1）黄体功能不足：月经周期缩短，因此月经频发，有时月经周期虽在正常范围内，但患者不易受孕或易在早孕时流产。妇科检查生殖器官在正常范围内，基础体温呈双相型，但排卵后体温上升缓慢，上升幅度偏低。升高时间仅维持 9~10 日即下降，子宫内膜分泌反应不良。

（2）子宫内膜不规则脱落：月经间隔时间正常，但经期延长，长达 9~10 日，且出血量多，基础体温呈双相型，但下降缓慢。诊断性刮宫在月经期第 5~6 日进行，内膜切片检查仍能见到呈分泌反应的内膜，且与出血期及增生期内膜并存。

【临床辨析】中医学将月经不调作为妇科的常见病症而论述，但西医仅将其作为一种症状。中医学认为，本病病位在胞宫，与肾、肝、脾三脏及冲、任二脉功能失调有关。

根据月经周期异常可分为月经先期、月经后期和月经先后无定期。①月经先期：以月经周期提前 7 天以上，甚至半月余一行，连续 2 个月经周期为特点，又称经早；②月经后期：月经周期超过 35 天，连续 2 个月经周期以上，又称经迟；③月经先后无定期：月经周期或前或后，均逾 7 天以上，并连续 2 个月经周期以上，又称经乱。

依据经量变化分为月经过多和月经过少。①月经过多：以月经周期基本正常，经量明显增多，在 80mL 以上，或时间超过 7 天为主症；②月经过少：以月经周期基本正常，经量很少，不足 30mL，甚或点滴即净为主症。

按行经时间及经间期异常情况可分为经期延长和经间期出血。①经期延长：以月经周期基本正常，行经时间超过 7 天以上，甚或淋漓半月方净为主症；②经间期出血：以两次月经中间，在周期的第 12~16 天出现规律性少量阴道出血，出血持续 2~3 天或数日为主症。

【治疗】

（1）毫针治疗

◆月经周期异常

◎穴方　以子宫、关元、三阴交、交信为主穴。随症配穴：①月经先期，气不摄血加气海、足三里，血热内扰加中极、行间；②月经后期，血寒凝滞加归来、神阙；脾虚血亏加归来、膈俞；肝郁气滞加归来、太冲；③月经先后无定期，肝郁气滞加期门、太冲；肾气不足加肾俞、太溪。

◎选穴思路　月经周期异常主要与冲任失调密切相关，治疗以调理冲任，益肾调经为法，选穴以任脉穴及足少阴经穴为主。子宫、关元临近胞宫，理冲任、通调胞宫气血。三阴交通于足三阴经，可健脾疏肝益肾，为妇科理血调经要穴。交信为足少阴经穴，以调节经期恢复正常为特点。

◎操作方法　常规操作，于月经来潮前 5~7 日开始治疗，行经期间不停针，至月经结束为 1 个疗程。若经行时间不能掌握，可于月经干净之日起针灸，隔日 1 次，直到月经来潮。连续治疗

3~5 个月经周期。

◆月经量异常

◎穴方　以子宫、气海、血海、三阴交为主穴。随症配穴：①经量多，气不摄血加百会、足三里；阴虚血热加曲池、太溪；②经量少，肝血亏虚加肝俞、膈俞；阳虚血寒加命门、神阙；血瘀胞宫加太冲、归来。

◎选穴思路　月经量异常的治疗以调和气血为要，选穴以任脉及足太阴经穴为主。子宫、气海临近胞宫，理冲任、通调胞宫气血。气海主气，血海主血，两穴配合既可调理冲任，又可调理气血。三阴交调理三阴，调和经血。

◎操作方法　常规操作，于月经来潮前 5~7 日开始治疗。

◆行经时间及经间期异常

◎穴方　以子宫、气海、足三里、三阴交为主穴。随症配穴：①经期延长，气虚加脾俞、关元；虚热加曲池、太溪；血瘀加血海、内关；②经间期出血，肾阴不足加肾俞、太溪；湿热内蕴加中极、阴陵泉；血瘀胞络加血海、太冲。

◎选穴思路　行经时间及经间期异常的治疗以调理冲任，活血止血为要。子宫、气海临近胞宫，理冲任、通调胞宫气血。足三里、气海可益气摄血。断红为止经血的经验效穴。三阴交调理三阴经，健脾疏肝益肾，活血止血。

◎操作　常规操作，于月经来潮前 5~7 日开始治疗。

（2）其他治疗

◎耳针法　肝、脾、肾、子宫、皮质下、内分泌。毫针刺，用中度刺激；亦可用压丸法。

◎灸法　关元、气海、肝俞、脾俞、三阴交。用艾条温和灸。

◎皮肤针法　轻轻叩刺腰椎至尾椎、下腹部任脉、肾经、脾经、肝经循行线，以局部皮肤潮红为度。

【按语】

（1）针灸对功能性月经不调有较好的疗效。如是生殖系统器质性病变引起者应以治疗原发病为主，采取综合治疗措施。

（2）把握治疗时机有助于提高疗效。一般多在月经来潮前 5~7 天开始治疗，行经期间不停针，至月经结束为 1 个疗程。

（3）注意生活调养和经期卫生，如畅达情志、调节寒温、适当休息、忌食生冷和辛辣食物等。

二、崩漏

崩漏是指妇女不在行经期间阴道突然大量出血或淋漓不断的一种病证。其发病急骤，暴下如注，大量出血者为"崩"；病势较缓，出血量少，淋漓不绝者为"漏"。二者虽有不同，但其发病机理相同，且常常交替出现或相互转化，故概称"崩漏"。本病在女性的青春期或更年期、产后最为多见。崩漏常见于西医学的无排卵型功能失调性子宫出血，是由于调节生殖的神经内分泌机制失常引起的异常子宫出血，而全身及内外生殖器官无器质性病变存在。另外，其他原因如宫内节育环等引起的阴道不规则出血也属于中医学的崩漏范畴。

【相关疾病鉴诊】妇女不在行经期间阴道突然大量出血或淋漓不断者，可诊断为中医的崩漏。临床应对引起崩漏的原因进一步鉴别。

（1）无排卵型功能失调性子宫出血（简称功血）：临床表现各不相同，最常见的症状是子宫不规则出血，表现为月经周期紊乱，经期长短不一，经量不定或增多，甚至大量出血。出血期间一般无腹痛或其他不适，出血量多或时间长时，常继发贫血，大量出血可导致休克。根据出血的特点，临床包括以下 3 种情况。①月经过多：周期正常，经期延长（＞7 天）或经量过多（＞80mL）。②子宫不规则出血：周期不规则，经期延长，经量过多或正常。③月经过频：月经频发，周期缩短（＜21 天）。妇科检查子宫大小在正常范围，出血时子宫较软，除外全身性疾病及生殖道器质性病变。

（2）避孕器致子宫出血：常发生于放置节育环后一年内，尤其是最初 3 个月内，表现为经量增多、经期延长或周期间点滴出血。

【临床辨析】中医学认为，本病病位在胞宫，病变涉及冲、任二脉及肝、脾、肾三脏，病机主要是冲任损伤，固摄失司，以致经血从胞宫非时妄行。临床上常分为虚证和实证，虚证主要由脾肾亏虚，固摄无力所致；实证则因血热、湿热、肝郁、血瘀等导致经血妄行。量多而急、严重者称血崩，淋漓而下者称漏下。

【治疗】

（1）毫针治疗

◎**穴方**　以关元、血海、三阴交、隐白、断红为主穴。随症配穴：血热内扰加大敦、行间；气滞血瘀加血海、太冲；肾阳亏虚加肾俞、命门；脾虚加脾俞、足三里。

◎**选穴思路**　本病治疗以调理冲任，固崩止漏为法，选穴以任脉及足太阴经穴为主。关元属任脉，又与足三阴经交会，有通调冲任，固摄经血的作用。三阴交为足三阴经交会穴，可疏调足三阴之经气，以健脾益胃，调肝固肾，理气调血。血海为足太阴经要穴，可止血调经。隐白为足太阴经井穴，可健脾统血。断红为治疗崩漏的奇穴和经验效穴。

◎操作方法　关元，针刺时针尖向下斜刺，使针感传至耻骨联合上下。隐白多以麦粒灸，每穴9壮，血热者针刺。脾俞不可深刺。其他穴位按常规操作。气滞血瘀可配合刺络法；肾阳亏虚、气血不足可在腹部和背部施灸。

（2）其他治疗

◎皮肤针法　腰骶部督脉、足太阳经，下腹部任脉、足少阴经、足阳明经、足太阴经，下肢足三阴经，由上向下反复叩刺3遍，行中度刺激，每日1~2次。

◎头针法　额旁3线，头针常规刺法。

◎穴位注射法　气海、血海、膈俞、三阴交、足三里。每次选2~3穴，药用维生素B12或黄芪、当归注射液，每穴注射2mL，每日1次。

【按语】

（1）针灸对本病有一定疗效。但对于血量多、病势急者，应采取综合治疗措施。绝经期妇女如反复多次出血，应做相关检查以明确诊断，排除肿瘤致病因素。

（2）避免精神刺激，注意调畅情志，保持乐观情绪，积极配合治疗。生活要有规律，保证充足的睡眠，防止过度劳累。保持外阴清洁。

三、痛经

痛经是指妇女经期前后或经期中发生腹部疼痛，以致影响工作及日常生活的病症。其以经期或经行前后周期性出现小腹疼痛或痛引腰骶，甚至剧痛引起昏厥为主要特点。西医学将痛经分为生殖器官无明显异常的原发性痛经或功能性痛经，生殖器官存在子宫内膜异位症、盆腔炎及子宫颈管狭窄等病变的继发性痛经。原发性痛经常见于月经初潮后或未孕年轻妇女，婚后或分娩后多可自行消失，发病原因常与生殖器局部病变，内分泌、神经、精神因素等有关。本篇以讨论原发性痛经为主，继发性痛经可参考本篇进行治疗。

【临床诊断】以行经前后或月经期出现下腹疼痛、坠胀为主症者，可诊断为痛经。临床应分清原发性和继发性。

（1）原发性痛经：青少年期常见，多在初潮后1~2年发病；疼痛多自月经来潮后开始，最早出现在经前12h，以行经第1日疼痛最剧烈，持续2~3日后缓解，疼痛常呈痉挛性，部位在下腹耻骨以上，可放射至腰骶部和大腿内侧；可伴恶心、呕吐、腹泻、头晕、乏力等症状，严重时面色发白、出冷汗；妇科检查无异常发现。

（2）继发性痛经：在初潮后数年方出现症状，大多有月经过多、不孕、放置宫内节育环或盆腔炎病史，妇科检查可发现引起痛经的器质性病变，如子宫内膜异位症、子宫腺肌病、盆腔炎或宫颈狭窄等，必要时行腹腔镜检查有助于鉴别诊断。

此外，临床上应注意与以下情况或疾病相鉴别。①异位妊娠：停经后出现阴道流血，急性下腹痛，平时一般无痛经史，腹部检查下腹部有明显压痛，阴道检查和穿刺可确诊。②子宫肌瘤：痛经不是子宫肌瘤的主要症状，但黏膜下肌瘤在月经期可因刺激子宫收缩而发生痉挛性疼痛，多伴有月经过多、经期延长或不规则阴道流血，盆腔检查可发现子宫不同程度的增大、表面光滑或有结节状突起。子宫黏膜下肌瘤可通过诊断性刮宫探查，或 B 超、子宫碘油造影检查协助诊断。

【临床辨析】中医学认为，痛经多由情志不畅、肝气郁结、血行受阻或经期受寒、饮冷，以致寒湿客于胞宫，导致冲任受阻，气血运行不畅所致，亦可因气血虚弱、肝肾精血不足亏损而使胞脉失养而引发。其病位在胞宫，与冲、任二脉及肝、肾二脏关系密切。寒湿凝滞或肝郁血瘀，冲任二脉气血不畅，胞宫血瘀，"不通则痛"；肾虚或气血不足，冲、任二脉气血失和，胞宫失养，"不荣则痛"。

【治疗】

（1）毫针治疗

◎穴方　以关元、子宫、十七椎、三阴交、合谷为主穴。随症配穴：寒凝血瘀加神阙、归来；气滞血瘀加次髎、太冲、血海；肾气亏损加肾俞、太溪；气血不足加气海、足三里。

◎选穴思路　本病治疗以调理冲任，温经止痛为法，选穴以任脉、足太阴经穴及奇穴为主。关元临近胞宫，通于足三阴经，与三阴交共同调理任脉及脾、肝、肾三脏，配合谷，通络化瘀，调和气血而止痛。子宫与十七椎均是奇穴，可疏调胞宫气血，为治疗痛经的经验效穴。

◎操作方法　先针刺远端穴合谷、三阴交，行较强刺激；后取小腹及背腰部穴位。腹部穴位可用灸法或温针灸，尤其适宜于寒凝血瘀、肾气亏损和气血不足所致者。发作期每日可治疗 1~2 次，间歇期可隔日 1 次，月经来潮前 5~7 天开始治疗。

（2）其他治疗

◎皮肤针法　叩刺腰骶部夹脊穴、八髎穴和下腹部相关腧穴，中度刺激，以皮肤潮红为度。

◎耳针法　内分泌、内生殖器、肝、肾、皮质下、神门。每次选 3~5 穴，毫针刺，用中度刺激，留针 15~30min；亦可用埋针法、压丸法。

◎灸法　关元、水道、曲骨、三阴交、肾俞、次髎。根据症状每次选3~5穴，用艾条温和灸，每次20min左右，每日1次；或用艾炷隔姜灸，艾炷如蚕豆大，每穴灸2~4壮。

◎电针法　腹部或下肢穴1对，用较高频率通电10~15min。

【按语】

（1）针灸主要用于原发性痛经的治疗，对重度或中度疼痛具有明显的止痛作用，治疗后也会使下个月经周期的疼痛发作减轻。经过3~4个月经周期的治疗，部分患者能够治愈。针灸对少数继发性痛经在配合治疗原发病的同时，也能够使疼痛缓解。

（2）应重视精神心理治疗，阐明月经时轻度不适是生理反应，消除紧张和顾虑有缓解痛经的效果。

四、乳癖与乳房纤维瘤

乳癖是乳房部位出现无粘连的、形状不同、大小不等的硬结肿块，病程可达数年至数十年之久，多发于20~50岁的女性，常与月经周期及情志变化密切相关。乳癖相当于西医的乳腺增生病，是乳腺间质或小叶实质发生非炎症性的散在的结节样良性增生病变。西医学对本病的病因目前尚不十分清楚，认为乳腺囊性增生的发病与精神因素有明显关系，同时与体内黄体素分泌减少、雌激素分泌过多有一定关系；病理上，乳房内散见囊状扩张的乳管，囊壁上皮细胞和囊周有结缔组织增生。乳房纤维腺瘤也与雌激素的刺激有直接关系，病理上可见腺泡上皮、乳管、纤维组织的单项或复合增生。

【相关疾病鉴诊】

（1）乳腺囊性增生：中青年女性多在无意中发现乳房有肿块，在一侧或两侧发生多个大小不等、圆形、质韧的结节，可局限于乳房的一角，也可分散于整个乳房。结节与皮肤、深部组织无粘连，可被推动，与周围组织分界不甚清楚，腋窝淋巴结无肿大，生长缓慢，可数年内无变化。早期有不同程度的乳房胀痛，在月经前3~4天为甚，月经来潮则乳痛可消失，具有随情绪波动和月经周期发生变化等特点。有时由乳头溢出少量绿色、棕色或血性液体。钼钯X线乳房摄片、冷光源强光照射、液晶热图像等检查有助诊断。必要时可做组织病理学检查。

（2）乳腺纤维腺瘤：青年女性多在乳房外上方发现一个或多个扁平肿块，多呈单发性，少数多发，质地坚韧，与周围组织不粘连，生长缓慢，妊娠期可迅速增大，大多数患者无疼痛，少数可有轻微刺痛或胀痛。月经周期对肿块大小并无影响。少数病例有恶变的可能。

此外，临床上还应注意与以下疾病相鉴别。①乳房结核：乳房局部出现一个或多个结块，大小不等，边界不清，柔韧不坚，推之可动，日渐蔓延扩大，变软溃破成漏。②乳癌：乳房结块多不规则且质硬，表面不光滑，边界不整齐，与周围组织粘连。

【临床辨析】中医学认为，本病与肝郁气滞和冲任失调有关，加之痰浊凝结于乳房而发病，病位在足阳明经者，可兼见眩晕、脘闷、恶心；病位在足少阳经者，可兼见胸闷胁胀，叹息则舒，脉弦；病在手少阴经和手阳明经别者，可兼见手心热、潮热、颧红。

【治疗】

（1）毫针治疗

◎穴方　以膻中、乳根、屋翳、天宗、肝俞、胃俞、足三里为主穴。随症配穴：肝郁气滞加太冲、肩井；痰湿阻络加中脘、丰隆；冲任失调加公孙、三阴交。胸闷胁胀加行间、侠溪；眩晕、脘闷加中脘、丰隆；潮热加列缺、太溪；乳胀加液门、少泽；膺胸痛加太渊。

◎选穴思路　本病治疗以化瘀散结，调理冲任为法，选穴以任脉、足阳明经及背俞穴为主。足阳明经为多气多血之经，经脉循行过乳房，故取乳根、屋翳及足三里调和气血，通络化痰，散结消癖。膻中为气之会，位于两乳之间，具有理气解郁的功效。天宗位于背部，前应乳房，点刺出血有助于散结化瘀消癖。肝俞、胃俞可疏肝和胃，理气化痰。膻中、肝俞，一属任脉穴，为气会，一为背俞穴，肝藏血，冲脉为血海，因此，两穴相配可调冲任、行气血。

◎操作方法　膻中向患侧乳房平刺，乳根、屋翳向乳房肿块方向平刺并用电针，天宗点刺出血或刺络拔罐。余穴按常规操作。若乳房胀痛与月经周期明显相关，应在月经来潮前 1 周开始针刺治疗。

（2）其他治疗

◎解剖结构针刺法　针刺胸大肌、胸小肌、冈下肌。触诊肌肉硬结处，贯刺，不留针。在肿块上散刺 3~5 针，进针 1.3~1.5cm，行捻转刮针手法，对肿块的消散有一定的作用。

◎皮内针法　屋翳。将皮内针由内向外平刺入皮下，以患者活动两臂不觉胸部疼痛为宜，胶布固定，留针 2~3 天，留针期间每日按压 2~3 次。

◎耳针法　内分泌、交感、皮质下、乳腺、垂体、卵巢、肝。毫针刺，用中度刺激；亦可用压丸法。

◎灸法　乳房阿是穴（肿块）、膺窗、乳根、肩井。用葱白或大蒜捣烂敷患处，艾条灸 10~20min，每日 1 次；或用艾条熏灸膺窗、乳根、肩井穴，每穴 5~l0min。

◎激光照射法　膻中、乳根、肩井、内关、少泽、足三里、阿是穴（肿胀及硬块处）。用 He-Ne 激光仪，每穴照射 5min，每日 1 次，6 次为一疗程。

【按语】

（1）针灸对本病有良好的疗效，可使肿块缩小或消失，但疗程较长，可配合乳房按摩，以提高疗效。治疗还可以根据月经周期，择日进行针刺，一般认为在月经后第6~8天、13~15天、22~27天为最佳治疗时间。

（2）少数病例有恶变的可能，患者要有定期自我检查的意识，必要时应及时进行手术治疗。

（3）本病的防治十分重要，要保持精神愉快，避免情绪焦躁和发怒。

五、急性乳腺炎

急性乳腺炎是细菌侵入乳腺和乳管组织引起的乳房感染，多发生于产后哺乳期的妇女，尤以初产妇为多见，发病一般在产后3~4周，多因产后乳汁淤积，或哺乳时婴儿吮破乳头，导致细菌沿淋巴管、乳管侵入乳房，继发感染而成。乳汁淤积是本病的重要原因，而产妇乳头发育不良妨碍哺乳，或乳管不畅影响排乳，以及每次授乳不能将乳汁完全排空均可引起乳汁淤积而导致急性乳腺炎。

【临床诊断】哺乳期出现乳房红肿热痛，并伴有高热寒战，应考虑乳痈即急性乳腺炎。初起乳房局部肿胀疼痛，乳汁排出不畅，乳房可触及边界不清的肿块，表面皮肤发红或不变色，压痛明显，伴畏寒发热。炎症继续发展，局部红肿热痛等症状日趋严重，可伴有腋下淋巴结肿大压痛，高热不退。一般7~10天后，若感染逐渐局限，则形成脓肿，触诊可有波动感。脓肿位置愈浅波动愈明显，位置较深的脓肿，波动不明显。脓肿溃破或手术切开后，脓出通畅，肿消痛减，身热减退，疮口逐渐愈合。注意仔细检查乳头有无擦伤、皲裂。B超检查有助于对深部脓肿的定位。血常规检查可见白细胞总数及中性粒细胞数量明显增高。

【临床辨析】中医学认为，本病病位主要在胃、肝两经，基本病机是胃热肝郁、火毒凝结。依据病程及表现特点分为以下3期。①气滞热壅（瘀乳期）：乳房胀痛，结块或有或无，局部皮肤微红，乳汁排出不畅，伴恶寒发热、口渴、纳差、大便秘结；②热毒炽盛（成脓期）：乳房胀痛剧烈，肿块逐渐增大，皮肤焮红灼热，触痛明显，经7~10天，脓肿形成，触之有波动感，可伴壮热口渴、小便短赤、大便秘结；③正虚邪恋（溃脓期）：经切开或自行破溃后肿消痛减，寒热渐退，疮口渐愈合。如脓肿破溃后，脓液排出不畅，或脓液稀薄，疮口经久不愈，亦可再现高热，伴周身乏力，面色少华，纳差。

【治疗】

（1）毫针治疗

◎穴方　以膻中、乳根、期门、肩井、少泽为主穴。随症配穴：瘀乳期加太冲、曲池；成脓期加阿是穴、内庭、大椎；溃脓期加胃俞、足三里。火毒甚者加内庭、行间；乳房胀痛甚者加肝俞、天宗；发热加风池、尺泽。

◎选穴思路　本病因火毒郁结乳络而致，因此，治疗以清热散结，通乳消肿为法。膻中、乳根、期门三穴均邻近乳房，膻中为气之会穴，乳根属胃经，可宽胸理气，疏通乳络，缓急止痛；期门属肝经，善疏肝理气、化滞散结。肩井邻近乳房，为治疗乳疾的经验效穴。少泽可通乳，有助乳络之通畅。

◎操作方法　膻中向患侧乳房平刺；乳根向上刺入乳房底部；期门沿肋间隙向外斜刺或刺向乳房；肩井针尖向前或后下方刺入；少泽点刺出血。病情较重者每日 2 次。成脓期可在痈肿局部选阿是穴，用火针刺入，排尽脓血。

（2）其他治疗

◎灸法　适用于急性乳腺炎初发期。将葱白或大蒜捣烂，平铺在痛处阿是穴，点燃艾条灸10~20min ；而后温和灸肩井、乳根，每穴 5~10min，每日 2 次。

◎挑治法　在肩胛骨下部或脊柱两旁寻找红色疹点，红疹直径约为 0.5mm，不高出皮肤，颜色鲜红，指压不褪色，稀疏散在，数量不等。常规消毒后用三棱针挑破红疹，使之出血少许，后加拔火罐。

【按语】

（1）本病发病初期采用针灸治疗效果较好。针刺后可用大鱼际及手指指腹从乳房根部向乳头方向轻轻按摩，然后提拉乳头，轻揉乳晕以排出残乳。

（2）及时治疗乳头皲裂，避免挤压乳房。哺乳期要养成良好的哺乳习惯，定时哺乳，每次哺乳应将乳汁吸尽，或用吸乳器抽吸干净，防止乳汁淤积。断乳时应先逐渐减少哺乳次数和时间，再行断乳。

（3）对有高热，乳房肿痛明显，局部检查有波动感的，应考虑有脓肿形成，应立即抽吸排脓或手术切开引流，否则可能引起脓毒血症。

六、子宫脱垂

子宫脱垂是指子宫从正常位置沿阴道下降至坐骨棘水平以下，甚至全部脱出阴道口外。本病常并发阴道前、后壁膨出及膀胱膨出，多因生育过多、不合理的接生、产后过早参加重体力劳动、身体过度消瘦，或有慢性咳嗽，或经常便秘致使腹压增高等导致发病。

【临床诊断】当患者自诉有球形物自阴道内脱出，咳嗽、走路时加重，轻者肿物脱出不大，经平卧休息后能自动回纳，重者脱出肿物较大，平卧休息后亦不能自行回纳，多数患者伴腰骶部酸痛，带下量多等症状，即可诊断为中医的阴挺。临床上要应进一步分清子宫脱垂的程度。患者取截石位，嘱其向下屏气，当腹压增加时，观察其子宫颈的位置。①Ⅰ度：子宫体下降，子宫颈外口位于坐骨棘水平以下，但未脱出阴道口外；②Ⅱ度：轻者，子宫颈已露于阴道口或脱于阴道口外，但子宫体仍在阴道口内；重者，子宫颈及部分子宫体脱出阴道口之外；③Ⅲ度：整个子宫全部脱出阴道口外。根据临床子宫下脱、小腹下坠等症状及体征，经过妇科检查可以明确诊断。

此外，临床上应注意与以下疾病相鉴别。①子宫黏膜下肌瘤及宫颈肌瘤：有肿物从阴道或宫颈突出，分泌物增多等表现，但这两种病好发于30岁以上女性，并有不规则的阴道出血史，妇科检查在脱出的肌瘤表面找不到宫颈口，阴道检查在肌瘤的一侧或周围可触及宫颈边缘。②单纯宫颈延长：表现为有肿物从阴道突出，但多发生于未产妇，妇科检查见宫颈长，阴道前后壁支持力良好且无膨出，阴道穹隆及宫体位置正常，妇科检查当患者屏气时，宫颈不下降。

【临床辨析】中医学认为，本病的基本病机是气虚下陷，无论是中气不足或肾气亏虚，都可致冲任不固，带脉失约，无力系胞而造成脱垂。

【治疗】

（1）毫针治疗

◎穴方　以子宫、维道、气海、曲骨、百会为主穴。随症配穴：气虚加足三里、三阴交；肾虚加关元、大赫、照海。

◎选穴思路　本病治疗以益气升提，补肾固脱为法，选穴以局部穴及任脉、督脉穴为主。维道是足少阳、带脉之会穴，子宫为经外奇穴，两穴配合有收摄胞宫之功效。气海、曲骨在小腹部，可益气固脱，提摄胞宫。百会有升阳举陷之用，是"下病高取"，有"陷者举之"之意。

◎操作方法　子宫穴向曲骨横刺4~5cm，针感传至阴道并有上抽感。维道、气海向曲骨方向斜刺2~3cm，使针感放散到会阴部，单方向捻转，使肌纤维缠绕针身后，缓慢提针柄，使患者有子宫上提收缩感为宜，留针过程中令患者收腹，深吸气，可增强针刺效果。百会针刺后可加用艾条行温和灸。

（2）其他治疗

◎灸法　百会、气海、关元、三阴交。麦粒灸或隔药饼灸，每穴灸5~7壮，隔日1次。灸法治疗本病效果较佳。

◎电针法　子宫、维胞。针刺子宫、维胞时针尖向外阴方向，使针感扩散至会阴部，使患者有子宫上提收缩感。接电针仪，取断续波或疏密波，通电 10~15min，隔日 1 次。

◎耳针法　内生殖器、皮质下、交感、脾、肾。毫针刺法，或埋针法、压丸法。

【按语】

（1）针灸对于Ⅰ度、Ⅱ度子宫脱垂效果较明显，对Ⅲ度子宫脱垂也有一定疗效。针刺前可把脱出阴道口外的子宫推入阴道，同时垫高臀部，针后做胸膝卧式 20min，效果将更佳。

（2）针灸治疗的同时，应指导患者做提肛肌运动。具体方法：自然坐位，做肛门收缩的动作，继而放松，一松一紧，每日早晚各 1 次，每次 5~15min。

（3）积极治疗引起腹压增高的病变，如慢性支气管炎、习惯性便秘等。产后 3 个月内应尽量避免久蹲及担、提重物。哺乳期不宜超过 2 年，以免导致子宫及其周围组织萎缩，引发阴挺。

七、不孕症

凡育龄妇女，婚后夫妇同居 1 年以上，配偶生殖功能正常，未避孕而未能怀孕者，或曾有孕育，而又 1 年以上未怀孕者，称为不孕症。前者为原发性不孕，后者为继发性不孕。现代医学认为，引起女性不孕的原因有卵巢（下丘脑 - 垂体 - 卵巢系统功能紊乱）、输卵管、子宫体、宫颈、阴道和精神等方面的因素，还有因性器官外因素及部分妇女血清中含有抗精子抗体而不孕者。由于卵巢功能低下或卵巢内分泌障碍，以及下丘脑、垂体、卵巢之间内分泌平衡失调引起月经异常、无排卵月经或黄体功能不全所致的不孕占有很大的比例。

【临床诊断】育龄妇女，婚后夫妇同居 1 年以上，有正常性生活并未避孕而未能怀孕者，或曾有孕育，而又 1 年以上未怀孕者，可诊断为不孕症。要了解女方的月经史、分娩史及流产史、有无生殖器感染、性生活情况、是否采取避孕措施等，还要进行体格检查、卵巢功能检查、性交后试验，必要时进行腹腔镜、宫腔镜、免疫等检查，以查明原因。妇科检查有基础体温、基础代谢率测定和体内雌激素、孕激素测定，以及诊断性刮宫、输卵管通畅试验、宫颈黏液检查等，有助于本病的诊断。

临床上应注意男方因素导致的不孕症，了解男方有无慢性病、结核、腮腺炎、附睾炎、睾丸炎等病史，有无接触铅、磷或放射线。还应做外生殖器、睾丸等局部检查和精液检查。

【临床辨析】中医称原发性不孕为"全不产""无子"，称继发性不孕为"断绪"，认为本病病位在胞宫，与任、冲二脉及肾、肝、脾关系密切，基本病机为肾气不足，冲任气血失调。

（1）毫针治疗

◎穴方　以关元、肾俞、归来、次髎、三阴交为主穴。随症配穴：肾虚加太溪、命门；肝气郁结加太冲、期门；痰湿阻滞加阴陵泉、丰隆；瘀滞胞宫加血海、膈俞。小腹冷加灸神阙；小腹痛加气冲；小腹胀加筑宾。

◎**选穴思路**　肾藏精，主生殖，肾气旺盛，精血充足，冲任调和，乃能摄精成子。本病治疗以温养肾气，调理冲任气血为主，选穴以局部穴为主。关元为任脉穴，位近胞宫，与肾俞配用可补肾经气血，壮元阴元阳，针之调和冲任，灸之温暖胞宫。归来为局部取穴，可化瘀滞而通胞络。次髎位于骶部，邻近胞宫，能行瘀通络，调经助孕。三阴交为肝、脾、肾三经交会穴，可健脾化湿，补益肝肾，疏经通络，调理冲任。

◎**操作方法**　在月经周期第12天开始针刺，连续治疗3天，每日1次，留针15~30min。月经期和增殖期，根据辨证取穴治疗，隔日治疗1次。虚证施以补法，实证施以泻法。黄体期宜配合采用艾灸，也可用隔附子饼灸，或用艾炷直接灸。

（2）其他治疗

◎**耳针法**　内生殖器、盆腔、肾、肝、内分泌、皮质下。毫针刺法，或压丸法。

◎**穴位埋线法**　双侧三阴交穴。按埋线法常规操作，植入羊肠线，每月1次。

◎**穴位注射法**　同毫针治疗处方。每次选2穴，药用当归注射液、绒毛膜促性腺激素等，每穴注入1~2mL，从月经周期第12天开始治疗，每日1次，连续治疗5次。

◎**灸法**　神阙、关元、中极、足三里、三阴交。每次选腹部、下肢各1穴灸。神阙用隔盐灸，余穴用隔附子饼灸。每个月经周期第14天左右开始治疗，连续5次。平时也可用艾条温和灸气海或中极15~20min，隔日1次。

◎**电针法**　子宫穴。接电针仪，用疏密波刺激15~30min，频率为10~20Hz，以患者感舒适为度。

【按语】

（1）不孕的治疗以调经为先，促排卵又是调经的关键。针刺促排卵常用腹部腧穴，在月经周期第12天开始针灸，能够有效促排卵，如不失时机地把握受精时间，多数患者可以达到受孕的目的。

（2）针灸对非器质性原因引起的不孕症治疗效果良好。引起不孕的原因很多，男女双方皆应查明原因，对症治疗。

八、多囊卵巢综合征

多囊卵巢综合征是以闭经、不孕、多毛、肥胖及黑棘皮症等为主症的一种妇科较为常见的疾病。主要表现为无排卵而引起不孕及月经失调，绝大多数表现为继发闭经，闭经前常有月经周期稀疏或月经量过少，少数为功能失调性子宫出血。此外，可有雄激素分泌过多的有关症状，如多毛与男性化，也可出现肥胖。

【临床诊断】①稀发排卵或无排卵：临床表现为闭经、月经稀发、初潮 2~3 年不能建立规律月经周期以及基础体温呈单相，有时月经周期规律者并非有排卵性月经。②高雄激素的临床表现和（或）高雄激素血症：临床表现有痤疮、多毛，高雄激素血症者血清总睾酮、游离睾酮指数或游离睾酮高于检测单位实验室参考正常值。③卵巢多囊性改变：B 超检查可见一侧或双侧卵巢直径 2~9mm 的卵泡 ≥ 12 个，和（或）卵巢体积 ≥ 10mL。符合上述 3 项中任何 2 项者，即可诊断为本病。

【临床辨析】中医学认为，本病多与禀赋不足、饮食不节、七情内伤等因素有关，基本病机以肾虚、冲任失调为本，痰湿、血瘀、湿热阻滞为标。

【治疗】

（1）毫针治疗

◎穴方　以肾俞、关元、三阴交、丰隆为主穴。随症配穴：肾气亏虚加太溪、命门；痰湿内蕴加脾俞、阴陵泉；气滞血瘀加太冲、血海；肝经湿热加中极、行间。胸胁胀痛加内关、膻中。

◎选穴思路　本病基本病机为肾虚和痰瘀，故取肾的背俞穴肾俞，补益肾之精气以治其本。关元属于任脉与足三阴经的交会穴，可益肾元，调冲任。三阴交为足三阴经的交会穴，可健脾疏肝，理气化瘀。丰隆为足阳明经络穴，可化痰除湿。

◎操作方法　针刺以泻法为主，治疗从月经周期第 5 天开始，每日 1 次，连续 5~7 天。

（2）其他治疗

◎穴位注射法　选穴参照毫针治疗，每次选 2 穴，药用胎盘注射液、当归注射液等，每穴注入药液 1~2mL，隔日 1 次。

◎穴位埋线法　三阴交。按埋线法常规操作，植入羊肠线，每月 1 次。

【按语】

（1）针灸对本病引起的月经失调、闭经、不孕、肥胖等临床症状有一定疗效。治疗上先调经，继则改善卵巢功能。

（2）本病的具体治疗可根据月经周期论治。生活起居要规律，适当运动控制体重，调整饮食。

第六节　儿科病症

一、疳证

疳证是由喂养不当或受疾病影响，导致脾胃受损、气液耗伤、生长发育迟缓的慢性疾病，多见于 5 岁以下的小儿，主要表现为渐进性皮下脂肪减少、体重下降、水肿、肌肉萎缩，以及生长发育停滞，常伴有全身各系统不同程度的功能紊乱。西医学所指的小儿营养不良与"疳证"相似。由于摄入食物的绝对量不足或食物不能被吸收利用，也可因过度消耗而使相对量不足，以致不能维持正常的新陈代谢，从而形成消耗自身组织的慢性综合征。本病主要是由于喂养不当与小儿自身的疾病所致，如母乳不足或急慢性疾病、寄生虫等，均可造成摄入量少，同时也增加了代谢与消耗，以至营养物质的消化、吸收、利用障碍而造成营养不良。其主要发病机理为新陈代谢异常，主要是蛋白质、脂肪、糖、水、盐、各种维生素及微量元素等的代谢异常，以及组织器官功能低下。

【临床诊断】疳证主要见于小儿营养不良，是能量或蛋白质不足引起的一种慢性营养缺乏性疾病。早期仅根据症状和体重测定，很难确诊，但可以与正常小儿体重标准进行比较。对身材矮小的患儿，主要从皮下脂肪厚度和临床表现进行判断。由于临床症状复杂，尽量查明发病原因，并结合实验室血细胞、血清蛋白和大便虫卵等检查，以帮助诊断。其主要诊断依据如下。①有喂养不当、吸收不良或慢性疾病史；②消瘦，体重减轻，皮下脂肪减少或消失，甚至肌肉萎缩，生长发育停滞，同时可出现全身各脏器和免疫功能紊乱，按程度不同，分为轻、中、重 3 度；③常有贫血、各种维生素缺乏症、营养不良性水肿，易并发各种感染和低血糖症；④根据 WHO 参考值（标准差法）进行体格测量，是评估营养不良的重要指标。临床应注意和肠寄生虫病相鉴别，后者常见食欲异常，或嗜食无度，不知饥饱，或嗜食异物，腹部胀大，由于消瘦而青筋暴露，经常有腹痛，睡中磨牙。

【临床辨析】中医学认为，疳证的发生多因喂养不当、病后失调、禀赋不足、感染虫疾等所致，病位主要在脾、胃，可涉及心、肝、肺、肾。基本病机为脾胃受损，气血津液亏耗。初见脾胃失和，纳化失健，发为疳气；继之脾胃虚损，积滞内停，而为疳积；后期脾胃虚衰，津液消亡，气血两败，终致干疳。

【治疗】

（1）毫针治疗

◎穴方　以中脘、脾俞、足三里、四缝为主穴。随症配穴：疳气加章门、胃俞；疳积加天枢、下脘、三阴交，若见大便下虫加百虫窝；干疳加神阙、气海、膏肓。

◎**选穴思路**　本病关键在于脾胃运化功能失调，因此，治疗以健运脾胃，化积消疳为法。胃的募穴中脘、胃的下合穴足三里，合以脾的背俞穴脾俞，可健运脾胃，调理中焦，消食导滞，化积消疳。四缝为经外奇穴，是治疗疳积的经验效穴。

◎**操作方法**　毫针刺中脘、足三里用补法，是否留针应视患儿配合程度来决定，一般对婴幼儿采取速刺不留针。治疗 1 周食欲、睡眠无明显改善时加刺四缝，局部严格消毒后，用三棱针或较粗毫针，迅速刺入 2~3mm，出针后轻轻挤出液体，并用消毒干棉球擦干。每周 1 次，两手交替。四缝穴位于第 2~5 指掌侧，近端指关节的中央，也可将远端指关节中央定为"上四缝"，将指掌关节处定为"下四缝"，刺法与四缝相同，可交替使用。实证可每日治疗 1 次，10 次后可改为每周 1~2 次，10 次为一疗程。

（2）其他治疗

◎**捏脊法**　脊柱及其两侧。由下而上用两手行捏法 3~5 遍。

◎**灸法**　中脘、神阙、足三里、肺俞、膏肓、肾俞。每次分取前后 2 组穴，艾条温和灸每次 5~l0min，以皮肤潮红为度；或用艾炷隔姜灸，每穴灸 2~4 壮，隔日 1 次。适用于 Ⅱ ~ Ⅲ度营养不良。每 3 月为一疗程。

◎**耳针法**　脾、胃、大肠、肾、交感、神门。每次选 3~4 穴，压丸法，每日饭前给患儿按揉 3~5min，以耳郭轻度发红为度。

◎**皮肤针法**　从上而下轻轻叩刺夹脊（T7~L5）、脾俞、胃俞，每次叩打 2~3 遍，以皮肤微红为度，隔日 1 次。

◎**穴位贴敷法**　神阙。用桃仁、杏仁、生山栀、大黄、芒硝各 6g，共研细末，葱白捣烂，加鸡蛋清、面粉适量，调成膏状贴敷，24h 后取下。

【按语】

（1）疳证为针灸的适应证之一，古今临床皆有丰富经验，多数患儿发病早期单用针刺有助于痊愈，尤其是用三棱针或粗毫针点刺四缝穴，挤出少量黄白液体是行之有效的方法。针刺除用四缝外，还应辨别虚实从整体调整，才可取得满意疗效。

（2）因其他慢性疾病所致者，如肠寄生虫、结核病等，应积极治疗其原发病，身体可望逐步康复。

（3）提倡母乳喂养，注意饮食定时定量，合理补充营养，纠正不良饮食习惯，对本病康复至关重要。

二、遗尿

遗尿是指年满 3 周岁以上的小儿睡眠中小便自遗，醒后方觉的一种病症。西医学认为正常排尿机制在婴儿期由脊髓反射完成，之后建立脑干 – 大脑皮层控制，至 3 岁可控制排尿。临床按照病因可分为原发性和继发性两类。原发性遗尿症较多见，无明显尿路或神经系统器质性病变，部分患者有家族史，多因控制排尿的能力发育迟滞所致。患儿健康状况一般欠佳，疲倦、过度兴奋紧张、情绪波动等都可使症状加重，有时会自动减轻或消失，亦可复发。约 50% 的患儿可于 3~4 年内发作次数逐渐减少而自愈，也有一部分患儿持续遗尿至青春期，往往造成严重的心理负担，影响正常生活与学习。继发性遗尿大多与神经系统疾病或泌尿系疾病有关。若小儿因贪玩少睡、过度疲劳、睡前多饮等偶然尿床不作病论。

【临床诊断】若 3 岁以上小儿仍频繁发生睡眠中小便自遗，可诊断为遗尿。临床应分辨病因，鉴别原发性与继发性遗尿。

（1）原发性遗尿：患儿出现遗尿，但无明显尿路或神经系统等器质性病变。

（2）继发性遗尿：病因复杂，患儿遗尿是由明显的泌尿系统疾病或神经系统病变等引起，如癫痫、脑病、脊膜膨出、腰骶椎隐裂等，以及泌尿道畸形、感染，尤其是膀胱炎、尿道炎等可引起继发性遗尿现象。实验室检查（尿常规、尿培养）及 X 线片观察有无脊柱裂，膀胱尿道造影观察有无下尿路梗阻等有助于诊断病因。继发性遗尿在处理原发疾病后症状即可消失。

【相关疾病鉴诊】临床上应注意与尿失禁相鉴别。两者的主要区别在于清醒状态下能否有正常排尿，尿失禁患者在清醒时仍不能控制尿液，而遗尿患者在清醒时能够控制尿液，两者不难鉴别。充溢性尿失禁虽然也多出现在夜间睡眠时，但其膀胱极度充盈，B 超膀胱时残余尿很多。少数遗尿患儿同时可有尿频、尿急、尿失禁等症状，应与真性尿失禁相鉴别。

【临床辨析】中医学认为，遗尿的病位在膀胱，多由肾气不足、下元虚寒，或脾肺气虚，或肝经湿热等导致膀胱约束无权而发生。

【治疗】

（1）毫针治疗

◎穴方　以气海、关元、肾俞、膀胱俞、三阴交为主穴。随症配穴：肾气不足加命门、太溪；脾肺气虚加脾俞、肺俞；肝经湿热加行间、阴陵泉。

◎选穴思路　本病治疗以健脾益气，固肾止遗为法，选穴以任脉、足太阴经穴及背俞穴为主。气海、关元、肾俞，可益气固肾，补养先天，增强膀胱的气化、固摄功能。膀胱俞可调理膀胱，固脬止遗。三阴交可健脾益气，补益后天，以助膀胱之约束能力。

◎操作方法　气海、关元直刺或向下斜刺，使针感下达阴部为佳。肾俞、膀胱俞、关元、气海可配合温针灸或隔附子饼灸。如遇不易合作的幼儿，则不宜深刺或留针，一般采用浅刺、速刺的方法进行治疗。

（2）其他治疗

◎皮肤针法　叩刺夹脊（T11~L2）、肾俞、气海、曲骨、三阴交，以皮肤发红为度，每日 1 次。

◎灸法　百会、关元。用艾条回旋灸，每穴灸 5~10min，每日 1 次。

◎头针法　额旁 3 线、顶中线。缓缓进针后，反复行针 5~10min。

◎耳针法　肾、膀胱、皮质下、尿道。毫针刺法，每日针刺留针 30min，两耳交替，一般连续治疗 5 天，以后每周针刺 1 次，以巩固疗效；亦可用压丸法。

◎激光照射法　取穴同体针基本方。使用低功率 He-Ne 激光仪对准相应穴位照射，时间 20~30min。

◎拔罐法　次髎。拔罐，留置 10min。

【按语】

（1）针灸治疗本病疗效确切。对患儿要耐心教育，增强其自信心，体贴关心，不要责难，避免其产生恐惧、紧张和自卑感。治疗初期夜间可按时唤醒患儿排尿，以后逐渐养成临睡前排尿及早起排尿的习惯。

（2）治疗期间，嘱患儿白天勿过度疲劳，减少活动量，傍晚后控制饮水。应培养患儿白天有意识憋尿，控制排尿，以锻炼膀胱储尿功能。

三、小儿脑性瘫痪

小儿脑性瘫痪是指婴儿出生前到出生后 1 个月内，由于各种原因导致的非进行性脑损害综合征，常称小儿脑瘫，主要表现为先天性运动障碍及姿势异常，包括痉挛性双侧瘫、手足徐动症等锥体系与锥体外系症状，可伴有不同程度的智力低下、语言障碍及癫痫发作等。西医学认为引起小儿脑瘫的原因较多，凡是对患儿中枢神经系统的伤害，或在出生前，母体经受包括感染、代谢障碍、先兆流产、早产、多胎妊娠、接触某些化学药物、放射线等；或在围产期，发生如胎盘早剥、脐带脱垂或绕颈、难产所致胎儿窒息、颅内出血等；或在出生后头部外伤、感染、核黄疸等，都可以引起胎儿脑发育障碍。本病病变部位主要在锥体系，同时可累及到锥体外系、小脑，甚至脑干、脊髓；可引起脑组织的软化、坏死、囊变，或脑发育不良、脑畸形和脑萎缩等。小儿脑瘫系脑部病变所致，对已经受损的脑组织，目前无特效药物治疗。如能早期诊断，采取综合措施，可减轻运动功能障碍。轻症脑瘫，智力正常或接近正常，瘫痪程度不严重者预后较好；如瘫痪严重，智力低下，一般很难恢复。

【临床诊断】①婴儿期出现的中枢性瘫痪；②可伴有智力低下、惊厥、行为异常、感知觉障碍及其他异常；③除外进行性疾病所致的中枢性瘫痪及正常小儿一过性运动发育落后。

临床分类方法繁多，目前主要按肌紧张、运动姿势异常症状分为6个类型。①痉挛型：表现为肢体的异常痉挛，下肢呈"剪刀状"交叉和马蹄内翻足，常伴智能、情绪、语言障碍和癫痫等，占脑瘫的60%~70%，多数为大脑皮质运动区及椎体束受损。检查可见锥体束征，牵张反射亢进。常见于低出生体重和窒息儿。②强直型：表现为肢体僵硬，活动减少，被动运动时四肢屈伸均有持续抵抗，牵张反射呈特殊亢进，常伴智能、情绪、语言障碍以及斜视、流涎等。③手足徐动型：又称不随意运动型，约占脑瘫的20%，表现为难以用意志控制的四肢、躯干或颜面舞蹈样或徐动样的不随意运动，发声器官受累时可有语言障碍；病位主要在基底节、小脑齿状核等锥体外系，常见于新生儿窒息、核黄疸者等。④共济失调型：约占脑瘫的5%，以小脑功能障碍为主要特点，表现为肌张力减低，步态不稳，肌肉收缩不协调，行走时躯干不稳伴头部略有节律的运动（蹒跚步态），可伴智能障碍及感觉异常。⑤肌张力低下型：表现为随意运动和不随意运动均缺乏，肌张力低下，四肢呈软瘫状，关节活动幅度过大，运动障碍严重，不能竖颈和维持直立位；常伴智力和语言障碍，常为脑瘫婴儿早期症状，以后多转为不随意运动型。⑥混合型：以上两型或两型以上混合存在。

总之，早期根据肌肉张力增强，运动发育迟缓，姿势、反射、肌力异常等可进行诊断。通过体格检查可确定运动障碍的类型，从病史及CT扫描可推测致病原因。

【相关疾病鉴诊】临床上应注意与以下疾病相鉴别。①脑白质营养不良：为染色体隐性遗传，起病于1~2岁或更晚，症状进行性加重，表现为步态不稳、痉挛性双侧瘫痪、癫痫发作、语言障碍、视神经萎缩，最终呈去大脑强直。脑脊液蛋白升高，尿或白细胞的特殊检查可见芳基硫酸脂酶缺乏。②婴儿型脊髓性肌萎缩：表现为患儿智力正常，膝腱反射难以引出，肌张力低下。脑性瘫痪则表现为智力低下，腱反射亢进。肌张力低下型脑性瘫痪患儿随年龄增长肌张力逐渐增强。③脊髓–小脑共济失调综合征：症状随年龄增长而逐渐加重，呈进行性、退行性改变，而共济失调型脑瘫则无变化或减轻。

【临床辨析】中医学认为，本病与先天禀赋不足、产伤、窒息有关，病位在脑，基本病机是髓海不充、五脏不足。

【治疗】

（1）毫针治疗

◎穴方　以百会、四神聪、风府、夹脊、悬钟、足三里、合谷为主穴。随症配穴：肝肾不足加肝俞、肾俞；心脾两虚加心俞、脾俞；痰瘀阻络加膈俞、丰隆。语言障碍加哑门、廉泉、通里；咀嚼乏力加颊车、地仓；涎流不禁加承浆、地仓；舌体外伸加廉泉、金津、玉液；上肢瘫加肩髃、曲池；下肢瘫加环跳、阳陵泉；腰部瘫软加腰阳关；颈软加天柱。痉挛型、强直型加筋缩、肝俞、阳陵泉、太冲；手足徐动型加风池、颊车、外关、太冲；共济失调型加玉枕、脑户、风池、天柱；肌张力低下型加颈臂、极泉、委中、阳陵泉。

◎选穴思路　本病治疗以健脑益智，通经活络为法，选穴以督脉、夹脊穴及手足阳明经为主。脑为髓海，其输上在百会，下在风府，配合四神聪，可补益脑髓，健脑益智。夹脊穴通阳强脊壮筋。足三里培补后天之本，化生气血，滋养筋骨、脑髓。合谷调理气血，疏通经络。

◎操作方法　主穴可分为二组，即夹脊穴为一组，其余穴为一组，隔日交替使用。四神聪向百会透刺，夹脊穴向脊柱方向斜刺。如患儿难以合作，除头部穴外，在提插捻转后不作留针。隔日 1 次，3 个月为一疗程，疗程间休息 1 周。

（2）其他治疗

◎头针法　额中线、顶颞前斜线、顶旁 1 线、顶旁 2 线、顶中线、颞后线、枕下旁线。用 1.5 寸毫针迅速刺入帽状腱膜下，然后将针体与头皮平行，推送至所需的刺激区，留针 2~4h，留针时可以自由活动，隔日 1 次。

◎耳针法　枕、脑干、皮质下、心、肝、肾、肾上腺、神门。上肢瘫痪加肩、肘、腕；下肢瘫痪加髋、膝、踝。毫针刺法，或埋针法、压丸法。

◎穴位注射法　大椎、足三里、阳陵泉、曲池、合谷。药用 10% 葡萄糖注射液、维生素 B1、B12 注射液等，每次每穴注入 0.5~1mL，隔日 1 次。

【按语】

（1）脑性瘫痪迄今尚无特别有效的疗法，目前主张采用针灸疗法、物理疗法、康复训练、药物治疗和手术治疗等综合疗法，以降低痉挛肌肉的张力、改善运动功能。在各种治疗方案中，针灸是重要方法之一。针灸治疗小儿脑瘫的疗效与病情轻重有关，一般瘫痪程度轻或单纯下肢瘫痪易于治疗，产伤导致的脑瘫比先天发育不良导致的脑瘫和核黄疸后遗症疗效好。临床观察发现，在 2 岁以前，肢体无畸形改变时及早治疗，有利于患儿康复。针刺治疗的同时要加强功能康复和智力训练，以提高疗效。

（2）本病治疗疗程一般需要 1~2 年，长期治疗应考虑数组处方轮流交替使用，并根据患者的不同临床表现随证选穴。

（3）脑瘫患儿中智力正常的通常预后较好。频繁癫痫发作可因脑缺氧而使智力障碍加重，预后较差。

附 小儿麻痹后遗症

小儿麻痹症，又称脊髓灰质炎，系脊髓灰质炎病毒引起的脊髓前角病变，以隐性感染为多。轻者仅有发热、咽和肢体疼痛，部分患者可出现热退后弛缓性瘫痪，留下瘫痪后遗症。本病一年四季皆可发生，以夏秋季节发病率为高；多发于 1~5 岁小儿，尤以 6 个月至 2 岁小儿最多。瘫痪后，出现肌肉渐萎缩，肢体畸形，如脊柱前凸或侧凹，膝后弓，马蹄足、足内翻或外翻，甚至丧失活动能力。

◎穴方　下肢麻痹取腰夹脊、髀关、伏兔、足三里。上肢麻痹取颈夹脊、肩髃、肩髎、曲池、手三里、合谷。随症配穴：足外翻加商丘、太溪、复溜、三阴交；足内翻加昆仑、丘墟、跗阳；手下垂加外关、阳溪、阳池、阳谷。

◎操作方法　主要用手足阳明经穴与夹脊穴，其他选穴多少视麻痹部位及其范围大小而定，一般每次选 4~6 穴，轮流使用。对四肢瘫痪的治疗以浅刺疾出的手法，进针得气后便可出针。是否留针视患儿配合程度而定。后期可配合用电针、灸法、拔火罐或其他疗法。

四、儿童多动症

儿童多动症，又称注意缺陷多动障碍，是指小儿智力正常或接近正常，有不同程度的学习困难、自我控制能力弱、活动过多、注意力不集中、情绪不稳定和行为异常等综合性症状群，多发生于 4~16 岁的儿童，男孩多于女孩。西医学对本病原因尚不清楚，认为可能与出生前后的轻微脑损伤、遗传因素、脑额叶发育异常、神经递质失衡、环境因素、重金属中毒、微量元素缺乏等有关。

【临床诊断】患者 7 岁以前开始出现明显的注意力不集中、活动过多及冲动任性，在学校、家庭等 2 个以上场合都存在临床表现，并持续 6 个月以上。患儿智力接近正常或完全正常，伴有学习成绩下降，少数有认知障碍等。患儿很难有始有终地完成一种任务，易受外来影响而激动，难以控制的活动过多，说话过多，不守纪律，任性冲动，情绪不稳，参与事件能力差，对社会功能（如学业成绩、人际关系等）产生不良影响。根据病史与异常行为即可诊断，家长与教师的日常观察有利于诊断。

【相关疾病鉴诊】 临床上还应注意与以下疾病相鉴别。①抽动 – 秽语综合征：表现为面、颈、手足不自主抽动，不自主发声及秽语，用氟哌啶醇治疗有效，而苯丙胺可致其恶化。②精神分裂症：有注意力不集中、情绪不稳定，但多为孤独怪僻、恐惧之表现，与周围人难以交往，喜静少动。

【临床辨析】 中医学认为，本病病位在脑，涉及肾、肝、心、脾，以脏腑阴阳失调，阴失内守，阳躁于外，心神不宁为基本病机。

【治疗】

（1）毫针治疗

◎穴方　以四神聪、神门、内关、三阴交、太溪、太冲为主穴。随症配穴：肝肾阴虚加肾俞、肝俞；心脾两虚加心俞、足三里；痰火扰心加丰隆、内庭。痰热明显加丰隆、曲池。

◎选穴思路　本病病位在脑，治疗以益智健脑，潜阳宁神为法，选穴以手少阴、手厥阴及足三阴经穴为主。四神聪位于头部，可安神定志，益智健脑。神门为手少阴经原穴，内关为心包之络，合用可宁心镇定安神。三阴交乃脾、肝、肾三经交会穴，合肾经原穴太溪、肝经原穴太冲，可调补肝、脾、肾，育阴潜阳宁神。

◎操作方法　每次选 3~5 穴，快速进针，用平补平泻法。四肢穴位提插捻转后即可出针。四神聪刺向百会，可适当留针，间歇行针，或加电针。

（2）其他治疗

◎耳针法　心、肝、肾、皮质下、肾上腺、交感、枕。毫针刺法，或埋针法、压丸法，每周 2 次。

◎电针法　取穴同毫针治疗。以连续波，80~100 次 /min，刺激 10~15min。

◎头针法　顶颞前斜线、额中线、顶中线、顶旁 1 线、顶旁 2 线、颞前线。头针按常规操作。

【按语】

（1）针灸对本病有较好的治疗效果，但需长时间坚持治疗。约 30% 的患者在青春期以后症状逐渐消失，但大部分患者的症状将持续进入青春期。成人期时，40% ~50% 的患者仍然存在临床症状，20%~30% 的患者不仅有临床症状，而且合并反社会行为、酒精依赖等问题。因此，本病应积极治疗。

（2）由于某些因素患者容易复发，复发后继续针灸仍然有效。

（3）注意对患者加强教育与诱导，再配合一定的心理治疗，多加关怀和鼓励，帮助其逐步养成良好的生活习惯和健康行为。

五、抽动障碍

抽动障碍是一组主要发生于儿童期，表现为运动肌肉和发声肌肉抽动的神经精神性疾病，主要表现为反复、迅速、无目的、不自主的单一或复合肌群的收缩运动，可伴有诸多行为障碍。根据发病年龄、病程、临床表现和是否伴有发声抽动，可分为短暂性抽动障碍、慢性运动或发声抽动障碍和多发性抽动障碍。本病多数起病于 2~12 岁，呈慢性病程，可自行缓解或加重。男孩发病率较女孩为高，患病比例为 3~4 : 1。本病发病的具体病因尚不清楚，可能与遗传因素、神经生化因素、心理因素及产伤、窒息、头部外伤等有关。

【临床诊断】本病发病于 18 岁前，抽动症状已明显影响社交、就业等领域的活动，并排除由某些药物或内科疾病所致者，可诊断为本病。

（1）短暂性抽动障碍：又称一过性抽动障碍、抽动症。①一种或多种运动性和（或）发声性抽动；②持续至少 4 周，但不超过 1 年。

（2）慢性运动性抽动或发声抽动障碍：①一种或多种运动性或发声性抽动障碍，二者不同时出现；②病程在 1 年以上，其无抽动的间歇期持续不超过 3 个月。

（3）多发性抽动障碍：又称 Tourette 综合征、抽动 – 秽语综合征。①具有多种运动性抽动及 1 种或多种发声性抽动，二者多同时出现；②病程在 1 年以上，其无抽动间歇期连续不超过 3 个月；③部分患儿伴有强迫、攻击、情绪障碍及注意缺陷等行为障碍。

【临床辨析】中医学认为，本病发病与先天禀赋不足、产伤、窒息，以及感受外邪、情志失调等因素有关，多由五志过极，风痰内蕴引起，病位在脑，主要涉及肝，并与心、脾、肾密切相关。

【治疗】

（1）毫针治疗

◎穴方　以百会、风池、筋缩、肝俞、太冲、合谷为主穴。肝阳化风加外关、行间；痰火扰心加内关、丰隆；肝郁脾虚加期门、足三里；阴虚动风加三阴交、肾俞。根据抽动部位酌加局部穴，挤眉弄眼加太阳、四白、阳白；张口歪嘴加颊车、地仓；喉中声响加廉泉、颈夹脊；摇头耸肩加肩井、天柱。少寐多动加四神聪、神门；急躁易怒加神门、行间；胸胁胀满加期门、支沟。

◎选穴思路　本病治疗以平肝息风，调神止搐为法，选穴以督脉及足厥阴、足少阳经穴为主。脑为元神之府，百会、风池位居头部，能疏利脑窍，调神导气，平息风阳，镇静安神以止痉。太冲为疏肝之要穴，与合谷相伍为四关穴，功善息风定搐，利关通窍。肝主筋，抽动为筋脉失养或肝风所扰而出现的症状，因此，肝俞与善于治疗筋脉拘挛之筋缩配合，可疏肝而调理筋脉，止抽搐。

◎操作方法　针刺刺激不宜过强，对抽动处穴位及不能配合的小儿，可采用快刺不留针。症状完全缓解后，应再治疗 1~2 疗程，每周 1~2 次，以巩固疗效，防止复发。

（2）其他治疗

◎头针法　以额中线、顶中线、顶旁 1 线为主。频繁眨眼配枕上正中线、额旁 1 线，肢体抽动取顶颞前斜线，异常发音取颞后线等。毫针刺达治疗线全程，留针 30~60min。可酌加电针。

◎耳针法　肝、肾、脾、心、神门、皮质下、相应抽动部位。在所选穴区探查最敏感点，抽动发作频繁者用毫针针刺。实证可加耳尖放血数滴；病情较缓者用压丸法。

【按语】

（1）短暂性抽动障碍预后良好，症状在短期内逐渐减轻或消失；慢性运动性抽动或发声抽动障碍的症状迁延，但对生活、学习和社会适应能力影响不大；而 Tourette 综合征预后较差，需较长时间治疗才能控制症状，但病情易反复，多数患儿在少年后期逐渐好转，少数持续到成年甚至终身。

（2）针灸治疗本病起效较快，多在短期内症状即有不同程度的改善，但有起伏波动现象，因此治疗要持之以恒。随着病程的延长，伴发的行为问题就越多，因此针灸宜早期介入，有助于及时控制症状，缩短病程，改善预后。对抽搐频发、症状较重的患者，应考虑针药结合的综合治疗方案，以优势互补，增效减毒。

（3）精神心理因素常影响疗效，要减轻患儿心理负担，防止其精神过度紧张，这对防止病情的复发和加重具有重要意义。

第七节　全身性病症

一、原发性高血压病

高血压病是一种在安静状态下体循环动脉血压持续升高（收缩压 ≥ 140mmHg 和（或）舒张压 ≥ 90mmHg）为主要表现的伴或不伴有多种心血管危险因素的临床综合征。高血压病是多种心、脑血管疾病的重要病因和危险因素，常引起重要脏器如心脏、脑、肾脏和血管等器官功能性或器质性改变。临床上分为原发性和继发性（即症状性）两种。原发性高血压病与长期紧张工作，精神刺激及遗传等有关；发展慢，病程长，常有暂时性或持续性头晕、头胀、头痛，尤其在舒张压较高时，但较少伴有眩晕。不少患者也可长期无任何临床表现，在发生心、脑、肝、肾等器官的并发症时才明确高血压病的诊断。继发性高血压病多见于慢性肾炎、脑外伤及内分泌功能紊乱等疾病。原发性高血压病临床应明确高血压的程度、分期和分级，注意排除继发性高血压。

【临床诊断】根据《中国高血压防治指南》（2018年修订版），在未使用降压药的情况下非同日3次血压测量值收缩压≥140mmHg和（或）舒张压≥90mmHg即可诊断。目前中国对血压水平的定义和分类如下。①正常血压：收缩压<120mmHg和舒张压<80mmHg；②正常高值：收缩压120~139mmHg和（或）舒张压80~89mmHg；③1级高血压（轻度），收缩压140~159mmHg和（或）舒张压90~99mmHg；2级高血压（中度），收缩压160~179mmHg和（或）舒张压100~109mmHg；3级高血压（重度），收缩压≥180mmHg和（或）舒张压≥110mmHg；④单纯收缩期高血压指收缩压≥140mmHg和舒张压<90mmHg。

注：若患者的收缩压和舒张压分属不同级别时，则以较高的分级为准；单纯收缩期高血压也可按照收缩压水平分为1、2、3级。

【临床辨析】中医学认为，本病主要由情志失调、饮食失节和内伤虚损等导致肝肾阴阳失调，病位在肝肾，病本为阴阳失调，病标为内生风、痰、瘀，又可互为标本。

【治疗】

（1）毫针治疗

◎穴方　以风池、曲池、合谷、太冲为主穴。随症配穴：头晕、头痛严重者加太阳、大椎。

◎选穴思路　风池与太冲配合，平降肝阳，清利头目；曲池、合谷清泻阳明，调和气血。

◎操作方法　先取风池、曲池，均用捻转结合提插泻法，间歇行针。风池向鼻尖斜刺，使针感上达颠顶，能有效解除头晕、头痛之苦。再取合谷、太冲，得气即可。留针30min，每日1次。太阳可点刺出血，大椎用毫针泻法后，点刺加拔火罐。

（2）其他治疗

◎耳针法　耳背沟、耳尖、皮质下、交感、神门、肝、肾等。每次选3~4穴，毫针刺法，或埋针法、压丸法。血压过高者可在耳背沟和耳尖点刺出血。

◎皮肤针法　叩刺后脑、项后、督脉、膀胱经第1侧线，或根据辨证取四肢部的腧穴，刺激量依病情虚实和体质强弱而定，每日1次。

◎刺络放血法　耳尖、大椎、太阳、曲池。每次选1~2穴，用三棱针点刺出血3~5滴，每周治疗2~3次。

【按语】

（1）针灸治疗原发性高血压病有一定疗效，对各期高血压病均有降压作用，其中对轻度高血压病疗效明显。

（2）对于多次治疗无效或逐渐加重的高血压，要查明原因。注意原发性高血压与继发性高血压的鉴别。继发性高血压应以治疗原发病为主，针刺起到辅助的暂时缓解症状的作用。

（3）长期服用降压药物时，在针灸治疗阶段不要突然停药。应治疗一段时间，待血压降至正常或接近正常，自觉症状明显好转或基本消失后，再逐渐减小药量。

二、感冒

感冒是风邪侵袭人体所致的常见外感病，以鼻塞、流涕、咳嗽、头痛、恶寒发热、全身不适等为主症。如有广泛流行和症状严重时，则称为时行感冒。西医学所称的由病毒或细菌引起的上呼吸道感染包括在"感冒"之中。

【临床诊断】 有受寒史，起病较急，喷嚏、鼻塞、流清涕，也可表现为咳嗽、咽干、咽痒或烧灼感，甚至鼻后滴漏感，2~3 天后鼻涕变稠，可伴咽痛、头痛、流泪、味觉迟钝、呼吸不畅、声嘶等，有时由于咽鼓管炎可致听力减退。检查可见鼻腔黏膜充血、水肿、有分泌物，咽部可为轻度充血。自然病程为 3~7 天，伴并发症者可致病程迁延。病毒感染者白细胞计数一般正常或偏低，伴淋巴细胞比例升高；细菌感染者可有白细胞计数与中性粒细胞增多和核左移现象。

感冒诊断较为容易，凡因气候突变，感受风寒或有感冒接触史，存在典型症状，即可明确诊断。但临床上应与以下疾病相鉴别。①急性支气管炎：一般初期仅见畏寒发热、鼻塞、咽痛等上呼吸道感染症状，易与流行性感冒相混淆，后期全身症状如发热、全身酸痛等较为明显，白细胞计数也减少。感冒发展为急性支气管炎时，也可以咳嗽为主要症状，干咳或咳有白或黄色痰等。②流行性乙型脑炎：是以蚊虫为媒介传播的乙型脑炎病毒所引起的一种以脑实质炎症为主要病变的中枢神经系统急性传染病，流行于夏秋季，临床表现为高热、抽搐、脑膜刺激征、意识障碍等，重症者可出现中枢性呼吸衰竭，病死率较高。③疟疾：是由疟原虫感染所致的传染病，临床特征以发作时序贯性地出现寒战、高热、出汗、退热等症状，并呈周期性发作。

【临床辨析】 中医临床上将感冒常分为风寒与风热两大分型，初起先有喷嚏、鼻塞、流涕、咽痒，随病情加重可见恶寒、发热、头痛、咳嗽。风寒感冒可见发热、无汗、恶寒重，苔薄白，脉浮紧；风热感冒可见发热重、恶风、有汗不解、咳痰黄稠、流浊涕、咽痛，苔薄黄，脉浮数。病程大多 3~7 天，轻者可自愈，重者多需治疗。病位主要在肺卫，多涉及手太阴、手阳明经。阳维脉受邪则有恶寒发热，太阳经受邪则有寒热、项背酸痛等症状。

【治疗】

（1）毫针治疗

◎穴方　①风寒型：风池、迎香、列缺、外关；②风热型：风池、大椎、曲池、合谷。随症配穴：头痛加印堂、太阳；肌肉酸痛加肩井、风门；咽痛加鱼际、商阳。

◎选穴思路　本病病位在肺卫，太阴、阳明互为表里，故治疗选穴以手太阴、手阳明、足太阳经穴为主。风寒型，风池为足少阳、阳维之会，可疏风解表，通用于各型感冒；外关是手少阳三焦经络穴，通于阳维，可通利三焦，以助祛风散寒，配列缺宣肺兼疏风。风热型，大椎可清热，配曲池、合谷可解表泻热。鼻塞、流涕刺迎香；头痛刺印堂、太阳；肌肉酸痛刺局部穴肩井、风门；咽痛刺鱼际、商阳，二者属循经取穴。

◎操作方法　先取风池、迎香，施以捻转手法，使头皮和鼻腔内有明显感觉，对解除局部症状有效。大椎直刺约 2cm，捻转使针感向背部扩散。余穴均用泻法。留针 30min，间歇行针，每日 1 次。首日可以治疗 2 次。

（2）其他治疗

◎耳针法　肺、气管、内鼻、神门、三焦。毫针刺，用强刺激，每日 1 次；亦可用压丸法。

◎灸法　大椎、肺俞、风门、足三里。隔姜灸，每穴灸 5~7 壮，每日 1 次，或用艾条灸，每日 1 次，每次灸 15min。

【按语】

（1）针灸治疗感冒，以全身症状较轻，可无发热或有轻度发热，有喷嚏、鼻塞、流涕的早期阶段为好，能够在数小时内减轻症状，并有较好的预防作用；对头痛、全身肌肉酸痛有即时性镇痛效果。针刺治疗流行性感冒，短期内不能消除症状，需要与艾灸、拔罐等方法综合应用，缩短病程和有效减轻持续乏力等全身症状。

（2）针灸治疗期间，如果患者出现高热持续不退，咳嗽加剧等明显病情加重情况时，宜尽快采取综合治疗措施。

（3）在感冒流行期间，应保持室内空气流通，少去公共场所。患感冒后，须注意休息，多喝水，饮食宜清淡。

三、失眠

失眠是指尽管有合适的睡眠机会和睡眠环境，依然对睡眠时间和（或）质量感到不满足，并且影响日间社会功能的一种主观体验。失眠有多种形式，包括入睡困难、睡眠不深、易醒、多梦早醒、再睡困难、醒后不适或有疲乏感，或白天困倦，常伴有头痛、头昏、心悸、健忘、多梦，可引起焦虑、抑郁或恐怖心理，并导致精神活动效率下降，影响日间社会功能。依据《中国成人失眠诊断与治疗指南》（2017 年版），失眠根据病程分为短暂失眠（病程 <3 个月）和慢性失眠（病程 ≥ 3 个月）。短暂失眠多由短暂性因素引起，如精神因素、环境因素及时差等。慢性失眠多由心理因素、长期从事夜班、生活不规律及长期饮酒等因素导致，但需排除其他躯体疾病，如周围神经炎、脊髓病、风湿性关节炎或恶性肿瘤；也要排除精神障碍症状导致的继发性失眠，如焦虑症常见的入睡困难，抑郁症常见的早醒。

西医学认为，慢性失眠多数由精神因素引起。各种神经心理疾病可伴随中枢交感和胆碱能活动平衡紊乱，均可导致失眠。神经症或情感性精神病患者多诉有长期失眠。神经症精神病患者的睡眠总时间可以无明显减少，但觉醒次数或时间明显增加，常有头昏、头痛、注意力不集中、健忘等。情感性精神病患者常主诉入睡严重困难，而且有较多觉醒，甚至整夜不能深睡，并常常早醒，易烦躁，白天疲乏、淡漠。慢性失眠常见于老年人。一般短期内偶尔失眠不作病症处理。

【临床诊断】①患者主诉失眠：包括入睡困难（卧床 30min 没有入睡）、易醒、频繁觉醒（每夜超过 2 次）、多梦、早醒或醒后再次入睡超过 30min，总睡眠时间不足 6h，或有上述情况 1 项以上，同时伴有多梦、醒后有头晕、乏力等不适症状；②社会功能受损：白天有头晕、乏力、精力不足、昏昏欲睡及注意力不集中等症状，严重者出现认知能力下降，进而影响工作和学习；③上述情况每周至少 3 次，持续至少 1 个月；④排除各种神经、精神和躯体疾病导致的继发性失眠；⑤多导睡眠图检测：睡眠潜伏期超过 30min，实际睡眠时间每夜少于 6h，夜间觉醒时间超过 30min。

临床上应注意以下两种情况的鉴别。①梦惊：发生于初入睡的 NREM 期内，表现为突然从睡眠中坐起或下床，有受惊尖叫或啼哭，精神紧张激动，偶然发生自伤或伤人；可持续数分钟，不易唤醒，以恢复正常睡眠而结束，次晨不能回忆。②梦魇：常发生于下半夜的睡眠，表现为睡眠中出现具有情感色彩而生动的梦境，如梦中见到各种可怕的内容离奇的景象，可有焦虑和恐惧，很少有尖叫啼哭，醒后有生动的回忆；在儿童较多见，也可发生于其他年龄。

【临床辨析】中医学认为，本病发病多与心气不足或经脉气血失调有关。足阳明、足太阴、足少阴经气不顺及阴跷脉虚均可导致睡眠障碍。另外，气血不足时易有"善惊""多梦"等。

【治疗】

（1）毫针治疗

◎穴方　以百会、印堂、四神聪、安眠、神门、照海、申脉为主穴。随症配穴：入睡难加本神、神庭；易觉醒加太阳；烦躁加内关；多梦加魄户；梦惊加大钟；梦魇加厉兑、隐白。

◎选穴思路　本病治疗选穴以头部和手足少阴经的远端穴为主。百会、印堂为督脉穴，配四神聪可调神安神，清利头目。神门是心经原穴，可宁心安神。照海通于阴跷，申脉通于阳跷，两穴可补阴泻阳以调和阴阳。安眠可安神利眠，为治疗失眠的经验效穴。

◎操作方法　治疗初期头部穴不做强刺激，随疗程进展，加重手法刺激，也可用百会透后顶，留针时间可稍长。针刺百会、印堂时，针感以酸胀感向四周扩散为佳。余穴以得气为度，针感宜渐加重。补照海、泻申脉，以睡前 2h、患者处于安静状态下治疗为佳。

（2）其他治疗

◎耳针法　神门、心、皮质下、枕。毫针刺，用弱刺激，留针 20min 左右，隔日 1 次，适用于境遇性失眠。用压丸法配合针刺治疗时，患者可于睡前 1h 每穴按压 2~3min。

◎灸法　涌泉、百会、足三里。每日睡前 1h 按各穴顺序用艾条温和灸 10min 或在百会、足三里麦粒灸，每穴灸 5 壮。每日 1 次。

【按语】

（1）针灸治疗失眠有较好的疗效，但在治疗前应做各种检查以明确病因。如由发热、咳喘、疼痛等其他疾病引起者，应同时治疗原发病。

（2）因一时情绪紧张或因环境吵闹、卧榻不适等引起失眠者，不属病理范围，只要解除有关因素即可恢复正常。老年人因睡眠时间逐渐缩短而容易醒觉，如无明显症状，则属生理现象。

（3）失眠常与心理因素有关，短暂失眠可通过自我心理调节和引发原因的解除而获得好转。慢性失眠除接受针灸治疗外，还应注意催眠药物的使用问题。患者如长期服用催眠药物，在针灸治疗初期不宜全部停用，取得疗效后可逐渐减量，一般需要 4~8 周的时间。

（4）针灸治疗各种类型的失眠均有较好效果，主要是能将入眠时间缩短，觉醒度改善，同时也能减少各种不适表现，如入睡烦躁，经常转换姿势（境遇性失眠与抑郁性失眠）、梦惊、皮肤反应、排尿多等。针灸对早醒状态的治疗效果一般，疗效在 1 周左右产生，1 周内部分患者会出现乏力和头部不清醒的感觉，随着治疗症状会减轻直至消失。一般来说，发病时间越短，病程越短，治疗效果就越好。

（5）针灸治疗本病的同时，还应指导患者养成良好的睡眠习惯，识别导致失眠的心理障碍，及时排除心理压力。饮用酒、茶、咖啡也会影响睡眠。

⑩ 焦虑症

焦虑症，又称焦虑性神经症，系焦虑、紧张、恐惧的情绪障碍，伴有植物神经系统症状和运动性不安等。

【临床诊断】焦虑症以思虑过度、焦躁不安为主症，临床可分为慢性广泛性焦虑症和急性惊恐发作。①慢性广泛性焦虑症：较常见，起病缓慢，以预期性焦虑及经常或持续存在精神上的过度担心为核心症状，表现为对未来可能发生的、难以预料的某种危险或不幸事件经常担心；运动性不安表现为搓手顿足、不能静坐，不停地来回走动，无目的的小动作增加；主观上的胸部、颈部及肩背部肌肉紧张，甚至感觉肌肉酸痛或紧张性头痛；可伴有自主神经功能紊乱，如心动过速、胸闷气短，皮肤潮红或苍白、口干等；常有疲劳、抑郁、强迫、恐惧、惊恐发作及人格解体等；患者社会功能受损、因难以忍受又无法解脱而感到痛苦，上述临床症状至少 6 个月。应排除躯体疾病、药物所致及其他精神障碍伴发的焦虑。②急性惊恐发作：表现为突然发病，患者有种莫名的恐惧感，心悸、胸闷、呼吸困难，焦虑不安、大汗淋漓，面色苍白，可出现肢体震颤或发抖、头晕、呕吐、大小便紧迫感；发作可持续数分钟至 1~2h；多有反复发作的病史。

【临床辨析】中医学认为，本病主要是由各种因素导致的脑神、心神妄动，神不守舍所致。

【治疗】

（1）毫针治疗

◎穴方　以百会、四神聪、神门、大陵为主穴。随症配穴：躯体症状明显加间使；头痛、颈酸加悬颅、百劳；肌肉紧张加大杼、阳陵泉；焦虑不安加完骨、阴交；恐惧加天冲、大陵、然谷、太冲透涌泉。

◎选穴思路　本病治疗以安神宁志为法。脑为元神之府，心主神，百会、四神聪可调督脉以宁脑神。神门、大陵可调理心气而安心神。

◎操作方法　按常规操作。百会可采用久留针。

（2）其他治疗

◎耳针法　神门、心、肝、脾、皮质下、枕。毫针刺法，或压丸法。

四、郁病

郁病是由于情志不舒、气机郁滞所引起的一类病症。临床表现以情绪抑郁不畅，不得发越，或咽部紧束不适为主要特点；发病以中青年女性多见，一般有郁怒、忧愁、悲哀、多虑等情志所伤史；男性多表现为"梅核气"，多因疲劳、紧张、感冒，或烟酒过度、嗜食辛辣食物所致。中医学将其归纳在情志病范畴。西医学中抑郁症、癔病、癔症球、神经衰弱等神经症，或慢性疲劳综合征的慢性咽喉炎，以及更年期综合征和反应性精神病等的患者在精神因素刺激下出现与郁病相似的临床表现，呈间歇发作，症状时轻时重、时有时无时可参考本篇进行治疗。

【相关疾病鉴诊】当患者以忧郁不畅，情绪不宁，胸胁胀满疼痛，或有易怒易哭，或咽中如有物梗塞，吞之不下，咯之不出等特殊症状为主症时，即可诊断为中医的郁病。西医常见的属于中医郁病的疾病主要诊断要点如下。

（1）抑郁症：以心境低落，兴趣丧失，无愉快感，精力减退或疲乏感为主要表现，并已持续2周以上。患者有精神运动性迟缓或激越，常自我评价过低、自责，或有内疚感；联想困难或自觉思维能力下降；多伴有睡眠障碍、食欲降低或体重明显减轻、性欲减退。严重者可反复出现想死的念头或有自杀、自伤行为。社会功能受损，给本人造成痛苦或不良后果。抑郁症是排除器质性精神障碍，或精神活性物质和非成瘾物质所致的抑郁。

（2）癔症：常有心理致病因素作为诱因，表现症状丰富但无特异性。临床上可分为5种。①分离性遗忘：突然出现的不能回忆自己重要的事情，遗忘可以是部分性和选择性。②分离性漫游：突然离开一个不能耐受的环境，到以往熟悉或有情感意义的地方，清醒后对经过不能完全回忆。③分离性木僵：长时间维持固定的姿势，完全或几乎没有言语及自发的有目的的运动，一般数十分钟即可自行转醒。④出神与附体：暂时性地同时丧失个人身份感和对周围环境的完全意识，患者的举止就像被另一种人格、神灵所代替。⑤分离性运动和感觉障碍：临床表现复杂多样，但症状和体征不符合神经系统解剖生理特征，症状在被观察时加重，一是分离性运动障碍，如肢体瘫痪、震颤或失音症；二是分离性抽搐，类似于癫痫发作状态，但没有相应的临床特征和电生理改变；三是分离性感觉障碍，如感觉丧失或过敏，但不符合神经分布区域特点；咽部出现异物感或阻塞感，但咽部检查无异常，称为癔症球；视觉障碍可为突然弱视、失明、管窥、视野缩小等；听觉障碍可为突然听力丧失，但电测听和听诱发电位正常。

（3）癔症球：即中医的梅核气，表现为咽中如有异物梗阻，吞之不下，咯之不出；兼有咽干、咽痒，喉中常有痰阻，咯吐痰块。情绪波动可使咽部梗塞加重。

（4）脏躁症：为中医学病名，多发生于中年妇女，发作时可见精神恍惚、悲哭、喜怒无常，发作过后如常。

【临床辨析】中医学认为，郁证的病因总属情志所伤，发病与肝的关系最为密切，其次涉及脑、心、脾、肾；基本病机是情志怫郁、气机郁滞。

【治疗】

（1）毫针治疗

◎穴方　①抑郁症：百会、风府、肝俞、神门、太冲；②癔症：水沟、印堂、内关、中冲、涌泉；③梅核气：天容、天突、列缺、照海；④脏躁症：心俞、膈俞、肝俞、间使、神门、然谷。随症配穴：易哭、易笑加神庭、大陵；神志朦胧加素髎、关冲；四肢震颤加灵道、阳陵泉；口噤不语加颊车、合谷；咽干加鱼际、商阳。

◎**选穴思路** 本病治疗疏肝解郁，调理心神、脑神为法。抑郁症选百会、风府可调理脑神，肝俞、太冲可疏肝解郁，神门可调理心神。癔症选水沟、印堂、内关、中冲、涌泉，可开窍调神。梅核气选局部穴和循经取穴，天容、天突可调整局部经气；列缺、照海属于八脉交会穴，两穴相配可疏导咽部气血。脏躁症选穴以手足厥阴经穴、背俞穴为主，手厥阴经间使、足少阴经然谷合膈俞、心俞、肝俞可疏气解郁，滋阴降火；心经原穴神门可宁心安神。

◎**操作方法** 神门针刺向肌腱下；天容稍向前刺入约 2cm；天突针刺向胸骨柄后缘约 1.5cm，均不可提插。列缺、照海手法宜补。水沟行雀啄泻法。余穴按常规操作。

（2）其他治疗

◎**耳针法** 神门、内分泌、心、肾、交感。毫针刺法，或压丸法。

◎**灸法** 脏躁选神庭、内关、太冲、太溪；梅核气选膻中、气海、足三里。用麦粒灸，每穴灸 7 壮，以知痛即去艾灰，不留疤痕，隔日 1 次。

◎**电针法** 在毫针治疗方中选 2~4 穴，或背俞穴 2 对。使用连续波中度刺激 20min，发作时用疏密波强刺激 20min。

【**按语**】

（1）针灸治疗郁病有较好的疗效，但往往治疗早期能够见效，稍有精神刺激则症状容易反复，治疗中应配合心理疏导。对于"梅核气"，应注意寻找病因，对症治疗可以获得效果。

（2）治疗时不可忽视语言的暗示作用，注意解除患者的思想顾虑，树立战胜疾病的信心，注意利用针刺的疼痛、酸胀、放射感等，将针灸与心理疗法相结合，这样可以提高疗效。治疗中可以配合使用电针，在保持环境安静和温暖的情况下，延长留针时间，可达 1~1.5h。对症治疗时首先要改善失眠和躯体的酸痛不适，并防止精神刺激，这样才能获得比较满意的疗效。

五、痴呆

痴呆是以呆傻愚笨为主要临床症状的一种疾病。患者多不能独自处理日常生活，甚至不能抵御危险伤害。痴呆有从幼年起发病，渐成痴呆；也有因老年精气耗损，成为呆傻；或有精神因素及外伤、中毒等原因引起。先天痴呆多由胎孕及幼年得病，故自幼就表现为痴呆；老年痴呆多见于 65 岁左右老人，包括老年大脑退行性病变或脑血管病变引起的痴呆，如阿尔茨海默病、多发梗塞性痴呆等。外伤性、感染性及其他理化因素所引起的痴呆，其他脑变性疾病或先天性脑发育不全、脑积水等引起的痴呆综合征等，均可以参考本篇进行治疗。

【相关疾病鉴诊】临床根据患者的智力状况进行判断，主要表现为记忆力、理解力、判断力、计算力、定向能力减退，且思维缓慢、贫乏、简单，情绪不稳定，表情迟钝，严重时饮食、大小便不能自理。轻者可见淡漠寡言、善忘迟钝等，重者表现为终日不语，或闭门独处，或口中自言自语、言语颠倒，或哭笑无常，或不欲食，数日不知饥饿等。根据起病特点、主要临床症状，以及脑电图波及 CT 扫描等，可以诊断。

（1）阿尔茨海默病：常隐匿起病，病程为持续进展性，无缓解，以认知功能减退及其伴随的生活能力减退症状和非认知性神经精神症状为主要表现。①轻度：以记忆障碍为主，先出现近期记忆减退，随着病情发展出现远期记忆减退，面对生疏和复杂事情易疲劳、焦虑和产生消极情绪，还会有如自私、多疑、易怒、暴躁等人格改变；②中度：除记忆障碍加重外，可出现思维和判定力障碍、性格改变和情感障碍，工作和学习能力下降，后天获得的认知功能衰退，抽象、理解及推理能力、计算力下降，常有外出不能找回家；③重度：除上述症状逐渐加重外，还有感情淡漠、苦笑无常、言语能力丧失，不能完成日常生活事项，终日无语卧床，与外界丧失接触能力，四肢可出现强直或瘫痪，括约肌功能障碍等。典型的组织病理改变以神经炎斑（嗜银神经轴索突起包绕 β 淀粉样变性而成）、神经原纤维缠结、神经元缺失和胶质增生为特点。

（2）血管性痴呆：患者常有高血压或脑动脉硬化史，并伴有卒中发作史，起病相对较急，常发生在脑血管病后 3~6 个月，病程呈波动或阶梯性进展，其认知障碍主要表现在执行功能受损，如制定目标、计划和抽象思维及解决冲突的能力下降，常有近期记忆力和计算力减退，可伴有表情淡漠、少语、焦虑、抑郁或欣快感等精神症状，人格相对保持完整。

此外，临床上还应注意与以下情况相鉴别。①良性老年性遗忘：仅对部分事情遗忘，病程非进行性进展，自知力良好，无判断力及人格改变。②抑郁症：患者思维困难，对答缓慢，音调低沉，动作减少，但多有明确起病界限，回答问题切题，以情绪抑郁为主，用抗抑郁药疗效好。

【临床辨析】中医学认为，痴呆病变可累及五脏，以肾、肝、心、脾的病机变化为主，多见虚实夹杂，虚有精血、髓海亏虚，实有痰浊、瘀血阻滞脑络。

【治疗】

（1）毫针治疗

◎穴方　①百会、神庭、神门、关元、太溪、足三里；②风池、膈俞、肝俞、脾俞、肾俞、命门。随症配穴：神情呆滞加四神聪透百会、本神、太阳；躁狂加劳宫、太冲；记忆力差加神庭透上星、百劳、大钟。

◎选穴思路　本病治疗以调补任督二脉为主。头部取神庭与百会、风池，能健脑益智开窍。神门为治疗痴呆之要穴。太溪为足少阴肾经原穴，能调补肾经，与关元同用可培补元气，再配合足阳明胃经之合穴足三里，可补益脾胃，以滋生化之源，强化后天以补益先天。配用膈俞、肝俞、脾俞、肾俞等旨在激发经气，使肝、脾、肾健运，生髓充脑。命门可温通督脉。随症配穴是围绕情志症状而选穴。

◎操作方法　两组穴位交替使用，均施以补法。百会刺激要明显，症状严重时可透刺四神聪。或加用电针。留针 30min，隔日治疗 1 次。

（2）其他治疗

◎头针法　①顶中线、顶颞前斜线、顶颞后斜线；②双侧语言区、晕听区。头针按常规刺法，将 5cm 长的毫针刺入帽状腱膜下，快速行针，使局部有热感，或加电针刺激，留针 30min，隔日 1 次。

◎灸法　百会、大椎，用艾条施雀啄灸法 20min；或取神阙、关元、足三里，用隔姜灸法，每穴灸 3~5 壮。

◎电针法　配合体针治疗，在头部选择 2 对穴位，采用疏密波刺激 30min。

【按语】

（1）针灸治疗本病以早期效果较好，晚期疗效较差。有明确病因者在针灸治疗的同时还应积极治疗原发病。本病治疗周期较长，应告诉患者或家属做好长期治疗的准备。

（2）治疗期间应戒酒，少用安眠镇静类药物。老年性痴呆防重于治，老年人应保持健康的生活习惯，勤于动手、动脑，以延缓智力衰退。

六、痫病

痫病，俗称"羊痫风"，是以突然昏倒，肢体抽搐，口吐涎沫或发出如羊叫声为主的一组临床综合征。本病多因大脑神经元异常放电导致暂时性突发性功能失调，且具有间歇性和反复发作的特点，常因惊恐、劳累、情志过极等诱发。本病与现代医学所称的癫痫基本相似。由于癫痫发作一般具有发作性、短暂性、重复性和刻板性等特征，故临床上诊断并不困难。脑电图检查可有阳性表现。CT、MRI 检查可以提示具体病变部位。

【临床诊断】以猝然昏倒，强直抽搐，两目上视，口吐涎沫，醒后如常人为主症者即可诊断为中医的痫病。其临床表现多样，但有共同特点。①发作性：即症状突然发生，持续一段时间后迅速恢复，间歇期正常；②短暂性：即发作持续时间非常短，通常为数秒钟或数分钟，除癫痫持续状态外，很少超过半小时；③重复性：即第一次发作后，经过不同间隔时间会有第二次或更多次的发作；④刻板性：即每次发作的临床表现几乎一致。脑电图检查可见尖波、棘波、尖－慢波或棘－慢波等。

癫痫根据规律性发作的病史、发病情况，配合脑电图的检查，基本可以诊断。临床按照其发作特征分为 5 种类型，如下表（表 7-7-1）。

表 7-7-1　癫痫的发作类型、表现特征及针灸治疗方案

发作类型	表现特征	针灸治疗方案
大发作	意识丧失和全身抽搐	分发作期和静止期治疗
小发作	短暂的意识障碍，无四肢抽搐	针刺结合灸法治疗
局限性发作	突发性的局部肌肉抽搐或感觉异常	局部结合全身取穴治疗
精神运动性发作	发作性精神状态异常或运动异常	参照"癫狂"治疗
持续状态	短期内频繁大发作以致意识持续丧失，可危及生命	参照"昏迷"治疗

此外，临床上还应注意与以下疾病相鉴别。①晕厥：在跌倒后无抽搐，平卧后即改善，起病和恢复均较缓慢。②癔病：与痫病的大发作有类似表现，但癔病发作前多有精神刺激因素，多为中青年女性，有躯体感觉、意识障碍，但可在暗示下症状体征发生戏剧性变化；一般无吐涎沫和羊叫声，四肢挺直或乱动，瞳孔无改变，无外伤，无小便失禁；发作可长达数小时，可经暗示治疗或自然终止，对发作有记忆。③中风：与癫痫虽同有昏仆，但癫痫仆地有发声，神昏片刻即醒，醒后如常人，并可再发；中风昏迷后需要经过救治或可逐渐清醒，而且多存在半身不遂等后遗症。

【临床辨析】中医学认为，本病病位主要在脑，与督脉、足太阳经的异常有关；病属本虚标实，以经脉、脏腑亏损为本，以风、火、痰、瘀为标。

【治疗】

（1）毫针治疗

◎穴方　①发作期：水沟、后溪、涌泉；②间歇期：百会、印堂、鸠尾、间使、太冲、丰隆、腰奇。随症配穴：夜间发作加照海；白昼发作加申脉；小发作加内关、神门、神庭；局限性发作加合谷、阳陵泉、三阴交；精神运动性发作加巨阙透中脘、神门。

◎选穴思路　本病发作期治疗以开窍醒神，息风止痉治标为要。督脉水沟为开窍醒神救急要穴。足少阴经井穴涌泉可激发肾气，促进脑神的恢复。后溪通督脉，督脉入络脑，可加强醒脑开窍之力。间歇期治疗以化痰通络治本，选穴以督脉、任脉及手足厥阴经穴为主。百会、印堂可调

神通络，通脑窍。鸠尾为任脉络穴，任脉为阴脉之海，可调理阴阳，平抑风阳。间使为手厥阴经经穴，可通心窍，为治疗癫痫的效穴。太冲为足厥阴经原穴、输穴，可平息肝风。丰隆可豁痰化浊。腰奇为主治癫痫的奇穴。

◎操作方法　急性发作时，针刺水沟时针尖朝鼻中隔方向刺入，以持续的雀啄手法强刺激，至苏醒为度；后溪、涌泉均采用强刺激泻法。间歇期鸠尾穴不可深刺，余穴按常规操作。

（2）其他治疗

◎穴位埋线法　①根据脑电图提示致痫灶的位置，对其头皮对应投影区域进行皮下埋线；②四神聪，在癫痫间歇期，埋线治疗。

◎耳针法　耳甲腔及三角窝（耳迷走神经区）刺激点。每次选 2 个穴点，毫针刺后接电针，刺激强度均为 1mA，频率为 20~30Hz，脉冲持续时间 ≤ 1ms，每次 30min，每日 2 次。

◎刺络放血法　长强，消毒后，持三棱针重刺，并前后左右各 1 针，深 0.5~0.8cm，挤压使之出血。每周 1 次。

◎头针法　运动区、感觉区、足运感区、晕区。平刺进针，快速捻转。留针后每 3min 捻转 1 次，连续 3 次后起针。

◎灸法　大椎、身柱、腰奇、丰隆。发作频繁加百会、巨阙；神情倦怠加中脘、气海；表情呆滞加肾俞、关元。每次选 2~4 穴，用小艾炷做化脓灸操作，每穴灸 3~5 壮，每 30 天灸治 1 次，4 次终止疗程。或用艾条温和灸，每次选 3~4 穴，每穴灸 5~10min，隔日灸治 1 次，10 次为一疗程。

◎电针法　同毫针治疗取穴。任选 2 对穴位，交替使用，采用脉冲电刺激，通电 30min。适用于发作间歇期。

【按语】

（1）痫病属于针灸治疗的常见病之一。针对发作期和间歇期，分辨虚实，以及不同类型出现的症状，选择治疗方案，一般均能够取得较好的效果。针灸能够有效减少发作次数，减轻发作程度。发作时，针灸能够促使苏醒，避免发生持续状态。

（2）过去习惯按病因将癫痫分为原发性和继发性两大类，原发性癫痫是指未能确定脑内有器质性病变者，但随着影像学和分子遗传学的发展，发现越来越多的诊断为原发性癫痫的患者脑内存在器质性病变，因此，目前已不用此种概念。

（3）癫痫发作时应积极抢救，频繁发作者，除针灸治疗外应配合药物治疗。间歇期需要按疗程计划实施治疗，只有坚持治疗才能取得较好疗效。

七、震颤

震颤是四肢、头颈不自主异常运动的症状表现；发病隐匿，病程漫长，有渐进性加重趋势；多见于50岁以上的中老年人，男性多于女性。西医学的"震颤麻痹"，又称帕金森病，以"震颤"为主要表现，属于一种常见的中枢神经系统变性的锥体外系疾病；主要病理改变是黑质和黑质纹状体通路变性，多巴胺合成减少，而乙酰胆碱的兴奋作用相对增强。临床上将无确切原因的发病，称为原发性震颤麻痹或震颤麻痹；对有确切原因的则称为继发性震颤麻痹或震颤麻痹综合征。二者在临床表现及病理上有许多共同特征。

【相关疾病鉴诊】以头部或肢体摇动、颤抖为主要临床表现者可诊断为中医学的震颤。

（1）特发性震颤：隐匿起病，缓慢进展，也可自行长期缓解，多见于50岁以上中老年人。主要表现为姿势性震颤和动作性震颤，往往见于一侧或双侧上肢，头部也常累及，下肢较少受累。震颤频率为6~12Hz，部分患者饮酒后震颤可暂时减轻，情绪激动或紧张、劳累、寒冷可使震颤加重。

（2）震颤麻痹：中老年发病，隐匿起病，缓慢进展，症状常始于一侧上肢，逐渐波及同侧下肢，再波及对侧上肢与下肢，即常呈"N"字形进展，面部最后受累。静止性震颤常为首发症状，拇指与屈曲的示指间呈"搓丸样"动作，频率为4~6Hz，安静或休息时明显，随意运动时减轻，入睡后消失。肢体被动运动时阻力增加，类似弯曲软铅管的感觉，故称为"铅管样强直"；伴有震颤者若感到均匀的阻力中出现断续的停顿，如转动的齿轮感，称为"齿轮样强直"。随意动作减少，各种动作起始困难和运动迟缓，面肌活动减少表现为表情呆板，双眼凝视、瞬目减少，称为"面具脸"；手指做精细动作如扣解纽扣等缓慢、困难；书写时字越写越小，呈现"写字过小征"。中晚期会表现为"慌张步态"。

（3）肝豆状核变性：肢体震颤，肌肉强直；发病年龄较早，多有家族史；一般在静止时震颤减少，有肝功能改变及铜代谢紊乱等特征。

【临床辨析】中医学认为，本病病性本虚标实，发病与内风兼夹痰、瘀有关。由于患者素体阴血亏虚、气血不足导致肝风内动而引起震颤；病久经筋失养而引起僵硬、少动，又可阴虚及阳，而致阴阳两虚。经脉被瘀血、痰浊阻塞，常累及肝、肾、脾。

【治疗】

（1）毫针治疗

◎穴方　以四神聪、百会、风府、风池、印堂、合谷、太冲、太溪为主穴。随症配穴：颈项强直加天柱、完骨；下颌颤动加承浆；言语不利加上廉泉、聚泉；双手颤抖加后溪、三间；行步不稳加阳陵泉、梁丘；腰脊强直酸痛加身柱、肾俞；口干、舌尖红加复溜；舌暗有瘀斑加血海、地机。

◎选穴思路　本病治疗初期选穴以头、项部腧穴为主，逐渐增加循经取穴。百会、风府、风池可疏通局部经络，配四神聪祛头目风动。印堂有镇静之功。远取合谷配太冲为"开四关"，既有开窍之用，又具镇逆之功。佐取太溪可调补肾经经气，以制肝风。

◎操作方法　先针刺头部穴位。针刺四神聪时刺向百会，进针约 4cm。风府、风池、合谷、太冲等均用泻法，针刺风池时针向鼻尖斜刺 2~3cm。太溪用补法。配穴上廉泉向舌根方向刺入 2.5~3.5cm，除上廉泉、聚泉速刺不留针外，余穴均留针 30min。留针期间，间歇捻转或在头部穴加电针。隔日 1 次，或每周 2 次。

（2）其他治疗

◎解剖结构针刺法　查找与震颤相关的痉挛的肌肉，用毫针贯刺，如上肢的肱二头肌、肱桡肌，腕屈肌群和腕伸肌群，旋前肌和旋后肌。

◎头针法　顶中线、顶颞后斜线、顶旁 1 线、顶旁 2 线，或舞蹈震颤控制区、运动区、足运感区、晕听区。将 2 寸的毫针刺入帽状腱膜下，快速行针，使局部有热感，或加用电针，留针 40min。

◎灸法　取陶道与身柱之间的压痛点，用化脓灸法，第 2 次再寻找压痛点，每年共 3 次，连续 3 年。

◎电针法　取毫针治疗的头部穴或头针刺激区，或加前顶与脑空、悬颅与承灵、天冲与天柱。每次选 3~4 对穴，电针仪采用连续波，频率为 2~4Hz，强度则以患者可耐受为度，通电 20~30min。

【按语】

（1）针灸能够减轻手足、头部、口唇的不自主颤抖，对生理性震颤可以在短期内改善，对静止性震颤也有一定效果，但对震颤麻痹的肌强直无明显作用，仅在针刺后数小时内患者感觉轻松。在长期药物控制的情况下，针灸可以减少药物的用量和减轻其副作用。

（2）针灸治疗可取得较好疗效，一般电针治疗以头部为主，不宜用于四肢，容易加重肌强直。灸法可巩固疗效，具有独特效果。

（3）目前对脑炎、动脉硬化、颅脑损伤、基底节肿瘤、甲状旁腺机能减退或基底节钙化、慢性肝脑变性，以及一氧化碳、二硫化碳、锰等化学物质中毒引起的震颤麻痹综合征尚缺少有效的治疗方案。

八、中风

中风是以突然晕倒、不省人事，伴口角㖞斜、语言不利、半身不遂，或不经昏仆仅以口角㖞斜、半身不遂为临床主症的疾病。因本病发病急骤，有渐进发展过程，与风性善行而数变的特性相似，故称为中风。本病多发于中老年，在气温骤降或寒冬季节易发，死亡、伤残率较高。中风相当于西医学的脑卒中，即脑血管意外，是指突然发生的、由脑血管病变引起的局限性或全脑功能障碍，持续时间超过24h或引起死亡的临床症候群，包括脑梗死、脑出血和蛛网膜下腔出血。脑梗死包括脑血栓形成、脑栓塞和腔隙性脑梗死，占全部脑卒中的70%~80%。脑卒中发病率和死亡率均较高，常留有后遗症，是危害中老年人健康和生命的常见病。世界卫生组织总结了脑卒中有关的主要危险因素，包括高血压、糖尿病、心脏病、短暂性脑缺血发作（TIA）和脑卒中史、高血脂、肥胖、血小板集聚性高、高尿酸血症、感染、酒精中毒、吸烟、遗传或家族史等。

【临床诊断】当患者以突发半身不遂、或伴语言謇涩为主症者，可诊断为中医的中风。有意识障碍者为中脏腑，无意识障碍者为中经络。结合临床表现和头颅CT及MRI检查可进行确诊和进一步分类。

（1）脑血栓形成：中年以上的高血压及动脉硬化患者，在静息状态下或睡眠中急性起病，局灶性脑损害的症状和体征（偏瘫、失语等）在发病后十余小时或1~2天达到高峰，并能用某一动脉供血区功能损伤来解释，临床应考虑急性脑血栓形成。CT或MRI检查发现梗死灶可明确诊断。临床症状和体征取决于梗死灶的部位和大小，一般意识清楚，当发生基底动脉血栓或大面积梗死时可见意识障碍。多数脑梗死患者在发病后24h可经CT确诊，MRI与CT相比，有显示病灶早的特点。

（2）脑栓塞：青壮年多见，多在活动中骤然起病，数秒至数分钟达到高峰，出现偏瘫或伴失语等局灶性神经功能缺损，既往有栓子来源的基础疾病如心脏病、动脉粥样硬化等病史。CT和MRI检查可确定脑栓塞部位、是否伴发出血，有助于明确诊断。

（3）腔隙性脑梗死：中老年发病，有长期高血压病史，急性起病，出现局灶性神经功能缺损症状，CT或MRI检查证实有与神经功能缺损一致的脑部腔隙病灶。少数患者隐匿起病，无明显临床症状，仅在影像学检查时发现有梗死灶，其呈不规则形，直径在0.2~20mm，多为2~4mm。

（4）脑出血：中老年发病，多有高血压病史，多在情绪激动或活动中突然发病，发病后病情常于数分钟至数小时内达到高峰。发病后多有血压明显升高，由于有颅内压升高，常有头痛、呕吐和不同程度的意识障碍，如嗜睡、昏迷等。结合头颅 CT 可见出血灶，即可确诊。

（5）蛛网膜下腔出血：突然剧烈头痛、呕吐，脑膜刺激征阳性，伴或不伴意识障碍，检查无局灶性神经系统体征，应高度怀疑本病。同时，CT 检查证实脑池、蛛网膜下腔高密度征象，或腰穿示压力增高和血性脑脊液，即可确诊。

根据病程，一般将脑卒中分为 3 期：急性期指发病 2 周内；恢复期指发病 2 周以上到半年；后遗症期指发病半年以上。

【临床辨析】中医学认为，本病系内外因素导致的气血上逆，脑络痹阻或血溢于脑，经脉气血运行受阻，肌肤筋脉失于濡养而发生的病证，分为中脏腑、中经络两类。发病时以突然昏仆，不省人事为特点，属"中脏腑"。如身热、口目紧闭为闭证；如四肢冷、出汗、大小便遗出为脱证。发病时稍有短暂的意识不清，随着病程发展出现不同程度的半身麻木、软弱、偏瘫，口舌歪斜、舌强语謇等症状，属"中经络"。

【治疗】

（1）毫针治疗

◎穴方　①急性期：水沟、内关；②恢复期：肩髃、曲池、合谷、外关、环跳、阳陵泉、足三里、解溪、昆仑。随症配穴：急性期闭证加十宣、太冲，脱证加素髎、关元；脑出血加风府、哑门；脑梗死加极泉、尺泽、委中；意识障碍加百会、哑门；血压增高加曲池、太冲；大小便障碍加秩边、阴陵泉。恢复期半身不遂、肘部拘挛加曲泽；腕部拘挛加大陵；膝部拘挛加曲泉；踝部拘挛加太溪；手指拘挛加八邪；足趾拘挛加八风。流涎加承浆；语言不利加廉泉、通里；口角㖞斜加地仓、下关、翳风。

◎选穴思路　本病早期治疗以开窍、泻火、降气为主，水沟、内关意在醒脑开窍。病情平稳后取手足三阳经穴，尤以阳明经穴为主，重在疏通经气，活血通络。阳明经气血旺盛，选阳明经穴，有利于肢体运动功能的恢复。选病侧的局部穴可直达病所，疏调局部经气。根据上下肢经脉的循行路线，分别配用手足三阳经要穴，可加强疏通经脉，调和气血的作用，促进康复。后期还可取健侧穴位疏导阳明经气，使阴阳气血调和，筋肉得以濡养，则病可向愈。

◎操作方法　急性期方及配穴用于脑出血或脑梗死发病 1~4 周后，病情相对稳定的阶段。先直刺双侧内关，深 2~3cm，施提插结合捻转泻法，运针 1min；再刺水沟，向鼻中隔下斜刺约 1cm，用雀啄法，至流泪或眼球湿润为度。直刺极泉，进针 1.5~3.5cm，用提插泻法，至上肢连续抽动 3 次为佳。尺泽，进针约 2.5cm。委中以仰卧位抬腿取穴，进针 1.5~3.5cm，采用提插泻法，以下肢抽动 3 次为度。风池，进针 2~3.2cm，采用快速捻转手法运针。合谷进针斜向三间，采用提插泻法。每日 1~2 次，5 天后改隔日 1 次。恢复期方用于发病后期的半身不遂，按常规刺法，每日或隔日 1 次。

（2）其他治疗

◎解剖结构针刺法　上肢功能不良，针刺腋神经、桡神经、正中神经、尺神经；下肢功能不良，针刺胫神经、腓神经。定位神经后用毫针快刺，以患者出现电麻感为度，不留针。

◎头针法　顶颞前斜线、顶旁 1 线及顶旁 2 线。毫针平刺入头皮下，快速捻转 2~3min，每次留针 30min，留针期间反复捻转 2~3 次。行针后鼓励患者活动肢体。

◎灸法　急性期中脏腑脱证取神阙、关元、气海。神阙，隔盐灸 5~9 壮，症状无改善加灸关元、气海，隔姜灸 5~7 壮，每日 1 次。恢复期中风偏瘫、失语取天窗、哑门、百会，用艾条雀啄灸，每穴灸 5min；或在哑门用隔药饼灸，每次 3~5 壮。

◎电针法　在患侧上、下肢各选 2 个穴位。针刺得气后留针，接通电针仪，以患者肌肉微颤为度，每次通电 20min 左右。

【按语】

（1）针灸参与中风抢救不仅能够降低死亡率，而且对后遗症的治疗也有帮助。中风初起的治疗，强调用穴少、手法轻。脑出血的操作手法，要求轻捷熟练，用弱刺激；病情稳定，情况较好的患者可酌用中、强度刺激或强刺激。除极少数穴位外，均不留针。在治疗过程中，要随时测量血压，如血压明显升高者，操作需谨慎，必要时暂停针刺。恢复期治疗时应指导患者及时进行肢体功能锻炼和语言练习。

（2）在中风恢复期，亦有复发的危险，并且病情一次比一次为重。针灸同时兼有预防“复中”的作用。

（3）中风最严重的功能障碍是瘫痪，开始是弛缓性（肌张力低下，腱反射减弱或消失），被称为软瘫期；以后肌张力逐渐增高，腱反射活跃或亢进，称为痉挛期。一般说来，越灵活的肢体部分的运动功能恢复越难，所以肢体远端功能的恢复比近端为慢；上肢比下肢功能恢复为慢；上肢中又以手运动的恢复最难。

（4）本病重在预防，平素应注意中风危险因素的控制。短暂性脑缺血发作，每次发作常持续数分钟至 1h，最长不超过 24h 即完全恢复，但常有反复发作，俗称“小中风”，被公认为是缺血性卒中最重要的危险因素。近期频繁的短暂性脑缺血发作是脑梗死的特级警报。4%~8%的完全性卒中患者就发生于短暂性脑缺血发作之后，故应积极防治。

九、脊髓损伤

脊髓损伤是指由于外界直接或间接因素损伤脊髓，在损害的相应节段出现各种运动、感觉和括约肌功能障碍、肌张力异常及病理反射等相应改变，常见于车祸、坠落等。按脊髓损伤的部位和程度，可分为 5 类。①脊髓震荡：最轻微的脊髓损伤，组织形态学上无病理变化，但可立即发生弛缓性瘫痪，损伤平面以下的感觉、运动、反射及括约肌功能暂时性丧失，在数分钟或数小时内即可完全恢复。②脊髓挫伤与出血：脊髓实质性破坏，外观完整但脊髓内部可有出血、水肿，神经系统的破坏和神经传递纤维束的中断，预后与脊髓挫伤程度有关。③脊髓断裂：脊髓连续性中断，可为完全性或不完全性，预后差。④脊髓受压：指由于骨折移位，碎骨片、破碎的椎间盘挤入椎管内直接压迫脊髓，或皱褶的黄韧带与急速形成的血肿压迫脊髓。若及时去除压迫物，脊髓功能可望部分或全部恢复；若压迫时间过久，则预后差。⑤马尾神经损伤：马尾神经起自第 2 腰椎的骶脊髓，一般终止于第 1 骶椎下缘，第 2 腰椎以下骨折脱位可损伤本神经，完全断裂者少见。

【临床诊断】一般有明显的外伤史，脊柱急性损伤后出现肢体瘫痪、感觉障碍。脊髓损伤的水平、锥体脱位的情况一般只需 X 线片即能判断，而骨折类型有时尚需参照 CT 片。MRI 检查能清楚观察脊髓的形态。临床可根据脊柱外伤史，以及 X 线片、脊髓 CT、MRI 检查对损伤的部位和程度作出判断。常见的损伤部位和症状如下表（表 7-7-2）。

表 7-7-2　脊髓损伤的部位及其功能障碍表现

功能障碍表现	颈段损伤	胸段损伤	腰骶段损伤	马尾损伤
运动功能	四肢瘫，下肢为痉挛性瘫痪	下肢痉挛性瘫痪	下肢一般为弛缓性瘫痪	下肢弛缓性瘫痪
感觉功能	受损平面以下感觉减退或消失（部分病例可有感觉分离现象）			无感觉分离现象
痛觉	多不明显		多不明显或局限于会阴部轻痛	多明显
膀胱功能	可建立反射性膀胱		可建立自主性膀胱	
阴茎勃起及射精功能	可能		保留或丧失	减退或丧失

【临床辨析】根据脊髓损伤的临床表现，可将本病归入中医学"腰痛"（外伤所致）、"痿证"和"癃闭"等范畴。中医学认为，肾经贯脊属肾，督脉贯脊入络脑，二脉与脊髓和脑的关系极为

密切。因此，脊髓受损则阻遏肾、督二脉，气血运行不畅，筋骨失养，出现肢体瘫痪失用等。

【治疗】

（1）毫针治疗

◎穴方　以损伤脊髓段相对应的上、下1~2个棘突的督脉穴及两侧夹脊穴为主穴。随症配穴：截瘫加环跳、阳陵泉、三阴交、悬钟、解溪、丘墟、太冲；四肢瘫，上肢加极泉、肩髃、曲池、手三里、合谷，下肢加穴同截瘫。脊髓圆锥损伤加会阴、白环俞、会阳、肾俞、膀胱俞、大肠俞、中极、曲骨。马尾神经损伤加十七椎、次髎、会阳、肾俞、膀胱俞、大肠俞、环跳、中极、曲骨、阳陵泉、三阴交、解溪、丘墟、太冲。

◎选穴思路　取损伤脊髓段相对应的上、下1~2个棘突的督脉穴及两侧夹脊穴可激发受损部位的经气，调和气血，疏通经络，调督强脊。

◎操作方法　督脉穴向上斜刺1寸左右，如进针有阻力突然消失的感觉或出现触电样感向阴部及下肢放射，当终止进针，以免造成脊髓新的损伤。夹脊穴则刺向椎间孔，使针感向脊柱两侧或相应肢体放射，或相应部位的体腔出现紧束感。局部督脉、夹脊穴纵向两个穴接通电针。

（2）其他治疗

◎解剖结构针刺法　神经干刺激法。臂丛神经、桡神经、尺神经、股神经（冲门）、腓总神经、坐骨神经、胫神经。在脊神经受损部位的上下端，针尖直刺达硬膜外。连接普通电针治疗仪，采用疏密波，每次取4对穴，轮流使用。留针30min。

◎皮肤针法　督脉背腰段、足太阳经和瘫痪肢体的手足三阳经、太阴经。每次选2~3条经，按循行部位以中等强度逐经叩刺，至皮肤潮红或隐隐出血为度。

◎头针法　顶颞前斜线、顶颞后斜线、顶中线。针刺后快速捻转1~2min，再通以弱电流刺激。

◎电针法　在督脉或瘫痪肢体选取2~3对穴，针刺得气后接通电针仪，以断续波中度刺激，以肌肉轻轻收缩为度。适用于弛缓性瘫痪。

◎穴位注射法　损伤椎体上下两旁的夹脊穴、肾俞、次髎、血海、足三里、三阴交、腰俞。每次选2~3对穴位，药用维生素B1、B12或当归、川芎、丹参、人参、黄芪、红花注射液等，每穴注射0.5~1mL。

【按语】

（1）针灸治疗脊髓损伤主要在术后的恢复期，对脊髓不完全损伤有一定的疗效，脊髓完全损伤者疗效差，其恢复的程度与损伤位置、程度、年龄、体质等多方面因素有关。

（2）治疗期间要注重自主锻炼和被动锻炼。病情严重者，要避免肺炎、褥疮等并发症的发生。

十、荨麻疹

荨麻疹是由于皮肤受刺激，小血管反应性扩张及渗透性增加而引起的变态反应性损害；常为一种局限性水肿反应，其特征是皮肤上出现鲜红色或苍白色的瘙痒性风团；常由虾蟹、药物、寄生虫、感染、精神紧张等多种原因引起。临床上分为急性荨麻疹和慢性荨麻疹。慢性荨麻疹是指荨麻疹病程超过 6 周，并且每周发作频率大于等于 2 次；除此之外即为急性荨麻疹。急性发作多可自行消退，慢性反复发作可历数月或经久不愈。

【临床诊断】皮肤损害为风团，大部分是苍白色、红色，苍白色周围有红晕；24h 内消退，消退后不留任何痕迹。如侵犯胃肠道黏膜，可伴有恶心、呕吐、腹痛等症状。少数发生于咽喉部，可引起喉头水肿和呼吸困难，甚至窒息。

（1）急性荨麻疹：起病急，皮肤突然瘙痒，随之出现大小不等的红色或淡红色风团，孤立或融合成片，皮损局部凹凸不平，呈橘皮样外观；皮损骤起骤停，反复发生，消退后不留痕迹。病情严重者可伴有心慌、烦躁，甚至血压降低等过敏性休克症状；胃肠道黏膜受累时可出现恶心、呕吐、腹痛、腹泻等；呼吸道黏膜受累时可出现呼吸困难，甚至窒息。一般可在数日内痊愈。

（2）慢性荨麻疹：皮损反复发作超过 6 周以上者。患者全身症状一般较轻，风团时多时少，反复发生，常达数月或数年之久，偶可急性发作，表现类似急性荨麻疹。

另外，按照风团的特征可以进行病因鉴别。人工荨麻疹为抓划后形成；血管性荨麻疹为风团边界不清、皮色不变的局限性水肿；胆碱能荨麻疹为直径 1~3mm 的小风团，周围有红晕，偶有卫星状小风团；日光性或寒冷性荨麻疹是风团出现在暴露部位。

【临床辨析】中医学认为，本病多为风邪侵袭肌表或胃肠积热郁于肌肤而成。临床主要从病因辨证，若遇寒或受凉风后发病或加剧，皮疹瘙痒异常，伴有身热口渴，肢体酸楚，苔薄白，脉濡数，多为风邪外袭；若因饮食引发，皮疹色红，伴有脘腹疼痛，神疲纳呆，大便秘结或泄泻，苔黄腻，脉滑数，则属肠胃积热。

【治疗】

（1）毫针治疗

◎穴方　以曲池、鱼际、血海、委中、阴陵泉、三阴交为主穴。随症配穴：外感风邪加肩髃、阳溪、风门、大椎；胃肠积热加足三里、天枢、中脘。病程迁延加大肠俞、复溜。

◎选穴思路 本病治疗以疏风解表，清泻阳明为法。曲池配鱼际可清表邪。血海配委中可清血热而止痒。三阴交配阴陵泉可利湿令邪有去路。辨证因外感风邪发病者，可再加阳明经或督脉经穴；胃肠积热者，可再加阳明经、任脉经穴。

◎操作方法 按常规操作。瘙痒明显可加强曲池、血海的刺激，并可点刺出血。急性期每日1次，用泻法；慢性者，隔日1次，多补少泻。

（2）其他治疗

◎耳针法 肺、风溪、肾上腺、神门。毫针刺，用中、强度刺激。耳背静脉三棱针点刺出血，每周2次。

◎灸法 风门、身柱、肩髃、曲池、天井、风市、血海、足三里。每次选3~5穴，每穴灸5~7壮，采用无疤痕麦粒灸；亦可用艾条灸，每穴灸3~5min。

◎拔罐法 用闪火法将火罐拔于神阙穴，留3~5min，重复拔罐3~5次。每日治疗1次。本法辅助用于顽固性荨麻疹的治疗。

【按语】

（1）针灸治疗作用主要在即时性止痒和防止发疹两方面。从疗效上看，各种刺灸法对急慢性荨麻疹都有较好的治疗作用。针灸对瘙痒的抑制程度不及抗组胺制剂，但针灸不会引起嗜睡和倦怠感。由于针灸可以调整机体的免疫功能，降低机体对致敏物的反应性，所以能够有效地减少发病。

（2）对于反复发作的慢性荨麻疹，应积极查找发病原因，做针对性治疗。对于伴有急性呼吸困难或过敏性休克等的重症患者，应中西医配合积极抢救。

（3）发作期间忌食鱼虾、蟹贝等食物。

十一、湿疹

湿疹是一种常见的过敏性炎症性皮肤病，以对称性分布的多形性皮疹和反复发作为特征。本病是由复杂的激发因子引起的一种迟发性变态反应。湿疹的病因比较复杂，某些全身性疾病、精神神经因素，以及食物过敏、物理因素、局部刺激均可引起发病。变态反应、新陈代谢障碍、内分泌失调等是湿疹发生的内在原因。患者可能具有一定的体质，这种体质受遗传因素支配，又受健康情况及环境条件的影响。变应原可以是摄入的食物、吸入的物质、病灶感染、内分泌及代谢障碍，也可以是外界因素，如寒冷、湿热、油漆、毛织品、麦芒等。

【临床诊断】皮疹形态为多形性、弥漫性、对称分布，急性者有渗出，慢性有浸润肥厚，病程不规则，反复发作，可从任何一个阶段开始发病，并向其他阶段演变，瘙痒剧烈，可作诊断。临床可分为急性湿疹和慢性湿疹。

（1）急性湿疹：丘疹、水疱、脓疱、糜烂、渗出、结痂并存。初起为密集的点状红斑及粟粒大小的丘疹和丘疱疹，很快变成小水疱，破溃后形成点状糜烂面；瘙痒不能忍受，影响睡眠。亚急性湿疹为急性湿疹迁延而来，见有小丘疹兼少数丘疱疹和水疱，轻度糜烂，痒感较剧烈，病程可经数周而愈或转为慢性。

（2）慢性湿疹：由亚急性湿疹转变而来，也有开始即以慢性表现发病。患部皮肤粗糙、增厚、触之较硬，苔藓化，常有色素沉着、抓痕，间有糜烂、渗出、血痂及鳞屑。病程较长，可延至数月或数年之久。

【相关疾病鉴诊】临床上应与以下疾病相鉴别。①接触性皮炎：病变常局限于接触部位，与接触物有关，皮疹多为单一形态，易起大疱、水肿，边界清楚。去除病因后多易治愈，不接触过敏物即不复发。②神经性皮炎：好发于颈项部，无潮红、水疱、湿润、糜烂等，日久皮肤粗糙、肥厚，呈轻度纹状。

【临床辨析】中医学认为，本病多为风湿热邪侵袭肌肤或血虚有热，生风化燥，肌肤失于濡养所致。急性以湿热为主，慢性多兼血虚。

【治疗】

（1）毫针治疗

◎穴方　以大椎、曲池、足三里、三阴交、神门为主穴。随症配穴：渗出明显加阴陵泉、陶道、肺俞；瘙痒甚者加大都、郄门、血海、阿是穴。

◎选穴思路　本病治疗以清热祛湿，养血润燥为法，选穴以大椎和阳明经、太阴经穴为主。大椎、曲池有疏表清热之功，配肺俞可疗肌肤之疮疡，配神门、郄门可宁神止痒。足三里、三阴交、血海可养血活血润燥。大都为足太阴之荥穴，有清热化湿之功。

◎操作方法　每次取 3~5 穴，大椎针刺 2~3cm，捻转 3min。血海可向上斜刺 4~5cm，使针感达到腹部为佳。余穴按常规操作。留针 20min，隔日 1 次。

（2）其他治疗

◎耳针法　肺、神门、肾上腺，慢性者可加肝、皮质下。毫针刺，用中度刺激，留针 1~2h，隔日 1 次。

◎刺络拔罐法　阿是穴、夹脊（T1~T5）。用皮肤针叩刺病变部位后再拔火罐，夹脊穴叩刺至潮红为止。每日 1 次。

◎灸法　阿是穴、大椎、曲池、三阴交。艾条熏灸阿是穴，使局部皮肤出现红晕为止。余穴用隔蒜灸，每穴灸 5~7 壮，隔日 1 次。

【按语】

（1）本病属迟发性变态反应。针灸可以调节机体的免疫功能，提高机体抗变态反应的能力，是治疗本病的有效方法之一，可以明显缓解症状，但根治有一定困难。临床对急性发作的湿疹治疗效果较好，往往在针刺后皮疹明显减少、瘙痒减轻，1 周后渗出部位结痂、脱屑而痊愈。慢性湿疹病情迁延，易反复发作，故治疗要有足够的疗程方能达到理想的疗效。

（2）急性湿疹治疗时要注意皮损部位的清洁、干燥，尽量减少搔抓，防止继发感染。饮食宜清淡，忌食鱼、虾等过敏性食物，加强体育锻炼，增强抗病能力。

十二、带状疱疹

带状疱疹是由病毒引起的急性、炎症性、神经性皮肤病。皮损一般为单侧成簇水疱，排列成带状，痛如火燎，痊愈后多不再复发。病原体为水痘 - 带状疱疹病毒，经呼吸道进入人体。多数人感染后，并不发生临床症状，只有在某些传染病、感冒、恶性肿瘤、系统性红斑狼疮、创伤、放射治疗及过度疲劳等诱发因素存在的情况下，才引起该神经区的带状疱疹。

【临床诊断】①前驱症状：发疹前 1~5 天可有轻度乏力、低热、纳差等全身症状及患处皮肤灼热、疼痛感；②皮损特征：患处皮肤潮红，继而出现粟粒至绿豆大小的透明、张力性小水疱，水疱簇拥密集，疱液澄清，各簇水疱间可见正常皮肤，皮损沿周围神经支配区域呈带状分布；多发生在身体的一侧，一般不超过前后正中线，好发部位依次为肋间神经、颈神经、三叉神经和腰骶神经；③伴随症状：伴有较剧烈的神经痛，疼痛可在发病前或伴随皮损出现，但疼痛程度不一，且不与皮损严重程度成正比，少数患者皮疹完全消退后仍遗留有神经痛。

【相关疾病鉴诊】临床上应与单纯性疱疹相鉴别。单纯性疱疹好发于皮肤黏膜交界处，多出现于发热性疾病。

【临床辨析】中医学认为，本病以体虚为本，为外感火热湿毒之邪所致，并与情志、饮食、起居等因素诱发有关。

【治疗】

（1）刺络拔罐

◎穴方　阿是穴。

◎选穴思路　皮损局部刺络拔罐，可活血通络，祛瘀泻毒。

◎操作方法 在皮损局部用一次性注射器针头，点刺 5~10 下，刺破疱疹，使疱内液体流出，然后用真空抽气罐拔罐，待罐内出血凝固后，起罐。

（2）毫针治疗

◎穴方 以阿是穴、支沟、阴陵泉、行间、夹脊为主穴。随症配穴：发于胸胁加期门、支沟、阳陵泉；发于面部加合谷、内庭。热盛加大椎；心烦加郄门、神门；后遗疼痛加内关、阳辅。

◎选穴思路 本病治疗以清热泻火，通络止痛为法。皮损局部阿是穴可活血通络，祛瘀泻毒。支沟为手少阳三焦经穴，阴陵泉为足太阴脾经合穴，两穴相配能清泻三焦热邪，健脾化湿。行间为足厥阴肝经荥穴，有疏肝泻热之功。相应夹脊穴可调畅患部气血。

◎操作方法 阿是穴用围刺法，沿疱疹周边针刺一圈，针向疱疹皮下斜刺 1~2cm。其余依据症状取穴，均用泻法，留针 15~20min，每日 1~2 次。

（3）其他治疗

◎灸法 皮损局部。用艾条灸或敷棉灸。敷棉灸是将药棉撕成薄薄的一块面积同疱疹大小，置于疱疹之上，覆盖疱疹，从一边点燃。注意棉花片要足够薄，不要灼伤局部皮肤。

◎激光照射法 病灶局部、合谷、曲池、阳陵泉、侠溪。用 He-Ne 激光仪散焦照射皮损局部，距离 40~60cm，照射密度为 0.5~1mW/cm^2，每穴照射 5min，每日 1 次。

◎火针法 疱疹及疼痛点。火针点刺，以刚深入疱内为度，点刺后用消毒棉签轻轻挤尽疱液，并用火罐吸拔，留罐 3~5min。

【按语】

（1）针刺治疗本病疗效肯定，可单独使用且效果很好，一般针灸治疗 1~3 次后，即会有显著的改善，尤其是缓解神经痛的效果较好。针灸还能促进消除水疱与红斑，缩短疗程，对防止带状疱疹遗留神经痛有一定意义。针灸还能增强人体的抵抗力。

（2）带状疱疹的预后良好，一般 2~3 周后疱疹逐渐干燥结痂，最后痂退痊愈，愈后不留疤痕，仅有暂时性的色素沉着。部分患者在皮疹完全消退后仍遗留神经痛数月至数年。

（3）治疗期间不宜食辛辣食品和鱼、虾、蟹等动风发物。若疱疹处皮损严重，可用 2% 龙胆紫涂擦，以防止继发感染。皮损有渗出者，可外敷呋喃西林氧化锌软膏。

十三、高热

高热是以人的体温骤升到 39℃以上，并以身休灼热、烦渴、脉数等为主要特征的临床急症。

高热是人体邪正剧烈相争的表现，为许多疾病的常见症状之一。西医学中急性传染性、感染性疾病出现的高热，以及慢性疾病并发急性感染引起的高热等，均可参考本篇进行治疗。

【临床诊断】凡体温骤升超过39℃者，即可诊断为高热。血常规检查有助于病因诊断与鉴别诊断。

【相关疾病鉴诊】临床上应注意与以下发热相鉴别。①潮热：指发热盛衰起伏有一定的时间。如一日之中出现多次起伏，即为发热，不属于潮热。②五心烦热：指手足心发热和自觉胸中烦热，而体温有的升高，有的并不一定升高，属于虚烦发热的症状。

【临床辨析】中医学认为，外感、内伤均可引起高热。外感发热多有感受外邪史，起病急，病程短，热势重，传变较快，多为实证；内伤发热，起病慢，病程长，热不高而多有间歇，常继发于他病之后，必兼有其他内伤病证。临床以外感多见，如为风热，以发热重、恶寒轻为特点，见于感冒；如感受暑热，有壮热、心烦、面赤，甚至有谵语或神昏抽搐等，属于中暑的严重表现；如感受疫毒，有头面红肿热痛，咽喉肿痛或腐烂，或发丹毒、痈疽等表现；如热入营血，可见身热夜甚，出现斑疹，甚至有衄血、吐血、便血等出血症状。

【治疗】

（1）刺络放血

◎穴方　①耳部阿是穴（耳背静脉第一分支近耳郭处）、太阳、大椎、曲池、十宣、十二井穴；②曲泽、委中。

◎选穴思路　高热为急症，治疗上先以退热治标为要。选耳部阿是穴、太阳刺络出血，可清泻热毒，清利头目，开窍醒神。大椎、曲泽、委中，可清泻一身之热毒。肢体末端的十二井穴、十宣，刺络放血既可清热，又可醒神开窍。

◎操作方法　每次在头部或肢体各选2个穴。局部消毒后，用三棱针散刺出血5~7滴，压迫止血。大椎可加拔罐。每日1次。

（2）毫针治疗

◎穴方　①太阳、大椎、曲池；②内庭、商阳、关冲。随症配穴：风热加合谷、外关；暑热加曲泽、十宣；疫毒加委中；热入营血加尺泽、委中。咳嗽、胸痛加尺泽、少商；腹痛、便秘加天枢、上巨虚。

◎选穴思路　太阳可泻热而清利头目。大椎为督脉穴，又为诸阳之会，可驱散阳邪以解热。曲池为手阳明经合穴，可清热祛邪。足阳明经荥穴内庭、手阳明经井穴商阳可通腑泄热。关冲为手少阳三焦经井穴，可泻三焦之热。

◎操作方法　毫针泻法。先刺大椎，直刺 2~3cm，施捻转泻法 5~10min，余穴按常规操作。如针后热不退，加刺内庭、商阳、关冲等，点刺出血，不留针。根据发热原因和症状选择的配穴，均行提插捻转泻法，行强刺激手法，或点刺出血。每日治疗 1~2 次。

（3）其他治疗

◎灸法　大椎、曲池、中脘、气海、足三里、内庭。用麦粒灸，以有灼热感为度，每穴灸 4~6 壮。主要用于外感高热。

◎拔罐法　行走罐。沿背部两侧足太阳经脉与浮郄至承筋段，涂擦润滑油后，将罐吸定，慢慢来回推拉移动数次，直至皮肤潮红为止。

◎刮痧法　风府至大椎、风池至大杼左右侧、大椎至脊中、命门至长强、肝俞至白环俞、大杼至心俞、曲池、委中。用刮板，刮细刮透，以出现深红色紫斑为度。刮痧有快速退热的作用。

【按语】

（1）针灸能够有效退热，一般在针刺 1h 后体温开始下降，6~15h 可降至正常；如反复出现高热，再次针刺也能取得疗效。针灸对头痛、肌肉疼痛等伴随症状也有一定的缓解作用。针刺大椎宜用透天凉手法，待腰骶部出现凉感后，患者会感觉身体热感消退，其他症状也相继缓解，此时往往体温并未下降。因此，针灸退热的实际意义还在于身体热感的消退。

（2）高热持续不退，应尽快查找原因，并及时采取相应的治疗措施，必要时采用物理降温，注意环境安静和足量的饮水及一定营养的摄入，以利尽快康复。

十四、中暑

中暑是在烈日下或高热和热辐射的环境中长时间停留或工作所致，常在体弱或体力过于疲劳的情况下发生。西医学认为，中暑是高温环境或机体散热不良所致的体温调节中枢功能障碍，以汗腺功能衰竭和水、电解质丢失过多为特点的一种急性疾病。

【临床诊断】在高温环境中生活和劳动时突然出现体温升高、肌肉痉挛和（或）晕厥，伴恶心呕吐，并排除其他疾病后即可诊断为中暑。根据发病机制和临床表现不同，通常将中暑分为热痉挛、热衰竭和热（日）射病三类。①热痉挛：在高温环境中进行剧烈运动，大量出汗后导致水和盐过多丢失，出现肌肉痉挛，并引起疼痛，无明显体温升高。②热衰竭：由于人体对热环境不适应，引起周围血管扩张、循环血量不足，进而发生虚脱，表现为疲劳、乏力、眩晕、恶心、呕吐、头痛等；可有明显的脱水现象，体温可轻度升高，无明显的中枢神经系统损害现象。③热射病：出现高热（体温＞40℃）、神志障碍，早期受影响的器官依次为脑、肝、肾和心脏；临床上分为劳力型和非劳力型，前者主要为高温环境下重体力工作或激烈运动所致，后者多为高温环境下通风不良等所致。

【临床辨析】本病属于中医学"暑证"范畴，主要是由于夏日天气炎热，暴日劳作，暑热之邪内侵，或炎暑夹湿伤人，逼汗出而伤阴所致。暑为火邪，若暑热入营，逆犯心包，则可出现高热烦躁，甚则神昏谵语之危候。中医临床常分为阳暑和阴暑，按病情轻重分为先兆中暑、轻度和重度中暑，基本上与西医学的热痉挛、热衰竭、热射病相对应。

【治疗】

（1）毫针治疗

◎穴方　①轻症（无神志异常）：太阳、大椎、曲泽、合谷、内关、耳尖；②重症（有神志异常）：水沟、内关、中冲、涌泉。随症配穴：中暑阳证加风池、曲池、列缺、外关；中暑阴证（以气虚为主）加气海、足三里、三阴交；气阴两虚加百会、气海、太溪；气阴两脱加神阙、关元、气海。头痛头晕加风池、太阳；恶心呕吐加中脘、足三里；暑热蒙心加十宣或十二井穴、通里、委中；暑热生风加风池、曲池、十宣或十二井穴、合谷、太冲。

◎选穴思路　轻症治疗以清泻暑热为要，选穴以督脉及手厥阴、手阳明经穴为主。大椎可清泻一身之阳热，具有清泻暑热的作用。太阳可泻热而清利头目。曲泽可清热安神，合内关以除烦躁。合谷可疏调气血，助泻暑热。耳尖点刺出血，可泻热和营。重症治疗需开窍醒神以救急。水沟为督脉穴，督脉入络脑，中冲为手厥阴经井穴，涌泉为足少阴肾经井穴，可醒神开窍。内关为手厥阴经络穴，可调心气，助醒神。

◎操作方法　合谷、内关、曲泽用泻法，强刺激；太阳、大椎、耳尖以短毫针点刺放血3~5滴。重症者，先刺水沟，用雀啄泻法；涌泉、内关用提插捻转，强刺激。

（2）其他治疗

◎刮痧法　用刮痧板或边缘光滑的瓷汤匙，蘸少许植物油或清水，在脊柱两侧、颈项（哑门、风府上下）、胸肋间隙（胸前第3、4、5肋间隙）、肩胛上（左右两侧第7、8、9肋间隙）及肘窝、腘窝等处，自上向下或自背后向胸前刮，先轻后稍重，以皮肤刮出紫色或红色痧点为止。

◎拔罐法　大椎、肺俞、脾俞、胃俞。拔罐法，留罐5~10min；或沿背部足太阳经走罐。适用于中暑轻症。

【按语】

（1）夏令高温季节，暑气当令或高温环境工作，要注意通风散热，降温预防，劳逸结合。

（2）中暑发生后，要及时将患者移到通风阴凉的地方，解开其衣襟，让其安卧，并给予物理降温，如酒精擦浴、放置冰袋、打开风扇等。

（3）先兆中暑及轻症中暑可以针灸治疗为主；重症中暑患者，病情危急多变，除针灸治疗外，应及时采取补液、抗休克等中西医综合急救措施。

十五、昏迷

昏迷是指在较长时间内神志不清的临床急症。现代医学认为昏迷是因脑组织代谢发生障碍，高级神经活动受到严重抑制所致。导致昏迷的原因比较复杂，多由传染性疾病、颅脑疾病、代谢障碍、药物或化学品中毒、物理因素等引起。

【相关疾病鉴诊】 在较长时间内神志不清即可诊断为中医的昏迷。表现为深度昏迷时，患者的意识、感光和随意活动完全消失，肌肉松弛，二便失禁；对光反射、角膜反射和吞咽反射均消失。浅度昏迷时，上述反射可仍然存在，常呈现四肢躁动，腱反射可亢进等。为了查明原因，可以通过以往的病史，逐步经心电图、脑电图、脑超声、放射性核素扫描、CT、MRI 等检查，以及血常规、血糖、血氨、血气分析等检查，帮助作出诊断。临床上应注意相关疾病的鉴别。

（1）晕厥：是因血液循环紊乱（血压降低、脉搏变慢）引起脑组织暂时性缺血、缺氧所产生的短暂的意识丧失。常因情绪激动、惊恐，或体弱疲劳、突然站起而诱发，其他如心血管方面疾病或血液成分的改变等也可导致晕厥。表现为突然昏倒，不省人事，面色苍白，四肢厥冷，脉搏缓慢，肌肉松弛，瞳孔缩小，收缩压下降，舒张压无变化或降低，短时间内能逐渐苏醒。醒后无失语、口眼歪斜和半身不遂等后遗症。

（2）休克：是由多种原因引起的急性周围性循环衰竭的综合征。大出血、严重脱水、重度外伤、剧烈疼痛、药物中毒及严重的过敏反应等原因均可引起。由于有效循环血量不足，心排出血量骤然减少，全身组织器官出现严重缺氧。临床早期见表情淡漠，精神萎靡，面色苍白，反应迟钝，汗出肢冷，稍久则神志不清，血压下降，收缩压在 80mmHg 以下或低于基础血压 20% 以上，脉搏细速，口渴，尿量减少。严重者收缩压低于 60mmHg 以下甚至测不出，呼吸微弱，陷入昏迷状态，心音低钝，无尿，脉搏摸不到。

（3）中风：以往多有高血压、动脉硬化病史。表现为突然昏倒，不省人事，但急性期过后可逐渐苏醒，遗留有半身不遂、口眼歪斜等症状。

（4）癫痫：以往多有相同的发作性昏迷病史，突然昏倒后，一般伴有口吐涎沫，两目上窜，四肢抽搐，或口中有如猪、羊叫声等，呈反复发作，每次发作症状相似。

【临床辨析】 中医学认为，昏迷多因邪热内陷、热毒熏蒸、痰火内阻或外伤等导致清窍被蒙闭，"神明"失其作用而成。昏迷初期，往往出现"闭证"，表现为牙关紧闭，两手握固，大小便闭，肢体强痉；如正不胜邪，可因虚而转为脱证，表现为手撒肢冷，汗多体软，目合口张，大小便自遗，严重时可导致死亡。

【治疗】

（1）毫针治疗

◎穴方　①水沟、少商；②备用穴：素髎、内关、涌泉、大敦、足三里。随症配穴：闭证加合谷、太冲、十宣刺血；脱证加灸百会、关元。

◎选穴思路　本病治疗以升阳救逆为法，急则治标，选穴以任、督二脉经穴和井穴为主。水沟、素髎具有升高血压和兴奋呼吸的作用。内关能升压，并有强心的作用，配足三里又可调理气血。昏迷是病邪在"脏"，井穴能够"泻脏热"，醒脑开窍，故多用井穴。少商、涌泉、大敦都属于井穴；十宣在手指末端，亦属井穴之类。

◎操作方法　先针刺水沟，中强刺激；加刺少商，捻转留针。如30min内无效，根据情况选择备用穴，或根据辨证的虚实加用配穴。素髎、内关、涌泉要间歇行针。足三里用提插法诱导经气。大敦、十宣宜用三棱针点刺出血。每日治疗1~2次，或将水沟、内关的针保留，待病情好转后起针。

（2）其他治疗

◎耳针法　心、皮质下、神门、脑点、交感、内分泌。每次选2~3穴，毫针刺，每5min用强刺激手法捻转1次，或加电针。

◎灸法　百会、气海、关元、神阙。神阙用隔盐灸。每次选2~3穴，用隔姜灸，每穴灸15~20壮；或用艾条灸30min至2h。适用于脱证。

【按语】

针灸用于急救，主要是稳定生命体征和促使神志清醒，刺激后的反馈速度往往比药物明显，而作用强度不及药物。一般对浅昏迷的救治效果较好，对重度昏迷还需要配合药物抢救。

第八节　术后反应及其他

一、术后胃肠功能紊乱

术后胃肠功能紊乱是腹部手术后出现的类似胃肠神经官能症、肠麻痹的各种症状，是手术过程对腹腔脏器尤其是消化道神经、血管的刺激或损伤，或兼有刀口疼痛、精神紧张而引起的胃肠功能性障碍。

【临床诊断】临床可出现多种多样的表现，一般常见的有腹胀、腹痛、嗳气、呕吐、肠鸣音增强或减弱，或术后无排气等，也可出现如反酸、厌食、食后饱胀、腹泻或便秘等症状。有些症状在术后 1 周左右逐渐消失。部分患者由于症状不能缓解而痛苦，进而又引发了头痛、失眠、健忘、神经过敏等其他功能性症状。

【临床辨析】本病主要是由术中各种因素导致的胃肠功能障碍，出现胃的受纳及肠的运化与泌清别浊的功能失司，进而出现诸多症状。

【治疗】

（1）毫针治疗

◎穴方　以中脘、足三里、内关为主穴。随症配穴：呕吐甚加公孙；输卵管结扎术后腹胀加横骨；术后无排气加大横。

◎选穴思路　本病病位在胃肠，治疗以调理胃肠气机为要。中脘为局部取穴，足三里为胃经下合穴，内关为八脉交会穴，专治胃部疾病。

◎操作方法　腹部的中脘等腧穴，针刺时需要避开刀口，如取刀口附近的穴位，针要斜向下方，不宜刺太深。足三里、内关用平补平泻法。

（2）其他治疗

◎耳针法　神门、胃、交感、大肠。压丸法。嘱患者每日按压 3~4 次，每次每穴按压 3min，以酸胀为度。

◎刺络放血法　探取耳穴的压痛点，常规消毒双侧耳穴后刺络放血。

◎拔罐法　中脘、天枢、关元。闪罐法，每穴各闪扣 20 次，再留罐 3min 后起罐。适用于术后 2 周以后的腹胀。

【按语】

（1）针灸治疗术后胃肠功能紊乱的效果显著，不仅可以促使排气，还能改善假性肠麻痹。如患者腹部刚行手术，治疗时可先取四肢穴位针刺，经两次治疗症状改善不明显时再加腹部穴位。

（2）针刺加耳穴治疗普外科术后的胃肠功能紊乱有效。腹痛、腹泻、头痛、失眠等的治疗可参考相关章节。

二、术后尿潴留

术后尿潴留是指腹部手术后患者尿液充满膀胱而不能排出的病症，临床以小便不通、小腹胀满而痛为主要表现；按致病原因可分为动力性（功能性）和机械性（器质性）两类，按病情轻重缓急可分为急性和慢性两类。针灸治疗以功能性尿潴留为主。器质性尿潴留可参考本篇进行治疗。

【临床诊断】术后排尿障碍，膀胱中尿液潴留量超过正常，即可诊断为术后尿潴留。术后尿潴留多属于功能性尿潴留，多由麻醉药、手术后、产后或神经系统的损伤、炎症等引起。另外，部分松弛平滑肌的药物如654-2、阿托品、普鲁本辛等有时也可引起功能性尿潴留。

临床上需与器质性尿潴留鉴别。器质性尿潴留常因前列腺肥大、尿道狭窄、外伤、结石阻塞、尿道周围脓肿、膀胱内肿瘤或其他异物堵塞膀胱及尿道引起。另外，麻醉药、手术后、产后、膀胱镜检查，以及结石、外伤多导致急性尿潴留。各种神经功能障碍引起的尿潴留多属慢性。

【临床辨析】中医学认为，本病病位在膀胱，又与三焦密切相关，主要因术中各种因素导致膀胱气化功能失常导致。

【治疗】

（1）毫针治疗

◎穴方　以秩边、水道、中极、膀胱俞、三阴交为主穴。随症配穴：体质虚弱加气海、足三里。产后尿潴留加会阴、子宫、曲骨、次髎；肛肠术后尿潴留加长强、次髎、承山。

◎选穴思路　本病治疗以调理膀胱气化功能为要。秩边、水道、中极均为局部取穴，膀胱俞为膀胱的背俞穴，三阴交乃脾、肝、肾三经交会穴，可行气化瘀，通利小便。

◎操作方法　中极透向曲骨，要求酸沉麻胀感传至前阴部，并以有尿意感为佳。针刺水道也要求刺向曲骨，待有针感后，采用多捻转少提插的泻法。两穴不可刺过深，以免伤及膀胱。其他穴位按常规操作。

（2）其他治疗

◎耳针法　膀胱、肾、三焦、尿道。每次选1~3穴，毫针刺，用中度刺激，留针40~60min；亦可用压丸法。

◎电针法　双侧水道。针尖向曲骨沿皮透刺2~3寸，以断续或疏密波强刺激20min，无尿意时加大电流，见腹部肌肉抽动时再减小电流，反复3~5次。每日治疗1~2次。适用于急性尿潴留。

◎灸法　神阙。用隔盐加姜片灸，每次灸4壮，连续2天，小便自解后仍要再灸1次。适用于产后气虚者。或用艾条灸下腹部穴位，配合针刺治疗。

【按语】针灸治疗急性尿潴留，是属针灸的急症应用范畴，疗效较好。尿潴留时由于膀胱膨起，腹部针刺不可直刺，一般沿皮透刺，加电针可以提高针刺效果。灸法对产后体弱的患者尤其适用。

三、放化疗反应

放疗和化疗是恶性肿瘤的主要治疗方法，在治疗过程中和治疗之后常给患者带来一些毒副反应，如胃肠功能障碍、干扰造血功能、免疫功能下降和局部脏器、皮肤受损等，影响了治疗进程，甚至使患者不得不终止放疗或化疗，造成病变进一步加重，严重地威胁到患者的生命。临床常见的有血细胞下降引发的症状和胃肠反应，后者参见相关章节内容治疗。

【临床诊断】放、化疗后出现血细胞下降，包括白细胞、红细胞、血小板的减少，以白细胞减少为主要指标，常伴全身虚弱、头晕、乏力、低热。白细胞降低可出现各种继发性感染；红细胞减少头晕更加明显，伴食欲减退；血小板减少可见多发的皮下出血。

【临床辨析】中医学认为，本病系放化疗中各种毒邪损伤脏腑功能，导致气血生化不足所致。

【治疗】

（1）毫针治疗

◎穴方　以足三里、三阴交为主穴。随症配穴：白细胞减少加脾俞、膈俞、肾俞；免疫指标降低加灸大椎、关元；口腔、咽喉干燥加照海、列缺、廉泉；恶心、呕吐加中脘、内关；腹痛、腹泻加天枢、大肠俞、支沟。

◎选穴思路　本病因毒邪导致气血生化不足，脾胃为后天之本，气血生化之源，因此，以足三里、三阴交为主调补气血，增强体质。

◎操作方法　针刺多以补法为主，手法宜轻，留针 20~30min，或加温针灸。症状严重时，每日 1 次；症状减轻后，隔日 1 次。

（2）其他治疗

◎耳针法　肾上腺、神门、胃、脾、大肠、小肠、口、枕。压丸法。嘱患者每日按压 4~5 次，每次 3min。

◎灸法　膻中、中脘、气海和大椎、膈俞、脾俞，分前后两组穴，或加足三里。施以隔姜灸，每穴灸 3 壮，每日 1 次，前后两组穴交替，适用于放化疗的各种反应。用隔蒜灸，每穴灸 5 壮，每周 2 次，适用于免疫调节。直接灸，选用足三里和肿瘤所在脊髓节段的背俞穴，每穴灸 9 壮，每周 2 次，适用于防止复发。

◎电针法　脾俞、膈俞。用连续波，强度以患者有感觉为度，每次 30min。

【按语】

（1）针刺能有效提高并调整放、化疗患者的造血机能及免疫功能，改善胃肠道功能，缓解胃肠道反应，减轻放、化疗副作用。

（2）针灸还可以提高人体对放、化疗的耐受性和提高患者的生存质量。

四、肿瘤

肿瘤是机体在各种致癌因素作用下，局部组织异常增生而形成的新生物，是全身性疾病在局部的表现。恶性肿瘤是目前严重危害人类健康的常见疾病之一。肿瘤的治疗，目前主要还是依靠手术切除、放疗、化疗，以及辅助药物等。针灸疗法作为非常规治疗手段已涉及肿瘤治疗的多个环节。对于良性肿瘤的治疗，针灸主要适用于单纯性甲状腺肿、乳腺小叶增生、子宫肌瘤等，相关内容在前面的章节中已有叙述。皮肤与结缔组织肿瘤，如皮下脂肪瘤、腺瘤、囊肿、海绵状血管瘤等，可用电热针、火针、激光针等方法，属外治法。对于恶性肿瘤的治疗，针灸可以帮助恶性肿瘤患者改善临床症状和延长生存期，缓解癌性疼痛，减轻化疗、放疗的不良反应等。恶性肿瘤是一种全身性疾病，手术后的疲乏、头晕，或常有虚脱感，失眠、食欲减退、便秘或腹泻等全身综合性症状群，以及严重的癌性疼痛，严重影响了患者的生存质量。再者，手术切除还不能完全杜绝出现转移或复发。因此，针灸在提高生存质量、减轻癌性疼痛和防止肿瘤复发等方面，仍具有积极意义。

【临床诊断】参照相关肿瘤的诊断依据。

【临床辨析】中医学认为，本病的发生多与正气内虚、感受邪毒、七情怫郁、饮食损伤等因素有关，基本病机是脏腑功能失调，气滞痰凝，瘀毒搏结。

【治疗】

（1）毫针治疗

◎穴方　①改善症状：关元、足三里、三阴交；②镇痛：病灶所在节段敏感点、合谷、太冲；③防止复发：膻中、中脘、气海、大椎、膈俞、脾俞。随症配穴：肺癌加内关、尺泽、手三里；胃肠癌加外关、曲池、夹脊穴；肝癌加中都、胆囊穴；乳腺癌加极泉、乳根、膺窗；食道癌加廉泉、鸠尾、巨阙、膻中；肝癌痛加肝炎点、阳陵泉、期门、章门等；肺癌痛涉及上胸、前臂痛加中府、孔最、尺泽；乳腺癌痛加膻中、乳根；脑瘤痛加脑户、风府、印堂、前顶、率谷。

◎选穴思路　根据不同病变部位及患者不同的体质类型进行选穴。

◎操作方法　根据临床病症表现，随症选取4~5对穴，针刺得气后，进行提插捻转补泻，刺激量视患者的体质情况而定，每日或隔日治疗 1 次。癌痛的治疗，一般先针合谷、太冲，再针疼痛病灶节段穴位，缓慢进针，中度刺激，可在疼痛部位接电针仪通电 10~30min，疼痛严重可延长留针时间，需要时可达 1h 以上。防止复发的治疗主要用灸法，参照"放化疗反应"的灸法。

（2）其他治疗

◎灸法　大椎、膈俞、脾俞、肾俞、命门、足三里、三阴交。施以隔姜灸，每穴灸 3 壮，隔日 1 次或每周 2 次。或用化脓灸，连续灸 7 壮，使其发泡、化脓、结痂，每次选 2 穴，交替使用。主要适用于康复期的治疗和防止复发。

◎电针法　主要用于癌痛，配合体针治疗，采用疏密波刺激。

◎耳针法　相应区压痛点、枕、皮质下、肾。毫针刺，用中、强度刺激，留针 1~2h，留针期间每隔 10min 行针 1 次，并可加电针。适用于体质较好的癌痛患者。

【按语】肿瘤的发生与机体的免疫功能低下有关，而肿瘤出现后，更进一步抑制了免疫反应，加上放疗、化疗又会使患者细胞免疫功能降低，故治疗肿瘤的重点在于提高患者的免疫反应性。从中医学角度看，就是要从扶正固本考虑，取穴一般局部取穴、循经取穴配合辨证取穴，常取具有扶正作用的穴位，如关元、足三里、大椎、背俞穴等，针刺多用补法，或用灸法，以提高机体免疫力。

五、戒酒

偶尔或少量地饮酒对身体健康一般无害，如果长期过量地饮酒，嗜酒成瘾成为酒滥用者或酒依赖者，则会引起酒精中毒。停止饮酒还会出现酒精戒断反应，出现全身疲乏、软弱无力、呵欠、流泪、流涕、厌食、恶心呕吐、烦躁不安、精神抑郁等一系列的瘾癖症状。

【临床诊断】一般发生在断酒 6~8h 后，开始有手抖、出汗、恶心，继而出现焦虑不安、无力等精神症状，患者有强烈的饮酒渴望。此时如果还是没有酒喝，症状会逐渐增加，在断酒后 24~36h，可见发热、心悸、唾液分泌增加、恶心呕吐等，体征上可有眼球震颤、瞳孔散大、血压升高等；戒断反应在 48~72h 达到高峰，继之症状逐渐减轻，两周后躯体反应基本消失。严重的戒断反应可以并发酒精性癫痫、酒精性幻觉症、震颤谵妄、意识模糊，甚至死亡。

【临床辨析】中医学认为，本病系外毒侵袭脑髓，扰乱气血，以脾虚痰湿为特征，涉及五脏、脑等多个脏腑器官。

【治疗】

（1）毫针治疗

◎穴方　①轻症：百会、风池、太阳、温溜、合谷、足三里、太冲；②重症：水沟、大陵、涌泉。随症配穴：手抖、出汗、恶心加内关；焦虑不安加神门；呕吐加中脘；癫痫加大椎；震颤加筋缩；意识模糊加少商、厉兑；幻觉加攒竹、少冲。

◎**选穴思路** 百会、风池、太阳位于头部，有镇静宁神之功。温溜、合谷、足三里、太冲可健脾和胃，调和气血。水沟、大陵、涌泉可开窍醒神。

◎**操作方法** 针刺均以泻法为主。可在头部或四肢加用电针，头部用连续波，四肢可用断续波。

（2）其他治疗

◎**耳针法** 神门、心、肺、肝、口、交感、皮质下。症状明显时用毫针刺法，症状减轻后用压丸法。

◎**灸法** 中脘、气海、足三里。用隔姜灸，每穴灸 5~7 壮，隔日 1 次。适用于症状反复的治疗。

【按语】

（1）针刺后症状能够很快减轻或消除，但由于患者的生活环境和习惯，会使其重新嗜酒，症状反复。

（2）从中医辨证来看，患者多属脾湿痰阻，因此针与灸同用会获得良效。

六、戒烟

烟草中有数百种复杂的化合物，大部分对人体无益。其中的尼古丁即烟碱，是烟草中含量最多、毒性最大的成瘾性物质。此外，还有烟焦油、酸类、醛类、醇类、酚类等 40 余种有毒和直接致癌、间接致癌的化合物。吸烟对呼吸系统、心血管系统、消化系统、内分泌及神经系统均可造成极大危害。吸烟者在戒断时会产生一系列瘾癖症状，即戒烟后产生的烟瘾、呵欠、情绪烦躁、恶心、流涎、疲倦不舒等戒烟综合征，或称戒断症。针刺戒烟是通过毫针等方法刺激穴位，达到减轻戒断症，直至不再吸烟的目的。

【临床诊断】有较长时间吸烟史，每天吸 10~20 支或 20 支以上，一旦中断吸烟会出现强烈的吸烟欲望，如不能满足，则会出现精神萎靡、疲倦乏力、焦虑不安、呵欠连作、流泪流涎、口淡无味、咽喉不适、胸闷、恶心呕吐，甚至出现肌肉抖动、感觉迟钝等症状。

【临床辨析】本病由烟毒所致，系外毒侵袭血脉脑髓，扰乱气血，进而影响脏腑功能所致，以肺脏功能失调为主，涉及心、肝、脾。

【治疗】

（1）毫针治疗

◎穴方　以百会、神门、戒烟穴（又称甜美穴，列缺与阳溪连线的中点）为主穴。随症配穴：咽部不适加颊车、三阴交；烦躁加涌泉；欲眠加太阳、劳宫。

◎选穴思路　百会、神门可宁心安神除烦。戒烟穴为戒烟的经验穴，能改变吸烟时的欣快口感而使其产生口苦、咽干、恶心欲呕等不适感，进而对香烟产生厌恶而停止吸烟。

◎操作方法　常规消毒百会，以 30° 进针，刺入帽状腱膜，留针 15min，间歇行针。神门用平补平泻法。戒烟穴，用毫针朝向列缺进针 3mm，得气后捻针 1min，留针 15min 后起针。

（2）其他治疗

◎耳针法　肺、口、胃、交感、神门、皮质下、肾上腺。毫针刺法，或埋针法、压丸法。针刺或贴压前先寻找压痛点。治疗前先嘱戒烟者，针刺应在戒烟时间内进行。治疗时应注意严格消毒，对不能每天前来针刺者，首次针刺后可改用揿钉型皮内针埋入耳穴，3~4 天后取出。埋针期间，有烟瘾时加强按压耳穴。通常在埋针期间吸烟的欲望减弱，口腔味觉改变，再吸烟时烟味改变，喉部干燥不适，不愿将烟雾吞下，同时呼吸道症状如咳嗽痰多减轻，还有镇静、安眠效果。

◎灸法　膻中、中脘。用隔姜灸，每穴灸 3~5 壮，每日 1 次。适用于症状反复的治疗。

◎穴位贴敷法　用丁香、肉桂、味精制成"代针膏"，每晚贴于戒烟穴上，保留 12h，连续 10 天。

【按语】提高治疗效果的关键是在针刺治疗的第 1~10 次内，应嘱戒烟者坚持不吸烟，在想吸烟时按压穴位，以后随着治疗次数的增加，其吸烟欲念逐渐减弱，最终戒断。为巩固戒烟效果，在取得戒烟效果后，应再增加 1~2 次治疗，如此远期效果更好。

七、戒毒

麻醉品的滥用和成瘾给医学与社会带来了严重的问题，其中以阿片类毒品的危害最为突出，尤其是高纯度的海洛因，俗称白粉，成瘾性强，戒断症状严重，戒断后复发率高。依赖者不仅心理变态，而且过量吸毒致死占吸毒死亡的一半以上，并常引起循环、呼吸、消化、神经等系统并发症，如心内膜炎、感染、肝炎、胃及十二指肠溃疡、便秘、惊厥、震颤麻痹、周围神经炎，与艾滋病的发病关系密切。阿片类药物的长期使用使神经细胞发生一系列适应性改变，当体内药物突然撤除或减少时，就会使神经细胞的代偿平衡被破坏，进而出现戒断综合征。

【临床诊断】一般发生于停用毒品 8~12h，症状有轻有重，最初表现为呵欠、流泪、流涕、出汗等类似感冒的卡他症状，随后各种戒断症状陆续出现，包括瞳孔扩大、打喷嚏、起鸡皮疙瘩、寒战、厌食、恶心呕吐、腹绞痛、腹泻、全身骨痛和肌肉抽动、软弱无力、失眠、情绪恶劣易激惹、烦躁不安、抑郁，心率加快、血压升高，甚至出现攻击性行为，以上症状伴有强烈的心理渴求。这些戒断症状通常在 36~72h 内达到高峰，大部分症状在 7~10 天内逐渐减弱。

【临床辨析】本病由外毒侵袭血脉脑髓，扰乱气血，进而影响脏腑功能所致，主要涉及五脏、脑等。

【治疗】

（1）毫针治疗

◎**穴方** 以百会、风池、神门、内关、足三里、三阴交、太冲为主穴。随症配穴：流泪、流涕加四白；心悸加膻中、心俞；腹痛、腹泻加天枢、上巨虚。

◎**选穴思路** 百会、风池内络于脑，二穴可醒脑开窍。神门、内关可宁心安神，清心除烦。足三里、三阴交、太冲可通行气血，镇静通络。

◎**操作方法** 针刺得气后用泻法，留针 30~60min，留针时间歇行针，务求保持较强针感，也可连接电针仪，每日 1~2 次，7 次为一疗程。

（2）其他治疗

◎**耳针法** 肺、心、脾、神门、皮质下、交感、内分泌。每次选 3~5 穴，毫针刺，快速捻针至耳郭有热胀感，留针 60min，留针期间连接电针仪，也可用手法间歇行针，每日 1 次。

◎**灸法** 中脘、气海、关元、足三里、脾俞、肾俞。用麦粒灸法，每穴灸 7~9 壮，隔日 1 次。适用于二期戒断的治疗。

◎**电针法** 配合体针和耳针治疗，早期宜刺激明显，并可采用神经干刺激，症状减轻后可按一般操作。

【按语】

（1）针灸戒毒可以用于戒毒的不同阶段，如在脱瘾阶段配合药物，能增强疗效，减轻患者痛苦，减少药物的毒副作用；也可用于脱瘾后神经生化未全部复原阶段，可以改善或减轻各种精神与躯体的不适，形成对二期戒断症状的治疗。

（2）临床选穴主要针对患者的不同症状，随症状变化进行加减。留针时，可用手法运针，也可用电针持续刺激。耳穴埋针能随时给予刺激，在戒毒中有独特作用。

（3）在治疗过程中要对患者进行严密监护，防止其自杀及伤人毁物。本病易复发，应在病症缓解后的间歇期继续治疗，以巩固疗效。

八、肥胖症

当人体脂肪过度积聚，体重超过正常标准 20% 以上即称为肥胖。肥胖可以发生于任何年龄，但以 40 岁以上者占多数，女性发病率较高，尤其是绝经期后。单纯性肥胖者脂肪分布均匀，无内分泌、代谢性疾病。肥胖患者易伴发冠心病、高血压病、糖尿病、痛风、胆石症、骨关节退行性病变，以及妇女月经量减少，甚至闭经。针灸减肥主要是针对单纯性肥胖。

【临床诊断】体重超过正常标准 20% 以上称为肥胖。轻度肥胖者常无症状；中度肥胖者可有畏热多汗、易于疲劳、呼吸短促、头晕头痛、心悸、腹胀、下肢浮肿；极度肥胖者可产生肺泡换气不足，出现缺氧及二氧化碳潴留，从而引起胸闷气促，嗜睡状态，严重者可导致心肺功能衰竭。临床上可分为单纯性与继发性肥胖两类。

（1）单纯性肥胖：指不伴有显著的神经、内分泌形态及功能变化，但可伴有代谢调节过程障碍。这一类肥胖在临床上较为常见。

（2）继发性肥胖：指由于神经、内分泌及代谢疾病，或遗传、药物等因素引起的肥胖，多见于柯兴氏综合征。

【临床辨析】中医学认为，肥胖症的发生常与暴饮暴食、过食肥甘、安逸少动、情志不舒、先天禀赋等因素有关。本病与胃、肠、脾、肾关系密切，基本病机是痰湿浊脂滞留。无论是胃肠积聚的痰热还是脾肾不能运化的痰浊，停滞于全身或局部都可造成肥胖。

【治疗】

（1）毫针治疗

◎穴方　以曲池、天枢、阴陵泉、丰隆、太冲为主穴。随症配穴：易鼾睡加合谷、内庭；下肢浮肿加三阴交、太白；胸闷气促加太渊、足三里、肺俞、脾俞；畏热多汗、易于疲劳加气海、肾俞、太溪、照海。腹部肥胖加腹结；腰部肥胖加带脉；臀部肥胖加居髎、承扶；上臂肥胖加肩贞、臂臑。

◎选穴思路　肥胖症治疗以除湿化痰，健脾和胃为法。曲池为手阳明大肠经合穴，天枢为大肠募穴，两穴相配，可通利肠腑，降浊消脂。阴陵泉、丰隆可健脾利湿，化痰消脂。太冲可行气活血。

◎操作方法　根据虚实施以补泻手法，注意随症配穴。局部肥胖可采用 7cm 长的毫针斜刺进脂肪层，得气后加电针，留针 30min，每日或隔日 1 次。

（2）其他治疗

◎耳针法　口、肺、脾、胃、缘中、三焦、神门、内分泌。压丸法。嘱患者每日按压5次，每次每穴按压2min。餐前或饥饿时在穴位上按压，可以加强针感，减少或推迟进食。

◎电针法　取穴同毫针，每次选2~3对穴，用疏密波刺激30min，宜逐渐加大电流强度，以患者感觉局部发热为佳。

【按语】

（1）临床多用体针减肥，配合耳穴贴压治疗可进一步提高疗效。可嘱患者在饭前按压数分钟，食欲过强者能起到抑制食欲的作用。

（2）针灸减肥的同时应嘱患者加强体育锻炼，注意合理饮食，适当控制饮食，少食高脂、高糖、高热量的食物，不宜盲目节食，调整生活规律，保证足够的睡眠时间，循序渐进，从而达到减肥的目的。

九、美容

针灸美容属于医学美容的一种，包括修复面部与身体其他部位的各种缺陷，如皱纹、黄褐斑、雀斑、痤疮、脱发等。

【相关疾病鉴诊】

（1）黄褐斑：是以发生于面部的对称性褐色色素斑为主要特征的病症，为颜面的色素沉着斑，多见于怀孕、人工流产及分娩后的女性。本病与女性内分泌失调、精神压力大有关，并与日晒、长期使用化妆品或长期服用某些药物（如避孕药），以及某些慢性病如月经不调、盆腔炎症、肝病、甲状腺功能亢进症、慢性酒精中毒、结核等有关。

（2）雀斑：是发生在日晒部位皮肤上的黑色或淡黄色色素斑点，因其斑如雀卵之色，故称雀斑。本病为常染色体显性遗传，无性别差异，多在5岁左右出现，随着年龄增长雀斑数目增多。

（3）痤疮：是一种累及毛囊与皮脂腺的慢性炎症，好发于面部，重者亦可发生于胸及背部，可以形成粉刺、丘疹、结节或囊肿等，常伴有皮脂溢出，青春期过后，大部分会自然痊愈或减轻。本病具有一定的损容性，各年龄段人群均可患病，但以青少年发病率最高。

（4）斑秃：是指头皮突然发生大小不等圆形或椭圆形斑状脱发，是以脱发处无炎症，局部皮肤正常，也无自觉症状为特点。有5%~10%的患者发展迅速，在数日至数月内全部头发迅速脱落，称为全秃。少数患者可累及腋毛、阴毛、眉毛、胡须等，称为普秃。

【临床辨析】中医学认为，此类疾病的基本病机是气滞血瘀，皮（毛）失所养。

【治疗】

（1）毫针治疗

◎穴方　①黄褐斑：阿是穴、曲池、血海、足三里、三阴交；②雀斑：颧髎、颊车、上星、阳白、承浆、阿是穴、合谷、足三里、三阴交；③痤疮：阳白、丝竹空、颧髎、鱼际、合谷、太冲；④斑秃：风池、风府、百会、膈俞、血海、足三里、三阴交、脱发局部。

随症配穴：额皱纹加阳白、印堂；鱼尾纹加太阳、瞳子髎；酒糟鼻加素髎、迎香；前额和两鬓脱发加头维；头皮痒加大椎；油脂分泌旺盛加上星。头晕、耳鸣加中脘、脾俞、四神聪；头痛加太阳、悬颅；胸闷胁胀加膻中、期门。月经不调加曲泉、关元。

◎选穴思路　本类疾病首先选取局部穴，以疏通经络，活血化瘀。除局部穴以外，还要重视足三里、三阴交、膈俞、血海等，从整体上补益脾胃，调节气血。

◎操作方法　黄褐斑、痤疮，用极细小的美容针在面部患处四周围刺，其余部位每次选3~5穴，施以平补平泻法，留针 20min，每日或隔日 1 次。雀斑或黄褐斑色斑过深可用火针，每周 1 次。斑秃，每次选5~6穴，根据患者体质情况和虚实辨证行针刺补泻。在斑秃区的上、下、左、右各平刺数针，针尖均刺向斑秃中心，或在脱发局部用皮肤针叩刺，每日或隔日 1 次，留针 20min。

（2）其他治疗

◎耳针法　黄褐斑：肝、肾、肺、内分泌、肾上腺、皮质下、交感、神门、面颊。斑秃：肝、肾、脾、心、内分泌、皮质下、肾上腺、神门、耳尖。每次选2~4穴，毫针刺，用中度刺激，留针 20min；亦可用压丸法，每周 1~2 次。斑秃用埋针法、压丸法，或毫针刺，用弱刺激，留针 20min，隔日 1 次。

◎灸法　主要用于斑秃。脱发局部用艾条灸或小艾炷灸，艾条灸至患部皮肤呈微红为止，每日 1 次。小艾炷灸适用于斑秃面积较小者，用米粒大的艾炷连续施灸 5 壮，感觉灼痛时移去，不留疤痕，一周 2 次。

◎火针法　将火针在酒精灯上烧至发红后，迅速向脱发部位或色斑点刺，连刺数针，面部宜浅，刺后一般不会出血，不作包扎，保持创面干燥。一般 2 周后结痂脱落，不留疤痕。

◎皮肤针法　脱发局部。在脱发区边缘，螺旋状向脱发部位中心均匀轻轻叩刺，以充血为度，病久者可加重叩刺使出现均匀血珠。也可将生姜去皮后均匀擦至局部发红。每日或隔日 1 次，至头发完全恢复为止。

【按语】针灸美容就是从整体观念出发，通过刺激穴位，疏通经络，调和阴阳，使局部气血通畅，达到美容的目的。针灸腧穴能达到调整全身气血的作用，故可从根本上产生美容的效果。针灸美容不同于局部用药美容，其多方面的调整作用，决定了针灸美容的适应证范围较广，既可用于局部损容性疾病，也可用于全身性损容性疾病；既可有治疗作用，也能起到预防作用。

十、保健

保健的广泛含义是保持健康状态，预防疾病，维护脏腑、器官的功能，使肾气充盛，延缓衰老。针灸保健作用体现在抗衰老和抗疲劳。衰老是一切多细胞生物随着时间推移自发的必然过程，主要表现为一定的组织改变，器官功能、机体适应性、稳定性和抵抗力减退，继而并发多种老年疾病，形成复杂的临床征象，威胁着人类的健康。疲劳是主观上的一种疲乏无力的不适感觉，也是很多疾病的非特异性症状。慢性疲劳综合征是近年来引起关注的一种可能与EB病毒感染有关的疾病，主要表现为持续疲劳、软弱无力、合并咽炎，可有颈部或腋下淋巴结轻度肿大、低热、头痛、失眠、游走性关节肌肉痛等。在排除其他器质性疾病后可考虑本病。

【临床辨析】中医学认为，衰老和疲劳是慢性劳伤导致的以元气不足、经络阻滞为特征的多脏腑、器官及组织功能失调状态。

【治疗】

（1）毫针治疗

◎穴方　①延缓衰老：神阙、足三里、关元、大椎、膏肓、命门；②抗疲劳：风池、大椎、肾俞、足三里、阴陵泉。随症配穴：高血脂加曲池、内关、三阴交；增强机体免疫功能加风门、中脘、气海；腰酸、小便频数加肾俞、中极。

◎选穴思路　神阙、关元、大椎、膏肓、命门可鼓舞先天元气。足三里、阴陵泉可健脾益肾，恢复体力。风池可醒脑，消除疲劳。

◎操作方法　延缓衰老以灸法为主，抗疲劳以针刺为主。每次选3~4穴，轮流运用。针刺施以补法，留针20min。

（2）其他治疗

◎灸法　将延缓衰老的基本方分为前后两组，采用隔附子饼灸法，每穴灸5~7壮，每周2次。或用艾条温和灸，每穴灸10min。

◎电针法　配合体针治疗，取足三里、阴陵泉，用慢断续波刺激15min。主要用于抗疲劳。

【按语】针灸延缓机体的衰老具有确实效果，其效果具有整体调整的特点，可广泛地影响消化、心血管、神经、内分泌等系统，具有调整脏腑功能的作用，能有效地抑制衰老的病理过程，还可以达到抗病毒和增强免疫的目的。

（杜元灏　关玲　韩锺）